# Edition HMD

Die **Edition HMD** ist eine **double-blind peer-reviewte** Buchreihe und ergänzt das deutschsprachige Journal **HMD – Praxis der Wirtschaftsinformatik** um vertiefende Inhalte. Sie nimmt zentrale Themen der Hefte auf, bereichert sie durch neue Blickwinkel und liefert praktische Impulse sowie fundierte Erkenntnisse für die Bewältigung digitaler Transformationsprozesse. Die Reihe richtet sich an Fachleute, die aktuelle Entwicklungen, bewährte Methoden und zukunftsweisende Konzepte der Wirtschaftsinformatik kennenlernen und anwenden möchten.
Die Edition HMD wird herausgegeben von Dr. Sara D'Onofrio, Prof. Dr. Carolin Durst, Prof. Dr. Christian Leyh, Prof. Dr. Matthias Knoll, Prof. Dr. Susanne Robra-Bissantz und Prof. Dr. Susanne Strahringer.

Sara D'Onofrio • Christian Russ
(Hrsg.)

# Digital HealthTech

## Grundlagen, Trends und Wirtschaftlichkeit, Technik und Innovation, Verantwortung

Springer Vieweg

*Hrsg.*
Sara D'Onofrio
FMsquare Foundation
Sursee, Schweiz

Christian Russ
ZHAW School of Management and Law
Winterthur, Schweiz

ISSN 2366-1127 ISSN 2366-1135 (electronic)
Edition HMD
ISBN 978-3-658-51794-6 ISBN 978-3-658-51795-3 (eBook)
https://doi.org/10.1007/978-3-658-51795-3

Die Deutsche Nationalbibliothek verzeichnet diese Publikation in der Deutschen Nationalbibliografie; detaillierte bibliografische Daten sind im Internet über https://portal.dnb.de abrufbar.

Dieses Werk wurde gefördert durch University of Zurich, Digital Society Initiative.



Planung/Lektorat: Petra Steinmüller
Springer Vieweg ist ein Imprint der eingetragenen Gesellschaft Springer Fachmedien Wiesbaden GmbH und ist ein Teil von Springer Nature.
Die Anschrift der Gesellschaft ist: Abraham-Lincoln-Str. 46, 65189 Wiesbaden, Germany

# Die spannende Welt des Digital HealthTech

„(Digitale) Gesundheit geht uns alle an."

Auch wenn dieser Satz selbstverständlich klingt, erhält er im Zeitalter des digitalen Wandels eine neue Bedeutung. Bereits der römische Dichter Juvenal formulierte mit „*Mens sana in corpore sano*" den Wunsch nach einem ausgewogenen Verhältnis von Körper und Geist. Heute ist Gesundheit jedoch weit mehr als ein medizinisches Anliegen. Sie ist ein gesellschaftliches, technologisches und wirtschaftliches Leitthema der Gegenwart und Zukunft.

Unser Gesundheitsverständnis hat sich in den letzten Jahrhunderten grundlegend verändert: Weg von der rein kurativen Behandlung, hin zu einer umfassenden Sicht auf Wohlbefinden, die physische, psychische, soziale und zunehmend auch digitale Dimensionen einschließt. Gesundheitskompetenz, Prävention, mentale Gesundheit und integrierte Lebens- und Versorgungsmodelle prägen heute den Diskurs ebenso wie die Frage, wie wir in einer technologisch geprägten Welt gesund bleiben.

Trotz enormer medizinischer Fortschritte stehen heutige Gesundheitssysteme unter Druck. Die demografische Alterung, die Zunahme chronischer Erkrankungen, eine dramatische Kostensteigerung, Fachkräftemangel sowie die Gefahr einer Zweiklassenmedizin belasten die Versorgung zunehmend. Hinzu kommt eine weit verbreitete westliche Erwartungshaltung der Menschen, wonach die Medizin jede Herausforderung lösen werde. Eine Haltung, die angesichts begrenzter Ressourcen kaum realistisch scheint.

Parallel dazu verändern digitale Health-Technologien (Digital HealthTech) die Gesundheitslandschaft in rasantem Tempo. Wearables, Telemedizin, KI-basierte Diagnostik, Robotik, immersive Therapieansätze und datengetriebene Präventionsstrategien eröffnen neue Möglichkeiten in der generellen Versorgung und im individuellen Gesundheitsmanagement. Phänomene wie *Quantified Self* mit einem gewissen Selbstoptimierungstrend, die Entwicklung hin zu „*Dr. Google*" und „*Dr. GPT*" sowie die signifikanten Investitionen der Big-Tech-Konzerne in Gesundheit zeigen, dass Gesundheitswissen und Gesundheitsverhalten nicht mehr ausschließlich innerhalb klassischer Versorgungssysteme entstehen.

Doch trotz des hohen Potenzials digitaler Technologien bleibt die Umsetzung herausfordernd: Eine Digital-HealthTech-Idee wird oftmals von fehlendem Geschäftsmodell, regulatorischer Komplexität, Interoperabilitätsproblemen, Datenschutzfragen und Akzeptanzbarrieren begleitet. Dies führt dazu, dass die digitale

Transformation des Gesundheitswesens hinter ihrem technologischen Potenzial zurückbleibt. Digital HealthTech ist damit ein zentraler Baustein der Lösung, aber kein Selbstläufer.

In der vorliegenden Edition HMD setzen sich die Autorinnen und Autoren aus Wissenschaft und Praxis mit den zentralen Aspekten von Digital HealthTech im DACH-Raum auseinander. Im Fokus stehen dabei Grundlagen, Trends und Wirtschaftlichkeit, technische Ansätze und Anwendungsszenarien sowie die Verantwortung für den Einsatz digitaler Gesundheitslösungen. Dafür ist diese Ausgabe in fünf thematische Teile gegliedert, die eine strukturierte Navigation durch das breite Spektrum von Digital HealthTech ermöglichen:

- *Stimmen aus der Praxis*: Der erste Teil vereint Perspektiven von Führungskräften, Leistungserbringenden und Branchenexpert:innen. Er zeigt, wie Organisationen die digitale Transformation des Gesundheitswesens erleben, welche Bedürfnisse sie sehen und welche Lösungen sie bereits umsetzen.
- *Grundlagen*: Der zweite Teil vermittelt zentrale Begriffe, Technologien und Konzepte und gibt einen Einblick in die heterogene Akteurslandschaft im Digital HealthTech. Er bietet zudem das notwendige Fundament, um technologische Entwicklungen und systemische Zusammenhänge im Gesundheitswesen einordnen zu können.
- *Trends und Wirtschaftlichkeit*: Der dritte Teil widmet sich den treibenden Kräften des Digital-HealthTech-Marktes: Von globalen Marktmechanismen über die wachsende Rolle agiler Start-ups bis hin zu disruptiven Technologie-Trends.
- *Technik und Innovation*: Der vierte und umfangreichste Teil zeigt anschaulich, wie Digitalisierung das Gesundheitswesen heute schon verändert: Mit praxisnahen Beispielen, innovativen Forschungsprojekten und bewährten Lösungen aus den Bereichen KI, Robotik, Virtual Reality (VR), Internet-of-Things (IoT) und digitalen Versorgungspfaden werden konkrete Potenziale und Umsetzungsmöglichkeiten aufgezeigt. Ein Einblick über Technologie-Anwendungen, welche die Zukunft der Gesundheitsversorgung prägen.
- *Digitale Verantwortung*: Der fünfte Teil thematisiert ethische, rechtliche und regulatorische Fragestellungen zur verantwortungsvollen Gestaltung von digitalen Gesundheitsdiensten, um aus dem technischen Fortschritt einen langfristigen Mehrwert für alle zu generieren.

**Stimmen aus der Praxis**

Wer entscheidet über Leben und Tod? Die Zukunft der Medizin wird nicht in Laboren entschieden, sondern in den Codezeilen und Machtstrukturen digitaler Infrastrukturen. Während globale Big-Tech-Konzerne die Kontrolle über Gesundheitsdaten an sich reißen, steht das Versorgungssystem an einem Scheideweg: Darf der Fortschritt von Algorithmen und Profitinteressen bestimmt werden oder gelingt es uns, die digitale Souveränität zurückzugewinnen? Die Autoren, Grimm aus Spitalssicht und Stekhoven aus ETH-Sicht, liefern ein provokantes Plädoyer für offene Plattformen, verbindliche Standards und eine mutige Governance, die den Weg in eine patientenzentrierte Zukunft ebnet – bevor andere die Regeln festlegen.

Die deutschsprachigen Gesundheitssysteme stecken in einem Dilemma: Digitale Technologien gelten als Heilsbringer für drängende Probleme, doch allzu oft scheitern Digital HealthTech-Projekte an sich selbst. Aus der Perspektive von VOICE – Bundesverband der IT-Anwender e. V. und mit den Erfahrungen einer Vorständin der SANA Kliniken AG und des CIO des Dezernats für Informations- und Kommunikationstechnologie am Universitätsklinikum Frankfurt analysiert Behrens die strukturellen Blockaden der Digitalisierung. In fünf prägnanten Thesen kristallisiert sie die Erfolgsfaktoren, die über Gelingen oder Scheitern entscheiden.

Henkel et al. durchleuchten als IT-Dienstleister und Produktanbieter die digitale Transformation in Deutschland und der Schweiz, mit Fokus auf die entscheidende Frage: Wie lassen sich Insellösungen überwinden? Anhand konkreter Praxisbeispiele aus beiden Ländern zeigen sie, wie kooperative Plattformstrategien die Digitalisierung beschleunigen können. Doch Technik allein reicht nicht: Ihr Beitrag identifiziert die oft unterschätzten Faktoren, die über den Erfolg der Transformation entscheiden, und skizziert die Trends, die das Gesundheitswesen von morgen prägen werden.

Als CIO einer Schweizer Krankenversicherung analysiert Ringwald den notwendigen Wandel im Gesundheitswesen. Sein Beitrag kontrastiert das heutige Schweizer System mit dem Ideal eines Value-based Healthcare und zeigt, welche Stellschrauben gedreht werden müssen, um den Übergang zu schaffen. Am Beispiel der Schweizer Krankenversicherung SWICA illustriert er, wie digitale Pionierarbeit heute schon aussieht. Auch wenn der Beitrag die Schweiz in den Mittelpunkt stellt, bieten die Ergebnisse wertvolle Ansätze für Deutschland und Österreich.

Zurück zur digitalen Souveränität – Fluch oder Segen für das Gesundheitswesen? Viele, insbesondere kleine und mittlere Unternehmen, betrachten sie vor allem als regulatorische Hürde und Innovationsbremse. Doch was, wenn sie genau das Gegenteil bewirkt? Sitarska et al. hinterfragen in ihrem Beitrag verbreitete Mythen und machen deutlich: Souveränität steht nicht im Widerspruch zu Fortschritt, sondern wirkt als strategischer Hebel. Sie zeigen, wie dieser Perspektivwechsel gelingt, nämlich von der vermeintlichen Belastung zur strategischen Stärke, und warum Souveränität weit mehr ist als ein reines Compliance-Thema. Ein Plädoyer für mehr Mut und klare Strategien im digitalen Gesundheitswesen.

Die digitale Verwundbarkeit von Krankenhäusern ist längst keine abstrakte Gefahr mehr. Cyberangriffe im Gesundheitswesen bedrohen nicht nur Daten, sondern Leben. Doch wie können Gesundheitseinrichtungen ihre kritischen Prozesse schützen und wer trägt die Verantwortung? Aktuelle Bedrohungsszenarien und innovative Governance-Modelle zeigen: Resilienz entsteht nicht durch Einzellösungen, sondern durch strategische Vernetzung und klare Strukturen. Im letzten Impulsbeitrag skizzieren Weber et al. (neue) Wege, die Sicherheit im Gesundheitswesen neu zu denken.

**Grundlagen**

Der Grundlagenartikel von Lux und Müller-Mielitz ordnet systematisch die zentralen Begriffe E-Health, Digital Health und HealthTech ein und zeichnet die technologischen Entwicklungssprünge nach: von der Digitisierung bis zu vernetzten, datengetriebenen Services. Sie illustrieren an konkreten Anwendungsbeispielen, wie sich neue Versorgungs- und Geschäftsmodelle in der Praxis gestalten. Eine fundierte Orientierung für alle, welche die digitale Transformation im Gesundheitswesen verstehen und mitgestalten wollen.

Als weitere Orientierung bieten D'Onofrio et al. eine Übersicht der komplexen Akteurslandschaft des Gesundheitswesens in Deutschland, Österreich und der Schweiz. Im Zentrum steht das grundlegende Spannungsfeld zwischen Leistungsbeziehenden, Kostenträgern und Leistungserbringenden, ergänzt durch weitere einflussreiche Gruppen wie Staat, Lobbyorganisationen und Medien. Der digitale Wandel wirkt als wesentlicher Treiber struktureller Veränderungen, verschiebt Rollen und Machtverhältnisse und erhöht die Dynamik des Systems weiter. Die systematische Aufarbeitung zeigt die Vielschichtigkeit und Komplexität des Sektors auf.

Das Gesundheitswesen befindet sich im digitalen Wandel. Interoperabilität ist eine grundlegende Voraussetzung für den effizienten und sicheren Datenaustausch im Gesundheitswesen, um eine nahtlose Kommunikation zwischen verschiedenen IT-Systemen, Einrichtungen und Versorgungsbereichen zu gewährleisten. Staemmler erläutert in seinem ersten Beitrag drei von sechs zentralen Ebenen der Interoperabilität (technisch, syntaktisch und semantisch). In seinem zweiten Beitrag zeigt er auf, wie Standards und Profile für den Datenaustausch und die Prozessunterstützung in der Gesundheitsversorgung eingesetzt werden und wie Klassifikationen und Nomenklaturen die Verständlichkeit und Eindeutigkeit von Gesundheitsinformationen sicherstellen.

KI, vernetzte Geräte und Cloud-Lösungen bieten für Gesundheitsunternehmen enorme Chancen. Doch die wachsende Abhängigkeit von außereuropäischen Anbietern gefährdet Datenschutz, Compliance und die Autonomie von Organisationen und ganzer Staaten. Russ et al. greifen diese Herausforderung auf und stellen in ihrem Beitrag das Konzept der digitalen Souveränität vor. Sie zeigen Wege auf, wie das europäische Gesundheitswesen strukturelle Abhängigkeiten überwinden und durch strategische Ansätze eine selbstbestimmte digitale Zukunft gestalten kann.

**Trends und Wirtschaftlichkeit**

Die digitale Transformation des Gesundheitswesens schreitet voran, geprägt von Marktmechanismen, technologischen Trends, wirtschaftlichen Aspekten sowie dem wachsenden Einfluss von Health Startups und Innovationsökosystemen. Doch wie gelingt es der DACH-Region in diesem Umfeld ihre globale Wettbewerbsfähigkeit zu stärken, interne Prozesse zu optimieren und dabei die Bedürfnisse der Patient:innen nicht aus den Augen zu verlieren? Angerer nähert sich dieser Frage aus drei zentralen Perspektiven: Markt, Organisation und Mensch. Er zeigt, warum ein integrativer Ansatz der Schlüssel für eine erfolgreiche digitale Transformation ist.

Hier spielt auch die Marktvalidierung, besonders für junge HealthTech-Unternehmen, eine entscheidende Rolle. Doch wie wird sie in der Praxis umgesetzt? Mettler et al. präsentieren in ihrem Beitrag die Ergebnisse einer Studie mit 46 europäischen HealthTech-Startups aus dem vierten Quartal 2024. Mit Fokus auf den DACH-Raum analysieren sie Herausforderungen und Erfolgsfaktoren und zeigen auf, wo Theorie und Realität divergieren. Ihre Erkenntnisse münden in Handlungsempfehlungen für Gründer:innen und für das gesamte Innovationsökosystem.

Digitale Technologien sind der gemeinsame Nenner von Transformationsvorhaben. D'Onofrio und Russ präsentieren die aktuellen Technologietrends im Digital-HealthTech-Markt. Dabei vertiefen sie ausgewählte Stoßrichtungen und illustrieren ihr Potenzial an konkreten Anwendungsbeispielen. Ein kritischer Blick auf das gesamte Technologiespektrum mündet in einem Plädoyer für einen verantwortungsvollen und zielgerichteten Einsatz, denn Innovation muss stets dem Menschen und dem System dienen.

**Technik und Innovation**

*Künstliche Intelligenz* (KI) hat das Potenzial, das Gesundheitswesen grundlegend zu verändern, und zwar durch effizientere Abläufe, präzisere Diagnosen und individuellere Behandlungen. Doch während die Technologie rasant voranschreitet, hinkt die flächendeckende Umsetzung im DACH-Raum noch hinterher. Entscheidend sind nicht nur technische Lösungen, sondern auch klare Regulierung, ethische Rahmen und Vertrauen bei Fachkräften und Patient:innen. Die folgenden fünf Beiträge beleuchten Strategien, Best Practices und aktuelle Entwicklungen für eine erfolgreiche Implementierung.

Der Beitrag von Hammer et al. stellt mit dem KI-Health Canvas ein innovatives Instrument vor, das auf dem Dynamic-Capabilities-Ansatz basiert. Der Canvas dient als systematische Orientierungshilfe, um die zentralen Herausforderungen, Chancen und Handlungsoptionen bei der Einführung von KI im Gesundheitsbereich zu erfassen. Die Ausführungen zeigen auf, wie dieser Ansatz die strategische Planung unterstützt und dazu beiträgt, KI-Lösungen zielgerichtet in bestehende Systeme zu integrieren.

Susky et al. analysieren in ihrem Beitrag, wie KI die evidenzbasierte Medizin unterstützen kann. Im Fokus stehen zwei zentrale Anwendungsszenarien: die KI-gestützte Entwicklung klinischer Patientenpfade und deren Anwendung. Dabei werden nicht nur die technischen Chancen, sondern auch regulatorische, ethische und datenschutzrechtliche Herausforderungen diskutiert, um eine verantwortungsvolle Integration von KI in die medizinische Praxis zu ermöglichen.

KI-basierte Monitoringsysteme, wie etwa zur Erkennung epileptischer Anfälle, müssen nicht nur technisch überzeugen, sondern auch organisatorische, regulatorische und nutzerbezogene Anforderungen erfüllen. Die Studie von Irnich et al. untersucht, wie sich technische Innovation, Nutzerfreundlichkeit, ethische Verantwortung und praktische Integration in den klinischen Alltag vereinen lassen. Die Ergebnisse liefern konkrete Handlungsempfehlungen für die Entwicklung moderner Lösungen, die sowohl funktional als auch menschzentriert sind.

Technologie ist nur so inklusiv wie der Prozess, der sie hervorbringt. Der Beitrag von Giordano et al. untersucht, wie digitale Werkzeuge in der Sprachtherapie nicht über, sondern mit Betroffenen gestaltet werden können. Anhand konkreter Projekte werden vier zentrale Spannungsfelder aufgezeigt und Wege, sie zu überwinden. Denn wahre Innovation entsteht im Dialog: zwischen Therapie, Technik und den Menschen, für die sie gemacht ist.

Conversational Agents (CAs), darunter werden Chatbots, Sprachassistenten, digitale Avatare und soziale Roboter verstanden, eröffnen neue Interaktionsmöglichkeiten im Krankenhaus. Rathmann et al. systematisiert erstmals alle verfügbaren Erkenntnisse: Neun zentrale Anwendungsfelder werden identifiziert, deren Potenziale und Herausforderungen analysiert und damit eine evidenzbasierte Grundlage für die strategische Planung und Implementierung im Gesundheitswesen geschaffen.

Die Anwendungsfälle der KI haben bereits gezeigt, wie maschinelle Intelligenz Kommunikation, Diagnostik und Patientenbetreuung intelligenter und zugänglicher gestalten kann. Robotik führt sie nun in die physische Welt: Als interaktive Assistenten im Klinikalltag, in Pflege und Therapie verbinden Roboter technische Präzision mit sozialer Interaktion. Sie übernehmen Routineaufgaben, leisten emotionale Unterstützung und erweitern so die Möglichkeiten der KI. Die nächsten zwei Beiträge werfen einen Blick auf diese Technologie, die das Gesundheitswesen nicht nur optimiert, sondern aktiv mitgestaltet.

Misoch betrachtet Roboter im Kontext der Pflege von älteren Menschen zu Hause und in Institutionen. Dabei werden zum einen die Chancen und Herausforderungen des Robotereinsatzes für ältere Menschen und Pflegefachkräfte aufgezeigt, zum anderen die Mensch-Roboter-Interaktion als Spannungsfeld zwischen menschlicher Kontrolle und maschineller Autonomie kritisch reflektiert.

Wie lassen sich soziale Roboter so gestalten, dass sie nicht nur funktionieren, sondern auch menschliche Werte achten? Die Studie von Vonschallen et al. geht dieser Frage am Beispiel der unterstützten Nahrungsaufnahme nach. Durch Interviews mit Pflegefachkräften, Angehörigen und einer Bewohnenden, sowie eine vergleichende Szenarioanalyse (mit und ohne Roboterunterstützung) werden drei zentrale Werte herausgearbeitet und daraus neun Normen und 34 konkrete Designanforderungen abgeleitet.

Wie bereits erwähnt, optimieren KI und Robotik Diagnostik, Behandlungspfade und Pflegeprozesse. Virtual Reality (VR) geht sogar noch einen Schritt weiter: Sie schafft interaktive Lösungen, die Therapien grundlegend verändern, die Ausbildung realitätsnah gestalten und z. B. die Schmerzwahrnehmung beeinflussen. Die folgenden zwei Beiträge beleuchten, welche transformativen Chancen und Herausforderungen der Einsatz von VR für die Medizin mit sich bringt.

Der Beitrag von Brucker-Kley et al. zeigt, wie ein KI-basierter Avatar in virtuellen Umgebungen die Patientenedukation voranbringen kann. Der VR-Companion-Prototyp RealCo richtet sich besonders an Menschen mit chronischen Erkrankungen. Neben der technischen Konzeption des Systems untersucht eine User-Experience-Studie, wie Nutzer:innen die Interaktion mit dem Avatar erleben. Die Ergebnisse eröffnen neue Perspektiven für digitale Bildungsinstrumente in der Gesundheitskommunikation.

Die Dialektisch-Behaviorale Therapie (DBT) trifft auf VR: Ulmer et al. erforschen, wie sich zentrale DBT-Elemente in Virtual-Reality-Umgebungen für das Fertigkeitentraining von Jugendlichen mit Borderline-Persönlichkeitsstörung integrieren lassen. Durch die Zusammenarbeit von Studierenden und Expert:innen entstanden Prototypen, die von Jugendlichen und Fachleuten evaluiert wurden. Die Ergebnisse belegen das Potenzial von VR für eine innovative, nutzerorientierte Therapie.

Das *Internet der Dinge* (Internet of Things, IoT) ermöglicht es hingegen, Patient:innen nicht nur in der Klinik, sondern auch im Alltag engmaschig zu begleiten. Ob diskret in Alltagsgegenstände integriert oder als medizinische Wearables: Moderne Sensortechnologie erfasst präzise Daten, überträgt sie sicher und schafft so die Grundlage für eine lückenlose, standortunabhängige Betreuung. Wie diese Technologie die Telemedizin auf ein neues Level hebt, zeigt der folgende Beitrag.

Wehrli et al. adressieren ein weiteres zentrales Problem der Gesundheitsversorgung: den Ressourcenmangel bei der Überwachung von Vitalparametern und Patientenmobilität. Im Flagship-Projekt SHIFT zeigen sie auf, wie der Einsatz von Sensorik und Wearables innovative Wege für eine zukunftsweisende, telemedizinisch und datenbasiert gestützte Patientenversorgung eröffnen kann. Die drei Teilprojekte – *Vitalparameter-Monitoring*, *Aktivitätsmonitoring* und das *Hospital@Home-Konzept* – zeigen praxisnah, wie digitale Technologien die Patientenversorgung effizienter, sicherer und patientenzentrierter gestalten.

Digitale Vernetzung lässt die Grenzen zwischen stationärer und ambulanter Versorgung verschwimmen wie auch die zwischen Wirtschaft, Forschung und Gesellschaft. Die Gesundheitsversorgung steht am Beginn einer neuen Ära: Seit 2025 ermöglicht der European Health Data Space (EHDS) eine datengetriebene Zusammenarbeit, die europäische Werte wie Datensouveränität und Gemeinwohlorientierung konkret umsetzt. Am Beispiel der Pflege älterer Menschen zeigt der Beitrag von Gersch et al., anhand des Projekts CaringS, wie sichere Dateninfrastrukturen Forschung und Versorgung verbinden und Technologie mit gesellschaftlicher Verantwortung vereinen können.

Von den Grundeigenschaften der technischen Vernetzung von IT-Systemen ausgehend, erklärt Staemmler in seinem dritten Beitrag die verschiedenen Interaktionsmuster von IT-basierten Gesundheitsanwendungen. Dies beginnt bei vermittelnden IT-Kommunikationsservern und zentralen Interoperabilitätslösungen und endet bei umfassenden, offenen grenzüberschreitenden Gesundheitsdatenplattformen. Essenziell sind dabei aber nicht nur der technische Aspekt, sondern auch die Bereitschaft, die Fähigkeit und die Rahmenbedingungen, um einen echten und nahtlosen Datenaustausch zu ermöglichen.

**Digitale Verantwortung**

Viele unterschätzen, dass digitale Gesundheitsanwendungen aufgrund ihres medizinischen Zwecks als Medizinprodukte klassifiziert werden und damit komplexe Zulassungs- und Zertifizierungsprozesse durchlaufen müssen. Der Beitrag von Russ et al. präsentiert ein praktisches Vorgehensmodell für ML-basierte Medizinprodukte, das den Besonderheiten nicht-deterministischer KI-Algorithmen Rechnung trägt und dabei die Lösungsansätze aus den USA miteinbezieht. Wer Compliance von Anfang an als integralen Bestandteil der Produktentwicklung versteht, schafft nicht nur sichere und verantwortungsvolle Lösungen, sondern legt auch den Grundstein für nachhaltigen Markterfolg.

Dampc und Molnár-Gábor stellen einen risikobasierten Ansatz vor, der die drei Regelwerke Datenschutz-Grundverordnung (DSGVO), Medical Device Regulation (MDR) und EU KI-Verordnung (KI-VO) in einem integrierten Compliance-Modell als *One-Stop-Assessment* zusammenführt. Trotz unterschiedlicher Schwerpunkte lassen sich strukturelle Gemeinsamkeiten der Regelwerke nutzen, um digitale Prozesse zu vereinheitlichen.

Compliance allein genügt jedoch nicht. Mindestens ebenso entscheidend für eine erfolgreiche Einführung von Gesundheitstechnologien ist Vertrauen und die Vertrauenswürdigkeit, die es trägt. Doch wie entsteht es? Und wie lässt es sich systematisch stärken? Diesen Fragen geht der Beitrag von Gille und Starke nach: Er verbindet konzeptionelle Grundlagen mit praktischen Ansätzen für vertrauenswürdige Datenökosysteme, KI-basierten Anwendungen und Gesundheits-Apps.

Kajüter et al. beleuchten, welche Faktoren auf die Nutzungsabsicht der digitalen Patientenakten aus Sicht der Patient:innen im DACH-Raum einwirken. Ihre Analyse identifiziert sechs zentrale Akzeptanzfaktoren und liefert damit konkrete Impulse, wie digitale Patienteninformationen nutzerzentriert bereitgestellt werden können. Die Ergebnisse bieten eine fundierte Grundlage, um Akzeptanz und praktischen Mehrwert dieser Akten zu steigern.

Flok et al. präsentieren in ihrem Beitrag eine Checkliste, die Entwickler:innen und Anwender:innen dabei unterstützt, KI-basierte Telemonitoring-Systeme für Patient:innen mit Herzinsuffizienz ethisch, rechtlich und gesellschaftlich verantwortungsvoll zu gestalten. Die in einem multimethodischen Evaluationsverfahren entwickelte Leitlinie bietet konkrete Handlungsempfehlungen und leistet damit einen wichtigen Beitrag, um die Akzeptanz und Vertrauenswürdigkeit solcher Systeme in der Praxis zu fördern.

Wie aus den Schilderungen zuvor ersichtlich sein sollte, sind nicht allein die Technologien entscheidend, sondern die Art und Weise, wie wir sie in Organisationen, Systeme und Lebenswelten integrieren. Diese Edition HMD versteht sich daher als Beitrag zu einer reflektierten, verantwortungsvollen und gleichzeitig mutigen Digitalisierung des Gesundheitswesens.

Unser Dank gilt den Autorinnen und Autoren für die zahlreichen interessanten und fundierten Beiträge, den Gutachterinnen und Gutachtern für ihre konstruktiven Anregungen zur Verbesserung der Beitragsinhalte sowie dem gesamten HMD Springer Team.

Zur Wahrung von Lesbarkeit und fachsprachlicher Präzision gendern wir in diesem Band nur direkte Personenbezeichnungen (z. B. „Ärzt:innen"), nicht jedoch zusammengesetzte Begriffe wie „Patientenzufriedenheit". Dieser Kompromiss dient der Klarheit, ohne den inklusiven Anspruch des Buches aufzugeben.

Liebe Leserinnen und Leser, tauchen Sie ein in die spannende Welt von Digital HealthTech! Die Edition HMD bietet Ihnen aktuelles Wissen, innovative Konzepte und konkrete Lösungsansätze für eine Gesundheitsversorgung, die heute schon die Herausforderungen von morgen adressiert. Wir wünschen Ihnen neuartige Erkenntnisse und wertvolle Anregungen für Ihre tägliche Praxis.

Herzliche Grüße aus Zürich, Schweiz
Sara D'Onofrio und Chris Russ

# Inhaltsverzeichnis

## Teil II Grundlagen

## Teil IV Technik und Innovation

# Abkürzungsverzeichnis

| | |
|---|---|
| °C | Grad Celsius |
| 1+MGPlus | 1+Million Genomes Plus |
| 2D | Zweidimensional |
| 3D | Dreidimensional |
| 4P | Predictive, Preventative, Personalized, Participatory |
| A | Ambiguous |
| A | Annulled |
| A | Anwender:in |
| AAL | Ambient Assisted Living |
| Abb. | Abbildung |
| ABDA | Bundesvereinigung Deutscher Apothekerverbände e. V. |
| Abs. | Absatz |
| Abschn. | Abschnitt |
| ACK | Acknowledge |
| ACS | Access Control System |
| AD | Active Directory |
| AD | Affinity Domain |
| ADL | Activities of Daily Living |
| ADR | Action Design Research |
| ADT | Admission, Discharge, Transfer |
| AET | Application Entity Title |
| AEUV | Vertrag über die Arbeitsweise der Europäischen Union |
| AF | Atemfrequenz |
| aG-DRG | ausgegliederte German Diagnosis Related Group |
| AGES | Agentur für Gesundheit und Ernährungssicherheit |
| AI | Artificial Intelligence |
| AI Act | Artificial Intelligence Act |
| AIAS | Artificial Intelligence Attitude Scale |
| AP | Arbeitspaket |
| APAC | Asia-Pacific |
| API | Application Programming Interface |
| AR | Augmented Reality |
| Art. | Artikel |
| ärztl. | ärztlich |

| | |
|---|---|
| ASVG | Allgemeines Sozialversicherungsgesetz |
| AT | Österreich |
| ATC | Anatomical Therapeutic Chemical Classification System |
| ATNA | Audit Trail and Node Authentication |
| ATSG | Allgemeinen Teil des Sozialversicherungsrechts |
| AUVA | Allgemeine Unfallversicherungsanstalt |
| AV | Augmented Virtuality |
| AVPU | Alert, Voice, Pain, Unresponsive |
| AWMF | Arbeitsgemeinschaft der Wissenschaftlichen Medizinischen Fachgesellschaften |
| AWS | Amazon Web Services |
| B | Backward Compatible |
| B1MG | Beyond 1 Million Genomes |
| BAG | Bundesamt für Gesundheit |
| BAK | Bundesapothekerkammer |
| BÄK | Bundesärztekammer |
| BAR | Billing Account Report |
| BCI | Brain-Computer-Interface |
| BfArM | Bundesamt für Arzneimittel und Medizinprodukte |
| BFO | Basic Formal Ontology |
| BFS | Bundesamt für Statistik |
| BG | Berufsgenossenschaft |
| BIÖG | Bundesinstitut für Öffentliche Gesundheit |
| BIP | Bruttoinlandsprodukt |
| BIQG | Bundesinstitut für Qualität im Gesundheitswesen |
| BITA | Business-IT-Alignment |
| BLE | Bluetooth Low Energy |
| BMAS | Bundesministerium für Arbeit und Soziales |
| BMFTR | Bundesministerium für Forschung, Technologie und Raumfahrt |
| BMG | Bundesministerium für Gesundheit |
| BMSGPK | Bundesministerium für Arbeit, Soziales, Gesundheit, Pflege und Konsumentenschutz |
| BMUKN | Bundesministerium für Umwelt, Klimaschutz, Naturschutz und nukleare Sicherheit |
| BÖP | Berufsverband Österreichischer Psychologinnen und Psychologen |
| BP | Blood Pressure |
| bPK-GH | bereichsspezifische Personenkennzeichen Gesundheit |
| BPMN | Business Process Model and Notation |
| BPPC | Basic Patient Privacy Consent |
| BPS | Borderline-Persönlichkeitsstörung |
| BPtK | Bundespsychotherapeutenkammer |
| BSI | Bundesamt für Sicherheit in der Informationstechnik |
| Bsp. | Beispiel |

| | |
|---|---|
| bspw. | beispielsweise |
| Buchst. | Buchstabe |
| BV | Bundesverfassung |
| BVAEB | Versicherungsanstalt öffentlich Bediensteter, Eisenbahner und Bergleute |
| BYOK | Bring Your Own Key |
| BZÄK | Bundeszahnärztekammer |
| bzw. | beziehungsweise |
| C | Conditional |
| C5 | Cloud Computing Compliance Controls Catalogue |
| CA | Conversational Agent |
| ca. | circa |
| CAD | Computer-Aided Design |
| CAGR | Compound Average Growth Rate |
| CAM | Computer-Aided Manufacturing |
| CAM-ICU | Confusion Assessment Method for the Intensive Care Unit |
| CAMS-SSI | Collaborative Assessment and Management of Suicidality – Suicide Status Interview |
| CCC | Chaos Computer Club |
| CD | Compact Disc |
| CDA | Clinical Document Architecture |
| CDR | Clinical Data Repository |
| CDM | Common Data Model |
| CDSS | Clinical Decision Support Systems |
| CE | Conformité Européenne |
| CH | Could Have |
| CH | Schweiz |
| CHF | Schweizer Franken |
| CIO | Chief Information Officer |
| CIRS | Critical Incident Reporting System |
| CISO | Chief Information Security Officer |
| CKD | Chronic Kidney Disease |
| CLS | Continuous Learning Systems |
| CNN | Convolutional Neural Network |
| COPD | Chronic Obstructive Pulmonary Disease |
| CoT | Chain-of-Thoughts |
| COVID | Coronavirus Disease |
| CPOE | Computerized Physician Order Entry |
| CPU | Central Processing Unit |
| CR | Computed Radiography |
| CRISP-DM | Cross-Industry Standard Process for Data Mining |
| CSCG | Cyber Security Competence Group |
| CSO | Chief Security Officer |
| CSV | Comma-separated Value |
| CT | Computertomographie |

| | |
|---|---|
| CTO | Chief Technology Officer |
| CTR | Clinical Trials Regulation |
| CX | Extended Composite ID With Check Digit |
| D | Divorced |
| D2D | Doctor-to-Doctor |
| D2P | Doctor-to-Patient |
| DACH | Deutschland (D), Österreich (A), Schweiz (CH) |
| DBT | Dialektisch-Behavioralen Therapie |
| DBT-A | Dialectical Behavior Therapy for Adolescents |
| DE | Deutschland |
| DGA | Data Governance Act |
| DGIV | Deutsche Gesellschaft für Integrierte Versorgung im Gesundheitswesen e. V. |
| DGUV | Deutsche Gesetzliche Unfallversicherung e. V. |
| d. h. | das heißt |
| DHA | Digital Health Authorities |
| DHCP | Dynamic Host Configuration Procotol |
| DIB-R | Revised Diagnostic Interview for Borderlines |
| DICOM | Digital Imaging and Communications in Medicine |
| DICOM WADO | Web Access to DICOM Persistent Objects |
| DICOM WADO-RS | WADO-RESTful Services |
| DICT | Dezernat für Informations- und Kommunikationstechnologie |
| DigiG | Digital-Gesetz |
| DiGAs | Digitale Gesundheitsanwendungen |
| DiPAs | Digitale Pflegeanwendungen |
| DKG | Deutsche Krankenhausgesellschaft |
| DL | Deep Learning |
| DLP | Data Loss Prevention |
| DLT | Distributed Ledger Technology |
| DLX | DICOM Link Exchange |
| DMS | Dokumentenmanagementsystem |
| DNS | Domain Name System |
| DoD | Department of Defense |
| DPI+ | Dossier du Patient Intégré Plus |
| DPR | Dense Passage Retrieval |
| dPV | Deutsche Parkinsonvereinigung e. V. |
| DRG | Diagnosis-Related Group |
| DRK | Deutsches Rotes Kreuz |
| DRV | Deutsche Rentenversicherung |
| DSCJ | Data Space Care Journey |
| DSFA | Datenschutz-Folgenabschätzung |
| DSG | Datenschutzgesetz |
| DSGVO | Datenschutz-Grundverordnung |
| DSI | Digital Society Initiative |
| DSR | Design Science Research |

| | |
|---|---|
| DSRM | Design Science Research Methodology |
| DSTU | Draft Standard for Trial Use |
| DSUB | Document Metadata Subscription |
| DTM | Date/Time |
| DUO | Document Use Ontology |
| DVG | Digitale-Versorgung-Gesetz |
| € | Euro |
| E | Expert:in |
| EAI | Enterprise Application Integration |
| ECC | Elliptic Curve Cryptography |
| ECDF | Einstein Center Digital Future |
| EDC | Eclipse-Dataspace-Components |
| EDI | Eidgenössisches Departement des Innern |
| EDIFACT | Electronic Data Interchange for Administration, Commerce and Transport |
| EEG | Elektroenzephalogramm |
| EEHRxF | European Electronic Health Record Exchange Format |
| eFA | Elektronische Fallakte |
| EG | Europäische Gemeinschaft |
| eG | eingetragene Genossenschaft |
| eGK | elektronische Gesundheitskarte |
| EHDS | European Health Data Space |
| eHDSI | eHealth Digital Service Infrastructure |
| E-Health | Electronic Health |
| EHR | Electronic Health Record |
| EHRS | Electronic Health Record System |
| e-ID | elektronische Identität |
| EKG | Elektrokardiogramm |
| EKNZ | Ethikkommission Nordwest- und Zentralschweiz |
| elektron. | elektronisch |
| ELGA | Elektronische Gesundheitsakte |
| ELGK | Eidgenössische Kommission für allgemeine Leistungen und Grundsatzfragen |
| ELSI | Ethical, Legal, and Social Implications |
| EMRAM | Electronic Medical Record Adoption Model |
| EMRK | Europäische Menschenrechtskonvention |
| ENHIS | Environment and Health Information System |
| EOC | Ente Ospedaliero Cantonale |
| ePA | Elektronische Patientenakte |
| EPD | Elektronisches Patientendossier |
| EPDG | Bundesgesetz über das elektronische Patientendossier |
| EPR-SPID | Electronic Patient Record – Sectorial Person Identification Number |
| ErwGr | Erwägungsgrund (in EU-Verordnungen/Richtlinien) |
| et al. | et alii |

| | |
|---|---|
| etc. | et cetera |
| EU | Europäische Union |
| EUDAMED | European Database on Medical Devices |
| EuGH | Europäischer Gerichtshof |
| e. V. | eingetragener Verein |
| EVN | Event |
| f | Female |
| f. | folgende |
| ff. | folgende Seiten |
| FAIR | Findable, Accessible Interoperable, Reusable |
| FAO | Food and Agriculture Organization |
| FDA | Food and Drug Administration |
| FF | Forschungsfrage |
| FG | Fokusgruppe |
| FGÖ | Fonds Gesundes Österreich |
| FHIR | Fast Healthcare Interoperability Resources |
| FHNW | Fachhochschule Nordwestschweiz |
| FMH | Foederatio Medicorum Helveticorum |
| FPS | Frames Per Second |
| FRIA | Fundamental Rights Impact Assessment |
| FSM | Finite State Machine |
| GA4GH | Global Alliance for Genomics and Health |
| GAN | Generative Adversarial Networks |
| GB | Gigabyte |
| G-BA | Gemeinsamer Bundesausschuss |
| Gbit/s | Gigabit pro Sekunde |
| GDI | Genomic Data Infrastructure |
| GCC | Gulf Cooperation Council |
| GDNG | Gesundheitsdatennutzungsgesetz |
| GDP | Gesundheitsdatenplattform |
| GDP | Gross Domestic Product |
| GE | Gestaltungsempfehlung |
| GenKI | Generative Künstliche Intelligenz |
| GFO | Gemeinnützige Gesellschaft der Franziskanerinnen zu Olpe |
| ggf. | gegebenenfalls |
| GIF | Graphics Interchange Format |
| GIGV | Gesundheits-IT-Interoperabilitäts-Governance-Verordnung |
| GKV | Gesetzliche Krankenkassen |
| GmbH | Gesellschaft mit beschränkter Haftung |
| GMP | Good Manufacturing Practice |
| GNN | Graph Neural Network |
| GÖG | Gesundheit Österreich GmbH |
| GPT | Generative Pre-trained Transformer |
| GRCh | Charta der Grundrechte der Europäischen Union |
| GRPG | Gesellschaft für Recht und Politik im Gesundheitswesen e. V. |

| | |
|---|---|
| GTel | Gesundheitstelematikgesetz |
| GTM | Go-to-Market |
| H | Handlungsempfehlung |
| HA | Hausärzt:in |
| HACCP | Hazard Analysis and Critical Control Points |
| HAD | Hospital-Associated Disability |
| HAWK | Hochschule für Angewandte Wissenschaft und Kunst |
| HCI | Human Computer Interaction |
| H-CSC | Healthcare Cyber Security Center |
| HD | Hard Disk |
| HDABs | Health Data Access Bodies |
| HDE | Humanitarian Device Exemption |
| HF | Herzfrequenz |
| HFG | Humanforschungsgesetz |
| H-Health | Home Health |
| HHV | Health Hub Vienna |
| HIMSS | Healthcare Information and Management Systems Society |
| HIN | Health Info Net AG |
| HL7 | Health Level 7 |
| HPD | Health Provider Directory |
| HRI | Human-Robot Interaction |
| HRV | Herzfrequenzvariabilität |
| hsg | Hochschule für Gesundheit |
| http | Hypertext Transfer Protocol |
| https | Hypertext Transfer Protocol Secure |
| I | Implikation |
| ICD | International Classification of Diseases |
| ICD-GM | International Classification of Diseases German Modification |
| ICF | International Classification of Functioning, Disability and Health |
| ICLS | Institute of Computational Life Sciences |
| ID | Identifikation |
| IDE | Investigational Device Exemption |
| IDMP | Identification of Medicinal Products |
| IDMT | Institut für Digitale Medientechnologie |
| i.d. R. | in der Regel |
| IDSA | International Data Space Association |
| IE | Information Entity |
| IEC | International Electrotechnical Commission |
| IFR | International Federation of Robotics |
| IG | Implementation Guide |
| IGPTR-A | Interessengemeinschaft Physiotherapie Rehabilitation Akutspital |
| IHE | Integrating the Healthcare Enterprise |
| IKE | Internet Key Exchange |

| | |
|---|---|
| ILO | International Labour Organization |
| IM | Information Module |
| IMAP | Internet Message Access Protocol |
| IMU | Inertial Measurement Units |
| insges. | insgesamt |
| IOC | Indicator of Compromise |
| IOD | Information Object Definition |
| IoMT | Internet of Medical Things |
| IOP | Interoperabilitätsplattform |
| IOT | Internet of Things |
| IP | Internet Protocol |
| IPM | Institut für Informations- und Prozessmanagement |
| IPS | International Patient Summary |
| IPsec | Internet Protocol Security |
| IQTIG | Institut für Qualitätssicherung und Transparenz im Gesundheitswesen |
| IQWiG | Institut für Qualität und Wirtschaftlichkeit im Gesundheitswesen |
| IRB | Institutional Review Board |
| IS | Coded Value For User-Defined Tables |
| ISiK | Informationstechnische Systeme in Krankenhäusern |
| ISMS | Informationssicherheitsmanagementsysteme |
| ISO | International Organization for Standardization |
| ISST | Institut für Software- und Systemtechnik |
| IT | Information Technology/Informationstechnologie |
| ITI | IT-Infrastruktur |
| IVD | In-vitro-Diagnostika |
| i. V. m. | in Verbindung mit |
| JPG | Joint Photographic Experts Group |
| JSON | JavaScript Object Notation |
| K | KI-Expert:in |
| Kap. | Kapitel |
| KB | Kilobyte |
| KBV | Kassenärztliche Bundesvereinigung |
| KBZV | Kassenzahnärztliche Bundesvereinigung |
| KDL | Klinische Dokumentenklassen-Liste |
| kg | Kilogramm |
| KH | Katholische Hochschule |
| KHVVG | Krankenhausversorgungsverbesserungsgesetz |
| KHZF | Krankenhauszukunftsfonds |
| KHZG | Krankenhauszukunftsgesetz |
| KI | Künstliche Intelligenz |
| KIF | KI-Funktionalitäten |
| KIG | Klinik IT eG |
| KIG | Koordinierungsstelle für Interoperabilität |

| | |
|---|---|
| KIM | Kommunikation in Medizinwesen |
| KIS | Krankenhausinformationssystem |
| KIS | Klinikinformationssystem |
| KI-VO | Verordnung über Künstliche Intelligenz |
| KLV | Krankenpflege-Leistungsverordnung |
| KMU | Kleine und mittlere Unternehmen |
| Komm.Srv. | Kommunikationsserver |
| KOS | Key Object Selection |
| KPI | Key Performance Indicator |
| KSB | Kantonsspital Baden |
| KVen | Kassenärztliche Vereinigungen |
| KVG | Bundesgesetz über die Krankenversicherung |
| KVNR | Krankenversicherungsnummer |
| KVV | Verordnung über die Krankenversicherung |
| KZVen | Kassenzahnärztliche Vereinigungen |
| LAK | Landesapothekerkammer |
| LBG | Ludwig Boltzmann Gesellschaft |
| LDAP | Lightweight Directory Access Protocol |
| LED | Light-Emitting Diode/Lichtemittierende Diode |
| LIS | Laborinformationssystem |
| lit. | Littera (Buchstabe) |
| LKH | Landeskrankenhaus |
| LLM | Large Language Model |
| LOI | Letter of Intent |
| LOINC | Logical Observation Identifiers Names and Codes |
| m | männlich |
| M | Male |
| M | Mandatory |
| M | Married |
| MAUDE | Manufacturer and User Facility Device Experience |
| MB | Megabyte |
| MB/Dok. | Megabyte/Dokument |
| MBT | Mentalization-Based Treatment |
| MD | Medizinischer Dienst |
| MDD | Medical Device Directive |
| MDM | Medical Document Management |
| MDR | Medical Device Regulation |
| med | medizinisch |
| MEESTAR | Modell zur ethischen Evaluation sozio-technischer Arrangements |
| MepV | Medizinprodukteverordnung |
| MeSH | Medical Subject Heading |
| MF | Medizinische Fachperson |
| MFG | Medizinforschungsgesetz |
| mg/dl | Milligramm pro Deziliter |

| | |
|---|---|
| MH | Must Have |
| MHD | Mobile Access to Health Documents |
| MHDS | Mobile Health Document Sharing |
| M-Health | Mobile Health |
| MiHUBx | Medical Informatics Hub in Saxony |
| MII | Medizininformatik-Initiative |
| min | Minute |
| Mio. | Million(en) |
| MIO | Medizinisches Informationsobjekt |
| MKB | Mein.Krankenhaus.Bayern |
| MKD | Mein-Krankenhaus.Digital |
| ML | Machine Learning/Maschinelles Lernen |
| MLOps | Machine Learning Operations |
| MLLP | Minimal Lower Layer Message |
| MmD | Menschen mit Demenz |
| mmHg | Millimeters of Mercury/Millimeter Quecksilbersäule |
| mmol/l | Millimol pro Liter |
| MPEG | Moving Picture Experts Group |
| MPI | Master Patient Index |
| MR | Magnetic Resonance |
| MR | Mixed Reality |
| MRT | Magnetresonanztomographie |
| Mrd. | Milliarden |
| ms | Millisekunden |
| MSH | Message Header |
| mtl. | monatlich |
| mTLS | mutual Transport Layer Security |
| MVP | Minimal Viable Product |
| MVZ | Medizinisches Versorgungszentrum |
| mXDE | Mobile Cross-Enterprise Document Data Element Extraction |
| N | Not applicable |
| NAR | Normenausschuss Radiologie |
| NCP | National Contact Point |
| NEWS | National Early Warning Score |
| NIfTI | Neuroimaging Informatics Technology Initiative |
| NIS2 | Network and Information Security Directive 2 |
| NLP | Natural Language Processing |
| NM | Nuclear Medicine |
| NPC | Non-Player-Character |
| NPS | Net Promoter Score |
| Nr. | Nummer |
| NRW | Nordrhein-Westfalen |
| NYHA | New York Heart Association |
| o | omni |
| O | Optional |

| | |
|---|---|
| O | Other |
| o. ä. | oder ähnliches |
| OAuth | Open Authorization |
| ÖBIG | Österreichisches Bundesinstitut für Gesundheitswesen |
| ÖBVP | Österreichischer Bundesverband für Psychotherapie |
| OBX | Observation Result |
| OCT | Optical Coherence Tomography |
| ODRL | Open Digital Rights Language |
| ÖGD | Öffentlicher Gesundheitsdienst |
| ÖGK | Österreichische Gesundheitskasse |
| ÖGKV | Österreichischer Gesundheits- und Krankenpflegeverband |
| ÖGMED | Österreichische Gesellschaft für Qualitätssicherung & Qualitätsmanagement in der Medizin |
| ÖHG | Österreichisches Hebammengremium |
| OID | Object Identifier |
| OKP | Obligatorische Krankenpflegeversicherung |
| OMB | Order Message Blood Products |
| OML | Order Message Laboratory |
| OMOP | Observational Medical Outcomes Partnership |
| OP | Operation |
| OPS | Operationen- und Prozedurenschlüssel |
| ORC | Order Common |
| ORU | Unsolicited Transmission of Requested Observations |
| ORx | Order Entry Nachrichtengruppe |
| OSI/ISO | Open System Interconnection/International Organization for Standardisation |
| OST | Ostschweizer Fachhochschule |
| OT | Operational Technology |
| OTH | Ostbayerische Technische Hochschule |
| P | Epilepsiebetroffene Person |
| PACS | Picture Archiving and Communication System |
| PAL | Personal Assistant for healthy Lifestyle |
| PaLM | Pathology and Laboratory Medicine |
| PCC | Patient Care Coordination |
| PCCP | Predefined Change Control Plan |
| PCDA | Plan Do Check Act |
| PDF | Portable Document Format |
| PDF/A | Portable Document Format Archivable |
| PDI | Portable Data for Imaging |
| PDMS | Patient Data Management System |
| PDQ | Patient Demographics Query |
| PDQm | Patient Demographics Query for Mobile |
| PEI | Paul-Ehrlich-Institut |
| PEP | Post-Entwicklungsphase |
| PETs | Privacy-Enhancing Technologies |

| | |
|---|---|
| PHARM | Pharmacy |
| PID | Patient Identifikation |
| PIS | Persönliches Informationsmanagement System |
| PIX | Patient Identifier Cross-Referencing |
| PIXm | Patient Identifier Cross-Referencing Mobile |
| PKI | Public Key Infrastructure |
| PKV | Verband der Privaten Krankenversicherungen e. V. |
| PMA | Premarket Approval |
| PMF | Product-Market-Fit |
| PNG | Portable Network Graphics |
| POP | Post Office Protocol |
| PoT | Program of Thoughts |
| PPG | Photoplethysmographie |
| PREMs | Patient-Reported Experience Measures |
| Pres | Pressure |
| PROMs | Patient-Reported Outcome Measures |
| PROMISE | Prompt-Orchestrating Model-driven Interaction State Engineering |
| PSF | Problem-Solution-Fit |
| PSK | Preshared Key |
| Pt | Point in Time |
| PV | Patient Visit |
| PVA | Pensionsversicherungsanstalt |
| PZJE | Psychiatrisches Zentrum für junge Erwachsene |
| PZN | Pharmazentralnummer |
| QEDm | Query for Existing Data for Mobile |
| QMS | Qualitätsmanagementsystem |
| Qn | Quantity |
| R | Required |
| RAD | Radiology |
| RAG | Retrieval-Augmented Generation |
| RAM | Random Access Memory |
| RCT | Randomized Controlled Trial |
| RDF | Resource Description Framework |
| ReEIF | Refined eHealth Interoperability Framework |
| Region. | Regional |
| REST | Representational State Transfer |
| RIS | Radiologieinformationssystem |
| RKI | Robert-Koch-Institut |
| Rn. | Randnummer |
| RNN | Recurrent Neural Network |
| ROL | Role |
| RPA | Robotic Process Automation |
| RPM | Remote Patient Monitoring |
| Rs. | Rechtssache |

| | |
|---|---|
| RSA | Rivest-Shamir-Adleman |
| s. | siehe |
| S. | Seite |
| SaaS | Software-as-a-Service |
| SaMD | Software as a Medical Device |
| SAMW | Schweizerische Akademie der Medizinischen Wissenschaften |
| SAQOL-39g | Stroke and Aphasia Quality of Life Scale-39g |
| SAR | Sozial assistiver Roboter |
| SART | Schweizerische Arbeitsgruppe für Rehabilitationstraining |
| SBK | Schweizer Berufsverband der Pflegefachfrauen und Pflegefachmänner |
| SBOM | Software Bill of Materials |
| SBR | Social Behaviour Regulation |
| SCID-5-PD | Structured Clinical Interview for DSM-5 - Personality Disorders |
| SCP | Service Class Provider |
| SCU | Service Class User |
| SDC | Structured-Data-Capture |
| SDO | Standard Development Organization |
| SGB | Sozialgesetzbuch |
| SGLT | Sodium-Glucose Linked Transporter |
| SH | Should Have |
| SHIFT | Smart Hospital – Integrated Framework, Tools & Solutions |
| SHIP | Swiss Health Information Processing |
| SI | Sequence ID |
| SIMPL | Smart Middleware Platform |
| SIU | Scheduling Information Unsolicited |
| SLA | Service Level Agreement |
| SMEs | Small and Medium-sized Enterprises |
| SMTP | Simple Mail Transfer Protocol |
| SNHTA | Swiss Network for Health Technology Assessment |
| SNOMED CT | Systematized Nomenclature of Medicine – Clinical Terms |
| SOAP | Simple Object Access Protocol |
| SOC | Security Operation Center |
| sog. | sogenannt |
| SOP | Standard Operating Procedure |
| SPE | Secure Processing Environment |
| SPHN | Swiss Personalized Health Network |
| SRM | Scheduling Request Message |
| SRN | Single Registration Number |
| SSD | Solid State Drive |
| SSI | Self-Sovereign Identity |
| SSO | Schweizerische Zahnärzte-Gesellschaft |
| STT | Speech-to-Text |

| | |
|---|---|
| STU | Standard for Trial Use |
| SUDEP | Sudden Unexpected Death in Epilepsy |
| SUS | System Usability Scale |
| SVB | Sozialversicherungsanstalt der Bauern |
| SVLFG | Sozialversicherung für Landwirtschaft, Forsten und Gartenbau |
| SVS | Sozialversicherung der Selbstständigen |
| sVU | sichere Verarbeitungsumgebung |
| Tab. | Tabelle |
| TAM | Technology Acceptance Model |
| TB | Terrabyte |
| TCP | Transmission Control Protocol |
| TFP | Transference-Focused Psychotherapy |
| TI | Telematikinfrastruktur |
| tiff | Tagged Image File Format |
| TIM | Telematik-Infrastruktur-Messenger |
| TK | Techniker Krankenkasse |
| TLS | Transport Layer Security |
| TOEI | Technology, Organization, Environment and Individual |
| TOMs | Technische und Organisatorische Maßnahmen |
| TORA | Technologie, Organisation, Regulatorik und Anwendende |
| ToT | Tree of Thoughts |
| TPI | Trust Performance Indicator |
| TRE | Trusted Research Environment |
| TS | Technische Spezifikation |
| TS | Testserie |
| Tsd. | Tausend |
| TSL | Transfer Syntax List |
| TST | Trust Stress Tests |
| TTP | Tactics, Techniques and Procedures |
| TTS | Text-to-Speech |
| TU | Technische Universität |
| txt | Textdatei |
| U | Unknown |
| U | User Defined |
| u. | und |
| u. a. | unter anderem |
| UAbs. | Unterabsatz |
| UAC | User Authentication Credential |
| UCUM | United Code for Units of Measure |
| UDP | User Datagram Protocol |
| UID | Unique Identifier |
| URI | Uniform Resource Identifier |
| US | Ultrasound |
| U.S. | United States |

| | |
|---|---|
| USB | Universal Serial Bus |
| USB | Universitätsspital Basel |
| USD | US Dollar |
| usw. | und so weiter |
| USZ | Universitätsspital Zürich |
| UV | ultraviolett |
| u.v. m. | und viele mehr |
| UZH | Universität Zürich |
| v | Version |
| VAE | Vereinigte Arabische Emirate |
| VBHC | Value-based Healthcare |
| v.Chr. | vor Christus |
| vfa | Verband Forschender Arzneimittelhersteller |
| vgl. | vergleiche |
| VKh | Virtuelles Krankenhaus |
| VKZS | Vereinigung der Kantonszahnärzt:innen |
| VM | Value Multiplicity |
| VPN | Virtual Private Network |
| VR | Value Representation |
| VR | Virtual Reality |
| vs. | versus |
| VSD | Value Sensitive Design |
| VSNR | Versicherungsnummer |
| VZK | Verband Zürcher Krankenhäuser |
| w | weiblich |
| W3C | World Wide Web Consortium |
| WADO | Web Access to DICOM Objects |
| WADO-RS | Web Access to DICOM Objects – Restful Services |
| WebGL | Web Graphics Library |
| WebXR | Web Extended Reality |
| WH | Won't Have |
| WHO | World Health Organization |
| WLAN | Wireless Local Area Network |
| XA | X-Ray Angiography |
| XAI | Explainable Artificial Intelligence |
| XCA | Cross-Community Access |
| XCA-I | Cross-Community Access for Imaging |
| XCDR | Cross-Community Document Reliable Interchange |
| XCPD | Cross-Enterprise Patient Discovery |
| XDM | Cross-Enterprise Document Media Interchange |
| XDS | Cross-Enterprise Document Sharing |
| XDS-I | Cross-Enterprise Document Sharing for Imaging |
| XML | eXtensible Markup Language |
| XPN | Extended Person Name |
| XR | Extended Reality |

| | |
|---|---|
| XSD | XML Schema Definition |
| XUA | Cross-Enterprise User Assertion |
| Y | Yes |
| z. B. | zum Beispiel |
| ZHAW | Zürcher Hochschule für Angewandte Wissenschaften |

# Teil I
# Stimmen aus der Praxis

# Wem gehört die Gesundheit? Digitale Infrastruktur als Schlüsselfrage der Gesundheitsversorgung und offene Plattformen als Antwort

1

Maximilian Grimm und Daniel Stekhoven

**Zusammenfassung**

Die fortschreitende Digitalisierung und der Einsatz künstlicher Intelligenz verändern das Gesundheitswesen: Kontrolle über digitale Infrastruktur und Gesundheitsdaten wird zu einem zentralen Machtfaktor, der medizinischen Fortschritt, Versorgungsqualität und Kostenstrukturen maßgeblich prägt. Trotz hoher Innovationsfähigkeit entsteht ein technologischer Rückstand bei der Gesundheitsversorgung, der durch föderale Fragmentierung, inkonsistente Standards und langsame Implementierung verstetigt wird. Das infrastrukturelle Nadelöhr der Transformation sind Klinikinformationssysteme (KIS), deren proprietäre, stark konzentrierte Marktstrukturen sowohl hohe Implementierungskosten und fehlende Interoperabilität begünstigen als auch die digitale Souveränität der Leistungserbringenden gefährden. Aufbauend darauf stellt der Beitrag einen Lösungsansatz in Form offener, modularer und gemeinschaftlich getragener Plattformen vor, die Standards und Schnittstellen operationalisieren, Innovationsentscheidungen näher an Versorgungsteams und Patient:innen verlagern und Skaleneffekte zugunsten des Versorgungssystems realisieren. Damit wird ein Governance- und Architekturrahmen skizziert, der patientenzentrierte Innovation ermöglicht und zugleich Souveränität sowie Wirtschaftlichkeit in digitalisierten Gesundheitssystemen stärkt.

M. Grimm (✉)
Zürich, Schweiz
E-Mail: gmaximilian@ethz.ch

D. Stekhoven
NEXUS Personalized Health, ETH Zürich, Schlieren, Schweiz
E-Mail: stekhoven@nexus.ethz.ch





S. D'Onofrio, C. Russ (Hrsg.), *Digital HealthTech*, Edition HMD,
https://doi.org/10.1007/978-3-658-51795-3_1

**Schlüsselwörter**

Data Governance · Digital Health · Digitale Souveränität · Gesundheitsinfrastruktur · Interoperabilität · Modulare Architektur · Offene Plattformen · Patientenzentrierte Versorgung · Plattformgovernance

## 1.1 Medizin am Rand des Todes

Daten sind das neue Elixier des Lebens. Wer sie kontrolliert, lenkt heute den Fortschritt der Medizin und greift morgen nach der Überwindung des Todes. Wer den Tod beherrscht, erlangt Macht von beinahe göttlicher Dimension. Was wie eine essayistische Provokation klingt, ist längst absehbare Realität. Die einzige offene Frage, die bleibt: *Ist Gott Amerikaner oder Chinese und wie viel Geld verdient er?*

Aber der Reihe nach: Das Fortschrittsversprechen der modernen Medizin lautet, Krankheiten schrittweise zu überwinden. Studien sagen vorher, dass die globale Lebenserwartung bis zur Mitte des Jahrhunderts um weitere 4–5 Jahre steigt. Bis 2100 kann in Hoch-Einkommensländern die mittlere Lebenserwartung auf etwa 90–91 Jahre steigen (database.earth o. J.). Natürlich sind all das Vorhersagen, die kaum seriös projizierbar sind, da sie die Zukunft betreffen. Trotzdem geben die Zahlen einen Vorgeschmack darauf, in welche Richtung sich unsere Welt entwickeln kann. Wissenschaftler wie Ray Kurzweil, ein renommierter Forscher im Bereich Künstliche Intelligenz (KI), sprechen gar davon, dass biologisches Altern innerhalb der kommenden Jahre durch wissenschaftlichen Fortschritt nicht nur verlangsamt, sondern aufgehalten werden kann – was die bisher angenommene Unausweichlichkeit des Todes in Frage stellt (Corbyn 2024).

Was es bedeuten kann, wenn die Errungenschaften der Menschheit immer neue Möglichkeiten in der Medizin hervorbringen, hat Yuval Harari bereits vor über 10 Jahren in seinem Buch *Homo Deus* eindrücklich beschrieben: vom Streben nach Unsterblichkeit bis hin zur Entwicklung eines neuen Menschentyps. So absurd das damals klingen mochte, sehen wir heute erste reale Ausprägungen. Dem Unternehmer Bryan Johnson können wir auf Netflix dabei zuschauen, wie er den Tod überwinden will, während in Honduras die Stadt Próspera entsteht, in der in einem quasi unregulierten Raum KI-Modelle, Implantate, Gentherapie und weitere Visionen von Tech-Milliardären aus dem Silicon Valley und Visionären, die nach Unsterblichkeit streben, jenseits staatlicher Kontrolle getestet werden können.

## 1.2 Die Gesundheitsversorgung im Wandel

Vor diesem Hintergrund wird sich die individuelle Lebensqualität zukünftig fundamental verändern, ebenso das Versorgungssystem insgesamt. Bis anhin war medizinischer Fortschritt mehrheitlich linear; in einzelnen medizinischen Disziplinen haben die vergangenen hundert Jahre im Gesundheitswesen nur marginale Veränderungen in der tatsächlichen Versorgung gebracht. Unsere Erfahrungen bei Arztbesuchen unterscheiden sich heute kaum von denen unserer Großeltern. Mit Digitalisierung und KI wird sich dies bald exponentiell vorwärtsbewegen. Die medizinische Versorgung unserer Kinder wird sich vermutlich grundlegend von der unsrigen unterscheiden. Fitnessuhren, Health Apps und Schnelltests für zuhause sind nur die ersten Vorboten. Datengetriebene Technologien werden uns befähigen, unseren Gesundheitszustand kontinuierlich zu überwachen, Risiken frühzeitig zu erkennen und Krankheiten zu verhindern, bevor sie entstehen. Am Health Innovation Hub des Kantonsspital Baden (KSB)[1] durften wir in den vergangenen Jahren einige dieser Lösungen kennenlernen, mit weiterentwickeln und teilweise implementieren: von der Analyse von Husten- und Verdauungsgeräuschen durch KI-Algorithmen zur Erkennung von Krankheiten, über die konstante Überwachung von Vitalwerten zur Früherkennung von beispielsweise Herzkreislauf-Problemen via Sensoren oder selbst messender Kleidung, bis hin zur automatisierten Dringlichkeitseinschätzung von Gesundheitsbeschwerden via App. Bei NEXUS Personalized Health, eine Technologieplattform an der ETH Zürich, welche Dienstleistungen an der Schnittstelle zwischen Fundamentalforschung und klinischer Anwendung erbringt, konnten wir durch die Analyse des Erbguts von Tumoren Vorschläge für geeignete Medikamente machen (Singer et al. 2018; Wegmann et al. 2024). Dies hilft, bessere, auf molekularer Evidenz basierende Therapien für die Patient:innen auszuwählen. Es hat sich auch gezeigt, dass umfassendere Messmethoden, wie zum Beispiel das gesamte Transkriptom, das heißt, die Expression aller Gene von Patient:innen, für die Diagnostik zu verwenden, nicht nur machbar, sondern langfristig auch günstiger sein könnten (Miglino et al. 2025). Die gestiegene Lebenserwartung ist eine Ausprägung genau dieses technologischen Fortschritts. Gesundheitsversorgung wird sich somit von der Behandlung bestehender Krankheiten hin zum proaktiven Management individueller Gesundheit entwickeln – vorausgesetzt, die entstehenden Produkte und Dienstleistungen berücksichtigen im Design die Bedürfnisse und Präferenzen von Patient:innen und entwickeln so Lösungen, die im Alltag einfach und günstig zur Verfügung stehen. Damit einher geht auch ein Paradigmenwechsel in der Gesundheitsversorgung hin zu einem *Patient-Centered-Design*, in dem die Bedürfnisse von Patient:innen im Zentrum stehen – ähnlich wie bei Kund:innen in anderen Sektoren. Dann werden permanente (Selbst-)Vermessung und Datenerfassung zum Inbegriff von Wohlbefinden werden – frei nach der Formel: *bessere Datenverfügbarkeit = besseres Leben.*

Allerdings bleibt die tatsächliche Implementierung digitaler Innovationen in die Gesundheitsversorgung bisweilen erschreckend zögerlich, obwohl viele der genannten Digital-Health-Tools ihren Ursprung in der DACH-Region haben und sich vor allem die Schweiz, als eines der innovativsten Länder der Welt (Dutta et al. 2022), nicht zu verstecken braucht. Objektive Analysen zeigen, dass Digitalisierung im Gesundheitswesen bei Weitem nicht ausreichend umgesetzt wird, insbesondere Deutschland und die Schweiz schneiden in internationalen Vergleichen schlecht ab

[1] s. https://www.kantonsspitalbaden.ch/ueber-uns/health-innovation-hub (Zugegriffen: 19.12.2025)

(Angerer 2021; Thiel et al. 2018). Entsprechend groß ist das gesellschaftliche und systemische Potenzial digitaler Transformationen, welches McKinsey allein für Deutschland auf rund 42 Mrd. EUR jährlich (Biesdorf et al. 2022), für Österreich auf 4,7 Mrd. EUR (Helmcke et al. 2021) und für die Schweiz auf 8,2 Mrd. CHF (Hämmerli et al. 2021) beziffert – vorausgesetzt, digitale Technologien werden richtig eingesetzt.

Die Ursachen dieses Versagens sind vielschichtig. Die Politik hat sich gewiss nicht mit Ruhm bekleckert – man denke nur an das Scheitern des elektronischen Patientendossiers in der Schweiz. In Deutschland zeigt sich auch, dass einzelne politische Maßnahmen nicht automatisch Wirkung entfalten: Trotz verpflichtender Bereitstellung von Gesundheitsdaten in der elektronischen Patientenakte durch Leistungserbringende bleibt die Nutzung durch Patient:innen weiterhin gering. Politische Einzelmaßnahmen reichen somit nicht aus. Hinzu kommt ein strukturelles Problem, das sich nicht allein durch Alltagspolitik oder individuelle Gesetzgebung beheben lässt: Der historisch gewachsene Föderalismus selbst sorgt für fehlende Einheitlichkeit, verhindert gemeinsame Standards und führt zwangsläufig zu Fragmentierung und regulatorischem Flickenteppich. Die kantonale Hoheit über zentrale Gesundheitsfragen in der Schweiz, ebenso wie die komplexe Gemengelage geteilter Zuständigkeiten zwischen Bund und Ländern in Deutschland, führen zu Herausforderungen bei Datenhaltung und -nutzung und Inkonsistenzen bei Kodierung und technischen Vorgaben. Gerade hier wären entschlossenes politisches Handeln und mehr Mut auf nationaler Ebene dringend gefragt. Auch in Österreich sind die Entwicklungen im Bereich der Digitalisierung des Gesundheitswesens spannend; in diesem Praxisbeitrag wird darauf jedoch nicht näher eingegangen, da der Fokus auf der Schweiz liegt und nur vereinzelt Vergleiche mit Deutschland gezogen werden.

## 1.3 Digitale Transformation im deutschen und Schweizer Gesundheitswesen

Unabhängig davon, welche Versäumnisse die Vergangenheit geprägt haben, stellen sich heute die zentralen Fragen: *Wie wollen wir unsere Gesundheitsversorgung künftig gestalten? An welchen Prinzipien sollen wir uns orientieren und wem vertrauen wir die Kontrolle über unsere Gesundheit an?* Der Gesundheitsmarkt steht vor tiefgreifenden Veränderungen und wir haben es noch in der Hand, die Richtung zu bestimmen. Was bereits sicher ist: Digitale Gesundheitslösungen boomen. In Deutschland haben zwei Drittel aller Smartphone-Nutzenden mindestens eine Fitness- oder Gesundheits-App installiert (bitkom 2023), und der Anteil der Bevölkerung, die Wearables wie Smartwatches oder Fitness-Tracker verwendet, ist von 19 % im Jahr 2019 auf rund 35 % im Jahr 2023 gestiegen, in der Schweiz sind die Zahlen ähnlich (Bocksch 2023). Zudem geben 90 % der Menschen in der Schweiz an, Krankheitssymptome zu googeln (Landis 2023). Global betrachtet nutzen bereits über 500 Mio. Menschen eine Smartwatch, und bis 2029 dürfte diese Zahl auf etwa 740 Mio. steigen (Statista 2025).

Parallel dazu drängen US-Technologiekonzerne zunehmend in den Gesundheitssektor. Milliardenschwere Übernahmen und Investitionen, wie der Kauf von Nuance Communications, einer KI-Spracherkennung und Dokumentation im Gesundheitswesen, durch Microsoft, oder die Übernahme des Primär- und Televersorgers OneMedical und der Online-Apotheke PillPack durch Amazon lassen ahnen, wer in Zukunft die Gesundheitsversorgung weit über Daten und Software hinaus kontrolliert. Während Apple heute noch keine eigene Krankenversicherung anbietet, zeichnet sich zunehmend ab, dass der Konzern technisch und strategisch in der Lage wäre, ein datenbasiertes Versicherungsmodell aufzubauen. Analysten wie CCS Insight (Collins 2022) sehen Apple aufgrund der Milliarden von Lifestyle- und Gesundheitsdaten aus Watch und iPhone in einer idealen Ausgangslage, Risiken auf individueller Ebene präzise abzuschätzen und damit personalisierte Versicherungsprodukte zu entwickeln. Erste Partnerschaften mit US-Versicherern, bei denen die Apple Watch bereits als gesundheitliches Steuerungsinstrument eingesetzt wird, bereiten genau diesen Weg vor. Wer glaubt, dass solche Modelle in der Schweiz keine Rolle spielen werden, unterschätzt die tektonische Kraft globaler Tech-Konzerne: Allein Googles liquide Reserven übersteigen mit rund 100 Mrd. US-Dollar (CompaniesMarketgap o. J.) bereits mehr als ein Zehntel des gesamten Schweizer Bruttoinlandsprodukts (BIP).

Trotz Wandel und Milliardeninvestitionen bleiben Krankenhäuser vorerst die zentralen Träger der medizinischen Versorgung in der gelebten Praxis. Sie sind die ersten Ansprechpartner für Patient:innen bei gesundheitlichen Herausforderungen und tragen die Verantwortung für die Gesundheitsversorgung der Bevölkerung. Ausgerechnet diese Institutionen geraten gerade zunehmend unter Druck: Die Gewinnmargen sinken, mehrere Krankenhäuser mussten in den letzten Jahren durch staatliche Unterstützung stabilisiert werden, und der technologische Rückstand wächst. Das Gesundheitswesen selbst ist zunehmend von Co-Morbiditäten geprägt, die am besten alle gleichzeitig behandelt werden müssten. Die Bertelsmann-Stiftung hat bereits 2019 in einem viel beachteten Bericht darauf hingewiesen, dass es zu viele Krankenhäuser gibt und Deutschland mit nur der Hälfte vermutlich besser versorgt wäre (Böcken 2019). Auch in der Schweiz wird an unterschiedlichen Stellen auf die hohe Krankenhausdichte und die fehlende überregionale Krankenhausplanung hingewiesen (Gass 2024). Zudem weisen Krankenhausvertreter:innen häufig und mit Nachdruck darauf hin, dass die fehlende Anpassung der Tarife bei gleichzeitiger Teuerung zunehmend zum Problem wird (s. z. B. Heller 2025). Die Liste der Herausforderungen wäre endlos fortzusetzen. Was in der öffentlichen Debatte aber noch lauter betont werden sollte, sind die Herausforderungen, die der Markt für digitale Infrastruktur an Krankenhäuser stellt; insbesondere jene Lösungen, die das digitale Rückgrat der Gesundheitsversorgung bilden: die Klinikinformationssysteme (KIS).

## 1.4 Klinikinformationssysteme als infrastrukturelles Einflusszentrum

KIS sind digitale Plattformen, in denen die medizinischen, pflegerischen und administrativen Prozesse eines Krankenhauses dokumentiert, gesteuert und zusammengeführt werden. Sie sind eine Art digitales Gehirn moderner Krankenhäuser. Wer die (Weiter-)Entwicklung und Implementierung von KIS und angrenzender Systeme kontrolliert, kontrolliert faktisch auch den Zugang zu klinischen Daten und den Gestaltungsspielraum medizinischer Innovation. Wie Daten verknüpft, visualisiert und ausgewertet werden, beeinflusst unmittelbar die Versorgungsqualität. Zugleich bestimmt die im KIS hinterlegte Dokumentation, welche Leistungen abgerechnet werden können und damit, was Versorgung in der Realität kostet. Fehlerhafte oder unzureichende Dokumentation einzelner Behandlungsschritte führen nicht nur zu Informationsverlust, sondern auch zu finanziellen Einbußen.

Nationale KIS-Märkte sind häufig stark konzentriert, so auch in der Schweiz. Einige Anbieter, darunter ein global dominierender US-Konzern, prägen die Landschaft. Erfahrungen aus Dänemark und Finnland zeigen, dass der Import solcher Lösungen erhebliche Risiken birgt: von mangelnder Anpassungsfähigkeit über Datenschutzprobleme bis hin zu massiver Unzufriedenheit des klinischen Personals (Hertzum et al. 2022). In der Schweiz kommen hohe Implementierungskosten, fehlende Schnittstellen und ein ausgeprägter Hang zum Vendor Lock-in hinzu. Die strukturellen Abhängigkeiten und veralteten Architekturen von proprietären Systemen, wie zum Beispiel der Ansatz monolithischer Installationen auf Endnutzergeräten, gefährden langfristig die digitale Souveränität der Krankenhäuser. Der digitale Rückstand hat sich in vielen Häusern verfestigt; zu oft wurden Lösungen als unzureichend oder zugleich unverhältnismäßig teuer erlebt. Und obgleich die Chancen von Digitalisierung und die Notwendigkeit für Investitionen im Sektor allgemein bekannt und anerkannt sind, kehren vertraute Argumentationsmuster zurück, warum gerade nicht der richtige Zeitpunkt ist, zu investieren; Begründungen, die in erstaunlicher Ähnlichkeit bereits in den frühen 2000er-Jahren etwa zur Frage des Internetzugangs im Krankenhaus zu hören waren.

## 1.5 Handlungsbedarf und Ausblick

Vor diesem Hintergrund besteht klarer Handlungsbedarf. Die Schweiz braucht einen digitalen Kern, der nicht länger versucht, ein KIS alter Prägung in die Zukunft zu retten, sondern der Datenfluss, Versorgungspfade und Innovation in einer modernen Architektur zusammenführt. Die Richtung ist längst sichtbar: weg von monolithischen Systemen, hin zu plattformbasierten, modularen und national abgestimmten Lösungen, die als gemeinschaftliches Fundament des Gesundheitswesens dienen.

Ein solcher Ansatz baut auf einer mehrschichtigen Architektur auf: robuste Basisdienste für Identitäten, Zugriffsrechte, Terminologien, Protokollierung und Datenschutz bilden die unterste Schicht. Darauf liegen standardisierte Datenmodelle und -produkte, die definieren, wie Informationen strukturiert, ausgetauscht und wiederverwendet werden. Erst darüber entsteht die Anwendungsebene mit klinischen Webapplikationen, spezifischen Fachdiensten und innovativen Lösungen von Krankenhäusern oder Drittanbietern. Diese Trennung ermöglicht es, die technologische Komplexität dort zu bündeln, wo sie hingehört – *zentral* und *wiederverwendbar* – und gibt gleichzeitig Entwickler:innen die Freiheit, Anwendungen schnell weiterzuentwickeln.

Der Datenaustausch erfolgt in einem solchen System vollautomatisiert und streng standardisiert. Klinische Primärsysteme würden Daten nicht mehr per PDF oder proprietären Exportschnittstellen weiterreichen, sondern über klar definierte Schnittstellen in strukturierten Formaten. Moderne Gesundheitsstandards wie *Fast Healthcare Interoperability Resources* (FHIR) und *Digital Imaging and Communications in Medicine über Webtechnologien* (DICOM Web) bilden dafür die Grundlage. Ergänzt durch nationale Terminologien und Implementierungsrichtlinien entsteht ein Ökosystem, das Medienbrüche eliminiert, Fehler reduziert und den nahtlosen Informationsfluss über Institutionen hinweg ermöglicht.

Technisch ist ein solches Modell längst machbar. Zum Beispiel das integrierte Patientendossier plus (Dossier du Patient Intégré Plus, DPI+) in Genf und dem Wallis (Spital Wallis 2024), das GECO-System aus dem Ente Ospedaliero Cantonale (EOC)[2] im Tessin oder die gemeinschaftliche Plattform der Klinik IT eG[3] in Bayern. Containerisierung, Microservices und orchestrierte Plattformen wie Kubernetes erlauben heute eine Skalierbarkeit und Ausfallsicherheit, von der klassische KIS-Installationen nur träumen können.[4] Systeme lassen sich ununterbrochen aktualisieren, automatisch überwachen und bei Störungen selbstständig wiederherstellen. Auch Sicherheitskonzepte haben sich weiterentwickelt: Moderne Zero-Trust-Architekturen authentifizieren und autorisieren jeden einzelnen Zugriff, unabhängig davon, woher er kommt. Der Schutz sensibler Gesundheitsdaten basiert damit nicht mehr auf Perimetern oder abgeschotteten Klinikinfrastrukturen, sondern auf einem konsequenten, nachvollziehbaren und prüfbaren Sicherheitsmodell.

Solche Plattformen brauchen jedoch mehr als Technik. Sie verlangen Governance, die klare Grenzen zieht und gleichzeitig genügend Raum für Innovation lässt. Das bedeutet: nationale Vorgaben und Standards, aber gleichzeitig dezentrale Verantwortung in den jeweiligen Versorgungsbereichen. Fachdomänen definieren selbst, wie ihre Datenprodukte aussehen, wie Prozesse gestaltet werden und welche Anwendungen notwendig sind – allerdings immer innerhalb eines einheitlichen Rahmens. Ohne diese Balance entsteht entweder überbordende Zentralisierung oder ein Flickenteppich lokaler Insellösungen. Richtig austariert entsteht hingegen ein System, das agil bleibt, aber dennoch interoperabel ist.

---

[2] s. https://www.eoc.ch (Zugegriffen: 19.12.2025)

[3] s. https://klinik-it.de (Zugegriffen: 19.12.2025)

[4] *Containerisierung* bezeichnet die Isolation von Anwendungen in leichtgewichtigen, portablen Umgebungen, *Microservices* die Aufteilung von Software in kleine, unabhängige Dienste, und *Kubernetes* ist ein System, das die automatisierte Verwaltung und Skalierung dieser Container übernimmt.

Ökonomisch ist der gemeinsame Plattformbetrieb eine Chance von historischer Dimension. Basisdienste müssen nicht von jeder Institution einzeln bezahlt und betrieben werden. Einmal entwickelt, können sie von allen genutzt werden – mit massiven Skaleneffekten. Wiederverwendbare Module reduzieren Redundanzen, standardisierte Daten erleichtern Versorgungskoordination, Qualitätsmessung und Forschung. Die Mittel, die bisher in proprietäre Schnittstellen, teure Integrationen oder redundante Softwarepakete flossen, können direkt in Versorgung, Sicherheit und Innovation zurückgeführt werden.

Damit verändert sich auch die Innovationsdynamik. Nicht mehr Hersteller entscheiden, welche Funktionen Krankenhäuser nutzen dürfen, sondern Krankenhausverantwortliche, Ärzt:innen, Pflegende und letztlich die Patient:innen selbst. Digitale Lösungen werden nach ihrem Nutzen beurteilt, nicht danach, ob sie mit einem proprietären KIS kompatibel sind. Das öffnet den Markt für Start-ups, Forschungsteams und spezialisierte Anbieter, die Innovation *on merit* einbringen können. Vendor-Lock-in wird zur Ausnahme statt zur Regel.

Eine solche Entwicklung ist anspruchsvoll, doch der politische Wille ist sichtbar: nationale Gesundheitsdienste, ein digitaler Identitätsdienst, aktuelle Sicherheitsstandards, moderne elektronische Gesundheitsdossiers, teils national neu aufgesetzt, erste Datenräume für spezifische Fachbereiche und umfangreiche Grundlagenarbeiten zu Terminologien, Governance und technischen Basisdiensten verdeutlichen dies. Gleichzeitig ist die Gefahr real, dass man sich in der Komplexität verliert. Zu viel Top-down erzeugt träge Mammutprojekte, zu viel Bottom-up führt zu neuer Fragmentierung.

Entscheidend wird deshalb sein, diese Transformation strategisch zu führen: klare Prioritäten, ein verbindlicher Bauplan, robuste Basisdienste, föderierte Governance und genug Freiraum, damit Innovation dort entsteht, wo Expertise und Versorgung stattfinden – bei den Leistungserbringenden. Gelingt dies, kann die Schweiz den Übergang von institutionellen Datensilos zu einem echten Gesundheitsdatenraum vollziehen, der Versorgung, Forschung und Innovation miteinander verbindet und Patient:innen ins Zentrum setzt.

## 1.6 Gesundheit braucht legitime Machtarchitektur

Am Ende steht damit weniger eine technische als eine gesellschaftliche Frage. Wenn digitale Infrastruktur zur tragenden Säule der Gesundheitsversorgung wird, entscheidet ihre Gestaltung darüber, wer künftig die Richtung vorgibt: demokratisch legitimierte Institutionen, die der Versorgung verpflichtet sind, oder globale Digitalkonzerne, deren Geschäftsmodelle sich primär an Skalierung und Rendite orientieren. Je stärker Datenströme die Versorgung, Forschung und Finanzierung prägen, desto wichtiger wird die Frage, wer den Zugang kontrolliert, wer Standards setzt und wessen Interessen im Hintergrund wirken.

Die kommenden Jahre bieten die seltene Chance, diese Weichen aktiv zu stellen. Offene, gemeinschaftlich betriebene Plattformen ermöglichen es, digitale Souveränität zurückzugewinnen und Innovation dorthin zu verlagern, wo Expertise tatsächlich entsteht: in Krankenhäuser, Praxen und Versorgungsteams. Sie schaffen ein Fundament, das Versorgung, Sicherheit und Fairness stärkt und gleichzeitig flexibel genug bleibt, um medizinischen Fortschritt schnell aufzunehmen.

Gerade deshalb darf digitale Transformation nicht als rein technische Modernisierung verstanden werden. Sie ist auch ein ordnungspolitisches Projekt, das darüber entscheidet, ob Gesundheitsdaten zu einem Gemeingut werden, das im Sinne der Bevölkerung genutzt wird oder zu einem Rohstoff, der von wenigen Akteur:innen kontrolliert wird. Technologie kann Versorgung präziser, zugänglicher und gerechter machen, aber nur, wenn Architektur, Governance und Geschäftslogiken auf Gemeinwohl und Patientenwohl ausgerichtet sind.

Für die DACH-Region gilt somit dasselbe wie für jedes Gesundheitssystem in Transformation: Es braucht Mut, Priorisierung und die klare Entscheidung, digitale Infrastruktur nicht den lautesten Anbietern, sondern den legitimierten Akteuren anzuvertrauen. Gelingt es, offene Plattformen, klare Standards und eine tragfähige Governance zu etablieren, lässt sich der Übergang von institutionellen Datensilos hin zu einem echten Gesundheitsdatenraum vollziehen, in dem Versorgung, Forschung und Innovation zusammenfinden – zum Nutzen der Patient:innen.

Am Anfang dieses Beitrags stand die provokante Frage, ob Gott, die höchste kontrollierende Macht in der Medizin der Zukunft, Amerikaner oder Chinese ist und wie viel Geld er verdient. Die Antwort liegt nicht in der Geografie, sondern in der Architektur der Macht. Solange wir unsere kritische digitale Infrastruktur geschlossenen, proprietären Systemen überlassen, wird die Antwort lauten: Der neue Gott ist ein globaler Algorithmus, dessen primäre Währung Skalierung und Rendite sind. Die Schaffung offener Plattformen, die dem Gemeinwohl und der demokratischen Governance verpflichtet sind, ist die einzig mögliche Rebellion gegen diese digitale Vorherrschaft. Nur so kann die Macht über Gesundheit dorthin zurückgegeben werden, wo sie hingehört: in die Hände der Patient:innen und der öffentlichen Versorgung.

**Hinweis** Bei der Ausarbeitung dieses Beitrags wurde ein Sprachmodell (LLM) von OpenAI (ChatGPT 5.1/5.2) zur sprachlichen Überarbeitung, Strukturierung und Präzisierung von Textpassagen verwendet. Die inhaltliche Verantwortung liegt vollständig bei den Autoren.

## Literatur

Angerer A, Hollenstein E, Russ C (2021) Der Digital Health Report 21/22: die Zukunft des Schweizer Gesundheitswesens. ZHAW Zürcher Hochschule für Angewandte Wissenschaften. https://doi.org/10.21256/zhaw-2408

Biesdorf S, Niedermann F, Sickmüller K, Tuot K (2022) Digitalisierung im Gesundheitswesen. Die 42-Milliarden-Euro-Chance für Deutschland. Digital Technology. McKinsey

bitkom (2023) Zwei Drittel nutzen Fitness- und Gesundheits-Apps auf ihrem Smartphone. bitkom. https://www.bitkom.org/Presse/Presseinformation/Fitness-Gesundheits-Apps-Smartphone (Erstellt: 28. Nov. 2023). Zugegriffen: 3. Dez. 2025

Böcken J (2019) Reorganizing Germany's hospital landscape: better care requires fewer hospitals. Bertelsmann Stiftung

Bocksch R (2023) Nutzung von Wearables in Europa deutlich gestiegen. Statista. https://de.statista.com/infografik/31378/nutzung-von-wearables-in-europa (Erstellt: 6. Dez. 2023). Zugegriffen: 3. Dez. 2025

Collins B (2022) Apple Will Launch Health Insurance In 2024, Says Analyst. Forbes. https://www.forbes.com/sites/barrycollins/2022/10/18/apple-will-launch-health-insurance--in-2o24-says-analyst/?sh=6098e18262db (Erstellt: 17. Okt. 2022). Zugegriffen: 3. Dez. 2025

CompaniesMarketgap (o. J.) Alphabet (Google) (GOOG) – Cash on Hand. CompaniesMarketgap. https://companiesmarketcap.com/alphabet-google/cash-on-hand/. Zugegriffen: 3. Dez. 2025

Corbyn Z (2024) AI scientist Ray Kurzweil: 'We are going to expand intelligence a millionfold by 2045'. The Guardian. https://www.theguardian.com/technology/article/2024/jun/29/ray-kurzweil-google-ai-the-singularity-is-nearer (Erstellt: 29. Juni 2024). Zugegriffen: 3. Dez. 2025

database earth (o. J.) Life Expectancy by Country in 2100. database.earth. https://database.earth/population/life-expectancy/2100. Zugegriffen: 3. Dez. 2025

Dutta S, Lanvin B, Rivera LL, Wunsch-Vincent S (2022) Global Innovation Index 2022: What is the future of innovation-driven growth? 15. Aufl. World Intellectual Property Organization (WIPO)

Gass E (2024) Spitaldichte: Leistet sich die Schweiz zu viele Kliniken? Swica. https://www.swica.ch/de/ueber-swica/news/kostentreiber-spitaldichte (Erstellt: 18. Apr. 2024). Zugegriffen: 3. Dez. 2025

Hämmerli M, Müller T, Biesdorf S, Ramezani S, Sartori V, Steinmann M, Van der Veken L, Fleisch E, von Wangenheim F (2021) Digitalisierung im Gesundheitswesen: Die 8,2-Mrd.-CHF-Chance für die Schweiz. McKinsey Digital. McKinsey

Heller D (2025) Warum die Spitalfinanzierung eine Zeitbombe ist. Medical Tribune. https://medical-tribune.ch/news/politik/4000136200/warum-die-spitalfinanzierung-eine-zeitbombe-ist/ (Erstellt: 10. Febr. 2025). Zugegriffen: 3. Dez. 2025

Helmcke S, Biesdorf S, Bauer F, Berger W (2021) Digitalisierung im Gesundheitswesen – die 4,7-Milliarden-Euro-Chance für Österreich. McKinsey Digital. McKinsey

Hertzum M, Ellingsen G, Cajander A (2022) Implementing large-scale electronic health records: experiences from implementations of epic in Denmark and Finland. Med Inf. https://doi.org/10.1016/j.ijmedinf.2022.104868

Landis M (2023) Über 50 Prozent der Schweizer Bevölkerung nutzen Fitness-Tracker und -Apps. Netzwoche. https://www.netzwoche.ch/news/2023-07-12/ueber-50-prozent-der-schweizer-bevoelkerung-nutzen-fitness-tracker-und-apps (Erstellt: 12. Juli 2023). Zugegriffen: 3. Dez. 2025

Miglino N, Toussaint NC, Ring A, Bonilla X, Tusup M, Gosztonyi B, Mehra T, Gut G, Jacob F, Chevrier S, Lehmann K-V, Casanova R, Jacobs A, Sivapatham S, Boos L, Rahimzadeh P, Schuerch M, Sobottka B, Chicherova N, Yu S, Wegmann R, Mena J, Milani ES, Goetze S, Esposito C, Sarabia del Castillo J, Frei AL, Nowak M, Irmisch A, Kuipers J, Baciu-Dragan M-A, Ferreira PF, Singer F, Bertolini A, Prummer M, Lischetti U et al (2025) Feasibility of multiomics tumor profiling for guiding treatment of melanoma. Nat Med 31:2430–2441. https://doi.org/10.1038/s41591-025-03715-6

Singer F, Irmisch A, Toussaint NC, Grob L, Singer J, Thurnheer T, Beerenwinkel N, Levesque MP, Dummer R, Quagliata L, Rothschild SI, Wicki A, Beisel C, Stekhoven DJ (2018) SwissMTB: establishing comprehensive molecular cancer diagnostics in Swiss clinics. BMC Med Informatics Decis Mak. https://doi.org/10.1186/s12911-018-0680-0

Spital Wallis (2024) Ein innovatives klinisches Informationssystem. Spital Wallis. https://www.spitalwallis.ch/spital-wallis/news/artikeldetails/2024/5/28/un-systeme-innovant-dinformation-clinique (Erstellt: 28. Mai 2024). Zugegriffen: 12. Dez. 2025

Statista (2025) Number of users of smartwatches worldwide from 2017 to 2029 (in millions). Statista. https://www.statista.com/forecasts/1314339/worldwide-users-of-smartwatches. Zugegriffen: 3. Dez. 2025

Thiel R, Deimel L, Schmidtmann D, Piesche K, Hüsing T, Rennoch J, Stroetmann V, Stroetmann K, Kostera T (2018) #SmartHealthSystems: Digitalisierungsstrategien im internationalen Vergleich. Bertelsmann Stiftung

Wegmann R, Bonilla X, Casanova R, Chevrier S, Coelho R, Esposito C, Ficek-Pascual J, Goetze S, Gut G, Jacob F, Jacobs A, Kuipers J, Lischetti U, Mena J, Milani ES, Prummer M, Sarabia Del Castillo J, Singer F, Sivapatham S, Toussaint NC, Vilinovszki O, Wildschut MH, Thavayogarajah T, Malani D, TumorProfiler Consortium T, Aebersold R, Bacac M, Beerenwinkel N, Beisel C, Bodenmiller B, Heinzelmann-Schwarz V, Koelzer VH, Levesque MP, Moch H, Pelkmans L, Rätsch G, Tolnay M, Wicki A, Wollscheid B, Manz MG, Schnijder B, Theocharides APA (2024) Single-cell landscape of innate and acquired drug resistance in acute myeloid leukemia. Nat Commun. https://doi.org/10.1038/s41467-024-53535-4

# 2 Schluss mit Inselromantik: HealthTech braucht Brücken

Lisa Behrens

**Zusammenfassung**

Digitale Technologien gelten als ein Schlüssel, um die Versorgungslage zu verbessern, doch viele digitale Projekte im deutschen Gesundheitssystem (wie auch in Österreich und der Schweiz) bleiben wirkungslos. Statt Entlastung entstehen Insellösungen, die Abläufe verdoppeln, Ressourcen verschlingen und in der Folge die Akzeptanz neuer Anwendungen hemmen. Fünf zentrale Hürden sind eine zersplitterte Akteurslandschaft, fehlende Interoperabilität, chronische Unterfinanzierung, Personalmangel und komplexe, isoliert umgesetzte regulatorische Vorschriften. Für das ohnehin überlastete Personal, wird Digitalisierung so leicht zur zusätzlichen Bürde. Erfolg haben Projekte, wenn Betroffene früh eingebunden sind, Standards und Sicherheit konsequent gelten und Fördermittel langfristig wirken. Technik muss als Brücke verstanden werden, zu mehr Zusammenarbeit, Vertrauen und Strukturen, die über isolierte Insellösungen hinaus bestehen. Erst wenn sie strategisch, kulturell und organisatorisch verankert ist, kann HealthTech die Versorgung wirklich verbessern.

**Schlüsselwörter**

Datenaustausch · Datenschutz · Digitalisierungsprojekte · Governance-Modell · Interoperabilität · Krankenhauszukunftsgesetz

## 2.1 Warum HealthTech-Projekte in Deutschland (noch) scheitern

Wohl kaum jemand bestreitet, dass unsere Gesundheitsarchitektur strukturell überlastet und in ihrer jetzigen Form – insbesondere angesichts einer älter werdenden Bevölkerung und neuen gesundheitlichen Herausforderungen durch den Klimawan-

L. Behrens (✉)
VOICE – Bundesverband der IT-Anwender e.V., Berlin, Deutschland
E-Mail: lisa.behrens@voice-ev.org

 
S. D'Onofrio, C. Russ (Hrsg.), *Digital HealthTech*, Edition HMD,
https://doi.org/10.1007/978-3-658-51795-3_2

del – nicht zukunftsfähig ist: Fragmentierte Prozesse, eine unübersichtliche Akteursvielfalt, überlastetes Fachpersonal, ineffiziente Abläufe und eine chronische Unterfinanzierung verdeutlichen, dass das deutsche Gesundheitssystem dringend grundlegend modernisiert werden muss.

Die Digitalisierung gilt als eine der zentralen Stellschrauben, um die Versorgungsqualität zu verbessern, Patient:innen mehr Autonomie zu ermöglichen, Beschäftigte zu entlasten und Ressourcen effizienter einzusetzen (Bratan et al. 2022; Gerber 2025). Entsprechend große Hoffnungen wecken digitale Innovationen, wie die elektronische Patientenakte (ePA), Telemedizin oder durch künstliche Intelligenz (KI) gestützte Diagnose- und Entscheidungsunterstützungssysteme. Solche Lösungen versprechen, die Versorgung effizienter zu gestalten und neue Formen von Prävention, Diagnose, Therapie oder Pflege zu ermöglichen.

Im Zentrum der aktuellen Entwicklungen stehen insbesondere *digitale Dokumentationssysteme*, die Patientendaten verlustfrei und ort- sowie zeitunabhängig verfügbar machen und so den steigenden Dokumentationsaufwand verringern sollen (Heilmann 2020), *Robotik- und Assistenzsysteme* wie Monitoringsysteme zur automatisierten Erfassung von Vitaldaten sowie *digitale Kommunikationsformen* wie Telemedizin, Patienten-Apps oder Chatbots. Gleichzeitig spielt KI auch im Gesundheitssystem eine immer wichtigere Rolle: KI-basierte Sprachmodelle können Arztberichte erstellen, während Entscheidungsunterstützungssysteme medizinisches Wissen mit patientenspezifischen Daten verknüpfen, um Fachkräfte bei Diagnose- und Behandlungsentscheidungen zu unterstützen (Gerber 2025; Jörg 2018).

In der Realität jedoch bleiben viele digitale Projekte hinter ihren Zielen zurück (Bratan et al. 2022). Statt Brücken zwischen Projekten und Abteilungen zu bauen, haben die Bemühungen teils sogar zu einem unübersichtlichen Flickenteppich aus vertikalen Apps, unvollständigen Registern, isolierten Dashboards und einer Flut von KI-Tools geführt, die scheinbar willkürlich *zusammengesetzt* wirken. Dadurch verdoppeln sich Arbeitsabläufe und in einem ohnehin unterfinanzierten System und stressigen Arbeitsalltag müssen zusätzliche Ressourcen investiert werden. Das verstärkt die Skepsis des Fachpersonals gegenüber neuen Informationstechnologie-(IT)-Lösungen (World Economic Forum 2025a).

*Also warum scheitern so viele digitale Projekte im Gesundheitswesen trotz ihres Potenzials? Und: Was braucht es, damit sie wirksam werden, statt isolierte Inseln zu schaffen?* Diese Fragen wollen wir in diesem Beitrag beantworten. Dafür identifizieren wir zunächst fünf zentrale Hürden der digitalen Transformation im Gesundheitswesen und formulieren im Anschluss fünf Thesen für erfolgreiche Digitalisierungsprojekte. Im Mittelpunkt stehen die Erfahrungen von IT-Anwender:innen von *VOICE – Bundesverband der IT-Anwender e. V.*, die täglich an der Schnittstelle zwischen IT, Organisation und Gesundheitsversorgung arbeiten. Gleichzeitig betrachten wir auch, wo Projekte in der Praxis an ihre Grenzen stoßen, welche Lösungsansätze sich bereits als tragfähige Brücken zwischen *Insel-Silos* bewährt haben und welche Erkenntnisse aus Interoperabilität, Datenqualität und -nutzung auf andere Branchen übertragbar sind. Trotz Unterschieden in Struktur, politischen Rahmenbedingungen und Fortschritt der Digitalisierung, stehen die Gesundheitssysteme in Österreich und der Schweiz vor ähnlichen Herausforderungen.

Die identifizierten Hürden und Thesen für erfolgreiche HealthTech-Projekte sind somit nicht nur auf Deutschland, sondern ebenfalls auf seine Nachbarländer übertragbar.

## 2.2 Zentrale Hürden der digitalen Transformation im deutschen Gesundheitswesen

Obwohl das deutsche Gesundheitssystem zu den teuersten in Europa zählt, liegt Deutschland bei der Digitalisierung deutlich hinter dem europäischen Durchschnitt. Laut dem Digital Health Index der Bertelsmann Stiftung, belegt Deutschland nur Platz 16 und ist damit auch im DACH-Raum Schlusslicht. Auch die Schweiz (Platz 14) liegt im hinteren Feld. Dort erschweren vor allem der Föderalismus und komplexe politische Strukturen die Zusammenarbeit, auch wenn Gehalt und Wertschätzung von Pflegekräften höher als in Deutschland sind. Österreich schneidet mit Platz 10 vergleichsweise besser ab: Durch die zentral organisierte Österreichische Gesundheitskasse (ÖGK), lässt sich die Versorgung insgesamt besser koordinieren, der Digitalisierungsfortschritt ist entsprechend höher (Thiel et al. 2018).

Die Covid-19-Pandemie hat die strukturellen Schwächen des Systems und die Defizite in der digitalen Kommunikation zwischen Ärzt:innen, Pflegekräften, Krankenhäusern, Krankenkassen und Behörden besonders sichtbar gemacht (Bratan et al. 2022; Gerber 2025). Als zentrale Hürden für die Digitalisierung werden neben einer *stark fragmentierten Akteurslandschaft*, die *fehlende Interoperabilität* der Krankenhaus-IT, der *chronische Kostendruck* und die *Unterfinanzierung in der IT* sowie der *Mangel an qualifiziertem Personal* angeführt (Gerber 2025). Hinzu kommen *regulatorische Auflagen*: Strenge Anforderungen in Sachen Datenschutz und Sicherheit können Projekte zusätzlich ausbremsen, wenn sie nachträglich oder isoliert umgesetzt werden. Fehlt es an einer ganzheitlichen Strategie und einem nachhaltigen Projektmodell, entstehen Insellösungen, die kaum Wirkung entfalten. Hinzu kommt, dass Digitalisierungsprojekte oft unkoordiniert umgesetzt werden. Dadurch entstehen parallele Strukturen, widersprüchliche Anforderungen und isolierte Systeme, die das Potenzial digitaler Technologien massiv einschränken. Im Weiteren werden diese strukturellen, personellen, finanziellen und regulatorischen Hürden analysiert, um in Anschluss aufzuzeigen, unter welchen Bedingungen digitale Projekte erfolgreich im Gesundheitswesen umgesetzt werden können.

### 2.2.1 Fragmentierung und fehlende Koordination zwischen Akteuren

Die Akteurslandschaft im deutschen Gesundheitswesen ist stark fragmentiert: Krankenhäuser, Arztpraxen, Pflegeeinrichtungen, Apotheken, Krankenkassen sowie Bund, Länder und Kommunen arbeiten – ambulant oder stationär – *nebeneinanderher* und verfolgen teils widersprüchliche Ziele und Interessen. Die Akteure handeln größtenteils autonom, wodurch zwar eine dezentrale Versorgung (*Prinzip der Selbstverwaltung*) ermöglicht wird, aber auch unkoordinierte Doppelstrukturen entstehen, was die Entwicklung einer einheitlichen Digitalisierungsstrategie erschwert (Gerber 2025). Unterschiedliche digitale Reifegrade, Zuständigkeiten, Förderkriterien und IT-Vorgaben lassen sich nur schwer bundesweit skalieren. Dadurch sind Reformen ein schwieriger Balanceakt. Die ungleiche Lastenverteilung macht es nicht einfacher: Während Leistungserbringende wie Krankenhäuser, Ärzt:innen und Verbände hohe Investitionen in neue Systeme, Schulungen und Prozesse stemmen müssen, profitieren Hersteller und Versicherungen eher von effizienteren Strukturen oder zusätzlichen Einnahmen durch digitale Lösungen (Bratan et al. 2022).

### 2.2.2 Isolierte Insellösungen statt vernetzte IT-Infrastruktur

Eine zentrale Hürde ist die fehlende Interoperabilität der Krankenhaus-IT (Gerber 2025; Management & Krankenhaus 2024). Unterschiedliche Systeme – vom Krankenhausinformationssystem (KIS) über die Operations- und Radiologiedokumentation bis hin zur ePA und Abrechnungssystemen – existieren nebeneinander, oft sogar innerhalb von Organisationen. Viele dieser Systeme sind nicht kompatibel, sodass Daten nicht in den passenden Formaten vorliegen und nur mit großem Aufwand, oder über Umwege, ausgetauscht werden können (Bratan et al. 2022). Statt einer vernetzten Infrastruktur, dominieren Insellösungen, die Prozesse verlangsamen, Effizienz verhindern und Beschäftigte zumuten, mit einer Vielzahl inkompatibler Systeme zu arbeiten (Gersch 2021).

Die ePA verdeutlicht das: Sie könnte Patient:innen und medizinischem Personal einen schnellen und sicheren Zugriff auf aktuelle Gesundheitsdaten ermöglichen und so Versorgung und Abläufe verbessern. Das erfordert aber eine harmonisierte IT-Infrastruktur, die Krankenhäuser, Arztpraxen und Apotheken nahtlos verbindet. In der Realität erschweren unterschiedliche Softwarelösungen und fehlende Schnittstellen (engl. Application Programming Interfaces, APIs) den Datenaustausch (Management & Krankenhaus 2024). Viele Anbieter verhindern offene Zugänge zu ihren Systemen und beheben Störungen nur selbst (Gerber 2025).

Schnittstellen können zwar den Datentransfer erleichtern, sind aber oft teuer oder werden durch Softwareunternehmen gar nicht bereitgestellt (Bringmann et al. 2024). Viele digitale Projekte scheitern daher an der hohen Abhängigkeit von einzelnen Herstellern und Plattformen (*Vendor Lock-in*). Jede neue Verbindung muss individuell programmiert werden, was Vernetzung und Harmonisierung aufwendig gestaltet. Um die Vielzahl an unterschiedlichen Anwendungen sinnvoll zu vernetzen, braucht es ein umfassendes KIS als gemeinsame Grundlage (Bringmann et al. 2024).

Interoperabilität wurde im Krankenhauszukunftsgesetz (KHZG) und Krankenhauszukunftsfonds (KHZF) als Voraussetzung für förderfähige Projekte definiert (Bundestag 2020, 2213 § 19 (2) 1). Von 2021 bis 2024 standen dafür 4,3 Mrd. € bereit, um die Digitalisierung in deutschen Krankenhäusern voranzubringen. Langfristige Kosten für Lizenzen, Betrieb, Personal bei den Förderprogrammen blieben allerdings unberücksichtigt (Gerber 2025).

### 2.2.3 Kostendruck und Unterfinanzierung in der IT

Die chronische Unterfinanzierung bremst die Digitalisierung im Gesundheitswesen zusätzlich. Krankenhäuser und Pflegeeinrichtungen mussten Investitionen in IT häufig aus eigenen Mitteln stemmen, was zu einem Investitionsstau führte. Lange gaben deutsche Kliniken nur etwa 1,5 % ihres Umsatzes für IT aus. Das ist deutlich weniger als Einrichtungen in den Niederlanden, der Schweiz oder den USA (4 bis 6 %) (Stephani et al. 2019).

Dass Kostendruck die Digitalisierung auch branchenübergreifend prägt, belegt die IT-Agenda 2025 von VOICE-Bundesverband der IT-Anwender e. V. Demnach lag der IT-Budgetanteil branchenübergreifend 2024 bei 4,75 %. Gleichzeitig verschiebt sich der Fokus: Über zwei Drittel der Unternehmen verfolgen derzeit eine aktive IT-Sparinitiative (VOICE 2025).

Laut gemeinsamen Befragungen des Deutschen Krankenhausinstituts und der BDO, sehen 80 % der Krankenhäuser fehlende finanzielle Mittel und hohe Kosten für Technologie als größte Hindernisse für ihre Digitalisierung. Dabei geht es nicht nur um den Kauf neuer Anwendungen, sondern auch um langfristige Kosten für Lizenzen, Personal und Betrieb (Deutsches Krankenhausinstitut, BDO 2019; Gerber 2025). Denn Klinken verfügen nicht über langfristige IT-Budgets, sondern müssen kurzfristig Fördermittel ersuchen, die meist nur ein *Anschub* sind, aber laufende Projektkosten nicht abdecken können. Die fehlende Finanzierung hat ebenso Auswirkungen auf das IT-Fachpersonal und den nötigen Kulturwandel, der für erfolgreiche Digitalisierungsprojekte unverzichtbar ist.

### 2.2.4 Mangel an qualifiziertem Personal und kultureller Akzeptanz

Der gravierende Personalmangel, vor allem in der Pflege, erschwert die Digitalisierung erheblich. Laut Statistischem Bundesamt könnten bis 2049 bis zu 690.000 Pflegekräfte fehlen (Destatis 2024). Initiativen wie das DRG-Fallpauschalensystem (Diagnosis Related Groups), eingeführt 2000/2002, haben zwar die Kosten pro Diagnose begrenzt, jedoch zu höheren Behandlungszahlen, schnelleren Bettenwechseln und einer zusätzlichen Arbeitsbelastung für Pflegekräfte beigetragen, sodass weniger Personal pro Patient:in zur Verfügung steht (Bringmann et al. 2024; Augurzky und Finke 2023; Wasem und Blase 2023).

Digitale Lösungen können entlasten, etwa durch automatisierte Dokumentation oder die Digitalisierung von Routineaufgaben (z. B. Vitaldatenmessung, Essensbestellungen). Ihr Nutzen hängt jedoch von ausreichend qualifizierten IT-Fachkräften ab. Aktuell fehlen in Deutschland rund 109.000 IT-Fachkräfte (Bitkom 2025). Großprojekte, wie die Umsetzung des KHZG oder die Migration auf SAP S/4HANA, erfordern sowohl spezialisierte IT-Fachkräfte als auch Pflegekräfte und

Ärzt:innen, die kulturell aufgeschlossen für digitalen Lösungen sind (Management & Krankenhaus 2024). Ohne Schulungen, Verständnis für technische Abläufe und genügend Fachpersonal werden digitale Projekte häufig eher als zusätzliche Belastung wahrgenommen, statt dass sie Versorgung tatsächlich verbessern.

Gleichzeitig darf Automatisierung auch nicht zulasten von zwischenmenschlicher Betreuung und Emotionsarbeit gehen. Eine zu starke Fokussierung auf Effizienz kann den Arbeitsalltag zwar technisch modernisieren, aber nicht nachhaltig verbessern (Daum 2017).

### 2.2.5 Steigende regulatorische und organisatorische Anforderungen

Gerade für Gesundheitseinrichtungen sind Cyberangriffe eine wachsende Bedrohung. Entsprechend wachsen die Anforderungen an Datenschutz, Qualität und Sicherheit. Mit der Umsetzung der Richtlinie (EU) 2022/2555 zur Netz- und Informationssicherheit (Network and Information Security Directive 2, NIS2) werden die meisten Krankenhäuser als *besonders wichtige Einrichtungen* umfassende IT-Sicherheitsnachweise liefern müssen. Vorgaben wie das KHZG und die Digitalisierungsabschlags-Vereinbarung drohen Krankenhäusern ab 2027 mit Sanktionen, wenn sie bestimmte Digitalisierungsziele nicht erreichen und entsprechende Nutzungsgrade nachweisen.

Je komplexer die regulatorischen Vorschriften, desto aufwändiger ist ihre Implementierung. Um sicher aufgestellt zu sein, sind eine sorgfältige Planung, die Einhaltung von komplexen Standards und zusätzliche personelle und finanzielle Ressourcen erforderlich. Wird die Diskrepanz zwischen Datenschutz- und Sicherheitsauflagen und den Realitäten des Arbeitsalltags in Gesundheitseinrichtungen zu groß, kann das nicht nur die Implementierung von digitalen Projekten verzögern, sondern auch wichtige Innovationen bremsen sowie kleine Einrichtungen im Vergleich zu großen Kliniken mehr belasten.

Die Herausforderung ist: Vertrauen entwickelt sich in der Praxis erst, wenn Patient:innen und Fachpersonal eine Technologie sicher und wiederholt nutzen sowie positive Erfahrungen machen. Sind die Regularien zu komplex, kann es dazu führen, dass die Systeme zwar *zulässig* sind, aber im Alltag effektiv nicht eingesetzt werden, da sie praktisch nicht akzeptiert werden.

Auch widersprüchliche regulatorische Vorschriften behindern den Fortschritt: In der ambulanten Pflege mussten Leistungen bisher sowohl digital als auch in Papierform erfasst werden, weil viele Krankenkassen in ihren Erstattungsrichtlinien noch analoge Nachweise verlangten (Gerber 2025). Ab 2026 soll die digitale Leistungserfassung endlich verpflichtend werden.

Die Digitalisierung im Gesundheitswesen wird durch strukturelle, personelle und immer komplexere, teils kollidierende regulatorische Hürden *ausgebremst*. Fünf Thesen für erfolgreiche HealthTech-Projekte zeigen, unter welchen Bedingungen digitale Vorhaben im Gesundheitswesen tatsächlich nachhaltig umgesetzt werden können.

## 2.3 Fünf Thesen für erfolgreiche HealthTech-Projekte

Gemeinsam mit den *SANA Klinken AG* und dem *Dezernat für Informations- und Kommunikationstechnologie (DICT) am Universitätsklinikum Frankfurt*, die direkt an der Schnittstelle von Gesundheit und IT aktiv sind, haben wir praxisnahe Thesen aufgestellt, wann digitale Gesundheitsprojekte erfolgreich umgesetzt werden und einen spürbaren Alltagsnutzen liefern.

### 2.3.1 These 1: Ganzheitlich denken statt Insellösungen schaffen

Damit digitale Gesundheitsprojekte erfolgreich sind und tatsächlich auch genutzt werden, ist es laut *Stefanie Kemp*, *Vorständin der SANA Kliniken AG*, entscheidend, alle relevanten Akteur:innen von Anfang an einzubeziehen und Anwendungen entlang der Praxis zu entwickeln: *„HealthTech-Projekte wirken, wenn IT, medizinisches Personal, Patienten und unternehmensinterne Fachexpertise früh eingebunden sind."* Während die IT-Abteilung für technische Umsetzbarkeit, die Integration von Schnittstellen und Datensicherheit sorgt, teilt das medizinische Personal wertvolles Wissen, welche Prozesse überhaupt in der Praxis funktionieren und benötigt werden. Digitale Anwendungen können so eng an den Arbeitsabläufen der Beschäftigten ausgerichtet sein, damit sie im Alltag akzeptiert und genutzt werden (Gerber 2025). Patient:innen zeigen, welche Funktionen nützlich und anwenderfreundlich sind und unternehmensinterne Fachabteilungen bringen ihr Wissen zu Abläufen, Daten und rechtlichen Rahmenbedingungen ein.

Ebenso relevant ist für *Stefanie Kemp*, dass Daten nicht in isolierten *Inseln* liegen, sondern durch klare Regeln, Strukturen und Schnittstellen einheitlich organisiert sind: *„Ein Data-Governance-Modell mit klaren Rollen, einem gemeinsamen Datenmodell und einem API-Katalog verhindert Daten-Inseln und schafft die Basis für nachhaltige Innovation."* Klare Rollen definieren, wer welche Daten einsehen, bearbeiten und freigeben darf und ein gemeinsames Datenmodell sorgt dafür, dass alle Systeme die Informationen gleich interpretieren. Standardisierte Schnittstellen – in Form eines API-Katalogs – ermöglichen eine reibungslose Kommunikation zwischen verschiedenen Systemen.

Damit das gelingt, ist ein ganzheitliches Management erforderlich: End-to-end-Digitalisierung von Prozessen, die Vernetzung aller relevanter Akteur:innen und die Etablierung gemeinsamer Datenstandards. Nur wenn Qualitätsmanagement, IT und Versorgung eng zusammenarbeiten, lassen sich digitale Innovationsprojekte im Gesundheitswesen auch nachhaltig umsetzen.

### 2.3.2 These 2: Sicherheit und Standards sind kein Anhängsel, sondern Fundament

Wer digitale Gesundheitsprojekte erfolgreich gestalten will, sollte laut *Stefanie Kemp* von Anfang an auf Sicherheit, Qualität und Interoperabilität als unverzichtbare Grundlagen setzen: *„Datenschutz, Datenqualität und Interoperabilität müssen von Beginn an Secure- und Privacy-by-Design in die Architektur integriert werden."* Das heißt, Sicherheit und Datenschutz sind von Anfang an integraler Bestandteil der IT-Architektur. Bei *Secure-by-Design* geht es dabei um Sicherheitsmechanismen wie Verschlüsselung und Zugriffskontrollen, die in jedem Schritt integriert sind. *Privacy-by-Design* meint, dass Software und Hardware von Anfang an so entwickelt werden, dass personenbezogene Daten datenschutzkonform verarbeitet werden, z. B. durch sichere Speicherung.

*Stefanie Kemp* nennt auch konkrete Maßnahmen: *„Dazu zählen ein Risikoregister, standardisierte APIs und Datenformate, klare Qualitätsregeln sowie kontinuierliches Monitoring."* Ein Risikoregister erfasst systematisch alle potenziellen Sicherheits- und Datenschutzrisiken, standardisierte APIs ermöglichen die zuverlässige Kommunikation zwischen Systemen und ein gemeinsames Datenmodell stellt sicher, dass die Daten konsistent, korrekt und vollständig sind. Laufendes Monitoring sorgt weiters dafür, dass Datenschutz, Datenqualität und Sicherheit dauerhaft eingehalten werden.

*Stefanie Kemp* betont in diesem Zusammenhang, dass dieser Ansatz nicht nur im Gesundheitswesen funktioniert: *„Dieses Vorgehen lässt sich 1:1 auf andere regulierte Branchen übertragen und spart Zeit, Kosten und Vertrauensverluste."* Wer Sicherheit und Standards von Beginn an systematisch in IT-Projekte integriert, schafft ein belastbares Fundament für verlässliche, skalierbare digitale Lösungen.

### 2.3.3 These 3: Praxisnähe schlägt Theorie

*„Die größten Stolpersteine sind Kapazitäten, Regulierung und Rollouts ohne messbaren Nutzen,"* sagt *Stefanie Kemp*. Um diese Hindernisse zu umgehen und zu testen, ob das Projekt echten Nutzen stiftet, empfiehlt sie einen Minimum-Viable-Product-(MVP)-Ansatz: *„Ein MVP-Ansatz – also das Starten mit einer minimal funktionsfähigen Kernlösung, die im Alltag getestet und anhand klinisch belastbarer KPI [Key Performance Indicator] weiterentwickelt wird – hat sich bewährt."* Die Lösung kann so Schritt für Schritt weiterentwickelt werden.

Wichtig dabei sei, die Ressourcen für Monitoring und Incident-Response von Projektbeginn an mitzudenken, um Sicherheitsvorfälle oder IT-Störungen (wie z. B. ein Datenleck oder Cyberangriff) im laufenden Betrieb schnell identifizieren und beheben zu können und die Versorgungssicherheit von Patient:innen sicherzustellen: *„In Kombination mit frühzeitiger Budgetierung für Monitoring und Incident-Response, klarer Priorisierung und begleitendem Change-Management entsteht so eine tragfähige Brücke zwischen Tagesgeschäft und Innovation"*, sagt *Stefanie Kemp*. Im oft überlasteten Klinikalltag helfen klare Prioritäten und ein begleitendes Change-Management, Akzeptanz zu sichern und das Projekt fest im Alltag zu verankern.

### 2.3.4 These 4: Interoperabilität und Defizite der Hersteller

*Jens Schulze CIO vom DICT, am Universitätsklinikum Frankfurt,* sagt, dass Interoperabilitätsstandards, Terminologien und Klassifikationen im Gesundheitswesen schon längst vorhanden sind und damit in der Theorie eine einheitliche Grundlage für den Datenaustausch geschaffen ist. In der Praxis aber setzen Systemhersteller diese Standards jedoch nur unzureichend um: *„Interoperabilität in der Healthcare-IT ist theoretisch sehr gut und fundiert konzipiert, jedoch praktisch bisher unzureichend realisiert. Die Interoperabilitätsstandards, Terminologien, Nomenklaturen sowie Klassifikationen sind definiert und vorhanden, doch will man sie zum standardisierten Datenaustausch zwischen bestehenden Systemen praktisch nutzen, so stellt man fest, dass die Systemhersteller bis dato die Theorie nicht in die Praxis umgesetzt haben."*

Das führe in der Praxis dazu, dass Kliniken auf eigens programmierte Schnittstellen angewiesen sind, um ihre Systeme miteinander zu verbinden: *„Im aktuellen Healthcare-IT-Alltag bedeutet dies, dass man sich Workarounds und eigen konzipierte Schnittstellen zwischen den Systemen zum Datenaustausch schafft, um interoperabel zu sein und Innovationen voranzubringen."* Anstatt sinnvoller Standardlösungen, entstehen so – wie eingangs unter den Hürden der Digitalisierung aufgeführt (Abschn. 2.2.2) – teure und fragile Insellösungen, die digitale Innovationen ausbremsen. *Jens Schulze* schlussfolgert entsprechend, dass Hersteller endlich auch die praktische Interoperabilität sicherstellen müssen: *„Diese Situationen zeigen uns, dass wir gemeinsam von den Systemherstellern die praktische Interoperabilität einfordern müssen."*

### 2.3.5 These 5: Ganzheitliche Betrachtung von Fördermitteln

Fördermittel wie das KHZG von Bund, Ländern und anderen Projektträger:innen unterstützen das Gesundheitswesen gezielt durch innovative Digitalprojekte. Sie funktionieren dabei wie eine Art *Startspritze*, die Kliniken motivieren soll, Innovationen zu testen, die sie ohne finanzielle Unterstützung nicht angegangen wären. In der Praxis ist die begrenzte Laufzeit ein Problem, sagt *Jens Schulze*: *„Die befristeten Fördermittel der entsprechenden Projektträger zur Realisierung innovativer Projekte sind ein sehr guter Anschub für den digitalen Wandel in der Healthcare-IT, jedoch bedarf es hier vor sowie während dem Projekt und dessen Förderung der ganzheitlichen Betrachtung."* Da der Rollout von Projekten oft nur pilotweise umgesetzt werden kann, würde eine vollständige Prozessdurchdringung selten erreicht: *„Klassisch haben Projekte einen definierten Rahmen und festgelegte Laufzeiten, in denen beispielsweise ein flächendeckender Rollout oder eine tiefgreifende notwendige Prozessdurchdringung ebenfalls der weitere Betrieb über das Projekt hinaus nicht gesichert sind. Vor einer jeden Projektplanung und während eines jeden Projekts muss über das jeweilige Projektziel hinaus bis in die Betriebsstrukturen gedacht werden, um frühzeitig notwendige finanzielle und personelle Ressourcen für* *einen nachhaltigen Projekterfolg zu gewährleisten.*" Gerade Betrieb und Wartung nach dem Projektende sind daher oft finanziell nicht abgesichert.

*Jens Schulze* ist daher der Überzeugung, dass eine ganzheitliche Betrachtung notwendig ist, damit ein Projekt nachhaltig wird. Dafür müssen schon bei der Planung ausreichend finanzielle und personelle Ressourcen mitgedacht werden und wie sich die neuen digitalen Lösungen dauerhaft in die bestehenden Prozesse und Strukturen integrieren lassen. Ohne ausreichende Mittel drohen innovative IT-Projekte ansonsten in ihrer Umsetzung in den Alltag zu scheitern, wie das Schicksal der teuren Corona-Warn-App gezeigt hat.

## 2.4 Digitalisierung als Werkzeug für Wandel, aber kein Allheilmittel

Digitale Technologien wie KI bieten großes Potenzial, bleiben aber weitestgehend ungenutzt (WEF 2025c). Fragmentierte Systeme, fehlende Interoperabilität, die unzureichende Nutzung von Gesundheitsdaten und eine unkoordinierte Umsetzung verhindern, dass dieses Potenzial ausgeschöpft wird (Gerber 2025). Das gilt nicht nur für das deutsche Gesundheitssystem, welches von einer Vielzahl an Akteuren und Zuständigkeiten und damit hoher Fragmentierung und Regulierung herausgefordert wird. Auch in der Schweiz und Österreich bremsen fragmentierte IT-Strukturen, komplexe regulatorische Vorschriften und eine oft zu geringe Einbindung von Nutzer:innen und Fachpersonal die digitale Transformation.

Viele Digitalisierungsbemühungen stoßen an die strukturellen Grenzen eines Gesundheitssystems, das sich mehr an Akutversorgung und Institutionen orientiert und weniger an Patient:innen oder Fachkräften. Technologische Lösungen können diese strukturellen Herausforderungen nicht lösen. Aber sie können ein Werkzeug sein, um Prozesse insgesamt effizienter zu gestalten, Arbeitsbelastung zu reduzieren und grundlegende Reformen für eine funktionierende Versorgung zu ermöglichen. Die Voraussetzung dafür ist, dass sie strategisch eingebettet, kulturell akzeptiert und organisatorisch unterstützt werden. Das wurde in anderen regulierten Branchen bereits geschafft: Banken und Telekommunikationsanbieter haben Prozesse integriert und Daten sinnvoll verknüpft, sodass diese heute nahtlos auf die Kund:innen zugeschnitten sind (WEF 2025a, b).

Erfolgreiche HealthTech-Projekte benötigen erhebliche Ressourcen, um Brücken zwischen isolierten Systemen zu bauen: Standardisierte Schnittstellen und Interoperabilität, effizientes Datenmanagement, Einbindung der Nutzer:innen, Vertrauen und tragfähige Governance-Strukturen sind entscheidend, damit digitale Lösungen skalierbar, interoperabel und langfristig nutzbar sind. Ebenso wichtig ist ihre organisatorische Verankerung im Versorgungsalltag, damit neue Technologien nicht wie Fremdkörper wirken, sondern Prozesse im Arbeitsalltag tatsächlich verbessern. Gleichzeitig müssen regulatorische Rahmenbedingungen von Anfang an mitgedacht werden, um Innovation zu ermöglichen, ohne Datenschutz oder Patientensicherheit zu gefährden.

Ob digitale Vorhaben wirken, misst sich letztlich am Ergebnis: Geht es den Patient:innen besser? Ist die Versorgung sicher und vertrauenswürdig? Lassen sich Kosten senken und gleichzeitig die Gesundheit der Bevölkerung verbessern? (WEF 2025a) Und: Ist das System darauf ausgelegt, sich kontinuierlich weiterzuentwickeln? Um das zu erreichen, braucht es nachhaltige IT-Modelle, die strategisch in eine einheitliche Architektur eingebettet sind und Prozesse, Infrastruktur, Personal und Gesetzgebung ganzheitlich zusammendenken.

**Hinweis** Bei der Erstellung dieses Beitrags kam ChatGPT zum Einsatz, um sprachliche und grammatikalische Aspekte zu optimieren und die Lesbarkeit zu erhöhen.

## Literatur

Augurzy B, Finke S (2023) Vergütung der Pflege im Krankenhaus: neue Ansätze. In: Klauber J, Wasem J, Beivers A, Mostert C (Hrsg) Krankenhaus-Report 2023: Schwerpunkt: Personal. Springer, Berlin, Heidelberg, S 233–250

Bitkom (2025) In Deutschland fehlen weiterhin mehr als 100.000 IT-Fachkräfte. Pressemitteilung 07. August 2025. Bitkom. https://www.bitkom.org/Presse/Presseinformation/Deutschland-fehlen-IT-Fachkraefte?utm (Erstellt: 7. Aug. 2025). Zugegriffen: 29. Sept. 2025

Bratan T, Heyen N, Pullmann L, Friedewald M, Kuhlmann D, Brkic N, Hüsing B (2022) E-Health in Deutschland: Entwicklungsperspektiven und internationaler Vergleich. Studien zum deutschen Innovationssystem, No. 12-2022. Expertenkommission Forschung und Innovation (EFI), Berlin

Bringmann J, Benjamin HP, Staab P (2024) Vernetzte Klinik: Neue Spannungen und Allianzen. WSI 77(1):10–17. https://doi.org/10.5771/0342-300X-2024-1-10

Bundestag (2020) Gesetz für ein Zukunftsprogramm Krankenhäuser (Krankenhauszukunftsgesetz – KHZG). Bundesgesetzblatt 1(48):2208–2219

Daum M (2017) Digitalisierung und Technisierung der Pflege in Deutschland. Aktuelle Trends und ihre Folgewirkungen auf Arbeitsorganisation, Beschäftigung und Qualifizierung. DAA Stiftung, Hamburg

Destatis (2024) Bis 2049 werden voraussichtlich mindestens 280 000 zusätzliche Pflegekräfte benötigt. Pressemitteilung Nr.033, 24. Januar 2024. Destatis (https://www.destatis.de/DE/Presse/Pressemitteilungen/2024/01/PD24_033_23_12.html. Erstellt: 24.01.2024. Zugegriffen: 29.09.2025)

Deutsches Krankenhausinstitut, BDO (2019) Das digitale Krankenhaus. https://epub.sub.uni-hamburg.de/epub/volltexte/2019/95625/pdf/2019_09_DKI_Studie.pdf. Zugegriffen: 24. Sept. 2025

Gerber C (2025) Digitalisierung im Gesundheitswesen: Status Quo, Herausforderungen, und Folgen für die Arbeitsbedingungen. Discussion Paper, SP III 2025–301. Wissenschaftszentrum Berlin für Sozialforschung

Gersch M (2021) Digitalisierung im Gesundheitswesen. In: Corsten H, Roth S (Hrsg) Handbuch Digitalisierung. Vahlen, S 875–1150. https://doi.org/10.15358/9783800665631-875

Heilmann T (2020) Aufwertung der Krankenpflege: Welchen Beitrag kann die Digitalisierung leisten? IAQ-Report 2020. https://doi.org/10.17185/duepublico/71612

Jörg J (2018) Künstliche Intelligenz und Robotermedizin. In: Jörg J (Hrsg) Digitalisierung in der Medizin: Wie Gesundheits-Apps, Telemedizin, künstliche Intelligenz und Robotik das Gesundheitswesen revolutionieren. Springer, Berlin, Heidelberg, S 85–111. https://doi.org/10.1007/978-3-662-57759-2_4

Management & Krankenhaus (2024) Digital statt Chaos: Die ePA als Chance für Deutschlands Kliniken. Management & Krankenhaus. https://www.management-krankenhaus.de/news/digital-statt-chaos-die-epa-als-chance-fuer-deutschlands-kliniken#:~:text=Trotz%20der%20klaren%20Vorteile%20gibt,die%20langfristig%20nicht%20tragfähig%20sind. Zugegriffen: 24. Sept. 2025

Stephani V, Busse R, Geissler A (2019) Benchmarking der Krankenhaus-IT: Deutschland im internationalen Vergleich. Krankenhaus Report 2019: Das digitale Krankenhaus, S 17–32

Thiel R, Deimel L, Schmidtmann D, Piesche K, Hüsing T, Rennoch J, Stroetmann V, Stroetmann K, Kostera T (2018) #SmartHealthSystems. Digitalisierungsstrategien im internationalen Vergleich. Bertelsmann Stiftung (https://www.bertelsmann-stiftung.de/de/publikationen/publikation/did/smarthealthsystems#detail-content-6100-4. Zugegriffen: 30.10.2025)

VOICE – Bundesverband der IT-Anwender e. V. und Metrics Group (2025) IT-Agenda 2025 mit Schwerpunktthemen Kosten und Kennzahlen der IT. VOICE. https://voice-ev.org/it-agenda-2025-kostendruck-auf-it-organisationen-steigt-weiter-budgeterhoehungen-reichen-nicht-aus/. Zugegriffen: 2. Okt. 2025

Wasem J, Nikola B (2023) Die Personalentwicklung im Krankenhaus seit 2000. In: Klauber J, Wasem J, Beivers A, Mostert C (Hrsg) Krankenhaus-Report 2023: Schwerpunkt: Personal. Springer, Berlin, Heidelberg, S 3–18

World Economic Forum (2025a) Health and Healthcare Systems: Why healthcare needs to be unbundled and rebundled. World Economic Forum. https://www.weforum.org/stories/2025/09/why-healthcare-needs-to-be-unbundled-and-rebundled/ (Erstellt: 15. Sept. 2025). Zugegriffen: 22. Sept. 2025

World Economic Forum (2025b) Better Together: Building a Global Health Network Economy through Data Collaboration. White Paper. January 2025. World Economic Forum. https://reports.weforum.org/docs/WEF_Better_Together_2025.pdf. Zugegriffen: 25. Sept. 2025

World Economic Forum (2025c) The Future of AI-Enabled Health: Leading the Way. White Paper. January 2025. World Economic Forum. https://reports.weforum.org/docs/WEF_The_Future_of_AI_Enabled_Health_2025.pdf. Zugegriffen: 30. Sept. 2025

# 3 Die Bedeutung der nahtlosen Kommunikation im modernen Gesundheitswesen: Interoperabilität als Schlüssel zur Zukunft

Andreas G. Henkel, Peter Summermatter und Franz Obermayer

**Zusammenfassung**

Der Beitrag analysiert die digitale Transformation im Gesundheitswesen von Deutschland und der Schweiz mit Fokus auf Interoperabilität und Plattformstrategien. Obwohl bedeutende Reforminitiativen laufen, hinken beide Länder bei der Digitalisierung noch hinter Vorreitern wie Dänemark oder Estland hinterher. Zu den zentralen Herausforderungen gehören fragmentierte IT-Landschaften, regulatorische Vorgaben, veraltete Legacy-Systeme, Fachkräftemangel und geringe Patientenpartizipation bei elektronischen Patientenakten. IT-Dienstleister übernehmen dabei eine Schlüsselrolle: Als Systemintegratoren und Brückenbauer verbinden sie technische Lösungen mit den Anforderungen des Klinikalltags. Erfolgreiche Praxisbeispiele zeigen das Potenzial kooperativer Ansätze: das Patientenportal Mein-Krankenhaus.Digital (MKD) in Deutschland (mit rund 150 angeschlossenen Kliniken), der Emedo/eSanita/CARA-Zusammenschluss in der Schweiz und Asklepios' Digital-HealthyNear-Initiative. Zukunftstrends wie durch künstliche Intelligenz gestützte Diagnosen, Robotik, Virtual Care und der European Health Data Space werden die digitale Gesundheitsversorgung maßgeblich prägen. Erfolgreiche Digitalisierung erfordert jedoch auch standardisierte Schnittstellen, durchdachte Governance-Strukturen und professionelles Change-Management. Gleichwohl bilden Interoperabilität und Plattformen das Fundament für sektorenübergreifende, patientenzentrierte Versorgung.

A. G. Henkel (✉) · F. Obermayer
the i-engineers GmbH, München, Deutschland
E-Mail: andreas.henkel@tie.ch

F. Obermayer
E-Mail: franz.obermayer@tie.ch

P. Summermatter
the i-engineers AG, Zürich, Schweiz
E-Mail: peter.summermatter@tie.ch



S. D'Onofrio, C. Russ (Hrsg.), *Digital HealthTech*, Edition HMD,
https://doi.org/10.1007/978-3-658-51795-3_3

**Schlüsselwörter**

Change-Management · DigiSanté · Digitalisierung · Gesundheitswesen · Interoperabilität · IT-Dienstleister · Krankenhausversorgungsverbesserungsgesetz · Plattformen · Telemedizin

## 3.1 Digitaler Wandel und Interoperabilität im Gesundheitswesen

Das Schweizer Gesundheitswesen wird international häufig als eines der leistungsfähigsten Systeme bezeichnet, doch auch hier ist in puncto Digitalisierung und speziell dem Thema Elektronisches Patientendossier (EPD) noch einiges an Entwicklungsarbeit erforderlich. Die Implementierungsphase des EPD ist noch nicht abgeschlossen und erfordert die Lösung komplexer organisatorischer, technischer und datenschutzrechtlicher Fragen (Angerer und Berger 2023). Weiterhin stehen fragmentierte Informationstechnologie-(IT)-Landschaften, geringe Patientenpartizipation aufgrund mangelnden Vertrauens und komplizierter Anmeldeverfahren sowie ein Nachholbedarf an digitaler Gesundheitskompetenz einer flächendeckenden und effizienten Nutzung entgegen (Angerer und Berger 2023). Die Einführung des EPD sollte den Gesundheitsdatenaustausch zwischen Gesundheitseinrichtungen erleichtern und die Patient:innen stärker an ihrer Behandlung beteiligen. Parallel dazu hat der Bund das Programm DigiSanté initiiert, um die digitalen Bestrebungen landesweit zu bündeln und voranzutreiben (Zimmer 2023). Damit sollen nicht nur Spitäler, sondern auch Praxen, Apotheken und Pflegeeinrichtungen in eine gemeinsame digitale Infrastruktur eingebunden werden.

Einen vergleichbaren Reformimpuls erlebt Deutschland seit Inkrafttreten des Krankenhausversorgungsverbesserungsgesetzes (KHVVG) im Jahr 2024. Dieses Gesetz sieht einen Transformationsfonds von 50 Mrd. € vor, um die Modernisierung und Umstrukturierung von Kliniken finanziell zu unterstützen (Bundesministerium für Gesundheit 2025). Dabei werden Themen wie Interoperabilität, Sektorenvernetzung und Patientenorientierung in den Mittelpunkt gerückt. Gleichzeitig wird mit der elektronischen Patientenakte (ePA) eine Lösung verfolgt, die analog zum Schweizer EPD den sektorenübergreifenden Datenaustausch in Deutschland fördern soll.

In der aktuellen Phase der Digitalisierung und digitalen Transformation im Gesundheitswesen rücken insbesondere die Themen *Interoperabilität* und *Plattformstrategien* in den Fokus. Unter Interoperabilität versteht man die Fähigkeit verschiedener Systeme und Organisationen, nahtlos zusammenzuarbeiten und Informationen auszutauschen, ohne dass Medienbrüche oder Kompatibilitätsprobleme auftreten. Im Gesundheitsbereich ist dies essenziell, um Daten aus unterschiedlichen Quellen (z. B. Klinik-, Labor- und Praxissysteme) effizient zu bündeln und für eine optimale Versorgung nutzbar zu machen.

Plattformen wiederum stellen digitale Umgebungen dar, welche die Vernetzung aller Beteiligten im Gesundheitswesen unterstützen und verschiedene Services integrieren können. Sie dienen als zentrale Anlaufstellen, beispielsweise für Patientenportale, telemedizinische Dienste oder Zuweiserportale, und ermöglichen durch standardisierte Schnittstellen eine sichere und strukturierte Kommunikation. Durch diese zentrale Verbindung und Steuerung sorgen Plattformen nicht nur für bessere Datentransparenz, sondern auch für eine höhere Prozessqualität und Zeitersparnis bei allen Beteiligten.

Mit der Kombination aus Interoperabilität und Plattformstrategien können Einrichtungen im Gesundheitswesen effizienter zusammenarbeiten, sektorenübergreifende Prozesse harmonisieren und letztlich die Versorgung der Patient:innen verbessern. Genau an diesem Punkt setzt der vorliegende Praxisbeitrag an, indem er aufzeigt, wie solche Strategien konkret in Deutschland und der Schweiz umgesetzt werden und welche Herausforderungen dabei auftreten. Diese Beispiele sind unter der Einbeziehung der Integration der elektronischen Gesundheitsakte (ELGA) grundsätzlich auch auf Österreich übertragbar.

## 3.2 Ausgangssituation und Herausforderungen im Digital Health Space

Der Begriff *Digital Health Space* umfasst das gesamte Ökosystem digitaler Gesundheitstechnologien und -services, von elektronischen Patientenakten über Telemedizin bis hin zu durch künstliche Intelligenz (KI) gestützten Diagnosesystemen, sowie die dazugehörigen rechtlichen, technischen und organisatorischen Rahmenbedingungen. Die digitale Transformation in diesem Bereich ist kein isoliertes technisches Projekt, sondern ein komplexer Wandlungsprozess, der organisatorische, rechtliche und kulturelle Dimensionen beinhaltet. Um die aktuellen Reformbemühungen in Deutschland und der Schweiz einordnen zu können, ist zunächst eine Bestandsaufnahme des digitalen Reifegrads und der strukturellen Hindernisse erforderlich.

### 3.2.1 Status quo der Digitalisierung in Deutschland und Schweiz

In Europa schreitet die Digitalisierung des Gesundheitswesens unterschiedlich schnell voran. Während etwa Dänemark, Österreich und Estland frühzeitig elektronische Patientenakten eingeführt haben, liegen Deutschland und die Schweiz beim Grad der Durchdigitalisierung vielfach hinten (Majcherek et al. 2024).

In Deutschland wurde eine Reifegradmessung eingeführt, die ermittelt, welchen Stand der Digitalisierung in den Krankenhäusern vorliegt (DigitalRadar 2025). Vergebene Punkte dienen als Messgröße dafür, wie fortgeschritten und umfassend die Digitalisierung einer Klinik ist. Bewertet werden unter anderem:

- die *technische Infrastruktur*, wie die Vernetzung der IT-Systeme oder die digitale Dokumentation;
- die *Interoperabilität*, einschließlich standardisierter Schnittstellen und des Datenaustauschs mit anderen Akteuren;

- die *Sicherheitsmaßnahmen*, etwa Datenschutz, IT-Security-Konzepte und Cyber-Resilienz;
- die *Prozessdigitalisierung*, beispielsweise elektronische Patientenakten, digitale Workflows und Telemedizin-Lösungen;
- die *Personalqualifizierung*, gemessen am Anteil von Mitarbeitenden mit digitaler Expertise und verfügbaren Schulungsprogrammen.

Auf Basis dieser Faktoren wird ein Reifegrad bestimmt, der Kliniken einen Wert zwischen 0 und 100 Punkten zuweist. Ein hoher Wert zeigt an, dass zahlreiche digitale Anwendungen bereits erfolgreich implementiert und miteinander vernetzt sind, Prozesse effizient ablaufen und Sicherheitsstandards eingehalten werden. Ein niedrigerer Wert deutet hingegen auf Defizite hin, beispielsweise auf eine fehlende IT-Infrastruktur, mangelnde Schnittstellen oder unzureichende Schulungsangebote. Der DigitalRadar liefert damit eine Orientierung sowohl für die Kliniken selbst als auch für politische Entscheider:innen, um gezielte Maßnahmen zur weiteren Digitalisierung zu planen und umzusetzen.

In Deutschland ergab die erste DigitalRadar-Reifegradmessung im Jahr 2021, dass Kliniken durchschnittlich nur 33,3 von 100 möglichen Digital-Punkten erreichten. Die zweite flächendeckende Erhebung des DigitalRadar im Jahr 2024 zeigte signifikante Fortschritte: Der durchschnittliche digitale Reifegrad deutscher Krankenhäuser stieg auf 42,1 Punkte, was einem Plus von 9,1 Punkten oder 27,3 % gegenüber 2021 entspricht (DigitalRadar 2025). Insbesondere in den Dimensionen *Strukturen und Systeme*, *Klinische Prozesse* und dem *digitalen Informationsaustausch* konnten mit Steigerungen um jeweils circa elf Punkte deutliche Fortschritte erzielt werden. An der Erhebung nahmen 1592 Krankenhäuser teil, was die Vergleichbarkeit mit der ersten Messung von 1624 Häusern gewährleistet. Dies steht weiterhin im Kontrast zu Branchen wie dem Finanz- oder E-Commerce-Sektor, in denen digitale Prozesse längst Standard sind und durchgehend ohne Medienbrüche ablaufen.

Die Schweiz verfügt mittlerweile über eigene Reifegradmessungen: Das gemeinsame Projekt des Verbands Zürcher Krankenhäuser (VZK) und PwC Schweiz bietet mit der Plattform *digitalerreifegrad.ch* ein webbasiertes Assessment-Tool, das Schweizer Gesundheitsorganisationen bei der Ermittlung ihres digitalen Reifegrads unterstützt (VZK 2024). Ergänzend dazu liefert der ZHAW Digital Health Report 2025/2026 umfassende Reifegradanalysen, wonach Krankenversicherungen (6,0 Punkte) und Pharmaunternehmen (6,8 Punkte) auf einer Skala von 1–10 die höchsten digitalen Reifegrade im Schweizer Gesundheitswesen aufweisen (HZ Insurance 2025). Internationale Vergleichsstudien wie der Digital-Health-Index der Bertelsmann Stiftung zeigen, dass sowohl Deutschland (Platz 16) als auch die Schweiz (Platz 14) von 17 untersuchten Ländern zu den Schlusslichtern der Digitalisierung gehören, wobei die Schweiz jedoch deutlich vor Deutschland rangiert (Bertelsmann Stiftung o. J.). Eine Oliver-Wyman-Studie von 2024 bestätigt diesen Befund und identifiziert ähnliche Herausforderungen wie fragmentierte IT-Landschaften und regulatorische Komplexität in beiden Ländern (Horlacher et al. 2024).

Parallel zu diesen institutionellen Neuerungen sind steigende Erwartungen seitens der Patient:innen zu beobachten, die sich an den Standard aus anderen Lebensbereichen (z. B. Onlinebanking, E-Commerce) gewöhnt haben. Aktuelle Studien zeigen, dass 86 % der Versicherten die Vorteile von Videosprechstunden erkennen, etwa beim Ausstellen von Rezepten (53 %) oder beim Besprechen von Laborergebnissen (49 %). Darüber hinaus stehen 65–66 % der gesetzlich Krankenversicherten digitalen Versorgungs- und Präventionsangeboten grundsätzlich positiv gegenüber, wenn diese aktiv angeboten werden, und 81 % wünschen sich alle digitalen Leistungen ihrer Krankenkasse gebündelt in nur einer App (EY 2024). Auch ältere Menschen sind laut Umfragen keineswegs generell abgeneigt, digitale Gesundheitsangebote zu nutzen, sofern die Anwendungen übersichtlich gestaltet sind und klar erkennbare Vorteile bieten (wie weniger Wartezeiten oder rascheren Zugang zu Fachärzt:innen). Die COVID-19-Pandemie hat diese Entwicklung noch beschleunigt, da viele Patient:innen Video-Sprechstunden als komfortable Alternative zum direkten Arztbesuch kennengelernt haben.

### 3.2.2 Zentrale Herausforderungen

***Fragmentierte IT-Landschaften*** In Kliniken treffen proprietäre Krankenhausinformationssysteme (KIS), Labor-, Radiologie- und Archivsysteme aufeinander, die oft nur eingeschränkt kompatibel sind, was durch Punkt-zu-Punkt-Schnittstellen den Wartungsaufwand erhöht und Datenlücken verursacht. Die Umsetzung der Standards mit informationstechnischen Systemen in Krankenhäusern (ISiK) in Deutschland und die mit dem EPD-Gesetz in der Schweiz verfolgten Standards sorgen aktuell noch nicht für den Durchbruch in den Bemühungen zur Interoperabilität (gematik Fachportal o. J.; News Service Bund 2024).

***Regulatorische Vorgaben*** Der Umgang mit sensiblen Gesundheitsdaten ist hoch reguliert. Neben der Datenschutz-Grundverordnung (DSGVO) müssen Kliniken nationale Vorgaben (z. B. Medizinproduktegesetz, E-Health-Gesetze) und kantonale Regelungen beachten. Innovationsprojekte ziehen sich oft in die Länge, weil Zertifizierungen und Sicherheitsprüfungen aufwendig sind.

***Veraltete IT- und Legacy-Systeme*** Viele Systeme basieren noch auf Architekturen aus den 1990er-Jahren. Kliniken scheuen einen Komplettaustausch im laufenden Betrieb, was den Migrationspfad zu neuen Lösungen oft verzögert. Notwendige Cloud- und Mobilitätsansätze sind in Legacy-Umgebungen nur schwer zu realisieren.

***Fachkräftemangel und Change-Management*** Weder IT-Spezialist:innen noch medizinisches Personal mit digitaler Expertise stehen in ausreichender Zahl zur Verfügung. Ohne ausreichende Schulungen und Change-Management riskieren Kliniken, dass neu eingeführte Systeme nicht regelgerecht genutzt oder gar abgelehnt werden.

***Fehlende Patientenpartizipation*** Die ePA (Deutschland) bzw. das EPD (Schweiz) haben bislang nur minimale Nutzungsraten, da sich Patient:innen oft nicht über die Vorteile im Klaren sind oder komplizierte Anmeldeverfahren scheuen. In Deutschland gilt seit 2025 die Opt-out-Regelung, bei der alle gesetzlich Versicherten automatisch eine ePA erhalten, sofern sie nicht aktiv widersprechen (Tagesschau 2025).

Zusammengefasst ist die digitale Transformation im Gesundheitsbereich nur bedingt eine reine Technologiefrage. Vielmehr erfordert sie tiefgreifende Änderungen in Organisation, Arbeitskultur und rechtlichen Rahmen. Förderprogramme wie der Transformationsfonds (KHVVG) oder DigiSanté können helfen, finanzielle Barrieren zu senken. Die Umsetzung in den Einrichtungen selbst bleibt dennoch eine Mammutaufgabe – an diesem Punkt spielen IT-Dienstleister eine zentrale Rolle.

## 3.3 Rolle und Erfahrungen von IT-Dienstleistern im Gesundheitswesen

IT-Dienstleister übernehmen im Gesundheitswesen typischerweise zwei Hauptfunktionen: Sie entwickeln bzw. betreiben Softwarelösungen und dienen als *Systemintegratoren*, die unterschiedliche Anwendungen in einer heterogenen Kliniklandschaft verbinden. Da die Digitalisierung im Gesundheitswesen nicht nur eine Frage der Technik ist, sondern vielmehr Unterstützung aus verschiedenen Perspektiven erfordert, sollten IT-Dienstleister neben technischer Expertise auch Kompetenzen wie Prozessverständnis, Regulatorikberatung und Change-Management abdecken.

### 3.3.1 Benötigte Kompetenzen eines IT-Dienstleisters

Ein Unternehmen wie *the i-engineers* (stellvertretend für innovative Health-IT-Firmen) kann solche Aspekte abdecken:

- *Technisches Know-how*: Beherrschung von Standards (HL7 FHIR, IHE, SNOMED CT)[1], Cloud-Infrastrukturen, Mobile- und Web-Technologien.
- *Prozessverständnis*: Kenntnis klinischer Abläufe (Visiten, Pflegeplanung, Patiententransport) und administrativer Prozesse (Abrechnung, Termin-Management).
- *Beratung in Regulatorik*: Unterstützung bei Zulassung medizinischer Software (CE-Kennzeichnung, Medizinprodukt-Klassifikationen) und bei Datenschutzkonzepten.

[1] HL7 FHIR steht für Health Level 7 Fast Healthcare Interoperability Resources; IHE steht für Integrating the Healthcare Enterprise; SNOMED CT steht für Systematized Nomenclature of Medicine – Clinical Terms.

- *Projekt- und Change-Management:* Moderation interdisziplinärer Projektteams, Einbindung von Stakeholdern, Schulung der Nutzer:innen, Sicherung des Projekterfolgs.

### 3.3.2 Erfahrungen aus der Praxis

Die zuvor beschriebenen Rollen und Kompetenzen von IT-Dienstleistern bilden die Grundlage für erfolgreiche Digitalisierungsprojekte im Gesundheitswesen. Im Folgenden werden eigene praktische Erfahrungen aus solchen Projekten geschildert, die exemplarisch verdeutlichen, wie diese Kompetenzen in der Praxis angewendet werden. Diese Erfahrungen stehen stellvertretend für vergleichbare Umsetzungsprojekte in Deutschland, Österreich und der Schweiz (Thieme kma Online 2025b).

***Integration historischer Systeme*** Da Kliniken meist nicht alle Subsysteme austauschen können, entwickeln IT-Dienstleister Middleware- oder Enterprise-Service-Bus-Lösungen, die alte HL7 v2-Schnittstellen in moderne FHIR-Schnittstellen übersetzen. Dies erlaubt eine schrittweise Ablösung alter Komponenten bei laufendem Betrieb.

***Aufbau von Plattformen*** Portale und Plattformen (z. B. Patientenportale, Zuweiserportale) erfordern robuste Authentifizierungs- und Datenaustauschmechanismen. IT-Dienstleister setzen hier auf Microservices oder modulare Architekturen, die später erweitert werden können (Telemedizin, KI-Services, E-Rezept-Anbindungen).

***Sicherheit und Datenschutz*** Ein wesentlicher Teil der IT-Dienstleister-Rolle besteht darin, Security-Konzepte zu entwerfen: von Penetrationstests über Intrusion-Detection-Systeme bis hin zur Verschlüsselung sensibler Daten. In Zeiten zunehmender Cyberangriffe und Ransomware-Vorfälle ist dies kein optionales Add-on, sondern unverzichtbarer Bestandteil jeder Digitalisierungsinitiative.

Insgesamt zeigt sich, dass IT-Dienstleister im Gesundheitswesen Brücken zwischen Technik und Klinikrealität bauen. Neben technischer Exzellenz ist tiefes Verständnis der Versorgungsprozesse und der regulatorischen Landschaft essenziell.

## 3.4 Praxiseinblicke und Best Practices

Die theoretischen Konzepte von Interoperabilität und die Rolle von IT-Dienstleistern zeigen erst in konkreten Umsetzungsprojekten ihre praktische Relevanz und ihren tatsächlichen Nutzen. Die folgenden Praxisbeispiele aus Deutschland und der Schweiz illustrieren, wie verschiedene Akteure trotz unterschiedlicher Ausgangsbedingungen erfolgreich digitale Plattformen und kooperative Ansätze realisiert haben.

### 3.4.1 Gemeinschaftliches Patientenportal in Deutschland

Zwei ursprünglich eigenständige Projekte – *Mein-Krankenhaus.Digital* (MKD) und *Mein.Krankenhaus.Bayern* (MKB) – werden inzwischen unter dem Dach der Genossenschaft Klinik IT eG (KIG) zusammengeführt, wobei die einheitliche Bezeichnung *MKD* beibehalten wird und weiterhin für *Digital* steht (bayern innovativ o. J.; Thieme kma Online 2025a). Insgesamt bündeln sich dadurch 74 Krankenhausträger mit rund 150 Standorten und knapp 35.000 Betten auf einer zentralen Patientenportal-Plattform. Die KIG agiert als Shared-Service-Center, definiert Standardprozesse und koordiniert den operativen Betrieb gemeinsamer Lösungen.

Eine technische Besonderheit ist die Interoperabilitätsmiddleware, die mittels HL7- und FHIR-Protokollen mit dem KIS und Subsystemen (z. B. Labor, Radiologie) kommuniziert. Dies erlaubt eine schonende Migration weg von proprietären Schnittstellen hin zu interoperablen Standards. Anfängliche Herausforderungen liegen vor allem in der Datenbereinigung und der Synchronisierung von Patientendatensätzen, da in manchen Häusern noch handschriftliche Akten geführt werden (bayern innovativ o. J.). Auf diese Weise wird ein interoperables Patientenportal bereitgestellt, das digitale Prozesse für Aufnahme, Behandlung und Entlassung unterstützt und den Vorgaben des aktuellen Digital-Gesetzes (DigiG) entspricht. Die bisherigen Fördermittel aus dem Krankenhauszukunftsfonds (KHZF) erleichterten den Projektstart, ersetzen aber nicht die langfristige Finanzierung. Diese soll über eine Umlagefinanzierung in der Genossenschaft sichergestellt werden.

### 3.4.2 Emedo, eSanita und CARA: Zusammenschluss für eine schweizweite EPD-Lösung

Emedo, eSANITA und CARA repräsentieren einen bedeutsamen Zusammenschluss für eine schweizweite EPD-Lösung. Hierbei handelt es sich um drei regionale EPD-Stammgemeinschaften mit eHealth Aargau (Marke Emedo) mit 146 Gesundheitseinrichtungen, den gemeinnützigen Verein eSANITA mit über 400 Mitgliedern in 15 Kantonen der Deutschschweiz und CARA (Westschweiz) mit 1600 angeschlossenen Gesundheitsinstitutionen und über 11.000 registrierten Patient:innen, die sich im Februar und Mai 2025 zu einer gemeinsamen, national tätigen Gemeinschaft zusammengeschlossen haben (Anz 2025). Ab 2026 werden die drei Stammgemeinschaften unter der Marke CARA das EPD schweizweit anbieten (MedInside 2025; Staat Freiburg 2025). Das Hauptziel dieser Kooperation liegt in der Vernetzung der Gesundheitsversorgung über Institutions- und Kantonsgrenzen hinweg.

Technologisch basiert die neue Lösung auf der EPD-Plattform von Emedo, entwickelt und betrieben von der BINT GmbH (Ofac-Gruppe), und wird durch eSANITAs bewährte Business-to-Business-Plattform ergänzt (Anz 2025; InterSystems 2025; Staat Freiburg 2025). Diese ermöglicht den direkten Datentransfer zwischen Gesundheitsinstitutionen und dient zugleich als Zubringer für das EPD. Emedo migrierte bereits im Dezember 2024 erfolgreich von der e-Health-Plattform der

Schweizerischen Post auf eine eigene zertifizierte Infrastruktur, während eSANITA den Wechsel im Laufe des Jahres 2025 vollziehen soll (Windhaber 2025).

Die Vereine bleiben organisatorisch eigenständig, koordinieren aber künftig ihren technischen Betrieb gemeinsam. Nach Angaben der Initiator:innen schafft diese schweizweit einmalige Kooperation eine zukunftsfähige E-Health-Infrastruktur, die der Vision des Bundesrates entspricht, durch Zentralisierung der technischen Infrastruktur die Komplexität zu reduzieren und die schweizweite EPD-Verbreitung zu beschleunigen.

### 3.4.3 Digitale Transformation bei einem Klinikverbund (Asklepios)

Asklepios, einer der größten privaten Klinikbetreiber Deutschlands (rund 170 Standorte), investierte in den letzten Jahren in eine umfassende Digitalstrategie mit dem Leitsatz *Digital HealthyNear* (VMware 2021). Konkret erfolgten:

- Die Konsolidierung von IT-Landschaften und eine Konzernebene, welche die zentralen Security-Dienste (Firewalls, Security-Information-and-Event-Management-Lösungen) steuert.
- Die Entwicklung eines Telemedizin-Portals, das für diverse Fachbereiche (z. B. Psychiatrie, Kardiologie) virtuelle Konsultationen anbietet.
- Die Integration von KI-Komponenten, etwa zur radiologischen Bildanalyse, wobei externe Startups eingebunden wurden, um die Algorithmen in die konzerneigene Cloud-Umgebung zu implementieren.

Ein großer Teil der Investitionen floss in die Mitarbeitendenschulungen und ins Change-Management, da die Akzeptanz neuer Applikationen entscheidend für deren Erfolg ist. Bei rund 67.000 Mitarbeitenden im Verbund ist dies eine erhebliche Aufgabe, die sich über mehrere Jahre erstreckt. Asklepios zieht trotzdem eine positive Bilanz: Durch standardisierte IT-Prozesse sanken die Betriebskosten (Skaleneffekte) und die Patientenzufriedenheit stieg, unter anderem dank digitaler Anamnese und kürzerer Wartezeiten beim Aufnahmeprozess (VMware 2021). Im Fokus bleibt zudem die Cybersicherheit, da die höhere Vernetzung auch die potenzielle Angriffsfläche erhöht. Konzernweit gelten deshalb strikte Vorgaben zur Passwortpolitik, Gerätehärtung und Netzwerksegmentierung.

Um den Einsatz von KI im Rahmen der Initiative Digital HealthyNear näher zu beleuchten, lohnt sich ein Blick auf erste Erfahrungswerte und Erfolge: So wurden etwa in der Radiologie KI-Assistenten implementiert, die Bildgebungsdaten schneller und präziser auswerten, wodurch sich Befundzeiten verkürzen und Ärzt:innen bei der Diagnose entlastet werden. Ein aktueller KI-Computertomographie-Scanner in Hamburg-Heidberg erlaubt zudem laut internen Berichten eine Strahlenreduktion von bis zu 80 % bei verbesserter Bildqualität. Auch in der Patientenkommunikation macht sich KI bezahlt: Virtuelle Telefonassistenten nehmen Anrufe automatisiert entgegen, was Mitarbeitende entlastet und Wartezeiten für Patient:innen reduziert.

In Pilotprojekten zu Operationslogistik und Hygienechecks setzt Asklepios ebenfalls auf KI, um Materialien automatisch zu tracken und Schutzkleidung zu kontrollieren.

Aus Sicht des Klinikverbunds haben sich diese Anwendungen in puncto Effizienz, Qualität und Patientenzufriedenheit bewährt. Der Aufwand für Schulungen und Change-Management ist zwar beträchtlich, doch überwiegen laut Asklepios die Vorteile – von Zeitersparnissen in der Befundung bis hin zu optimierten Abläufen. Auch die Patientenresonanz sei positiv, da KI-gestützte Prozesse spürbar zu kürzeren Wartezeiten und verbesserten Services beitragen. Damit erfüllt der KI-Einsatz im Digital-HealthyNear-Programm bisher die Erwartungen; künftig sind weitere Ausweitungen geplant, um zusätzliche Klinikbereiche zu digitalisieren und die Versorgungsqualität kontinuierlich zu steigern (VMware 2021).

### 3.4.4 AD Swiss: Ärztegemeinschaft für praxisnahe Integration des elektronischen Patientendossiers

AD Swiss ist eine Ende 2019 gegründete Ärztegemeinschaft, hervorgegangen aus einer Initiative der Verbindung der Schweizer Ärzt:innen FMH (Foederatio Medicorum Helveticorum), des Unternehmens HIN (Health Info Net AG) und der Ärztekasse (FMH o. J.). Die Organisation versteht sich als nicht gewinnorientierte EPD-Gemeinschaft – im Unterschied zu einer Stammgemeinschaft kann sie keine EPDs eröffnen, sondern ermöglicht Gesundheitsfachpersonen den Zugang zu bestehenden EPDs (AD Swiss o. J.a). Sie legt dabei besonderen Wert auf eine nahtlose Integration in den medizinischen Alltag und richtet sich primär an niedergelassene Ärzt:innen.

Technologisch zeichnen sich die Lösungen von AD Swiss durch hohe Interoperabilität und Integrationsfähigkeit aus. Das EPD kann direkt in bestehende Praxissoftware und Kliniksysteme eingebunden werden, sodass Ärzt:innen ohne Medienbrüche in ihrer gewohnten Umgebung auf EPD-Daten zugreifen können. Darüber hinaus erlaubt AD Swiss gemeinschaftsübergreifenden Zugang: Gesundheitsfachpersonen können auf EPDs zugreifen, die bei anderen Stammgemeinschaften eröffnet wurden (AD Swiss o. J.b). Diese Cross-Community-Fähigkeit greift den Ansatz auf, das EPD als patientenzentrierte, landesweite Akte zu etablieren. Die Zusammenarbeit mit Abilis (Schweizer IT-Dienstleister) gilt als wichtiger Meilenstein, da sie eine digitale Verknüpfung zwischen Ärzt:in und Apotheker:in schafft (AD Swiss 2023b).

Als Verein agiert AD Swiss im Dienst der Ärzteschaft, wobei der Vorstand durch die Gründerorganisationen repräsentiert wird. Seit 2023 beteiligen sich zusätzlich Galenica, AEVIS VICTORIA (Swiss Medical Network) und SWICA an der Weiterentwicklung und nehmen Einsitz im Verwaltungsrat (AD Swiss 2023a). Die Gemeinschaft verzeichnet kontinuierliches Wachstum: Nach 2000 Mitgliedern im April 2024 umfasst sie mittlerweile über 2300 Mitglieder, darunter 19 Spitäler, mehr als 250 Alters- und Pflegeeinrichtungen sowie über 2000 niedergelassene Ärzt:innen (AD Swiss o. J.a). Durch geringeren Aufwand mittels bestehender HIN-

Identitäten sowie den klaren Mehrwert bei der Behandlung steigt die Bereitschaft, das EPD aktiv zu nutzen. Damit etabliert sich AD Swiss als zentraler Akteur der digitalen Patientenversorgung in der Schweiz.

## 3.5 Zukunftsausblick: Vision für Digital HealthTech

Obwohl die genannten Beispiele zeigen, dass Digitalisierungsbestrebungen in Gang gekommen sind, bleibt noch ein weiter Weg. Die Erfahrungen belegen, dass Interoperabilität als Leitmotiv unabdingbar ist: Nur wenn Applikationen und Subsysteme über standardisierte Schnittstellen kommunizieren, kann man Sektorenbrüche überwinden und den Patient:innen den reibungslosen Austausch ihrer Daten garantieren. Dabei sind drei Entwicklungen erkennbar:

***Portale und Plattformen als Standard*** Der Trend zu Portal- und Plattform-Ansätzen wird weitergehen. Zukünftige Portale werden nicht nur stationäre Aufnahmeszenarien abdecken, sondern ebenso ambulante Leistungen, Module für die häusliche Pflege (Homecare) und Terminabsprachen mit niedergelassenen Ärzt:innen. Dies erfordert eine enge Abstimmung von Krankenhaus-IT, Praxissoftware-Herstellern und telemedizinischen Diensten. Standards wie HL7 FHIR und IHE (XDS, PIX/PDQ)[2] erleichtern die Integration, müssen aber konsequent implementiert werden, um echten Mehrwert zu erzeugen. Förderinstrumente wie der KHZF oder kantonale Programme liefern die initiale Anschubfinanzierung, können jedoch nur dann nachhaltig wirken, wenn die Einrichtungen eine klare Roadmap für die Weiterentwicklung haben.

***Personalisierte Medizin und Datenräume*** Parallel schreitet die personalisierte Medizin voran, basierend auf Genanalysen, Big Data und KI-gestützten Diagnosen. Damit Patient:innen tatsächlich maßgeschneiderte Therapien erhalten, ist eine breite Datengrundlage nötig: Von Genomdaten über Vitalwerte bis hin zu Bilddiagnostik und Dokumentationen aus ambulant-stationären Verläufen. Europäische Initiativen wie der European Health Data Space (EHDS) sollen den Rechtsrahmen schaffen, um Daten grenzüberschreitend zu teilen (Europäischer Rat der Europäischen Union 2025). Die Schweiz nähert sich mit DigiSanté ähnlichen Zielen an, indem standardisierte Schnittstellen landesweit gefördert werden. Langfristig könnte so ein virtueller Datenraum entstehen, in dem Gesundheitsdaten sicher und unter Wahrung der Patientensouveränität (Consent-Verfahren) für Forschung und Versorgung verfügbar werden.

***Ambulantisierung und sektorübergreifende Versorgung*** Zahlreiche Reformen in Deutschland und in der Schweiz zielen darauf ab, stationäre Kapazitäten zu

[2] XDS steht für Cross-Enterprise Document Sharing; PIX steht für Patient Identifier Cross-Referencing; PDQ steht für Patient Demographics Query.

verschlanken und ambulante Angebote auszubauen. Dies setzt voraus, dass patientenbezogene Daten *nahtlos* durch verschiedene Sektoren fließen. Ein Beispiel sind virtuelle Krankenhäuser, die telemedizinische Konsile zwischen Universitätskliniken und Grundversorgern organisieren. Solche Konzepte erfordern eine robuste technische Infrastruktur (Portale, Integrationsplattformen), einheitliche Identitäts- und Zugriffsmanagementverfahren sowie Schulungen im Umgang mit Telemedizin. Die Umsetzung ist sowohl organisations- als auch technikintensiv: Wer Telemonitoring-Patient:innen betreut, braucht eigene Prozesse (Alarmschwellen, Dienstpläne), damit Warnsignale nicht übersehen werden.

## 3.6 Künstliche Intelligenz, Robotik und Virtual Care

KI, robotische Systeme und Virtual-Care-Konzepte stellen weitere Beschleuniger des digitalen Wandels im Gesundheitswesen dar. Während KI bereits in der Radiologie und Pathologie Fuß fasst (z. B. für automatisierte Tumorerkennung), steht der breite Einsatz in anderen Fachdisziplinen noch am Anfang.

***KI-gestützte Analysen*** Bei Bildgebung (CT, MRT)[3] und in der Gewebeuntersuchung identifizieren KI-Modelle auffällige Strukturen. Dazu müssen Daten sicher an Clouds oder KI-Cluster übertragen werden, was strenge Sicherheits- und Datenschutzkonzepte erfordert. Kliniken, die solche Modelle einsetzen, müssen klären, inwiefern ein KI-Befund als *Entscheidungsgrundlage* oder lediglich als *Assistenz* hinzuzuziehen ist.

***Robotik*** Robotische Operationssysteme, Logistikroboter in der Klinik und sogar Pflege-Assistenzroboter (z. B. beim Heben schwerer Patient:innen) sind längst keine Vision mehr. Damit diese Geräte aber Daten zu Operationsplanungen, Patientenstammdaten oder Medikamentenverzeichnissen abrufen können, müssen sie sicher in die Krankenhaus-IT eingebunden werden. Eine wichtige Rolle spielen Hierarchien bei Zugriffsrechten (kein Roboter darf z. B. uneingeschränkt auf Personaldaten zugreifen) sowie Redundanz bei Systemausfällen, um die Patientensicherheit nicht zu gefährden.

***Virtual Care*** Patient:innen können nach einem Klinikaufenthalt zunehmend per Telemonitoring betreut werden, während sie zu Hause sind. Sensoren messen Vitalwerte (z. B. Blutdruck, Gewicht) und eine App leitet die Daten ans Krankenhaus weiter. Bei Grenzwertüberschreitungen kann das Klinikpersonal intervenieren oder eine Vor-Ort-Versorgung organisieren. Solche Abläufe ermöglichen mehr Behandlungsfreiheit für Patient:innen und eine frühere Entlassung. Voraussetzung sind interoperable Lösungen, welche die Daten direkt in das KIS und z. B. in die ePA integrieren.

[3] CT steht für Computertomographie; MRT steht für Magnetresonanztomographie.

Diese Themenfelder belegen, dass Digitalisierung im Gesundheitswesen nicht nur auf Dokumentation zielt, sondern verstärkt therapeutische und pflegerische Prozesse tangiert. Die Grenzen zwischen klassischem stationärem Aufenthalt und ambulanter Versorgung verschwimmen und neue Rollen (z. B. Tele-Health-Nurses) entstehen. Gerade IT-Dienstleister können hier durch Integration, Security-Konzepte und Prozessberatung Mehrwert schaffen.

## 3.7 Governance, Organisation und Projektsteuerung in Digitalisierungsprozessen

Um die bisherigen Ausführungen nochmals zu vertiefen und den geforderten Umfang zu erweitern, lohnt sich ein Blick auf die Governance und organisatorische Verankerung von Digitalisierungsprojekten. Oft wird die technische Seite betont (Standards, Plattformen), doch ebenso wichtig sind die Management- und Führungsstrukturen, die solche Projekte tragen.

***Zentrale oder dezentrale Steuerung*** In vielen Krankenhauskonzernen, etwa bei Asklepios, findet man eine zentrale IT- und Digitalstrategie, welche die Marschrichtung vorgibt und Budgets koordiniert. Einzelne Standorte haben jedoch noch gewisse Freiheiten, um lokale Besonderheiten zu berücksichtigen. In regionalen Kooperationsmodellen (z. B. Saarland-Projekt) gibt es hingegen häufig eine Dachorganisation, die den allgemeinen Rahmen bestimmt, während jede Klinik die Umsetzung verantwortet. Beide Modelle können erfolgreich sein, sofern klare Kommunikationswege und Entscheidungsprozesse existieren. In der Schweiz wiederum löst sich der traditionell kantonale Einfluss zunehmend auf, da Plattformen wie *Emedo* und *eSanita* sowie die nationale Strategie DigiSanté eine landesweit einheitliche E-Health-Architektur anstreben (Bundesamt für Gesundheit BAG o. J.).

***Multi-Stakeholder-Gremien*** Digital HealthTech betrifft verschiedene Akteur:innen, etwa Geschäftsführung, ärztliche Leitung, Pflege, Verwaltung, IT-Abteilung, externe Dienstleister sowie Vertreter:innen der Patient:innen. Es empfiehlt sich, Multi-Stakeholder-Gremien einzurichten, in denen alle Perspektiven eingebracht werden. Das fördert Akzeptanz und vermeidet spätere Konflikte. Beispielsweise kann ein Lenkungsausschuss monatlich über den Projektfortschritt berichten, Risiken bewerten und Entscheidungen beschleunigen.

***Change-Management und Schulung*** Eine Herausforderung in jeder Klinik besteht darin, Beschäftigte von neuen Prozessen und Tools zu überzeugen. Ein professionelles Change-Management identifiziert Widerstände früh und setzt auf Schulungen, Workshops und Pilotphasen, bevor die Systeme flächendeckend ausgerollt werden. Ein erfolgversprechender Ansatz ist die Ernennung von *Digital Champions* in jeder Station oder Fachabteilung. Sie stehen den Kolleg:innen als Ansprechpartner:innen zur Verfügung und sammeln Feedback, das in die Weiterentwicklung der Systeme fließt.

***Finanzierung und Nachhaltigkeit*** Fördermittel (z. B. KHZF, KHVVG-Fonds, DigiSanté) dienen häufig als Initialzündung, decken aber meist nur einen Teil der Kosten ab. Langfristig müssen sich digitale Lösungen über reguläre Budgetmittel oder Einsparungen im Betrieb (bspw. Papierreduktion, Einsparung von Portokosten in der Patientenkommunikation, effizientere Abläufe) tragen. Governance bedeutet hier, schon in der Projektplanung eine Nachhaltigkeitsstrategie festzulegen: Wer übernimmt später den Support? Wie werden Updates finanziert? Werden Lizenzgebühren auf mehrere Kliniken umgelegt?

***Zukunftsfähigkeit und Innovationszyklen*** Gerade im Kontext schnelllebiger Technologieentwicklungen, etwa neuer KI-Anwendungen, Robotik-Lösungen oder veränderter IT-Architekturen, stellt sich die Frage, wie Kliniken und andere Gesundheitseinrichtungen nachhaltig auf zukünftige Fortschritte reagieren. Was heute als innovativ gilt, könnte in drei bis fünf Jahren bereits veraltet sein und ein weiteres Update oder sogar einen Austausch der IT-Lösung erfordern. Daher sollte bereits in der Planungsphase eines Digitalisierungsprojekts ein Mechanismus vorgesehen werden, um technologische Neuerungen zeitnah zu evaluieren und gegebenenfalls zu integrieren.

***Zusammenspiel mit Forschung und Lehre*** Universitätskliniken haben neben der Versorgung auch Forschungsaufgaben. Digitalisierungsprojekte können hier einen Mehrwert liefern, indem strukturierte Daten der Routinemedizin in Forschungsvorhaben (z. B. Registerstudien, KI-Entwicklung) einfließen. Dafür ist eine sorgfältige Governance für Datenfreigaben erforderlich. Solche Konzepte, wie sie der EHDS vorsieht, verlangen klare Richtlinien, wann, wie und zu welchem Zweck Daten freigegeben werden (Grieb et al. 2025).

Insgesamt wird deutlich, dass die technischen Aspekte lediglich das Fundament bilden. Damit Digital HealthTech tatsächlich seine Wirkung entfalten kann, müssen Leitungsebenen, Fachkräfte und externe Partner:innen zielgerichtet zusammenwirken und Projekte mit klaren Zielen, Budgets und Verantwortlichkeiten aufsetzen. Ein gutes Governance-Modell bildet somit die Grundlage, um Interoperabilität und Plattformen nicht nur als Schlagworte, sondern als gelebte Bestandteile der Versorgungsrealität zu verankern und damit zukunftsfähige Health-Lösungen u. a. mit KI, Robotik oder Virtual Care zu ermöglichen.

## 3.8 Fazit

Das digitale Gesundheitswesen entwickelt sich kontinuierlich weiter und ist längst nicht mehr auf rein administrative Prozesse beschränkt. Einerseits erfordern steigende Patientenerwartungen (z. B. Telemedizin, Online-Terminbuchung) und politische Vorgaben (DigiSanté, KHVVG) schnelle und effektive Lösungen. Andererseits sind viele Kliniken noch mit veralteten IT-Strukturen, Fachkräftemangel und organisatorischen Hürden konfrontiert.

Ziel ist es, über die Steigerung der Versorgungsqualität hinaus auch administrative Prozesse effektiver zu machen. Die resultierenden Vorteile kommen nicht nur Patient:innen, sondern auch den Leistungserbringenden und dem gesamten Gesundheitssystem zugute. Die in diesem Beitrag vorgestellten Beispiele verdeutlichen, dass Kooperation (z. B. Genossenschaftsmodelle wie MKD oder regionale Plattformen), Interoperabilität (einheitliche Standards wie HL7 FHIR) und ein ganzheitliches Projektmanagement sowie die digitale Befähigung der betroffenen Interessensgruppen entscheidende Treiber für den Erfolg sind. IT-Dienstleister spielen als Enabler eine Schlüsselrolle, indem sie einerseits technische Expertise (Schnittstellen, Middleware, Security) und andererseits Domänenverständnis einbringen.

Künftige Entwicklungen in KI, Robotik und Virtual Care versprechen weitere Optimierungspotenziale, setzen jedoch eine flächendeckende, robuste digitale Infrastruktur voraus, die Sektorengrenzen aufhebt und sicher mit sensiblen Daten umgeht. Nicht zuletzt bedarf es einer durchdachten Governance, die von politischer Seite bis hin zur Klinikleitung den Prozess steuert, Finanzierung gewährleistet und geeignete Rahmenbedingungen für Forschung und Innovation schafft.

Interoperabilität und Plattformstrategien stehen dabei im Zentrum: Sie sind das Bindeglied, damit Daten dorthin gelangen, wo sie benötigt werden – in Echtzeit, verlässlich und sicher. Wenn all diese Komponenten ineinandergreifen, kann das Gesundheitswesen seinen digitalen Wandel so gestalten, dass Patient:innen und Leistungserbringende gleichermaßen profitieren und die Qualität der Versorgung langfristig gesichert wird.

## Literatur

AD Swiss (2023a) Convenience Medicine – Gemeinsam für chronisch Kranke. AD Swiss. https://www.ad-swiss.ch/news/post/ad-swiss-epd-gemeinschaft-hat-2000-mitglieder (Erstellt: 5. Juni 2023). Zugegriffen: 11. Sept. 2025

AD Swiss (2023b) Elektronisches Patientendossier: Apotheker und Ärzte interoperabel! AD Swiss. https://www.ad-swiss.ch/news/post/elektronisches-patientendossier-apotheker-und-%C3%A4rzte-interoperabel (Erstellt: 23. Okt. 2025). Zugegriffen: 11. Sept. 2025

AD Swiss (o. J. a) Die AD Swiss EPD Gemeinschaft. https://www.ad-swiss.ch/ad-swiss-epd-gemeinschaft/. Zugegriffen: 11. Sept. 2025

AD Swiss (o. J. b) Oft gestellte Fragen (FAQ). https://www.ad-swiss.ch/faq. Zugegriffen: 11. Sept. 2025

Angerer A, Berger S (2023) Der Digital Health Report 2023/2024. Medizinisch Wissenschaftliche Verlagsgesellschaft. https://doi.org/10.32745/9783954668342

Anz P (2025) Emedo und eSanita schliessen sich zu einer EPD-Stammgemeinschaft zusammen. Inside IT. https://www.inside-it.ch/emedo-und-esanita-schliessen-sich-zu-einer-epd-stammgemeinschaft-zusammen-20250220 (Erstellt: 20. Febr. 2025). Zugegriffen: 11. Sept. 2025

bayern innovativ (o. J.) Neue Formen der Zusammenarbeit: Patientenportal Mein-Krankenhaus. Bayern. https://www.bayern-innovativ.de/detail/de/veranstaltung/patientenportal-mein-krankenhaus-bayern. Zugegriffen: 18. Apr. 2025

Bertelsmann Stiftung (o. J.) Stand der Digital-Health-Entwicklung in 17 untersuchten Ländern. https://www.bertelsmann-stiftung.de/de/unsere-projekte/der-digitale-patient/projektthemen/smarthealthsystems/stand-der-digital-health-entwicklung. Zugegriffen: 11. Sept. 2025

Bundesamt für Gesundheit BAG (o. J.) DigiSanté: Förderung der digitalen Transformation im Gesundheitswesen. https://www.bag.admin.ch/de/digisante-foerderung-der-digitalen-transformation-im-gesundheitswesen. Zugegriffen: 20. Apr. 2025

Bundesministerium für Gesundheit (2025) Transformationsfonds beschlossen – Lauterbach: Krankenhausreform nimmt wichtige Hürde. https://www.bundesgesundheitsministerium.de/presse/pressemitteilungen/transformationsfonds-beschlossen-pm-21-03-2025.html (Erstellt: 21. März 2025). Zugegriffen: 22. Apr. 2025

DigitalRadar (2025) Digitalisierung der Krankenhäuser: Die zweite Erhebung des digitalen Reifegrads deutscher Krankenhäuser zeigt deutliche Fortschritte. Digital Radar, Pressemitteilung zur Auswertung der ersten Ergebnisse der zweiten Datenerhebung, 9. Januar 2025. https://www.digitalradar-krankenhaus.de/pressemitteilung-zur-auswertung-der-ersten-ergebnisse-der-zweiten-datenerhebung-9-januar-2025/ (Erstellt: 9. Jan. 2025). Zugegriffen: 11. Sept. 2025

Europäischer Rat der Europäischen Union (2025) Europäischer Gesundheitsdatenraum: Rat nimmt neue Verordnung zur Verbesserung des grenzüberschreitenden Zugangs zu EU-Gesundheitsdaten an. Europäischer Rat der Europäischen Union, Pressemitteilung. https://www.consilium.europa.eu/de/press/press-releases/2025/01/21/european-health-data-space-council-adopts-new-regulation-improving-cross-border-access-to-eu-health-data/ (Erstellt: 21. Jan. 2025). Zugegriffen: 11. Sept. 2025

EY (2024) EY Digital Health Studie 2024: Versicherte sind offen für digitale Angebote. EY, Pressemitteilung. https://www.ey.com/de_de/newsroom/2024/07/ey-digital-health-studie-2024 (Erstellt: 15. Juli 2024). Zugegriffen: 11. Sept. 2025

FMH (o. J.) Elektronisches Patientendossier (EPD). FMH – Berufsverband. https://www.fmh.ch/themen/ehealth/patientendossier.cfm. Zugegriffen: 11. Sept. 2025

gematik Fachportal (o. J.) Interoperabilität dank ISiK. https://fachportal.gematik.de/informationen-fuer/isik. Zugegriffen: 19. Apr. 2025

Grieb J, Maisnier-Boché L, Noyrez C, Hoffmeister K (2025) European Health Data Space Regulation Enters Into Force. McDermott Will & Schulte. https://www.mwe.com/insights/european-health-data-space-regulation-enters-into-force (Erstellt: 26. März 2025). Zugegriffen: 20. Apr. 2025

Horlacher M-L, Freytag C, Sograte S (2024) Digital Health: Verpasst die Schweiz die digitale Zukunft? Die digitale Transformation im Schweizer Gesundheitswesen. Oliver Wyman. https://www.oliverwyman.ch/unsere-expertise/publikationen/2024/jun/digital-health-study-2024.html. Zugegriffen: 11. Sept. 2025

HZ Insurance (2025) Grosse Unterschiede in der digitalen Reife im Gesundheitswesen. HZ Insurance. https://www.handelszeitung.ch/insurance/grosse-unterschiede-in-der-digitalen-reife-im-gesundheitswesen-857790 (Erstellt: 4. Sept. 2025). Zugegriffen: 11. Sept. 2025

InterSystems (2025) InterSystems liefert Technologieplattform für grösste EPD-Stammgemeinschaft der Schweiz. InterSystems. https://www.intersystems.com/de/news/intersystems-liefert-technologieplattform-fuer-groesste-epd-stammgemeinschaft-der-schweiz/ (Erstellt: 28. Mai 2025). Zugegriffen: 11. Sept. 2025

Majcherek D, Hegerty SW, Kowalski AM, Lewandowska MS, Dikova D (2024) Opportunities for healthcare digitalization in Europe: comparative analysis of inequalities in access to medical services. Health Policy 139:104950. https://doi.org/10.1016/j.healthpol.2023.104950

MedInside (2025) EPD: Drei Stammgemeinschaften bündeln ihre Kräfte. MedInside. https://www.medinside.ch/de/epd-drei-stammgemeinschaften-buendeln-ihre-kraefte-20250526 (Erstellt: 26. Mai 2025). Zugegriffen: 11. Sept. 2025

News Service Bund (2024) Bundesrat stellt Weichen für die Weiterentwicklung des elektronischen Patientendossiers. News Service Bund – Das Portal der Schweizer Regierung. https://www.news.admin.ch/de/nsb?id=102624 (Erstellt: 27. Sept. 2024). Zugegriffen: 11. Sept. 2025

Staat Freiburg (2025) Ein entscheidender Schritt hin zu einem einheitlichen elektronischen Patientendossier für die ganze Schweiz. Staat Freiburg, Medienmitteilung. https://www.fr.ch/de/gsd/

news/ein-entscheidender-schritt-hin-zu-einem-einheitlichen-elektronischen-patientendossier-fuer-die-ganze-schweiz (Erstellt: 26. Mai 2025). Zugegriffen: 11. Sept. 2025

Tagesschau (2025) Elektronische Datenerfassung – Was sich mit der E-Akte für Patienten ändert. https://www.tagesschau.de/inland/gesellschaft/elektronische-patientenakte-120.html (Erstellt: 15. Jan. 2025). Zugegriffen: 20. Apr. 2025

Thieme kma Online (2025a) Projekt der Klinik IT: Patientenportal groß gedacht – 150 Häuser werden vernetzt. https://www.kma-online.de/aktuelles/it-digital-health/detail/patientenportal-fuer-20-krankenhaustraeger-von-kig-und-the-i-engineers-53743 (Erstellt: 7. Apr. 2025). Zugegriffen: 20. Apr. 2025

Thieme kma Online (2025b) Sie sollen das KIG-Projekt für 150 Kliniken retten. https://www.kma-online.de/aktuelles/it-digital-health/detail/kig-gibt-the-i-engineers-zuschlag-fuer-patientenportal-projekt-53891 (Erstellt: 13. Mai 2025). Zugegriffen: 19. Mai 2025

VKZ (2024) Förderung der Digitalisierung im schweizer Gesundheitswesen: Der digitale Reifegrad. VZK – Verband Zürcher Krankenhäuser, Medienmitteilung. https://www.vzk.ch/medienmitteilung/foerderung-der-digitalisierung-im-schweizer-gesundheitswesen-der-digitale-reifegrad-final (Erstellt: 27. Aug. 2024). Zugegriffen: 11. Sept. 2025

VMware (2021) Mission accomplished: Asklepios goes digital with VMware. Customer Case Study. https://usermanual.wiki/m/0eb13776c35d6083bf55ecafa4583affbab85cd75adde64838f6e2fb0080e280.pdf. Zugegriffen: 11. Sept. 2025

Windhaber D (2025) Emedo und eSanita spannen zusammen. Netzwoche. https://www.netzwoche.ch/news/2025-02-24/emedo-und-esanita-spannen-zusammen (Erstellt: 24. Febr. 2025). Zugegriffen: 11. Sept. 2025

Zimmer A (2023) DigiSanté. Schweizer Ärztezeitung 104(43):28–29 (https://www.fmh.ch/files/pdf29/1264349127-de-leitartikel---digisante---zimmer_0001-2.pdf. Erstellt: 25.10.2023. Zugegriffen: 11.09.2025)

# Value-based Healthcare und Digitale Transformation im Gesundheitswesen: Rezept für die Zukunft?

4

Fabian Ringwald

**Zusammenfassung**

Das Schweizer Gesundheitswesen steht vor fundamentalen Herausforderungen. Eine alternde Gesellschaft mit steigendem Versorgungsbedarf trifft auf einen sich verschärfenden Fachkräftemangel. Das Gesundheitssystem scheint dabei reformunwillig und wenig bereit, sich einer Transformation zu unterziehen. Die Lösungsansätze liegen mit dem Konzept Value-based Healthcare vor, die technologischen Grundlagen für eine echte digitale Transformation stehen parat. Welche Bausteine braucht es also noch? Wo sind erste Elemente einer koordinierten medizinischen Versorgung sichtbar, und welche Gründe gibt es, trotz allem für den anstehenden Paradigmenwechsel im Gesundheitswesen optimistisch zu bleiben? Der vorliegende Beitrag versucht, aus der Perspektive des CIOs einer Schweizer Krankenversicherung mit eigener telemedizinischer Praxis, ein paar Antwortansätze für die Schweiz zu geben, die zu einem gewissen Grad auch für das deutsche und österreichische Gesundheitswesen adaptierbar sind.

**Schlüsselwörter**

Digitale Transformation · Disease-Management-Programme · Gesundheitswesen · Krankenversicherung · Schweiz · Telemedizin · Value-based Healthcare

## 4.1 Risiken und Nebenwirkungen der Gegenwart im Gesundheitswesen

Ist es nicht jedes Jahr im Herbst ein wiederkehrendes Ritual, dem wir uns als Gesellschaft durchaus mit einer Prise Sarkasmus und akzeptierter Hilflosigkeit hingeben? Nach Bekanntgabe der Prämien für die Krankenversicherungen im kommenden

F. Ringwald (✉)
Informatik, SWICA Gesundheitsorganisation, Winterthur, Schweiz
E-Mail: fabian.ringwald@swica.ch



S. D'Onofrio, C. Russ (Hrsg.), *Digital HealthTech*, Edition HMD,
https://doi.org/10.1007/978-3-658-51795-3_4

Jahr durch das Bundesamt für Gesundheit (BAG 2024) lesen sich die Schlagzeilen und Artikel in vielen Zeitungen und Magazinen meist sehr ähnlich zum Vorjahr: Das kurze Empörungsgewitter produziert die erwartete Menge an Klicks und ebbt dann ebenso plötzlich, wie es aufgekommen ist, wieder ab. Aber warum steigen unsere Prämien Jahr für Jahr? Diese Steigerung ist eine direkte Folge der Kostenentwicklung im Gesundheitswesen: Neben der Tatsache, dass immer mehr Arten von zunehmend hochpreisigen Behandlungen von der Grundversicherung übernommen werden (Katalogausweitung) und unserem steigenden Konsum von Gesundheitsleistungen (Mengenausweitung) dürfte mit ein Grund auch in der inhärenten Komplexität des Gesundheitswesens liegen. Im Grundsatz handelt es sich dabei um einen Reparaturbetrieb, in dem viele verschiedene Interessen aufeinanderstoßen und der Fokus immer noch überwiegend auf der Heilung von Gebrechen und wenig bis kaum auf der präventiven Förderung gesunder Lebensstile liegt. Wir optimieren also die Behandlung von Schäden, statt uns auf deren konsequente Vermeidung zu konzentrieren. Economiesuisse fasst als konkrete Ursachen sechs Elemente zusammen (Marty 2022):

(1) Der *medizinische Fortschritt*, der sich zunehmend auf spitzenmedizinische Innovation konzentriert, weil die einfacheren Probleme bereits gelöst sind;
(2) Die *Drittzahlerproblematik*, welche ökonomische Anreize nicht bei den Konsumierenden der Leistungen verankert;
(3) Die generelle (und sicher wohlverdiente) *Steigerung der Lohnniveaus* im personalintensiven Gesundheitssektor;
(4) Der *übergeordnete Wohlstandseffekt* einer entwickelten Gesellschaft, dank dessen wir uns alle mehr auf unsere Gesundheit als volkswirtschaftlich superiores Gut fokussieren und entsprechend mehr konsumieren können (und auch explizit wollen);
(5) Den etwas *zynischen Effekt*, dass Behandlungserfolge für unsere Gesundheit uns immer *nur* bis zum nächsten Behandlungsbedarf bringen und somit zukünftige (oft höhere) Kosten zur Folge haben;
(6) Und zuletzt die *Politik als Kostenfaktor*, die durch stark steigende administrative Anforderungen die Leistungserbringenden in ihrer Behandlungseffizienz stark einschränkt. In diese letzte Kategorie lässt sich außerdem die verschlafene Digitalisierung einordnen, die dann dort, wo sie in kleinen Inseln stattfindet, dank System- und Medienbrüchen ihrerseits oft ungewollt Mehraufwand statt Mehreffizienz im medizinischen Betrieb verursacht.

Mit etwas weniger Fokus rein auf die ökonomische Perspektive stellen wir fest, dass die Demografie ebenfalls nicht auf unserer Seite ist: Laut der FMH-Ärztestatistik 2024 sind 25 % der Ärzt:innen über 60 Jahre alt (Hostettler und Kraft 2025). Etwas überspitzt formuliert wechseln damit in den nächsten Jahren entsprechend viele Personen aus der Population der Leistungserbringenden in die Population der (potenziell) Leistungsempfangenden. Gemeinsam mit der grundsätzlichen Alterung der Gesellschaft und dem sich daraus ergebenden Mehrbedarf an medizinischer Behandlung und Pflegeleistungen, zeichnet sich ein Engpass in der entsprechenden

Grundversorgung ab. Der Bedarf an medizinischen Talenten lässt sich aus eigenen Quellen längst nicht mehr decken, die Abhängigkeit von ausländischen Ärzt:innen ist mit einem Anteil von mittlerweile 41,3 % sehr hoch und kontinuierlich steigend (Vergleich 2014: 31 % [Hostettler und Kraft 2025]). Gegenmaßnahmen der jeweiligen Herkunftsländer (hauptsächlich: Deutschland, Italien, Frankreich und Österreich) mit ähnlichen Herausforderungen dürften diese Quelle medizinischer Talente in Zukunft eher reduzieren.

Und wo steht die Politik? Es überrascht wahrscheinlich wenig, dass sich unsere politische Landschaft in die komplexen Herausforderungen im Gesundheitswesen einreiht. Die Ansätze sind so vielfältig wie die (politischen) Diagnosen. Während es noch einigermaßen Einigkeit gibt, dass wir über mehr Spitäler in der Schweiz verfügen, als für eine optimale Versorgung benötigt werden, überwiegen die föderalen und lokalen Interessen, sobald es um konkrete Spitäler oder Spitalstandorte geht. Und in aller Offenheit: Wahrscheinlich braucht es auch nicht jede der im Jahr 2024 noch aktiven 39 Krankenversicherungen mit dem Angebot der Obligatorischen Krankenpflegeversicherung (OKP) (von ursprünglich 145 in 1996 [priminfo o. J.]), um als Gesellschaft von den Vorteilen eines gesunden Effizienz-Wettbewerbs zu profitieren. Das andere Extrem – eine staatliche Einheitskasse – wäre aber ebenfalls kontraproduktiv: Mangels Wettbewerbs würden sich, das zeigen entsprechende Beispiele wie die Invalidenversicherung, kurzfristig vielleicht erreichbare Vorteile sehr schnell in ihr Gegenteil umkehren.

Dies scheinen düstere Aussichten für unser Gesundheitswesen zu sein. Ist unsere zynische Haltung gesellschaftlicher Akzeptanz also gerechtfertigt, weil es so gar keine Chance auf echte Verbesserungen gibt? Ich meine *nein*. Es gibt gute Gründe für Optimismus, auch unter Berücksichtigung der Tatsache, dass sich Veränderungen im Gesundheitswesen richtigerweise sehr langsam ergeben. Paradigmenwechsel benötigen Zeit.

## 4.2 Die Therapie: Value-based Healthcare

Unser Gesundheitswesen ist historisch darauf ausgerichtet, kranke Menschen wieder gesund werden zu lassen. Der zentrale Wertbeitrag der Leistungserbringenden ist also, in dieser sicher etwas vereinfachten Logik, die Transformation von kranken in gesunde Menschen. Und da, wo sich Gesundheit nicht mehr vollständig erreichen lässt, ist es die Transformation in einen Zustand, der diesem Optimum möglichst nahekommt. Dieser Fokus auf die Umwandlung von einem Zustand in einen anderen, wünschenswerten Zustand, liegt den Anreizsystemen im Gesundheitswesen zugrunde. Honoriert wird die Anzahl durchgeführter Behandlungen (Umwandlungsversuche). Eingebunden in wirtschaftliche Realitäten führt dies dazu, dass z. B. Spitäler ihre technischen Geräte amortisieren und das medizinische Personal zu einer möglichst hohen Anzahl durchgeführter Behandlungen motivieren müssen. Das bedeutet, dass in Regionen, in denen es in der Tendenz ein Überangebot an medizinischer Expertise oder Technologie gibt, statistisch auch mehr Behandlungen durchgeführt werden als in ähnlichen Regionen mit einem reduzierten Angebot.

Ein Teil davon lässt sich sicher durch Mobilität der Patient:innen erklären, für einen anderen Teil sind vermutlich die bestehenden Anreizsysteme die Erklärung. Dabei handelt es sich auch nicht um einen Effekt, der im Gesundheitswesen allein zu beobachten ist. Es ist vielmehr das allgemein wirtschaftliche Phänomen der *induzierten Nachfrage*, nachdem sich durch die Verfügbarkeit eines Angebots (über Zeit) eine entsprechende Nachfrage erzeugen lässt. Als Beispiel mag hier der Ausbau von Autobahnen dienen: Er führt kurzfristig zu weniger Stau, mittelfristig aber zu einer Zunahme an Individualverkehr (Schneider 2018). Wie sähe ein ideales Versorgungssystem aus Sicht SWICA aus, welches den Fokus auf die Gesundheit der Gesellschaft bzw. den Patientennutzen legt?

### 4.2.1 Das ideale Versorgungssystem

Wie in Abb. 4.1 dargestellt, steht im Zentrum eines idealen Versorgungssystems die Fähigkeit der Bevölkerung (*Health Literacy*), sich mit der eigenen Gesundheit auseinandersetzen zu können und ihr Verhalten entsprechend auszurichten (*Selbstmanagement*). Hier im Kern liegt die größte Herausforderung, da unser aller Verhalten im Gesundheitswesen betroffen ist. Die vier Hauptelemente *Prävention*, *ambulante* und *stationäre Versorgung* sowie *Rehabilitation und Pflege* (Reha & Pflege) stehen für die konkrete Leistungserbringung im Versorgungssystem zu unterschiedlichen Zeitpunkten und an unterschiedlichen Orten. Prävention steht dabei für alle einem Behandlungsbedarf vorbeugenden bzw. einen gesunden Lebensstil fördernden Elemente. In der ambulanten Versorgung findet eine Behandlung statt, ohne Unterbringung der Patient:innen über Nacht auf der Station eines Krankenhauses. Die stationäre Versorgung umfasst dagegen die Behandlung mit der Unterbringung über Nacht im Krankenhaus. Unter Reha & Pflege fällt die einer Behandlung nachgelagerte Versorgung, die den Heilungsprozess bis zum definierten Ziel be-

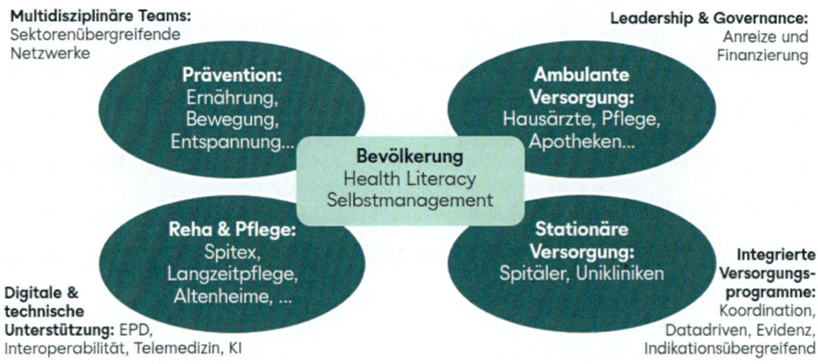


**Abb. 4.1** Das ideale Versorgungssystem – Strukturen zur Maximierung des Patientennutzens (Bildquelle: SWICA Gesundheitsorganisation)

gleitet (Rehabilitation) oder auch eine dauerhafte Begleitung oder Unterstützung (Pflege) im Alltag zur Bewältigung der auch nach einer Behandlung verbleibenden gesundheitlichen Einschränkungen. Heute sind diese vier Elemente häufig stark voneinander isoliert. Der größere Bereich in Abb. 4.1, mit seinen befähigenden Elementen, soll genau diese Isolation durch die Gestaltung eines entsprechenden Rahmens überbrücken helfen. Dieser Rahmen umfasst konkret vier Dimensionen: *Multidisziplinäre Teams* erlauben und ermöglichen Netzwerke, mit denen sich die in den grünen Elementen repräsentierten Sektoren im Gesundheitswesen smart kombinieren lassen. Ein Beispiel dafür ist die aktive und wechselseitige Zusammenarbeit zwischen stationärer oder ambulanter Versorgung und Rehabilitation mit Fokus auf das Patientenwohl. *Leadership & Governance* mit dem Fokusthema Anreize und Finanzierung adressieren den bestehenden Zielkonflikt zwischen ökonomischer Maximierung individueller Stakeholder im Gesundheitswesen versus Maximierung des Patientennutzens. Zu beachten ist hier, dass für einige/viele Gruppen von Leistungserbringenden die individuelle ökonomische Maximierung schlicht eine Überlebensstrategie abbildet, häufig mit dem Ziel eine wenig(er) rentable Grundversorgung der Bevölkerung sicherzustellen. *Integrierte Versorgungsprogramme* adressieren die Dimension der Implementierung und soll Antwort bieten zu Fragen rund um die Koordination und zum Qualitätsverständnis von medizinischer Versorgung. Als Krankenversicherung verstehen wir es als unsere Aufgabe, dabei zu unterstützen, genau diesen Rahmen integrativ zu gestalten. Wir schaffen damit die optimalen Voraussetzungen, um eine hochstehende qualitative Versorgung in den vier Hauptelementen zu ermöglichen und zu fördern. Dazu gehört auch, die Herstellung *digitaler und technischer Mittel* für Transparenz, Interoperabilität und Innovation – insgesamt also nichts weniger als die digitale Transformation unseres Gesundheitswesens.

### 4.2.2 Value-based Healthcare

Als Alternative zum heutigen, transaktional ausgerichteten System bietet sich also ein Paradigmenwechsel an: Statt des Fokus auf Reparatur von krankenheits- oder unfallbedingten Einschränkungen und die damit einhergehende ökonomische Logik von *Preis × Menge*, liegt seit 2006 mit *Value-based Healthcare* (VBHC) ein entsprechendes Konzept vor. Entwickelt von Expert:innen aus allen Bereichen des Gesundheitswesens, legt es den Schwerpunkt auf den Behandlungserfolg oder allgemein auf die Optimierung der Lebensqualität der Bevölkerung. Die Gesellschaft VBHC Suisse[1] definiert VBHC dabei wie folgt:

> „Value-based Healthcare (VBHC) ist ein Ansatz im Gesundheitswesen, der sich auf die Maximierung des Nutzens der für die Patient:innen erbrachten Leistungen konzentriert. Im Gegensatz zum traditionellen Modell, das sich in erster Linie auf die Anzahl der erbrachten Leistungen konzentriert, fokussiert sich VBHC auf die Ergebnisse, die für die Patient:innen wichtig sind. Dies bedeutet, dass die Qualität der Versorgung und die Patientenerfahrung

[1] s. https://www.vbhc.ch (Zugegriffen: 19.08.2025)

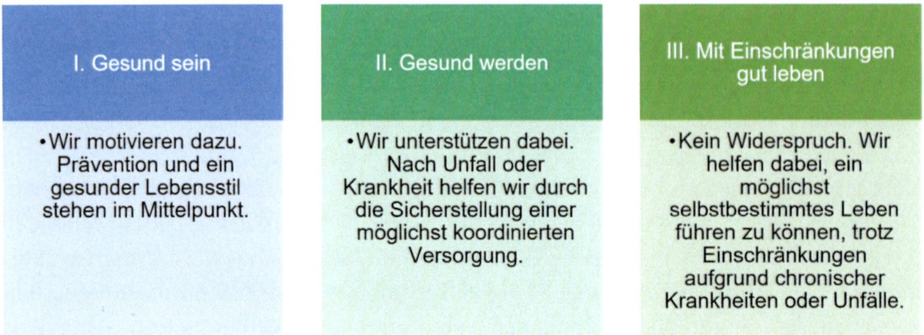


**Abb. 4.2** Drei Säulen der SWICA-Philosophie (Bildquelle: SWICA Gesundheitsorganisation)

> im Mittelpunkt stehen und gleichzeitig die Kosten im Auge behalten werden. VBHC ist bestrebt, eine bessere Gesundheitsversorgung zu schaffen, indem die Effizienz gesteigert und die Patientenergebnisse verbessert werden.“

Als Gesundheitsorganisation haben wir die Unterstützung dieses Paradigmenwechsels hin zu einem Gesundheitswesen auf Basis von VBHC in unserer Unternehmensphilosophie integriert (SWICA o. J.). Drei strategische Säulen bringen dies, wie in der Abb. 4.2 ersichtlich, zum Ausdruck:

Diese drei Säulen – *Gesund sein, Gesund werden* und *Mit Einschränkungen gut leben* – stehen im Kern unserer strategischen Ausrichtung. Unser Fokus startet bei der Prävention, bewegt sich über die koordinierte Behandlung von Krankheiten und Unfällen bis zur Begleitung bei bleibenden Einschränkungen aus chronischen Krankheiten oder Unfällen. Das VBHC-Paradigma ist dabei in der Wirkungsmaximierung eingebettet:

> *„Value-Based Healthcare bedeutet für uns, mit jedem Prämienfranken die optimale Gesundheit für unsere Kundinnen und Kunden zu erzielen.“* (Daniel Rochat, Departementsleiter Leistungen & Medizin, Mitglied der Geschäftsleitung SWICA)

### 4.2.3 Handlungsfelder von Value-based Healthcare

Ein aktuelles Impulspapier der Gesellschaft VBHC Suisse identifiziert sieben Handlungsfelder, auf deren Basis sich die Transformation hin zu einem nutzenbasierten Gesundheitssystem vorantreiben lässt und an denen sich auch die SWICA orientiert (Ernst et al. 2024):

(1) *Qualität definieren und Patientennutzen konsequent messen:* Patient-Reported Outcome Measures (PROMs) – auf Deutsch in etwa *Patientenberichtete Ergebnisse* – erfassen die Patientenperspektive und erlauben die Versorgungsqualität ganzheitlich zu bewerten.
(2) *Daten teilen und nutzen, um „Value“ zu schaffen:* Der Aufbau einer digitalen Infrastruktur mit Fokus auf Interoperabilität und Datenschutz schafft Mehrwert

für Patient:innen, indem die benötigten Daten zum richtigen Moment verfügbar sind.

(3) *Patient:innen involvieren und stärken*: Die Einbindung von Patient:innen in alle Entscheidungsprozesse stärkt sie in ihrer Gesundheitskompetenz und lässt sie aktiv an ihrer Gesundheitsversorgung teilnehmen.

(4) *Silos zugunsten von Partnerschaften und Netzwerken auflösen*: Die Zusammenarbeit aller Stakeholder (Leistungserbringende, Finanzierende, Politik und Gesellschaft) im Gesundheitswesen ist notwendig, um einen effektiven Informationsaustausch zu ermöglichen.

(5) *Erfahrungen sammeln, Wissen teilen und von guten Beispielen lernen:* Der Austausch von Best Practices und die Zusammenarbeit in Netzwerken wie VBHC Suisse sind wichtig, um voneinander zu lernen und den qualitätsorientierten Ansatz zu verbreiten.

(6) *Neue Anreizstrukturen schaffen – Qualität incentivieren und entlohnen:* Finanzielle Anreize, die Qualität belohnen und Innovationen fördern, sind notwendig, um die Transformation zu einem nutzenorientierten System zu beschleunigen.

(7) *VBHC weiterentwickeln und auf die Werte der Medizinschaffenden erweitern*: Der VBHC-Ansatz sollte die Bedürfnisse der medizinischen Fachkräfte berücksichtigen, um die Arbeitsbedingungen zu verbessern und Erkrankungen wie Burnouts zu vermeiden.

Die Arbeit in diesen Handlungsfeldern erlaubt die konsequente Ausrichtung des Gesundheitswesens am Patientennutzen – wenn nicht sogar an der Optimierung der Gesundheit der Bevölkerung insgesamt. Dabei berücksichtigt es explizit die teilweise sehr prekären Arbeitssituationen im aktuellen System und bietet Ansätze für eine bessere Nutzung der vorhandenen Ressourcen.

### 4.2.4 Bausteine einer erfolgreichen digitalen Transformation

Bei näherer Betrachtung dieser Handlungsfelder lässt sich feststellen, dass VBHC ein modernes Gesundheitssystem mit digitalem Fundament beschreibt. Der enthaltene Paradigmenwechsel, also eine echte, systemische Veränderung mit nachhaltigem Fokus auf die Versorgungsqualität ist nicht weniger als die oben bereits einmal erwähnte, digitale Transformation unseres Gesundheitswesens. Dazu braucht es die folgenden Bausteine:

- Das *passende Systemdesign* steht für die konsequente Orientierung am Patientennutzen durch Maximierung der Wirkung pro investiertem Schweizer Franken, der durch einen ergebnisorientierten Wettbewerb stimuliert wird. Der Behandlungserfolg über den gesamten Behandlungszyklus basiert auf dem Wettbewerb um das ideale medizinische Ergebnis. Eine hohe medizinische Qualität ist dabei Voraussetzung für Effizienzsteigerungen und fortführende Prozessoptimierungen.

- *Gesundheitsförderung und Prävention* bekommen als Schlüsselelement einen zentralen Fokus. Generelle *Verhaltensänderungen* in Kombination mit gezielten *Einzelmaßnahmen* helfen darüber hinaus, die Gesundheit der Bevölkerung (sehr) stark zu verbessern. Die *integrierte Versorgung* mit ihrem Fokus auf Koordination entlang der gesamten Versorgungskette führt zu kürzeren Genesungswegen sowie Entlastungen von Engpässen im System. Und der *aktive Einbezug von Patient:innen* in die Entscheidungsprozesse und Gestaltung einer Behandlung steigern die Gesundheitskompetenz und erhöhen die Patienten-Adherence – also die aktive Mitwirkung im Rahmen einer Behandlung (z. B. Einnahme verschriebener Medikamente oder Durchführung von Physiotherapien).
- *Daten* müssen verfügbar und transparent für alle am spezifischen Genesungsprozess beteiligten Personen sein. Sie sollen Patient:innen dabei helfen, informierte Entscheidungen zu treffen. Die *Anreize im System* müssen nutzensteigernde Innovationen belohnen und fördern, gute (Behandlungs-)Ergebnisse müssen sich für Leistungserbringende mehr auszahlen als die rein mengenmäßige Abarbeitung und Ressourcen-Auslastung. Und *digitale Werkzeuge* wie Plattformen für den Datenaustausch, digitale Health-Systeme und Applikationen für ein positives Kundenerlebnis tragen letztlich als wesentlicher Enabler zu Effizienz und Zufriedenheit bei. Übergreifend ist dazu eine passende *Governance* zu definieren, die u. a. dem Datenschutz sensibler Gesundheitsdaten Rechnung trägt.

Das Ziel von VHBC ist die langfristige und nachhaltige Qualitätssteigerung der Versorgung der Gesellschaft: Gesunde Menschen sollen möglichst lang gesund bleiben, erkrankte Menschen möglichst rasch, zielgerichtet und koordiniert genesen sowie chronisch erkrankte Menschen sollen von einer möglichst niederschwelligen Begleitung profitieren, die ihre Lebensqualität maximiert.

## 4.3 Die Hilfsmittel: Digital unterstützte Ökosysteme, Plattformen und Standards für Daten und Telemedizin

Der Blick auf die digitale Seite des heutigen Gesundheitswesens bietet ein sehr fragmentiertes Bild: Spitäler, Gemeinschaftspraxen, Therapeut:innen, Krankenversicherungen und weitere Akteur:innen – sie alle verfügen über isolierte digitale Angebote für ihre Kund:innen. Dazu kommen ein aktuell noch wenig nützliches elektronisches Patientendossier (EPD) und unzählige Angebote privatwirtschaftlicher Lifestyle-, Sport- oder Wellnessanbieter mit Berührung zum Gesundheitswesen. Rudimentäre Ansätze für eine Integration bieten sich ausgerechnet in letzterem Bereich, und häufig erfolgt diese über die Nutzung von Diensten großer ausländischer Anbieter wie AppleHealth oder GoogleHealth, verbunden mit den entsprechenden Risiken im Bereich des Datenschutzes. Früher kannten uns unsere Bank und unser Kreditkartenanbieter über unser finanziell abgebildetes Konsumverhalten schon recht gut. Heute kennen die großen, primär ausländischen Anbieter digitaler Dienste uns auch dank unserer freizügig mit ihnen geteilten Gesundheitsdaten noch viel besser. Das Ziel sollte sein, etwas digitale Souveränität zurückzuerobern und uns zumindest für die (digitale) Integration unseres nationalen Gesundheitswesens nicht rein auf Dritte zu verlassen. Im Folgenden werfen wir einen Blick auf verschiedene Elemente und Hilfsmittel dazu – seien es allgemeine und übergeordnete Elemente oder Ansätze, die wir bei SWICA bereits aktiv verfolgen.

### 4.3.1 Das elektronische Patientendossier

Mit Blick auf den digitalen Reifegrad des Gesundheitswesens der Schweiz stellt man mit Ernüchterung fest, dass wir im Gegensatz zu den wiederholten hohen Platzierungen in allgemeinen Innovationsrankings weit abgeschlagen auf einem der hinteren Plätze einsortiert sind (Horlacher et al. 2024). Andere Länder, z. B. Dänemark, belegen die ersten Plätze. Als eine der Ursachen gilt das in der Schweiz fehlende oder wenig verbreitete EPD und die fehlende, damit verknüpfte elektronische ID (e-ID). Das die Volksabstimmung zur e-ID am 28. September 2025 mit einem knappen JA ausging, lässt etwas Hoffnung für die zukünftige Entwicklung zu. Das EPD ist als zentrale Datenablage und Datendrehscheibe mit einer patientenzentrierten Daten-Governance (inkl. Datenschutz) ein wesentliches Hilfsmittel für das digitale Gesundheitswesen. Die e-ID bietet einen standardisierten, identifizierenden und gesicherten Zugang dazu an. Ohne das EPD als Baustein für das digitale Fundament des Gesundheitswesens und den einfachen, sicheren Zugang über eine e-ID, fehlt es an einer ganz wesentlichen Grundlage für ein digitales Gesundheitsökosystem. Jetzt ist es nicht vollständig fair, dem Bundesamt für Gesundheit allein den entsprechenden Vorwurf zu machen. Erste Bestrebungen für ein EPD reichen hier nämlich zurück bis in die frühen/mittleren Nuller-Jahre – zurück in eine Zeit, als Blackberry noch der einzige relevante Smartphone-Hersteller war. Warum wir heute, über 20 Jahre später, immer noch kein nützliches EPD vorliegen haben, liegt an der Pluralität der konkurrierenden Interessen im Gesundheitswesen, unserem generellen Misstrauen als Schweizer Gesellschaft gegenüber (potenziell) zentralisierten Systemen und ja, durchaus auch an einer dilettantischen Umsetzung der ersten EPD-Projekte. Und dann hat wohl auch einfach niemand wirklich darauf gewartet – und eine induzierte Nachfrage konnte nicht stimuliert werden.

Aktuell sehen wir eine Art Wettbewerb verschiedener EPD-Anbieter, die sich in Stellung bringen für ein nützlicheres Angebot. Und mit der Legitimation der korrespondierenden e-ID stehen die Chancen so gut wie noch nie, dass wir hier als Gesellschaft neue Möglichkeiten erhalten. Gleichzeitig ist das EPD, so wie es sich heute darstellt, eher als Langzeitarchiv der individuellen Gesundheitsdokumentation konzipiert. Echte Interoperabilität, ein einfacher Datenaustausch zwischen Leistungserbringenden und entsprechende Transparenz für Patient:innen sind damit heute noch nicht erreicht.

### 4.3.2 Digitale Ökosysteme im Gesundheitswesen

Ökosystem ist ein sehr großer Begriff für das, was wir aktuell in Form von Gesundheitsplattformen im Markt vorfinden können. Namentlich die beiden Gesundheitsplattformen Compassana (compassana.ch; hier sind wir als SWICA aktiv beteiligt) und Well (well.ch) bieten eine Verbindung zwischen teilnehmenden Leistungserbringenden (Spitälern, ambulanten Netzwerken, Ärzt:innen, Apotheken, Telemediziner:innen) und Krankenversicherern mit dem Ziel, den jeweiligen Behandlungspfad zu koordinieren und dabei für alle Teilnehmenden zu optimieren. Die Anwendungsfälle reichen von Symptom-Checks über Terminbuchungen und Medikamentennachbestellungen für Patient:innen bis hin zur Darstellung der relevanten Patientendaten und Behandlungshistorien für Ärzt:innen. Aus diesen Plattformen kann – aufbauend auf einem darunterliegenden EPD – irgendwann tatsächlich ein Ökosystem entstehen, an dem sich Kliniken und Arztpraxen mit ihren eigenen Informationssystemen ebenso verbinden wie Therapeut:innen oder sogar Fitness- und Sportanbieter und nicht zuletzt auch wir als Krankenversicherer mit Informationen zur individuellen Versicherungssituation von Patient:innen. Das Ziel: Relevante und korrekte Information am richtigen Ort und im passenden Umfang, durch Patient:innen kontrollierbar, für die Behandlung zur Verfügung zu stellen und damit die Qualität für alle am System Beteiligten zu erhöhen.

### 4.3.3 DigiSanté und Digitale Standards

DigiSanté ist das nationale Programm des Bundesamtes für Gesundheit zur Förderung der digitalen Transformation im Gesundheitswesen (BAG o. J.). Ziel ist es, die Behandlungsqualität, die Patientensicherheit sowie die Effizienz des Gesundheitswesens zu erhöhen. Es ist ergänzend zur Umsetzung des EPD aufgestellt und soll die Basis für eine erfolgreiche digitale Transformation im Gesundheitswesen legen. Dabei liegt der Fokus auf der Orchestrierung verschiedener Akteur:innen und Stoßrichtungen wie z. B. die Definition oder Festlegung von Standards zur Sicherung der Interoperabilität im Datenaustausch zwischen Klinik- und Praxisinformationssystemen. Beispiele für solche Standards sind der *Fast Healthcare Interoperability Resources* Standard (FHIR)[2] der Non-Profit-Organisation Health Level 7 International (HL7) mit ihren jeweiligen Landesorganisationen u. a. in der Schweiz (hl7.ch) und in Deutschland (hl7.de), sowie die eCH E-Government Standards der Fachgruppe *Administration im Gesundheitswesen*[3], die mittels *Swiss Health Information Processing* (SHIP)[4] eine Implementierung zur Abstimmung von Behandlungskosten zwischen Kliniken und Krankenversicherern bieten. Neben dem Fokus auf Standards, ist die Schaffung einer nationalen Infrastruktur für den Datenaus-

[2] s. https://www.hl7.org/fhir/overview.html (Zugegriffen: 19.08.2025)
[3] s. https://www.ech.ch/de/fachgruppen/administration-gesundheitswesen (Zugegriffen: 19.08.2025)
[4] s. https://www.sasis.ch/ship (Zugegriffen: 19.08.2025)

tausch sowie die konkrete Digitalisierung behördlicher Leistungen und die Herstellung der sekundären Nutzung von Daten für Planung, Steuerung und Forschung im Fokus. Das Programm DigiSanté adressiert die ganz großen Themen von nationaler Bedeutung für die digitale Transformation im Gesundheitswesen der Schweiz. Für die Europäische Union ist die *Verordnung über den Europäischen Raum für Gesundheitsdaten* (European Health Data Space, EHDS)[5] den Zielen von DigiSanté vergleichbar. Schnelle Ergebnisse sind weder aus DigiSanté noch aus der EHDS-Verordnung zu erwarten – dafür aber durchaus Grundlagen und Richtungsentscheide, auf denen öffentliche und private Akteur:innen aufsetzen können.

### 4.3.4 Integrierte Versorgungsprogramme: Disease Management digital unterstützt

Chronisch erkrankte Menschen, z. B. mit Diabetes, sind häufig im Kontakt mit unterschiedlichen medizinischen Stellen. Dabei folgen diese Kontakte oft einem etablierten, regelmäßigen zeitlichen Muster und sind nicht auf den konkreten Versorgungsbedarf ausgerichtet. Auf die tatsächliche Befindlichkeit oder den aktuellen Zustand der Person wird bei der Wahl des nächsten Kontakt- oder Behandlungszeitpunktes nur im Fall einer deutlichen Verschlechterung eingegangen. Und dabei kommt es auf die Initiative der betroffenen Person an, die sich aktiv mit dem Bedarf für einen weiteren Kontakt zur medizinischen Stelle meldet. Verbesserungen des Gesundheitszustands oder einfach nur ein gut eingestellter Status Quo führt in diesem herkömmlichen System dagegen selten zu einer direkten Reduktion der Kontaktfrequenz. Die Patient:innen werden im vereinbarten Rhythmus aufgeboten. Das Problem hier ist, dass diese Kontakte entweder zu starr und auf den Leistungserbringenden zentriert ausgestaltet oder zu wenig geplant sind für Fälle, in denen ein früherer Eingriff möglich und sinnvoll wäre.

SWICA hat erkannt: In Kombination mit einem umfassenden Beratungsangebot lässt sich mit Hilfe einer strukturierten, leitlinienkonformen Behandlung eine interprofessionelle Betreuung erreichen, die diese für alle Seiten eher zeitraubende Routine etwas aufzulösen hilft (s. Abb. 4.3).

Aus einem umfassenden Beratungsangebot werden passende Bausteine im Rahmen der individuellen Behandlung integriert. Diese Bausteine umfassen Themen wie Bewegung, Ernährung oder Wohlbefinden bis hin zur tatsächlichen medizinischen Betreuung inkl. passender Medikation. Die medizinische Betreuung und Koordination werden dabei durch digitale Werkzeuge unterstützt und erfolgen aus der Distanz – bei SWICA durch den eigenen telemedizinischen Dienst santé24 (santé24.ch). Das Befinden kann z. B. regelmäßig via App über standardisierte Fragen erhoben, und auf Basis der Rückmeldungen können anschließend weitere Schritte eingeleitet werden. Die stoische Regelmäßigkeit der physischen Untersuchung, die nicht auf das Patientenbedürfnis, sondern auf die Organisation des Gesundheitswesens ausgerichtet ist,

[5] s. https://health.ec.europa.eu/ehealth-digital-health-and-care/european-health-data-space-regulation-ehds_de (Zugegriffen: 19.08.2025)

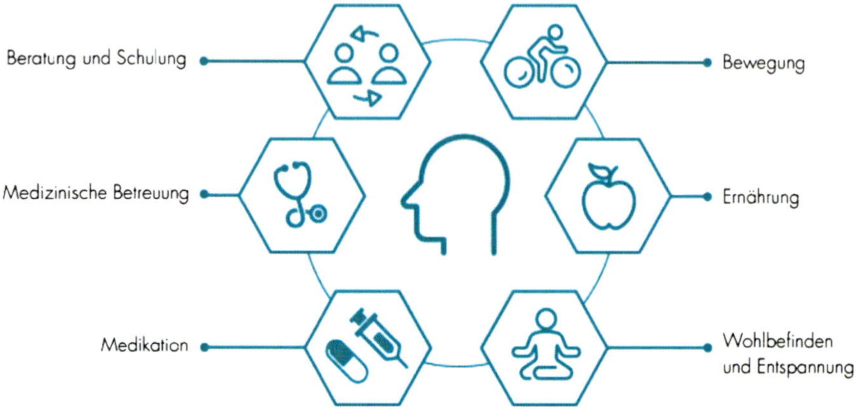


**Abb. 4.3** Umfassendes Beratungsangebot bei einer strukturierten Behandlung chronischer Krankheiten (Bsp.: Diabetes; Bildquelle: SWICA Gesundheitsorganisation)

kann so in vielen Fällen deutlich bedarfsorientierter gestaltet werden und zur Steigerung der Lebensqualität wie auch zur Behandlungseffizienz beitragen. Natürlich werden diese Programme bei SWICA in Partnerschaften mit Universitätsspitälern wissenschaftlich begleitet und unterliegen selbst strengen Qualitätsansprüchen. Und aus digitaler Perspektive lässt sich festhalten, dass es für diese Begleitungen keineswegs hochkomplexer Lösungen bedarf – es sind vielmehr simple mobile Applikationen, die bereits große Wirkung im System entfalten können.

### 4.3.5 Telemedizin

Das telemedizinische Angebot der Schweiz wächst. Neben dem SWICA-Angebot santé24 existieren mit Medgate (medgate.ch) und dem Pionier der Schweizer Telemedizin Medi24 (medi24.ch) umfassende Angebote, die den meisten versicherten Personen in der ein oder anderen Form zur Verfügung stehen. Für viele Menschen bietet die telemedizinische Erstabklärung darum mittlerweile eine willkommene, niederschwellige Möglichkeit, um Zugang zum Gesundheitswesen zu erhalten. Statt mit oder sogar ohne Termin den zunehmend längeren Weg in eine Hausarztpraxis oder Permanence mit entsprechenden Wartezeiten in Kauf nehmen zu müssen, lässt sich vieles unkompliziert im Gespräch am Telefon lösen. Hier zeigt sich im Kleinen bereits die nötige, individuelle Verhaltensänderung, die im Zentrum des oben beschriebenen optimalen Versorgungssystems steht. Statt physischem Besuch und medizinischer Behandlung in einer Praxis erfolgt die Versorgung aus der Distanz – ganz egal, ob die Patient:innen sich zu Hause, irgendwo in der Schweiz oder sogar im Ausland auf Reisen aufhalten. Schüssel für den Erfolg einer solchen Behandlung auf Distanz ist ein gewisses Maß an Selbstkompetenz mit Blick auf die eigene Gesundheit: Kann ich in passenden Worten beschreiben, was mir oder auch einem:einer Angehörigen von mir fehlt (*Health Literacy*)? Bin ich in der Lage,

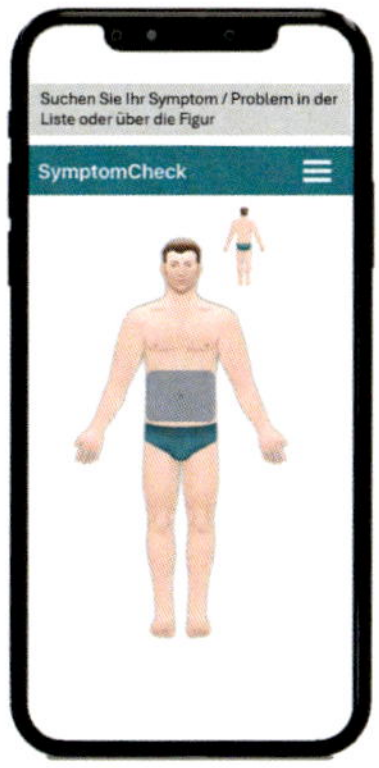


**Abb. 4.4** Symptomcheck der SWICA Telemedizin-App Benecura (Bildquelle: SWICA Gesundheitsorganisation)

die Ratschläge der Ärzt:innen aus der Ferne anzunehmen und umzusetzen (*Patient Adherence*)?

Unterstützung bieten hier verschiedene digitale Hilfsmittel wie z. B. Symptomchecker, eingebettet in telemedizinische Apps, die entsprechende Anbieter ihren Kund:innen zur Verfügung stellen. Auf Basis der über solch einen Symptomcheck erhobenen Daten stehen den Telemediziner:innen erste grundlegende Informationen für ihre Diagnose bzw. zur Vorbereitung auf das persönliche Gespräch mit den Patient:innen zur Verfügung.

Während Symptomchecker (s. Abb. 4.4) eine relativ niederschwellige digitale Unterstützung darstellen, sind sie in ihrer Wirkungsmöglichkeit begrenzt: Was die Patient:innen nicht selbst beschreiben oder anzeigen können, bleibt für die Telemediziner:innen unsichtbar. Um diese Lücke etwas zu schließen, geht SWICA mit ihrer telemedizinischen Praxis santè24 einen Schritt weiter und bietet ihren Kund:innen exklusiv das innovative Telemedizingerät TytoHome (s. Abb. 4.5) an. Dieses Gerät lässt sich etwas vereinfacht als digitale Verlängerung des Stethoskops der

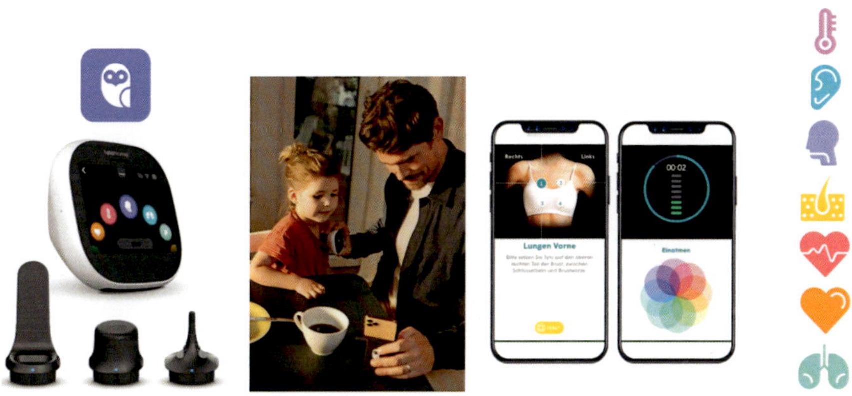


**Abb. 4.5** Innovatives Telemedizingerät TytoHome im Einsatz bei santé24, dem Telemedizinanbieter von SWICA (Bildquelle: SWICA Gesundheitsorganisation)

Mediziner:innen verstehen. Es erlaubt Patient:innen, von sich selbst oder von nahestehenden Personen qualitativ gute Aufnahmen von Herz-, Lungen- oder Darmgeräuschen zu erzeugen. Es ermöglicht Aufnahmen des Hals- und Rachenbereichs sowie des Trommelfells im Ohr und unterstützt dank eines Algorithmus des Maschinellen Lernens (Teilbereich der künstlichen Intelligenz) dabei, dass auf dem aufgenommenen Bild dann tatsächlich die Mandeln oder das Trommelfell zu sehen sind.

Telemedizin spielt also bereits heute eine Rolle in der koordinierten Versorgung und bietet sich als Baustein für die weitere Entwicklung von VBHC an. Die digitalen Werkzeuge dafür stehen parat, sind in der Schweiz seit vielen Jahren erprobt und haben sich im Einsatz nicht nur bei SWICA bereits umfassend bewährt.

## 4.4 Mein Ausblick: Optimistisch

Die Erkenntnis, dass wir als Gesellschaft von einem Paradigmenwechsel im Gesundheitswesen profitieren, wächst nicht nur im professionellen Umfeld. Auch der breiteren Gesellschaft wird zunehmend klar, dass wir den anstehenden Herausforderungen der älter werdenden Gesellschaft, bei sich gleichzeitig verschärfendem Fachkräftemangel, im medizinischen Bereich nicht mit den Mitteln, Methoden und Systemen der Vergangenheit begegnen können. Dazu tragen Gesellschaften wie die Swiss Association for Value Based Healthcare genauso bei wie viele andere Institutionen aus den verschiedensten Bereichen im Gesundheitswesen, die gemeinsam oder einzeln Initiativen in Richtung VBHC vorantreiben und Beiträge an eine qualitativ bessere und effizientere Gesundheitsversorgung in der Schweiz leisten. Die politischen Akteur:innen sind ebenfalls in Bewegung und versuchen, entsprechende Rahmenbedingungen zu schaffen.

Sichtbar wird das insgesamt, neben konkreten Initiativen oder Innovationen, auch in Aufrufen wie der Schweizer Erklärung zur patientenzentrierten Versorgung von VBHC und dem Thinktank Swiss Patient Compass (VBHCSuisse o. J.), die bereits von einer zunehmenden Anzahl relevanter Institutionen und Privatpersonen aus dem Gesundheitswesen unterzeichnet wurde und unterstützt wird. Sie steht im Übrigen auch weiteren Interessierten über die Webseite der VHBCSuisse für die Unterzeichnung zur Verfügung.

Neben der wachsenden gesellschaftlichen Erkenntnis zum notwendigen Wandel unseres Gesundheitswesens existieren sehr viele Schweizer Startups im medizintechnischen Bereich, dank deren Innovation sich die Behandlungsqualität weiterentwickeln wird. Gleichzeitig braucht es für die Koordination des Systems gar nicht unbedingt immer Hochtechnologie. Das Beispiel der Disease-Management-Programme von SWICA zeigt, dass oft ganz einfache Werkzeuge bereits den angestrebten Paradigmenwechsel sinnvoll und effizient unterstützen können. Bausteine wie die e-ID, das EPD, Datenaustauschstandards und Plattformen für die Entwicklung des digitalen Gesundheitsökosystems bergen das Potenzial, diesen Wandel positiv zu beschleunigen und entsprechend Raum zu bieten, in dem sich einfache Werkzeuge entwickeln lassen.

Insgesamt stimmen mich die Entwicklungen im Gesundheitswesen optimistisch. Ja natürlich – es könnte schneller gehen. Als Informatiker bin ich von Natur aus beim Blick auf technisch befähigte Entwicklungen eher ungeduldig. Gleichzeitig geht es um unser wohl wichtigstes individuelles Gut – *unsere Gesundheit*. Und die hat es verdient, dass wir unser Gesundheitswesen bedächtig und abgesicherter entwickeln als andere Bereiche unseres Lebens. Die inhaltlichen und formellen sowie politischen Grundlagen für eine echte digitale Transformation sind am Entstehen, die benötigten Technologien stehen parat und haben sich in anderen Bereichen bewährt. Jetzt kommt es bald nur noch darauf an, dass wir uns als Individuum vor dem Wandel nicht verstecken. Lassen wir uns also darauf ein, wann immer sich die Möglichkeit bietet, und heben wir gemeinsam und individuell die Potenziale, die sich durch eine digital unterstützte Value-based-Healthcare-Transformation in unserem Gesundheitswesen schon heute erschließen. Dabei sind die Ansätze, die in diesem Beitrag mit Schwerpunkt auf die Situation in der Schweiz besprochen wurden, sicherlich auch als entsprechende Impulse für unsere Nachbarländer Deutschland und Österreich nutzbar.

## Literatur

BAG (o. J.) DigiSanté: Förderung der digitalen Transformation im Gesundheitswesen. Bundesamt für Gesundheit (BAG) (https://www.bag.admin.ch/de/digisante-foerderung-der-digitalen-transformation-im-gesundheitswesen. Zugegriffen: 13.06.2025)

BAG (2024) Anhaltendes Kostenwachstum führt zu erneuter Prämienerhöhung im Jahr 2025. Bundesamt für Gesundheit (BAG) (https://www.bag.admin.ch/bag/de/home/das-bag/aktuell/news/news-26-09-2024-1.html. Erstellt: 26.09.2024. Zugegriffen: 22.05.2024)

Ernst S-C, Bilici M, Rüter F (2024) Aufbrechen – Katalysatoren für die Umsetzung von Value-based Healthcare in der Schweiz. VBHCSUISSE – Swiss Society for Value Based Healthcare (https://www.interpharma.ch/wp-content/uploads/2025/06/ab-271303209_iph_value_based-healthcare_gzd.pdf. Erstellt: 05.06.2025. Zugegriffen: 19.08.2025)

Horlacher M-L, Freytag C, Sograte S (2024) Digitale Transformation des Gesundheitswesens: Verpasst die Schweiz die Zukunft? Oliver Wyman. https://www.oliverwyman.ch/content/dam/oliver-wyman/europe/switzerland/2024/digital-health-switzerland-report-2024.pdf. Zugegriffen: 19. Aug. 2025

Hostettler S, Kraft E (2025) FMH-Ärztestatistik 2024 – tiefe Grundversorgerdichte. Schweizerische Ärztezeitung, Bulletin des Médecins Suisse, Bollettino dei Medici Svizzeri. https://www.fmh.ch/files/pdf32/a250542_00_fmh_saz_11-12-2025_aerztestatistik_de.pdf (Erstellt: 03.2025). Zugegriffen: 22. Mai 2025

Marty F (2022) Die wahren Gründe für deutlich steigende Krankenkassenprämien. economiesuisse. https://www.economiesuisse.ch/de/artikel/die-wahren-gruende-fuer-deutlich-steigende-krankenkassenpraemien (Erstellt: 7. Okt. 2022). Zugegriffen: 22. Mai 2024

priminfo (o. J.) Kennzahlen Krankenversicherer. priminfo. https://www.priminfo.admin.ch/de/zahlen-und-fakten/kennzahlen. Zugegriffen: 22. Mai 2025

Schneider B (2018) CityLab University: Induced Demand. Bloomberg. https://www.bloomberg.com/news/articles/2018-09-06/traffic-jam-blame-induced-demand (Erstellt: 6. Sept. 2018). Zugegriffen: 5. Juni 2025

SWICA (o. J.) Die SWICA Gesundheitsorganisation. SWICA. https://www.swica.ch/de/ueber-swica/portrait/ueberblick. Zugegriffen: 3. Juni 2025

VBHCSuisse (o. J.) Swiss Declaration on Patient Priori. VBHCSUISSE – Swiss Society for Value Based Healthcare. https://www.vbhc.ch/swiss-declaration-on-patient-priority. Zugegriffen: 19. Aug. 2025

# 5 Innovation und Digitale Souveränität müssen kein Widerspruch sein

Agnieszka Sitarska, Mehdi Saadallah und Willi Wöllner

**Zusammenfassung**

Digitale Souveränität ist im europäischen Gesundheitswesen zu einem strategischen Thema geworden, wird jedoch häufig als Innovationshemmnis verstanden. Der Beitrag widerlegt vier zentrale Mythen: die Gleichsetzung mit lokaler Datenspeicherung, eine vermeintliche Einschränkung von Innovation durch Künstliche Intelligenz, die Beschränkung auf große Institutionen sowie die Annahme, Interoperabilität entstehe automatisch durch Technik. Digitale Souveränität wird als Frage der Kontrolle über Daten, Governance und rechtliche Rahmenbedingungen verstanden – nicht als Autarkie. Föderierte Cloud-Modelle und Privacy-Enhancing Technologies zeigen, dass Innovation und Compliance vereinbar sind. Zusätzlich wird die Notwendigkeit aktiver Cybersecurity-Maßnahmen als zentrales Element digitaler Souveränität betrachtet. Ein Vorschlag für einen sechs-dimensionalen Business Case verdeutlicht den strategischen Mehrwert in Form von regulatorischer Resilienz, Sicherheit, Ökosystemfähigkeit und datengetriebener Wertschöpfung. Digitale Souveränität kann sich damit als Grundlage nachhaltiger Innovationsfähigkeit erweisen.

**Schlüsselwörter**

Daten-Governance · Digitale Souveränität · Innovation im Gesundheitswesen · Interoperabilität · Security-by-Design · Souveräne Cloud

A. Sitarska (✉) · M. Saadallah
Atos, Zürich, Schweiz
E-Mail: agnieszka.sitarska@atos.net

M. Saadallah
E-Mail: mehdi.saadallah@atos.net

W. Wöllner
Atos, Leipzig, Deutschland
E-Mail: willi.woellner@atos.net



S. D'Onofrio, C. Russ (Hrsg.), *Digital HealthTech*, Edition HMD,
https://doi.org/10.1007/978-3-658-51795-3_5

## 5.1 Einleitung

Digitale Souveränität hat sich in den letzten Jahren zu einem zentralen Thema im europäischen Gesundheitswesen entwickelt (Madiega 2020; WEF 2025). Getrieben durch zunehmende Regulierung, steigende Anforderungen an Datenschutz und Cybersicherheit sowie den wachsenden Einsatz datenintensiver Technologien wie Künstlicher Intelligenz (KI) stehen Organisationen vor der Aufgabe, ihre digitalen Infrastrukturen neu auszurichten (Hummel et al. 2021). Gleichzeitig ist der Innovationsdruck auch im Gesundheitswesen hoch: Effizienzsteigerungen, eine höhere Versorgungsqualität trotz zunehmenden Fachkräftemangel und neue datenbasierte Geschäftsmodelle erfordern flexible, skalierbare und leistungsfähige IT-Architekturen (Matusiewicz et al. 2017). In der wirtschaftlichen Praxis wird digitale Souveränität, bzw. die damit verbundenen Regulatorien, jedoch häufig als Spannungsfaktor wahrgenommen (Grinblat et al. 2022; Woon Nam 2024). Sie gilt als kostenintensiv, innovationshemmend oder als Thema, das primär regulatorisch motiviert ist. Diese Wahrnehmung prägt strategische Entscheidungen in Unternehmen, Krankenhäusern und bei digitalen Gesundheitsanbietern, oft mit langfristigen Folgen für Abhängigkeiten, Skalierbarkeit und Handlungsfähigkeit.

Der vorliegende Beitrag nimmt diese Perspektive aus der Praxis auf und setzt sich kritisch mit verbreiteten Annahmen auseinander. Aus Sicht eines IT-Dienstleisters wird gezeigt, dass viele der gängigen Mythen über digitale Souveränität auf verkürzten technischen oder organisatorischen Vorstellungen beruhen. Wünschenswert wäre es, digitale Souveränität nicht als abstrakten politischen Anspruch, sondern als gestaltbares industrielles Konzept einzuordnen, das Innovation ermöglichen und wirtschaftlichen Mehrwert erzeugen kann.

## 5.2 Die zentrale These: Souveränität steht nicht im Widerspruch zu Innovation

Digitale Souveränität steht nicht im Gegensatz zu Innovation, sondern kann deren strategische Grundlage bilden. Dennoch hält sich in der Praxis, speziell in Führungsgremien, Investorengesprächen und Boardroom-Diskussionen, weiterhin die Annahme, dass Souveränität Innovation behindere. Sie wird häufig als regulatorischer Overhead wahrgenommen und nicht als gestaltbares Enablement. Daraus folgt die implizite Schlussfolgerung, dass Organisationen zwischen Souveränität und Innovation wählen müssten.

Dieser Beitrag setzt sich kritisch mit dieser Sichtweise auseinander. Er zeigt auf, dass zentrale Mythen über digitale Souveränität weder einer differenzierten technischen Betrachtung noch einer strategischen Analyse standhalten. In der Praxis können sie zu Investitionsentscheidungen führen, die bestehende Abhängigkeiten verstärken und die mittelfristige Handlungsfähigkeit von Organisationen einschränken.

Es wird versucht, nicht normativ zu argumentieren, sondern nachvollziehbar darzulegen, warum die häufig vorgebrachten Gegenargumente in dieser Pauschalität nicht zutreffen. Gleichzeitig wird gezeigt, dass Organisationen, die Souveränität als gestaltbares strategisches Prinzip verstehen, ihre Innovationsfähigkeit langfristig stärken können (Atos 2025a).

## 5.3 Die vier zentralen Mythen und ihre Einordnung

### 5.3.1 Mythos 1: „Souveränität bedeutet lokale Speicherung – und ist damit wirtschaftlich nicht skalierbar"

Ein zentrales Missverständnis besteht darin, digitale Souveränität mit physischer Datenlokalität gleichzusetzen. In dieser Vorstellung müssen alle Daten zwingend im jeweiligen Heimatland gespeichert werden, was häufig mit dem Verzicht auf Cloud-Services, internationalem Datenaustausch und skalierbaren Betriebsmodellen verbunden wird. Daraus ergibt sich die Annahme, souveräne Architekturen seien wirtschaftlich ineffizient und technisch begrenzt.

In der operativen Realität wird digitale Souveränität jedoch nicht primär über den physischen Speicherort definiert, sondern über die Kontrolle über den gesamten Datenlebenszyklus. Dazu zählen insbesondere Zugriffskontrolle, Zweckbindung, Verschlüsselung, Nachvollziehbarkeit und Governance-Mechanismen, unabhängig davon, wo die Daten technisch gehostet sind.

Diese Differenzierung erlaubt neue Architekturansätze. Föderierte Cloud-Modelle ermöglichen es, Daten in einem Land zu speichern und gleichzeitig verteilte, skalierbare Systeme zu betreiben, sofern die datenhaltende Organisation die Kontrolle über Zugriffs- und Nutzungsregeln behält. Auch innerhalb der EU vernetzte Cloud-Infrastrukturen können souverän betrieben werden, solange rechtliche und technische Kontrollmechanismen wirksam umgesetzt sind (Blancato 2024).

Ein praxisnahes Beispiel wäre die Nutzung eines Cloud-Dienstes innerhalb der EU durch eine österreichische Gesundheitseinrichtung, bei dem die Daten physisch in Deutschland gespeichert werden. Entscheidend ist hierbei nicht der Standort, sondern dass die Einrichtung selbst definiert, wer auf die Daten zugreifen darf, wie sie verschlüsselt sind und welche Nutzungen zulässig sind. Die externe Infrastruktur beeinträchtigt die Souveränität nicht, solange keine unkontrollierten Drittstaaten-Zugriffe erfolgen (Gharote et al. 2022).

***Strategische Einordnung*** Souveränität und Cloud-Skalierbarkeit schließen sich nicht aus, sondern lassen sich gezielt kombinieren.

### 5.3.2 Mythos 2: „Souveräne Lösungen schränken Innovation im Gesundheitswesen ein"

Ein weiterer verbreiteter Mythos basiert auf der Annahme eines kausalen Zusammenhangs zwischen Datenkontrolle und Innovationsfähigkeit. Die implizite These lautet, dass datenintensive Innovationen, insbesondere im KI-Bereich, zwangsläufig eine zentrale Zusammenführung von Daten erfordern und daher mit souveränen Architekturen unvereinbar seien.

Diese Annahme greift jedoch zu kurz. Technologische Entwicklungen im Bereich der Privacy-Enhancing Technologies[1] (PETs) ermöglichen es in vielen Anwendungsfällen, analytische Verfahren und KI-Modelle einzusetzen, ohne sensible Rohdaten zentral offenzulegen. Dazu zählen unter anderem föderiertes Lernen, Confidential Computing[2], differenzielle Privatsphäre und – in spezifischen Szenarien – homomorphe Verschlüsselung (Pati et al. 2024).

Solche Ansätze erlauben es, Modelle über verteilte Datenbestände hinweg zu trainieren, während die Daten unter der Kontrolle der jeweiligen Organisationen verbleiben. Pilot- und Demonstrationsprojekte wie VELES[3] zeigen exemplarisch, wie KI-Modelle auf dezentralen europäischen Gesundheitsdaten trainiert werden können. Die daraus entstehenden Modelle profitieren von heterogenen Versorgungsrealitäten und bleiben zugleich unter europäischer Governance.

Auch Confidential-Computing-Ansätze eröffnen zusätzliche Möglichkeiten, Analysen in Cloud-Umgebungen durchzuführen, ohne dass Infrastrukturbetreiber Einblick in sensible Daten erhalten. Diese Technologien ersetzen nicht alle bestehenden Analyseverfahren, erweitern jedoch den Handlungsspielraum für datenschutzkonforme Innovation erheblich.

***Strategische Einordnung*** Souveräne Architekturen verändern die Art und Weise, wie Innovation umgesetzt wird. Sie stellen keine grundsätzliche Einschränkung dar, sondern ermöglichen Innovation unter kontrollierten Rahmenbedingungen.

### 5.3.3 Mythos 3: „Nur große Krankenhäuser und Behörden müssen sich um Souveränität kümmern"

Digitale Souveränität wird häufig als Thema großer Institutionen betrachtet. Diese Sichtweise vernachlässigt jedoch die Bedeutung souveräner Architekturen entlang der gesamten Wertschöpfungskette.

Gerade kleinere Anbieter, Start-ups und digitale Gesundheitsplattformen stehen vor der Herausforderung, in einem fragmentierten regulatorischen Umfeld zu skalieren. Unterschiedliche nationale Auslegungen der Datenschutz-Grundverordnung (DSGVO), heterogene E-Health-Anforderungen und verschiedene technische Standards führen zu erhöhtem Aufwand und verzögern Markteintritte.

Föderierte Architekturansätze und Initiativen wie der European Health Data Space (EHDS)[4] zielen darauf ab, diese Fragmentierung zu reduzieren. Anwen-

[1] s. https://www.oecd.org/en/topics/privacy-enhancing-technologies.html (Zugegriffen: 14.02.2026)
[2] s. https://confidentialcomputing.io (Zugegriffen: 14.02.2026)
[3] s. https://veleshub.eu (Zugegriffen: 14.02.2026)
[4] s. https://health.ec.europa.eu/ehealth-digital-health-and-care/european-health-data-space-regulation-ehds_en (Zugegriffen: 14.02.2026)

dungen, die von Beginn an interoperabel und datenschutzkonform konzipiert sind, können perspektivisch einfacher grenzüberschreitend eingesetzt werden. In diesem Kontext wird Souveränität nicht zum Hemmnis, sondern zu einem Enabler für Skalierung.

Darüber hinaus wirkt Souveränität vertrauensbildend. Transparente Datenflüsse, klare Governance-Strukturen und nachvollziehbare Entscheidungsprozesse erhöhen die Akzeptanz bei Patient:innen, Partnern und Aufsichtsbehörden (Liaw und Godinho 2026).

***Strategische Einordnung*** Für innovative Anbieter ist digitale Souveränität kein nachgelagertes Thema, sondern ein potenzieller Differenzierungs- und Vertrauensfaktor.

### 5.3.4 Mythos 4: „Interoperabilität entsteht automatisch durch technische Fortschritte"

Technologische Standards wie Fast Healthcare Interoperability Resources (FHIR)[5] oder Health Level Seven (HL7)[6] sind notwendige Voraussetzungen für Interoperabilität, reichen jedoch allein nicht aus. Die Annahme, dass Interoperabilität primär ein technisches Problem sei, unterschätzt die Komplexität organisatorischer und institutioneller Abstimmung.

Interoperabilität erfordert zusätzlich klare Governance-Strukturen, abgestimmte Zuständigkeiten und verbindliche Regelwerke. Europäische Initiativen wie der EHDS und bestehende E-Health-Netzwerke verdeutlichen, dass technische Standards erst dann wirksam werden, wenn sie durch institutionelle Koordination ergänzt werden.

Ohne solche Governance-Mechanismen bleibt Interoperabilität häufig auf theoretischer Ebene, selbst wenn Systeme technisch kompatibel sind. Erst durch verbindliche Regelungen zu Zugriffsrechten, Verantwortlichkeiten und Durchsetzung wird grenzüberschreitender Datenaustausch praktikabel (Caballero et al. 2023).

***Strategische Einordnung*** Governance ist kein Zusatz zur Technik, sondern ein integraler Bestandteil funktionierender Interoperabilität.

## 5.4 Cybersicherheit als Kerndimension digitaler Souveränität

Nach dieser kritischen Reflexion von möglichen Mythen und deren Aufklärung wird nun ein weiteres, kritisches und relevantes Element der digitalen Souveränität betrachtet, die Cybersicherheit. Digitale Souveränität impliziert die systematische

[5] s. https://future.hospital/wissensdatenbank/details/fhir-im-gesundheitswesen-grundlagen-einsatz-und-herausforderungen (Zugegriffen: 14.02.2026)
[6] s. https://www.hl7.org (Zugegriffen: 14.02.2026)

Verankerung von Cybersicherheit als grundlegendes Prinzip, um die Vertraulichkeit, Integrität und Verfügbarkeit von Gesundheitsdaten in dezentralen Ökosystemen sicherzustellen. Die rasche Digitalisierung hat zugleich größere Angriffsflächen geschaffen und macht Gesundheitssysteme zunehmend anfällig für Cyberbedrohungen wie Ransomware, Datenlecks sowie Lieferkettenangriffe auf medizinische Geräte, die durch das Internet of Things (IoT) vernetzt sind, und Softwareabhängigkeiten (Keshta 2022).

Das Gesundheitswesen zählt heute zu den besonders stark im Fokus stehenden Zielbranchen für Ransomware-Akteur:innen und staatlich unterstützte Cyberangriffen. Die zunehmende Nutzung vernetzter Geräte, externer KI-Modelle und telemedizinischer Anwendungen erhöht die Komplexität der Lieferkettenrisiken. Vor diesem Hintergrund gewinnen Cyber-Bedrohungsmodellierung und kontinuierliches Schwachstellenmanagement strukturell an Bedeutung bei der Implementierung digitaler Gesundheitslösungen (He et al. 2021). Aufkommende Quantenentschlüsselungsfähigkeiten verstärken zudem den Handlungsdruck hinsichtlich quantenresistenter Verschlüsselungsverfahren (SaberiKamarposhti et al. 2024).

Diese Entwicklungen sind nicht nur vor dem Hintergrund europäischer Datenschutz- und Datenrauminitiativen relevant, sondern auch im Kontext spezifischer Cybersicherheitsregulierungen wie der NIS2 Richtlinie, die Anforderungen an Incident Response, Risikomanagement und Business-Continuity-Strukturen formuliert. Der Aufbau einer proaktiven Cybersecurity-Kultur und -Governance kann in diesem Zusammenhang dazu beitragen, rechtliche, reputative und operative Risiken systematisch zu reduzieren und zugleich das Vertrauen von Patient:innen, Partnern und Aufsichtsbehörden zu stabilisieren (Biasin und Kamenjašević 2022).

## 5.5 Business Case für Souveränität: Sechs Dimensionen strategischer Wertschöpfung

Die Einordnung der Mythen und die Notwendigkeit von Cybersecurity-Maßnahmen zeigen, dass digitale Souveränität nicht auf regulatorische Pflichterfüllung reduziert werden sollte. Organisationen benötigen darüber hinaus eine wirtschaftliche Perspektive: Welchen konkreten Mehrwert erzeugt Souveränität?

Ein Vorschlag für die Entwicklung eines Business Cases lässt sich entlang sechs Dimensionen strukturieren, die verdeutlichen, dass Investitionen in Souveränität strategische Fähigkeiten aufbauen können und nicht primär Compliance-Overhead darstellen.

### 5.5.1 Dimension 1: Datenhoheit und regulatorische Resilienz

Datenhoheit bildet die Voraussetzung, um regulatorische Anforderungen effizient umzusetzen und auf neue Vorgaben flexibel zu reagieren. Organisationen mit klarer Kontrolle über ihre Daten können Anpassungen an neue Rechte, Meldepflichten oder Zugriffsregelungen deutlich schneller vornehmen als solche mit stark externalisierten Datenhaltungen.

***Implikation*** Datenhoheit reduziert regulatorische Risiken und senkt langfristig Compliance-Kosten.

### 5.5.2 Dimension 2: Technologiegestützte Versorgung und klinische Exzellenz

Souveräne Architekturen ermöglichen den Aufbau interoperabler Datenräume, in denen KI-basierte Analysen, Entscheidungsunterstützung und personalisierte Versorgungsmodelle umgesetzt werden können, ohne die Kontrolle über sensible Daten aufzugeben.

***Implikation*** Digitale Souveränität unterstützt qualitativ hochwertige, datengestützte Versorgung.

### 5.5.3 Dimension 3: Vernetzte Ökosysteme und One-Health-Innovation

Organisationen mit souveränen Architekturen können aktiv an sektorübergreifenden Datenräumen teilnehmen, ohne zentrale Kontrolle über ihre Daten abzugeben. Dies erleichtert Kooperationen mit Forschung, Versorgung, Public Health und Industrie.

***Implikation*** Souveränität ermöglicht Netzwerk- und Ökosystemeffekte statt Isolation.

### 5.5.4 Dimension 4: Resiliente Betriebsmodelle und Security-by-Design

Dezentrale, modulare IT-Architekturen erhöhen die Resilienz gegenüber Cyberangriffen, Systemausfällen und regulatorischen Veränderungen. Security-by-Design bedeutet dabei, Sicherheitsanforderungen bereits in der Konzeptions- und Architekturphase systematisch zu berücksichtigen, anstatt sie nachträglich zu ergänzen. IT-Sicherheit wird somit von Beginn an als gleichrangiges Gestaltungsprinzip neben Funktionalität, Performance und Wirtschaftlichkeit integriert und bildet einen integralen Bestandteil des Betriebsmodells.

***Implikation*** Souveräne Architekturen erhöhen Betriebssicherheit und Stabilität.

### 5.5.5 Dimension 5: Wertschöpfung durch datengetriebene Geschäftsmodelle

Datenhoheit ermöglicht es, Daten kontrolliert für interne Optimierung, Forschung und neue Services zu nutzen, ohne Souveränität aufzugeben. Wertschöpfung entsteht durch Nutzung, nicht durch Datenabgabe.

***Implikation*** Digitale Souveränität eröffnet neue, nachhaltige Erlösmodelle.

### 5.5.6 Dimension 6: Vertrauen und Cybersicherheit als strategische Grundlage

Vertrauen gilt als wesentliche Voraussetzung für die nachhaltige Akzeptanz digitaler Gesundheitslösungen. In datenintensiven und vernetzten Versorgungsstrukturen ist dieses Vertrauen eng mit der Wirksamkeit technischer und organisatorischer Cybersicherheitsmaßnahmen verbunden. Dazu zählen unter anderem Zero-Trust-Architekturen, bei denen grundsätzlich keinem Nutzer oder System automatisch vertraut wird und jeder Zugriff überprüft werden muss, kontinuierliches Sicherheitsmonitoring sowie ein strukturiertes Identitäts- und Zugriffsmanagement. Die systematische Integration dieser Sicherheitsmechanismen trägt dazu bei, Innovationspotenziale zu nutzen, ohne die Sicherheit von Patient:innen oder die Integrität sensibler Daten zu gefährden (Vukotich 2023).

***Implikation*** Strategisch verankerte Cybersicherheit stärkt Vertrauen, erhöht Systemresilienz und bildet die Grundlage nachhaltiger digitaler Wertschöpfung.

## 5.6 Von Analyse zu Handlung: Souveräne Cloud-Modelle als praktische Ausprägung digitaler Souveränität

Anhand der Ausführungen zeigt sich, dass viele Vorbehalte gegenüber digitaler Souveränität auf vereinfachten Annahmen beruhen. Gleichzeitig wird deutlich, dass souveräne Architekturen messbare organisatorische und wirtschaftliche Effekte entfalten können (Madiega 2020).

Ein grundlegendes Missverständnis im Diskurs um digitale Souveränität besteht darin, Souveränität mit vollständiger technischer Autarkie gleichzusetzen. Digitale Souveränität bedeutet nicht, sämtliche IT-Systeme ausschließlich auf eigenen On-Premise-Infrastrukturen zu betreiben. Für die meisten europäischen Organisationen wäre ein solcher Ansatz weder technisch sinnvoll noch wirtschaftlich tragfähig. Ein modernes Verständnis von Souveränität basiert daher nicht auf Isolation, sondern auf Kontrolle.

Als Beispiel können souveräne Cloud-Modelle in diesem Kontext einen praktikablen Mittelweg darstellen (European Commission 2025). Sie verbinden die Vorteile moderner Cloud-Technologien von Skalierbarkeit, Flexibilität und automatisierte Betriebsmodelle mit klaren Anforderungen an Datenhoheit, rechtliche Kontrolle und Governance. Kennzeichnend ist, dass Daten und Metadaten innerhalb einer definierten nationalen oder regionalen Jurisdiktion verbleiben und dem dort geltenden Rechtsrahmen unterliegen. Gleichzeitig wird sichergestellt, dass externe Zugriffe, insbesondere durch Behörden anderer Staaten, nur auf Basis klar geregelter rechtlicher Verfahren erfolgen können. In grenzüberschreitenden Cloud-Konstellationen wird diese Diskussion häufig mit extraterritorialen Zugriffsregelungen wie dem US CLOUD Act verknüpft, der die Debatte um juristische Kontrolle und rechtliche Durchsetzbarkeit in internationalen Dateninfrastrukturen verstärkt hat (Blancato und Carr 2024).

Eine souveräne Cloud kann dabei öffentlich oder privat betrieben werden, entscheidend ist jedoch der regulatorische Rahmen. Der physische Speicherort der Daten befindet sich innerhalb der jeweiligen Jurisdiktion, und sämtliche Betriebs- und Sicherheitsprozesse sind an deren rechtliche Vorgaben gebunden. Moderne souveräne Cloud-Angebote nutzen dabei etablierte Sicherheits- und Betriebsmechanismen wie Ende-zu-Ende-Verschlüsselung, fein granulierte Zugriffskontrollen, Zero-Trust-Architekturen, Netzwerksegmentierung und kontinuierliches Sicherheitsmonitoring (European Commission 2025).

Deutschland bietet hierfür ein konkretes Beispiel. Mit dem vom Bundesamt für Sicherheit in der Informationstechnik (BSI) entwickelten Cloud Computing Compliance Controls Catalogue (C5) existiert ein umfassender, auditierter Sicherheitsstandard für Cloud-Services (BSI 2020). Eine BSI-C5-Zertifizierung weist nach, dass Cloud-Angebote definierte Anforderungen an Informationssicherheit, Transparenz und Datenschutz erfüllen. Dazu zählen unter anderem die Einhaltung nationaler Datenschutzvorgaben, ein nachweislich hohes Sicherheitsniveau sowie klar geregelte Zugriffs- und Kontrollmechanismen.

Für Organisationen bedeutet dies, dass sie die wirtschaftlichen und technischen Vorteile von Cloud-Infrastrukturen nutzen können, ohne die Kontrolle über ihre Daten und Prozesse aufzugeben. Automatisierung, elastische Kapazitäten und reduzierte Betriebsaufwände lassen sich mit regulatorischer Compliance und organisatorischer Selbstbestimmung verbinden.

Der entscheidende Unterschied liegt damit zwischen Souveränität und Autarkie: Während Autarkie auf Abschottung und Isolation abzielt, beschreibt digitale Souveränität die Fähigkeit, externe Technologien kontrolliert und verantwortungsvoll zu integrieren. Unter diesen Voraussetzungen kann Europa moderne digitale Technologien nutzen und gleichzeitig die Hoheit über Daten, Prozesse und Governance bewahren.

## 5.7 Mehr Mut für Souveränität

Der Beitrag zeigt, dass digitale Souveränität und Innovation im Gesundheitswesen kein Widerspruch sein müssen. Viele der verbreiteten Vorbehalte gegenüber souveränen Architekturen beruhen auf vereinfachten Annahmen über Datenlokalität, technologische Abhängigkeiten oder regulatorische Zwänge. Eine differenzierte

Betrachtung moderner Architekturansätze, Governance-Modelle und technischer Entwicklungen verdeutlicht, dass Souveränität in erster Linie eine Frage von Kontrolle, Gestaltung und Verantwortung ist – nicht von Isolation oder technologischem Verzicht.

Aus industrieller Perspektive wird deutlich, dass digitale Souveränität z. B. in der Form einer souveränen Cloud (Atos 2025b) konkrete wirtschaftliche Effekte entfalten kann. Sie stärkt regulatorische Anpassungsfähigkeit, erhöht betriebliche Resilienz, erleichtert die Einbindung in vernetzte Ökosysteme und eröffnet neue Möglichkeiten datenbasierter Wertschöpfung. Damit wird sie zu einem strategischen Faktor, der über reine Compliance-Anforderungen hinausgeht.

Die eigentliche Herausforderung liegt weniger in der grundsätzlichen Entscheidung für digitale Souveränität, sondern in ihrer operativen Umsetzung. Dies umfasst den Aufbau geeigneter Governance-Strukturen, die Auswahl passender technischer Architekturen sowie die Entwicklung organisatorischer und personeller Kompetenzen. Organisationen, die digitale Souveränität frühzeitig als gestaltbares Industrieprinzip begreifen, können Innovationsfähigkeit, Vertrauen und langfristige Wettbewerbsposition im europäischen Gesundheitswesen nachhaltig stärken.

**Hinweis** Bei der Überarbeitung dieses Beitrags kam punktuell ChatGPT und DeepL zum Einsatz, um die sprachliche Qualität zu optimieren.

## Literatur

Atos (2025a) Don't let digital sovereignty catch you off guard. Atos SE. https://atos.net/en/lp/is-your-digital-strategy-ready-to-accelerate-innovation. Zugegriffen: 30. Dez. 2025

Atos (2025b) Your data, your sovereignty – Accelerating your journey to a trusted cloud. Atos SE. https://atos.net/wp-content/uploads/2024/01/atos-brochure-sovereign-cloud.pdf. Zugegriffen: 22. Dez. 2025

Biasin E, Kamenjašević E (2022) Cybersecurity of medical devices: new challenges arising from the AI Act and NIS 2 Directive proposals. Int Cybersecur Law Rev 3(1):163–180. https://doi.org/10.1365/s43439-022-00054-x

Blancato FG (2024) The cloud sovereignty nexus: how the European Union seeks to reverse strategic dependencies in its digital ecosystem. Policy Internet 16(1):12–32. https://doi.org/10.1002/poi3.358

Blancato FG, Carr M (2024) The trust deficit. EU bargaining for access and control over cloud infrastructures. J Eur Public Policy. https://doi.org/10.1080/13501763.2024.2441418

BSI (2020) Kriterienkatalog C5 – Cloud Computing Compliance Criteria Catalogue. Bundesamt für Sicherheit in der Informationstechnik (https://www.bsi.bund.de/dok/7685384. Zugegriffen: 05.12.2025)

Caballero I, Gualo F, Rodríguez M, Piattini M (2023) Maturity models for data governance. In: Caballero I, Piattini M (Hrsg) Data governance. Springer Nature Switzerland, Cham, S 139–162. https://doi.org/10.1007/978-3-031-43773-1_7

European Commission (2025) Cloud Sovereignty Framework. European Commission. https://commission.europa.eu/document/download/09579818-64a6-4dd5-9577-446ab6219113_en. Zugegriffen: 18. Dez. 2025

Gharote M, Mondal S, Roy S, Sahu P, Ramamurthy A (2022) Decision support framework for data residency compliance in cloud. CSI Trans ICT 10(1):61–69. https://doi.org/10.1007/s40012-022-00349-8

Grinblat R, Etterer D, Plugmann P (2022) Innovationen im Gesundheitswesen: Rechtliche und ökonomische Rahmenbedingungen und Potentiale. Springer, Wiesbaden. https://doi.org/10.1007/978-3-658-33801-5

He Y, Aliyu A, Evans M, Luo C (2021) Health care cybersecurity challenges and solutions under the climate of COVID-19: scoping review. J Med Internet Res 23(4):e21747. https://doi.org/10.2196/21747

Hummel P, Braun M, Tretter M, Dabrock P (2021) Data sovereignty: a review. Big Data Soc 8(1):2053951720982012. https://doi.org/10.1177/2053951720982012

Keshta I (2022) AI-driven IoT for smart health care: security and privacy issues. Informatics Med Unlocked 30:100903. https://doi.org/10.1016/j.imu.2022.100903

Liaw S-T, Godinho MA (2026) Governance, trust, and reciprocity to advance digital health maturity. In: Digital health maturity: quality, Interoperability, and innovation. Elsevier, S 195–219. https://doi.org/10.1016/B978-0-323-95260-6.00008-3

Madiega T (2020) Digital sovereignty for Europe. European Parlament. https://www.europarl.europa.eu/RegData/etudes/BRIE/2020/651992/EPRS_BRI%282020%29651992_EN.pdf. Zugegriffen: 30. Dez. 2025

Matusiewicz D, Pittelkau C, Elmer A, Addam M (2017) Die digitale Transformation im Gesundheitswesen: Transformation, Innovation, Disruption. Medizinisch Wissenschaftliche Verlagsgesellschaft, Berlin

Pati S, Kumar S, Varma A, Edwards B, Lu C, Qu L, Wang JJ, Lakshminarayanan A, Wang S, Sheller MJ, Chang K, Singh P, Rubin DL, Kalpathy-Cramer J, Bakas S (2024) Privacy preservation for federated learning in health care. Patterns 5(7):100974. https://doi.org/10.1016/j.patter.2024.100974

SaberiKamarposhti M, Ng K-W, Chua F-F, Abdullah J, Yadollahi M, Moradi M, Ahmadpour S (2024) Post-quantum healthcare: a roadmap for cybersecurity resilience in medical data. Heliyon 10(10):e31406. https://doi.org/10.1016/j.heliyon.2024.e31406

Vukotich G (2023) Healthcare and cybersecurity: taking a zero trust approach. Health Services Insights 16:11786329231187826. https://doi.org/10.1177/11786329231187826

WEF (2025) What is digital sovereignty and how are countries approaching it? World Economic Forum. https://www.weforum.org/stories/2025/01/europe-digital-sovereignty/ (Erstellt: 10. Jan. 2025). Zugegriffen: 10. Okt. 2025

Woon Nam C (2024) Overregulation in the EU? How to Boost Competitiveness with Smarter Legal Frameworks. EconPol Forum. https://www.ifo.de/DocDL/econpol-forum-2024-6-nam-introduction-eu-regulation.pdf. Zugegriffen: 23. Nov. 2025

# 6 Integrale Cybersecurity und sektorale Kooperation als Governance-Grundlage für die Patientensicherheit in Krankenhäusern der DACH-Region

Christian Weber, Tobias Schmidt, Erik Dinkel und Oliver Schmid

**Zusammenfassung**

Cyberangriffe auf Einrichtungen des Gesundheitswesens bedrohen nicht nur die Vertraulichkeit sensibler Patientendaten, sondern insbesondere die Verfügbarkeit klinischer Kernprozesse und damit die Patientensicherheit. Auf Basis einer Auswertung aktueller Lageberichte und Studien sowie ausgewählter Fallvignetten aus Deutschland, Österreich und der Schweiz (DACH) werden zentrale Bedrohungsvektoren und organisationsbezogene Schwachstellen zusammengefasst. Ein Schwerpunkt liegt auf schweizerischen Governance-Ansätzen, insbesondere der Einbettung von Informationssicherheitsmanagementsystemen (ISMS) in Leistungsaufträge im Gesundheitsbereich, der sektoralen Kooperation (Healthcare Cyber Security Center, H-CSC) und der Governance integraler Sicherheit unterstützt durch die neue Rolle des Chief Security Officer (CSO). Der Beitrag leitet daraus ein praxisorientiertes Verantwortungs- und Maßnahmenmodell ab, das Cybersecurityrisiken als Bestandteil des klinischen Risikomanagements operationalisiert. Im Ergebnis werden priorisierte Mindestmaßnahmen entlang der Domänen Governance, Identitäten, Schwachstellenmanagement, Segmentierung, Detektion/Response, Notbetrieb sowie Lieferkettensicher-

C. Weber (✉)
Institut für Wirtschaftsinformatik, ZHAW School of Management and Law, Winterthur, Schweiz
E-Mail: christian.weber@zhaw.ch

T. Schmidt
Owlist GmbH, Pfäffikon, Schweiz
E-Mail: tobias.schmidt@owlist.ch

E. Dinkel
Corporate Center Functions, Universitätsspital Zürich, Dübendorf, Schweiz
E-Mail: erik.dinkel@usz.ch

O. Schmid
Fachbereich Informationssicherheit, Universität Zürich, Zürich, Schweiz
E-Mail: ciso@uzh.ch



S. D'Onofrio, C. Russ (Hrsg.), *Digital HealthTech*, Edition HMD,
https://doi.org/10.1007/978-3-658-51795-3_6

heit beschrieben und im Hinblick auf ihre Übertragbarkeit in der DACH-Region diskutiert.

**Schlüsselwörterstand urspünglich Schlagwörter, geändert zu Schlüsselwörter**

Chief Security Officer · Cybersecurity · Healthcare Cyber Security Center · Incident Response · Informationssicherheitsmanagementsysteme · Krankenhaus · Ransomware

## 6.1 Einleitung

Die Digitalisierung im Gesundheitswesen erhöht die Versorgungsqualität durch vernetzte klinische Informationssysteme, Telemedizin, interoperable Datenflüsse und den Einsatz vernetzter Medizintechnik. Gleichzeitig vergrößert sich die Angriffsfläche: Klinische Kerndienstleistungen sind heute von Infrastrukturen der Information Technology (IT) und der Operational Technology (OT) wie z. B. Medizingeräte, Laborautomation, Gebäudeleittechnik abhängig. Cybersecurity ist damit unmittelbar mit dem gesetzlichen Versorgungsauftrag und der Patientensicherheit verbunden.

Der Beitrag ist als verdichteter Praxisbeitrag konzipiert und fokussiert konsequent auf Cybersecurity im Krankenhaus. Er adressiert die Leitfrage: Wie können Krankenhäuser in der DACH-Region Cybersecurity als Bestandteil der Patientensicherheit organisatorisch verankern und technisch-operativ umsetzen?

Methodisch basiert der Beitrag auf (i) einer strukturierten Auswertung öffentlich verfügbarer Lageberichte und Studien (u. a. ENISA, BSI, Sophos) sowie (ii) der Synthese von Fallvignetten aus dem Zeitraum 2024–2025 und letztlich den Erfahrungen des Universitätsspital Zürich (USZ). Die daraus abgeleiteten Learnings fokussieren auf die DACH-Region; als Länderschwerpunkt werden schweizerische Steuerungsmechanismen (Leistungsaufträge/Informationssicherheitsmanagementsysteme (ISMS)) und Kooperationsmodelle (Healthcare Cyber Security Center (H-CSC)) vertieft und auf Deutschland und Österreich übertragen.

## 6.2 Bedrohungslage und typische Angriffsvektoren im Gesundheitswesen

Die europäische Bedrohungslage für den Gesundheitssektor ist durch Angriffe, bei denen die Daten des Angegriffenen verschlüsselt und damit unbrauchbar werden (Ransomware) bzw. Angriffe bei denen Daten entwendet und deren Veröffentlichung angedroht bzw. umgesetzt wird (Data Breaches/Data Leaks) sowie zunehmende Lieferketten- und Dienstleistervorfälle geprägt. ENISA analysierte für den Zeitraum Januar 2021 bis März 2023 insgesamt 212 öffentlich berichtete Vorfälle; Ransomware war dabei die dominierende Bedrohungskategorie (54 %), häufig kombiniert mit Datenabfluss (43 % der Ransomware Fälle). Datenbezogene Vorfälle machten insgesamt nahezu die Hälfte aller beobachteten Ereignisse aus (Enisa 2023).

Aktuelle Branchenerhebungen deuten zudem auf eine Verschiebung der technischen Initialzugriffe hin: Im Gesundheitssektor wurden 2025 erstmals wieder ausgenutzte Schwachstellen als häufigste technische Ursache für Ransomware genannt (33 %), gefolgt von identitätsbasierten Angriffen; gleichzeitig nehmen extortion-only-Szenarien, also die Erpressung des Angegriffenen mittels Androhung der Veröffentlichung entwendeter Daten, zu (Sanhotra 2025). Parallel steigt die Anzahl neu bekanntwerdender Schwachstellen in IT-Systemen deutlich an; für Deutschland berichtet das Bundesamt für Sicherheit in der Informationstechnik (BSI) für den Berichtszeitraum Anfangs Juli 2024 bis Ende Juni 2025 durchschnittlich 119 neue Schwachstellen pro Tag (BSI 2025).

Für Krankenhäuser sind insbesondere fünf Angriffsvektoren wiederkehrend relevant:

(1) *Phishing*, das Vorspiegeln falscher Sachverhalte und Absenderadressen z. B. in E-Mails, und *Social Engineering*, die zwischenmenschliche Beeinflussung mit dem Ziel Personen z. B. zur Preisgabe von vertraulichen Informationen, mit dem Ziel der Kompromittierung von Identitäten, zu veranlassen.
(2) Ausnutzung ungepatchter Internet-exponierter Systeme (z. B. Virtual-Private-Network (VPN), Gateways).
(3) Laterale Bewegung mittels der missbräuchlichen Nutzung der in Verzeichnisdiensten wie z. B. Active Directory (AD) verwalteten Benutzerrollen und -rechten sowie zentrale Administration.
(4) Missbrauch von Remote-Wartungszugängen in Medizin- und Gebäudetechnik.
(5) Lieferkettenszenarien bei Kliniksoftware, Managed Services oder Cloud-Diensten.

Die kritische Besonderheit des Gesundheitswesens liegt darin, dass IT-Störungen zeitkritische Behandlungsprozesse unterbrechen können (z. B. Notfallversorgung, Operations-(OP)-Abläufe, Radiologie, Labor).

## 6.3 Fallvignetten 2024–2025 und abgeleitete Learnings in der DACH-Region

Die folgenden Fallvignetten (s. Tab. 6.1) illustrieren typische Auswirkungen und organisatorische Herausforderungen. Sie ersetzen keine forensischen Detailanalysen, erlauben jedoch eine praxisnahe Ableitung wiederkehrender Muster. Leider sind betroffene Krankenhäuser wie Unternehmen anderer Branchen auch immer noch sehr zurückhaltend mit der Offenlegung von Informationen, so war in Österreich nur ein einziger Fall zu recherchieren, was auf Grund der steigenden Angriffszahlen eher Zweifel an der Transparenz aufwirft.

**Tab. 6.1** Ausgewählte Fallvignetten aus der DACH-Region (2024–2025) und zentrale Learnings (eigene Tabelle)

| Angriffsziel in/ Organisation | Zeitpunkt | Ereignistyp/ Vektor | Operative Auswirkungen | Primäres Learning |
|---|---|---|---|---|
| DE: *Bezirkskliniken Mittelfranken* (Bezirkskliniken Mittelfranken 2025) | 27.01.2024 | Ransomware; Abschaltung der IT | Umstellung auf papierbasierte Dokumentation; eingeschränkte Administration über Monate | Notbetriebsfähigkeit *offline muscle* und priorisierte Wiederanlaufplanung sind entscheidend |
| DE Berlin/Wittenberg: *Johannesstift Diakonie* (Johannesstift Diakonie 2024) | 13.–22.10.2024 | Crypto-Überfall; zentrale Server verschlüsselt | Zeitweilige Abmeldung von Rettungsstellen; dezentrale Übergangslösungen (Papier/Excel); lokale Verfügbarkeit an Medizingeräten | Dezentrale Resilienz (lokale Betriebsfähigkeit) reduziert patientenrelevante Auswirkungen |
| CH Kanton Waadt: *Groupe Vidymed* (Groupe Vidymed 2024) | 07.–20.12.2024 | Cyberangriff; präventive Abschaltung | Temporär kein Zugriff auf Patientendossiers/ Agenden; Rückkehr zu Papierprozessen bei fortgesetzter Versorgung | Krisenkommunikation und klinische Workarounds sind integraler Bestand teil der Cyber-Resilienz |
| CH: *Cistec* (KIS-Anbieter) (Jochum 2025) | 12.02.2025 | Ransomware; AD-gebundene Dienste betroffen | Herunterfahren interner Systeme; Kundenumgebungen laut Anbieter nicht betroffen; Meldung an Behörden | Lieferkettensicherheit und Drittparteienrisiken sind Teil des klinischen Risikoprofils |
| DE Mecklenburg-Vorpommern: *LUP-Kliniken* (Mutzbauer 2025) | 02.–07.2025 | Cyberangriff; später Datenabfluss berichtet | Analogbetrieb; später Hinweise auf Veröffentlichung personenbezogener Daten | *Double extortion* macht Data-Leak-Response und Prävention (Data Loss Prevention (DLP), Segmentierung) zwingend |
| AT Kärnten: *Humanomed* (ORF Kärnten 2025) | 01.07.2025 | Cyberangriff; Störung eines Wartungssystems | Umstellung auf Ersatzlösungen; laut Bericht keine Beeinträchtigung der Akutversorgung | Remote-Wartung ist ein Hochrisiko-Pfad und verlangt harte Zugriffskontrollen und Monitoring |
| DE: *AMEOS Gruppe* (größter privater Klinikträger) (Koch 2025) | 07.–09.2025 | Cyberangriff; Datenschutzkommunikation im Fokus | Störungen in Einrichtungen; Diskussion um Auskunftsprozesse und Identitätsprüfung | Transparente, datenschutzkonforme Kommunikation ist Teil des Incident Response und beeinflusst Vertrauen |

Übergreifend zeigen die Vignetten drei konsistente Befunde:

(1) Die Fähigkeit zum sicheren klinischen Notbetrieb ist ein zentraler Resilienzfaktor,
(2) Angriffe eskalieren häufig über Identitäten und zentrale Verzeichnisdienste, und
(3) Lieferketten- und Remote-Access-Szenarien sind im Gesundheitswesen überdurchschnittlich relevant.

Für die DACH-Region sind zudem heterogene regulatorische Anforderungen zu berücksichtigen (EU-Datenschutz-Grundverordnung (DSGVO)[1] in Deutschland/Österreich; Datenschutzgesetz (DSG)[2] und kantonale Leistungsaufträge in der Schweiz).

## 6.4 Governance: Verantwortungsmodell und Managementsysteme

Ein hohes Cybersicherheitsniveau im Krankenhaus ist nur als organisationsweite Querschnittsaufgabe erreichbar. Da IT, Internet of Medical Things (IoMT), OT und Infrastruktursysteme unmittelbar in klinische Prozesse eingebunden sind, erzeugen Cybervorfälle neben technischen Störungen stets potenziell auch medizinische und operative Notfälle und betreffen damit direkt die Patientensicherheit. Voraussetzung für wirksame Prävention und Reaktion sind daher eine bereichsübergreifende Sensibilisierung und Qualifizierung aller Mitarbeitenden (medizinisch, administrativ, technisch) sowie eine gemeinsame Sicherheitskultur, in der Auffälligkeiten erkannt, adressiert und konsequent eskaliert werden. Die tatsächliche Resilienz wird nicht allein durch Technologie, Budget und Personal bestimmt, sondern ebenso durch Prozessverständnis, Rollenklärung und Wachsamkeit unter hoher Arbeitsbelastung. Folglich kann Cybersicherheit nicht an die IT delegiert werden: Neben Chief Information Security Officer (CISO) und Geschäftsleitung muss auch die ärztliche/pflegerische Leitung Verantwortung übernehmen und diese im Alltag sichtbar vertreten. Zudem entscheidet dieses Management über Ressourcen und Prioritäten was nur sinnvoll möglich ist, wenn ein fundiertes Risikobewusstsein und belastbare Rückmeldeschleifen aus den Fachbereichen existieren, welche die für risikogerechte Entscheidungen und eine wirksame Verankerung von Cybersicherheit auf allen Ebenen notwendigen Informationen liefern.

Cybersecurity wird auch in Krankenhäusern nur wirksam, wenn sie als Führungsaufgabe mit klaren Verantwortlichkeiten, Ressourcen und messbaren Zielen aus allen Geschäftsbereichen etabliert ist. Dies bedeutet das Sicherheit dringend einer integralen Perspektive bedarf. In den nachfolgend aufgeführten, heute in der Praxis gelebten Governance-Prinzipien hat sich dieser Gedankengang leider noch nicht durchgesetzt.

[1] s. https://eur-lex.europa.eu/eli/reg/2016/679/oj (Zugegriffen: 14.12.2025)
[2] s. https://www.fedlex.admin.ch/eli/cc/2022/491/de (Zugegriffen: 14.12.2025)

- *Patientensicherheit als Schutzziel:* Verfügbarkeit und Integrität klinischer Kernprozesse sind gegenüber reinem Datenschutz gleichrangig zu behandeln.
- *Rollen- und Mandatsklarheit:* CISO/Informationssicherheitsbeauftragte, Datenschutz, IT-Betrieb, Medizintechnik und klinische Linienfunktionen nutzen abgegrenzte Mandate, Eskalationswege und Entscheidungsbefugnisse.
- *Risikobasierte Steuerung:* Schutzmaßnahmen werden an kritischen Services, Assets und Abhängigkeiten priorisiert (z. B. Krankenhausinformationssystem (KIS), Notfall, OP, Radiologie, Labor).
- *Auditierbarkeit und kontinuierliche Verbesserung:* Wirksamkeit wird über Kennzahlen (Key Performance Indicators, KPIs), z. B. Patch-Zeit, Multi-Factor-Authentification-Abdeckung, Backup-Restore-Tests, Detection-to-Response-Zeit, gemessen und im PDCA-Zyklus (Plan – Do – Check – Act) kontinuierlich verbessert.

Um den von uns propagierten und im USZ in der Umsetzung befindlichen integralen Sicherheitsansatz zielführend umsetzen zu können, hat das USZ in den letzten Jahren konsequent und kontinuierlich u. a. in Cybersecurity investiert. Einerseits um klare, verständliche und umsetzbare Vorgaben zur Informationssicherheit für alle Bereiche zu erlassen, diese umfänglich zu schulen, die Mitarbeitenden im Umgang mit Cybergefahren zu befähigen sowie angemessene Kontrollen durchzuführen und intern beraten zu können. Aber vor allem auch um das Ziel dieses Einsatzes nämlich ein gemeinsames Sicherheitsverständnis und eine gemeinsame Sicherheitskultur aufzubauen. Zur sichtbaren Verankerung in der Organisation wurde als ein wesentliches Element des integralen Ansatzes die neue Rolle eines *Chief Security Officers* (CSO) als Gesamtverantwortlicher an der Spitze der Security-Pyramide etabliert.

Diese Rolle vereint idealerweise alle sicherheitsrelevanten Aufgaben (wie Cybersecurity, Arbeitssicherheit, Gebäudesicherheit, Schutz gegen biologische, chemische und radioaktive Gefährdungen, usw.) innerhalb des Krankenhauses unter einer zentralen Steuerung und schafft damit die heute noch regelmäßig anzutreffenden, und oben unter Punkt 2 beschriebenen, abgegrenzte Mandate, Eskalationswege und Entscheidungsbefugnisse zugunsten einer durchgängigeren Kommunikation und Sicherheitskultur, ab. Damit werden die grundsätzlichen Gemeinsamkeiten der unterschiedlichen Security- und Safety-Bereiche zusammengeführt und können zum einen voneinander lernen und zum anderen integrale Sicherheitskonzepte entwickeln. Da die prinzipiellen Aktionsmuster in allen Bereichen sehr ähnlich sind, kann so die Schlagkraft der integrierten Sicherheitsorganisation gegenüber den heutigen abgegrenzten, deutlich erhöht werden.

Als Managementrahmen sind weiterhin international etablierte Standards aus den jeweiligen Bereichen wie z. B. ISO/IEC 27001 (ISMS) (ISO/IEC 2022), BSI-Standard 200-1 (BSI 2017) und das NIST Cybersecurity Framework (NIST 2024) sowie für IT-Netze mit Medizintechnik zusätzlich IEC 80001-1 relevant und werden nun durch die Regelwerke und Ansätze der integrierten Bereiche ergänzt (IEC 2021).

Ein spezifisch schweizerischer Steuerungshebel ist die Verknüpfung von Informationssicherheit mit Leistungsaufträgen: Die *Generellen Anforderungen* des Kantons Zürich z. B. verpflichten Listenspitäler zur Führung eines ISMS und zur Implementierung eines PDCA-Zyklus; zudem sind verantwortliche Personen und ausreichende Ressourcen für Datenschutz und Informationssicherheit zu benennen (Kanton Zürich 2023). Dieser Ansatz operationalisiert Cybersecurity als Bestandteil der Versorgungsqualität und ist grundsätzlich auch für andere Träger- bzw. Finanzierungsmodelle übertragbar, indem Cybersecurity-Reifegrade als Voraussetzung für Leistungsaufträge, Fördermittel oder Vertragsbeziehungen genutzt werden.

## 6.5 Priorisierte Mindestmaßnahmen für klinische Cyber-Resilienz

Aus den beschriebenen Bedrohungsvektoren und Praxisfällen lässt sich ein priorisiertes Mindestmaßnahmenbündel ableiten. Die Maßnahmen sind bewusst auf Umsetzungstauglichkeit in Krankenhäusern unterschiedlicher Größe ausgerichtet, können hier aber nur angerissen werden.

***Kritische Services, Abhängigkeiten und Asset-Transparenz*** Ausgangspunkt ist eine serviceorientierte Sicht: Kritische klinische Services (z. B. Notfallaufnahme, OP-Planung, Radiologie, Labor, Medikationsprozesse) sind zu identifizieren und mit IT-/OT-Abhängigkeiten zu verknüpfen. Ein vollständiges Asset-Inventar (inkl. IoMT) sowie eine nachvollziehbare Datenklassifikation sind Mindestvoraussetzungen für eine wirksame Priorisierung der notwendigen Mindestmaßnahmen.

***Identitäten und privilegierte Zugriffe absichern*** Da viele Angriffe über kompromittierte Identitäten eskalieren, sind Identity-Controls hochzupriorisieren: flächendeckende Multi-Faktor-Authentifizierung (insbesondere für Remote-Zugriffe), strikte Trennung privilegierter Konten, gehärtete Administrationsarbeitsplätze, sowie ein konsequentes Joiner-Mover-Leaver-Verfahren, welches dafür sorgt, dass Mitarbeitende beim Eintritt, der Veränderung ihrer Aufgaben und dem Austritt aus dem Krankenhaus nur die notwendigen Berechtigungen erhalten bzw. nicht mehr notwendige verlieren. Für den Zugang von Drittparteien sind zeitlich begrenzte, protokollierte und genehmigte Zugänge (Just-in-Time/Just-Enough-Access) sowie deren technische Durchsetzung über Bastion-Hosts erforderlich. Also speziell gesicherte Server, die als Gateway zwischen dem internen Netzwerk und dem Internet fungieren und dazu dienen, unbefugten Zugriff zu verhindern bzw. Privileged-Access-Management-Lösungen umzusetzen.

***Schwachstellen- und Patch-Management als Exposure-Management*** Die Zunahme exploitierter Schwachstellen erfordert ein risikobasiertes Exposure-Management: Internet-exponierte Systeme sind besonders zu überwachen, kritische Patches sind zeitnah umzusetzen, und Ausnahmen (z. B. bei Medizintechnik) sind mit kompensierenden Maßnahmen (Segmentierung, virtuelle Patches, engmaschiges Monitoring) zu begründen. Ergänzend sind regelmäßige Sicherheitsscans durchzuführen und allgemeingültige Baselines für die Konfiguration von Server, Clients und Netzwerkkomponenten umzusetzen und weiterzuentwickeln. Ziel der Baselines ist es neben der allgemeinen Betriebssicherheit auch ein maximales Cybersecurity-Level zu gewährleisten.

***Segmentierung und blast radius-Reduktion*** Netzwerksegmentierung reduziert die laterale Bewegung von Angreifer:innen in der Infrastruktur. In Krankenhäusern empfiehlt sich eine mehrschichtige Zonierung (z. B. Office-IT, klinische IT, Medizintechnik, Gebäudetechnik, Gastnetze) mit streng kontrollierten Übergängen. Für AD-Domänen ist eine zusätzliche Härtung relevant, da AD-gebundene Dienste häufig betroffen sind. Segmentierung ist insbesondere dort wirksam, wo Medizintechnik nicht kurzfristig patchbar ist. Diese Maßnahmen reduzieren den sogenannten blast-radius, d. h. den Bereich, in dem ein Angriff wirksam werden kann, da an jeder Segmentgrenze neue Hürden für Angreifer:innen entstehen.

***Detektion, Incident Response und forensische Anschlussfähigkeit*** Prävention allein ist unzureichend. Krankenhäuser benötigen eine Mindest-Detektionsfähigkeit (z. B. zentrales Logging, Security-Information-and-Event-Management-Funktionalität, Endpoint Detection and Response) sowie einen geübten Incident-Response-Prozess inklusive externer forensischer Unterstützung. Regelmäßige Table-Top-Exercises mit klinischen Bereichen (Notfall, OP, Pflege, Medizintechnik) sind erforderlich, da durch das hypothetische Durchspielen von durchaus realistischen Situationen, die in einem Angriffsfall auftreten können, Fähigkeiten trainiert werden, die im Ernstfall richtige Entscheidungen unter Zeitdruck (Abschalten, Segmentieren, Priorisieren) ermöglichen.

***Backup-Resilienz und Wiederanlaufplanung*** Ransomware-Szenarien machen belastbare Backup-Strategien zwingend: Offline/immutable Backups, regelmäßige Restore-Tests, dokumentierte Wiederanlaufreihenfolgen sowie Abhängigkeiten (z. B. Identitätsdienste, Domain Name System (DNS)/Dynamic Host Configuration Protocol (DHCP), Zertifikatsinfrastruktur). Der klinische Notbetrieb ist dabei als Teil des Business Continuity Managements zu planen, zu üben und technisch zu unterstützen (z. B. lokale Befundabrufe an Geräten, Papierformulare, alternative Kommunikationskanäle).

***Lieferkette, Beschaffung und vertragliche Sicherheitsanforderungen*** Cybersecurity im Krankenhaus ist ohne Lieferkettensicherheit nicht erreichbar. Bereits in Ausschreibungen sollten Mindestanforderungen (z. B. Patch- und Supportzusagen, Software-Stücklisten (Software Bill of Materials, SBOM), Komponenten-Transparenz, Remote-Access-Kontrollen, Logging-Schnittstellen, Meldewege bei Incidents) verankert werden. Für kritische Anbieter (KIS, Labor, Radiologie, Managed Services) sind regelmäßige Reviews und Notfallkontakte erforderlich.

## 6.6 Kollektive Verteidigung: Kooperation als Resilienzhebel

Die Asymmetrie zwischen kooperierenden Angreifer:innen und oft isoliert agierenden Einrichtungen spricht für sektorale Kooperationsmodelle. In der Schweiz wurde 2025 der Verein *Healthcare Cyber Security Center* (H-CSC) von 18 Spitälern gegründet. Ziel ist kein gemeinsames Security Operations Center (SOC), sondern ein Frühwarn- und Austauschsystem, die Entwicklung gemeinsamer Schutzstandards sowie gegenseitige Unterstützung bei Cybervorfällen (Maron 2025). Ein Ziel ist, dass man in einer eher geschlossenen Community sich offener austauschen kann und die in Abschn. 6.3 angesprochene Zurückhaltung bei der Offenlegung und damit dem Ableiten von Learnings abbaut. Auch kann durch die Bündelung von Interessen und die Stärkung der Machtposition mehr Druck auf Zulieferer hinsichtlich anforderungsgerechterer Standards bei medizinischer Hard- und Software ausgeübt werden.

Für die DACH-Region lassen sich daraus drei übertragbare Gestaltungsprinzipien ableiten:

(1) *Standardisiertes, vertrauenswürdiges Information Sharing* (Taktiken, Techniken und Vorgehensweisen (Tactics, Techniques, and Procedures, TTP), Anzeichen für Sicherheitsvorfälle (Indicators of Compromise, IOC), Lessons Learned),
(2) *sektorale Mindeststandards*, die als Referenz für Beschaffung und Audit dienen, und
(3) *organisierte Mutual Aid-Mechanismen* (z. B. Pool externer Forensik-/Incicent-Response-Ressourcen, Krisenkommunikationsvorlagen).

Die Herausforderung liegt hierbei weniger in der Technik als der Governance, rechtlichen Rahmenbedingungen und dem Aufbau belastbarer Vertrauensräume.

## 6.7 Fazit und Handlungsempfehlungen

Die Fallvignetten und Lagebilder belegen, dass Cybersecurity im Krankenhaus als kontinuierliche Resilienzaufgabe zu behandeln ist. Ransomware, Datenabfluss und Lieferkettenvorfälle wirken direkt auf klinische Abläufe und erfordern eine Verzahnung von IT-Security, Medizintechnik, klinischem Betrieb und Management. Um diese Verzahnung sinnvoll umzusetzen, ist der vom USZ gelebte Ansatz einer integralen Sicherheit, unterstützt durch die Rolle des leitenden CSO in Verbindung mit dem in der Schweiz mit der Gründung des H-CSC eingeführte sektorale Kooperationsmodell, ein Ansatz, der Kräfte im Krankenhaus aber auch unter den Krankenhäusern bündelt und die Resilienz stärken hilft.

Für Entscheidungsträger:innen lassen sich folgende priorisierte Empfehlungen ableiten:

(1) *Integralen Sicherheitsansatz einführen*: Unter Führung eines CSO sollte die oben dargestellte Zusammenfassung aller sicherheitsrelevanten Bereiche des Krankenhauses in dessen Governance eingepasst werden.
(2) *Bereichs- und Krankenhausübergreifende Kooperation fördern*: Etablierung durch den CSO geleiteter Kooperationen in Sachen integraler Sicherheit über die Logistikketten des Krankenhauses hinweg.
(3) *Cybersecurity als Teil der Patientensicherheit institutionalisieren:* Governance, Budget und Risikosteuerung auf allen obersten Leitungsebenen verankern.
(4) *Werkzeuge wie ISMS pragmatisch etablieren und Wirksamkeit messen:* Reifegradziele, KPIs und PDCA-Mechanismen konsequent umsetzen; Audit- und Berichtsfähigkeit sicherstellen.
(5) *Identity-First umsetzen*: Multi-Faktor-Authentifizierung, privilegierte Konten, Remote-Wartung und Drittparteienzugriffe als Hochrisiko behandeln und technisch erzwingen.
(6) *Blast radius reduzieren*: Segmentierung, Härtung zentraler Verzeichnisdienste und Wiederherstellbarkeit von Kerninfrastruktur priorisieren.
(7) *Notbetrieb und Wiederanlauf üben*: Klinische Workarounds, Backup-Restore-Tests, Krisenkommunikation und Entscheidungsprozesse regelmäßig trainieren.
(8) *Sektorale Kooperation fördern*: Nach Vorbild des H-CSC sollte ein Zusammenschluss mit anderen Krankenhäusern und Gesundheitsdienstleistern ausgebaut werden.

Als Limitationen dieses Impulsbeitrags sind folgende Punkte zu nennen: Die dargestellten Vignetten beruhen auf öffentlich verfügbaren Informationen; die Ableitung von Ursachen und Wirksamkeit einzelner Maßnahmen kann dadurch nur indikativ erfolgen. Für zukünftige Forschung und Praxisprojekte ist eine systematische, vergleichende Evaluation von Reifegradmodellen und Kooperationsmechanismen im Gesundheitswesen der DACH-Region angezeigt.

**Hinweis** Bei der Erstellung dieses Beitrags kam ChatGPT/Copilot zum Einsatz, um nach öffentlich dokumentierten realen Angriffen zu recherchieren sowie sprachliche und grammatikalische Aspekte zu optimieren, um die Lesbarkeit zu erhöhen.

## Literatur

Bezirkskliniken Mittelfranken (2025) Cyberangriff 2024: Vom Ausnahmezustand zum Neustart. BKMF Magazin (Chronik 2024). https://magazin.bezirkskliniken-mfr.de/2025/zeitreise-in-meilensteinen/2024. Zugegriffen: 14. Dez. 2025

BSI (2017) BSI-Standard 200-1: Managementsysteme für Informationssicherheit (ISMS). Bundesamt für Sicherheit in der Informationstechnik. https://www.bsi.bund.de/SharedDocs/Downloads/DE/BSI/Grundschutz/BSI_Standards/standard_200_1.html?nn=128578 (Erstellt: 15. Nov. 2017). Zugegriffen: 14. Dez. 2025

BSI (2025) Die Lage der IT-Sicherheit in Deutschland 2025. Bundesamt für Sicherheit in der Informationstechnik (BSI). https://www.bsi.bund.de/SharedDocs/Downloads/DE/BSI/Publikationen/Lageberichte/Lagebericht2025_Achtseiter.pdf. Zugegriffen: 14. Dez. 2025

ENISA (2023) ENISA Threat Landscape: Health Sector. (January 2021 to March 2023). European Union Agency for Cybersecurity (ENISA). https://www.enisa.europa.eu/sites/default/files/publications/Health%20Threat%20Landscape.pdf. Zugegriffen: 14. Dez. 2025

Groupe Vidymed (2024) Cyberattaque chez Vidymed: état des lieux et continuité des soins. Group Vidymed. https://www.vidymed.ch/actualites/cyberattaque-chez-vidymed-etat-des-lieux-et-continuite-des-soins (Erstellt: 20. Dez. 2024). Zugegriffen: 14. Dez. 2025

IEC (2021) IEC 80001-1:2021 — Application of risk management for IT-networks incorporating medical devices. International Electrotechnical Commission (IEC). https://webstore.iec.ch/en/publication/34263 (Erstellt: 21. Sept. 2021). Zugegriffen: 14. Dez. 2025

ISO, IEC (2022) ISO/IEC 27001:2022 — Information security, cybersecurity and privacy protection — Information security management systems — Requirements. International Organization for Standardization (ISO). https://www.iso.org/standard/82875.html. Zugegriffen: 14. Dez. 2025

Jochum K (2025) Ransomware-Angriff auf KIS-Anbieter Cistec. Inside IT. https://www.inside-it.ch/ransomware-angriff-auf-kis-anbieter-cistec-20250228 (Erstellt: 28. Febr. 2025). Zugegriffen: 14. Dez. 2025

Johannesstift Diakonie (2024) UPDATE 22.10.2024 zum Cyberangriffe auf die Johannesstift Diakonie. Johannesstift Diakonie. https://www.johannesstift-diakonie.de/presse-aktuelles/aktuelle-meldungen/meldung/681-update-22102024-zum-cyberangriff-auf-die-johannesstift-diakonie (Erstellt: 22. Okt. 2024). Zugegriffen: 14. Dez. 2025

Kanton Zürich (2023) Generelle Anforderungen an die Listenspitäler (Anhang zu den Zürcher Spitallisten 2023). Version 2023.1. Kanton Zürich, Regierungsrat. https://www.zh.ch/content/dam/zhweb/bilder-dokumente/themen/gesundheit/gesundheitsversorgung/spitaeler_kliniken/spitalplanung/spitalplanung-2023/2022/neuerungen-august/spl2023_generelle_anforderungen_v1.0.pdf. Zugegriffen: 14. Dez. 2025

Koch M-C (2025) Nach Kritik: Ameos Kliniken wollen proaktiv über Datenleak informieren. heise online. https://www.heise.de/news/Ameos-Kliniken-Nach-IT-Angriff-steht-Auskunftsformular-fuer-Datenschutz-bereit-10623655.html (Erstellt: 27. Aug. 2025). Zugegriffen: 14. Dez. 2025

Maron HJ (2025) 18 Spitäler gründen gemeinsame Security-Organisation. Inside IT. https://www.inside-it.ch/18-spitaeler-gruenden-gemeinsame-security-organisation-20250828 (Erstellt: 28. Aug. 2025). Zugegriffen: 14. Dez. 2025

Mutzbauer J (2025) LUP-Kliniken: Patientendaten nach Cyberangriff im Darknet entdeckt. CSO Online Deutschland. https://www.csoonline.com/article/4028875/lup-kliniken-patientendaten-nach-cyberangriff-im-darknet-entdeckt.html (Erstellt: 25. Juli 2025). Zugegriffen: 14. Dez. 2025

NIST (2024) The NIST Cybersecurity Framework (CSF) 2.0. National Institute of Standards and Technology (NIST). https://www.nist.gov/publications/nist-cybersecurity-framework-csf-20 (Erstellt: 26. Febr. 2024). Zugegriffen: 14. Dez. 2025

ORF Kärnten (2025) Hackenangriff auf Humanomed-Gruppe. ORF Kärnten. https://kaernten.orf.at/stories/3311723/ (Erstellt: 1. Juli 2025). Zugegriffen: 14. Dez. 2025

Sanhotra R (2025) The State of Ransomware in Healthcare 2025. Sophos News. https://news.sophos.com/en-us/2025/10/08/the-state-of-ransomware-in-healthcare-2025/ (Erstellt: 8. Okt. 2025). Zugegriffen: 14. Dez. 2025

# Teil II
# Grundlagen

# 7 E-Health – Digital Health – HealthTech: Begriffe, Abgrenzungen, Entwicklung

Thomas Lux und Stefan Müller-Mielitz

**Zusammenfassung**

HealthTech umfasst technologisch-organisatorische, vernetzte digitale und medizintechnische Lösungen im Gesundheitswesen, die deutlich über reine Digitalisierungsprozesse hinausgehen und datengetriebene Services ermöglichen. HealthTech lässt sich als Oberbegriff für die Nutzung fortschrittlicher Technologien wie Künstliche Intelligenz, Robotik, Wearables, Internet of Things und Big-Data-Analytics zur Optimierung medizinischer Versorgung, Prävention und Gesundheitsförderung definieren. Die Entwicklung von HealthTech verläuft entlang der technologischen Entwicklungssprünge Digitisierung, Digitalisierung und der interoperabel, semantisch annotierten Datennutzung, wobei aktuell standardisierte, interoperable Datenmodelle die Grundlage für skalierbare HealthTech-Services darstellen. Die systematische Abgrenzung zu verwandten Konzepten wie E-Health und Digital Health zeigt sich insbesondere in der technischen Tiefe, dem Innovationsgrad und den Nutzungsszenarien von HealthTech-Anwendungen. Ökonomisch betrachtet ist HealthTech ein dynamisch wachsender Markt, der Stakeholder wie IT-Hersteller, Start-ups, Kostenträger, medizinische Einrichtungen und Patient:innen einbindet. HealthTech wird zudem als HealthTech-Branche beschrieben, die sowohl technische Komponenten als auch digitale Geschäfts- und Service-Modelle umfasst. Zu den größten Herausforderungen zählen neben technischen Aspekten die Interoperabilität, Cyber- und Datensicherheit, ethische Fragestellungen, digitaler Kompetenzaufbau sowie die Überwindung sozialer und digitaler Ungleichheiten. Die Zukunftsperspektiven von HealthTech liegen in der Individualisierung der Medizin, datengetriebener Entscheidungsunterstützung auch für Versor-

T. Lux
Hochschule Niederrhein, Krefeld, Deutschland
E-Mail: Thomas.Lux@hs-niederrhein.de

S. Müller-Mielitz (✉)
Institut für Effizienz Kommunikation Forschung GmbH, Ibbenbüren, Deutschland
E-Mail: smm@iekf.de



S. D'Onofrio, C. Russ (Hrsg.), *Digital HealthTech*, Edition HMD,
https://doi.org/10.1007/978-3-658-51795-3_7

gungsforschung und Public Health sowie technisch in Plattformarchitekturen, Prozessautomatisierung und hochvernetzten sektorübergreifenden Versorgungsmodellen.

**Schlüsselwörter**

Digital Health · Digitale Transformation · E-Health · HealthTech · Home-Health · Medizintechnik · Mobile-Health · Telemedizin

## 7.1 Life-Science und Technik-Domänen

Die Digitalisierung im Gesundheitswesen hat in den letzten Jahren enorm an Fahrt aufgenommen. Bestehende Anwendungen, etwa die Telemedizin, haben sich zunehmend in Versorgung und Alltagsprozesse integriert. Darüber hinaus dringen neue Technologien, insbesondere die Künstliche Intelligenz (KI), immer weiter in den Gesundheitsmarkt vor. Auch schreitet die Entwicklung bei den medizintechnischen Geräten immer weiter fort (Digitalisierung der Medizintechnik). Dabei liegt ein wichtiger Aspekt, neben den enormen Potentialen für die Diagnostik und die Therapie, in der zunehmenden Vernetzung von IT-Systemen mit medizintechnischen Systemen und der interoperable Austausch strukturierter Daten mittels syntaktischer und semantischer Standards.

Die Digitalisierung wird durch einen grundlegenden ersten Meilenstein markiert, indem analoge Informationen, wie beispielsweise ein physisches Papierdokument, durch den Vorgang des Scannens in ein Digitalisat überführt werden. Diese *Digitisierung* vereinfacht den Transport, schafft die Möglichkeit der parallelen Betrachtung an verschiedenen Orten und auch die dauerhafte platzsparende Ablage und Archivierung der digitalen Daten. Ein weiteres Beispiel für die Digitisierung ist das Fotografieren einer Wunde. Es folgt die *Digitalisierung*, die stärker auf die Erzeugung und Übertragung strukturierter Daten abzielt. Der Schwerpunkt verlagert sich von der Medienüberführung hin zur Nutzung, Verarbeitung und Weitergabe originär digital erzeugter Daten. Ein Beispiel der Digitalisierung ist die direkte elektronische Erstellung eines PDFs ohne papiergebundenen Zwischenschritt oder die direkte Erzeugung von Daten aus einem medizintechnischen Gerät heraus.

Der digitale Wandel beschreibt die Ablösung analoger Informationswege zugunsten elektronisch erzeugter, verarbeitbarer und übertragbarer Daten. Der nun folgende Schritt ist die rein digitale, strukturierte und semantisch annotierte Datenerzeugung durch medizintechnische oder informationstechnische Systeme. Originär digital erzeugte Daten entstehen jedoch nicht nur durch automatisierte Prozesse, sondern auch durch manuelle Eingaben, sei es durch die Tastatur oder durch die Nutzung von Apps. Entscheidend ist die technische und semantische Strukturierung der Daten. Auf dieser Grundlage entstehen neue Anwendungen im Bereich des Digital Health und datenintensive Services im Bereich des HealthTech.

Die Life-Sciences umfassen eine Vielzahl von Disziplinen, darunter Medizin, Humanmedizin, Biomedizin, Umweltwissenschaften und weitere Fachgebiete. Ihre technischen Domänen orientieren sich zunehmend an digitalen Gesundheitsanwendungen und vernetzten Technologien, die Prävention, Diagnostik, Therapie, Rehabilitation und Pflege unterstützen.

Aus den technologischen Entwicklungen heraus resultieren neue technisch-organisatorische Konzepte und damit einhergehend neue Begrifflichkeiten, welche die jeweiligen Stärken und Besonderheiten in den Vordergrund stellen. Dabei werden bestehende Systeme weiterentwickelt, miteinander vernetzt und in umfassendere Versorgungs- und Dateninfrastrukturen integriert. Grundlegend ist hier die Telemedizin mit dem Ziel der Übertragung medizinischer Daten innerhalb einer Einrichtung und darüber hinaus als intersektorale Kommunikation. Gerade in den letzten zwei Jahrzehnten konnte sich *Electronic Health* (E-Health) als Oberbegriff und wichtiges technisches-organisatorisches Konzept etablieren. E-Health fungiert als Basis und Rahmen für digitale Technologien, interoperable Netzwerke und prozessorientierte Organisationsformen.

Darüber hinaus etablieren sich zurecht eine Vielzahl weiterer Begriffe und Konzepte wie *Digital Health* seit den 2010er-Jahren. Relativ jung ist dabei der Begriff *HealthTech*, welcher seit den 2020er-Jahren zunehmend Erwähnung in der praxisorientierten und wissenschaftlichen Literatur findet, wie eine grundlegende Recherche z. B. in der wissenschaftlichen Datenbank PubMed auch verdeutlicht.[1] HealthTech beschreibt vernetzte, datengetriebene und serviceorientierte Technologien, die über eine reine Vernetzung und Gerätetechnik hinausgehen und digitale Services ermöglichen. Gleichfalls umfasst der Begriff aus ökonomischer Sicht die HealthTech-Branche, also Unternehmen, welche sich auf Technologien und die Vernetzung in der Gesundheitsbranche fokussiert haben und entsprechende Services entwickeln.

HealthTech stellt damit also keine neue Technologie dar, sondern ein integriertes Zusammenspiel vernetzter Technologien, digitaler Services und organisationaler Prozesse, die technische und wirtschaftliche Grundlagen für neue Versorgungsmodelle schaffen. Begriffe wie Telemedizin, E-Health und Digital Health behalten ihre spezifischen Ausrichtungen und ergänzen das Gesamtbild digitaler Gesundheitsversorgung. Der anschließende Abschnitt gibt einen kurzen Überblick über die Entwicklungsgeschichte verschiedener IT-Anwendungen und -Konzepte im Gesundheitswesen.

## 7.2 Entwicklung

Historisch betrachtet ist die Telemedizin, welche bereits in den 1950er-Jahren entwickelt wurde, der erste Anwendungsbereich, bei dem medizinische Daten in elektronischer Form zwischen räumlich entfernten Akteur:innen übermittelt wurden. Sie stellt damit einen frühen und prägenden Vorläufer moderner E-Health-

[1] Eine Recherche in PubMed (https://pubmed.ncbi.nlm.nih.gov/) zu dem Suchstring „Health Tech" or „Healthtech" ergibt für 2020 insges. 83 Treffer; in den folgenden Jahren steigt dieser Wert leicht an (2024: 144 Treffer; 2025: 209 Treffer).

Konzepte dar. Telemedizinische Anwendungen kamen dabei zunächst überwiegend in Forschungs- und Spezialprojekten zum Einsatz (Hinkelbein et al. 2020). So wurden Raumfahrer:innen beispielsweise medizinisch überwacht (Telemetrie) oder Forscher:innen in abgelegenen Gegenden, wie dem Südpol, mit medizinischer Expertise versorgt (Televisite). Durch die Telemedizin konnte die Trennung von Raum und Zeit überbrückt werden. Viele der telemedizinischen Anwendungen stellen im Kern medizinische Expertise an einem anderen Ort zur Verfügung und erweitern die diagnostische und therapeutischen Handlungsmöglichkeiten räumlich entfernter medizinischen Fachpersonen (Böhm 2020).

Der Begriff Telemedizin steht seit den 1970er-Jahren als Oberbegriff vielfältiger telemedizinischer Leistungen wie bidirektionale Videoübertragungen und dient dem elektronischen Austausch für eine fallbezogene Behandlung sowie der Überwindung von Distanz zwischen Patient:in und behandelndem Arzt:behandelnder Ärztin (Televisite) sowie für Abstimmungsprozesse zwischen mehreren Ärzt:innen (Telekonsil) (Dittmar et al. 2009). Damit bildet die Telemedizin als allgemeine Methode ein zentrales Fundament digital gestützter Versorgung (Teleradiologie, Telechirurgie, u. v. m).

Neben den eher technologischen Lösungen spielen für die Verbreitung der Digitalisierung einheitliche technische Standards eine zentrale Rolle[2]. Die historische Entwicklung von datenbezogenen Standards im Gesundheitswesen begann in den 1960er- und 1970er-Jahren mit ersten Bemühungen, medizinische Informationen strukturiert und maschinenlesbar abzubilden, um die Kommunikation zwischen verschiedenen IT-Systemen zu erleichtern. Dann standen syntaktische Standards im Vordergrund, etwa Health Level Seven (HL7), das in den 1980er-Jahren entwickelt wurde, um einheitliche Formate für den Austausch klinischer Daten zu schaffen.

In den folgenden Jahrzehnten rückte in der Medizin zunehmend auch die semantische Interoperabilität in den Fokus: Standardisierte Terminologien wie International Classification of Diseases (ICD), Systematized Nomenclature of Medicine – Clinical Terms (SNOMED CT) oder Logical Observation Identifiers Names and Codes (LOINC) ermöglichen seit den 1990er-Jahren eine konsistente inhaltliche Interpretation medizinischer Daten als Nomenklatur und standardisierte Code-Systeme. Diese technischen und semantischen Ansätze werden in CDA-Dokumenten (Clinical Document Architecture), FHIR-Datensätzen (Fast Healthcare Interoperability Resources) oder am Beispiel der deutschen elektronischen Patientenakte (ePA) in Medizinischen Informationsobjekten (MIOs) zusammengeführt.

Mit dem wachsenden Bedarf an vernetzter Versorgung, Qualitätssicherung und Forschung wurden diese Standards kontinuierlich weiterentwickelt und international harmonisiert. Neue Begriffe wie E-Health, Digital Health und HealthTech förderten und basieren auf Interoperabiltät. Heute bilden technische, syntaktische und semantische Standards gemeinsam das Rückgrat für eine interoperable digitale Gesundheitsinfrastruktur. Ihre Ausprägungen finden sich in den Datensätzen der deutschen Medizininformatik-Initiative, den MIOs und komplexen Patientenakten wie

[2] Standards und Profile im Gesundheitswesen werden in Kap. 10 dieser Ausgabe der Edition HMD näher vorgestellt.

der ePA in Deutschland, der elektronischen Gesundheitsakte (ELGA) in Österreich und dem elektronischen Patientendossier (EPD) in der Schweiz.

## 7.3 Definition und Verortung der Begriffe E-Health, Digital Health und HealthTech

Die dargestellten Bereiche der Life-Science bilden eine interdisziplinäre wissenschaftliche Landschaft. Zu den zentralen Disziplinen mit gesundheitswissenschaftlichen bzw. medizinischen Fokus zählen u. a.:

- *Medizin und Biomedizin:* Erforschung menschlicher Gesundheit, Krankheiten und Entwicklung von Therapien.
- *Pharmazie:* Entwicklung und Erforschung von Medikamenten und Therapien.
- *Genomik:* Analyse von Genen und genetischer Information.
- *Zellbiologie:* Untersuchung von Zellen als Basiseinheiten des Lebens.
- *Medizintechnik*: Entwicklung medizinischer Geräte und Technologien zur Diagnostik und Therapie.

Diese Vielfalt bildet die Grundlage sowohl für die Grundlagenforschung als auch für die angewandte Forschung und die industrielle Innovation. Ein genauer Blick auf die Technik-Domänen der Life-Science zeigt zum einen die Jahrzehnte lange Entwicklung von elektronischen Gesundheitsanwendungen, die einzelne funktionale Bereiche abdeckt und ordnet zum anderen einzelne Anwendungen den Bereichen zu.

HealthTech repräsentiert dabei eine weiterentwickelte Stufe digitaler Gesundheitstechnologien, die über klassische E-Health- und Digital-Health-Anwendungen hinausgeht. Durch die Integration von Daten, Infrastrukturen, Services und Prozessen ermöglicht HealthTech die Etablierung neuartiger Geschäfts- und Versorgungsmodelle, die sich in Form datengetriebener Automatisierung, serviceorientierter Plattformarchitekturen und skalierbarer digitaler Dienstleistungen manifestieren. Im Gegensatz dazu konnten frühere E-Health- und Digital-Health-Anwendungen diesen Innovationssprung lediglich punktuell und in stark begrenztem Umfang realisieren.

E-Health umfasst den Einsatz digitaler Kommunikations- und Informationstechnologien, um Gesundheitsdienste zu ermöglichen oder zu verbessern. Es bildet ein wesentliches Fundament der digitalen Transformation in Healthcare und Life-Science, da es die strukturierte Erfassung, Analyse und Nutzung von Gesundheitsdaten fördert, um Patientenversorgung, Diagnose und Behandlung zu optimieren. Digitale Gesundheitsplattformen verbinden Life-Science-Unternehmen mit Gesundheitseinrichtungen und unterstützen datengetriebene Innovationen, präzisionsmedizinische Ansätze und patientenzentrierte Lösungen. Damit trägt E-Health wesentlich zur Entwicklung und Anwendung neuer Technologien in Life-Sciences bei und ist somit ein fester Bestandteil dieser Branche. Digital-Health-Anwendungen gehen über die reine E-Health-Vernetzung hinaus und nutzen Standards und die zuvor entstandene Interoperabilität als Vorstufe zu komplexen e-Services wie es HealthTech ermöglicht.

### 7.3.1 Entwicklung in drei technologischen Sprüngen

Es lassen sich drei zentrale technologische Meilensteine im Verlauf der vergangenen Jahrzehnte ausmachen (Lang 2022, S. 12 f.). Das sind:

- *Meilenstein 1*: Digitale Abbildungen (Digitisierung)
- *Meilenstein 2:* Strukturierte und semantisch annotierte elektronische Daten (Digitalisierung)
- *Meilenstein 3:* Vernetzte, digitale Daten für konkrete Anwendungen mit Mehrwert (Digitale Transformation)

Aus den drei Meilensteinen der Technologie ergeben sich drei Phasen der Anwendungen:

- *Phase 1:* Digitisierung – Abbildung analoger Daten in digitaler Form (z. B. eingescannte, von Hand ausgefüllte Anmeldung von Patient:innen)
- *Phase 2:* Digitalisierung/E-Health – Nutzung elektronisch erzeugter Daten oder vernetzter Anwendungen (z. B. strukturierte elektronische Anamnesebögen, strukturierte, standardisierte und semantisch annotierte Datensätze zu Krankheitsbildern, e-Rezept)
- *Phase 3:* Interoperabilität/HealthTech – Nutzung integrierter Services basierend auf interoperablen Plattformen (z. B. plattformübergreifende Patientenportale, Aufbau von vernetzten IT-Infrastrukturen)

Eine klare Trennung zwischen Meilensteinen (konkrete Technologie) und den Phasen (Entwicklungsprozesse und Umsetzungen in Anwendungen und Lösungen) schafft eine logische Struktur und erleichtert das Verständnis der bisherigen Entwicklung.

#### 7.3.1.1 Digitale Abbildung analoger Daten als Phase 1

Die Phase 1 bedeutet das Scannen von Papier, das Abfotografieren von Informationen auf einem Papier oder bspw. das Fotografieren von Wunden oder Merkmalen am Körper eines Menschen.

#### 7.3.1.2 Digitalisierung und E-Health als Phase 2

Die Phase 2 ist sehr vielfältig. Tab. 7.1 bietet einen Überblick über Anwendungen und Geräte der Phase 2: Digitalisierung/E-Health, unterteilt in die Bereiche Mobile-Health (M-Health), Home-Health (H-Health) resp. Ambient Assisted Living (AAL), Telemedizin und die Telematik-Infrastruktur (so bezeichnet in Deutschland) organisiert durch die Nationale Agentur für Digitale Medizin (gematik) und der ELGA GmbH in Österreich und der E-Health-Plattform Suisse in der Schweiz.

**Tab. 7.1** Beispiele für E-Health-Anwendungen und Geräte in den Kategorien M-Health, H-Health, Telemedizin und Telematik-Infrastruktur (eigene Tabelle)

| E-Health | | | |
|---|---|---|---|
| M-Health | H-Health/AAL | Telemedizin | Telematik-Infrastruktur |
| – Wearables<br>– Gesundheits-Apps<br>– Kommerzielle Apps<br>– DiGAs<br>– DiPAs | – Bewegungsmelder<br>– Smarte Steckdose<br>– Smarte Sirene<br>– Lichtsignale<br>– Intelligente Fensterkontakte<br>– Rufknopf Wohnung/am Bett<br>– Sturzsensormatte<br>– Medikamentenerinnerung<br>– Smarte Außenkamera<br>– Smartwatch mit Notruf<br>– Hub-/Sitzbadewannen<br>– Sprachassistenten<br>– Gestensteuerung<br>– Tragbare Medizin-Geräte<br>– Notruf | – Telemetrie<br>– Telekonsil, D2D<br>– Televisite, D2P<br>– Telesprechstunde<br>– Telepsychiatrie<br>– Telediagnostik<br>– Teleradiologie<br>– Telekardiologie<br>– Teledermatologie<br>– Teleneurologie<br>– Teletherapie<br>– Teleoperation<br>– Telechirurgie<br>– Telemonitoring<br>– Telereha<br>– Telepflege<br>– Telepathologie<br>– Teleforschung | – ePA (Deutschland)<br>– ELGA (Österreich)<br>– EPD (Schweiz)<br>– Elektronische Fachanwendungen<br>– CDA-Dokumente<br>– FHIR-Profile<br>– IHE-Profile<br>– MIO-Profile |

**Legende:** DiGAs – Digitale Gesundheitsanwendungen; DiPAs – Digitale Pflegeanwendungen; D2D – Doctor-to-Doctor; D2P – Doctor-to-Patient; ePA – Elektronische Patientenakte (Deutschland); EPD – Elektronisches Patientendossier (Schweiz); ELGA – Elektronische Gesundheitsakte (Österreich); MIO – Medizinisches Informationsobjekt; CDA – Clinical Document Architecture; FHIR – Fast Healthcare Interoperability Resources; IHE – Integrating the Healthcare Enterprise

Die Anwendungen sind zunächst isoliert nutzbar, bieten aber Potenziale zur Vernetzung sowie zur Interoperabilität und damit die Basis für Phase 3: HealthTech.

Tab. 7.1 illustriert, dass E-Health-Anwendungen häufig als isolierte Services beginnen und erst schrittweise in vernetzte, interoperable Strukturen übergehen. Auch viele Anwendungen der deutschen Telematik-Infrastruktur sind bislang nur spezialisierte Fachanwendungen, wie bspw. das e-Rezept oder die elektronische Arbeitsunfähigkeitsbescheinigung, deren Funktionalität auf wenige Prozessschritte begrenzt bleibt. Dies erschwert eine umfassende Digitalisierung und sektorübergreifende Prozessintegration. Eine durchgehende Automatisierung oder die bedarfsgerechte Bereitstellung integrativer Dienstleistungen über mehrere Bereiche, Disziplinen, Domänen oder Gesundheitssektoren hinweg, wird gegenwärtig noch selten erreicht und stellt eine große Hürde für die digitale Transformation dar. Dies ist nicht zuletzt eine Folge der noch eingeschränkten Interoperabilität, die jedoch schrittweise und immer weiter verbessert wird.

### 7.3.2 Interoperabilität und HealthTech als Phase 3: Integrierte Services und datenbasierte Wertschöpfung

Während Digital Health eine lokale, institutionsbezogene Weiterentwicklung darstellt, weitet HealthTech die Möglichkeiten der Nutzung strukturierter Daten aus: Das Potenzial, in Zukunft elektronische Diensteketten (E-Services) und sektorübergreifende Versorgungspfade auf Basis interoperabler Infrastrukturen und Plattformen abzubilden, liegt im Aufgabenbereich von HealthTech. Die fortschreitende Integration soll ermöglichen, dass über die Telematik-Infrastruktur nicht nur einzelne Prozesse digitalisiert werden, sondern eine breite Palette sektorübergreifender Services mit hoher Automatisierung und Wertschöpfung bereitgestellt wird.

Dabei stellt sich für Entscheider:innen die Frage nach dem Impact dieser Technologien sowie nach dem Verhältnis von Kosten und Nutzen. Dieses Verhältnis und entsprechende Mehrwerte bzw. allgemein betrachtet die *Effekte von Technologie* sind zu evaluieren (Müller-Mielitz und Lux 2017), insbesondere, wenn Budgets konstant bleiben oder sogar kleiner werden, damit die vorhandenen finanziellen Ressourcen in die beste Verwendung (Effizienz, Effektivität oder andere Kriterien) fließen können.

Die Tab. 7.2 zeigt Beispiele für Digital Health und typische HealthTech-Services der Phase 3.

Die Phase 3 von HealthTech lässt sich nicht isoliert an einem Einzelbeispiel darstellen, da sie auf den vorherigen Phasen aufbaut und erst durch das Zusammenspiel der einzelnen Komponenten ihre volle Wirkung entfaltet. Um dies aber dennoch zu veranschaulichen, wird das Beispiel des *virtuellen Krankenhauses* (VKh) *Nordrhein-Westfalen* (NRW)[3] herangezogen.

**Tab. 7.2** Beispiele für HealthTech-Anwendungen (eigene Tabelle)

| HealthTech | |
|---|---|
| Digital Health | E-Services als Bündel und Pakete für die Wertschöpfungsketten |
| – Medizintechnik<br>– Robotische Assistenzsysteme<br>– Virtuelle Realität (VR)<br>– Erweiterte Realität (AR)<br>– KI-gestützte Diagnose<br>– 3D-gedruckte Implantate und Prothesen<br>– Virtuelle Konsultationen<br>– Chatbots<br>– Digitale Zwillinge in der Medizin<br>– KI-gestützte Logistik<br>– Nanomedizin | – Smart Hospital<br>– Virtuelles Krankenhaus<br>– Gesundheitsportale<br>– Forschungsdatenzentren<br>– Datenintegrationszentren<br>– Europäischer Gesundheitsdatenraum (EHDS) |

**Legende:** VR – Virtual Reality; AR – Augmented Reality; KI – Künstliche Intelligenz; 3D – Dreidimensional; EHDS – European Health Data Space

[3] s. https://virtuelles-krankenhaus.nrw (Zugegriffen: 30.11.2025)

Das VKh nutzt das Telekonsil zwischen anfragenden Ärzt:innen und einer Gruppe von Expert:innen, das als digitaler Kommunikations- und Kooperationsmechanismus primär medizinische Fachkräfte über eine elektronische Verbindung zusammenführt. In Summe steht das virtuelle Krankenhaus als moderne HealthTech-Innovation, die weit über eine bilaterale Kommunikation hinausgeht. Die Patientenbetreuung im VKh als virtueller Rahmen verbleibt weiterhin vor Ort in der Arztpraxis oder im Krankenhaus und ist damit im persönlichen Kontakt zwischen Ärzt:in und Patient:in verankert. Doch gerade bei komplexen Fälle können über das VKh gezielt zusätzliche Meinungen und Expertisen anderer Ärzt:innen hinzugezogen werden, unabhängig von deren Standort. Dieser Ansatz markiert den Übergang von der rein analogen Versorgung der Phase 1 hin zur digital vernetzten Zusammenarbeit der Phase 2.

In Phase 3 entfaltet das VKh sein volles Potenzial als integrierte HealthTech-Lösung. Hier kommt das Telekonsil und die elektronische Fallakte (eFA) als zentraler digitaler Kommunikations- und Kooperationsmechanismus zum Einsatz, der medizinische Fachkräfte über elektronische Verbindungen zusammenführt, um gemeinsam über individuelle Patientenfälle zu beraten. Unterstützt wird dies durch E-Health-Werkzeuge wie die eFA, die Telematik-Infrastruktur sowie digitale Endgeräte, darunter PCs, Notebooks oder Smartphones. Bei Bedarf werden weitere medizinische Geräte eingebunden, und deren Daten, etwa Röntgenbilder oder Blutproben übertragen und können mithilfe fortschrittlicher KI-Technologien analysiert und für die Entscheidungsfindung genutzt werden. Die derzeit aktivierten Indikationsgebiete des VKh NRW mittels Telekonsil sind:

- Allgemeine Intensivmedizin/intensivmedizinische COVID-19-Beratungen
- Therapierefraktäre Herzinsuffizienz/schwere Herzinsuffizienz
- Resektable Lebertumoren
- Seltene Erkrankungen
- Long-COVID-Beratungen

Das VKh zeigt damit, wie das Zusammenspiel digitaler Technologien in Kombination mit der standortübergreifenden Vernetzung von Einrichtungen die Versorgung verändert. Als moderne HealthTech-Innovation geht es weit über die einfache Kommunikation hinaus: Es verbindet organisationsweite Prozesse, sichere Datenschutzmechanismen, digitale Services und klinische Informationsflüsse zu einem sektorübergreifenden, strukturierten und bedarfsorientierten Versorgungsmodell. So wird die Vision einer vernetzten, datenbasierten und kollaborativen Medizin Realität: ein zentrales Merkmal der Phase 3 von HealthTech.

Dieses Beispiel verdeutlicht die zunehmende Verschmelzung von Gesundheit, Technik und digitalen Services. HealthTech definiert sich durch *Vernetzung*, *Datengetriebenheit* und *Serviceorientierung*. Isoliert betrachtet weisen die Technologien diese Merkmale nicht auf; erst ihre kontextbezogene Anwendung macht sie zu HealthTech.

Abb. 7.1 visualisiert die Abgrenzungen der verschiedenen Phasen. Grundlage ist Phase 1, welche die Digitalisierung von analogen Vorgaben durch Digitisie-

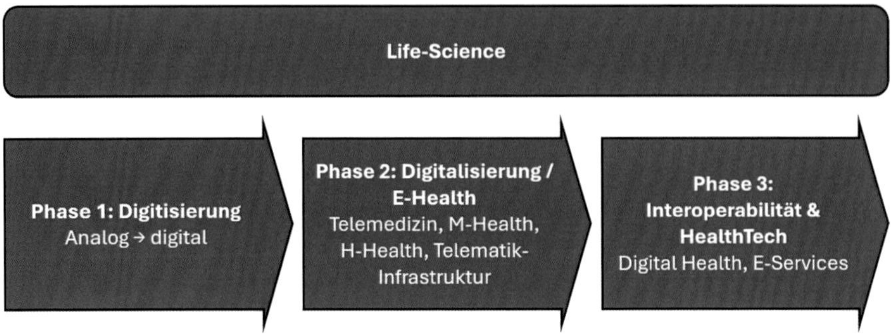


**Abb. 7.1** Die drei Phasen der digitalen Transformation im Gesundheitswesen (eigene Abbildung)

rung ermöglicht. Hieraus haben sich verschiedene digitale Anwendungen bis in die häusliche Umgebung (H-Health) entwickelt (Phase 2). Die Vernetzung, integrierte Services und die datenbasierte Wertschöpfung erfolgt in der Phase 3 des HealthTech.

## 7.4 Einordnung und Beispiele von Anwendungen

Die Abgrenzung zwischen E-Health-Anwendungen und HealthTech besteht darin, dass E-Health primär einzelne digitale Anwendungen und Fachprozesse beschreibt, während HealthTech technisch und organisatorisch vernetzte Lösungen mit einem ausgeprägten Service- und Plattformcharakter umfasst.

Digital Health bildet dabei einen wichtigen Entwicklungsschritt: Es verbindet die isolierten Ansätze des E-Health mit ersten vernetzten Lösungen und dient als konzeptionelle und technische Grundlage für HealthTech. Daher ist Digital Health nicht als eigenständige Endstufe, sondern als integraler Bestandteil von HealthTech einzuordnen, der sich in umfassenden E-Services manifestiert (Tab. 7.3).

Die Entwicklung digitaler Health-Technologien der letzten Dekaden führt zu einer tiefgreifenden Transformation des Gesundheitswesens. Dazu gehört auch die Medizintechnik. Sie entwickelt und produziert Geräte und Verfahren für Diagnostik, Therapie und Rehabilitation. Zunehmend werden hierbei digitale Daten generiert und in IT-Systemen zur Nutzung bereitgestellt. Medizintechnik und Informationstechnologie verschmelzen somit über die technische Nutzung gemeinsamer Netzwerke mit dem Ziel, Daten zu erzeugen, zu transportieren und zu verarbeiten. Die Einbindung weiterer Technologien in diese Netzwerke, wie z. B. Sensorik und

**Tab. 7.3** Übersicht von E-Health-Anwendungen und HealthTech-Services (eigene Tabelle)

| E-Health | HealthTech |
|---|---|
| – M-Health<br>– H-Health/AAL<br>– Telemedizin<br>– Telematik-Infrastruktur | – Digital Health<br>– E-Services |

Aktorik, spielen dabei ebenfalls eine wichtige Rolle. Diese Health-Technologien kommen insbesondere bei AAL-Systemen zum Einsatz, die hilfsbedürftigen Menschen jeden Alters ein selbstständiges Leben ermöglichen. HealthTech fasst diese Entwicklungen als integriertes, serviceorientiertes Konzept zusammen, das Sensorik, Aktorik, Medizintechnik und IT-Systeme zu vernetzten Gesundheitsservices verbindet.

Diese Begriffe bilden das Fundament für das Verständnis der digitalen Transformation im Gesundheitswesen und werden in den folgenden Unterabschnitten in ihren Ausprägungen (M-Health, H-Health/AAL, Telemedizin, Telematik-Infrastruktur, E-Health, Digital Health, HealthTech) konkretisiert.

### 7.4.1 Mobile-Health

Eine wichtige Unterscheidung von digitalen Anwendungen ist die zwischen i. d. R. stationären Anwendungen und mobilen Gesundheitsanwendungen. Eine mobile Anwendung fokussiert auf die Nutzer:innen selbst, die über ihr Smartphone (oder andere mobile Endgeräte) digitale Inhalte erzeugen, teilen und nutzen. Die Beispiele reichen von frühen SMS-basierten Diensten in ländlichen Regionen (die auch der Telemedizin zugesprochen werden können) bis hin zu heutigen kommerziellen Lifestyle-Apps (z. B. Fitness-Tracker, Ernährungs- und Bewegungs-Apps) und serviceorientierten Apps, die an Medikamenteneinnahmen erinnern, den Impfstatus überwachen, an Vorsorgeuntersuchungen erinnern oder Terminvereinbarungen unterstützen.

Während kommerzielle, frei verfügbare Apps häufig durch die Nutzer:innen selbst finanziert werden (direkt oder über Datenökonomien), stellen *Digitale Gesundheitsanwendungen* (DiGAs) und *Digitale Pflegeanwendungen* (DiPAs) in Deutschland eine Besonderheit dar, da sie nach erfolgreicher Prüfung bezogen auf die Wirksamkeit und den Datenschutz sowie weiterer Kriterien durch die gesetzliche Kranken- bzw. Pflegeversicherung erstattet werden und wie Medikamente Produkte des öffentlich finanzierten Gesundheitswesens sind. In Österreich und der Schweiz gibt es keine direkt vergleichbaren Anwendungen wie DiGAs oder DiPas, jedoch ist anzunehmen, dass man sich an Deutschland orientieren wird.

#### 7.4.1.1 Digitale Gesundheitsanwendungen

Konkrete, von der öffentlichen Hand finanzierte mobile Anwendungen sind in Deutschland DiGAs. DiGAs sind medizinische Apps oder Programme mit nachgewiesener Wirksamkeit, die Versicherte im deutschen Gesundheitssystem über eine Verordnung oder ggf. auch direkt von ihrer Krankenkasse erhalten. Rechtsbasis bildet das Digitale-Versorgung-Gesetz (DVG), welches seit dem 19.12.2019 in Kraft ist. Mit diesem Gesetz wird u. a. ein Leistungsanspruch der Versicherten auf DiGAs gesichert und die Grundlage geschaffen für ein Verfahren beim Bundesinstitut für Arzneimittel und Medizinprodukte (BfArM), mit dem über die Leistungserbringung einer DiGA und deren Leistungserstattung durch die gesetzlichen Krankenkassen in der Regelversorgung entschieden wird („DiGA-Verzeichnis nach § 139e SGB V“) (Bundesinstitut für Arzneimittel und Medizinprodukte o. J.).

DiGAs sind seit 2020 ein fester Bestandteil des deutschen Gesundheitssystems (Hemkens 2021; Lauer et al. 2021), indem diese nach einer positiven Evaluierungszeit von einem Jahr (ggf. verlängert um ein weiteres Jahr) in das DiGA-Verzeichnis des BfArM aufgenommen werden (GKV o. J.). DiGAs sind in Deutschland im medizinischen Versorgungskontext angesiedelt u. a. zu Unterstützung von Prävention und Therapie.

#### 7.4.1.2 Digitale Pflegeanwendungen

Im Gegensatz zu DiGAs, welche die Patient:innen und die Wirksamkeit einer Therapie in den Fokus stellen, adressieren DiPAs zusätzlich die Angehörigen, professionell Pflegende und unterstützen auch bei organisatorischen Aufgaben. Eine DiPA ist eine zertifizierte, digitale Anwendung, die von Pflegebedürftigen und ihren Angehörigen genutzt werden kann, um die Selbstständigkeit zu fördern und die Pflege zu erleichtern. Diese Apps müssen in Deutschland ein strenges Prüfverfahren beim BfArM durchlaufen, um in das offizielle DiPA-Verzeichnis aufgenommen und von den Pflegekassen erstattet zu werden. DiPAs haben noch keinen Einzug (im Jahr 2025) in die Pflegelandschaft des deutschen Gesundheitswesens genommen, da noch kein Anbieter das Zulassungsverfahren erfolgreich durchlaufen hat. Eine Auflistung der Anbieter wird aber zukünftig im DiPA-Verzeichnis erfolgen.

### 7.4.2 Home-Health und Smart-Home

Home-Health (H-Health) bzw. die vielfach genutzte Abkürzung AAL für Ambient Assisted Living steht für alltagsunterstützende Assistenzlösungen in der häuslichen Umgebung. H-Health-Anwendungen umfassen technische Hilfen, die eine Assistenz für Bedürftige jeglichen Alters ermöglichen. Dabei kann es sich um Personen handeln, die zeitweilig eingeschränkt sind (bspw. ein Gipsverband) oder die gerade aus der Rehabilitation in die häusliche Umgebung zurückkommen (poststationäre Phase) oder die langsam degenerativ erkranken (chronisch-degenerative Erkrankungen) oder andere Einschränkungen haben oder entwickeln. Die Lösungen sind oft selbst finanziert. Eine in Deutschland von den Pflegekassen finanzierte Lösung ist z. B. der Hausnotruf (Pflegehilfsmittel).

AAL (Assistenz für den Menschen) und Smart-Home-Lösungen (Assistenz für das Zuhause) bieten insbesondere einen Mehrwert für ältere Menschen und Menschen mit Einschränkungen. Das betrifft Menschen in allen Alters- und Lebenslagen. Sie ermöglichen ein längeres, selbstbestimmtes Leben im eigenen Zuhause, erhöhen die Sicherheit der Person und entlasten Angehörige sowie Pflegekräfte. Viele Geräte arbeiten als Standalone-Lösungen. Andere sind modular und können individuell an die Bedürfnisse angepasst werden: von einfachen Automatisierungen bis hin zu komplexen Gesundheitsmonitoring-Systemen.

Im AAL-Konzept werden Sensorik und Aktorik im Wohnumfeld, mobile Komponenten am Körper sowie Dienste im Rechenzentrum (z. B. Fernwartung, Backup, Call-Center) kombiniert. In der Nutzung von AAL-Systemlösungen hat das Rechenzentrum eines Serviceproviders eine besondere Bedeutung, da hier IT-Dienste und weitere Services (z. B. Call-Center) erbracht werden. Ferner zählen Online-Shops oder Informationsdienste als externe Dienstleister dazu und können in eine Lösung eingebunden werden (VDE 2014). Der Übergang zu Quartierslösungen ist fließend.

Smart-Home-Lösungen konzentrieren sich stärker auf Hausfunktionen (Energie, Komfort, Sicherheit) und adressieren damit indirekt die Bedürfnisse der Bewohner:innen. AAL rückt dagegen explizit die Assistenz für den Menschen in den Fokus und damit den direkten Bezug. Technische Interoperabilität und Standardisierung schreiten aber nur langsam voran; semantische Interoperabilität, etwa zur Befüllung anbieterneutraler elektronischer Gesundheitsakten (z. B. ePA, ELGA, EDP), sind bislang nur vereinzelt umgesetzt. Viele Daten verbleiben in proprietären Apps oder Clouds der Hersteller. Damit steht AAL – konsistent zu den vorherigen Abschnitten – zwischen Consumer-Technik und voll integrierten E-Health-/HealthTech-Lösungen.

### 7.4.3 Telemedizin

Ein wichtiger Einsatzbereich digitaler Anwendungen im Gesundheitswesen ist die Telemedizin. Die WHO definiert Telemedizin als „... *die Erbringung von Gesundheitsdienstleistungen, bei denen Entfernung ein kritischer Faktor ist, durch Angehörige der Gesundheitsberufe unter Einsatz von Informations- und Kommunikationstechnologien für den Austausch von gültigen Informationen zur Diagnose, Behandlung und Prävention von Krankheiten und Verletzungen, zur Forschung und Bewertung sowie zur Fortbildung der Gesundheitsdienstleister – mit dem Ziel, die Gesundheit von Einzelpersonen und Gemeinschaften zu verbessern*“ (Ryu 2012, 153 f.).

Diese Definition betont sowohl den Aspekt der Überbrückung räumlicher Distanzen als auch die breite Anwendbarkeit von Telemedizin: von der direkten Patientenversorgung bis hin zu Forschung und Fortbildung. Telemedizinische Anwendungen sind umfassend zur Unterstützung der Diagnostik und Therapie verfügbar. Orientiert am Patienten- bzw. Versorgungspfad lassen sich folgende Beispiele auflisten, welche die Breite telemedizinischer Anwendungen aufzeigen: Televisite, Telemetrie, Teleanamnese, Telekonsil, Teleradiologie, Telemonitoring, Teletherapie, Telerehabilitation, Telepflege, Teleeducation und Teleforschung. Sie verdeutlichen, dass der gesamte Versorgungspfad prinzipiell telemedizinisch unterstützt werden kann (Preuß 1997). Eine systematische, durchgängige Verknüpfung der Einzelschritte ist jedoch immer noch selten.

Grundlegend ist aber bei allen Anwendungen, dass hier stets die Gestaltung des soziotechnischen Systems mit den Elementen *Mensch – Technik – Aufgabe* zentral ist. Ein:e Ärzt:in wird bei der Erledigung der Aufgabe (z. B. Diagnostik einer komplexen Krankheit) durch den Einsatz von Technologie (z. B. Telekonsil) unterstützt. Im Vordergrund der Gestaltung muss also stets der Mensch (z. B. professionelle Akteur:innen im Gesundheitswesen oder auch Patient:innen, Angehörige) stehen; die Technologie dient lediglich der Unterstützung der Aufgabenerfüllung. Dieser Ansatz ist entscheidend für sämtlichen Anwendungen des HealthTech. Oft steht derzeit noch die Maschine-Maschine-Kommunikation im Mittelpunkt. Trotzdem ist es letztendlich der Mensch, den es zu unterstützen gilt (Lux 2019).

### 7.4.4 E-Health

E-Health ist ein umfassendes Konzept, welches in viele Bereiche der gesundheitlichen Versorgung hineinwirkt und dort Innovationspotenzial entfaltet (Lux 2017). E-Health wird als Nutzung von Informations- und Kommunikationstechnologie, Medizintechnik und Gesundheits-Technologien in der Gesundheitswirtschaft verstanden. Die Definition der Europäischen Union (o. J.) beschreibt E-Health als Summe elektronischer Gesundheitsdienste, die Vorbeugung, Diagnose, Behandlung, Überwachung und Verwaltung unterstützen. Definitionen weiterer Organisationen und Autor:innen variieren überwiegend darin, ob weitere Aspekte über die reine IT-Unterstützung von Leistungsprozessen im Gesundheitswesen relevant sind. Eine besondere Bedeutung kommt dabei der gesundheitsökonomischen Evaluation von E-Health bezogen auf Kosten und Nutzen der Technologie zu. Eine erweiterte gesundheitsökonomische Analyse bezogen auf Outcome, Output, Wirksamkeit, Effizienz, Usability, Datenschutz und weiterer Fragestellungen ist sehr komplex. Diese Analysen sind aber für die Entscheidungsfindung zur Nutzung oder Nicht-Nutzung der Technologie wichtig.

Über die rein technische Perspektive hinaus umfasst E-Health die Vernetzung der Akteur:innen, die Integration fachlicher und organisatorischer Prozesse und die Interoperabilität von IT-Systemen auf technischer, syntaktischer und semantischer Ebene (Lux 2017). E-Health ist damit – konsistent zu den vorangegangenen Abschnitten – ein prozess- und organisationsorientierter Rahmen, innerhalb dessen M-Health, H-Health/AAL, Telemedizin, Telematik-Infrastruktur und institutionelle Anwendungen (z. B. ePA, eArztbrief, eAbrechnung) angesiedelt sind. E-Health-Anwendungen sind der Phase 2 (Digitalisierung/E-Health) zugeordnet. Die Phase 2 bedeutet, dass elektronische, strukturierte Daten in Prozessen und zwischen Organisationen genutzt werden, auch wenn nicht immer eine umfassende Interoperabilität gegeben ist.

### 7.4.5 Telematik-Infrastruktur

Der Begriff Telematik wurde in den 1980er-Jahren im Rahmen der Studie „Informatisierung der Gesellschaft" von Nora und Minc (1979) geprägt. In dieser Studie wurden die Potenziale digitaler Kommunikationsverfahren, insbesondere im Vergleich zu konventionellen Methoden, etwa im Gesundheitswesen, umfassend analysiert. Die Autoren hoben insbesondere die Vorteile der digitalen Übertragungstechnologien in Bezug auf Qualität und Stabilität hervor, die durch den Einsatz effizienter, softwaregestützter Vermittlungssysteme ermöglicht wurden. Durch die Verbindung der Disziplinen Telekommunikation und Informatik führten Nora und Minc so den Begriff Telematik ein, der die technische Integration von Datenübertragungsnetzen zur Überbrückung räumlicher Distanzen mit der maschinellen Informationsverarbeitung beschreibt (Nora und Minc 1979).

Die Telematik-Infrastruktur in Deutschland als die IT-Vernetzung des Gesundheitswesens bildet – konsistent zur Einordnung in die Phasen – die nationale Basisinfrastruktur für den sicheren, interoperablen Datenaustausch im Gesundheitswesen. Treiber der Interoperabilität ist in Deutschland die gematik als Nationale Agentur für Digitale Medizin durch entsprechende Spezifikationen der Telematik-Infrastruktur-Komponenten. In Deutschland dienen die Spezifikationen u. a. als Grundlage für ePA, eRezept, elektronische Arbeitsunfähigkeitsbescheinigung und weitere Fachanwendungen; in Österreich und der Schweiz übernehmen ELGA GmbH bzw. die Koordinationsstelle eHealth Suisse vergleichbare Funktionen.

Die gematik definiert in Deutschland Kommunikations-, Interoperabilitäts-, Sicherheits- und Anwendungsstandards (z. B. Kommunikation im Medizinwesen (KIM), Telematik-Infrastruktur-Messenger (TIM), Fast Healthcare Interoperability Resources (FHIR), Health Level 7 Clinical Document Architecture (HL7 CDA), Medizinische Informationsobjekte (MIOs), Public Key Infrastructure (PKI), Smartcards) und schafft damit die notwendige Infrastruktur-Schicht, auf der E-Health-, Digital-Health- und schließlich HealthTech-Anwendungen interoperabel betrieben werden können. Damit fügt sich die Telematik-Infrastruktur in das zuvor beschriebene dreistufige Modell ein: Sie ermöglicht Phase 3 (HealthTech) durch verlässliche Interoperabilität. Nicht zu übersehen ist, dass die Telematik-Infrastruktur in Phase 2 bereits wesentliche Impulse setzte. Mit der technischen Grundlage für E-Health-Anwendungen und der Etablierung von Standards schuf sie eine essenzielle Basis für Interoperabilität, die nun das Erreichen von Phase 3 maßgeblich unterstützt und erst ermöglicht.

### 7.4.6 Digital Health

Digital Health ist ein Sammelbegriff für alle Anwendungen, bei denen Informations- und Kommunikationstechnologien genutzt werden, um Prävention, Diagnose, Behandlung, Monitoring und das Management von Gesundheit zu unterstützen oder zu verbessern. Dazu gehören klassische E-Health-Lösungen (z. B. Telemedizin, ePA) ebenso wie mobile Angebote (m-Health), KI-gestützte Analysen oder vernetzte Sensorik.

Im Unterschied zu E-Health, das sich vor allem auf die Digitalisierung bestehender Prozesse konzentriert, beinhaltet Digital Health zusätzlich nutzerorientierte und interaktive Technologien (im Zusammenspiel von Lösungen) wie mobile Gesundheitslösungen, KI-gestützte Analysen und vernetzte Sensorik und stellt damit eine

Weiterentwicklung und den Übergang hin zu umfassenderen HealthTech-Lösungen dar. Ein Beispiel für eine Digital-Health-Lösung ist die Übertragung von DiGA-Daten als MIOs in die ePA. Wenn der Datenprozess zukünftig zu einem E-Service durch die Akteur:innen weitergeführt wird, können die ePA-Daten durch den:die medizinische:n Fachangestellte:n für die Weiterbehandlung aktiv genutzt werden. Das funktioniert auf Datenstandards und wird in einem weiteren Schritt zum E-Service.

Digital Health soll damit die medizinische Versorgung effizienter machen, die Qualität erhöhen und die Patient:innen stärker einbinden. Die resultierenden Effekte daraus sind eine bessere Prävention und eine verbesserte Früherkennung durch kontinuierliches Monitoring und Datenerhebung, personalisiertere Therapien, eine verbesserte Autonomie von Patient:innen sowie eine erhoffte mittel- bis langfristige Kostenreduktion im Gesundheitssystem.

### 7.4.7 HealthTech

Unter HealthTech werden vernetzte, datengetriebene und serviceorientierte Weiterentwicklungen klassischer E-Health- und Telemedizin-Anwendungen verstanden. Dieser Prozess vollzieht sich zunächst über Digital-Health-Anwendungen, die auf den heutigen interoperablen Grundlagen aufbauen und sich zunehmend zu komplexeren Lösungen weiterentwickeln. Hierbei steht zukünftig im Fokus die Zusammenführung von einzelnen IT-Entwicklungen zu integrierten Services (z. B. Virtuelles Krankenhaus, Smart Hospital, Datenintegrationszentren), die auf interoperablen Daten und Plattformen aufbauen und Dienste anbieten (E-Services).

Das Ziel von HealthTech besteht darin, durch digital gestützte Prozesse den Zugang zur Versorgung zu erleichtern, gesundheitsrelevante Lebensgewohnheiten zu fördern und darüber hinaus neue Wege der personalisierten und partizipativen Medizin zu beschreiten. Zentrale Herausforderungen sind dabei weiterhin die Interoperabilität der Systeme, der datenschutzkonforme Umgang mit sensiblen Daten, Evidenznachweise der genutzten Technologien insbesondere bezogen auf die Wirksamkeit und das Nutzen-Kosten-Verhältnis sowie die Akzeptanz durch die Nutzer:innen.

## 7.5 Zusammenfassung und Ausblick

Telemedizin, E-Health, Digital Health und HealthTech sind eng miteinander verwoben, aber dennoch unterschiedlich gelagerte Bausteine der digitalen Transformation. Telemedizin steht exemplarisch für die räumliche und zeitliche Entkopplung von Gesundheitsleistungen; E-Health beschreibt den prozess- und organisationsbezogenen Einsatz von Informations- und Kommunikations-Technologien im Gesundheitswesen; Digital Health fokussiert u. a. auf app- und nutzerzentrierte Anwendungen; HealthTech integriert diese Bausteine zu plattform- und serviceorientierten sowie umfassenden interoperablen Lösungen.

Grundlage für die beschriebenen digitalen Entwicklungen war die Digitisierung in der initialen Phase 1. Die Integration von mobilen Anwendungen (bspw. DiGA- und DiPA-Daten in Deutschland) in nationale Aktensysteme und darüber hinaus in den European Health Data Space (EHDS) und auch in die Sekundärnutzung in Forschungsdatenräumen illustriert den Übergang von Phase 2 (E-Health) zu Phase 3 (HealthTech): Daten werden nicht mehr nur erhoben, sondern strukturiert, interoperabel und mehrfach nutzbar gemacht – für Versorgung, Controlling, Management und Forschung.

Die Bereitstellung von E-Health-, Digital-Health- und HealthTech-Anwendungen bietet u. a. folgende Kernpotenziale (eigene Auflistung):

- Klare, strukturierte Datenerzeugung
- Präzisere und validierte Diagnosen
- Verbesserte Patientensicherheit und -versorgung
- Mehrfache datenschutzkonforme Datennachnutzung für Versorgung und Forschung
- Entlastung des medizinischen Personals
- Stärkung der Patientensouveränität
- Steigerung der Resilienz und Innovationsfähigkeit

Diese Potenziale müssen jedoch evaluiert und bewiesen werden. Es ist durchaus nicht klar, dass eine moderne, qualitativ hochwertige und effiziente Gesundheitsversorgung allein durch Digitalisierung geschaffen wird. Um die Potenziale zu heben, gehören zunächst eine klare und strukturierte Erzeugung von Gesundheitsdaten sowie deren nachhaltige Nutzung für Versorgung und Forschung, was wiederum präzisere und validierte Diagnosen ermöglicht. Ergänzend tragen ein kontinuierliches Monitoring, telemedizinische Angebote und schnellere Reaktionsmöglichkeiten in Akutsituationen zu einer verbesserten Patientensicherheit und -versorgung bei. Gleichzeitig fördern digitale Lösungen die personalisierte Medizin, indem sie individuelle Risiko- und Verlaufsprofile sichtbar und nutzbar machen, und stärken damit die Versorgungskoordination durch verbesserte Kommunikations- und Dokumentationsprozesse.

Darüber hinaus entlasten automatisierte Routineabläufe das medizinische Personal und erhöhen die Effizienz in der Institution selbst und des Gesamtsystems im Ganzen. Die Patientensouveränität wird gestärkt, da digitale Anwendungen den Zugang zu relevanten Gesundheitsinformationen erleichtern und die Beteiligung an medizinischen Entscheidungen fördern. Durch standardisierte, strukturierte Datenflüsse verbessert sich zudem die Qualitätssicherung und das Controlling. Die Organisation, das Management und die Prozesse selbst können angepasst und optimiert werden. Große, strukturierte Datensätze unterstützen die Entwicklung innovativer KI-gestützter medizinischer Verfahren sowie die Generierung von Real-World-Evidence (d. h. klinische Erkenntnisse aus der täglichen medizinischen Praxis). Insgesamt steigern diese Technologien die Resilienz und die Innovationsfähigkeit des Gesundheitssystems und leisten einen wesentlichen Beitrag zur Weiterentwicklung der medizinischen Versorgung.

Demgegenüber stehen technische, organisatorische und regulatorische Herausforderungen, insbesondere:

- Technische, syntaktische und semantische Interoperabilität
- Integration heterogener Datenquellen
- Datenschutz und Informationssicherheit
- Benutzerzentrierte Gestaltung und Nutzerakzeptanz

Die größte Herausforderung liegt in der Schaffung einer durchgängigen Interoperabilität, sowohl auf technischer, syntaktischer als auch semantischer Ebene, um heterogene Datenquellen nahtlos zu integrieren, ohne dabei Datenschutz und Informationssicherheit zu kompromittieren. Gleichzeitig muss eine benutzerzentrierte Gestaltung sicherstellen, dass die Systeme nicht nur funktional, sondern auch intuitiv nutzbar sind, um die Akzeptanz bei Anwender:innen nachhaltig zu fördern.

Diese Kernherausforderungen sind auch darin begründet, dass die handelnden Akteur:innen dazu befähigt werden müssen, die Änderungen, die durch die digitale Transformation notwendig sind, zu erkennen und mitzugestalten. Viele Ärzt:innen und Pflegekräfte stehen neuen Technologien skeptisch gegenüber, sei es wegen eines mangelnden Verständnis oder der Sorge, ihre Entscheidungsautonomie zu verlieren. Dies führt oft zu einer geringen Nutzerakzeptanz, was eine flächendeckende Einführung neuer IT- und HealthTech-Lösungen verlangsamt oder sogar blockiert.

Die Digitalisierung erzeugt Daten und eröffnet dadurch neue Möglichkeiten in der Datenanalyse, die gegenüber analogen Prozessen klare Vorteile bieten: Durch systematische Datenerhebung und IT-gestützte Analysen wird eine sinnvolle digitale Transformation möglich und effizientere Prozesse im Gesundheitswesen sichtbar. Das schafft die Grundlage für eine personalisierte Medizin und verbesserte Behandlungskonzepte und bildet zudem die Basis für neue Forschungserkenntnisse. Gleichzeitig birgt die Nutzung großer Datenmengen erhebliche Risiken, insbesondere in Bezug auf Datenschutz und möglichen Datenmissbrauch – Aspekte, die bei der Entwicklung und Nutzung digitaler Lösungen im Gesundheitswesen nicht außer acht gelassen werden dürfen.

Die nationalen Gesundheitsplattformen bilden für IT-Anwendungen die notwendige Infrastruktur, E-Health ermöglicht eine digitale Datenerzeugung und Datennutzung der Komponenten, Digital Health organisiert die sich ergebenden Prozesse und Anwendungen und HealthTech schafft darauf aufbauend datengetriebene Mehrwerte. Mit der zunehmenden Digitalisierung im Gesundheitswesen ergeben sich daher zahlreiche Chancen, Risiken aber auch viele Mehrwerte für die medizinische Versorgung und Forschung.

**Hinweis** In diesem Beitrag wurde KI (Perplexity) zur Prüfung von Rechtschreibung und Formulierungen genutzt.

## Literatur

Böhm J (2020) Medizinische Forschung dank der Raumfahrt? Die NASA und ihr Einfluss auf die Telemedizin. Forschungslabor Telemedizin. https://telemedizinlabor.wordpress.com/2020/01/22/medizinische-forschung-dank-der-raumfahrt-die-nasa-und-ihr-einfluss-auf-die-telemedizin (Erstellt: 22. Jan. 2020). Zugegriffen: 30. Nov. 2025

Bundesinstitut für Arzneimittel und Medizinprodukte (o. J.) DiGA und DiPA. Digitale Gesundheits- und Pflegeanwendungen. Bundesinstitut für Arzneimittel und Medizinprodukte. https://www.bfarm.de/DE/Medizinprodukte/Aufgaben/DiGA-und-DiPA/_node.html. Zugegriffen: 30. Nov. 2025

Dittmar R, Wohlgemuth WA, Nagel E (2009) Potenziale und Barrieren der Telemedizin in der Regelversorgung. G+g Wissenschaft 9(4):16–26

Europäische Union (o. J.) Elektronische Gesundheitsdienste (e-Health). Europäische Union – EUR-Lex. https://eur-lex.europa.eu/DE/legal-content/glossary/e-health.html. Zugegriffen: 23. Juni 2026

GKV-Spitzenverband (o. J.) GKV Fokus: Digitale Gesundheitsanwendungen (DiGA). https://www.gkv-spitzenverband.de/gkv_spitzenverband/presse/fokus/fokus_diga.jsp. Zugegriffen: 30. Nov. 2025

Hemkens LG (2021) Nutzenbewertung digitaler Gesundheitsanwendungen – Herausforderungen und Möglichkeiten. Bundesgesundheitsblatt 64:1269–1277. https://doi.org/10.1007/s00103-021-03413-x

Hinkelbein J, Kerkhoff S, Miesen M, Schmitz J (2020) Telemedizin in der Raumfahrt. Flugmed · Tropenmedizin · Reisemedizin – Ftr 2020 27(5):226–228. https://doi.org/10.1055/a-1231-3173

Lang V (2022) Digitale Kompetenz: Grundlagen der Künstlichen Intelligenz, Blockchain-Technologie, Quanten-Computing und deren Anwendungen für die Digitale Transformation. Springer Vieweg, Berlin, Heidelberg

Lauer W, Löbker W, Höfgen B (2021) Digitale Gesundheitsanwendungen (DiGA): Bewertung der Erstattungsfähigkeit mittels DiGA-Fast-Track-Verfahrens im Bundesinstitut für Arzneimittel und Medizinprodukte (BfArM). Bundesgesundheitsblatt 64:1232–1240. https://doi.org/10.1007/s00103-021-03409-7

Lux T (2017) E-Health – Begriff und Abgrenzung. In: Müller-Mielitz S, Lux T (Hrsg) E-Health-Ökonomie. Springer Gabler, Wiesbaden. https://doi.org/10.1007/978-3-658-10788-8_1

Lux T (2019) E-Health: Begriff, Umsetzungsbarrieren, Nachhaltigkeit und Nutzen. In: Haring R (Hrsg) Gesundheit digital. Springer, Berlin, Heidelberg. https://doi.org/10.1007/978-3-662-57611-3_1

Müller-Mielitz S, Lux T (2017) E-Health-Ökonomie, 1. Aufl. Springer Gabler, Wiesbaden

Nora S, Minc A (1979) Die Informatisierung der Gesellschaft. Campus, Frankfurt am Main

Preuß KJ (1997) Informations-, Kommunikations-Technologien und Vernetzung im Gesundheitssektor als Basis für Managed-Care-Konzepte. In: Arnold M, Lauterbach KW, Preuß KJ (Hrsg) Managed Care. Ursachen, Prinzipien, Formen, und Effekte. Schattauer, Stuttgart, S 259–300

Ryu S (2012) Telemedicine: Opportunities and Developments in Member States: Report on the Second Global Survey on eHealth 2009 (Global Observatory for eHealth Series, Volume 2). Healthc Inform Res 18(2):153–155. https://doi.org/10.4258/hir.2012.18.2.153

VDE (2014) Die deutsche Normungsroadmap AAL (Ambient Assisted Living): Status, Trends und Perspektiven der Normung im AAL-Umfeld. VDE Roadmpa. Verband der Elektrotrechnik (VDE). https://www.dke.de/resource/blob/1741590/27536d293024057506218d9730fe99ed/die-deutsche-normungs-roadmap-aal---ambient-assisted-living---version-2-data.pdf (Erstellt: 01.2014). Zugegriffen: 30. Nov. 2025

# 8 Akteursnetzwerke im Vergleich: Wie Deutschland, Österreich und die Schweiz ihr Gesundheitswesen gestalten

Sara D'Onofrio, Thomas Lux und Stefan Müller-Mielitz

**Zusammenfassung**

Das Gesundheitswesen ist geprägt von einer dynamischen und heterogenen Interessenslandschaft. Durch die ständige Wechselwirkung von Systemkomplexität und externen Einflüssen unterliegen die Akteursnetzwerke und ihr Handlungsbereich einem fortlaufenden Wandel. Im Mittelpunkt dieses Beitrags steht das Dreiecksverhältnis zwischen Leistungsbeziehenden, Kostenträgern und Leistungserbringenden. Daneben werden weitere Akteur:innen wie staatliche Träger, Lobbygruppen und Medien berücksichtigt, die in Deutschland, Österreich und der Schweiz das Gesamtsystem mitgestalten. Der Druck zu Digitalisierung wirkt dabei als transformativer Faktor, der nicht nur traditionelle Rollen und Machtverhältnisse neu definiert, sondern auch die Dynamik des Systems weiter erhöht. Dieses Kapitel gibt einen systematischen Einblick in die Akteursnetzwerke dieser drei Länder. Es analysiert die zentralen Konstellationen und zeigt auf, wie die Digitalisierung diese Netzwerke prägt. Ein Blick auf die aktuellen Herausforderungen, die sich aus dieser Dynamik ergeben, rundet den Beitrag ab.

S. D'Onofrio (✉)
FMsquare Foundation, Sursee, Schweiz
E-Mail: info@saradonofrio.ch

T. Lux
Hochschule Niederrhein, Krefeld, Deutschland
E-Mail: Thomas.Lux@hs-niederrhein.de

S. Müller-Mielitz
Institut für Effizienz Kommunikation Forschung GmbH, Ibbenbüren, Deutschland
E-Mail: smm@iekf.de


S. D'Onofrio, C. Russ (Hrsg.), *Digital HealthTech*, Edition HMD,
https://doi.org/10.1007/978-3-658-51795-3_8

**Schlüsselwörter**

Akteursnetzwerke · Digitalisierung · Dreiecksverhältnis · Gesundheitsstandort · Gesundheitswesen · Komplexität · Kostenträger · Leistungsbeziehende · Leistungserbringende

## 8.1 Die unvermeidbare Komplexität heutiger Gesundheitssysteme

Die Gesundheitssysteme in Deutschland, Österreich und der Schweiz wie auch weltweit haben eins gemeinsam: *Das Ziel, die Gesundheit der Bevölkerung zu erhalten, wiederherzustellen und zu fördern* (Kehl 2023). Das Spektrum der Gesundheitsleistungen reicht von der medizinischen Versorgung über die Krankheitsvorsorge und pflegerische Betreuung bis hin zu rehabilitativen Maßnahmen (Egger 2017). Dazu gehören nicht nur Krankenhäuser, Arztpraxen, Pflegeeinrichtungen und die damit verbundenen rechtlichen und organisatorischen Strukturen, sondern auch informelle Leistungen wie die Betreuung durch Angehörige oder die Arbeit in Selbsthilfegruppen (Buchholz 2013).

Eine weitere Gemeinsamkeit dieser Gesundheitssysteme ist ihre *Komplexität* (Schippel 2018). Abb. 8.1 zeigt aus Sicht eines:einer Patient:in, wie komplex und dynamisch das Gesundheitssystem wahrgenommen werden kann.

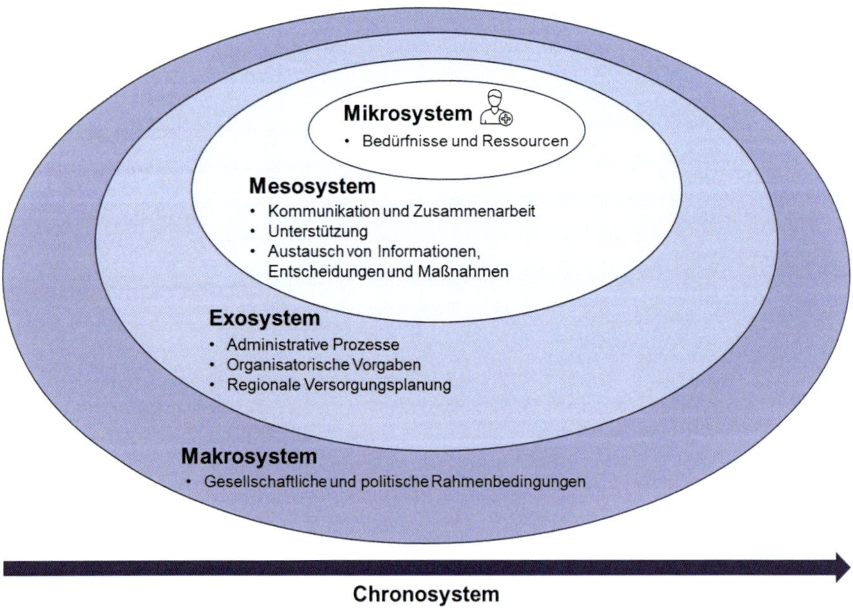


**Abb. 8.1** Das Gesundheitssystem aus Sicht Patient:in (eigene Abbildung, in Anlehnung an Schippel 2018; Icon von flaticon.com [„Patient" – Vectoricons])

Die Komplexität eines solchen Systems lässt sich, aufbauend auf den Arbeiten von Coleman (1987, 1990), in Mikro-, Meso-, Exo-, Makro- und Chronosystem unterteilen (Wisniowski et al. 2024):

- Das *Mikrosystem* erfasst die individuelle Perspektive der Patient:innen und umfasst ihre konkreten *Gesundheitsbedürfnisse* (z. B. Schmerzlinderung, psychische Stabilität), die *persönlichen Ressourcen*, die sie zur Erfüllung der Bedürfnisse nutzen können, sowie *subjektive Ziele* (z. B. Wunsch nach Genesung, höhere Lebensqualität). Hier stehen die Selbstwahrnehmung und Handlungsfähigkeit der Patient:innen im Vordergrund.
- Das *Mesosystem* beschreibt die Wechselwirkungen zwischen Patient:innen und ihrem direkten Umfeld, insbesondere die *Kommunikation und Zusammenarbeit* mit Ärzt:innen, Pflegekräften oder Therapeut:innen, die *Unterstützung* durch Familie, Freund:innen oder Betreuungspersonen, und den *Austausch von Informationen, Entscheidungen und Maßnahmen*, welche die Versorgung gestalten. In diesem System entsteht eine dynamische Beziehung, welche entweder hilft oder es erschwert, die Gesundheitsbedürfnisse der Patient:innen zu erfüllen.
- Das *Exosystem* erfasst die externen Strukturen, welche die Gesundheitsversorgung beeinflussen, ohne dass Patient:innen direkt Einfluss nehmen. Dazu zählen *administrative Prozesse* (z. B. Abrechnungssysteme), *organisatorische Vorgaben* (z. B. Patientenpfade) oder *regionale Versorgungsplanung* (z. B. Standortentscheidungen für medizinische Einrichtungen). Diese Faktoren wirken als vermittelnde Ebene zwischen übergeordneten politischen Vorgaben (Makrosystem) und der individuellen Versorgung (Mikro- und Mesosystem).
- Das *Makrosystem* betrachtet die übergeordneten gesellschaftlichen und politischen Rahmenbedingungen, die das Gesundheitssystem prägen (z. B. Vergütungsstrukturen, gesundheitspolitische Richtlinien). Es umfasst die *nationale, supranationale und internationale Ebene* der Gesundheitsregulierung. *Nationalstaatlich* wird die Gesundheitspolitik durch Gesetze und Institutionen des jeweiligen Landes gestaltet. *Supranational* wirken Akteure wie die Europäische Union (EU), die durch Vorgaben in Bereichen wie Prävention, Umweltschutz oder öffentlichen Gesundheit Einfluss nehmen. *International* sind Organisationen wie die World Health Organization (WHO), die International Labour Organization (ILO) und die Food and Agriculture Organization (FAO) entscheidend für globale Standards und Kooperationen.
- Das *Chronosystem* umfasst zeitliche Veränderungen und historische Entwicklungen, welche das Gesundheitssystem beeinflussen: *individuelle Verläufe* (z. B. altersbedingte Veränderungen, Progression chronischer Krankheiten), *externe Ereignisse* (z. B. Pandemien, Naturkatastrophen), *langfristige Trends* (z. B. demografischer Wandel, medizinischer Fortschritt, gesundheitspolitische Reformen) und *technologische Innovationen* (z. B. neue Behandlungs- oder Versorgungsformen).

Die Analyse von Gesundheitssystemen darf sich jedoch nicht auf die Patientenperspektive beschränken. Vielmehr prägen und steuern zahlreiche Akteur:innen das

System auf verschiedenen Ebenen, darunter Ärzt:innen, Apotheker:innen, Pflegekräfte, Verwaltungsmitarbeitende sowie Kostenträgern wie Krankenversicherungen (Wisniowski et al. 2024). Auch der Staat nimmt eine zentrale Rolle ein, wobei die Zuständigkeiten je nach Land variieren: In Deutschland und Österreich liegt die Verantwortung primär bei den Bundesländern, in der Schweiz bei den Kantonen (Egger 2017). Die Komplexität des Systems erhöht sich dabei nicht nur durch die Vielzahl der Beteiligten, sondern auch durch die Vernetzung unterschiedlicher Handlungsebenen.

Die Gesundheitssysteme Deutschlands, Österreichs und der Schweiz basieren zwar alle auf dem Sozialversicherungsprinzip, unterscheiden sich jedoch in ihrer konkreten Ausgestaltung. Während Deutschland und Österreich dem Bismarck-Modell folgen, mit paritätischer Finanzierung durch Arbeitgeber:innen und Arbeitnehmer:innen, kombiniert die Schweiz dieses Prinzip mit marktorientierten Elementen: Private Krankenversicherungen übernehmen die Grundversorgung, und die Prämien sind einkommensunabhängig (Begerow et al. 2025). Trotz ähnlicher makrosystemischer Rahmenbedingungen (z. B. nationale Gesundheitsgesetze) variieren die Systeme deutlich, je nachdem, welche Akteur:innen und Handlungsebenen betrachtet werden. Zudem unterliegen sie dynamischen Entwicklungen, welche die vorhin eingeführte Komplexität weiter erhöht.

Daher ist es entscheidend, die relevanten Akteur:innen und Organisationsmechanismen im Gesundheitswesen und die von ihnen ausgehende Komplexität zu verstehen, um künftig zielführende technische, organisatorische und strukturelle Lösungen entwickeln zu können. Die Notwendigkeit hierfür wird durch aktuelle Herausforderungen, wie dem wachsenden Mangel an Fachkräften oder den steigenden Gesundheitsausgaben bei gleichzeitig begrenzten Budgets (Henßler und Rinke 2025), und Trends, wie die der Digitalisierung mithilfe von modernen Technologien[1] unterstrichen. Ziel dieses Kapitels ist es, die wichtigsten Grundlagen zu den Akteursnetzwerken der deutschsprachigen Gesundheitssysteme zu vermitteln.

## 8.2 Das Dreiecksverhältnis im Gesundheitssystem

Im Allgemeinen existiert im Gesundheitswesen ein Dreiecksverhältnis (s. Abb. 8.2) zwischen drei Hauptakteursgruppen (Lux 2017):

(1) den *Leistungsbeziehenden* (Patient:innen bzw. Versicherten),
(2) den *Kostenträgern* (gesetzliche und private Krankenkassen), und
(3) den *Leistungserbringenden* (Anbieter:innen medizinischer und pflegerischer Dienstleistungen).

Die Leistungserbringenden lassen sich zusätzlich in *direkte Anbieter* (z. B. Gesundheitseinrichtungen, Gesundheitsberater:innen) und *indirekte Anbieter* (bspw.

[1] Eine Einführung in aktuelle Technologie-Trends bietet Kap. 14 dieser Ausgabe der Edition HMD.

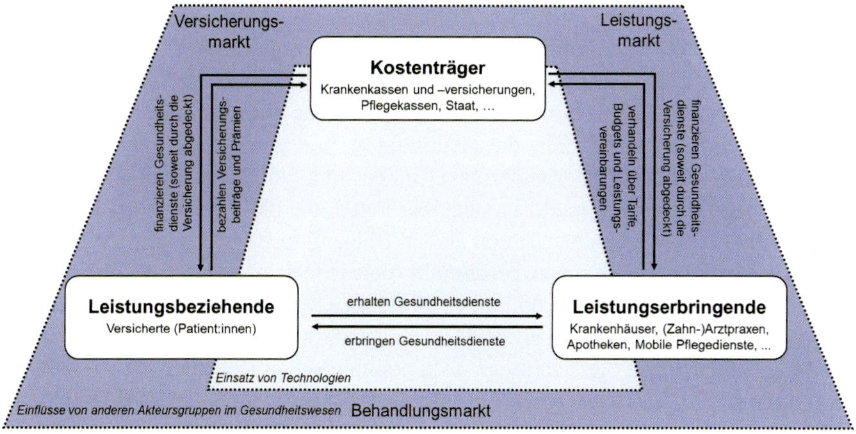


**Abb. 8.2** Dreiecksverhältnis im Gesundheitswesen (eigene Abbildung)

Bauunternehmen, Pharmaunternehmen, Hersteller von Medizintechnik, Ausbildungs- oder Forschungseinrichtungen) einteilen (Penter und Augurzky 2014).

Zwischen diesen Akteursgruppen existieren drei eigenständige Märkte sowie entsprechend vielschichtige Beziehungen, die jeweils durch spezifische Interaktionen, Machtverhältnisse und Abhängigkeiten geprägt sind und die es gilt, im Wohle der Gesellschaft, zu gestalten und zu orchestrieren (Kehl 2023).

Die Tabellen in den folgenden Abschnitten zeigen Beispiele für Akteursgruppen im Gesundheitswesen. Die zufällige Auswahl der Beispiele verfolgt drei Ziele: Erstens veranschaulichen sie die jeweilige Akteursgruppe anhand konkreter Beispiele, zweitens machen sie die Herkunft der tabellarischen Informationen transparent und drittens verdeutlichen sie die Vielfalt und Komplexität des Systems. Dabei wurde bewusst keine besonders bekannte Organisation bevorzugt.

### 8.2.1 Leistungsbeziehende

Patient:innen, die in Deutschland, Österreich und der Schweiz zugleich Versicherte sind, erhalten als Hauptnutznießer:innen der Gesundheitsversorgung medizinische und pflegerische Leistungen von Ärzt:innen, Therapeut:innen oder Pflegekräften (*Behandlungsmarkt*) (Czypionka et al. 2019). Gleichzeitig tragen sie durch die Zahlung von Versicherungsbeiträgen oder Prämien an Kostenträgern wie Krankenkassen zur Finanzierung des Systems bei (*Versicherungsmarkt*).

Seit 2019 tragen in Deutschland Arbeitgeber:innen und Arbeitnehmer:innen die Beiträge zur gesetzlichen Krankenversicherung wieder paritätisch zu gleichen Teilen. Das bedeutet, dass beide Seiten jeweils die Hälfte des allgemeinen Beitragssatzes des Bruttoeinkommens übernehmen (Finthammer 2018). In Österreich werden die Gesundheitsausgaben überwiegend aus öffentlichen Mitteln finanziert, insbesondere durch Sozialversicherungsbeiträge, die sich Arbeitgeber:innen und Arbeitnehmer:innen teilen, sowie durch Steuergelder aus dem Staatsbudget. Daneben spielen auch private Zahlungen eine Rolle, etwa in Form von Rezeptgebühren oder Taggeldern bei Krankenhausaufenthalten (elga 2024). In der Schweiz ist jede Person verpflichtet, eine Prämie für die obligatorische Krankenpflegeversicherung (OKP) zu entrichten. Die Höhe dieser Prämie variiert je nach Wohnort, gewählter Versicherung und Alter. Geringverdiener:innen erhalten dabei Unterstützung von den Kantonen. Dazu kommen Eigenbeteiligungen wie die Franchise (Selbstbehalt pro Jahr) und ein prozentualer Anteil an den Behandlungskosten (John 2025).

Die Rolle der Patient:innen beschränkt sich jedoch nicht auf die bloße Inanspruchnahme von Leistungen und deren Mitfinanzierung: Durch ihre Entscheidungen, etwa der Eigenvorsorge, bei der Auswahl von Ärzt:innen, Krankenhäusern oder Therapien, steuern sie die Nachfrage nach medizinischen Dienstleistungen und beeinflussen so die Entwicklung des Gesundheitssystems maßgeblich (IAQ o. J.).

### 8.2.2 Kostenträger

Zu den Kostenträgern zählen vor allem die gesetzlichen und privaten Krankenkassen. Sie sammeln die Beiträge der Versicherten (*Versicherungsmarkt*), und finanzieren die Gesundheitsdiensten der Leistungserbringenden (*Leistungsmarkt*). Daneben sind auch staatliche Institutionen (z. B. Bundesministerien, Kantone oder Länder) beteiligt, die durch Steuermittel oder Zuschüsse das System mitfinanzieren (Schwartz et al. 2022).

Im deutschen Gesundheitswesen zählen im engeren Sinne vor allem die gesetzliche Krankenversicherung (GKV) und die privaten Krankenversicherungen (PKV) zu den zentralen Kostenträgern. Ergänzt werden sie durch die sozialen Pflegeversicherungen (Bundesministerium für Gesundheit 2025). Weitere öffentliche Kostenträger sind die gesetzlichen Unfallversicherungsträger (Berufsgenossenschaften und Unfallkassen) sowie die Rentenversicherungsträger, insbesondere bei der medizinischen Rehabilitation. Hinzu kommen die Träger der Sozialhilfe (vor allem bei der Hilfe zur Gesundheit nach SGB XII[2]) und die Bundes- und Landeshaushalte, etwa durch Steuerzuschüsse und spezifische Programme. Die Investitionskosten von Krankenhäusern werden bspw. durch die Landeshaushalte finanziert und in Landeskrankenhaus-Gesetzen geregelt (MEDCONWEB 2025). Zu den sonstigen Kostenträgern zählen die Arbeitenden, die sich an den Beiträgen zur Kranken- und Pflegeversicherung beteiligen, sowie die privaten Haushalte der Versicherten (durch Eigenbeteiligungen, Zuzahlungen, Direktzahlungen). Daneben existieren spezifische Versicherungsträger wie die Beihilfe für Beamte oder private Unfallversicherungen (Bundesministerium für Gesundheit 2022). Tab. 8.1 zeigt die Kostenträger des deutschen Gesundheitssystems auf, ohne Anspruch auf Vollständigkeit.

Seit dem 1. Januar 2020 ist das österreichische Sozialversicherungssystem auf fünf zentrale Träger konzentriert (s. Tab. 8.2), die jeweils spezifische Aufgaben im Bereich der sozialen Absicherung übernehmen (SV 2019). Seit der Reform 2020 ist

[2] s. https://www.sozialgesetzbuch-sgb.de/sgbxii/3.html (Zugegriffen: 15.12.2025)

**Tab. 8.1** Kostenträger im deutschen Gesundheitssystem (eigene Tabelle)

| Deutschland | |
|---|---|
| Akteur | Zuständigkeiten (nicht abschließend) |
| Gesetzliche Krankenkassen (GKV)[a] (z. B. AOK[b]) | – Versicherungsschutz<br>– Vertragsverhandlungen mit Leistungserbringenden<br>– Prävention und Gesundheitsförderung |
| Verband der Privaten Krankenversicherung e. V. (PKV)[c] | – Interessenvertretung der Privaten Kranken- und Pflegeversicherer<br>– Entwicklung von Rahmenbedingungen für private Versicherungstarife<br>– Verbraucheraufklärung und rechtliche Beratung |
| Private Krankenversicherungen[d] | – Versicherungsschutz<br>– Vertragsverhandlungen mit Leistungserbringenden<br>– Prävention und Gesundheitsförderung |
| Deutsche Gesetzliche Unfallversicherung e. V. (DGUV)[e] als Spitzenverband | – Nationale und internationale Interessenvertretung der Berufsgenossenschaften und Unfallkassen<br>– Diskussion und Entscheidungen über Grundsatzfragen zu Prävention, Rehabilitation und Entschädigung |
| Berufsgenossenschaften[f] und Unfallkassen[g] | – Prävention: Verhinderung von Unfällen und Gesundheitsgefahren<br>– Rehabilitation: Wiederherstellung von Gesundheit und Arbeitskraft<br>– Entschädigung: Auszahlung von Verletztengeld oder Rente |
| Sozialversicherung für Landwirtschaft, Forsten und Gartenbau (SVLFG)[h] | – Kranken-, Unfall- und Altersversicherung für Landwirt:innen<br>– Finanzierung von medizinischen und rehabilitativen Leistungen<br>– Beratung und Präventionsprogramme |
| Knappschaft-Bahn-See[i] | – Kranken-, Pflege- und Rentenversicherung für Bergleute, Eisenbahnmitarbeiter:innen und Seeleute<br>– Finanzierung von medizinischen und rehabilitativen Leistungen |
| Pflegekassen als Träger der sozialen Pflegeversicherung (bei den GKV angesiedelt)[j] | – Leistungsbewilligung (z. B. Pflegegeld, ambulante/stationäre Pflege)<br>– Begutachtung der Pflegebedürftigkeit durch den Medizinischen Dienst (MD)<br>– Finanzierung von Pflegeleistungen |
| Deutsche Rentenversicherung (DRV)[k] | – Zahlung von Rentenleistungen<br>– Finanzierung von Präventions- und Rehabilitationsmaßnahmen<br>– Beratung zu Fragen der Altersvorsorge |

[a] s. https://www.krankenkassen.de/gesetzliche-krankenkassen/krankenkassen-liste/ (Zugegriffen: 15.12.2025)
[b] s. https://www.aok.de (Zugegriffen: 15.12.2025)
[c] s. https://www.pkv.de (Zugegriffen: 15.12.2025)
[d] s. https://www.krankenkassen.de/private-krankenversicherung/pkv-liste/ (Zugegriffen: 15.12.2025)
[e] s. https://www.dguv.de/de/bg-uk-lv/index.jsp (Zugegriffen: 15.12.2025)
[f] s. https://www.dguv.de/de/bg-uk-lv/bgen/index.jsp (Zugegriffen: 15.12.2025)
[g] s. https://www.dguv.de/de/bg-uk-lv/unfallkassen/index.jsp (Zugegriffen: 15.12.2025)
[h] s. https://www.svlfg.de (Zugegriffen: 15.12.2025)
[i] s. https://www.kbs.de (Zugegriffen: 15.12.2025)
[j] s. https://www.gkv-spitzenverband.de/pflegeversicherung/pv_grundprinzipien/soziale_pv/eigenstaendige_saeule.jsp (Zugegriffen: 15.12.2025)
[k] s. https://www.deutsche-rentenversicherung.de/Bund/DE/Home/home_node.html (Zugegriffen: 15.12.2025)

**Tab. 8.2** Kostenträger im österreichischen Gesundheitssystem (eigene Tabelle)

| Österreich | |
|---|---|
| Akteur | Zuständigkeiten (nicht abschließend) |
| Österreichische Gesundheitskasse (ÖGK)[a] als einheitlicher Krankenversicherungsträger | – Versicherungsschutz für die gesamte Bevölkerung<br>– Vertragsverhandlungen mit Leistungserbringenden<br>– Finanzierung von medizinischen Leistungen |
| Versicherungsanstalt öffentlich Bediensteter, Eisenbahner und Bergleute (BVAEB)[b] | – Kranken-, Unfall- und Pensionsversicherung für Bedienstete des öffentlichen Dienstes, Eisenbahner:innen und Bergleute<br>– Finanzierung von medizinischen und rehabilitativen Leistungen<br>– Pensionsabwicklung und Gesundheitsvorsorge |
| Allgemeine Unfallversicherungsanstalt (AUVA)[c] | – Prävention von Arbeitsunfällen und Berufskrankheiten<br>– Finanzierung von Unfallheilbehandlungen und Rehabilitationsmaßnahmen<br>– Finanzielle Entschädigung nach Arbeitsunfällen und Berufskrankheiten |
| Pensionsversicherungsanstalt (PVA) als Träger der Pflegevorsorge[d] | – Leistungsbewilligung für Pflegegeld und -leistungen<br>– Begutachtung der Pflegebedürftigkeit<br>– Finanzierung von Pflegeleistungen |
| Sozialversicherung der Selbstständigen (SVS)[e] (inkl. der Sozialversicherungsanstalt der Bauern [SVB][f]) | – Kranken-, Unfall- und Pensionsversicherung für Landwirte und deren Familien<br>– Finanzierung von medizinischen und pflegerischen Leistungen<br>– Beratung und Präventionsprogramme |

[a] s. https://www.gesundheitskasse.at (Zugegriffen: 15.12.2025)
[b] s. https://www.bvaeb.at (Zugegriffen: 15.12.2025)
[c] s. https://auva.at (Zugegriffen: 15.12.2025)
[d] s. https://www.pv.at/web/startseite (Zugegriffen: 15.12.2025)
[e] s. https://www.svs.at (Zugegriffen: 15.12.2025)
[f] s. https://www.svs.at/cdscontent/?contentid=10007.816465 (Zugegriffen: 15.12.2025)

die SVS auch für die Sozialversicherung der Landwirt:innen zuständig, die zuvor von der Sozialversicherung der Bauern (SVB) betreut wurden (Bundesministerium für Arbeit, Soziales, Gesundheit, Pflege und Konsumentenschutz 2025; SV 2019).

In der Schweiz finanzieren vor allem die obligatorische Krankenpflegeversicherung (OKP) und private Zusatzversicherungen das Gesundheitssystem. Die OKP wird von privaten, aber staatlich regulierten Krankenkassen angeboten und stellt sicher, dass alle Einwohner:innen Zugang zu medizinischen Grundleistungen haben (BAG o. J.a). Der Bund und die Kantone als staatliche Träger (s. Abschn. 8.3.1) finanzieren gemeinsam Prämienverbilligungen für Haushalte mit niedrigem Einkommen: Die Kantone gewähren die Vergünstigungen, der Bund beteiligt sich an den Kosten (BAG o. J.b). Private Unfall- und Krankentagegeldversicherungen sowie spezielle Krankenkassen für bestimmte Bevölkerungsgruppen ergänzen die Finanzierung (Schweiz Gesundheit o. J.). In der Tab. 8.3 sind die wichtigsten Kostenträger des schweizerischen Gesundheitssystems aufgeführt, ohne Anspruch auf Vollständigkeit.

**Tab. 8.3** Kostenträger im schweizerischen Gesundheitssystem (eigene Tabelle)

| Schweiz | |
|---|---|
| Akteur | Zuständigkeiten (nicht abschließend) |
| Kranken-versicherungen (z. B. Visana[a]) | – OKP für alle Einwohnenden<br>– Finanzierung von medizinischen Leistungen gemäß Kranken-versicherungsgesetz (KVG)<br>– Prämienfestlegung und Risikoausgleich |
| Unfall-versicherungen (z. B. Suva[b]) | – *Berufsunfallversicherung*: Prävention, Rehabilitation und Entschädigung bei Arbeitsunfällen<br>– *Nichtberufsunfallversicherung*: Deckung von Freizeitunfällen<br>– Finanzierung von medizinischen und beruflichen Rehabilitationsmaßnahmen |
| Invaliden-versicherung[c] | – Finanzierung von medizinischen Rehabilitationsmaßnahmen für Menschen mit besonderen Bedürfnissen oder chronischen Erkrankungen<br>– Eingliederungshilfen |
| Pflege-versicherung (z. B. Helsana[d]) | – Finanzierung von Pflegeleistungen im Rahmen der Krankenversicherung<br>– Unterstützung bei Langzeitpflege (je nach Kanton unterschiedlich geregelt) |
| Militär-versicherung[e] | – Kranken- und Unfallversicherung für Militärangehörige und Zivilschutz<br>– Finanzierung von medizinischen Leistungen während des Dienstes |

[a] s. https://www.visana.ch (Zugegriffen: 15.12.2025)
[b] s. https://www.suva.ch (Zugegriffen: 15.12.2025)
[c] s. https://www.ahv-iv.ch/de/Sozialversicherungen/Invalidenversicherung-IV (Zugegriffen: 15.12.2025)
[d] s. https://www.helsana.ch/de/private/versicherungen/zusatzversicherungen/weitere/cura.html (Zugegriffen: 15.12.2025)
[e] s. https://www.bag.admin.ch/de/militaerversicherung (Zugegriffen: 15.12.2025)

### 8.2.3 Leistungserbringende

Leistungserbringende setzen sich zusammen aus Fachkräften des Gesundheitswesens, darunter Ärzt:innen, Pflegepersonal und Therapeut:innen, sowie aus Versorgungseinrichtungen wie z. B. Krankenhäuser, Arztpraxen, Apotheken und Rehabilitationszentren. In den deutschsprachigen Gesundheitssystemen gibt es traditionell eine Trennung der Versorgungsformen: Die *stationäre Behandlung* erfolgt primär in Krankenhäusern, die *ambulante Versorgung* wird vor allem durch niedergelassene Arztpraxen sichergestellt, und *Rehabilitationsmaßnahmen* finden in spezialisierten Einrichtungen statt (Porter und Guth 2012). Allerdings nehmen ambulante Behandlungen in Krankenhäusern sowie interdisziplinäre Versorgungszentren (mit Ärzt:innen verschiedener Fachrichtungen, Therapeut:innen und weiteren Berufsgruppen) eine zunehmend wichtige Rolle ein. Diese Einrichtungen verbinden Elemente der ambulanten und stationären Versorgung und tragen so zur Durchlässigkeit der Sektoren bei. Allen gemein ist ihre Aufgabe, medizinische und pflegerische Leistungen entlang des gesamten Versorgungsprozesses zu erbringen: von der Prävention, über die Diagnostik und Therapie bis zur Nachsorge. Sie gewährleisten so die kontinuierliche und bedarfsorientierte Betreuung der Patient:innen (*Behandlungsmarkt*).

In Tab. 8.4 sind die zentralen Akteure der Leistungserbringung, ihre Zuständigkeiten und je ein, teilweise zwei Beispiele aus Deutschland, Österreich und der Schweiz aufgeführt, ohne Anspruch auf Vollständigkeit. Dieser Beitrag konzentriert sich auf Leistungserbringer-Organisationen, die in direktem Kontakt mit Patient:innen stehen. Akteure wie Pharmaunternehmen oder Hersteller medizinischer Produkte, die ebenfalls als Leistungserbringende gelten, werden daher nicht berücksichtigt.

**Tab. 8.4** Leistungserbringerorganisationen in Deutschland, Österreich und der Schweiz (eigene Tabelle)

| Deutschland, Österreich und Schweiz | | |
|---|---|---|
| Akteur | Zuständigkeiten (nicht abschließend) | Beispiele |
| Krankenhäuser und Universitätskliniken | – Akutmedizinische Versorgung und Notfallbehandlung<br>– Spezialisierte Diagnostik und Therapie<br>– (Teil)Stationäre Behandlung<br>– Forschung und Lehre (bei Universitätskliniken) | – GFO Kliniken Mettmann-Süd[a], Universitätsklinikum Heidelberg[b] (DE)<br>– LKH Hochsteiermark[c], MedUni Graz[d] (AT)<br>– Kantonsspital Freiburg[e], Universitätsspital Zürich[f] (CH) |
| Rehabilitationseinrichtungen | – Medizinische Rehabilitation nach Krankheit oder Unfall<br>– Therapieangebote wie Physiotherapie, Ergotherapie und psychologische Betreuung | – Rehabilitationszentren der DRV (z. B. Klinik Bad Oeynhausen[g]) (DE)<br>– Reha-Zentrum Bad Tatzmannsdorf[h] (AT)<br>– RehaClinic Bad Zurzach[i] (CH) |
| Medizinisches Versorgungszentrum (MVZ) | – Ambulante fachärztliche Versorgung<br>– Verschiedene Fachrichtungen und Behandlungsansätze für koordinierte und umfassende Behandlungen | – MVZ Bremen[j] (DE)<br>– Ärztezentrum MVZ Traunstein[k] (AT)<br>– Ärztezentrum Ostermundigen[l] (CH) |
| Vertragsarztpraxen | – Primärärztliche Versorgung<br>– Fachärztliche Behandlung (z. B. Innere Medizin)<br>– Präventivmedizin und Vorsorgeuntersuchung | – ca. 58.000 Hausarztpraxen (DE) (Adresse Direkt 2025)<br>– ca. 8200 Kassenärzt:innen (AT) (Arthofer 2025)<br>– ca. 40 Praxisnetze wie Medbase[m] (CH) |
| Zahnarztpraxen | – Zahnmedizinische Grundversorgung<br>– Kieferorthopädie und Oralchirurgie<br>– Prophylaxe und ästhetische Zahnmedizin | – Clinius Zahnärzte[n] (DE)<br>– Zahngesundheitszentren der ÖKG[o] (AT)<br>– H1$^+$ Zahnärzte[p] (CH) |
| Apotheken | – Abgabe von verschreibungspflichtigen und rezeptfreien Medikamenten<br>– Beratung zu Arzneimitteln und Gesundheitsprodukten<br>– Blutdruckmessung und weitere Dienstleistungen | – Sanicare Apotheke[q] (DE)<br>– Bach Apotheke[r] (AT)<br>– Amavita[s] (CH) |

**Tab. 8.4** (Fortsetzung)

| Deutschland, Österreich und Schweiz | | |
|---|---|---|
| Akteur | Zuständigkeiten (nicht abschließend) | Beispiele |
| (Mobile)Pflege-dienste | – Krankenpflege und Körperpflege<br>– Unterstützung im Haushalt<br>– Soziale Begleitung | – Pflegedienst Pamela[t] (DE)<br>– Elsner Pflege[u] (AT)<br>– Spitex der Stadt Winterthur[v] (CH) |
| Pflege-einrichtungen | – Stationäre Altenpflege<br>– Betreuung von Menschen mit Demenz oder chronischen Erkrankungen<br>– Palliativversorgung | – DRK Seniorenheime[w] (DE)<br>– Senecura[x] (AT)<br>– Solviva Care Sunnepark[y] (CH) |

[a] s. https://kliniken-mettmann-sued.gfo-online.de (Zugegriffen: 15.12.2025)
[b] s. https://www.klinikum.uni-heidelberg.de (Zugegriffen: 15.12.2025)
[c] s. https://www.lkh-hochsteiermark.at (Zugegriffen: 15.12.2025)
[d] s. https://www.medunigraz.at (Zugegriffen: 15.12.2025)
[e] s. https://www.h-fr.ch/de/unsere-standorte/hfr-freiburg-kantonsspital (Zugegriffen: 15.12.2025)
[f] s. https://www.usz.ch (Zugegriffen: 15.12.2025)
[g] s. https://www.maternus-klinik.de (Zugegriffen: 15.12.2025)
[h] s. https://www.rz-badtatzmannsdorf.at (Zugegriffen: 15.12.2025)
[i] s. https://www.zurzachcare.ch/bad-zurzach (Zugegriffen: 15.12.2025)
[j] s. https://www.praxiswelten-gesundheit.net/standorte/so-mvz-bremen (Zugegriffen: 15.12.2025)
[k] s. https://www.salus-klinik.de/mvz-ambulanz/traunstein (Zugegriffen: 15.12.2025)
[l] s. https://www.swissmedical.net/de/aerztezentren/ostermundigen (Zugegriffen: 15.12.2025)
[m] s. https://www.medbase.ch (Zugegriffen: 15.12.2025)
[n] s. https://www.clinius.de (Zugegriffen: 15.12.2025)
[o] s. https://www.gesundheitskasse.at/cdscontent/?contentid=10007.870136 (Zugegriffen: 15.12.2025)
[p] s. https://www.h1-zahnaerzte.ch (Zugegriffen: 15.12.2025)
[q] s. https://www.sanicare.de (Zugegriffen: 15.12.2025)
[r] s. https://www.bachapotheke.at (Zugegriffen: 15.12.2025)
[s] s. https://www.amavita.ch (Zugegriffen: 15.12.2025)
[t] s. https://www.pflegedienst-pamela.de (Zugegriffen: 15.12.2025)
[u] s. https://www.elsner-pflege.at (Zugegriffen: 15.12.2025)
[v] s. https://stadt.winterthur.ch/themen/leben-in-winterthur/alter-gesundheit-und-soziales/wohnen-im-alter/spitex (Zugegriffen: 15.12.2025)
[w] s. https://www.drk.de/hilfe-in-deutschland/senioren/altersgerechtes-wohnen/stationaere-altenpflege (Zugegriffen: 15.12.2025)
[x] s. https://www.senecura.at (Zugegriffen: 15.12.2025)
[y] s. https://solviva-care.ch/standorte/sunnepark-grenchen (Zugegriffen: 15.12.2025)

Leistungserbringende sind zudem Vertragspartner der Kostenträger (*Leistungsmarkt*), mit welchen sie über Tarife, Budgets und Leistungsvereinbarungen verhandeln. Die Interaktion zwischen Leistungserbringenden und Kostenträgern unterliegt dabei einer komplexen Regulierung, die sowohl wirtschaftliche als auch qualitative Aspekte der Gesundheitsversorgung berücksichtigen muss.

In Deutschland regelt das Sozialgesetzbuch V (SGB V)[3] die Erbringung medizinischer und pflegerischer Leistungen im Rahmen der gesetzlichen Krankenversiche-

[3] s. https://www.sozialgesetzbuch-sgb.de/sgbv/1.html (Zugegriffen: 15.12.2025)

rung (GKV)[4]. Charakteristisch für das deutsche Gesundheitssystem ist das *Prinzip der Selbstverwaltung*: Zwar setzt der Staat mit dem SGB V die rechtlichen Rahmenbedingungen, doch die Organisation und Umsetzung der Gesundheitsversorgung obliegt den Trägern des Gesundheitswesens (Bundesministerium für Gesundheit 2025). Diese handeln in eigener Verantwortung und müssen dabei zwei zentrale Vorgaben erfüllen: Zum einen die Einhaltung der *gesetzlichen Qualitätsstandards* (§ 135a SGB V Verpflichtung der Leistungserbringung zur Qualitätssicherung)[5], zum anderen das *Wirtschaftlichkeitsgebot* (§ 12 SGB V Wirtschaftlichkeitsgebot)[6]. Beide Anforderungen zielen darauf ab, eine *bedarfsgerechte, zweckmäßige und gleichzeitig kosteneffiziente* Versorgung zu gewährleisten (Reimbursement Institute, o. J.). Die Umsetzung wird durch Vertragsvereinbarungen mit den Krankenkassen sowie durch externe Qualitätsprüfungen sichergestellt und überwacht.

In Österreich regelt das Allgemeine Sozialversicherungsgesetz (ASVG)[7] die Erbringung medizinischer und pflegerischer Leistungen (SV 2025). Ein zentrales Merkmal des österreichischen Gesundheitssystems ist auch das *Prinzip der Selbstverwaltung*: Zwar legt der Staat mit dem ASVG die rechtlichen Rahmenbedingungen fest, doch die Organisation und Umsetzung der Gesundheitsversorgung obliegt den Trägern des Gesundheitswesens (SV o. J.). Ergänzend tragen die *Gesundheitsreform* und das *Gesundheitsqualitätsgesetz* dazu bei, die medizinische Versorgung *patientenorientiert, qualitativ hochwertig und nachhaltig* auszugestalten (Bundesministerium für Soziales, Gesundheit, Pflege und Konsumentenschutz 2023, 2025).

Im schweizerischen Gesundheitssystem wirken in der Gesundheitsversorgung das Bundesgesetz über die Krankenversicherung (KVG)[8], die Verordnung über die Krankenversicherung (KVV)[9] und die Verordnung des Eidgenössischen Departements des Innern (EDI) über Leistungen in der obligatorischen Krankenpflegeversicherung (Krankenpflege-Leistungsverordnung, KLV)[10] im Rahmen der Bestimmungen des Bundesgesetzes über den Allgemeinen Teil des Sozialversicherungsrechts (ATSG)[11]. Ein grundlegendes Prinzip stellt das *Wirtschaftlichkeitsgebot* dar, das in den Artikeln 32 und 56 KVG verankert ist: Leistungen müssen *wirksam, zweckmäßig und kosteneffizient* sein, um von der Versicherung übernommen zu werden (Petrov 2024). Zur systematischen Verbesserung der Versorgungsqualität hat der Bundesrat im Jahre 2022 eine Strategie zur Qualitätsentwicklung in der Krankenversicherung veröffentlicht. Diese definiert sieben Qualitätsdimensionen, die den Rahmen für eine *hochwertige, bedarfsgerechte und gerechte Gesundheitsversorgung* bilden (BAG 2022).

[4] s. https://www.bundesgesundheitsministerium.de/gkv.html (Zugegriffen: 15.12.2025)
[5] s. https://www.sozialgesetzbuch-sgb.de/sgbv/135a.html (Zugegriffen: 15.12.2025)
[6] s. https://www.sozialgesetzbuch-sgb.de/sgbv/12.html (Zugegriffen: 15.12.2025)
[7] s. https://www.jusline.at/gesetz/asvg (Zugegriffen: 15.12.2025)
[8] s. https://www.fedlex.admin.ch/eli/cc/1995/1328_1328_1328/de (Zugegriffen: 15.12.2025)
[9] s. https://www.fedlex.admin.ch/eli/cc/1995/3867_3867_3867/de (Zugegriffen: 15.12.2025)
[10] s. https://www.lex.weblaw.ch/lex.php?norm_id=832.112.31&source=sr&lex_id=90809#art_ (Zugegriffen: 15.12.2025)
[11] s. https://www.fedlex.admin.ch/eli/oc/2002/510/de (Zugegriffen: 15.12.2025)

## 8.3 Weitere Akteure im Gesundheitssystem

Das Gesundheitswesen ist durch eine Vielzahl von Akteur:innen geprägt, die mit ihren jeweiligen Interessen und Perspektiven die Entwicklungen im Gesundheitssystem maßgeblich beeinflussen. Diese Akteur:innen übernehmen dabei nicht nur die Rollen als Leistungsbeziehende, Kostenträger und Leistungserbringende, wie im vorherigen Abschnitt beschrieben, sondern gestalten durch ihre Interaktionen auch die strukturellen, politischen und ökonomischen Rahmenbedingungen des Systems. Die folgenden Abschnitte geben in Anlehnung an Riege (1993) einen Überblick über die weiteren wichtigen Akteur:innen im Gesundheitswesen in Deutschland, Österreich und der Schweiz – ohne Anspruch auf Vollständigkeit.

Auch hier: Die Tabellen in den folgenden Abschnitten zeigen Beispiele für Akteursgruppen im Gesundheitswesen. Die zufällige Auswahl der Beispiele verfolgt drei Ziele: Erstens veranschaulichen sie die jeweilige Akteursgruppe anhand konkreter Beispiele, zweitens machen sie die Herkunft der tabellarischen Informationen transparent und drittens verdeutlichen sie die Vielfalt und Komplexität des Systems. Dabei wurde bewusst keine besonders bekannte Organisation bevorzugt.

### 8.3.1 Staatliche Träger

Die *staatlichen Träger* in Deutschland (s. Tab. 8.5), Österreich (s. Tab. 8.6) und der Schweiz (s. Tab. 8.7) gestalten die rechtlichen und strukturellen Rahmenbedingungen ihrer Gesundheitssysteme. Die drei Länder verfolgen zwar das gemeinsame Ziel einer flächendeckenden Gesundheitsversorgung, unterscheiden sich jedoch deutlich in ihren Steuerungsansätzen: Während Deutschland auf das Modell der *gemeinsamen Selbstverwaltung* setzt, basiert das österreichische System auf *zentralisierten Sozialversicherungsstrukturen*. Die Schweiz hingegen setzt auf *föderale Prinzipien* und *kantonale Eigenverantwortung*.

### 8.3.2 Körperschaften

Eine weitere Besonderheit des deutschen Gesundheitswesens sind *Körperschaften des öffentlichen Rechts mit gemeinsamer Selbstverwaltung*, die zentrale Aufgaben in der Gesundheitsversorgung übernehmen (s. Tab. 8.8). Die GKV, Berufsgenossenschaften, die SVLFG, die Knappschaft-Bahn-See und die DRV sind ebenfalls Körperschaften des öffentlichen Rechts, fungieren jedoch primär als Kostenträger. Da sie bereits in Tab. 8.1 aufgeführt sind, werden sie in Tab. 8.8 nicht noch einmal gesondert aufgelistet.

**Tab. 8.5** Staatliche Träger im deutschen Gesundheitssystem (eigene Tabelle)

| Deutschland | |
|---|---|
| Akteur | Zuständigkeiten (nicht abschließend) |
| Bundestag (Ausschuss für Gesundheit[a]) | – Gesundheitsgesetze und bundesweite Regelungen |
| Bundesrat (Gesundheitsausschuss[b]) | – Vertretung der Länderinteressen<br>– Zustimmungsrecht bei länderrelevanten Gesetzen |
| Bundesministerium für Gesundheit (BMG)[c] | – Zentrale Gesundheitspolitik<br>– Gesetzgebung und Regulierung<br>– Gesundheitsschutz und Prävention |
| Bundesministerium für Arbeit und Soziales (BMAS)[d] | – Arbeitsschutz<br>– Betriebliche Gesundheit |
| Bundesministerium für Umwelt, Klimaschutz, Naturschutz und nukleare Sicherheit (BMUKN)[e] | – Umweltbezogene Gesundheitsthemen |
| Landesgesundheitsbehörden[f] | – Umsetzung von Gesundheitsgesetzen auf Landesebene |
| Öffentlicher Gesundheitsdienst (ÖGD)[g] | – Schutz der Gesundheit der Bevölkerung (Public Health) |
| Robert Koch-Institut (RKI)[h] (Bundesbehörde) | – Infektionsschutz und -prävention |
| Paul-Ehrlich-Institut (PEI)[i] (Bundesbehörde) | – Biomedizinische Arzneimittel |
| Bundesinstitut für Öffentliche Gesundheit (BIÖG)[j] (Bundesbehörde) | – Öffentliche lokale Gesundheitsversorgung |
| Bundesinstitut für Arzneimittel und Medizinprodukte (BfArM)[k] (Bundesbehörde) | – Arzneimittelzulassung, Medizinprodukte |
| Kommunen | – Gesundheitsämter<br>– Lokale Gesundheitsdienste |

[a] s. https://www.bundestag.de/gesundheit (Zugegriffen: 15.12.2025)
[b] s. https://www.bundesrat.de/DE/bundesrat/ausschuesse/g/g-node.html (Zugegriffen: 15.12.2025)
[c] s. https://www.bundesgesundheitsministerium.de (Zugegriffen: 15.12.2025)
[d] s. https://www.bmas.de/DE/Service/Publikationen/Forschungsberichte/fb-622-physische-psychische-gesundheit-deutsche-betriebe.html (Zugegriffen: 15.12.2025)
[e] s. https://www.bundesumweltministerium.de/themen/gesundheit/ueberblick-gesundheit (Zugegriffen: 15.12.2025)
[f] s. https://dvkg.de/uploads/m3/assets/file/461/liste-der-gesundheistministerien.pdf (Zugegriffen: 15.12.2025)
[g] s. https://dvsg.org/themen/handlungsfelder/oeffentlicher-gesundheitsdienst/ (Zugegriffen: 15.12.2025)
[h] s. https://www.bundesgesundheitsministerium.de/service-benutzerhinweise/behoerden-im-geschaeftsbereich/robert-koch-institut.html (Zugegriffen: 15.12.2025)
[i] s. https://www.bundesgesundheitsministerium.de/service-benutzerhinweise/behoerden-im-geschaeftsbereich/paul-ehrlich-institut.html (Zugegriffen: 15.12.2025)
[j] s. https://www.bundesgesundheitsministerium.de/service-benutzerhinweise/behoerden-im-geschaeftsbereich/bundesinstitut-fuer-oeffentliche-gesundheit.html (Zugegriffen: 15.12.2025)
[k] s. https://www.bundesgesundheitsministerium.de/service-benutzerhinweise/behoerden-im-geschaeftsbereich/bundesinstitut-fuer-arzneimittel-und-medizinprodukt.html (Zugegriffen: 15.12.2025)

**Tab. 8.6** Staatliche Träger im österreichischen Gesundheitssystem (eigene Tabelle)

| Österreich | |
|---|---|
| Akteur | Zuständigkeiten (nicht abschließend) |
| Nationalrat (Gesundheitsausschuss[a]) | – Gesundheitsgesetze und bundesweite Regelungen |
| Bundesrat (Gesundheitsausschuss[b]) | – Vertretung der Länderinteressen<br>– Einspruchsrecht<br>– Beratung bei länderrelevanten Themen |
| Bundesministerium für Arbeit, Soziales, Gesundheit, Pflege und Konsumentenschutz (BMSGPK)[c] | – Themen rund um Gesundheit, wie Drogen und Sucht, Ernährung, Impfen und Tiergesundheit wie auch Gesundheitsförderung und -kompetenz |
| Landesgesundheitsbehörden[d] | – Umsetzung von Gesundheitsgesetzen auf Landesebene |
| Agentur für Gesundheit und Ernährungssicherheit (AGES[e]; nachgeordnete Behörde des Bundes) | – Gesundheit und Ernährungssicherheit für Mensch, Tier, Pflanze und Umwelt |
| Gemeinden und Statutarstädte | – Gesundheitsämter<br>– Lokale Gesundheitsdienste |

[a] s. https://www.parlament.gv.at/ausschuss/XXVIII/A-GE/1/00922 (Zugegriffen: 15.12.2025)
[b] s. https://www.parlament.gv.at/ausschuss/BR/A-GH-BR/1/00064 (Zugegriffen: 15.12.2025)
[c] s. https://www.sozialministerium.gv.at/Themen/Gesundheit.html (Zugegriffen: 15.12.2025)
[d] s. https://www.gesundheit.gv.at/service/gesundheitssuche/gesundheitsseiten-bundeslaender.html (Zugegriffen: 15.12.2025)
[e] s. https://www.ages.at (Zugegriffen: 15.12.2025)

**Tab. 8.7** Staatliche Träger im schweizerischen Gesundheitssystem (eigene Tabelle)

| Schweiz | |
|---|---|
| Akteur | Zuständigkeiten (nicht abschließend) |
| Bundesrat (Das Eidgenössische Departement des Innern [EDI][a]) | – Gesundheitsgesetze und schweizweite Regelungen |
| Parlament[b] (Nationalrat/Ständerat) | – Beschluss von Gesundheitsgesetzen (z. B. KVG) |
| Bundesbehörde (Bundesamt für Gesundheit [BAG][c]) | – Nationale Gesundheitspolitik<br>– Gesundheitsversorgung<br>– Gesundheitsschutz und Prävention<br>– Regulierung und Aufsicht |
| Swissmedic[d] | – Zulassung von Arzneimitteln und Medizinprodukten |
| Kantonsregierungen (Gesundheitsdirektionen, wie die des Kantons Zürich[e]) | – Spitalplanung und -finanzierung<br>– Kantonale Gesundheitsprogramme<br>– Spitalgesetze |
| Gemeinden | – Lokale Gesundheitsförderung und Prävention |

[a] s. https://www.admin.ch/gov/de/start/departemente/departement-des-innern-edi.html (Zugegriffen: 15.12.2025)
[b] s. https://www.parlament.ch/de (Zugegriffen: 15.12.2025)
[c] s. https://www.bag.admin.ch/de/nationale-gesundheitspolitik (Zugegriffen: 15.12.2025)
[d] s. https://www.swissmedic.ch/swissmedic/de/home.html (Zugegriffen: 15.12.2025)
[e] s. https://www.zh.ch/de/gesundheitsdirektion.html (Zugegriffen: 15.12.2025)

**Tab. 8.8** Körperschaften im deutschen Gesundheitssystem (eigene Tabelle)

| Deutschland | |
|---|---|
| Akteur | Zuständigkeiten (nicht abschließend) |
| GKV-Spitzenverband[a] | – Beratung bei Gesetzen (Parlamente) und Rechtsverordnungen (Ministerialebene)<br>– Interessenvertretung der GKV im G-BA<br>– Mitgestaltung der Rahmenverträge für Leistungen und Abrechnungen sowie Verhandlungen mit Ärzteschaft und Krankenhäusern über Honorare, Vergütungen und Richtlinien |
| Kassenärztliche Bundesvereinigung (KBV)[b] | – Interessenvertretung der ambulanten Ärzteschaft auf Bundesebene<br>– Verhandlungen mit dem GKV-Spitzenverband über Honorare und Richtlinien<br>– Mitwirkung im G-BA |
| Kassenärztliche Vereinigungen (KVen)[c] | – Interessenvertretung der Vertragsärzt:innen auf Landesebene<br>– Sicherstellung der ambulanten Versorgung<br>– Abrechnung der ärztlichen Leistungen mit den Krankenkassen<br>– Zulassung und Bedarfsplanung für Arztpraxen |
| Kassenzahnärztliche Bundesvereinigung (KBZV)[d] | – Interessenvertretung der Zahnärzteschaft auf Bundesebene<br>– Verhandlungen mit dem GKV-Spitzenverband über Honorare und Richtlinien<br>– Mitwirkung im G-BA |
| Kassenzahnärztliche Vereinigungen (KZVen)[e] | – Interessenvertretung der Vertragszahnärzt:innen auf Landesebene<br>– Sicherstellung der ambulanten Versorgung<br>– Abrechnung der ärztlichen Leistungen mit den Krankenkassen<br>– Zulassung und Bedarfsplanung für Zahnarztpraxen |
| Bundesvereinigung Deutscher Apothekerverbände e. V. (ABDA)[f] | – Interessenvertretung der Apotheker:innen auf Bundesebene<br>– Verhandlungen mit dem GKV-Spitzenverband über Honorare und Richtlinien<br>– Mitwirkung im G-BA |

[a] s. https://www.gkv-spitzenverband.de (Zugegriffen: 29.12.2025)
[b] s. https://www.kbv.de (Zugegriffen: 29.12.2025)
[c] s. https://www.kbv.de/kbv/die-kbv/kassenaerztliche-vereinigungen (Zugegriffen: 29.12.2025)
[d] s. https://www.kzbv.de (Zugegriffen: 29.12.2025)
[e] s. https://www.bundesgesundheitsministerium.de/themen/gesundheitswesen/selbstverwaltung/kassenzahnaerztliche-vereinigungen.html (Zugegriffen: 29.12.2025)
[f] s. https://www.abda.de (Zugegriffen: 29.12.2025)

Viele deutsche Körperschaften des öffentlichen Rechts kooperieren eng mit dem Gemeinsamen Bundesausschuss (G-BA), dem zentralen Entscheidungsgremium der Selbstverwaltung im Gesundheitswesen. Der G-BA, besetzt mit Vertreter:innen dieser Körperschaften und Patientenvertreter:innen, legt Richtlinien für GKV-Leistungen fest, bewertet Arzneimittel und Therapien und definiert Qualitätsstandards (z. B. Behandlungsleitlinien). So gewährleistet er deutschlandweit eine evidenzbasierte, einheitliche und wirtschaftliche Gesundheitsversorgung (Bundesministerium für Gesundheit o. J.).

In Österreich übernimmt der *Dachverband der Sozialversicherungsträger*[12] koordinierende Aufgaben, beispielsweise bei der Interessenvertretung oder der einheitlichen Anwendung von Richtlinien. In der Schweiz hat die *Eidgenössische Kommission für allgemeine Leistungen und Grundsatzfragen (ELGK)*[13] lediglich eine beratende Funktion und trifft keine verbindlichen Entscheidungen.

### 8.3.3 Professionelle/Berufsständige Selbstverwaltung und Berufsverbände

Ein zentrales Element des deutschen Gesundheitswesens ist die *professionelle Selbstverwaltung*. Diese wird vor allem von berufsständischen Organisationen getragen, in denen Angehörige der Heilberufe (Ärzt:innen, Apotheker:innen, Psychotherapeut:innen, usw.) ihre Angelegenheiten eigenständig, ohne direkte staatliche Einmischung, regeln. Ihre Aufgaben sind vielfältig und umfassen unter anderem die in der Tab. 8.9 dargestellten Bereiche.

Im Gegensatz zu Deutschland ist in Österreich die *berufsständige Selbstverwaltung* vorzufinden. Dabei überträgt der Staat bestimmten Berufsorganisationen öffentliche Aufgaben und stattet sie mit entsprechenden Entscheidungsbefugnissen und finanziellen Mitteln aus (s. Tab. 8.10).

Die anderen im Gesundheitswesen tätigen Berufsgruppen (z. B. Psychotherapeut:innen, Logopäd:innen, Hebammen) sind in Berufsverbänden organisiert (s. Tab. 8.11). Weil diese Verbände keine öffentlichen Körperschaften sind, dürfen sie keine offiziellen Selbstverwaltungsaufgaben übernehmen. Trotzdem werden sie hier erwähnt, um das österreichische Akteursnetzwerk möglichst umfassend dazustellen.

In der Schweiz gibt es keine einheitliche professionelle oder berufsständische Selbstverwaltung. Stattdessen übernehmen Berufsverbände und kantonale Organisationen öffentliche Aufgaben (s. Tab. 8.12); allerdings ohne klassische Kammerfunktionen wie Berufsaufsicht oder Pflichtmitgliedschaft.

[12] s. https://www.sozialversicherung.at (Zugegriffen: 29.12.2025)

[13] s. https://www.bag.admin.ch/de/eidgenoessische-kommission-fuer-allgemeine-leistungen-und-grundsatzfragen-elgk (Zugegriffen: 29.12.2025)

**Tab. 8.9** Professionelle Selbstverwaltung im deutschen Gesundheitssystem (eigene Tabelle)

| Deutschland | |
|---|---|
| Akteur | Zuständigkeiten (nicht abschließend) |
| Gemeinsamer Bundesausschuss (G-BA) als oberstes Beschlussgremium der gemeinsamen Selbstverwaltung | – Festlegung von Richtlinien für GKV-Leistungen<br>– Bewertung von Arzneimitteln und Behandlungsmethoden<br>– Festlegung von Qualitätsstandards (z. B. Behandlungsleitlinien) |
| Deutsche Krankenhausgesellschaft (DKG)[a] | – Interessenvertretung aller deutschen Krankenhäuser<br>– Verhandlungen mit dem GKV-Spitzenverband über Fallpauschalen und Budgets<br>– Mitwirkung im G-BA |
| Bundesärztekammer (BÄK)[b] | – Interessenvertretung der Ärzteschaft auf Bundesebene<br>– Festlegung von Berufs- und Weiterbildungsordnungen<br>– Förderung der ärztlichen Fortbildung und Qualitätssicherung |
| Landesärztekammer (z. B. in Baden-Württemberg[c]) | – Interessenvertretung der Ärzteschaft auf Landesebene<br>– Entwicklung und Anwendung von Maßnahmen zur Qualitätssicherung der ärztlichen Berufsausübung<br>– Förderung der ärztlichen Weiterbildung |
| Bundeszahnärztekammer (BZÄK)[d] | – Interessenvertretung der Zahnärzteschaft auf Bundesebene<br>– Regelung der zahnärztlichen Berufsausübung<br>– Koordinierung der zahnärztlichen Aus-, Fort- und Weiterbildung |
| Landeszahnärztekammer (z. B. in Rheinland-Pfalz[e]) | – Interessenvertretung der Zahnärzteschaft auf Landesebene<br>– Entwicklung und Anwendung von Maßnahmen zur Qualitätssicherung der zahnärztlichen Berufsausübung<br>– Durchführung von Fortbildungen und Weiterbildungen |
| Bundesapothekerkammer (BAK)[f] | – Interessenvertretung der Apotheker:innen auf Bundesebene<br>– Entwicklung einheitlicher Grundsätze für den Aufgaben- und Arbeitsbereich der Apothekerkammern<br>– Kooperation mit dem G-BA |
| Landesapothekerkammer (LAK) (z. B. in Thüringen[g]) | – Regelung und Überwachung der Berufsausübung<br>– Qualitätssicherung in allen Tätigkeitsbereichen<br>– Durchführung der beruflichen Fort- und Weiterbildung |
| Bundespsychotherapeutenkammer (BPtK)[h] | – Interessenvertretung der Psychotherapeut:innen auf Bundesebene<br>– Regelung der therapeutischen Berufspflichten<br>– Förderung der psychotherapeutischen Aus-, Fort- und Weiterbildung |
| Landespsychotherapeutenkammer (z. B. in Baden-Württemberg[i]) | – Ausgestaltung des rechtlichen Rahmens der Berufsausübung<br>– Überwachung der Berufsausübung der Psychotherapeut:innen<br>– Durchführung der beruflichen Fort- und Weiterbildung |

**Tab. 8.9** (Fortsetzung)

| Deutschland | |
|---|---|
| Akteur | Zuständigkeiten (nicht abschließend) |
| Bundespflegekammer[j] | – Interessenvertretung der Pflegefachpersonen auf Bundesebene<br>– Erstellung von Standards und Anleitungen<br>– Zuständig für die Bildung und Weiterbildung der Pflegekräfte |
| Pflegekammer (z. B. in Rheinland-Pfalz[k]) | – Interessenvertretung der Pflegefachpersonen auf Landesebene<br>– Erstellung von Berufsordnungen und ethischen Verhaltensrichtlinien<br>– Regelung der Berufsausübung und Fortbildungspflichten |

[a] s. https://www.bag.admin.ch/de/eidgenoessische-kommission-fuer-allgemeine-leistungen-und-grundsatzfragen-elgk (Zugegriffen: 29.12.2025)
[b] s. https://www.dkgev.de (Zugegriffen: 29.12.2025)
[c] s. https://www.aerztekammer-bw.de (Zugegriffen: 29.12.2025)
[d] s. https://www.bzaek.de (Zugegriffen: 29.12.2025)
[e] s. https://lzk.de (Zugegriffen: 29.12.2025)
[f] s. https://www.abda.de/ueber-uns/bak/ (Zugegriffen: 29.12.2025)
[g] s. https://www.lakt.de (Zugegriffen: 29.12.2025)
[h] s. https://www.bptk.de (Zugegriffen: 29.12.2025)
[i] s. https://www.lpk-bw.de (Zugegriffen: 29.12.2025)
[j] s. https://bundespflegekammer.de (Zugegriffen: 29.12.2025)
[k] s. https://pflegekammer-rlp.de (Zugegriffen: 29.12.2025)

**Tab. 8.10** Berufsständische Selbstverwaltung im österreichischen Gesundheitssystem (eigene Tabelle)

| Österreich | |
|---|---|
| Akteur | Zuständigkeiten (nicht abschließend) |
| Österreichische Ärztekammer als Spitzenverband[a] | – Interessenvertretung der Ärzteschaft<br>– Qualitätssicherung der ärztlichen Berufsausübung<br>– Organisation der ärztlichen Fort- und Weiterbildung |
| Österreichische Zahnärztekammer als Spitzenverband[b] | – Interessenvertretung der Zahnärzteschaft<br>– Qualitätssicherung der zahnärztlichen Berufsausübung<br>– Organisation der zahnärztlichen Fort- und Weiterbildung |
| Österreichische Apothekerkammer[c] | – Interessenvertretung der Apotheker:innen<br>– Regelung der Berufsausübung<br>– Förderung der Fort- und Weiterbildung |

[a] s. https://www.aerztekammer.at/oesterreichische-aerztekammer (Zugegriffen: 29.12.2025)
[b] s. https://www.zahnaerztekammer.at (Zugegriffen: 29.12.2025)
[c] s. https://www.apothekerkammer.at (Zugegriffen: 29.12.2025)

**Tab. 8.11** Berufsverbände im österreichischen Gesundheitssystem (eigene Tabelle)

| Österreich | |
|---|---|
| Akteur | Zuständigkeiten (nicht abschließend) |
| Berufsverband Österreichischer Psychologinnen und Psychologen (BÖP)[a] | – Interessenvertretung der Psycholog:innen<br>– Beratung in berufsrechtlichen und -politischen Angelegenheiten<br>– Durchführung von Weiterbildungen |
| Österreichischer Bundesverband für Psychotherapie (ÖBVP)[b] | – Interessenvertretung der Psychotherapeut:innen<br>– Qualitätssicherung der psychotherapeutischen Berufsausübung<br>– Förderung der Fort- und Weiterbildung |
| Österreichischer Gesundheits- und Krankenpflegeverband (ÖGKV) | – Interessenvertretung aller Pflegebereiche und Pflegeberufe<br>– Durchsetzung zeitgemäßer Arbeitsbedingungen<br>– Weiterentwicklung der Pflege |
| Biomed Austria – Österreichische Fachgesellschaft für Biomedizinische Analytik[c] | – Interessenvertretung der biomedizinischen Analytiker:innen<br>– Anbieten eines differenzierten, umfassenden Fortbildungsportfolios<br>– Nationale und internationale Networking-Anlässe |
| Physio Austria – Bundesverband der Physiotherapeut*innen Österreichs[d] | – Interessenvertretung der Physiotherapeut:innen<br>– Verhandlungen von Rahmenvereinbarungen<br>– Förderung der Weiterbildung |
| Ergotherapie Austria – Bundesverband der Ergotherapeutinnen und Ergotherapeuten Österreichs[e] | – Interessenvertretung der Ergotherapeut:innen<br>– Verhandlungen mit öffentlichen Stellen wie Krankenkassen<br>– Förderung der Aus-, Fort- und Weiterbildung |
| Berufsverband logopädieaustria[f] | – Interessenvertretung der Logopäd:innen<br>– Verbesserung/Wahrung der Voraussetzungen zur Berufsausübung<br>– Entwicklung von berufsrelevanten Konzepten |
| Berufsverband Diätolog:innen Austria[g] | – Interessenvertretung der Diätolog:innen<br>– Qualitätssicherung und Weiterentwicklung des Berufs<br>– Bereitstellung von Informationsmaterialen (z. B. Factsheets) |
| Österreichisches Hebammengremium (ÖHG)[h] | – Interessenvertretung der Hebammen<br>– Führung des Hebammenregisters<br>– Durchführung von Fortbildungen |

[a] s. https://www.boep.or.at (Zugegriffen: 29.12.2025)
[b] s. https://www.psychotherapie.at (Zugegriffen: 29.12.2025)
[c] s. https://biomed-austria.at (Zugegriffen: 29.12.2025)
[d] s. https://www.physioaustria.at (Zugegriffen: 29.12.2025)
[e] s. https://www.ergotherapie.at (Zugegriffen: 29.12.2025)
[f] s. https://logopaedieaustria.at (Zugegriffen: 29.12.2025)
[g] s. https://diaetologie.at (Zugegriffen: 29.12.2025)
[h] s. https://hebammen.at (Zugegriffen: 29.12.2025)

**Tab. 8.12** Formen der berufsständischen Organisation im schweizerischen Gesundheitswesen (eigene Tabelle)

| Schweiz | |
|---|---|
| Akteur | Zuständigkeiten (nicht abschließend) |
| Foederatio Medicorum Helveticorum (FMH)[a] als Spitzenverband | – Interessenvertretung der Ärzteschaft auf nationaler Ebene<br>– Weiterentwicklung und Vereinfachung der Tarifstrukturen<br>– Förderung der ärztlichen Aus-, Fort- und Weiterbildungen |
| Kantonale Ärztegesellschaften (z. B. in Thurgau[b]) | – Interessenvertretung der Ärzt:innen auf kantonaler Ebene<br>– Tarifverhandlungen mit Krankenversicherungen (in Kooperation mit FMH)<br>– Förderung eines ethischen Umgangs mit Patient:innen |
| Schweizerische Zahnärzte-Gesellschaft (SSO)[c] als Spitzenverband | – Interessenvertretung der Zahnärzteschaft auf nationaler Ebene<br>– Hilfestellung bei Praxisgründung, Rechnungsstellung, etc.<br>– Förderung eines vielfältigen Weiterbildungsangebots |
| Vereinigung der Kantonszahnärzt:innen (VKZS)[d] | – Interessenvertretung der Zahnärzt:innen auf kantonaler/ nationaler Ebene<br>– Zuständig für die Aufgabenbereiche öffentliche Zahnmedizin und gesundheitspolizeiliche Aufsicht |
| Zahnärzte-Gesellschaft (z. B. in Zürich und Glarus [SSO Zürich][e]) | – Interessenvertretung der Zahnärzt:innen auf kantonaler Ebene<br>– Gestaltung der Rahmenbedingungen der zahnärztlichen Versorgung<br>– Förderung der beruflichen Weiterbildung durch Vorträge und Kurse |
| pharmaSuisse[f] als Dachverband | – Interessenvertretung der Apotheker:innen auf nationaler Ebene<br>– Verhandlungen mit Krankenversicherungen und Behörden über Rahmenbedingungen und Regulierungen<br>– Nachwuchsförderung |
| Schweizer Berufsverband der Pflegefachfrauen und Pflegefachmänner (SBK)[g] | – Interessenvertretung der Pflegefachfrauen und Pflegefachmänner auf nationaler Ebene<br>– Förderung und Weiterentwicklung des Pflegeberufs<br>– Sicherung der Qualität der Gesundheits- und Krankenpflege |
| prio.swiss[h] (Der Verband Schweizer Krankenversicherer) | – Interessenvertretung der Krankenversicherungen im Bereich OKP auf nationaler Ebene<br>– Erarbeitung von Grundlagen u. a. zu Gesundheitspolitik, medizinische Versorgung, Tarifstrukturen und Branchenstandards |

[a] s. https://www.fmh.ch (Zugegriffen: 29.12.2025)
[b] s. https://www.aerzte-tg.ch (Zugegriffen: 29.12.2025)
[c] s. https://www.sso.ch/de (Zugegriffen: 29.12.2025)
[d] s. https://kantonszahnaerzte.ch (Zugegriffen: 29.12.2025)
[e] s. https://sso-zuerich.ch (Zugegriffen: 29.12.2025)
[f] s. https://pharmasuisse.org (Zugegriffen: 29.12.2025)
[g] s. https://sbk-asi.ch (Zugegriffen: 29.12.2025)
[h] s. https://prio.swiss (Zugegriffen: 29.12.2025)

### 8.3.4 Weitere Akteursgruppen

Weitere Akteursgruppen im Gesundheitswesen sind die Zivilgesellschaft, Wirtschaftsakteure und Lobbyisten, Qualitäts- und Wissensakteure, Wissenschaft und Public Health sowie Medien und die Öffentlichkeit. Im Folgenden werden diese Gruppen kurz vorgestellt, wobei jeweils ein Beispiel aus Deutschland, Österreich oder der Schweiz genannt wird.

- *Zivilgesellschaft* umfasst alle Akteure, die sich aktiv für das Wohl und die Rechte von Menschen einsetzen. Dazu zählen Patientenorganisationen wie die Deutsche Krebsgesellschaft[14], die Betroffene vertreten und unterstützen, Selbsthilfegruppen wie die Osteoporose Selbsthilfe Österreich[15], die Raum für Austausch und gegenseitige Hilfe schaffen, Verbraucher- und Sozialverbände wie das Schweizerische Konsumentenforum[16], die über Rechte aufklären und Interessen bündeln, sowie Advocacy-Gruppen und Initiativen wie das Aktionsbündnis Patientensicherheit e. V.[17], die sich für strukturelle Verbesserungen engagieren. Auch gesundheitsbezogene Non-Profit-Organisationen wie die ROTE NASEN Clowndoctors[18] wirken durch humanitäre Hilfe und Begleitung. Gemeinsam stärken sie die Stimme der Betroffenen, fördern Solidarität und setzen sich für eine gerechtere und gesündere Gesellschaft ein.
- *Wirtschaftsakteure* im Gesundheitssektor handeln primär nach wirtschaftlichen Interessen. Dazu gehören die pharmazeutische Industrie (z. B. Novartis AG[19]), Medizintechnikunternehmen (z. B. Siemens Healthineers[20]), Versicherungs-/Finanzkonzern (z. B. UNIQA Group[21]) sowie Start-ups und Digital-Health-Unternehmen (z. B. Sophia Genetics[22]). Diese Akteure entwickeln Arzneimittel, medizinische Geräte und innovative Gesundheitslösungen und tragen so maßgeblich zur Weiterentwicklung der Gesundheitsversorgung bei. Ebenfalls zu den Wirtschaftsakteuren zählen Krankenhausketten, Privatkliniken und Apotheken als Leistungserbringende sowie Krankenversicherungen in ihrer Rolle als Kostenträger. Aufgrund ihrer privatwirtschaftlichen Ausrichtung verfolgen alle diese Akteure neben gesundheitspolitische auch ökonomische Zielsetzungen.
- *Lobbyismus* im Gesundheitswesen umfasst die gezielte Interessenvertretung gegenüber Politik, Behörden und der Öffentlichkeit, um Entscheidungsprozesse, etwa bei Finanzierungen oder Zulassungen, im Sinne bestimmter Akteure zu beeinflussen. Beispiele hierfür sind Verbände der pharmazeutischen Industrie

[14] s. https://www.krebsgesellschaft.de (Zugegriffen: 31.12.2025)
[15] s. https://www.osteoporose-selbsthilfe.org (Zugegriffen: 31.12.2025)
[16] s. https://konsum.ch/de/category/gesundheit-krankenkassen (Zugegriffen: 31.12.2025)
[17] s. https://www.aps-ev.de (Zugegriffen: 31.12.2025)
[18] s. https://www.rotenasen.at (Zugegriffen: 31.12.2025)
[19] s. https://www.novartis.com (Zugegriffen: 31.12.2025)
[20] s. https://www.siemens-healthineers.com/de (Zugegriffen: 31.12.2025)
[21] s. https://www.uniqagroup.com/grp/home.de.html (Zugegriffen: 31.12.2025)
[22] s. https://www.sophiagenetics.com (Zugegriffen: 31.12.2025)

(z. B. Verband Forschender Arzneimittelhersteller [vfa][23]), Verbände der Medizintechnikindustrie (z. B. AustroMed[24]) sowie Krankenhausgesellschaften und Pflegeverbände (z. B. H+[25]).

- *Qualitäts- und Wissensakteure* prägen die Gesundheitsversorgung, indem sie wissenschaftliche Erkenntnisse aufbereiten, Standards setzen und Entscheidungsträger:innen beraten. Ihre Arbeit reicht von der Bewertung medizinischer Technologien über die Entwicklung von Leitlinien bis hin zur Förderung von Patientensicherheit. In Deutschland sind das Institut für Qualität und Wirtschaftlichkeit im Gesundheitswesen (IQWiG)[26], bekannt für seine Health-Technology-Assessment-Bewertungen von etwa neuen Arzneimitteln, und das Institut für Qualitätssicherung und Transparenz im Gesundheitswesen (IQTIG)[27], das Qualitätsindikatoren für Gesundheitseinrichtungen entwickelt, zentrale Stellen. Die Arbeitsgemeinschaft der Wissenschaftlichen Medizinischen Fachgesellschaften (AWMF)[28] erstellt mit über 170 Mitgliedergesellschaften evidenzbasierte Leitlinien für eine gleichberechtigte, gute Patientenversorgung. In Österreich übernimmt die Gesundheit Österreich GmbH (GÖG)[29] mit ihren drei Institutionen zentrale Aufgaben: Das Österreichische Bundesinstitut für Gesundheitswesen (ÖBIG) stellt Steuerungsgrundlagen für das Gesundheitssystem bereit und führt zudem das Widerspruchsregister zur Organspende und zum Stammzellenregister. Das Bundesinstitut für Qualität im Gesundheitswesen (BIQG) erarbeitet Qualitätsstandards, evaluiert das österreichische Qualitätssystem und unterstützt dessen Weiterentwicklung durch Qualitätsberichte. Der Fonds Gesundes Österreich (FGÖ) fördert Gesundheitsförderung und Prävention durch gezielte Aktivitäten und Kampagnen. Die Österreichische Gesellschaft für Qualitätssicherung & Qualitätsmanagement in der Medizin (ÖQMED)[30] zertifiziert Gesundheitseinrichtungen, während die Ludwig Boltzmann Gesellschaft (LBG)[31] anwendungsorientierte Forschung betreibt. In der Schweiz setzt die Schweizerische Akademie der Medizinischen Wissenschaften (SAMW)[32] Standards in medizinischer Ethik und Forschung, erarbeitet Leitfäden für die Praxis und berät Behörden und Politik bei gesundheitspolitischen Entscheidungen. Die Stiftung für Patientensicherheit[33] stärkt die Sicherheitskultur in Spitälern und Praxen, etwa durch chirurgische Checklisten und Simulationstrainings für kritische Situationen. Das Swiss Network for Health Technology

[23] s. https://www.vfa.de (Zugegriffen: 31.12.2025)
[24] s. https://www.austromed.org (Zugegriffen: 31.12.2025)
[25] s. https://www.hplus.ch/de (Zugegriffen: 31.12.2025)
[26] s. https://www.iqwig.de (Zugegriffen: 31.12.2025)
[27] s. https://iqtig.org (Zugegriffen: 31.12.2025)
[28] s. https://www.awmf.org (Zugegriffen: 31.12.2025)
[29] s. https://www.oesterreich.gv.at/de/themen/gesundheit/organtransplantation/1/Seite.2510003 (Zugegriffen: 31.12.2025)
[30] s. https://www.oeqmed.at (Zugegriffen: 31.12.2025)
[31] s. https://lbg.ac.at (Zugegriffen: 31.12.2025)
[32] s. https://www.samw.ch/de.html (Zugegriffen: 31.12.2025)
[33] s. https://patientensicherheit.ch (Zugegriffen: 31.12.2025)

Assessment (SNHTA)[34] analysiert Nutzen und Kosten neuer Medikamente oder Technologien und liefert Entscheidungsgrundlagen für die Aufnahme in die Krankenkassen-Leistungskataloge.
- *Wissenschaft und Public Health* umfasst alle Akteure, die sich mit der Erforschung, Analyse und Verbesserung der Gesundheit auf Bevölkerungsebene befassen. Dazu zählen Universitäten (z. B. Medizinische Hochschule Brandenburg[35]) und außeruniversitäre Forschungseinrichtungen (z. B. Österreichische Akademie der Wissenschaft[36]), Public Health-Institute und Fachgesellschaften (z. B. Swiss School of Public Health[37]) sowie spezialisierte Forschungsnetzwerke (z. B. Netzwerk Universitätsmedizin[38]). Auch nationale Gesundheitsbehörden und regulatorische Institute (z. B. für Infektionsschutz oder Arzneimittelzulassungen) sowie Universitätskliniken zählen zu dieser Akteursgruppe, auch wenn sie primär als staatliche Träger bzw. Leistungserbringende agieren.
- *Medien und Öffentlichkeit* umfassen alle Akteure, die durch verschiedene Kanäle – klassische Medien (TV, Radio, Print- und Fachmedien), soziale Netzwerke oder Veranstaltungen – die öffentliche Meinung zu Gesundheitsthemen beeinflussen. Dazu gehören auch die Öffentlichkeitsarbeit von Institutionen (z. B. Pressemitteilungen) sowie Marktforschungsinstitute, die etwa Gesundheitsprognosen erstellen.

## 8.4 Der digitale Wandel im Gesundheitswesen

Die vorherigen Abschnitte verdeutlichen die Heterogenität und inhärente Komplexität der Akteurslandschaft im Gesundheitswesen. Einzelne Akteure übernehmen dabei mehrere Rollen, etwa als Leistungserbringende und gleichzeitig als Wirtschaftsakteure, wodurch klare Abgrenzungen zwischen den Rollen kaum möglich sind. Die fortschreitende Digitalisierung erhöht die Komplexität der Interaktionen, da technische Systeme neu als zusätzliche Komponenten hinzukommen. Gleichzeitig bietet sie in bestimmten Bereichen Entlastungspotenziale, und zwar von der individuellen Ärzt:in-Patient:in-Beziehung bis hin zu übergeordneten Versorgungsstrukturen. Durch den gezielten Einsatz von Digital-Health-Technologien lassen sich etwa Datenflüsse entlang des gesamten Behandlungspfads optimieren, Medienbrüche reduzieren und Prozesse effizienter gestalten (Lux 2019).

Digital-Health-Technologien können nach Gesundheitsstandorten und Komplexitätsebenen systematisch strukturiert werden. Vor diesem Hintergrund wird analysiert, wie sich durch die Digitalisierung die Interaktionen im Gesundheitswesen wandeln und welche Auswirkungen dies auf professionelle sowie prozessorientierte Versorgungsansätze hat.

[34] s. https://www.snhta.ch/index.html (Zugegriffen: 31.12.2025)
[35] s. https://www.mhb-fontane.de (Zugegriffen: 31.12.2025)
[36] s. https://www.oeaw.ac.at/imba-de (Zugegriffen: 31.12.2025)
[37] s. https://ssphplus.ch (Zugegriffen: 31.12.2025)
[38] s. https://www.netzwerk-universitaetsmedizin.de (Zugegriffen: 31.12.2025)

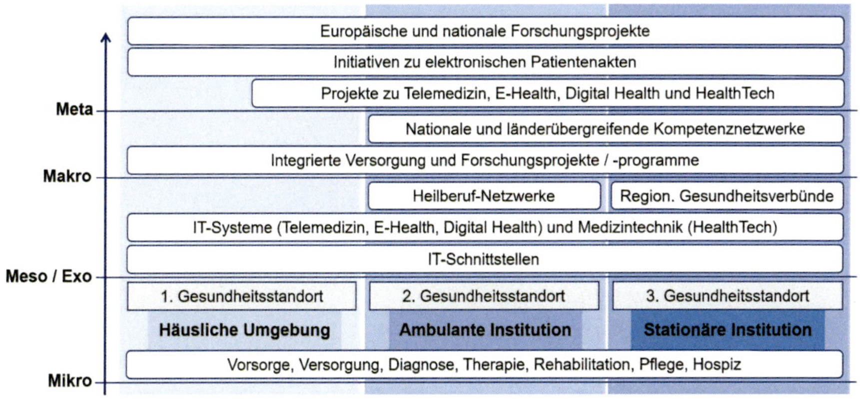


**Abb. 8.3** Digitale Lösungen klassifiziert nach Gesundheitsstandort und Komplexitätsebene (eigene Abbildung)

### 8.4.1 Digital-Health-Technologien: Einordnung nach Gesundheitsstandorten und Komplexitätsebenen

Die Wirksamkeit und Verbreitung von digitalen Anwendungen hängen nicht nur von ihrer technischen Funktionalität ab, sondern auch davon, an welcher Stelle des *Behandlungsprozesses* und in welchem *Gesundheitsstandort* sie eingesetzt werden (s. Abb. 8.3).

Anwendungen der Telemedizin, E-Health, Digital Health und HealthTech entfalten ihre Wirkungen an drei Gesundheitsstandorten, die sich den im Abschn. 8.1 eingeführten Systemebenen zuordnen lassen:

(1) *Häusliche Umgebung*: Hier stehen individuelle Bedürfnisse und Selbstmanagement der Patient:innen im Mittelpunkt (Mikro). Anwendungen wie mobile Gesundheitsapplikationen unterstützen die Handlungsfähigkeit der Nutzer:innen und stärken die Interaktion mit dem direkten Umfeld (Meso und Exo), etwa durch vernetzte Sensorik, die Angehörige oder Pflegekräfte bei der Betreuung entlastet. Die häusliche Umgebung gewinnt durch den demografischen Wandel und den Wunsch nach längerer Selbstständigkeit (Chrono) zunehmend an Bedeutung.
(2) *Ambulante Versorgung*: Moderne IT-Systeme und Medizintechnik unterstützen Ärzt:innen, Therapeut:innen und Pflegekräfte bei Diagnostik, Behandlung und Dokumentation (Mikro). Digitale Schnittstellen ermöglichen den Zugriff auf aktuelle Patientendaten und sichern so die Qualität und die Kontinuität der Behandlung. Durch den Einsatz von Telemedizin, die Einbindung in regionale Gesundheitsverbünde, und die intersektorale Zusammenarbeit mit Krankenhäusern, weiteren medizinischen Versorgungszentren, Apotheken und weiteren Akteur:innen innerhalb der Behandlungsketten entsteht eine vernetzte Versorgung (Meso und Exo). Dies erfolgt von der Arzneimittelversorgung bis hin

zur telemedizinischen Betreuung. Technologische Fortschritte, politische Reformen oder demografische Entwicklungen (Chrono) erfordern eine kontinuierliche Anpassung der Strukturen, um auch langfristig eine bedarfsgerechte und zukunftsfähige Patientenversorgung zu gewährleisten.

(3) *Stationäre Versorgung*: In Krankenhäusern, Rehabilitationskliniken und Pflegeeinrichtungen unterstützt moderne Medizintechnik in Verbindung mit IT-Systemen, wie Klinikinformationssysteme oder elektronische Patientenakten, die behandelnden Ärzt:innen und Pflegekräfte bei Diagnostik, Operationen und Therapie (Mikro). Hier geht es vor allem um die akute Behandlung, komplexe Eingriffe und die enge Abstimmung zwischen den Fachabteilungen. Durch die Zusammenarbeit mit anderen Krankenhäusern, Spezialzentren und Forschungseinrichtungen wird eine hochwertige, standardisierte Versorgung gesichert (Meso und Exo). Neue Technologien, gesetzliche Änderungen und gesellschaftliche Entwicklungen (Chrono) erfordern auch bei der stationären Versorgung eine ständige Weiterentwicklung, um auch künftig eine optimale Behandlung der Patient:innen zu gewährleisten.

Auf der Makroebene schaffen nationale und länderübergreifende Kompetenznetzwerke und Forschungsprogramme die notwendigen strukturellen und politischen Rahmenbedingungen, um digitale Gesundheitslösungen flächendeckend zu verankern und die Versorgungsqualität nachhaltig zu verbessern. Die Metaebene wird durch europäische und nationale Forschungsprojekte geprägt, die mit Initiativen wie elektronischen Patientenakten (z. B. ePA für Deutschland, ELGA für Österreich, EPD für die Schweiz) oder Health-Strategien gemeinsame Standards entwickeln und die digitale Transformation im Gesundheitswesen vorantreiben.

### 8.4.2 Moderne Gesundheitsversorgung: Digitale Interaktionen und professions- und prozessorientierte Vernetzung

Die Digitalisierung transformiert die Gesundheitsversorgung entlang verschiedener Interaktionsbereiche, die sich durch unterschiedliche Reifegrade und Nutzungspotenziale auszeichnen. Die Studie von Schmid et al. (2022) untersucht beispielsweise, wie digitale Technologien die traditionelle Ärzt:in-Patient:in-Beziehung verändern. Während digitale Tools bisher vor allem zur Dokumentation oder Kommunikation genutzt wurden, zeigt die Studie, dass sie zunehmend als *digitaler Dritter* fungieren: Sie strukturieren nicht nur Beratungsinhalte, sondern werden aktiv in die Interaktion zwischen Ärzt:innen und Patient:innen eingebunden.

In Anlehnung an Schmid et al. (2022) und aus der bisherigen Praxiserfahrung der Autor:innen lassen sich anhand von vier Interaktionsbereichen im Gesundheitssystem die unterschiedlichen digitalen Reifegrade sowie die damit verbundenen Nutzungspotenziale veranschaulichen:

(1) *Klassische Heilberufler:in-Patient:in-Beziehung*: Die Interaktion basiert auf direktem, analogem Austausch zwischen Heilberufler:in (Ärzt:in, Therapeut:in,

Psycholog:in, etc.) und Patient:in, bei dem Kommunikation, Diagnose und Vertrauensaufbau ohne digitale Vermittlung stattfinden. Digitale Tools dienen höchstens der Dokumentation, während die menschliche Interaktion im Mittelpunkt bleibt.

(2) *Wissensvermittlung für Leistungserbringende*: Digitale Tools ermöglichen Heilberufler:innen den interaktiven Zugang zu evidenzbasierten Leitlinien[39] und Fachnetzwerken, um klinische Entscheidungen datengestützt zu treffen. Die Interaktion beschränkt sich dabei auf den Austausch zwischen Heilberufler:in und digitalen Ressourcen.

(3) *Telemedizin und Fernüberwachung*: Digitale Technologien wie Videosprechstunden oder Web-basierte Blutzuckermessung erweitern den Interaktionsraum zwischen Heilberufler:in und Patient:in. Die Kommunikation wird ortsunabhängig und in Echtzeit ermöglicht, während die menschliche Betreuung durch Technologie unterstützt wird.

(4) *Patientenempowerment und Ambient Assisted Living (AAL)*: Patient:innen interagieren aktiv mit digitalen Tools wie Diabetes-Apps (z. B. Weyell 2025), Wearables oder Smart-Home-Lösungen (z. B. Jovanovic et al. 2022), um ihre Gesundheit selbst zu managen. Heilberufler:innen überwachen im Hintergrund und greifen nur bei Bedarf ein, während die Interaktion zunehmend zwischen Patient:in und Technologie stattfindet.

Die vier Interaktionsbereiche verdeutlichen, wie die Digitalisierung die Gesundheitsversorgung von der reinen Dokumentation über die Entscheidungsunterstützung bis hin zur aktiven Einbindung der Patient:innen neugestaltet. Während einige Anwendungen, wie elektronische Patientenakten oder Telekonsile, bereits etabliert sind, liegen die größten Innovationspotenziale in der patientenzentrierten Digitalisierung, insbesondere durch AAL-Systeme und selbstgesteuerte Gesundheitslösungen. Um diese Potenziale voll auszuschöpfen, müssen unter anderem folgende Faktoren gewährleistet sein:

- *Interoperabilität*, die eine nahtlose Vernetzung unterschiedlicher Systeme und Akteur:innen ermöglicht,
- *Datensicherheit*, welche die Einhaltung strenger Datenschutzrichtlinien sicherstellt, und
- *Nutzerakzeptanz*, die durch Befähigung der Beteiligten, Vertrauen in digitale Tools schafft.

Erst durch die Betrachtung dieser Aspekte lässt sich eine moderne, effiziente und bedarfsgerechte Gesundheitsversorgung realisieren. Moderne IT-Systeme ermöglichen es Heilberufler:innen die Gesundheitsversorgung *patientenzentriert*, *evidenzbasiert* und *prozessoptimiert* zu gestalten. Durch die *sektor- und einrichtungsübergreifende Vernetzung*, von der Prävention über die Behandlung bis hin zur Pflege,

[39] Kap. 16 dieser Ausgabe der Edition HMD befasst sich mit dem Einsatz von KI zur Unterstützung der Implementierung evidenzbasierter Medizin im Gesundheitswesen.

entsteht eine ganzheitliche, datengestützte Versorgungsstruktur (Steyer 2007; Rothhardt et al. 2024).

Digital HealthTech spielt dabei eine entscheidende Rolle: Innovative Anwendungen wie Telemonitoring-Systeme, digitale Gesundheitsapplikationen und KI-gestützte Diagnostikverfahren optimieren nicht nur Prozesse und senken Kosten, sondern steigern auch die Qualität der Versorgung, sowohl für Patient:innen als auch für medizinisches Fachpersonal (Steyer 2007). Gleichzeitig verändert die Digitalisierung Organisationsstrukturen und Arbeitsabläufe grundlegend und schafft so die Voraussetzungen für echte Innovation. Ein zentraler Erfolgsfaktor ist dabei die nahtlose Integration, Kommunikation und der Austausch von Behandlungsdaten sowohl innerhalb einzelner Fachbereiche als auch disziplin- und sektorübergreifend (Gansert 2009).

Durch die technische Vernetzung von verschiedenen Akteursgruppen im Gesundheitswesen entsteht ein durchgängiger, elektronischer Informationsaustausch. Echtzeit-Zugänge zu Diagnosedaten, Therapieverläufen und Medikationsplänen ermöglichen eine effizientere, sicherere und bedarfsgerechtere Versorgung (Lux 2019). Ein zentraler Hebel für diese Entwicklung ist die intersektorale Zusammenarbeit: Digitale Plattformen und standardisierte Schnittstellen überbrücken bisherige Fragmentierungen zwischen Hausarztpraxen, Krankenhäusern und Rehabilitationseinrichtungen und schaffen so die Voraussetzungen für eine nahtlose, kooperative Versorgung (Walter et al. 2018).[40]

Trotz der vielversprechenden Fortschritte durch Digital HealthTech bestehen weiterhin Evidenzlücken, insbesondere bei der präzisen Definition von Innovationen, dem Nachweis des konkreten Patientennutzens sowie der klaren Aufgabenverteilung zwischen den beteiligten Akteur:innen. Zwar bieten neue Versorgungsansätze, die technologische Lösungen mit medizinischer Expertise verbinden, erhebliches Verbesserungspotenzial, doch ihre Wirksamkeit und Wirtschaftlichkeit müssen durch systematische Evaluierungen fundiert belegt werden (Gadatsch et al. 2013). Angesichts der zunehmenden Spezialisierung und Personalisierung in der Medizin wird Digital HealthTech immer mehr zur unverzichtbaren technologischen Grundlage für eine professions- und prozessoptimierte sowie patientenorientierte Versorgung.

## 8.5 Fazit und Ausblick

Das Gesundheitswesen lässt sich als ein vielschichtiges System verstehen, das von der Mikroebene (Patient:innen, Ärzt:innen, Therapeut:innen, etc.) über die Meso- und Exoebene (Institutionen wie Krankenhäuser, Versicherungen und Verbände) bis hin zur Makroebene (staatliche Regulierung) reicht. Dieses Kapitel verdeutlicht, dass die Dynamik des Systems maßgeblich durch das Zusammenspiel der zentralen Akteursgruppen – Leistungsbeziehende, Kostenträger und Leistungser-

[40] Eine vertiefende Betrachtung der interoperablen Vernetzung im Gesundheitswesen bietet Kap. 26 dieser Ausgabe der Edition HMD.

bringende – geprägt wird. Daneben nehmen weitere Akteure wie staatliche Träger, Wirtschaftsakteure, Lobbyisten und Medien eine Schlüsselrolle ein, indem sie nicht nur rechtliche und finanzielle Rahmenbedingungen setzen, sondern auch öffentliche Diskurse gestalten und politische Entscheidungsprozesse beeinflussen. Diese Wechselwirkungen bestimmen letztlich, wie Gesundheitsleistungen organisiert, finanziert und wahrgenommen werden.

Deutschland, Österreich und die Schweiz organisieren ihr Gesundheitswesen unterschiedlich, sei es in der Finanzierung, Steuerung oder Versorgung. Dennoch haben sie einige Gemeinsamkeiten: In allen drei Ländern sorgt der Staat mit strengen Regeln dafür, dass die Versorgung bezahlbar, fair und hochwertig bleibt. Zudem sind soziale Sicherungssysteme fest etabliert, auch wenn sie nicht überall gleich funktionieren. Ein weiterer wichtiger Punkt ist die Digitalisierung: Sie macht die Versorgung zwar effizienter, wirft aber auch Fragen auf, etwa zum Datenschutz, zu ethischen Grenzen oder dazu, wer in Zukunft die Macht im System hat.

Gleichzeitig stehen alle drei Länder vor ähnlichen grundlegenden Herausforderungen, die sich auf drei wesentliche Themen verdichten lassen:

- *Digitalisierung als Treiber des Wandels*: Neue Technologien wie Telemedizin, KI-Diagnostik und digitale Patientenakten sowie digitale Gesundheitsanwendungen verändern die Gesundheitsversorgung grundlegend. Während Tech-Konzerne und Start-ups traditionelle Strukturen herausfordern, eröffnen sich Möglichkeiten, Versorgungslücken zu schließen und die Selbstbestimmung der Patient:innen zu stärken. Dafür ist eine verantwortungsvolle Umsetzung essenziell, die u. a. Datenschutz und ethische Grundsätze berücksichtigt (Seidel 2024; Hochrhein-Zeitung 2025).
- *Reformbedarf durch demografischen und finanziellen Druck*: Steigende Kosten, eine alternde Bevölkerung und regionale Ungleichheiten erzwingen strukturelle Anpassungen (Colombier et al. 2024). Notwendig sind gesetzliche Neuerungen, die eine stabile, gerechte Finanzierung sichern und Abläufe effizienter gestalten, etwa durch Digitalisierung, ohne die Versorgungsqualität zu gefährden (hashtag-Praxis 2025; Gesundheit Österreich o. J.).
- *Fachkräftemangel als systemische Bedrohung*: Besonders in der Pflege und ländlichen Regionen fehlt es an qualifiziertem Personal (Putze o. J.). Kurzfristig kann die gezielte Anwerbung aus dem Ausland, höhere Löhne und bessere Teamstrukturen den Personalmangel lindern. Langfristig braucht es attraktivere Arbeitsbedingungen, moderne Arbeitszeitmodelle und mehr Wertschätzung, um den Beruf für Fachkräfte nachhaltig interessant zu machen (Parlament Österreich 2024; medamicus o. J.).

Ein tiefes Verständnis der Akteursnetzwerke im deutschsprachigen Gesundheitswesen ist sowohl für Patient:innen als auch für Fachkräfte unverzichtbar: Patient:innen brauchen es, um informierte Entscheidungen zu treffen; Fachleute, um ihre Handlungsspielräume gezielt zu nutzen. Die Digitalisierung wird dabei eine zentrale Rolle spielen: nicht nur als Instrument zur Effizienzsteigerung, sondern auch als Katalysator für mehr Transparenz und Mitgestaltung.

Dieses Kapitel liefert eine systematische Gegenüberstellung der zentralen Akteur:innen und ihrer Beziehungen in den Gesundheitssystemen Deutschlands, Österreichs und der Schweiz. Zudem wird ein Ansatz zur Reifegradmessung vorgeschlagen, der sich an den Interaktionsmustern orientiert. Er zeigt auf, wie technische Systeme die Interaktionen zwischen Menschen sowie zwischen Mensch und Maschine verändern können. Angerer und Berger (2025) stellen demgegenüber ein Reifegradmodell vor, das die Faktoren Organisation, spezifische Lösungen, Technik und Daten sowie den Menschen einbezieht und dadurch eine mehrdimensionale Messung ermöglicht.

Die Grenzen dieser Analyse zeigen sich in der Komplexität und Dynamik des Systems: Die Betrachtung ist beispielhaft angelegt und erhebt keinen Anspruch auf Vollständigkeit. Ein Potenzial für zukünftige Forschung liegt in der Ergänzung quantitativer Daten zu den Akteursgruppen, um deren Größe, Einflussmacht und verursachte Kosten pro Einwohner:in systematisch zu analysieren. Darüber hinaus könnte eine vertiefte Auseinandersetzung mit den dargestellten Strukturen, insbesondere durch die Ableitung praktischer Implikationen und bewertender Einordnungen, die Analyse weiter bereichern. Fragen wie „Was funktioniert besonders gut?“ oder „Welche Erfolgsfaktoren lassen sich zwischen den Systemen übertragen?“ bieten dabei wertvolle Ansatzpunkte, um die Praxisrelevanz der Ergebnisse zu erhöhen und Synergien zwischen den Gesundheitssystemen aufzuzeigen.

In den nächsten Jahren wird sich entscheiden, wie sich die Akteurslandschaft in Deutschland, Österreich und der Schweiz unter dem Einfluss von Digitalisierung, Reformdruck und gesellschaftlichem Wandel verändern. Ausschlaggebend wird sein, ob es gelingt, die unterschiedlichen Interessen, von Patient:innen bis hin zu politischen Entscheidungsträger:innen, auszubalancieren. Ein integrierter Ansatz, der technologischen Fortschritt mit Wirtschaftlichkeit, ethischen Prinzipien und sozialer Gerechtigkeit verbindet, könnte den Weg zu einem resilienten und inklusive(re)s Gesundheitswesen weisen.

**Hinweis** Die sprachliche Ausgestaltung dieses Beitrags sowie die Auswahl geeigneter Beispiele für die Akteur:innen der deutschen, österreichischen und schweizerischen Gesundheitssysteme erfolgten mit Unterstützung des KI-Modells Mistral AI.

## Literatur

Adresse Direkt (2025) Hausarzt Versorgung in Deutschland: Analyse der Verteilung auf die Bundesländer. Statistik. Adresse Direkt. https://adressedirekt.de/blog/analysen-zur-hausarztpraxis%e2%80%91adressliste (Erstellt: 18. Juli 2025). Zugegriffen: 15. Dez. 2025

Angerer A, Berger S (2025) Der Digital Health Report 2025/2026: Der digitale Fitnessgrad unserer Gesundheitsakteure. Medizinisch Wissenschaftliche Verlagsgesellschaft

Arthofer S (2025) Wahlarzt versus Kassenarzt: Alle aktuellen Statistiken im Überblick. krankenversichern.at. https://www.krankenversichern.at/wahlarzt-kassenarzt-statistiken (Erstellt: 30. Sept. 2025). Zugegriffen: 15. Dez. 2025

BAG (2022) Strategie zur Qualitätsentwicklung in der Krankenversicherung (Qualitätsstrategie). Sicherung und Förderung der Qualität der Leistungen im Rahmen der obligatorischen Krankenpflegeversicherung. Bundesamt für Gesundheit (BAG)

BAG (o. J. a) Bundesamt für Gesundheit (BAG). https://www.bag.admin.ch/de/krankenversicherung. Zugegriffen: 15. Dez. 2025

BAG (o. J. b) Prämienverbilligung. Bundesamt für Gesundheit (BAG). https://www.bag.admin.ch/de/krankenversicherung-praemienverbilligung. Zugegriffen: 15. Dez. 2025

Begerow T, Leugers N, Junghanns L, Wild F (2025) Zugang zur Gesundheitsversorgung, Gesundheitszustand und Risikofaktoren: Das deutsche Gesundheitssystem im europäischen Vergleich. WIP-Analyse, No. April 2025, ISBN 978-3-9824068-7-9, WIP – Wissenschaftliches Institut der PKV, Köln. https://www.econstor.eu/bitstream/10419/316446/1/1924157977.pdf

Buchholz EW (2013) Unser Gesundheitswesen: Ein einführender Überblick zum Gesundheitswesen in der Bundesrepublik Deutschland. Springer

Bundesministerium für Arbeit, Soziales, Gesundheit, Pflege und Konsumentenschutz (2023) Gesundheitsreform. Bundesministerium für Arbeit, Soziales, Gesundheit, Pflege und Konsumentenschutz. https://www.sozialministerium.gv.at/Themen/Gesundheit/Gesundheitsreform.html#die-gesundheitsreform-0-1 (Erstellt: 22. Nov. 2023). Zugegriffen: 10. Dez. 2025

Bundesministerium für Arbeit, Soziales, Gesundheit, Pflege und Konsumentenschutz (2025) Pensionsversicherung. Bundesministerium für Arbeit, Soziales, Gesundheit, Pflege und Konsumentenschutz. https://www.sozialministerium.gv.at/Themen/Soziales/Sozialversicherung/Pensionsversicherung.html (Erstellt: 24. Nov. 2025). Zugegriffen: 9. Dez. 2025

Bundesministerium für Gesundheit (2022) Das deutsche Gesundheitssystem. Leistungsstark. Sicher. Bewährt, 2. Aufl. Bundesministerium für Gesundheit, Berlin

Bundesministerium für Gesundheit (2025) Was ist die Pflegeversicherung? Bundesministerium für Gesundheit. https://www.bundesgesundheitsministerium.de/themen/pflege/online-ratgeber-pflege/die-pflegeversicherung.html (Erstellt: 25. Febr. 2025). Zugegriffen: 15. Dez. 2025

Bundesministerium für Gesundheit (o. J.). Bundesministerium für Gesundheit. https://www.bundesgesundheitsministerium.de/themen/gesundheitswesen/selbstverwaltung/gemeinsamer-bundesausschuss.html. Zugegriffen: 15. Dez. 2025

Coleman JS (1987) Microfoundations and macrosocial behavior. In: Alexander JC, Giesen B, Münch R, Smelser NJ (Hrsg) The Micro-Macro Link. University of California Press, Berkeley, S 153–173

Coleman JS (1990) Foundations of social theory. Belknap Press of Harvard University Press, Cambridge

Colombier C, Lerch B, Brändle T (2024) Die Alterung verursacht Zusatzlasten für den Staat. Die Volkswirtschaft. 25. Juni 2024. Plattform für Wirtschaftspolitik

Czypionka T, Reiss M, Stegner C (2019) Wege der Beteiligung: Zur Einbindung von BürgerInnen, Versicherten und PatientInnen in Entscheidungen im Gesundheitswesen. Projektbericht. Research Report. Institut für Höhere Studien, Wien

Egger M (2017) Gesundheitssysteme. In: Egger M, Razum O, Rieder A (Hrsg) Public Health kompakt. De Gruyter Studium

elga (2024) Finanzierung des öffentlichen Gesundheitswesens. Gesundheit.gv.at. Öffentliches Gesundheitsportal Österreich. https://www.gesundheit.gv.at/gesundheitsleistungen/gesundheitswesen/finanzierung.html (Erstellt: 1. Juli 2024). Zugegriffen: 9. Dez. 2025

Finthammer V (2018) 50:50-Finanzierung in der Krankenversicherung. Deutschlandfunk. https://www.deutschlandfunk.de/bundestag-beschliesst-paritaet-50-50-finanzierung-in-der-100.html (Erstellt: 18. Okt. 2018). Zugegriffen: 9. Dez. 2025

Gadatsch A (2013) IT-gestütztes Prozessmanagement im Gesundheitswesen: Methoden und Werkzeuge für Studierende und Praktiker. Springer Vieweg, Wiesbaden

Gansert UA (2009) IT als Unterstützungsinstrument des Prozessmanagements in Krankenhäusern. In: Behrendt I, König H-J, Krystek U (Hrsg) Zukunftsorientierter Wandel im Krankenhausmanagement: Outsourcing, IT-Nutzenpotenziale, Kooperationsformen, Changemanagement. Springer, Berlin, Heidelberg, S 233–265

Gesundheit Österreich (o. J.) Demografie-Trilemma im Bundesrat: Folgen im Gesundheitswesen. Gesundheit Österreich GmbH. https://goeg.at/bundesrat_demografie. Zugegriffen: 4. Jan. 2026

hashtagPraxis (2025) Gesetzliche Reformen ab 2026: Überblick für Österreich und Deutschland. hashtagPraxis. https://hashtagpraxis.com/2025/11/gesetzliche-reformen-ab-2026-ueberblick-fuer-oesterreich-und-deutschland (Erstellt: 7. Nov. 2025). Zugegriffen: 4. Jan. 2026

Henßler P, Rinke J (2025) Ambulante Transformation im OP: Praxiswissen für den Wandel. MWV

Hochrhein-Zeitung (2025) Digitalisierung im Gesundheitswesen: Chancen und Risiken. Hochrhein-Zeitung. https://www.hochrhein-zeitung.de/themen/lifestyle/20600-digitalisierung-im-gesundheitswesen-chancen-und-risiken (Erstellt: 10. Nov. 2025). Zugegriffen: 4. Jan. 2026

IAQ (o. J.) Gesundheitsausgaben 2000–2023. Institut Arbeit und Qualifikation (IAQ) der Universität Duisburg-Essen. https://www.sozialpolitik-aktuell.de/files/sozialpolitik-aktuell/_Politikfelder/Gesundheitswesen/Datensammlung/PDF-Dateien/abbVI11.pdf. Zugegriffen: 9. Dez. 2025

John E (2025) Struktur des Gesundheitssystems in der Schweiz. Einwandern Schweiz. https://einwandern-schweiz.ch/arzt-schweiz/gesundheitssystem-schweiz/ (Erstellt: 6. Dez. 2025). Zugegriffen: 9. Dez. 2025

Jovanovic M, Mitrov G, Zdravevski E, Lameski P, Colantonio S, Kampel M, Tellioglu H, Florez-Revuelta F (2022) Ambient assisted living: scoping review of artificial intelligence models, domains, technology, and concerns. J Med Internet Res 24:e36553. https://doi.org/10.2196/36553

Kehl K (2023) Sozialversicherungen und Sozialhilfe als institutionelle Grundpfeiler im Gesundheits- und Sozialwesen. In: Politische und ökonomische Rahmenbedingungen des Sozial- und Gesundheitswesens in der Schweiz. Basiswissen Sozialwirtschaft und Sozialmanagement. Springer VS, Wiesbaden. https://doi.org/10.1007/978-3-658-35770-2_6

Lux T (2017) E-Health – Begriff und Abgrenzung. In: Müller-Mielitz S, Lux T (Hrsg) E-Health-Ökonomie. Springer Gabler, Wiesbaden. https://doi.org/10.1007/978-3-658-10788-8_1

Lux T (2019) E-Health: Begriff, Umsetzungsbarrieren, Nachhaltigkeit und Nutzen. In: Haring R (Hrsg) Gesundheit digital: Perspektiven zur Digitalisierung im Gesundheitswesen. Springer, Berlin, Heidelberg, S 1–14

medamicus (o. J.) Fachkräftemangel in Gesundheitsberufen 2024 in der Schweiz: Herausforderungen und Chancen. medamicus – Staatssekretariat für Wirtschaft (SECO). https://medamicus.com/fachkraeftemangel-in-gesundheitsberufen-2024-in-der-schweiz-herausforderungen-und-chancen/. Zugegriffen: 4. Jan. 2026

MEDCONWEB (2025) Landeskrankenhausgesetze Bundesländer: Übersicht der Landeskrankenhausgesetze der Bundesländer in Deutschland. MEDCONWEB – Fachportal Medizincontrolling. https://www.medconweb.de/blog/recht/landeskrankenhausgesetze-bundeslaender/ (Erstellt: 20. Dez. 2025). Zugegriffen: 24. Dez. 2025

Parlament Österreich (2024) Alternde Gesellschaft: Expert:innenforum im Bundesrat beleuchtet sozioökonomische Herausforderungen des demografischen Wandels. Parlamentskorrespondenz Nr.1016 vom 30.10.2024. Parlament Österreich. https://www.parlament.gv.at/aktuelles/pk/jahr_2024/pk1016 (Erstellt: 30. Okt. 2024). Zugegriffen: 4. Jan. 2026

Penter V, Augurzky B (2014) Gesundheitswesen für Praktiker: System, Akteure, Perspektiven. Springer

Petrov L (2024) Weiterentwicklung der Wirtschaftlichkeitskontrolle nach KVG. Eine Übersicht über die Methoden zur Kontrolle der wirtschaftlichen Leistungserbringung im ambulanten Bereich. In: Biaggini G, Diggelmann O, Gächter T, Glaser A, Griffel A, Kaufmann C, Keller H, Kiener R, Kley A, Matteotti R, Moeckli D, Oesch M, Reich J, Simonek M, Uhlmann F (Hrsg) Zürcher Studien zum öffentlichen Recht. Schulthess

Porter ME, Guth C (2012) Leistungserbringer im Gesundheitswesen. In: Chancen für das deutsche Gesundheitssystem. Springer, Berlin, Heidelberg. https://doi.org/10.1007/978-3-642-25683-7_6

Putze T (o. J.) Personalmangel in der Pflege: Lösungsansätze sind schon lange bekannt. PwC. https://www.pwc.ch/de/insights/gesundheitswesen/personalmangel-in-der-pflege.html. Zugegriffen: 4. Jan. 2026

Reimbursement Institute (o. J.) Leistungserbringer. Reimbursement Institute. https://reimbursement.institute/glossar/leistungserbringer/. Zugegriffen: 9. Dez. 2025

Riege F (1993) Gesundheitspolitik in Deutschland: Aktuelle Biland und Ausblick. Sozialpolitische Schriften, Bd 63. Duncker & Humblot, Berlin

Rothhardt J, Piedmont S, Swart E, Robra B-P, Branse D, Comos P, Grimaldi G, Walcher F, Goldhahn L (2024) Integrierte Versorgung von Rettungsdienstpatienten. Konsentierte Empfehlungen für optimale Prozesse und Strukturen. Notf Rettungsmedizin 27:135–142. https://doi.org/10.1007/s10049-022-00995-0

Schippel N (2018) Komplexer Versorgungsbedarf in einem fragmentierten Gesundheitssystem. Dissertation. Universität zu Köln. https://kups.ub.uni-koeln.de/70320/1/230625_Manteltext_Schippel_angenommen.pdf. Zugegriffen: 29. Nov. 2025

Schmid C, Mörike F, Feufel MA (2022) Ärzt*in, Patient*in und ein digitaler Dritter. Curare 45(1):77–100

Schwartz FW, Walter U, Siegrist J, Kolip P, Leidl R, Busse R, Arnelung V, Dierks M-L (2022) Public Health: Gesundheit und Gesundheitswesen. Elsevier

Schweiz Gesundheit (o. J.) Private Krankenkasse. Schweiz Gesundheit. https://www.schweiz-gesundheit.ch/private-krankenversicherungen/. Zugegriffen: 15. Dez. 2025

Seidel A (2024) Die Zukunft des Gesundheitswesens 2025: Neue Regelungen und Trends. Nelly Solutions. https://www.getnelly.de/blog/regelungen-gesundheitswesen-2025 (Erstellt: 12. Dez. 2024). Zugegriffen: 4. Jan. 2026

Steyer G (2007) Deckt eHealth die komplette Informationsverarbeitung im Gesundheitswesen ab? In: Schmücker P (Hrsg) KIS 2007 – Praxis der Informationsverarbeitung in Krankenhaus und Versorgungsnetzen, S 3–10

SV (2019) Aus 21 werden 5 – Sozialversicherung NEU im Überblick. Dachverband der österreichischen Sozialversicherung (SV). https://www.sozialversicherung.at/cdscontent/?contentid=10007.853102&portal=svportal (Erstellt: 27. Dez. 2019). Zugegriffen: 9. Dez. 2025

SV (2025) Die Selbstverwaltung der Sozialversicherung. Dachverband der österreichischen Sozialversicherung (SV). https://www.sozialversicherung.at/cdscontent/?contentid=10007.821511&portal=svportal (Erstellt: 2. Dez. 2025). Zugegriffen: 10. Dez. 2025

SV (o. J.) Aus 21 werden 5 – Sozialversicherung NEU im Überblick. Dachverband der österreichischen Sozialversicherung (SV). https://www.sv-erleben.at/sozialstaat-oesterreich/die-selbstverwaltung-der-sozialversicherung. Zugegriffen: 10. Dez. 2025

Walter U, Röding D, Kruse S, Quilling E (2018) Ergebnisbericht: Modelle und Evidenzen der intersektoralen Kooperation in der lebensweltbezogenen Prävention und Gesundheitsförderung. GKV-Bündnis für Gesundheit. https://doi.org/10.13140/RG.2.2.25922.61126

Weyell L (2025) Apps bei Diabetes – wie digitale Gesundheitsanwendungen im Alltag helfen können. Apothekenumschau. https://www.apotheken-umschau.de/e-health/diabetes-apps-wie-digitale-gesundheitsanwendungen-digas-im-alltag-helfen-koennen-1245573.html (Erstellt: 11. März 2025). Zugegriffen: 10. Dez. 2025

Wisniowski N, Schluttig M, Mollenhauer J, Kurscheid C (2024) Strukturen des Gesundheitssystems. In: Kurscheid C, Balke-Karrenbauer N, Mollenhauer J (Hrsg) Gesundheitsökonomie und Versorgungswissenschaft. Springer Reference Pflege – Therapie – Gesundheit. Springer, Berlin, Heidelberg. https://doi.org/10.1007/978-3-662-66798-9_13-1

# 9 Interoperabilität: Konzept und Umsetzung auf technischer, syntaktischer und semantischer Ebene

Martin Staemmler

**Zusammenfassung**

Interoperabilität ist eine wesentliche Voraussetzung für den Datenaustausch und die Prozessunterstützung im Rahmen einer medizinischen Behandlung. Interoperabilitätsebenen dienen der Strukturierung von Interoperabilitätsanforderungen. Die oberen Ebenen beinhalten Vorgaben zur Kooperation und gestalten die zugehörige organisatorische Umsetzung. Die unteren Ebenen, konkret die technische, syntaktische und semantische Ebene gewährleisten, dass die ausgetauschten Informationen bei jedem der Beteiligten eindeutig in ihrem Inhalt und ihrer Bedeutung verstanden werden können. Dieses Kapitel beschreibt Verfahren zur Implementierung von Interoperabilität auf den unteren Ebenen und stellt relevante Protokolle und IT-Standards auf der technischen Ebene vor. Auf der syntaktischen Ebene werden verschiedene Ansätze zur Datendarstellung erörtert. Für die semantische Auszeichnung von Inhalten werden ausgehend von einem Überblick zu den im Gesundheitswesen genutzten nationalen und internationalen Nomenklaturen und Klassifikationen einige besonders relevante detaillierter erläutert. Abschließend zeigt das Kapitel auf, wie semantische Interoperabilität aus Nutzersicht umgesetzt werden sollte.

**Schlüsselwörter**

ICD · Interoperabilität · IT-Standards · KDL · LOINC · Protokolle · Semantik · SNOMED CT · Syntax

M. Staemmler (✉)
Fakultät ETI, Hochschule Stralsund, Stralsund, Deutschland
E-Mail: martin.staemmler@hochschule-stralsund.de



S. D'Onofrio, C. Russ (Hrsg.), *Digital HealthTech*, Edition HMD,
https://doi.org/10.1007/978-3-658-51795-3_9

## 9.1 Interoperabilität als Voraussetzung im Gesundheitswesen

Interoperabilität begegnet uns in allen Lebensbereichen. Wie selbstverständlich erwarten wir, dass bei der Montage Gewinde von Schrauben und Muttern unterschiedlicher Hersteller zueinander passen, dass USB-Kabel Daten übertragen und ein Laden von Akkus ermöglichen oder dass unser Mobiltelefon sich per Bluetooth mit dem Audiosystem unseres Fahrzeugs verbindet. Gleichermaßen ist ein geschäftliches Umfeld mit Bezahldiensten, *just in time*-Lieferketten, Finanzwirtschaft, Ver- und Entsorgung, Mediendienste oder Transport und Verkehr ohne interoperable IT-Systeme und -Infrastrukturen undenkbar.

Die Forderung nach Interoperabilität gilt insbesondere auch im Gesundheitswesen, um innerhalb einer Einrichtung (Praxis, Medizinisches Versorgungszentrum, Krankenhaus) aber auch zwischen Bereichen (ambulant, Pflegedienste, stationär, Rehabilitation) Daten auszutauschen und durchgängige Versorgungsprozesse zu gewährleisten. Dabei geht es in der Medizin nicht nur um eine technische Kommunikationsfähigkeit, sondern insbesondere um die Sicherstellung, dass Informationen für die Beteiligten verständlich und eindeutig übermittelt werden. Ein Wert von 83 mag in einem Arbeitskontext zwischen Mitarbeitenden noch korrekt als Körpergewicht interpretiert werden, alleine ist er aber weder für die Dokumentation noch für eine Kommunikation ausreichend, da keine Angaben zur Art des Messwerts (Körpergewicht, Puls oder diastolischen Blutdruck) oder zur Einheit (kg, Schläge/min oder mmHg) vorliegen.

Etablierte Interoperabilität ist damit gut geeignet, Versorgungsprozesse zu unterstützen und zu gewährleisten, dass Informationen verlässlich, sicher und eindeutig in ihrer Bedeutung kommuniziert werden. Sie liefert damit einen Beitrag zur Verbesserung der Behandlung, der Reduktion von Fehlentscheidungen durch falsch verstandene oder fehlende Informationen, Vermeidung von Doppeluntersuchungen und Unterstützung der Sekundärnutzung in der Versorgungsforschung durch eindeutige und damit hochwertige Daten.

Zielsetzung dieses Kapitel ist es, ausgehend von einer detaillierten Betrachtung des Themas Interoperabilität, typische Vorgehensweisen für die Repräsentation, den Austausch und die inhaltliche Bedeutung, die so genannte Semantik von Informationen im Gesundheitswesen, vorzustellen.

## 9.2 Interoperabilität

Für den Begriff *Interoperabilität* liegen viele Definitionen vor. Beispielhaft sind die folgenden genannt:

- Department of Defense (DoD) der USA (Department of Defense 2024): „*The ability to act together coherently, effectively, and efficiently to achieve tactical, operational, and strategic objectives.*"
- Sozialgesetzbuch V, § 384 (§ 384 SGB V 2025): „*Interoperabilität bezeichnet die Fähigkeit zweier oder mehrerer informationstechnischer Anwendungen,*
  *a) Informationen auszutauschen und diese für die korrekte Ausführung einer konkreten Funktion ohne Änderung des Inhalts der Daten zu nutzen,*
  *b) miteinander zu kommunizieren,*
  *c) bestimmungsgemäß zusammenzuarbeiten*".

Die Definition des DoD ist weitgehender, da keine Eingrenzung auf informationstechnische Systeme oder Anwendungen erfolgt und damit auch weitere Ebenen von Interoperabilität, konkret als Basis der Zusammenarbeit, adressiert werden. Dies zeigt auch das sogenannte *Refined eHealth Interoperability Framework* (ReEIF; Sprenger et al. 2015), das im Rahmen des eHealth Network Projekts entwickelt wurde (s. Abb. 9.1). Ziel des Projekts war der sichere und grenzüberschreitende Austausch von Gesundheitsdaten.

Die drei Ebenen im ReEIF – rechtlich/regulatorisch, Richtlinien und Behandlungsprozess – geben Rahmenbedingungen auf Basis von Gesetzen, Verordnungen, Vergütung und Leitlinien vor. Die Erfahrung zeigt jedoch, dass zusätzlich zu diesen Rahmenbedingungen eine klare Bereitschaft zu einer *gelebten Interoperabilität* zwischen Organisationen und ihren oberen Beteiligten vorliegen muss. Nutzenbringende Anwendungsfälle und Mehrwerte tragen zur Bereitschaft bei. Die Umsetzung von interoperablen Konzepten und IT-Lösungen mit IT-Systemen auf Basis von Standards und Profilen sowie Klassifikationen und Nomenklaturen ist dafür zwar eine notwendige aber leider keine hinreichende Bedingung. Dennoch liegt im Folgenden gemäß der Kapitelüberschrift der Fokus auf den unteren drei Ebenen – Daten/Informationen, Anwendungen und IT-Infrastruktur.

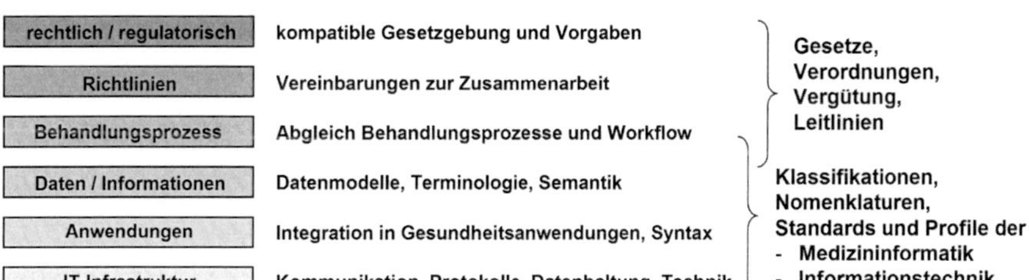


**Abb. 9.1** Interoperabilitätsebenen gemäß dem Refined eHealth Interoperability Framework (in Anlehnung an Sprenger et al. 2015)

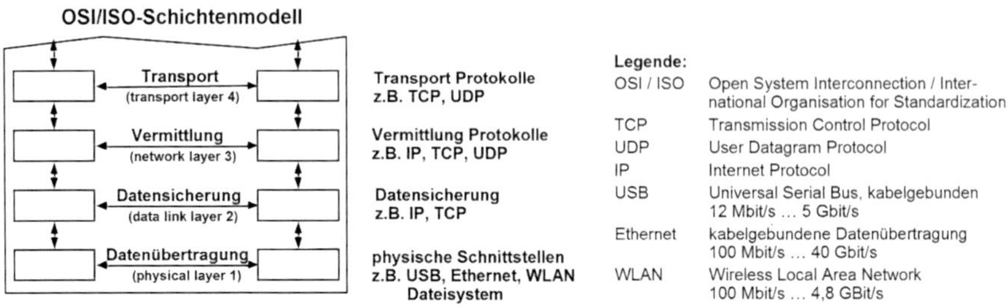


**Abb. 9.2** OSI/ISO-Schichtenmodell zur technischen Kommunikation (in Anlehnung an ITU 1988, 2008)

### 9.2.1 Interoperabilität auf technischer Ebene

Diese weitgehend technische Interoperabilitätsebene bildet die Grundlage für jegliche Kommunikation zwischen IT-Systemen und Anwendungen. Für die Umsetzung der Kommunikation wird das OSI/ISO-Schichtenmodell verwendet (s. Abb. 9.2). Auf der untersten Ebene befinden sich die physischen Schnittstellen, die kabelgebunden (z. B. USB, Ethernet) oder drahtlos (z. B. WLAN) eine Verbindung ermöglichen. Auf den höheren Ebenen erfolgt die Adressierung (z. B. über IP-Adressen), das Erkennen einfacher Übertragungsfehler (z. B. IP-Protokoll) und die Sicherstellung der Vollständigkeit der übertragenen Daten sowie die erneute Übertragung fehlerhaft oder nicht erhaltener Daten (z. B. über TCP). Im Gegensatz dazu werden UDP-Daten unmittelbar ohne weitere Kontrolle an den:die Empfänger:in geschickt. UDP ist damit schneller und vermeidet Instabilitäten bei der Übertragung von Video- und Audiodaten.

Neben den technischen Aspekten spielt die sichere Übertragung von Daten eine wesentliche Rolle. Die Verschlüsselung von Daten während der Übertragung gewährleistet, dass keine Inhalte offenbart werden. Voraussetzung ist, dass die an der Übertragung beteiligten Parteien über den gleichen Schlüssel verfügen, um die Daten vor der Übertragung zu verschlüsseln und nach der Übertragung zu entschlüsseln. Um sicherzustellen, dass die nur richtigen Parteien an der Übertragung teilnehmen, nutzen diese Zertifikate zur Authentifizierung und bestätigen damit ihre Identität. In der Regel werden diese Zertifikate von einer unabhängigen Zertifizierungsinstanz erzeugt und ausgegeben, die zudem auf Anfrage die Gültigkeit eines solchen Zertifikats bestätigen kann.

Das TLS-Verfahren setzt diese beiden Anforderungen um (s. Abb. 9.3). Während bei TLS nur der Server seine Identität gegenüber dem Client nachweist, erlaubt mutual TLS (mTLS) eine gegenseitige Authentifizierung, d. h. auch der Client weist seine Identität durch ein Zertifikat nach. TLS wird meist in Verbindung mit dem http-Protokoll (Hypertext Transfer Protocol) verwendet und geht damit implizit von einer Client-Server-Interaktion aus. Im Gegensatz etablieren VPN-Tunnel eine direkte Verbindung zwischen den Infrastrukturen der Beteiligten, die je nach Bedarf die Rolle Client oder Server einnehmen können. Dazu müssen in den Einrichtungen

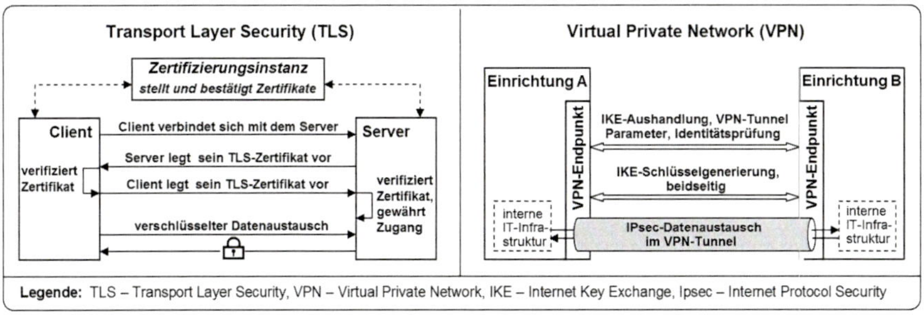


**Abb. 9.3** Konzepte von Transport Layer Security und Virtual Private Network (eigene Abbildung)

sogenannte VPN-Endpunkte vorliegen (z. B. in der Firewall). Zwischen diesen werden zunächst die Parameter für den VPN-Tunnel ausgehandelt und dann auf beiden Seiten der gleiche Schlüssel für die Verschlüsselung generiert. Die Authentifizierung erfolgt entweder über einen den Endpunkten bekannten gemeinsamen vorab vereinbarten Schlüssel (*Preshared Key*, PSK) oder über erstellte Zertifikate. Beim Datenaustausch werden die Datenpakete zwischen den Endpunkten vollständig verschlüsselt übertragen, um jegliche Rückschlüsse auf die internen Infrastrukturen (z. B. der IP-Adressen) zu verhindern.

Im Gegensatz zu dieser netzwerkbasierten Kommunikation wird im lokalen Umfeld oft ein dateibasiertes Vorgehen über einen gemeinsamen Austauschordner verwendet (s. Abb. 9.4).

Dazu wird eine Nachricht als Datei (z. B. .txt, .xml) oder ein Dokument als Datei (z. B. .pdf, .jpg) vom IT-System A im Austauschordner abgelegt (hier als nummerierte Datei D123). Um zu verhindern, dass während der Ablage das IT-System B schon auf diese noch unvollständige Datei zugreift, wird zunächst eine .lock-Datei vom IT-System A erstellt. Solange diese vorliegt, wartet IT-System B mit dem Zugriff der Nachricht bzw. des Dokuments. Nach Abschluss des Schreibens löscht IT-System A die .lock-Datei und gibt damit den Lesezugriff für IT-System B frei. Danach kann die gelesene Datei im Austauschordner durch das IT-System B gelöscht werden, sofern sie nicht für Protokollzwecke für eine gewisse Zeit aufbewahrt werden muss.

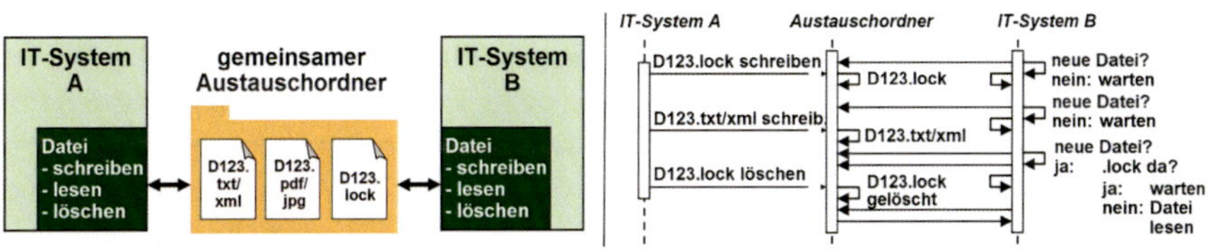


**Abb. 9.4** Konzept einer dateibasierten Kommunikation über einen gemeinsamen Austauschordner (eigene Abbildung)

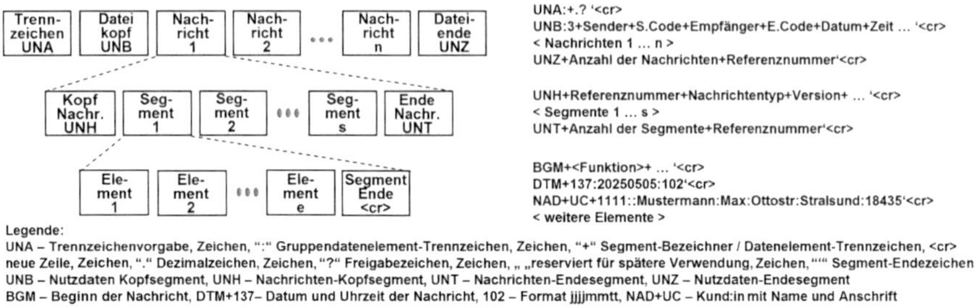


**Abb. 9.5** Beispiel zur Syntax für den Datenaustausch mittels EDIFACT (eigene Abbildung)

### 9.2.2 Interoperabilität auf syntaktischer Ebene

Die Syntax definiert die formalen Regeln für die Struktur und Anordnung von Zeichen und Wörtern zur Repräsentation von Daten, jedoch ohne ihre Bedeutung zu berücksichtigen. Interoperabilität auf syntaktischer Ebene gewährleistet, dass Daten auf Basis gemeinsamer Datenformate, Kodierungsregeln und Protokolle ausgetauscht und verarbeitet werden können. Beispielhaft erläutern die folgenden Abbildungen die Syntax für einen Datenaustausch mittels Nachrichten, die selbst wieder aus inhaltlichen Gruppierungen, sogenannten Segmenten, mit einzelnen Elementen bestehen.

Die Vereinten Nationen haben für die Verwaltung und den Handel Regeln für *Electronic Data Interchange for Administration, Commerce and Transport* (EDIFACT)[1] entwickelt.

Bei EDIFACT werden die Strukturen für den Datenaustausch noch durch Kopf- und Endsegmente, etwa mit UNB und UNZ bzw. UNH und UNT für den Anfang und das Ende des Nachrichtenaustauschs bzw. einer einzelnen Nachricht, begrenzt (s. Abb. 9.5). Die Trennzeichen ganz zu Beginn im UNA geben an wie u. a. Segmente (<cr>), Elemente (+) und Teile im Element (:) voneinander abzugrenzen sind.

Während die Syntax gemäß EDIFACT fast nur mit Hilfe der zugehörigen Regeln nachvollzogen werden kann und diese zudem spezifische Vorgaben für bestimmte Anwendungsfälle (z. B. Erteilen von Aufträgen) beinhaltet, erlaubt die später entstandene eXtended Markup Language (XML)[2] zusammen mit XML Schema Definition (XSD)[3] die Definition von eigenen Strukturen. Abb. 9.6 zeigt links die Definition zum Aufbau einer Nachricht aus Segmenten, die jeweils einen Zeitpunkt und einen Namen, bestehend aus bis zu maximal fünf Vornamen und einem Nachnamen, aufweisen. Deutlich wird, dass die dem XML zugrunde liegende Syntax auch für das XML-Schema genutzt wird. Die jeweilige Struktur wird durch sich öffnende und schließende Tags <*TagName*> *Inhalt* </*TagName*> bzw. durch die Kurzform bei einzeiligen Angaben <*TagName Inhalt* /> vorgegeben. Datentypen

[1] s. https://unece.org/trade/uncefact/introducing-unedifact (Zugegriffen: 01.09.2025)
[2] s. https://www.w3.org/TR/2002/CR-xml11-20021015 (Zugegriffen: 01.09.2025)
[3] s. https://www.w3.org/XML/Schema (Zugegriffen: 01.09.2025)

```xml
<xsd:schema xmlns:xsd="http://www.w3.org/2001/XMLSchema">
  <xsd:element name="Nachricht">
    <xsd:complexType>
      <xsd:sequence>
        <xsd:element name="seg" type="Segment" maxOccurs="unbounded"/>
      </xsd:sequence>
    </xsd:complexType>
  </xsd:element>
  <xsd:complexType name="Segment">
    <xsd:sequence>
      <xsd:element name="elem" type="Element" maxOccurs="unbounded"/>
    </xsd:sequence>
    <xsd:attribute name="Nr" type="xsd:positiveInteger" use="required"/>
  </xsd:complexType>
  <xsd:complexType name="Element">
    <xsd:sequence>
      <xsd:element name="DTM" type="xsd:dateTime"/>
      <xsd:element name="NAM" type="VN_Name"/>
    </xsd:sequence>
  </xsd:complexType>
  <xsd:complexType name="VN_Name">
    <xsd:sequence>
      <xsd:element name="Vorname" type="xsd:string" maxOccurs="5"/>
      <xsd:element name="Nachname" type="xsd:string"/>
    </xsd:sequence>
  </xsd:complexType>
</xsd:schema>
```

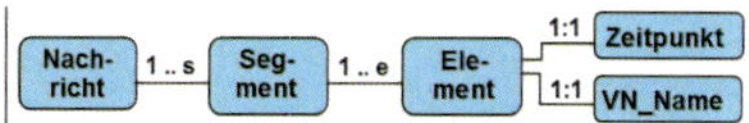


```xml
<Nachricht
xmlns:xsi="http://www.w3.org/2001/XMLSchema-instance"
xsi:noNamespaceSchemaLocation="file://Nachricht.xsd">
  <seg Nr="1">
    <elem>
      <DTM>2025-05-01T08:13:51.0</DTM>
      <NAM>
        <Vorname>Mia</Vorname>
        <Vorname>Anna</Vorname>
        <Nachname>Musterfrau</Nachname>
      </NAM>
    </elem>
  </seg>
  <seg Nr="2">
    <elem>
      <DTM>2025-05-04T22:05:04.0</DTM>
      <NAM>
        <Vorname>Max</Vorname>
        <Nachname>Mustermann</Nachname>
      </NAM>
    </elem>
  </seg>
</Nachricht>
```

**Abb. 9.6** Beispiel zur Vorgabe einer Syntax mit XML-Schema für den Datenaustausch (eigene Abbildung)

wie „Nachricht“, „Segment“, „Element“ und „VN_Name“ erlauben die Abbildung von Inhalten und weiteren Vorgaben wie (i) zur Kardinalität, d. h. der Häufigkeit des Vorkommens, (ii) zur verpflichtenden Angabe („required“), (iii) zum Wertebereich („positiveInteger“) oder (iv) zum Datentyp („xsd:string“, „xsd:dateTime“).

Die rechte Seite von Abb. 9.6 zeigt die durch das Schema definierte Hierarchie und eine Instanz der Nachricht mit zwei Segmenten (Nr. 1 für Frau Mia Anna Musterfrau und Nr. 2 für Herrn Max Mustermann). Der Aufbau dieser Instanz genügt den Vorgaben von XML, z. B. indem jedes öffnende Tag wieder geschlossen wird. Sie ist damit *wohlgeformt*. Besteht diese Instanz zudem die Prüfung gegen die Vorgaben aus dem Schema, so ist sie damit *valide*. Mit der Nutzung von *Schematron* (ISO/IEC 19757-3 2020), eines weiteren regelbasierten Ansatzes, ist eine weitergehende Validierung möglich, die u. a. auch die Prüfung von gegenseitigen Abhängigkeiten zwischen definierten Strukturen erlaubt, z. B. Abfrage zu Schwangerschaften nur bei weiblichem Geschlecht.

Die Definition einer Syntax basierend auf *JavaScript Object Notation* (JSON) stellt sich sehr ähnlich dar (s. Abb. 9.7; ISO/IEC 21778 2017). Auch JSON-Schema[4] erlaubt die Spezifikation der Struktur bestehend aus einzelnen Bestandteilen. Diese Spezifikation wird dann in die eigentliche Nachricht per Referenz eingebunden. Die Nachricht ist bis auf die Repräsentation in JSON mit der in XML identisch. Dabei zeichnet sich JSON durch eine ca. 10–20 % geringere Nachrichten- bzw. Schematagröße aus, da u. a. schließende Tags entfallen. Aufgrund der Ähnlichkeit besteht meist die Möglichkeit, die Repräsentation als XML bzw. JSON frei zu wählen bzw. durch Tools in die jeweilige andere Repräsentation zu wechseln.

Neben den genannten Beispielen gibt es eine Vielzahl weiterer Möglichkeiten zur Definition von einer Syntax mit Vorgaben zu Strukturen und ihrer Ausgestal-

[4] s. https://json-schema.org/draft/2020-12 (Zugegriffen: 01.09.2025)

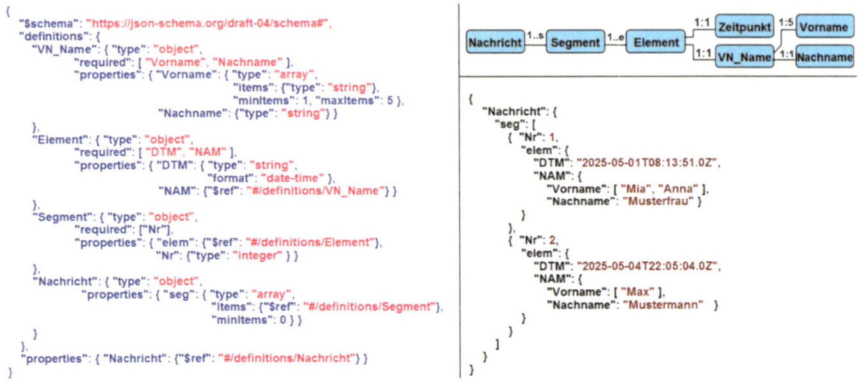


**Abb. 9.7** Beispiel zur Vorgabe einer Syntax mit JSON-Schema für den Datenaustausch (eigene Abbildung)

tung. Die vorab genannten Beispiele bilden die Grundlage für mehrere Standards und Profile für den Austausch medizinischer Informationen. Allerdings ist diese syntaktische Interoperabilität allein nicht ausreichend, es muss auch die Bedeutung der ausgetauschten Inhalte übermittelt werden.

### 9.2.3 Interoperabilität auf semantischer Ebene

Gerade in der Medizin spielt die Bedeutung bzw. Semantik der ausgetauschten Information eine wesentliche Rolle. Der Messwert 110 ist ohne weitere Angabe zur Art des Messwerts, wie z. B. Körpergewicht, Blutdruck oder Puls bzw. die Einheit kg, mmHG oder pro Minute, nicht aussagekräftig. Gerade bei Einheiten kann es für Patient:innen lebensgefährlich werden, etwa beim Blutzucker, der sowohl in mg/dl als auch in mmol/l angegeben werden kann. Jedoch unterscheiden sich die Einheiten um den Faktor 18 (1 mg/dl sind ca. 0,0555 mmol/l). Semantische Interoperabilität stellt sicher, dass Informationen bei Ersteller:in und bei Empfänger:in gleich verstanden werden. Voraussetzung dafür ist eine Vereinbarung, die für Ersteller:in und Empfänger:in die Bedeutung einer Information enthält. Die Art der Zuordnung der Bedeutung zu einer Information kann unterschiedlich erfolgen.

Im Fall einer EDIFACT-basierten Nachricht (s. Abb. 9.8, oben links) bestimmt die Position der Information in der Nachricht ihre Bedeutung. Im Segment NAD muss der Name gefolgt vom Vornamen und dem Geschlecht angegeben werden. In ähnlicher Form wird beim „key-value"-Vorgehen (s. Abb. 9.8, oben rechts) ein Schlüsselwert („key") verwendet, um die Bedeutung der Information („value") anzugeben. Hier steht der „key" 0010,0010 für den Namen einer Person, bestehend aus Vorname und Nachname. Beide Verfahren *Position* und *„key-value"* erlauben nur implizit durch die Vereinbarung eine semantische Annotation. Eine explizite Angabe wäre durch ein sprechendes XML-Tag denkbar (s. Abb. 9.8, unten links).

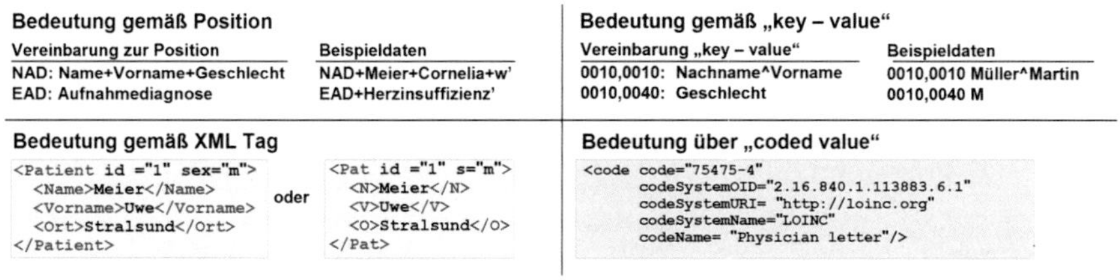


**Abb. 9.8** Möglichkeiten zur semantischen Auszeichnung von Informationen (eigene Abbildung)

Allerdings wird mit dem rechtsstehenden Beispiel deutlich, dass die kurzen Tags keine Aussage zur Bedeutung beinhalten. Erst die Nutzung eines *„coded value“* (s. Abb. 9.8, unten rechts) bietet eine solide semantische Annotation. Der Code „75475-4“ aus dem *CodeSystem „LOINC“ (Logical Observation Identifiers, Names and Codes*) bedeutet „Physican letter“ bzw. „Arztbrief“ und stellt damit eine weltweit eindeutige Kennzeichnung einer Dokumentenart dar. Dabei dient das Codesystem LOINC[5], identifiziert durch den international gültigen Object Identifier (OID) „2.16.840.1.113883.6.1“ bzw. den Uniform Resource Identifier (URI) http://loinc.org, als die übergreifende Vereinbarung.

Abb. 9.9 demonstriert die weitergehende Nutzung des „coded value“-Konzepts. Die linke Seite zeigt das Ergebnis einer Blutzuckermessung (LOINC Code „2345-7“) mit 96,0 mg/dL. Auch diese Einheit ist über das internationale Codesystem *United Code for Units of Measure* (UCUM)[6] eindeutig identifiziert. Im Gegensatz zu Messwerten mit numerischen Angaben und Einheiten liegt der Dokumentation eines Status („status“), einer Bewertung („score“) oder von Eigenschaften („attributes“) eine Wertetabelle von möglichen Ausprägungen zu Grunde. Die rechte Seite von Abb. 9.9 präsentiert die Angabe des Familienstatus („maritalStatus“) als „coded value“ mit dem Verweis auf eine Wertetabelle („value set“) und der Ausprägung „M“ für „married“ bzw. „verheiratet“. Der Auszug aus der referenzierten Wertetabelle zeigt weitere Ausprägungen wie „A“ für „annulled“ bzw. „annulliert“ oder „D“ für „divorced“ bzw. „geschieden“. Dabei garantiert die Bezugnahme auf eine international verfügbare und definierte Wertetabelle nicht nur die weltweite Eindeutigkeit der Angabe zum Familienstatus, sondern begrenzt auch die Anzahl der gültigen Ausprägungen. Sollten Erweiterungen erforderlich sein, so können diese in der Regel bei der für die Wertetabelle verantwortlichen Stelle beantragt werden.

Semantische Interoperabilität erfordert, dass die Vorgaben zur Auszeichnung von Inhalten von den am Datenaustausch beteiligten Parteien eingehalten werden. Sogenannte Terminologieserver stellen einerseits die benötigten Vereinbarungen etwa für Codesysteme, Wertetabellen zum Abruf zur Verfügung. Dies leisten z. B. der Zentrale Terminologieserver für das deutsche Gesundheitswesen[7], der vom Bundesinstitut für Arzneimittel und Medizinprodukte (BfArM) betrieben wird oder

[5] s. https://loinc.org/downloads (Zugegriffen: 01.09.2025)

[6] s. https://ucum.org/ucum (Zugegriffen: 01.09.2025)

[7] s. https://terminologien.bfarm.de/index.html (Zugegriffen: 01.09.2025)

**Messwert semantisch annotiert**

```
<code>
   <coding>
      <system value="http://loinc.org"/>
      <code value="2345-7"/>
      <display value="Glucose SerPl-mCnc"/>
   </coding>
   <text value="Glucose SerPl-mCnc"/>
</code>
<valueQuantity>
   <value value="96.0"/>
   <unit value="mg/dL"/>
   <system value="http://unitsofmeasure.org"/>
</valueQuantity>
```

**Familienstatus gemäß Wertetabelle („value set")**

```
<maritalStatus>
   <coding>
      <system value="http://terminology.hl7.org/CodeSystem/v3-MaritalStatus"/>
      <code value="M"/>
      <display value="Married"/>
   </coding>
   <text value=„verheiratet"/>
</maritalStatus>
```

***Familienstatus Wertetabelle (Auszug)***

| Code | Display | Definition |
|---|---|---|
| A | Annulled | Marriage contract has been declared null and to not have existed |
| D | Divorced | Marriage contract has been declared dissolved and inactive |
| M | Married | A current marriage contract is active |

**Abb. 9.9** Semantische Auszeichnung von Messwerten und Ausprägungen mit Wertetabellen (eigene Abbildung)

der Austrian e-Health Terminology Browser[8], der im Rahmen der Elektronischen Gesundheitsakte (ELGA) in Österreich zur Verfügung steht. Zudem können Terminologieserver-Dienste zur Validierung von verwendeten Codes und Ausprägungen im Datenaustausch genutzt werden, um sicherzustellen, dass nur gültige Codes und Ausprägungen Verwendung finden. Dies geschieht meist in eigenständigen Installationen, um die Antwortzeiten bei der Vielzahl der Prüfungen gering zu halten und ggf. auch um lokale oder regionale Eigenheiten abbilden zu können.

Dabei sollte ein Terminologieserver unterschiedliche Arten von Vereinbarungen gemäß Tab. 9.1 bereitstellen können. Diese sind zwar in der Tab. 9.1 voneinander abgegrenzt, dennoch bestehen Querbezüge zwischen Nomenklaturen und Klassifikationen zu einer Ontologie, z. B. weil diese Hierarchien abbilden, die ontologisch als „Teil von"-Beziehung betrachtet werden. Um es zu verdeutlichen, die Nomenklatur *Systematized Nomenclature of Medicine – Clinical Terms* (SNOMED CT) beinhaltet anatomische Begriffe und ermöglicht, Beziehungen abzubilden, etwa dass der Unterarm ein Teil des Arms und dieser Teil des Oberkörpers ist.

Tab. 9.2 zeigt übliche in der Medizin genutzte Vereinbarungen, die von unterschiedlichen Organisationen erstellt wurden und gepflegt werden. Der Umfang und die Mächtigkeit zur semantischen Auszeichnung werden durch die Anzahl von Einträgen deutlich, allerdings auch verbunden mit der Tatsache, dass Überlappungen zwischen den Vereinbarungen vorliegen. Diese können ggf. in einem Terminologieserver durch ein sogenanntes Mapping abgebildet werden, indem dieser Querverweise beinhaltet und ggf. eine Normierung auf eine einheitliche Auszeichnung umsetzt.

Im Folgenden werden je ein Beispiel für eine Klassifikation, Nomenklatur und eine Identifikation vorgestellt.

Die *International Classification of Diseases and Related Health Problems* (ICD) der Weltgesundheitsorganisation (World Health Organization, WHO) erfasst als Klassifikation systematisch Krankheiten und Todesursachen. Sie dient der Behandlungsdokumentation, der statischen Auswertung, der Planung der Gesundheitsversorgung und der Forschung. Aktuell wird weitgehend die Version ICD-10 genutzt. Die kommende Version ICD-11 bringt wesentliche Änderungen im Bereich der Ka-

[8] s. https://termgit.elga.gv.at/support_de.html (Zugegriffen: 01.09.2025)

**Tab. 9.1** Arten von Vereinbarungen im Kontext der semantischen Auszeichnung (eigene Tabelle)

| Begriff | Beschreibung | Beispiele |
|---|---|---|
| Terminologie | Menge der üblichen oder gesamten Fachbegriffe eines Fachgebiets<br>(Cache, CPU, RAM, Disk, HD, SSD, ...) | Glossar, Thesaurus, Lexikon der IT |
| Nomenklatur | System der Fachbegriffe eines Fachgebiets<br>(z. B. hierarchisch in Achsen wie etwa Anatomie, Erkrankungen, Maßnahmen, ...) | LOINC, SNOMED CT |
| Klassifikation | – Bildung von Klassen zu einem bestimmten Zweck<br>– Informationsverlust (z. B. Diagnosen ohne Angabe der Lateralität)<br>– Klasse „Sonstige" garantiert 100 % Zuordnung | ICD-GM, aG-DRG |
| Identifikation | Systematische Identifikation<br>(z. B. Angaben, Arzneimittel, Einheiten) | IDMP, PZN |
| Ontologie | – Modellierung der semantischen Beziehungen (z. B. „Teil von", „verursacht durch") zwischen Fachbegriffen eines Fachgebiets<br>– Erlaubt Schlussfolgerungen (Inferenz) und Gültigkeitsprüfungen<br>– Dient der Wissensrepräsentation | BFO, DUO, Gene Ontology |

Legende: CPU – Central Processing Unit; RAM – Random Access Memory; HD – Hard Disk; SSD – Solid State Drive; ICD-GM – International Classification of Diseases German Modification; aG-DRG – ausgegliederte German Diagnosis Related Group; IDMP – Identification of Medicinal Products; PZN – Pharmazentralnummer; BFO – Basic Formal Ontology; DUO – Document Use Ontology.

**Tab. 9.2** Arten von Vereinbarungen im Kontext der semantischen Auszeichnung (eigene Tabelle)

| Kürzel | Bezeichnung | Art | Ca. Anzahl Einträge |
|---|---|---|---|
| ATC | Anatomical Therapeutic Chemical Classification System | Klassifikation | 7500 |
| DRG | Diagnosis-Related Groups | Klassifikation | 1300 |
| ICD | International Classification of Diseases and Related Health Problems | Klassifikation | 70.000 |
| ICF | International Classification of Functioning, Disability and Health | Klassifikation | 1000 |
| KDL | Klinische Dokumentenklassen-Liste | Klassifikation | 400 |
| MeSH | Medical Subject Heading | Terminologie | 28.000 |
| LOINC | Logical Observation Identifiers, Names and Codes | Identifikation | 55.000 |
| OPS | Operationen- und Prozedurenschlüssel | Klassifikation | 33.000 |
| PZN | Pharmazentralnummer | Identifikation | 17.500 |
| SNOMED CT | Systematized Nomenclature of Medicine – Clinical Terms | Nomenklatur | 310.000 |
| UCUM | Unified Code for Units of Measure | Identifikation | 350 |

**Tab. 9.3** Kodierung einer Linksherzinsuffizienz gemäß ICD-10 und ICD-11 (in Anlehnung an ICD-10 und ICD-11)

| **ICD-10 GM**[9] |
|---|
| IX Krankheiten des Kreislaufsystems (Kapitel IX) |
| I50.- Herzinsuffizienz |
| I50.1 Linksherzinsuffizienz |
| I50.12 Linksherzinsuffizienz mit Beschwerden bei stärkerer Belastung [NYHA-Stadium II] |
| I50.15 Linksherzinsuffizienz nicht näher bezeichnet |
| **ICD-11 in Deutsch - Entwurfsfassung**[10] |
| 11 Krankheiten des Kreislaufsystems (Kapitel 11) |
| Herzinsuffizienz |
| BD11 Linksherzinsuffizienz |
| BD11.2 Linksherzinsuffizienz mit reduzierter Ejektionsfraktion |
| BD11.Z Linksherzinsuffizienz, nicht näher bezeichnet |
| X Zusatzkodes |
| Schweregrad |
| Allgemeiner Schweregrad |
| Erkrankungsspezifischer Schweregrad |
| NYHA-Funktionsklassifikation: Stadium I-IV |
| XS6B NYHA-Stadium II – Leichte Einschränkung der körperlichen Leistungsfähigkeit |

[a] s. https://www.bfarm.de/DE/Kodiersysteme/Klassifikationen/ICD/ICD-10-GM/_node.html (Zugegriffen: 01.09.2025)
[b] s. https://www.bfarm.de/DE/Kodiersysteme/Klassifikationen/ICD/ICD-11/uebersetzung/_node.html (Zugegriffen: 01.09.2025)

pitel (sechs Kapitel mehr), in der Struktur der ICD-Codes und in der Repräsentation der Codes mit sich. Zudem ermöglicht ICD-11, dass mehrere Codes gleichzeitig verwendet werden, um die unterschiedlichen Aspekte einer Erkrankung besser abbilden zu können. Die beispielhafte Gegenüberstellung einer Kodierung nach ICD-10 und ICD-11 in Tab. 9.3 zeigt die unterschiedlichen Codes (I50.12 versus BD11.2). Zudem wird die implizite Funktionsklassifikation (NYHA Stadium II) im ICD-10 im ICD-11 durch den verwendeten Zusatzcode XS6B explizit. Beiden Versionen gemeinsam ist, dass Reserveklassen bestehen, um bei einer unklaren Situation in jedem Fall kodieren zu können, dann mit „nicht näher bezeichnet" (I50.15 bzw. BD11.Z).

Die SNOMED CT[9] ist derzeit die umfassendste Nomenklatur von Fachbegriffen im Gesundheitswesen, die mit ihren Vorzugsbezeichnungen und Synonymen angegeben sind. Jeder Fachbegriff ist eindeutig durch eine ID gekennzeichnet (s. Abb. 9.10).

SNOMED CT ist hierarchisch strukturiert und weist als Ontologie Beziehungen von einem Begriff zu über-, untergeordneten oder benachbarten Begriffen auf. Damit unterstützt SNOMED CT z. B. den Rückschluss, dass der Mittelfinger zur Hand und die Hand zum Arm gehört. SNOMED CT umfasst mehr als 300.000 Begriffe in 18 sogenannten Achsen (s. Abb. 9.11).

Um die Anzahl der vorab definierten Begriffe, durch die sogenannte Präkoordination, zu begrenzen, erlaubt SNOMED CT die weitere Qualifizierung von

[9] s. https://www.nlm.nih.gov/healthit/snomedct/international.html (Zugegriffen: 01.09.2025)

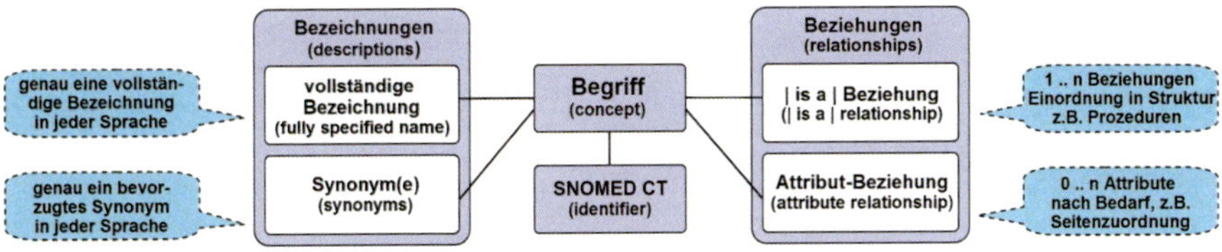


**Abb. 9.10** SNOMED CT Begriffe mit ihren Bezeichnungen und Beziehungen (eigene Abbildung)

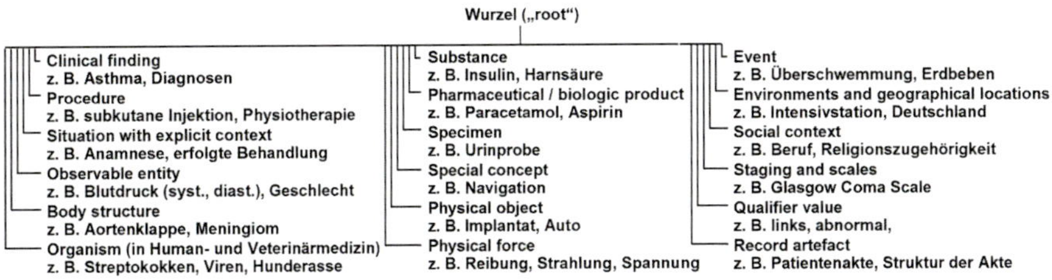


**Abb. 9.11** SNOMED-CT-Struktur mit 18 Achsen (eigene Abbildung)

Begriffen durch Postkoordination im Sinne einer weiteren Erläuterung. Das folgende Beispiel qualifiziert den „Knochenbruch" mit dem Ort („finding site") des Bruchs, dem Oberschenkelknochen (Femur). Dabei identifizieren die IDs den jeweiligen Begriff bzw. die Qualifizierung.

125605004 |fracture of bone| : 363698007 |finding site| = 71341001 |bone structure of femur|

Ebenso können Begriffe durch Attribute weiter ausgestaltet werden, indem z.B. für die Diagnose „Nierenstein" zudem die Seitenlokation mit „links", „rechts" oder „beidseitig" angegeben wird.

95570007 |kidney stone| : 272741003 |laterality| = 7771000 |left|

LOINC ist im Gegensatz zu SNOMED CT durchgängig präkoordiniert. LOINC nutzt sechs Achsen, um eine Untersuchung oder eine Beobachtung im labormedizinischen oder klinisch diagnostischen Bereich eindeutig durch einen LOINC-Code zu identifizieren (s. Abb. 9.12). Dabei repräsentieren die Achsen neben der Messgröße und dem Zeitpunkt die Methode und die Skalen sowie vor allem welche Komponente in welchem System gemessen wird. Der LOINC-Code ist wie der SNOMED-CT-Code und im Gegensatz zum ICD-Code nicht sprechend, d. h. aus dem Code sind keine Rückschlüsse auf die Messung möglich. Die beiden in Abb. 9.12 dargestellten Blutdruck-Messungen unterscheiden sich nur in einer Achse bzgl. der Methode (invasiv und nicht invasiv); dies ist aber aus den beiden Codes 76215-3 und 76534-7 nicht erkennbar.

Die Nutzung der in den drei Beispielen vorgestellten semantischen Auszeichnung ist unterschiedlich. ICD-10 wird durchgängig, teilweise mit nationalen Anpassungen, verwendet. ICD-11 steht am Beginn der Einführung und wird mittelfristig ICD-10 ersetzen. Die Nutzung von SNOMED CT ist in Europa unterschiedlich, da

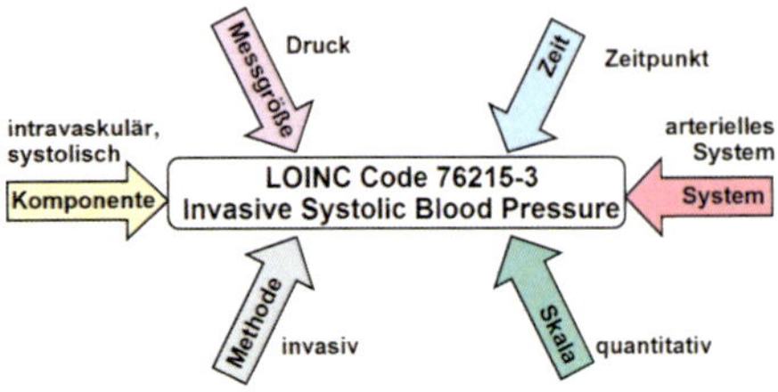


LOINC – Logical Observations, Names and Codes

| | Code 76215-3 | Code 76534-7 |
|---|---|---|
| Long Name | Invasive Systolic BP | Systolic BP by Noninvasive |
| Short Name | Invasive Sys BP | BP Sys by Noninvasive |
| Aufbau mit 6 Achsen | | |
| Component | Intravascular systolic | Intravascular systolic |
| Property | Pres | Pres |
| Time | Pt | Pt |
| System | Arterial system | Arterial system |
| Scale | Qn | Qn |
| Method | Invasive | Nonivasive |

**Abb. 9.12** Aufbau LOINC mit sechs Achsen (eigene Abbildung)

die Länder die Terminologie zu unterschiedlichen Zeitpunkten lizenziert haben und die Übersetzung selbst nur einer Teilmenge der Begriffe zeitaufwendig ist. LOINC hat weiten Eingang in die semantische Auszeichnung von Labordaten gefunden. Insgesamt bieten diese und weitere Vereinbarungen eine solide Basis für die semantische Auszeichnung in der Gesundheitsversorgung.

Aus Sicht der klinischen Nutzer:innen stellt sich die Frage, wie die Zuordnung eines Codes zu medizinischen Sachverhalten und Feststellungen erfolgt. Das Auswendiglernen der Codes und eine manuelle Eingabe durch klinisches Personal sind keineswegs akzeptabel. Betrachtet man übliche Eingabemasken, so stellen diese meist Auswahl- oder Suchmöglichkeiten in Erfassungsbögen oder Scores bereit (s. Abb. 9.13, links).

Hier sollte bereits bei der Erstellung von dem:der Autor:in zu den verwendeten Begriffen der entsprechende Code als „coded value" hinterlegt werden (s. Abb. 9.13, rechts). Dieser muss in vielen Fällen nicht einmal dem:der Nutzer:in angezeigt, sondern nur im Bogen bzw. Score mitgeführt werden, um die Bedeutung bei einer späteren Nutzung oder Auswertung durch ein IT-System eindeutig zu gewährleisten. Neben der Auszeichnung der möglichen Ausprägungen muss auch die eigentliche Frage entsprechend annotiert werden (s. Abb. 9.13, oben rechts).

Obwohl dieses Vorgehen unmittelbar einleuchtet, sind viele der heutigen Lösungen, z. B. sogenannte Formulardesigner oder Fragebogentools, nicht in der Lage, diese semantische Annotation umzusetzen. Hier sind die Anbieter gefragt, ihre Lösungen nachzurüsten oder gleich eine zeitgemäße Umsetzung durch standardba-

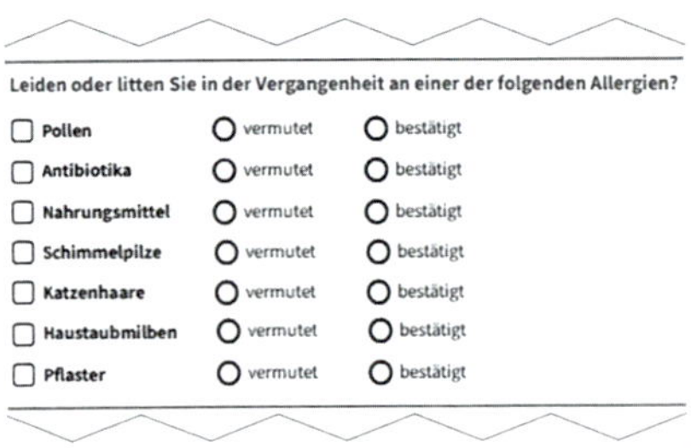


| | |
|---|---|
| allergy | 609328004 \|Allergic disposition (finding)\| |
| *Engl. Begriff* | *SNOMED CT Concept* |
| hey fever | 300910009 \|Allergy to pollen (finding)\| |
| antibiotics | 429239002 \|Allergy to sulfonamide antibiotic (finding)\| |
| food | 414285001 \|Allergy to food (finding)\| |
| molds | 419474003 \|Allergy to mold (finding)\| |
| cat hair | 1208807009 \|Allergy to Felis catus protein (finding)\| |
| dust mites | 232350006 \|Allergy to dust mite protein (finding)\| |
| plaster | 294189007 \|Allergy to surgical tissue adhesive (finding)\| |
| confirmed | 59156000 \|Confirmed by (contextual qualifier) (qualifier value)\| |
| suspected | 415684004 \|Suspected (qualifier value)\| |

**Abb. 9.13** Semantische Annotation in Erfassungsbögen und Scores (eigene Abbildung)

sierte *Fast Healthcare Interoperability Resources* (FHIR)[10] vorzunehmen, etwa mit *Questionnaire* zur Definition von Erfassungsbögen oder Scores und der Speicherung der Antworten als *QuestionnaireResponse*. Wird zudem noch die Structured-Data-Capture-(SDC)-Erweiterung[11] verwendet, können bereits bekannte Angaben vorbelegt werden, was die Nutzerakzeptanz deutlich erhöht.

## 9.3 Fazit

Interoperabilität auf technischer, syntaktischer und semantischer Ebene stellt eine grundlegende Notwendigkeit für eine vernetzte und sichere Gesundheitsversorgung dar. Obwohl diese Erkenntnis seit langem besteht und ihren Niederschlag in Gesetzen wie dem SGB V (§ 384 bis 389), in Richtlinien wie die Gesundheits-IT-Interoperabilitäts-Governance-Verordnung (GIGV) und in zugehörigen Organisationsstrukturen wie die Koordinierungsstelle für Interoperabilität (KIG) bei der gematik gefunden hat, ist die derzeitige Umsetzung primär auf der technischen und syntaktischen Ebene erfolgt und hat mit der semantischen Ebene begonnen. Es ist zu erwarten, dass mit der Umsetzung des Europäischen Gesundheitsdatenraums (European Health Data Space, EHDS) hier übergreifende Richtlinien spezifiziert und vorgegeben werden.

## Literatur

Department of Defense (2024) Application Programming Interface (API) Interoperability. Systems Engineering & Architecture. https://www.cto.mil/wp-content/uploads/2024/05/Info-API-2024.pdf. Zugegriffen: 1. Sept. 2025

ISO/IEC 19757-3 (2020) Information technology – Document Schema Definition Languages (DSDL) – Part 3: Rule-based validation using Schematron. International Organization for Standardization (ISO)

ISO/IEC 21778 (2017) Information technology – The JSON data interchange syntax. International Organization for Standardization (ISO)

ITU (1988, 2008) Reference model of open systems interconnection for CCITT applications. Series X: Data communication networks: Open systems interconnection (OSI) – Model and notation, service definition. Open Systems Interconnection (OSI) – Model and notation, service definition. ITU International Telecommunication Union. https://www.itu.int/rec/T-REC-X.200-198811-S. Zugegriffen: 1. Sept. 2025

Sprenger M, van Pelt V, Seven M (2015) Refinement of the eHealth European Interoperability Framework (ReEIF). 7th Meeting of the eHealth Network. https://health.ec.europa.eu/document/download/7cc56460-46ea-4fd7-9064-ac1a14a2a14e_en. Zugegriffen: 1. Sept. 2025

§ 384 SGB V (2025) Sozialgesetzbuch (SGB) Fünftes Buch (V) Gesetzliche Krankenversicherung. SGB V. Gesetzt vom 20. Dezember 1988 (BGBl. I S. 2477, 2482). Zuletzt geändert durch Artikel 9 des Gesetzes vom 30. September 2025. (BGBl. 2025 I Nr. 231)

[10] s. https://www.hl7.org/fhir (Zugegriffen: 01.09.2025)

[11] s. https://build.fhir.org/ig/HL7/sdc/en (Zugegriffen: 01.09.2025)

# Interoperabilität: Standards und Profile 10

Martin Staemmler

**Zusammenfassung**

Konzepte und Vorgehensweisen zur Umsetzung von Interoperabilität wurden bereits in Kap. 9 dieser Ausgabe der Edition HMD erläutert. Mit den vorgestellten Nomenklaturen und Klassifikationen für die semantische Interoperabilität wurde auf das Gesundheitswesen Bezug genommen. Dieses Kapitel erweitert die Bezugnahme durch die Vorstellung spezifischer Standards und Profile, die für den Datenaustausch und die Prozessunterstützung in der Gesundheitsversorgung eingesetzt werden. Ausgehend von der Aufgabe von HL7 v2-Nachrichten zur Organisation des Leistungsgeschehens in medizinischen Einrichtungen wird deren Aufbau detailliert und die Nutzung bewertet. Für die Repräsentation medizinischer Bilddaten werden die Konzepte des DICOM-Standards und insbesondere die im Standard etablierte Funktionalität zum Bilddatenaustausch aufgezeigt. Als jüngster Standard fokussiert der FHIR-Standard auf die Abbildung und Interaktion mit strukturierten Daten und erlaubt eine Referenzierung auf Dokumente und Bilddaten. IHE-Profile repräsentieren typische Anwendungsfälle in der Gesundheitsversorgung und spezifizieren die Nutzung von etablierten Standards wie HL7 v2 und DICOM sowie die Interaktion mit FHIR-basierten Lösungen. Das Kapitel schließt mit einem Überblick zu den Eigenschaften der Standards und Profile ab.

**Schlüsselwörter**

DICOM · HL7 FHIR · HL7 v2-Nachrichten · IHE · Interoperabilität · Semantik · Syntax

M. Staemmler (✉)
Fakultät ETI, Hochschule Stralsund, Stralsund, Deutschland
E-Mail: martin.staemmler@hochschule-stralsund.de



S. D'Onofrio, C. Russ (Hrsg.), *Digital HealthTech*, Edition HMD,
https://doi.org/10.1007/978-3-658-51795-3_10

## 10.1 Standards als Voraussetzung für eine verlässliche Kommunikation im Gesundheitswesen

Eine nachhaltige und effiziente Gesundheitsversorgung zum Wohle der Patient:innen erfordert die Nutzung von IT-Systemen wie etwa das Krankenhausinformationssystem (KIS), das Laborinformationssystem (LIS), das Radiologieinformationssystem (RIS) und eine Vielzahl weiterer, meist fachspezifischer IT-Systeme wie etwa für die Intensivmedizin oder die Geburtshilfe. In ihrem Zusammenwirken dienen diese IT-Systeme nicht nur der Organisation der Versorgung (z. B. für die Beauftragung, Planung von Maßnahmen), sondern auch dem Management, der Bereitstellung und dem Austausch von Informationen zum Behandlungsgeschehen innerhalb einer Einrichtung und über Einrichtungsgrenzen hinweg (z. B. Haus-/Fachärzt:in – Krankenhaus – Nachbehandler:in) sowie der Interaktion mit den Patient:innen (z. B. Patientenportale). Ausgetauschte Informationen umfassen beispielsweise Angaben zu Untersuchungen (Diagnosen, Prozeduren, Kosten), pflegerische und ärztliche Dokumentation (Vitaldaten, Bewertungen, Befunde, Berichte), Bilddaten oder den Zugriff bzw. Bereitstellung solcher Informationen in der jeweiligen nationalen Gesundheitsakte des:der Patient:in.

Allein diese wenigen Beispiele demonstrieren die vorliegende Heterogenität in den Informationen. Nachrichten werden genutzt, um Aufträge zu erteilen, zum Status der Ausführung zu berichten oder Ergebnisse in Form von granularen Daten oder Dokumenten zu übermitteln. Dokumente und Bilddaten können auch unabhängig von Nachrichten übertragen werden. Allerdings ist die reine Kommunikation der Information meist nicht ausreichend, wie etwa ein Dokument ohne Angabe zum:zur Ersteller:in, eine Nachricht ohne Angabe des:der Sender:in bzw. Empfänger:in oder gar ein fehlender Bezug zum:zur Patient:in. Zur Abbildung eines solchen Kontexts stellt dieses Kapitel wesentliche, in der Praxis verwendete Standards und Profile vor: Es werden HL7 v2 für die Organisation medizinischer Abläufe, DICOM für den Austausch von Bilddaten, FHIR für die strukturierte Datenverarbeitung und Referenzierung von Dokumenten sowie IHE-Profile zur praktischen Umsetzung typischer Anwendungsszenarien unter Nutzung dieser Standards behandelt. Sie versetzen IT-Systeme in die Lage, sicher und verlässlich untereinander zu kommunizieren und den Behandlungsprozess nachhaltig zu unterstützen.

## 10.2 Standards zum Informationsaustausch im Gesundheitswesen

Der Begriff *Standard* wird leider oft inflationär genutzt, indem eine Vorgabe als Standard bezeichnet wird, obwohl der zugehörige Entwicklungsprozess die diesbezüglichen Anforderungen nicht erfüllt. Tab. 10.1 zeigt die Einordnung von Vorgaben.

Während für Spezifikationen und vor allem für Standards die jeweiligen Organisationen sich um deren Pflege kümmern, ist diese bei proprietären oder bei defacto-Vorgaben nicht sichergestellt. Die vorab erwähnten Profile, konkreter die hier be-

**Tab. 10.1** Einordnung der Vorgaben (eigene Tabelle)

| Einordnung | Beschreibung |
|---|---|
| *Proprietär* | In der Regel herstellerspezifische, oft nicht offen gelegte Vorgaben, die damit die Nutzung auf Lösungen des Herstellers begrenzen |
| *Defacto* | Der Markt oder die Praxis haben Vorgaben etabliert, die sich bewährt haben und weitgehend genutzt werden. Ihr Entwicklungsprozess genügt jedoch nicht dem einer Spezifikation oder eines Standards |
| *Spezifikation* | Erstellung von Vorgaben in einem Gremium, Verband, Fachgesellschaft oder in einer Initiative auf eigene Veranlassung oder im Auftrag. Sie entstehen jedoch nicht in einem formalisierten Prozess wie bei einer Standard-Entwicklungsorganisation (Standard Development Organization, SDO) |
| *Standard* | Nationale oder internationale SDOs, wie International Organization for Standardization (ISO) oder Health Level Seven (HL7), entwickeln einen Vorschlag für einen Standard, stellen diesen in einem Abstimmungsverfahren (ballot) zur Diskussion und verwenden die eingehenden Kommentare, um den beabsichtigten Standard weiterzuentwickeln |

trachteten IHE-Profile, sind wie ein Standard zu betrachten, da die IHE-Initiative einen mit der Standardentwicklung vergleichbaren, akkreditierten Prozess etabliert hat, aber eben selbst nicht eine SDO darstellt.

Im Folgenden werden zunächst Datenarten (s. Tab. 10.2) und dann die relevanten Standards für den Nachrichten-, Daten- und Informationsaustausch vorgestellt.

**Tab. 10.2** Übersicht Datenarten (eigene Tabelle)

| Datenart | Abbildung ggf. mit Standards | Format | Metadaten | Datenvolumen |
|---|---|---|---|---|
| Dokument unstrukturiert | Nativ | pdf, jpg, tiff, … | Fehlen | 0,1–1 MB/Dok. |
| | IHE Profile XDS, XCA, FHIR Ressource DocumentReference | pdf, jpg, tiff, … | Enthalten | |
| Dokument strukturiert | Nativ | xml, json | Partiell | 0,1–1 MB/Dok. |
| | IHE FHIR enabled Profile MHD, … FHIR Ressourcen Bundle, Composition, … | xml, json | Enthalten | |
| DICOM-Bilddaten | Nativ | DICOM | Enthalten | Ca. 0,5 MB/Bild ca. 75 MB/Serie bis 10 GB/Studie |
| | IHE Profile XDS-I, XCA-I, FHIR Ressource Imaging Study | DICOM | Enthalten | |

**Legende**: XDS – Cross-Enterprise Document Sharing; XCA – Cross-Community Access; FHIR – Fast Healthcare Interoperability Resources; MHD – Mobile Access to Health Documents; XDS-I – Cross-Enterprise Document Sharing for Imaging; XCA-I – Cross-Community Access for Imaging; DICOM – Digital Imaging and Communications in Medicine; pdf – Portable Document Format; jpg – Joint Photographic Experts Group; tiff – Tagged Image File Format; XML – eXtensible Markup Language; JSON – Javascript Object Notation; MB/Dok. – Megabyte/Dokument

## 10.2.1 Datenarten

Tab. 10.2 identifiziert drei Gruppen von Datenarten. Unstrukturierte Dokumente erlauben im Gegensatz zu strukturierten Dokumenten keinen direkten Zugriff auf ihre Inhalte, da weder die Struktur noch die Semantik aus dem Dokument für ein IT-System eindeutig erkennbar ist. Bilddaten im DICOM-Format bilden eine eigenständige Gruppe, da der DICOM-Standard zwar Struktur und Semantik vorgibt, aber Bilddaten allein aufgrund ihres Datenvolumens eigenständig zu betrachten sind.

Datenobjekte der jeweiligen Gruppe können entweder *nativ*, d. h. als reine Datei, oder mit ihrem Kontext, etwa gemäß IHE-Profilen oder Standards wie DICOM oder FHIR vorliegen. Metadaten erlauben den Kontext abzubilden, d. h. die typischen W-Fragen zu beantworten: *Wer* hat *wann welchen Inhalt* in *welcher Repräsentation* zu *welchen Patient:innen* als verantwortliche:r Autor:in oder als IT-System erstellt. Bei einer lesbaren Datei könnte eine Person zumindest einen Teil der Metadaten extrahieren, für ein IT-System stehen die Metadaten jedoch ohne weitere strukturelle und semantische Vorgaben nicht zur Verfügung. Die angegebenen IHE-Profile, FHIR-Ressourcen oder DICOM führen in der Regel diese Metadaten zusätzlich zum reinen Dateiinhalt. Metadaten sind eine Voraussetzung für effizientes Datenmanagement und Datenaustausch, da sie eine gezielte Suche sowie die eindeutige Identifikation und Einordnung von Datenobjekten und deren Inhalten ermöglichen.

## 10.2.2 HL7 v2-Nachrichten

*Health Level 7 Version 2* (HL7 v2) ist ein internationaler Standard von HL7 International, der vielfältige Ereignisse für den Austausch von Nachrichten zwischen IT-Systemen und deren Inhalte definiert. Die Bezeichnung HL7 ergibt sich daraus, dass sich der Standard ausschließlich auf die Anwendungsschicht (Ebene 7) des OSI/ISO[1]-Schichtenmodells bezieht. Ausgehend von einer frühen Version v1 wurde und wird die Version v2 kontinuierlich weiterentwickelt. Dies erfolgt aufwärts kompatibel und führt dazu, dass mehrere Versionen im Einsatz sind, primär von v2.3 bis v2.8 (s. Tab. 10.3).

### 10.2.2.1 Nutzung von HL7 v2-Nachrichten

Die Anzahl der unterstützten Ereignisse in Tab. 10.3, als Auslöser für eine Nachricht bzw. Startpunkt für einen Anwendungsfall zusammen mit den verschiedenen Nachrichtentypen und -strukturen, demonstrieren den Umfang der Unterstützung durch HL7 v2 für Vorgänge in der medizinischen Versorgung. HL7-Nachrichten werden vorwiegend für administrative und klinische Vorgänge im Krankenhaus eingesetzt. Administrative Nachrichten betreffen z. B. die Aufnahme, Entlassung oder Verlegung von Patient:innen (Nachrichtentyp ADT [Admission, Discharge, Transfer]) oder die Mitteilung von Abrechnungsdaten (Nachrichtentyp BAR [Billing Account

[1] OSI – Open Systems Interconnection; ISO – International Organization for Standardization.

**Tab. 10.3** Übersicht zu Inhalten und Umfang der HL7-Versionen (eigene Tabelle)

| HL7 Version | Ereignisse | Nachrichten-typen | Segmente | Kapitel | Seiten |
|---|---|---|---|---|---|
| v2.3 | 167 | 75 | 100 | 12 | 865 |
| v2.4 | 255 | 115 | 175 | 15 | 1439 |
| v2.5 | 285 | 124 | 195 | 16 | 1795 |
| v2.6 | 308 | 129 | 210 | 17 | 1758 |
| v2.7 | 323 | 101 | 174 | 17 | 1924 |
| v2,8 | 361 | 123 | 186 | 17 | 2049 |

Report]). Nachrichten zu klinischen Vorgängen organisieren bspw. die Anordnung, Beauftragung und Erbringung von Leistungen („order entry"). Auftragsnachrichten ermöglichen etwa die Anforderung von Laboruntersuchungen (Nachrichtentyp OML [Order Message Laboratory]) oder Blutprodukten (Nachrichtentyp OMB [Order Message Blood Products]) sowie die Übermittlung der Ergebnisse (Nachrichtentyp ORU [Unsolicited Transmission of Requested Observations]). Gleichermaßen wird ein Terminmanagement durch den Nachrichtentyp SRM (Scheduling Request Message), um Termine anzufragen oder zu reservieren, bzw. SIU (Scheduling Information Unsolicited), um unaufgefordert Termininformation zu übermitteln, unterstützt. Für den Austausch von Dokumenten bietet der Nachrichtentyp MDM (Medical Document Management) nicht nur die Übermittlung selbst, sondern auch ein Statusmanagement (neu, geänderter Status [z. B. vorläufig → final], bearbeitet, ergänzt, ersetzt oder storniert).

Abb. 10.1 zeigt links ein typisches Vorgehen, um die stationäre Aufnahme eines:einer Patient:in weiteren IT-Systemen im Krankenhaus mitzuteilen. Mit der Aufnahmenachricht ADT^A01 werden nicht nur Patientenstammdaten (Name, Vorname, Geburtsdatum, …), sondern auch einrichtungsbezogene Daten (Patienten-ID, Fallnummer, Fachabteilung, Station, Zimmer, Bett, …) übermittelt. Damit kann das LIS Aufträge bzw. die Apotheke Verordnungen von Medikamenten für diese:n Patient:in entgegennehmen. Gleichermaßen wird die Küche über die Aufnahme informiert. Der Empfang einer Nachricht wird in diesem Beispiel durch eine ACK-Nachricht vom jeweiligen IT-System bestätigt. Abb. 10.1 zeigt rechts einen Labor-

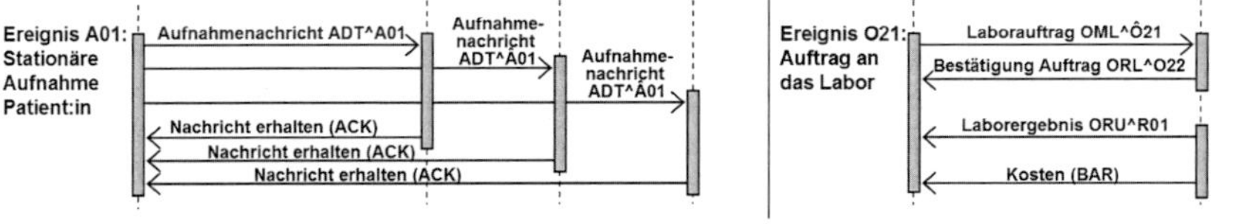


Legende: KIS – Krankenhausinformationssystem, ADT – Admission, Discharge, Transfer, ACK – Acknowledge, LIS – Laborinformationssystem, OML – Order Message Laboratory, ORU – UnsolicitedTransmission of Requested Observation, BAR – Billing Account Record

**Abb. 10.1** Beispiel zur Unterstützung administrativer und klinischer Vorgänge durch HL7-Nachrichten (eigene Abbildung)

auftrag (OML^O21) mit der zugehörigen Auftragsbestätigung (ORL^O22). Nach dem Probenerhalt wird diese im Labor gemäß der Anforderung im Auftrag (z. B. kleines oder großes Blutbild) analysiert und die Ergebnisse als vorläufiger oder endgültiger Laborbefunde (ORU^R01) übermittelt. Zur Abrechnung erfolgt eine Mitteilung zu den Kosten (BAR-Nachricht).

#### 10.2.2.2 Aufbau von HL7 v2-Nachrichten

HL7-Nachrichten weisen eine einheitliche hierarchische Struktur auf. Nachrichten bestehen aus wieder verwendbaren Segmenten für z. B. den Nachrichtenbeginn (MSH – Message Header), das Ereignis (EVN – Event), die Patientenstammdaten (PID – Patient Identifikation), den Fall (PV1 – Patient Visit) oder Ergebnisse von Beobachtungen (OBX – Observation Result). HL7-Nachrichten folgen der EDIFACT[2]-Notation. Das der Nachricht zugrunde liegende Ereignis gibt einen Nachrichtentyp vor, der festlegt, aus welchen Segmenten die Nachricht aufgebaut ist.

Abb. 10.2 zeigt den Aufbau einer Nachricht zur stationären Aufnahme mit dem Nachrichtentyp ADT^A01. Dabei können Segmente als verpflichtend, optional oder wiederholend gekennzeichnet sein. Segmente selbst bestehen wieder aus einer definierten Anordnung von Feldern. Im PID-Segment sind z. B. Felder für den Personennamen, das Geburtsdatum oder das Geschlecht vorhanden. Dabei gibt der Datentyp des Felds vor, wie die Inhalte zu repräsentieren sind. Im Fall vom Personennamen umfasst das Feld einzelne Komponenten, z. B. für den Nachnamen, den Vornamen, den Titel oder den Gültigkeitszeitraum dieser Angaben. Für das Geburtsdatum kommt der Datentyp Datum (DTM) zum Einsatz, um eine einheitliche Darstellung zu gewährleisten. Die möglichen Angaben zum Geschlecht („Administrative Gender") sind durch eine referenzierte Tabelle 0001 vorgegeben und gewährleisten eine eindeutige Angabe, z. B. dass „weiblich" bzw. „female" immer mit „F" kodiert wird. Ebenso wie Segmente können Felder und ihre Komponenten verpflichtend, optional oder wiederholend sein.

Ergänzend zum strukturellen Aufbau einer Nachricht werden Trennzeichen zwischen Strukturelementen benutzt. Ein Segment beginnt immer auf einer neuen Zeile

**ADT^A01 – stationäre Aufnahme von Patient:in**

| verpflichtend | [optional] {wiederholend} | Beschreibung |
|---|---|---|
| MSH | | Message Header |
| | [{ SFT }] | Software Segment |
| | [ UAC ] | User Authentication Credential |
| EVN | | Event Type |
| PID | | Patient Identification |
| | [ PD1 ] | Additional Demographics |
| | [{ ARV }] | Access Restrictions |
| | [{ ROL }] | Role |
| PV1 | | Patient Visit |
| | [ PV2 ] | Patient Visit - Additional Info. |
| | ... | |

**Segment PID – Patienten-Identifikation Patientenstammdaten**

| Position | Datentyp | Optionalität | wiederholend | Tabelle | Beschreibung |
|---|---|---|---|---|---|
| 1 | SI | O | | | Set ID - PID |
| 2 | CX | B | | | Patient ID |
| 3 | CX | R | Y | | Patient Identifier List |
| 4 | CX | B | Y | | Alternate Patient ID |
| 5 | XPN | R | Y | 0200 | Patient Name |
| 6 | XPN | O | Y | | Mother's Maiden Name |
| 7 | DTM | O | | | Date/Time of Birth |
| 8 | IS | O | | 0001 | Administrative Sex |
| . | ... | . | . | . | ... |

Legende: SI – Sequence ID, CX – Extended Composite ID With Check Digit, XPN – Extended Person Name, DTM – Date / Time, IS – Coded Value For User-Defined Tables O – Optional, B – Backward compatible, R – Required, Y – Yes, ID – Identifikation

**Tabelle 0001 Administrative Sex**

| Wert | Beschreibung |
|---|---|
| F | Female |
| M | Male |
| O | Other |
| U | Unknow |
| A | Ambiguous |
| N | Not applicable |

**Abb. 10.2** Aufbau von HL7 v2-Nachrichten am Beispiel einer Aufnahmenachricht (eigene Abbildung)

[2] EDIFACT – Electronic Data Interchange for Administration, Commerce and Transport.

und mit der Segmentidentifikation (z. B. MSH, EVN, PID). Felder werden durch das Zeichen | und Komponenten durch ^ getrennt, die Wiederholung von Komponenten ist durch das Zeichen ~ und untergeordnete Komponenten durch das Zeichen & gekennzeichnet. Die folgende Beispielnachricht verdeutlicht das Vorgehen.

> **Nachricht**:
> ```
> MSH|^~\&|ADT1|MCM|LABADT|MCM|202507051126||ADT^A01|
> MSG00001|P|2.5|
> EVN|A01|202506181123|
> PID|||65025^^^DKG-KH^PI||Muster^Anne^B||19610705|F|||Strasse
> 12^^Ort^^12345^DEU||+49987654|||M
> PV1|1|I|Innere^I05^3||||Aufnahme^Karl|Zuweiser^Otto|||||||||||135790
> NK1|1|Muster^Andreas|SPO
> ```
> **Interpretation**:
> Diese HL7 v2.5-Nachricht zur stationären Aufnahme wurde der Anwendung ADT1 in der Einrichtung MCM an die Anwendung LABADT in der Einrichtung MCM am 5. Juli 2025 um 11:26 geschickt
> Patientin Anne B. Muster, geboren 5. Juli 1961 wurde am 18. Juni 2025 um 11:23 eingewiesen
> Sie hat im Krankenhaus DKG-KH die Patienten-ID 65025. Sie wohnt in der Strasse 12 in 12345 Ort und hat die private Telefonnummer +49987654 und ist verheiratet
> Sie wurde vom Arzt Otto Zuweiser eingewiesen und vom Arzt Karl Aufnahme aufgenommen. Ihr wurde in der Fachabteilung Innere das Zimmer I05 und das Bett 3 zugewiesen. Die Fallnummer ist 135790.
> Als Angehörigen hat sie ihren Mann Herrn Andreas Muster angegeben

Das Beispiel zeigt, dass umfangreiche Angaben zur Aufnahme der Patientin in der Nachricht enthalten sind. Eine inhaltliche Interpretation ist jedoch ohne die HL7-Dokumentation bzw. der Nutzung von Tools nicht möglich. Die Bedeutung der Angaben ergibt sich aus der jeweiligen Position in der Nachricht und den zugehörigen HL7-Tabellen.

Für die Übermittlung der Nachrichten zwischen Anwendungen wird entweder ein gemeinsamer Austauschordner genutzt oder eine direkte, netzwerkbasierte Kommunikation gemäß dem Minimal-Lower-Layer-Message-(MLLP)-Protokoll (Spronk 2003).

#### 10.2.2.3 Bewertung HL7 v2-Nachrichten

HL7 v2-Nachrichten sind im Gesundheitswesen weit verbreitet, insbesondere für die einrichtungsinterne Kommunikation in Krankenhäusern. Die Erfahrung zeigt, dass die Umsetzung von Nachrichten durch die Hersteller der Anwendungssysteme oft nicht den Vorgaben von HL7 folgt und damit fehlerhafte Nachrichten versandt werden. Die Korrektur kann entweder bereits beim:bei der Versender:in oder erst beim:bei der Empfänger:in durch sogenannte Kommunikationsserver erfolgen. Sie können Nachrichten empfangen, korrigieren und dann weiterleiten. Ein weiterer

Punkt ist die Optionalität von Angaben, die dazu führt, dass entweder benötigte Inhalte vom Sender nicht bereitgestellt oder bereitgestellte Inhalte vom:von der Empfänger:in nicht verarbeitet werden. Diese Fälle können nur zusammen mit den Herstellern aufgelöst werden, allerdings fehlt es da oft an der notwendigen Bereitschaft bzw. führt zu hohen Kosten. Mittelfristig ist eine Verlagerung von HL7 Nachrichten auf den neueren HL7 FHIR-Standard zu erwarten.

### 10.2.3 DICOM

*Digital Imaging and Communications in Medicine* (DICOM)[3] ist der internationale Standard für die Repräsentation und den Austausch medizinischer Bilddaten und zugehörige Informationen. Bereits 1993 wurde die erste Version veröffentlicht und seitdem kontinuierlich fortgeschrieben, um nicht nur der technologischen Entwicklung, sondern insbesondere auch neuen medizinischen Bildgebungs- und Auswerteverfahren gerecht zu werden. Neben den 20 *parts*, welche grundlegende Konzepte beschreiben, bestehen ca. 250 Ergänzungen – *supplements*. Der Erfolg von DICOM basiert auf mehreren Eigenschaften und Funktionalitäten, die in den nächsten Abschnitten erklärt werden.

#### 10.2.3.1 DICOM-Datenmodell

DICOM bildet die klinische Praxis in seinem Datenmodell ab (s. Abb. 10.3). In der Regel resultiert die medizinische Untersuchung eines:einer Patient:in in einer sogenannten Studie (*study*), die selbst wieder mehrere Serien (*series*) aus den verschiedenen bildgebenden Verfahren enthält. So könnte eine Computertomographie-(CT)-Studie zwei Serien (ohne und mit Kontrastmittel) enthalten, um durch das Kontrastmittel eine bessere Gewebeklassifikation zu erreichen. Jede Serie umfasst Bilder (*images*), die beim CT in aufeinander folgenden Schichten die untersuchte Körperregion abbilden.

Neben dem Bild kann die Serie weitere Angaben umfassen, wie die Rohdaten der Bildgebung, zeitliche Verläufe (z. B. Elektrokardiogramm [EKG]), Angaben zur Darstellung oder zur räumlichen Zuordnung über eine Registrierung und Referenzmarken. Erfasste Bilddaten werden normalerweise durch Radiolog:innen befundet und führen zu einem strukturierten Befund bzw. zu einem Dokument. Annotationen erläutern den Bildinhalt durch Einzeichnungen oder Markierungen.

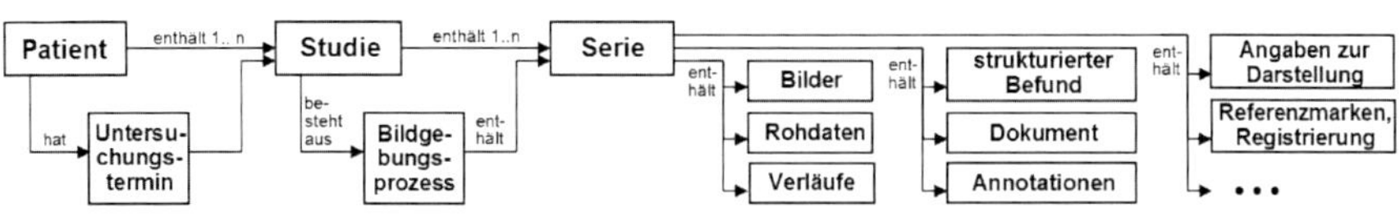


**Abb. 10.3** DICOM-Datenmodell (eigene Abbildung)

[3] s. https://www.dicomstandard.org (Zugegriffen: 01.09.2025)

**Vorgaben im Data Dictionary (DICOM Part 6)**

| *Tag ID* | *VR* | *VM* | *Beschreibung* | *Wert* |
|---|---|---|---|---|
| (0010,0010) | PN | 1 | Patient's Name | < Ausprägung > |
| (0010,0020) | LO | 1 | Patient ID | < Ausprägung > |
| • • • | | | | |
| (7FE0,0010) | OW | 1 | Pixel Data | < 0 .. N-1 Bildzeile) |

**Legende:** Tag ID (Group, Element) (Gruppe, Element)
VR Value Representation Datentyp
VM Value Multiplicity Wiederholbarkeit

**Darstellung in der DICOM-Datei**

```
00 10 00 10 50 4E 00 0C 4D 75 73 74 65 72 5E 6D 61 72 74 69 6E 61
Tag ID. Gruppe = 0x0010 und Element= 0x0010  → Name
        Datentyp = PN als ASCII Zeichen (P=50, N=4E)
        Länge = 0x000C bzw. dezimal 12
        Name = Muster^Martina (12 Zeichen)
00 10 00 20 4C 4F 00 08 4B 42 31 32 33 34 35 36
Tag ID. Gruppe = 0x0010 und Element = 0020  → Patient ID
        Datentyp = LO als langer Text
        Länge = 0x0008 bzw. dezimal 8
        Patient ID = KH123456
```

**Abb. 10.4** DICOM-Metadaten gemäß Data Dictionary und Ausschnitt einer DICOM-Datei (eigene Abbildung)

### 10.2.3.2 DICOM-Bilddatenformat

DICOM ist ein Bilddatenformat. Eine DICOM-Datei enthält sowohl die Metadaten des jeweiligen Bildes im sogenannten *Header* als auch die eigentlichen Bilddaten im *Body*. Dabei ist der Speicherbedarf für die Metadaten gegenüber den eigentlichen Bilddaten vernachlässigbar. Zur Verdeutlichung: ein Bild mit $1024 \times 1024$ Bildpunkten umfasst 1 Mio. Bildelemente (*Picture Elements* oder *Pixel*). Zur Abbildung der 4096 Graustufen werden i. d. R. 2 Byte verwendet, damit benötigt der Bildinhalt 2 MB Speicher. Metadaten im Umfang von 4–8 KB machen damit nur einen sehr geringen Anteil aus. Die Speicherung von DICOM-Bilddaten erfolgt in einem spezifischen IT-System, dem Picture Archiving and Communication System (PACS).

Zur Abbildung und Auszeichnung der Metadaten verwendet der DICOM-Standard den „key value"-Ansatz. Eine Kombination einer Gruppen- und Elementnummer (Tag ID) kennzeichnet das jeweilige Metadatum und definiert über das *Data Dictionary* im Standard den Datentyp, die Wiederholbarkeit und die inhaltliche Bedeutung (s. Abb. 10.4 links). Die hexadezimale Abbildung in einer DICOM-Datei zeigt Abb. 10.4 rechts in den beiden fett gedruckten Zeilen. Nach dem Tag ID wird der Datentyp, die Länge und der eigentliche Inhalt in hexadezimaler Darstellung angegeben. Als letztes Metadatum folgt der eigentliche Bildinhalt gekennzeichnet mit der Tag ID (7FFE,0010). Sofern die Bilddaten nicht komprimiert sind, starten die Werte mit dem Bildelement links oben im Bild, gehen dann zeilenweise bis nach rechts unten durch.

### 10.2.3.3 DICOM-Objektorientierung

DICOM definiert ca. 4500 unterschiedliche Metadaten-Elemente. Damit nicht für jedes Bildgebungsverfahren erneut eine passende Auswahl erstellt werden muss, fasst der DICOM-Standard Metadaten in Klassen hierarchisch zusammen (Abb. 10.5, links).

Auf der ersten Stufe werden z. B. Patientenstammdaten in zwei *Information Module* (IM) abgebildet. Das IM *Patient Identification* enthält neben der Patient ID den Namen und den Geburtsnamen. Weitere Stammdaten (Geburtsdatum, Geschlecht, gewähltes Geschlecht, Beruf, Versicherung, Sprache, Adresse, Kontaktdaten, etc.) sind im IM *Patient Demographic* enthalten. Insgesamt sind ca. 100 IM definiert. Auf der nächsten Hierarchiestufe werden komplexere Objekte (z. B. Serie, Studie) als *Information Entity* (IE) auf Basis mehrerer IMs beschrieben. Auf oberster Ebene nutzt eine *Information Object Definition* (IOD) eine Auswahl von IEs für die Meta-

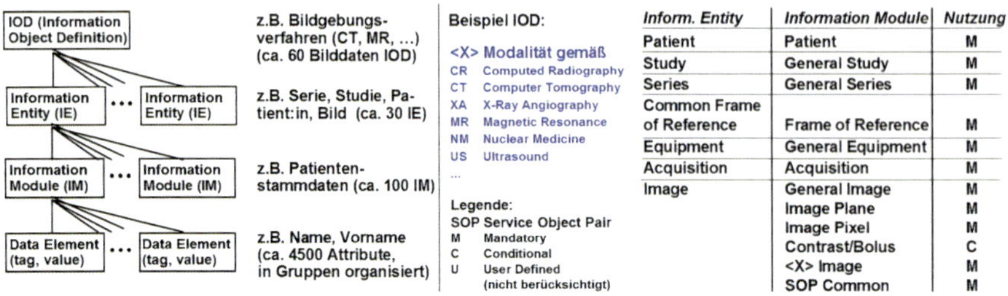


**Abb. 10.5** DICOM-Objektorientierung (eigene Abbildung)

daten von Bildern eines Bildgebungsverfahrens. Abb. 10.5 rechts zeigt beispielhaft den Aufbau einer IOD aus IMs. Bis auf das IM *<X>Image* werden immer die gleichen IMs genutzt. Aufgrund der Objektorientierung und der gewählten Hierarchie muss lediglich das IM <X>Image für das gewählte Bildgebungsverfahren definiert und genutzt werden. Die damit verbundene Vereinfachung durch Wiederverwendbarkeit der IMs ist offensichtlich.

#### 10.2.3.4 DICOM-Verbindungsaufbau

Voraussetzung für die Nutzung von DICOM-Funktionen ist eine bestehende Verbindung zwischen den beteiligten Systemen. Auf Netzwerkebene muss dazu eine TCP/IP[4]-basierte Kommunikation zwischen den beteiligten Systemen A und B möglich sein. Dazu müssen auf beiden Seiten die jeweilig anderen Netzwerkparameter (IP-Adresse und IP-Port) bekannt sein.

Abb. 10.6 zeigt neben den eigenen Netzwerkparametern (z. B. A mit IP-A und Port A) auch die Angaben von anderen DICOM-Zielen (z. B. Ziel 1 „PACS Radiologie"). Dabei ist „PACS Radiologie" eine zusätzliche sprechende Bezeichnung, um dem:der Nutzer:in eine einfache Zielauswahl zu erlauben. Technisch werden natürlich IP-B und Port B verwendet. Für den Verbindungsaufbau auf DICOM-Ebene ist jeweils noch die Angabe des *Application Entity Title* (AET) als eindeutiges Identifikationsmerkmal erforderlich.

Für einen erfolgreichen Verbindungsaufbau müssen nicht nur die DICOM-Parameter übereinstimmen, sondern auch die gewünschte Funktion von dem angefragten System unterstützt werden. Daher enthält die Anfrage zum Verbindungsaufbau

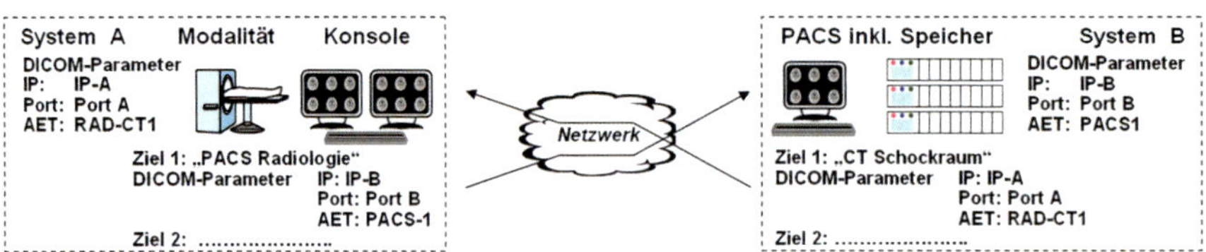


**Abb. 10.6** DICOM-Verbindungsaufbau (eigene Abbildung)

[4] TCP/IP – Transmission Control Protocol/Internet Protocol.

die Angabe eines sogenannten *Service Object Pair*. Zudem gibt es noch weitere Angaben zur Interpretation von Binärdaten (*Little Endian* bzw. *Big Endian*) und zur Kodierung von Tags. Schlägt die Prüfung der Anfrage *Association Request* fehl, erfolgt ein *Association Reject* und kein Verbindungsaufbau. Andernfalls wird die aufgebaute Verbindung mit einem *Association Acknowledge* bestätigt und steht dann für die Nutzung von DICOM-Funktionen zur Verfügung.

**Hinweis** Der DICOM-Standard gibt zwar Empfehlungen für einen gesicherten Datenaustausch (z. B. Protokolle und Authentifizierung), aber garantiert keine gesicherte Verbindung. Es ist Aufgabe des Betreibers diese durch entsprechende Maßnahmen (z. B. Transfer Syntax List [TSL] 1.3, Virtual-Private-Network-[VPN]-Tunnel) abzusichern.

#### 10.2.3.5 DICOM-Funktionalität

DICOM ist nicht nur ein objektorientiertes Bilddatenformat, sondern beinhaltet auch Funktionen zum Datenaustausch. Der Erfolg von DICOM ist wesentlich durch die im Standard definierten Funktionen begründet. Tab. 10.4 gibt einen Überblick und geht dabei von drei DICOM-fähigen Systemen A, B und C aus. Die Funktionen erlauben einen bidirektionalen Datenaustausch zwischen A und B (C-STORE, C-FIND, C-GET) und zwischen B und C (C-MOVE). Das Fehlen einer Löschfunktion von A bei B oder C ist nachvollziehbar, um die Vollständigkeit eines Datenbestands in einem anderen System nicht zu gefährden. C-ECHO dient nicht nur der Prüfung einer DICOM-Verbindung in einer Einrichtung, sondern erlaubt auch gerade in teleradiologischen Netzwerken die proaktive Überwachung, indem bspw. alle 2 h die Verfügbarkeit aller Netzwerkstandorte geprüft wird. Bis auf C-CANCEL besitzen alle Funktionen ein *Request-Response*-Verhalten, d. h. das aufrufende System bekommt immer eine Rückmeldung (erfolgreich bzw. nicht erfolgreich [Fehler]).

**Hinweis** Neben diesen nativen DICOM-Funktionen erlaubt der DICOM-Standard auch eine verbindungslose Kommunikation auf Basis von Web-Services bzw.

**Tab. 10.4** DICOM-Funktionen (eigene Tabelle)

| Funktion | Zielsetzung | Beschreibung |
|---|---|---|
| C-STORE | Speicherung | A speichert DICOM-IOD bei B, z. B. Modalität beim PACS |
| C-FIND | Suche | Suche von A nach DICOM-IOD bei B gemäß Suchkriterien (z. B. Patient:in, Studie, Modalität, ...) |
| C-GET | Suche und Holen | Einfache Suche von A bei B und Übertragen des DICOM-IOD von B an A |
| C-MOVE | Übermittlung | A weist B an, ein DICOM-IOD von B an C zu übermitteln, z. B. um es bei C direkt ohne Wartezeit für eine Befundung zu nutzen |
| C-CANCEL | Abbruch | A bricht die laufende Funktion ab, z. B. wegen zu langer Wartezeit |
| C-ECHO | Überwachung | A prüft, ob B antwortet, vergleichbar mit *ping* auf Netzwerkebene |

Representational State Transfer (REST) gemäß DICOM WADO (Web Access to DICOM Persistent Objects) bzw. WADO-RS (WADO-RESTful Services) und DICOMweb.

#### 10.2.3.6 DICOM-Workflow

Bildgebende Untersuchungen werden in der Regel von der Station im Krankenhaus beauftragt und an das RIS per HL7 v2-Auftragsnachricht ORC (Order Common) übermittelt. Der Auftrag ist durch eine Auftragsnummer (Accession Number) eindeutig gekennzeichnet. Damit an der Modalität die Patientenstammdaten nicht erneut erfasst werden müssen, werden diese per HL7 ADT-Nachricht dem RIS bereitgestellt. Das RIS übergibt den Auftrag und die Stammdaten an den *Modality Worklist Server*, der diese zur Abholung durch die jeweilige Modalität per C-FIND bereitgestellt (s. Abb. 10.7). Das RIS kann zudem über den Abschluss der Bildgebung informiert werden.

#### 10.2.3.7 Auftrags- und Objektidentifikation

Die Auftragsnummer (Accession Number) wird zur eindeutigen Kennzeichnung zusätzlich zum:zur Patient:in mit Patient ID in den DICOM-Header übernommen. Eine Übernahme der Fallnummer der aktuellen Behandlung erfolgt nicht regelhaft, so dass in manchen Einrichtungen im PACS zwar nach dem:der Patient:in und den Aufträgen, aber nicht nach einem bestimmten Fall gesucht werden kann. DICOM-Objekte (Studien, Serien und Bilder) werden von dem bildgebenden System immer mit einer weltweit eindeutigen ID (Study UID, Serien UID, Image UID [UID für unique identifier]) versehen. Diese bilden die Grundlage für den Zugriff auf DICOM-Objekte nach einer erfolgreichen Suche.

#### 10.2.3.8 Bewertung DICOM

DICOM ist ein etablierter Standard für medizinische Bilddaten. Als Bilddatenformat umfasst er die Metadaten und das eigentliche Bild. Entsprechende Vorgaben garantieren eine weitgehende Interoperabilität. Er stellt standardisierte Funktionen zum bidirektionalen Datenaustausch bereit. Dessen Konfiguration ist durch definierte Parameter (IP, Port und AET) einfach möglich. Der DICOM-Standard unterliegt einer kontinuierlichen Weiterentwicklung, um sowohl neue technische Möglichkeiten als auch innovative medizinische Bildgebungsverfahren zu berücksichtigen.

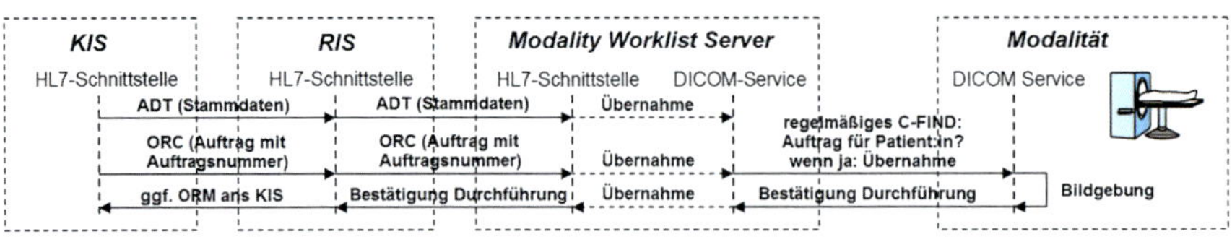


Legende: KIS – Krankenhausinformationssystem, RIS – Radiologieinformationssystem, HL7 – Health Level Seven, DICOM – Digital Imaging and Communications in Medicine, ADT – Admission, Discharge, Transfer, ORC – Common Order, ORM – Order Entry Message

**Abb. 10.7** DICOM Workflow Unterstützung durch den Modality Worklist Server (eigene Abbildung)

Insgesamt ist ein heutiges medizinisches Bilddatenmanagement ohne die Nutzung des DICOM-Standards nicht realistisch umsetzbar.

### 10.2.4 HL7 FHIR

*Fast Healthcare Interoperability Resources* (FHIR)[5] ist ein internationaler Standard für den Datenaustausch, der von HL7 International entwickelt wurde. Als moderner Standard basiert er auf etablierten Web-Standards (XML, JSON, http, REST, OAuth, ...)[6] und unterstützt mehrere Interoperabilitätsebenen (syntaktisch, semantisch und prozessual in definierten Anwendungsfällen). Die nächsten Abschnitte stellen wesentliche Eigenschaften und Konzepte von FHIR vor.

#### 10.2.4.1 FHIR-Ressourcen

FHIR-Ressourcen sind modulare Informationseinheiten, aus Sicht der Softwareentwicklung Klassen, die einzeln oder in ihrer Kombination geeignet sind, einen medizinischen Sachverhalt abzubilden. FHIR hat ca. 150 Ressourcen definiert, die unterschiedliche Aspekte abdecken (HL7 FHIR o. J.):

- *Grundlegende Ressourcen* umfassen Strukturelemente von FHIR, Terminologie und Vorgaben wie Einwilligung, Protokollierung und Urheberschaft.
- *Basisressourcen* bilden Individuen (Person, Patient:in, Ärzt:in, ...), Entitäten (Organisation, Geräte, ...), Abläufe (Aufgabe, Termin, Plan, ...) und das Behandlungsmanagement (Arztbesuch, ...) ab.
- *Klinische Ressourcen* adressieren Kerndaten zum:zur Patient:in (Allergie, chronische Erkrankung, ...), diagnostische Maßnahmen, Medikation, Pflege, Auftragswesen und Kommunikation.
- Das Versicherungsverhältnis, die Rechnungsstellung und Zahlung sowie die Verwaltung eines Patientenkontos wird durch *Ressourcen für den finanziellen Bereich* repräsentiert.
- *Spezielle Ressourcen* stehen für die Forschung, Public Health, evidenzbasierte Medizin, Berichtswesen und für die Definition von Artefakten (Fragebogen, Bedingung, Probe, ...) und für Produkte bereit.

Jede FHIR Ressource enthält definierte Attribute, um den Inhalt abzubilden. Beispielhaft zeigt Abb. 10.8 links die Definition der Ressource *Patient* mit einigen Attributen. Neben der Bezeichnung des Attributs ist der Datentyp angegeben. So erlaubt *HumanName* die vollständige Angabe eines Namens oder *date* die Angabe eines Datums mit Uhrzeit und Zeitzone. Die Kardinalität gibt die zulässige Häufigkeit eines Attributs an, dabei steht [0..1] oder [0..*] für eine einmalige bzw. beliebig häufige optionale und [1..1] für eine verpflichtende Angabe. Die Definition erlaubt auch Verweise (*Reference*) auf andere Ressourcen und gibt dabei an,

[5] s. https://www.hl7.org/fhir (Zugegriffen: 01.09.2025)

[6] XML – eXtensible Markup Language; JSON – JavaScript Object Notation; http – Hypertext Transfer Protocol; REST – Representational State Transfer; OAuth – Open Authorization.

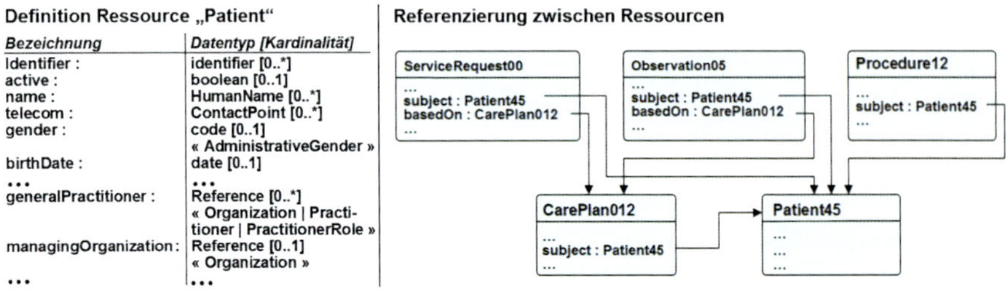


**Abb. 10.8** Referenzen in der *Patient* Ressource und Referenzierungen (eigene Abbildung)

welche Arten von Ressourcen im Verweis zugelassen sind. Abb. 10.8 rechts stellt diese Referenzierung dar. Der Auftrag (*ServiceRequest*), die Erfassung von Daten von einem:einer Patient:in (*Observation*) und die Maßnahme (*Procedure*) sowie die Pflegeplanung (*CarePlan*) enthalten alle einen Verweis (*subject*) auf den:die Patient:in. Der Auftrag und die Datenerfassung beziehen sich (*basedOn*) zudem auf die Pflegeplanung. Insgesamt entsteht durch die Referenzierung ein Beziehungsgeflecht zwischen den Ressourcen. Dieses resultiert auch in einer gegenseitigen Abhängigkeit, da z. B. bei einer Nichtverfügbarkeit der Ressource *Patient* die Zuordnung einer Datenerfassung oder einer Maßnahme zu einem:einer Patient:in nicht mehr möglich ist.

Abb. 10.9 zeigt die konkrete Instanz einer *Patient*-Ressource. Die Darstellung einer Ressource kann als XML, JSON oder gemäß Resource Description Framework (RDF) erfolgen. In der Praxis werden meist XML oder JSON genutzt. Zusätzlich zu den Vorgaben aus der Definition (grün hinterlegt) beinhaltet die Instanz einige übergreifende Metadaten (grau hinterlegt) wie die Instanz ID, Art der Ressource und erlaubt im Attribut <text> eine lesbare Angabe des Inhalts als Hypertext.

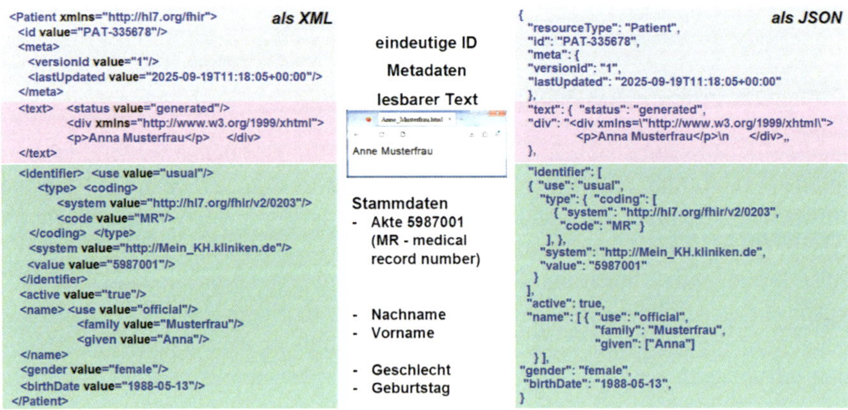


**Abb. 10.9** Aufbau und Inhalte einer *Patient*-Ressource in XML- und JSON-Repräsentation (eigene Abbildung)

**Tab. 10.5** Beispiele zu http(s)-basierte Interaktionen für FHIR-Ressourcen (eigene Tabelle)

| Aufruf und Beschreibung |
|---|
| GET <base>/Patient/335678<br>Zugriff auf Patient-Ressource Instanz 335678 |
| GET <base>/Patient?identifier=5987001<br>Suche nach Patient-Ressource mit der ID 5987001 |
| GET <base>/Patient?family=Musterfrau<br>Suche nach Patient:innen mit dem Nachnamen „Musterfrau" |
| GET <base>/Patient?birthdate=ge2020-01-01&gender=female<br>Suche nach Patient:innen, die nach dem 01.01.2020 geboren und weiblich sind |
| GET <base>/Patient/335678/$validate<br>Prüft, ob die Patient-Ressource Instanz 335678 die Vorgaben gemäß Definition erfüllt |
| GET <base>/Observation/_search?subject.name=Musterfrau?code=8480-6<br>Suche nach Messungen des systolischen Blutdrucks (LOINC Code 8480-6) für die Patientin mit dem Nachnamen „Musterfrau" |
| PUT <base>/Patient/335678<br>Aktualisierung der Patient-Ressource Instanz 335678 gemäß anliegender Angaben im Aufruf |
| POST <base>/Patient<br>Neuanlage Patient Ressource gemäß anliegender Angaben im Aufruf und Erstellung einer Instanz |
| DELETE <base>/Patient/335678<br>Löschen der Instanz 335678 der Patient-Ressource |

#### 10.2.4.2 Interaktionen mit FHIR-Ressourcen

FHIR nutzt das REST-Paradigma für verteilte Systeme, bei dem serverseitig kein Status einer laufenden Kommunikation mitgehalten wird, sondern in jeder Interaktion alle benötigten Statusinformationen mitgegeben werden. Der Zugriff auf FHIR-Ressourcen erfolgt http(s)-basiert unter Angabe der Methode (GET, PUT, POST, DELETE), der Basisadresse (*<base>*), der Ressource und der gewünschten Operation. Schon die wenigen Beispiele in Tab. 10.5 lassen die vielfältigen Möglichkeiten erkennen. Dabei ist für jede Ressource definiert, nach welchen Attributen gesucht werden kann.

Zusätzlich können Operationen, die für Ressourcen definiert sind (z. B. $validate), aufgerufen werden.

**Hinweis** Im Internet stehen einige frei verfügbare FHIR-Testserver zur Verfügung (z. B. http://hapi.fhir.org/baseR4) an die mit Tools wie Postmann oder REST Debugger-Aufrufe entsprechend Tab. 10.5 gestellt werden können.

#### 10.2.4.3 Ausgewählte FHIR-Ressourcen

Tab. 10.6 stellt einige besonders häufig genutzte FHIR-Ressourcen mit ihrer Aufgabe und Zielsetzung vor. Sie ermöglichen die Abbildung eines typischen Behandlungsablaufs mit den Beteiligten (Ressource Patient, Practitioner), dem Kontakt zwischen Behandler:in und Patient:in (Ressource Encounter), Beauftragung von Untersuchungen (ServiceRequest) und Dokumentation der Ergebnisse (Ressourcen Observation, Condition, DocumentReference, ImagingStudy, Bundle und Binary). Während die Ressource *Questionnaire* der Definition eines Fragebogens dient, wird der ausgefüllte Fragebogen mit der Ressource *QuestionnaireResponse* gespeichert.

**Tab. 10.6** Ausgewählte FHIR-Ressourcen mit ihrer Aufgabe und Zielsetzung (eigene Tabelle)

| Name der Ressource | Aufgabe und Zielsetzung |
|---|---|
| Patient | Patientenstammdaten |
| Practitioner | Ärzt:in mit Stammdaten und Qualifikation |
| Encounter | Begegnung zwischen Patient:in und Gesundheitsdienstleister:in |
| Observation | Dokumentation von Vitaldaten, Laborergebnisse, Messwerte |
| Condition | Feststellung eines klinischen Zustands, Diagnose, Problem, Ereignis |
| ServiceRequest | Auftrag, Vorschlag oder Plan für eine Untersuchung/Maßnahme |
| DocumentReference | Kontext bzw. Metadaten zu einem Dokument, auf das referenziert wird |
| ImagingStudy | Kontext bzw. Metadaten zu Bilddaten, auf die referenziert wird |
| Questionnaire | Vorlage für einen Fragebogen inkl. strukturellen Aufbau und Semantik |
| QuestionnaireResponse | Ausgefüllter Fragebogen gemäß der Vorlage im Questionnaire |
| Bundle | Zusammenstellung von Ressourcen für einen bestimmten Zweck |
| Binary | Binärdaten, Base64 kodiert für z. B. ein PDF-Dokument, JPEG-Bild |
| … ca. 140 weitere | … Übersicht gemäß https://build.fhir.org/resourcelist.html |

#### 10.2.4.4 Reifegrad von Ressourcen und FHIR-Ressourcen

Das Vorgehen von FHIR folgt dem Pareto-Prinzip bzw. dem 80/20-Konzept, d. h. eine Ressource wird schon publiziert, auch wenn sie erst zu 80 % fertig erscheint. Damit steht sie früh zur Erprobung bereit. Jedoch ist mit inhaltlichen Veränderungen in ihrem Lebenszyklus zu rechnen. Daher wird ein Reifegrad (*maturity*) für jede Ressource angegeben und mit den FHIR-Releases fortgeschrieben.

Abb. 10.10 links zeigt die Reifegradskala, nur Stufe 5 und N gewährleisten Aufwärtskompatibilität. Für Entwickler:innen bedeutet es, dass bei Verwendung von Ressourcen kleinerer Stufen Überarbeitungen der Software notwendig werden können. Die Entwicklung des FHIR-Standards[7] ist in Abb. 10.10 rechts anhand der Releases zu sehen. Aktuell werden Release 4B und 5 genutzt. Mit dem Release 6 soll ein deutlicher Schritt zu stabilen (*normative*) Ressourcen erreicht werden.

#### 10.2.4.5 Erweiterung und Profilierung von FHIR-Ressourcen

Als internationale Organisation kann HL7 keine länderspezifischen Anforderungen in ihren Standards berücksichtigen. Daher erlaubt FHIR in Ressourcen Attribute durch sogenannte *extensions* zu ergänzen. Ein Beispiel: Obwohl der Datentyp HumanName ein Präfix und ein Suffix ermöglicht, fehlt ein Eintrag für einen Adelstitel

Patient N
Practitioner 5
PractitionerRole 4
RelatedPerson 5
Person 4
Group 3

| *Reifegrad* | *Aufwärtskompatibilität* |
|---|---|
| 1 – 4 | keine |
| 5 | weitgehende |
| Normative (N) | garantiert |

| *Jahr* | *Beschreibung* |
|---|---|
| 2014 / 2015 | Release 1 / 2 als DSTU („draft standard for trial use") |
| 2018 | Release 3 als STU („standard for trial use") |
| 2019 / 2022 | Release 4 / 4B |
| 2023 | Release 5 |
| (2026) | Release 6 in Vorbereitung |

**Abb. 10.10** Reifegrad von Ressourcen und FHIR-Versionen (eigene Abbildung)

[7] s. http://hl7.org/fhir/directory.html (Zugegriffen: 01.09.2025)

wie etwa Graf oder Herzog. Die deutschen Basisprofile haben dafür als Bestandteil des Nachnamens den *namenszusatz* als *extension* definiert.

Definierte FHIR-Ressourcen weisen umfangreiche Freiheitsgrade auf. Beispielsweise ist in der Patient-Ressource *name* (Name von Patient:in) optional (Kardinalität [0..1]). Dies kann in einem Forschungskontext durchaus sinnvoll sein. In einem Behandlungskontext macht dies keinen Sinn, hier muss *name* verpflichtend (Kardinalität [1..1]) sein. Gleichermaßen sollte für die Angabe eines *code* zu einer Diagnose in der *Condition*-Ressource eine Einschränkung auf die landesspezifischen Vorgaben, z. B. ICD-10-GM (German Modification) oder gar bestimmte Ausprägungen (z. B. nur kardiale Erkrankungen), möglich sein.

Im Rahmen der Profilierung werden Vorgaben etwa für die Kardinalität oder die Ausprägung von Attributen in einer FHIR-Ressource festgelegt und dokumentiert. Die Dokumentation erfolgt formalisiert und erlaubt die Weiterverwendung durch Anwendungen und IT-Systeme z. B. für die Validierung einer profilierten Ressource. Profilierungen ergeben sich meist aus Anwendungsfällen bei denen ein bestimmter medizinischer Sachverhalt, wie z. B. die Messung von Vitaldaten eines:einer Patient:in durch eine:n Ärzt:in abzubilden ist. Dafür sind mehrere Ressourcen erforderlich: Patientenbezug mit *Patient*, der:die Ärzt:in mit *Practitioner*, der Besuch des:der Patient:in beim:bei der Ärzt:in mit *Encounter*, die Messung mit *Observation* und das Messgerät mit *Device*. Für die Beschreibung einer solchen Zusammenstellung von Ressourcen, ihren Abhängigkeiten untereinander und die notwendigen Profilierungen dient ein sogenannter Implementierungsleitfaden (*Implementation Guide* [IG]), der wiederum in formalisierter Form erstellt wird. So hat bspw. die Medizininformatik-Initiative für jedes Modul in ihrem Kerndatensatz einen IG erstellt (Medizin Informatik Initiative 2020). Gleichermaßen definiert die gematik in ihrer Spezifikation zu „Informationstechnischesysteme im Krankenhaus (ISiK)" Spezifikation-IGs[8] für Module für Patientenstammdaten, den Datenaustausch, die Terminplanung und die Medikation. Ebenso werden derzeit IGs für den zukünftigen European Health Data Space (EHDS; Amtsblatt der Europäischen Union 2025) erstellt, konkret für den Laborbefund, Bildbefund, Medikation und Entlassungsbrief (HL7 Europe o. J.).

#### 10.2.4.6 Bewertung FHIR-Standard

FHIR ist ein moderner Standard, der auf aktuelle Webtechnologien wie REST und JSON/XML aufsetzt und einfache Implementierungen ermöglicht. FHIR wird national und international positiv aufgenommen und durch eine aktive Community kontinuierlich weiterentwickelt. Er ist dabei, sich als zukunftsweisender Standard für den Datenaustausch und die Interoperabilität zu etablieren. Nationale Vorgaben unterstützen die Entwicklung. So ist z. B. das deutsche eRezept mit seinen Inhalten und Dokumentation zur Ausstellung bzw. Einlösung durchgängig mittels FHIR-Ressourcen umgesetzt und in Routinenutzung. Auch die ISiK-Spezifikation der Gematik GmbH etabliert einen FHIR-basierten Zugang zu klinischen IT-Systemen (KIS, Dokumentenmanagementsystem [DMS], Patientdatenmanagementsys-

[8] s. https://simplifier.net/isik-stufe-5/~guides (Zugegriffen: 01.09.2025)

tem [PDMS], …). Trotz dieser Erfolge in der Nutzung von FHIR nimmt die durchgängige Umsetzung nur langsam Fahrt auf. Ursachen dafür sind (i) der Aufwand für die Koordination und Erstellung von verbindlichen IGs, (ii) die teilweise zögerliche Umsetzung auf Seiten der Hersteller verbunden mit (iii) einer zurückhaltenden Nachfrage durch Gesundheitseinrichtungen. Diese lösen nur dann bestehende Lösungen ab oder erweitern diese, wenn die Vorteile eines FHIR-basierten Vorgehens zu einer nachhaltigen Prozessverbesserung führen und wirtschaftlich vertretbar sind.

### 10.2.5 IHE-Profile

Die Initiative *Integrating the Healthcare Enterprise* (IHE)[9] wurde 1998 von Gesundheitsexpert:innen und der Industrie zur Verbesserung der Interaktion zwischen IT-Systemen im Gesundheitswesen gegründet. Ziel ist es, maximale Interoperabilität und Prozessunterstützung durch den konsequenten Einsatz von etablierten Standards zu erreichen, um damit spezifische klinische Anforderungen zu erfüllen und eine optimale Patientenversorgung zu unterstützen. IHE-konforme Lösungen erleichtern die Interaktion zwischen IT-Systemen, reduzieren die Herstellerabhängigkeit und tragen zur Investitionssicherheit bei.

#### 10.2.5.1 IHE-Begrifflichkeiten

*IHE-Domänen* erlauben eine Strukturierung von Aufgabenbereichen. Sie umfassen spezifische Fachdisziplinen (z. B. Radiologie [Radiology, RAD], Pathologie und Labormedizin [Pathology and Laboratory Medicine, PaLM]) oder übergreifende Bereiche wie IT-Infrastrukturen (IT Infrastructure, ITI), Patientenversorgung (Patient Care Coordination, PCC) oder die Apotheke (Pharmacy, PHARM).

IHE definiert sogenannte *Profile*, um Vorgänge bzw. Informationsinhalte abzubilden. Inhaltsprofile (*Content Profiles*) dienen der Festlegung der Syntax, der Struktur und Semantik für Datenobjekte wie bspw. eine Patientenkurzakte gemäß den Vorgaben der ISO Norm IPS (International Patient Summary)[10]. Die in weitaus größerer Anzahl vorliegenden Integrationsprofile bilden Vorgänge ab und entstehen auf Basis der Anforderungen aus Anwendungsfällen. Tab. 10.7 stellt eine Auswahl von Profilen vor (in Anlehnung an IHE International o. J.).

Profile nutzen *Akteure* und *Transaktionen* für die Abbildung der Interaktionen in Anwendungsfällen.

Abb. 10.11 zeigt beispielhaft drei Akteure (A, B und C) und stellt im Interaktionsdiagramm einen möglichen Ablauf dar. In IHE-Profilen werden Akteure durch Substantive wie *source*, *consumer* und Transaktionen durch Verben wie *register*, *retrieve*, *query* und einer Nummer mit Angabe der zugehörigen Domäne bezeichnet, z. B. ITI-18.

[9] s. https://www.ihe.net (Zugegriffen: 01.09.2025)

[10] s. https://www.iso.org/obp/ui#iso:std:iso:27269:ed-2:v1:en (Zugegriffen: 01.09.2025)

**Tab. 10.7** Ausgewählte IHE-Profile mit ihrer Aufgabe und Zielsetzung (eigene Tabelle)

| Profil | Domäne | Bezeichnung | Beschreibung |
|---|---|---|---|
| PIX | ITI | Patient Identifier Cross-Referencing | Verwaltung und Verzeichnis für multiple Identitäten eines:einer Patient:in, meist in einem sogenannten *Master Patient Index* (MPI) |
| XUA | ITI | Cross-Enterprise User Assertion | Bestätigung einer Identität und/oder Berechtigungsrolle eines:einer Nutzer:in |
| BPPC | ITI | Basic Patient Privacy Consent | Einwilligung des:der Patient:in mit einer Zugriffsrichtlinie, die den Zugriff auf Daten regelt |
| XDS.b | ITI | Cross-Enterprise Document Sharing | Einrichtungsinterner Datenaustausch (Suchen, Abrufen und Speichern) |
| XCA | ITI | Cross-Community Access | Einrichtungsübergreifender Datenaustausch (Suchen und Abrufen) |
| XCDR | ITI | Cross-Community Document Reliable Interchange | Einrichtungsübergreifender Datenaustausch (Speichern) |
| XDS-I.b | RAD | Cross-Enterprise Document Sharing for Imaging | Einrichtungsinterner Bilddatenaustausch (Suchen, Abrufen und Speichern) |
| XCA-I | RAD | Cross-Community Access for Imaging | Einrichtungsübergreifender Bilddatenaustausch (Suchen und Abrufen) |
| MHD | ITI | Mobile Access to Health Documents | FHIR-basierter Datenaustausch für mobile Anwendungen und Endgeräte |
| ATNA | ITI | Audit Trail and Node Authentication | Verpflichtende Protokollierung und Authentifizierung von IT-Systemen und Anwendungen |

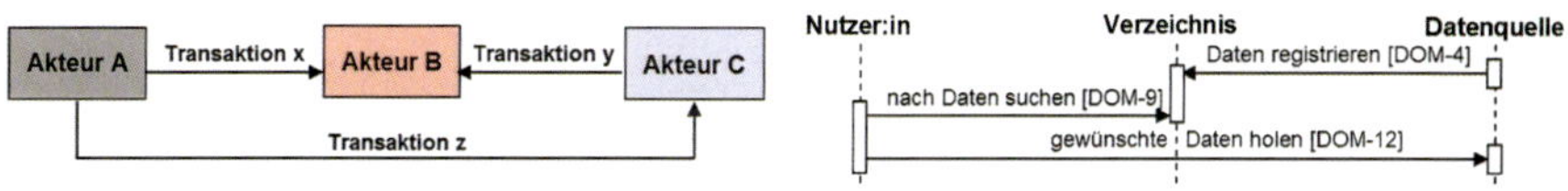


**Abb. 10.11** Akteure und Transaktionen (eigene Abbildung)

### 10.2.5.2 IHE-basiertes Management von Datenobjekten

Das Management von Datenobjekten umfasst nicht nur die Objekte selbst, wie Dateien oder Bundles von FHIR-Ressourcen, sondern zusätzlich Angaben zum Kontext, die bei IHE durch Metadaten abgebildet sind. Während die:der menschliche Leser:in eines Befunds diesen Kontext problemlos aus dem Briefkopf entnehmen kann, ist das für IT-Systeme bei unstrukturierten Dokumenten nur schwer möglich. IHE XDS hat daher einen Satz von ca. 30 Metadaten definiert, der Angaben zum:zur Patient:in, zur erstellenden Organisation, zur Art des Datenobjekts, zur zeitlichen Einordnung und zu technischen Eigenschaften enthält. Dabei ist ca. die Hälfte dieser Metadaten als verpflichtend gekennzeichnet. Abb. 10.12 links zeigt die Nutzung dieser Metadaten. Ein:e Anwender:in resp. eine Anwendung muss bei der Speicherung eines Datenobjekts nicht nur dieses selbst, sondern auch die zugehörigen Metadaten bereitstellen. Bei IHE werden die Metadaten in einem Verzeichnis (*Registry*) und das Datenobjekt in einem Speicherort (*Repository*) abgelegt. Bei der

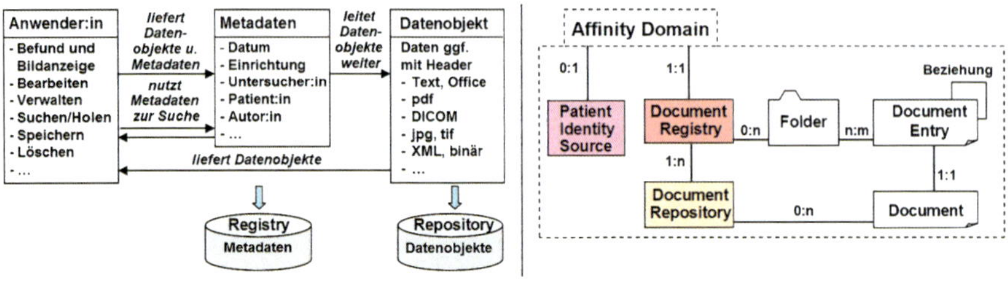


**Abb. 10.12** Verwaltung von Datenobjekten in einer IHE Affinity Domain (eigene Abbildung)

Suche bilden die Metadaten die verfügbaren Suchkriterien, die Suche selbst erfolgt in der *Registry* und führt zu einer Ergebnisliste. Ausgewählte Datenobjekte z. B. zur Anzeige werden dann von dem *Repository* bereitgestellt.

Abb. 10.12 zeigt rechts das Vorgehen in einem logischen Modell. Dabei bildet die *Affinity Domain* (AD) einen Vertrauensraum, in dem definierte Richtlinien für den Zugriff und Berechtigungen gelten. Eine AD umfasst meist ein Krankenhaus oder einen Krankenhausverbund. In einer AD kann es logischerweise nur ein Verzeichnis (*Registry*) von Datenobjekten aber mehrere *Document Repositories* geben. Hierbei verweist ein Metadatum auf das dem Dokument zugehörige *Repository*.

Die Metadaten zu einem Datenobjekt sind im *DocumentEntry* abgebildet, der auch die Beziehungen zwischen Dokumenten verwalten kann, z. B. ein Dokument ersetzt ein vorheriges oder weist eine Änderung zu einem vorherigen Dokument auf. Das Konzept *Folder* erlaubt eine Markierung von Datenobjekten (z. B. Zugehörigkeit zu einem Forschungsprojekt), jedoch keine hierarchische Anordnung wie in einem üblichen Dateibaum.

#### 10.2.5.3 Einrichtungsinterner Datenaustausch mit dem XDS.b-Profile

Das Profil XDS.b als *Cross-Enterprise Document Sharing* ist auf eine AD beschränkt, mithin einrichtungsintern. Abb. 10.13 zeigt die beteiligten Akteure und Transaktionen für Dokumente (links) und für DICOM-Bilddaten (rechts).

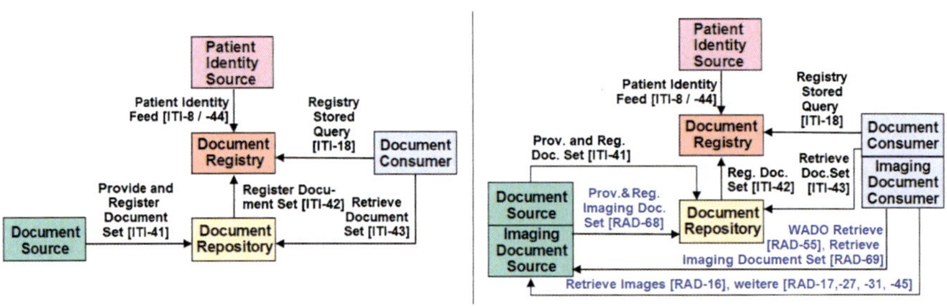


**Abb. 10.13** Einrichtungsinterner Datenaustausch für Dokumente und Bilddaten (eigene Abbildung)

Datenobjekte werden vom Akteur *Document Source* in der IHE-XDS-Infrastruktur, bestehend aus *Document Registry* und *Document Repository* eingestellt. Dazu übergibt die *Document Source* das Datenobjekt mit den zugehörigen Metadaten an das *Document Repository*. Dieses leitet die Metadaten an die *Document Registry* zur Prüfung auf Übernahme weiter. Eine wesentliche Voraussetzung dafür ist, dass die Daten bestehenden Patient:innen zugeordnet werden können, daher erhält die *Document Registry* von der *Patient Identity Source* entsprechende Informationen bzw. die *Document Source* fragt im Vorfeld das Einstellen die für diese:n Patient:in gültige Patient-ID ab. Bestätigt die *Document Registry* den Eintrag des Datenobjekts in ihr Verzeichnis, so wird das Datenobjekt ins *Document Repository* übernommen, d. h. gespeichert.

Der Akteur *Document Consumer* erlaubt dem:der Nutzer:in den Zugriff auf Datenobjekte, die in der IHE-XDS-Infrastruktur vorliegen. Erster Schritt ist in der Regel die Suche nach Datenobjekten in der *Document Registry*. Dabei werden die möglichen Suchkriterien durch die Metadaten bestimmt, z. B. nach Patient-ID, Patientenname, Fachabteilung, Fallnummer, Zeiträume oder Dokumentart. Die Suche ist beschränkt, z. B. auf eine:n Patient:in, eine Fachabteilung, um datenschutzrechtlich eine globale Suche über alle Patient:innen zu verhindern. Der:die Nutzer:in erhält das Ergebnis der Suche als eine Liste von Dokumenten, aus der er:sie im zweiten Schritt Dokumente zur Anzeige oder zur weiteren Bearbeitung auswählt. Der *Document Consumer* greift dann auf das *Document Repository* zu, um das jeweilige Datenobjekt zu holen.

Im Fall von DICOM-Bilddaten ist zu berücksichtigen, dass diese einerseits ein hohes Datenvolumen aufweisen (bis einige GB) und andererseits bereits in einem PACS verwaltet werden. Damit macht eine weitere Kopie dieser umfangreichen Daten in einer IHE-XDS-Infrastruktur keinen Sinn. Das IHE Profil XDS-I.b (s. Abb. 10.13 rechts) nutzt daher eine Referenzierung auf DICOM-Bilddaten zu deren IHE-konformer Verwaltung. Die Metadaten im Header des DICOM-Objekts werden verwendet, um ein Referenzobjekt, das sogenannte *Key Object Selection* (KOS), zu erstellen. Dieses KOS wird – wie vorab beschrieben – wie ein Datenobjekt in der IHE-XDS-Infrastruktur durch den Akteur *Imaging Document Source* (i. d. R. das PACS) abgelegt. Dabei enthalten die Metadaten im KOS auch eine eindeutige Referenz auf das jeweilige DICOM-Objekt. Für den:die Nutzer:in stellt sich die Suche mit den Akteuren *Document Consumer* und *Imaging Document Consumer* nach Datenobjekten transparent dar, d. h. die Ergebnisliste enthält Dokumente und DICOM-Bilddaten. Lediglich beim Zugriff zur Anzeige der Bilddaten erfolgt vom *Imaging Document Consumer* ein direkter Zugriff auf die Quelle, mithin das PACS. Dafür stehen mehrere mögliche Transaktionen zur Verfügung: WADO und WADO RS als webbasiertes Vorgehen sowie IHE-basiert über die in Abb. 10.13 genannten Transaktionen. Vorteil dieses Vorgehens für DICOM-Bilddaten ist, dass bestehende PACS weiter genutzt werden. Nachteil ist, dass das PACS für den *Imaging Document Consumer* verfügbar sein und wegen der hohen Datenvolumina die Verbindung zwischen beiden eine ausreichende Bandbreite aufweisen muss.

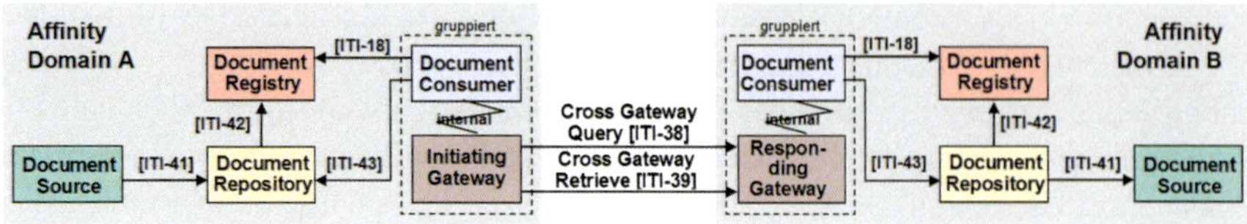


**Abb. 10.14** Einrichtungsübergreifender Datenaustausch mit dem XCA-Profil (eigene Abbildung)

#### 10.2.5.4 Einrichtungsübergreifender Datenaustausch mit Cross-Community Profilen

Beim einrichtungsübergreifenden Datenaustausch sind die jeweiligen Vorgaben für eine berechtigte Suche und Zugriff zwischen den beiden beteiligten ADs zu berücksichtigen. Diese Aufgabe übernehmen die Akteure *Initiating/Responding Gateway* im XCA-Profil (s. Abb. 10.14).

Die Suche eines:einer Nutzer:in als *Document Consumer* nach Datenobjekten in der *Affinity Domain A* erstreckt sich dabei nicht nur auf die lokale *Document Registry*, sondern erfolgt durch die Gruppierung des *Document Consumer* mit dem *Initiating Gateway* über die Transaktion *Cross Gateway Query* auch in der *Document Registry* der *Affinity Domain B* durch die Gruppierung des *Responding Gateway* mit dem *Document Consumer*. Ebenso ist der Zugriff auf Datenobjekte in *Affinity Domain A* und *Affinity Domain B* über die Transaktion *Cross Gateway Retrieve* möglich. Für die Anfragen von *Affinity Domain A* an *Affinity Domain B* ist im *Initiating Gateway* die ID der *Affinity Domain B* als sogenannte *Community ID* hinterlegt. Dabei erlaubt das XCA-Profil auch die Hinterlegung einer Liste von *Community ADs*, so dass dann iterativ vom *Initiating Gateway* mehr als eine andere AD angefragt werden kann. Dies erweitert den einrichtungsbezogenen Datenaustausch auf eine Vielzahl von Einrichtungen, z. B. in Verbünden von medizinischen Einrichtungen.

#### 10.2.5.5 Weitere einrichtungsinterne und -übergreifende Profile

IHE definiert noch eine Vielzahl weiterer Profile, die neben dem Datenaustausch dem Management von Patientenidentitäten, dem Berechtigungsmanagement, der Abbildung von Einwilligungen, dem Workflow in klinischen Prozessen, der Verwaltung von Ressourcen, etc. dienen. Dazu sei auf die Dokumentation in den jeweiligen Domänen, insbesondere ITI[11] und RAD[12] verwiesen.

#### 10.2.5.6 FHIR-basierte IHE-Profile

Mit der Etablierung von FHIR hat IHE begonnen, bestehende IHE-Akteure FHIR-fähig zu gestalten, sei es durch eine Gruppierung mit einem FHIR-basierten Akteur oder einer FHIR-Schnittstelle. Abb. 10.15 zeigt das Profil MHD (*Mobile Access to Health Documents*). Deutlich wird, dass der Akteur *Document Source* bzw. der Akteur *Document Consumer* mit FHIR-konformen Akteuren *MHD Document Reci-*

[11] s. https://profiles.ihe.net/ITI (Zugegriffen: 01.09.2025)
[12] s. https://profiles.ihe.net/RAD/index.html (Zugegriffen: 01.09.2025)

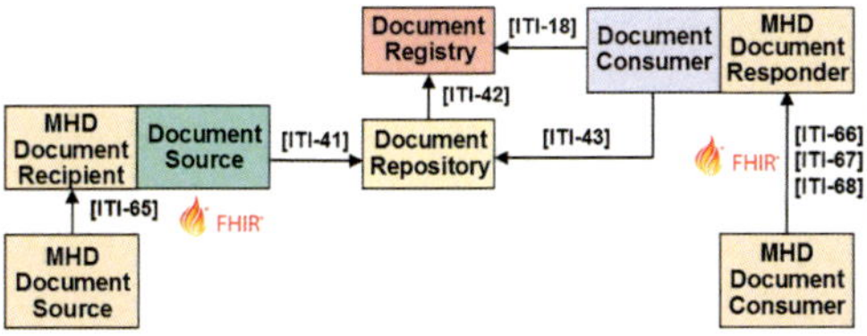


| XDS Transaktionen | MHD Transaktionen |
|---|---|
| [ITI-41] Provide and Register Document Set | [ITI-65] Provide Document Bundle |
| [ITI-18] Reg.Stored Query<br>- Find Submission Set<br>- FindDocuments or FindDocument ByReferenceID | Find Documents<br>[ITI-66] - Manifests<br>[ITI-67] - References |
| [ITI-43] Retrieve Document Set | [ITI-68] Retrieve Document |

**Abb. 10.15** FHIR-basierter Datenaustausch mit MHD (eigene Abbildung)

*pient* bzw. *MHD Document Responder* gruppiert sind. Im Ergebnis kann der Akteur *MHD Document Source* die FHIR-basierte Transaktion *Provide Document Bundle* verwenden, um in der vorliegenden IHE-XDS-Infrastruktur ein oder mehrere Datenobjekte zu registrieren und abzulegen. Gleichermaßen stehen dem Akteur *MHD Document Consumer* die FHIR-basierte Suche und das Holen von Datenobjekten mit *Find Documents* bzw. *Retrieve Document* zur Verfügung. Weitere FHIR-basierte Profile dienen z. B. zur Abfrage von Patientenidentitäten, zur Authentifizierung, zur Benachrichtigung oder zur Protokollierung, dazu sei primär auf die ITI-Domäne verwiesen.

#### 10.2.5.7 Bewertung IHE-Profile

IHE fördert Interoperabilität und übergreifende Prozesse durch seine IHE-Profile. Auf europäischer Ebene hat die EU-Kommission bereits 2015 27 IHE-Profile für ihre Berücksichtigung in öffentlichen Aufträgen mandatiert (Amtsblatt der Europäischen Union 2015). Gleichermaßen finden IHE-Profile in Telematikinfrastrukturen europäischer Länder umfangreich Verwendung (z. B. TI in Deutschland). Ihre Aufnahme in eine durchgängige Nutzung zum Datenobjektmanagement, sei in Bezug auf Behandlungsdaten oder zur revisionssicheren Archivierung, in einzelne medizinische Einrichtungen erfolgt zögerlich. Anders stellt es sich für Klinikgruppen oder Verbünde von Einrichtungen dar, die IHE-Infrastrukturen als Teil ihrer Strategie für entweder ihre Interoperabilitätsplattform oder ihre Beteiligung an einer regionalen Gesundheitsdatenplattform einsetzen. Dabei ist zunehmend auch die Nutzung von mit FHIR-basierten Profilen und Ansätzen zur Kopplung mit einem Clinical Data Repository (CDR) festzustellen. So bildet das MHD-Profil die Grundlage für den ISiK-Modul *Datenaustausch*.

## 10.3 Überblick zu den Eigenschaften der Standards und Profile

Ausgehend von der Definition von Interoperabilität und Vorstellung von Interoperabilitätsebenen wurden vier Standards und Profile detaillierter vorgestellt. Eine Übersicht wesentlicher Eigenschaften zeigt Tab. 10.8.

Tab. 10.8 zeigt deutliche Unterschiede zwischen den Standards in Bezug auf Interoperabilität, Datenarten und bereitgestellte Funktionen. Die einzelnen Aspekte werden durch unterschiedliche Technologien oder durch die benannten Eigenschaften der Standards und Profile erfüllt. Bspw. nutzt DICOM auf Netzwerkebene das verbindungsorientierte TCP/IP, FHIR das zustandslose REST, bei dem serverseitig der aktuelle Bearbeitungsstatus einer Anfrage nicht mitgehalten werden muss, und IHE das http-basierte Simple Object Access Protocol (SOAP), welches eine stärkere Formalisierung erlaubt.

Fairerweise muss erwähnt werden, dass eine Vielzahl weiterer Standards und Spezifikation besteht, die für die Modellierung von medizinischen Sachverhalten (z. B. openEHR[13]), für die semantische Auszeichnung (Observational Medical Outcomes Partnership [OMOP] bzw. Common Data Model [CDM][14]) oder für Bild-

**Tab. 10.8** Übersicht Standards und Profile mit ihren Kerneigenschaften (eigene Tabelle)

| *Inhalte und Funktion* | *HL7 V2* | *DICOM* | *FHIR* | *IHE* |
|---|---|---|---|---|
| Netzwerk | - | *TCP/IP* | *REST* | *SOAP* |
| Syntax | *X* | *DICOM Header und Body* | *intrinsisch in Ressource* | *intrinsisch in Profilen* |
| Semantik | *per Nachrichten-definition* | *DICOM Header Definition* | *Vorgabe in Ressource* | *IHE-Metadaten* |
| Nachrichten | *X* | - | *Message Header* | - |
| Unstrukturierte Daten | *X* | - | *Doc.Referenz* | *XDS, XCA* |
| Strukturierte Daten | *X* | - | *Composition, Bundle* | *XDS, XCA* |
| Datenaustausch Bilddaten | - | *X* | *Imaging Study per Referenz* | *XDS-I, XCA-I per KOS* |
| Datenaustausch | *MDM* | *C-STORE, C-MOVE* | *GET, POST* | *XDS, XCA* |
| Benachrichtigung | *(x)* | - | *Subscription* | *DSUB* |
| Prozesse | *ORx* | *X* | *gemäß IG* | *gemäß Profil* |
| Datenhaltung | - | *X* | *(x)* | *x* |
| Archivierung | - | *mit PACS* | - | *mit Archiv* |

**Legende:** X – erfüllt
(x) – eingeschränkt erfüllt
"-" – nicht erfüllt

TCP/IP – Transmission Control Protocol / Internet Protocol
REST – Representational Stateless Transfer
SOAP – Simple Object Access Protocol: Datenaustausch zwischen Anwendungen
DSUB – Document Metadata Subscription: IHE-Profil für die Benachrichtigung bei Änderungen
ORx – Order Entry Nachrichtengruppe: für Erteilung, Status und Ergebnisse von Aufträgen

[13] s. https://openehr.org (Zugegriffen: 01.09.2025)

[14] s. https://www.ohdsi.org/data-standardization (Zugegriffen: 01.09.2025)

daten (z. B. Neuroimaging Informatics Technology Initiative [NIfTI][15]) verwendet werden können. Aufgrund ihrer geringeren Verbreitung und zugunsten einer soliden Vorstellung der benannten Standards und Profile und dem Umfang dieses Kapitels wurden sie nicht weiter detailliert.

## Literatur

Amtsblatt der Europäischen Union (2015) Beschluss (EU) 2015/1302 Der Kommission vom 28. Juli 2015 zur Festlegung von „Integrating the Healthcare Enterprise"-Profilen, auf die bei der Vergabe öffentlicher Aufträge Bezug genommen werden kann. Amtsblatt der Europäischen Union. L.199/43. https://eur-lex.europa.eu/legal-content/DE/TXT/PDF/?uri=CELEX:32015D1302. Zugegriffen: 1. Sept. 2025

Amtsblatt der Europäischen Union (2025) Verordnung (EU) 2025/327 des Europäischen Parlaments und des Rates vom 11. Februar 2025 über den europäischen Gesundheitsdatenraum sowie zur Änderung der Richtlinie 2011/24/EU und der Verordnung (EU) 2024/2847. Amtsblatt der Europäischen Union. https://eur-lex.europa.eu/legal-content/DE/TXT/PDF/?uri=OJ:L_202500327. Zugegriffen: 1. Sept. 2025

HL7 Europe (o. J.) HL7 Europe FHIR Implementation Guides. Advancing interoperability across European healthcare systems. HL7 Europe. https://hl7.eu/fhir/index.html. Zugegriffen: 1. Sept. 2025

HL7 FHIR (o. J.) Resource Index. HL7 FHIR Release 5. https://www.hl7.org/fhir/resourcelist.html. Zugegriffen: 1. Sept. 2025

IHE International (o. J.) IT Infrastructure (ITI) Technical Framework Volume 1. IHE International. https://profiles.ihe.net/ITI/TF/Volume1/index.html. Zugegriffen: 1. Sept. 2025

Medizin Informatik Initiative (2020) Medizininformatik Initiative – ImplementationGuide – Manteldokument: Kerndatensatz der Medizininformatik-Initiative. Medizin Informatik Initiative. https://simplifier.net/guide/medizininformatikinitiative-implementationguide-manteldokument?version=current. Zugegriffen: 1. Sept. 2025

Spronk R (2003) Transport Specification: MLLP, Release 1. HL7 Version 3 Standard. 2003 Health Level Seven. https://hl7.skyware-group.com/lib/exe/fetch.php?media=wiki:mllp.pdf. Zugegriffen: 1. Sept. 2025

[15] s. https://nifti.nimh.nih.gov (Zugegriffen: 01.09.2025)

# 11 Digitale Souveränität im Gesundheitswesen: Wie sichere Infrastrukturen Innovation befähigen können

Christian Russ, Sara D'Onofrio, Sebastian Gerbholz und Willi Wöllner

**Zusammenfassung**

Europäische Gesundheitssysteme stehen vor einem strukturellen Spannungsfeld: Der Einsatz von Künstlicher Intelligenz, vernetzten medizinischen Geräten und cloudbasierten Plattformen verspricht Effizienzgewinne und Entlastung angesichts des zunehmenden Fachkräftemangels und Kostendrucks. Gleichzeitig wächst jedoch die Abhängigkeit von wenigen, überwiegend außereuropäischen Cloud-Providern wie z. B. US-basierten Cloud-Hyperscalern, was Risiken für Datenschutz, Governance und langfristige Gestaltungshoheit mit sich bringt. Digitale Souveränität bietet hierfür einen strategischen Lösungsansatz. Verstanden als Kontrolle über Daten, Betriebsmodelle und technologische Grundlagen über den gesamten Lebenszyklus hinweg, ist sie keine Innovationsbremse, sondern eine zentrale Voraussetzung für nachhaltige digitale Innovation. Föderierte Datenräume, offene Standards und Referenzlösungen wie etwa im Kontext des Europäischen Gesundheitsdatenraums (European Health Data Space, EHDS) zeigen, dass eine sichere und interoperable Nutzung sensibler Gesundheitsdaten ohne Aufgabe nationaler oder europäischer Jurisdiktion möglich ist. Der europäische Regulierungsrahmen, einschließlich der Datenschutz-Grundver-

C. Russ
Institut für Wirtschaftsinformatik, ZHAW School of Management and Law, Winterthur, Schweiz
E-Mail: chris.russ@zhaw.ch

S. D'Onofrio (✉)
FMsquare Foundation, Sursee, Schweiz
E-Mail: info@saradonofrio.ch

S. Gerbholz
Open Health Data & Analytics, x-tention Informationstechnologie GmbH, Augsburg, Deutschland
E-Mail: sebastian.gerbholz@x-tention.de

W. Wöllner
Atos, Leipzig, Deutschland
E-Mail: willi.woellner@atos.net



S. D'Onofrio, C. Russ (Hrsg.), *Digital HealthTech*, Edition HMD,
https://doi.org/10.1007/978-3-658-51795-3_11

ordnung (DSGVO), der Network and Information Security Directive (NIS2), der KI-Verordnung (EU AI Act), des Daten-Governance-Rechtsakts (EU Data Governance Act), des Datengesetzes (EU Data Act) und EHDS, macht digitale Souveränität zugleich zu einer rechtlichen Notwendigkeit und eröffnet ein strategisches Zeitfenster. Erste europäische Initiativen belegen die praktische Umsetzbarkeit föderierter Gesundheitsdatenräume. Im Zentrum stehen dabei Daten-, operationale und technologische Souveränität als Grundlage für langfristige Wettbewerbsfähigkeit, regulatorische Resilienz und Vertrauen im digitalen Gesundheitswesen.

**Schlüsselwörter**

Data Governance · Datenräume · Datensicherheit · Digitale Infrastrukturen · Digitale Souveränität · Gesundheitstechnologie · Innovation · Regulierung

## 11.1 Von Abhängigkeit zu neuer Autonomie

Über mehrere Jahrzehnte hinweg wurde im Gesundheitswesen versucht, durch Automatisierung, Digitalisierung und später auch durch verstärkte digitale Transformationsinitiativen Produktivität, Effizienz, Qualität und Innovationsfähigkeit zu steigern. In Teilen ist dies bereits gelungen, wenngleich der Weg hin zu vollständig vernetzten und intelligenten Spitälern bzw. Krankenhäusern (Smart Hospitals) weiterhin mit erheblichen Herausforderungen wie z. B. in der integrativen Zusammenführung von Menschen, der Organisation, der Technologien und Daten verbunden ist (SHIFT 2022). Die aktuellen Digitalisierungsbestrebungen erfordern erhebliche Investitionen in moderne, flexible und skalierbare IT-Infrastrukturen sowie digitale Plattformen.

Diese Anforderungen führen in der Praxis häufig zum Einsatz von Public-Cloud-Angeboten sogenannter Hyperscaler, da diese eine hohe Skalierbarkeit und wirtschaftliche Effizienz versprechen. Damit stellt sich jedoch eine grundlegende Frage: Ist die Einlösung der Versprechen von Effizienz und Innovationsfähigkeit zwangsläufig an eine Abhängigkeit von zumeist US-basierten Cloud-Anbietern gebunden? Genau hier zeigt sich ein strukturelles Dilemma. Während europäische und Schweizer Regulierungen eine strenge Kontrolle und strikte Hoheit über Gesundheitsdaten und IT-Systeme verlangen (Russ et al. 2023), führen die aktuellen technologischen und ökonomischen Gegebenheiten paradoxerweise dazu, dass Gesundheitseinrichtungen immer stärker von einer kleinen Anzahl großer, oft nicht-europäischer Technologiekonzerne abhängig werden.

Im Kontext der globalen digitalen Transformation wird staatliche und organisationale (Non-Profit) Souveränität damit zunehmend durch gewinnorientierte Akteure geprägt, deren Einfluss traditionelle staatliche Steuerungsmechanismen teilweise übersteigt. Als Beispiel sind hier die rasanten Entwicklungen der Big-Tech-KI-Angebote und der europäischen Versuche diesen sowohl regulatorisch als auch kompetitiv entgegenzuwirken, anzuführen (Blancato 2024; Papyshev und Chan 2026).

Dieses Spannungsfeld wird häufig unter dem Begriff des Vendor Lock-ins diskutiert: Die tiefgreifende Integration von Cloud-Provider-Diensten in bestehende IT-Landschaften erschwert einen späteren Wechsel erheblich oder macht ihn nur mit hohem finanziellem und organisatorischem Aufwand möglich (Shaik und Natarajan 2024; Javadi 2025). In weiterer Folge werden die Herausforderungen aus der Innovations-, technischen und regulatorischen Sicht genauer betrachtet.

### 11.1.1 Innovationsdruck im europäischen Gesundheitswesen

Gesundheitssysteme in Europa befinden sich an einem strukturellen Wendepunkt. Die Nachfrage nach Gesundheitsleistungen wächst durch demografische Alterung, während die verfügbaren Ressourcen begrenzt bleiben. Seit 2020 verzeichnen die meisten EU-Länder eine Verschärfung der Fachkräfteengpässe. Laut WHO-Prognosen wird bis 2030 ein globales Defizit von über 10 Mio. Gesundheitsfachkräften entstehen (WHO 2022).

Fortschritte in der Künstlichen Intelligenz (KI) gestützten Diagnostik, tragbaren und vernetzten medizinischen Geräten sowie die weitverbreitete Nutzung von cloudbasierten Gesundheits- und Telemedizinplattformen (z. B. Gesundheitsportal von x-tention[1] oder Datenintegrationsplattform von the i-engineers[2]) treiben die digitale Transformation des Gesundheitswesens in der DACH-Region voran (Angerer und Berger 2023). Im Einklang mit den von den Ländern verabschiedeten Digitalisierungsstrategien (vgl. Deutschland[3], Österreich[4], Schweiz[5]) werden jene zugrundeliegenden Technologien zunehmend in den Einrichtungen der stationären und ambulanten Versorgung integriert. Während sie das Versprechen besserer Ergebnisse, operativer Effizienz und patientenorientierter Ansätze bieten, bringen sie auch eine neue Reihe von Herausforderungen mit sich und setzen den Sektor neuen Risiken aus.

Ohne robuste, souveräne digitale Rahmenbedingungen riskieren die Gesundheitssysteme in der EU und insbesondere in Deutschland, Österreich und der Schweiz bestehendes Vertrauen zu untergraben, die Datensicherheit zu gefährden und dem Risiko von ausländisch kontrollierten technischen Infrastrukturen ausgesetzt zu sein, die möglicherweise nicht mit europäischen Werten oder rechtlichen Standards übereinstimmen (European Commission 2025g). Besondere Beachtung findet der Souveränitätsprozess von Mon Espace Santé in Frankreich, in welchem 2024 eine neue gesetzliche Verankerung zum Gesundheitsdatenschutz und der *Cloud de Confiance* erfolgte (Nationale 2025). Sie fordert die absolute Notwendigkeit souveräner nationaler und europäischer Daten- und Cloud-Infrastrukturen. Zu einer vergleichbaren Schlussfolgerung kam es in der Schweiz in einer Resolution

[1] s. https://x-tention.com/de-CH/produkt/patient-provider-portal (Zugegriffen: 01.12.2025)
[2] s. https://www.tie.ch/#architektur (Zugegriffen: 01.12.2025)
[3] s. https://www.bundesgesundheitsministerium.de/themen/digitalisierung/digitalisierungsstrategie.html (Zugegriffen: 01.12.2025)
[4] s. https://www.digitalaustria.gv.at/verwaltung/strategien/ehealth.html (Zugegriffen: 01.12.2025)
[5] s. https://www.bag.admin.ch/de/so-wird-gesundheit2030-umgesetzt (Zugegriffen: 01.12.2025)

zur Auslagerung von Datenverarbeitungen in die Cloud (privatim 2025). Privatim, die Konferenz der schweizerischen Datenschutzbeauftragten, hält „*die Auslagerung von besonders schützenswerten oder einer gesetzlichen Geheimhaltungspflicht unterstehenden Personendaten in SaaS-Lösungen [Software-as-a-Service] von großen internationalen Anbietern durch öffentliche Organe in den meisten Fällen (wie namentlich M365) für unzulässig*“ (privatim 2025). Auch in Österreich ist das Thema angekommen und wird unter anderem mit dem Bewertungsmodell für *Digitale Souveränität* mittels des digitalen Souveränitätskompasses adressiert (BMFA 2023).

Eine Souveränitäts- und Sicherheitsstrategie ist daher auch für das Gesundheitswesen nicht optional, sondern mittel- und langfristig zwingend erforderlich.

### 11.1.2 Die technische Realität: Abhängigkeit von außereuropäischen und monolithischen Angeboten

Moderne digitale Lösungen setzen enorme Rechenkapazitäten, spezialisierte Software-Stacks und globale Netzwerke voraus. IT-Infrastrukturen, die historisch nur große Cloud-Hyperscaler (z. B. Amazon Web Services [AWS], Microsoft Azure, Google Cloud) bereitzustellen vermochten. Für viele Gesundheitssysteme stellt die Migration zu diesen Plattformen somit die einzige wirtschaftlich tragfähige Option dar, digitale Innovationen mit Skalierbarkeit zu realisieren.

Dieser Weg ist jedoch mit erheblichen Risiken verbunden (Hirschheim und Lacity 2000). Sensible Patientendaten (z. B. genetische Sequenzen, psychische Gesundheitshistorien, Diagnosetexte) werden auf IT-Infrastrukturen verarbeitet, deren Governance, Sicherheitsstandards und Datenschutzpraktiken nicht vollständig unter europäischer Kontrolle stehen. Die physischen Server können sich in Europa oder in den USA oder anderen außereuropäischen Jurisdiktionen befinden. Jedoch ist die Rechtsjurisdiktion, welche für Datenzugriff und -schutz gilt, aufgrund weiterreichender Gesetzgebungen wie dem US Cloud Act[6], nicht länger eindeutig am Server-Standort auszumachen. Somit besteht das Risiko, dass regulatorische Vorschriften nicht nur des Landes in Europa, in welchem Dienste konsumiert werden, gelten. Zugriffe auf die Kundendaten können von manchen Staaten wie z. B. den USA im Extremfall auch ohne die Informationspflicht der Betroffenen erfolgen (Förster 2025).

Mit dieser Abhängigkeit entsteht zudem der erwähnte *Lock-in-Effekt* (Shaik und Natarajan 2024): Sind Patientendaten erst in einem proprietären Datenspeicher eines Cloud-Providers abgelegt, ist ein Wechsel zu alternativen Plattformen technisch aufwändig und wirtschaftlich prohibitiv. Dies schafft asymmetrische Machtverhältnisse zwischen Gesundheitsdienstleistern und Tech-Konzernen – zugunsten der letzteren. Tab. 11.1 listet kritisch zu hinterfragende Aspekte zu nicht europäischen Cloud-Diensten auf. Diese wurde aus praktischen Erfahrungen und Implementierungsprojekten der Autor:innen zusammengestellt:

[6] s. https://www.justice.gov/criminal/cloud-act-resources (Zugegriffen: 02.12.2025)

**Tab. 11.1** Kritische Fragestellungen für unabhängige Cloud-Services-Nutzung im Ausland (eigene Tabelle)

| Kriterium | Warum kritisch? |
|---|---|
| Betrieb außerhalb der EU | Gefahr des extraterritorialen Zugriffs (CLOUD Act, FISA 702[a]), erschwerte Konformität der Datenschutz-Grundverordnung (DSGVO) |
| US-/chinesischer Mutterkonzern | Anbieter unterliegt US- oder chinesischem Recht und dies impliziert ein Durchgriffsrisiko von nicht-europäischen Staaten, sowie eine Prüfung der Geheimhaltungspflichten der Gesundheitsorganisationen |
| Nicht verifizierte Datenspeicherung | Unklarheit, wo die Daten und auch Metadaten physisch liegen oder wenn Server in Europa zur Verfügung stehen, ob sie die EU je verlassen |
| Fehlende EU-Rechenzentrums-Optionen | Anbieter betreibt keine ausschließlich EU-basierten Regionen |
| Fehlende Schlüsselhoheit (Bring Your Own Key, BYOK) | Wenn Cloud-Provider die Chiffrierschlüssel besitzen, dann ist kein voller Schutz vor Provider-Zugriff gewährleistet |
| Intransparente Subdienstleister-Ketten | Unbekannte Unterauftragsverarbeitende (Sub-Prozessoren) außerhalb der EU |
| Proprietäre Standards und Lock-in | Migration zu anderen Anbietern nur mit sehr hohem Aufwand möglich |
| Kein EU-Rechtsstreit-Rahmenvertrag | Gerichtsstand und anwendbares Recht liegen nicht in der EU, dies erschwert den Rechtsschutz |
| Fehlende Audits oder Sicherheitszertifikate | Anbieter verweigert i. d. R. unabhängige Audits oder besitzt keine EU-Standards (z. B. C5[b], ISO 27001[c]) |
| Kein Exit- oder Disaster-Recovery-Plan | Kein definiertes Verfahren zur Migration der Daten oder bei Anbieter-Ausfall |
| Schlechte Integration in EU-Konformität | Anbieter unterstützt nicht die Umsetzung der DSGVO (z. B. keine Datenschutzbeauftragten-Schnittstellen) |

[a] s. https://www.fbi.gov/how-we-investigate/intelligence/foreign-intelligence-surveillance-act-fisa-and-section-702 (Zugegriffen: 02.12.2025)
[b] s. https://www.bsi.bund.de/dok/7685384 (Zugegriffen: 02.12.2025)
[c] s. https://www.iso.org/standard/27001 (Zugegriffen: 02.12.2025)

### 11.1.3 Die Europäische Regulierung – ein Dilemma?

Die EU hat die Souveränitätsrisiken erkannt und reagiert seit 2020 mit einer umfangreichen Regulierungsagenda. Mit Schwerpunkt auf Gesundheitsdaten und den IT-Betrieb im Gesundheitswesen sind folgende Regulatorien hervorzuheben: die DSGVO[7] seit 2018, die NIS2-Richtlinie[8] (Network and Information Security Directive 2) seit 2022, der EU Data Governance Act[9] seit 2023, der EU Artificial

[7] s. https://www.bmi.bund.de/SharedDocs/faqs/DE/themen/it-digitalpolitik/datenschutz/datenschutzgrundvo-liste.html (Zugegriffen: 02.12.2025)
[8] s. https://eur-lex.europa.eu/legal-content/EN/TXT/?uri=CELEX:32022L2555 (Zugegriffen: 10.01.2026)
[9] s. https://eur-lex.europa.eu/legal-content/EN/TXT/?uri=CELEX%3A32022R0868 (Zugegriffen: 10.01.2026)

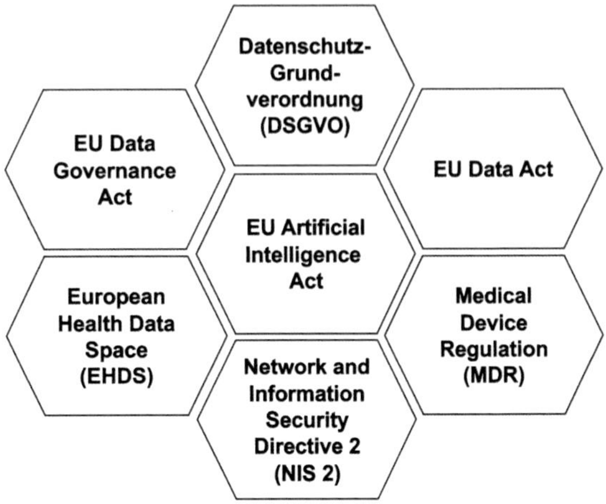


**Abb. 11.1** EU-Regulierungsumfeld im e-Health Bereich (eigene Abbildung)

Intelligence Act[10] (AI Act) seit 2024, der EU Data Act[11] seit 2025 und die Europäische Gesundheitsdatenraum Verordnung[12] (European Health Data Space, EHDS) mit Inkrafttreten 2025–2026. Wie in Abb. 11.1 zusammengefasst, verlangt *jedes dieser Regelwerke z. B. DSGVO und weitere, dass sensible europäische Daten unter europäischer Kontrolle verbleiben und europäischen Datenschutzstandards genügen* (Peters 2024; European Commission 2025h; Graux et al. 2025).

Allerdings mangelte es diesen Regelwerken lange Zeit an Kompatibilität mit der vorhandenen technischen Infrastruktur und auch das Zusammenspiel der einzelnen Richtlinien und Regelwerke war nicht immer eindeutig. So wurden z. B. die teilweise entgegenwirkenden Vorgaben der neuen KI-Verordnung (EU AI Act) und des Datengesetzes (EU Data Act) gegenüber der schon länger bestehenden DSGVO thematisiert (Graux et al. 2025). Dies führte zu einer paradoxen Konstellation:

- Die Regulierungen schreiben vor, dass die Kontrolle über die Daten und die Einhaltung europäischer Standards gewährleistet werden muss.
- Die Gesundheitsorganisationen wählen jedoch aktuell als technische und wirtschaftliche Lösung zumeist globale Cloud-Provider, die nicht vollständig die europäischen Gesetze befolgen.

Dies ist ein reales Dilemma, mit dem Leistungserbringende, Kostenträger, die öffentliche Hand, Patient:innen und die Forschung im Gesundheitswesen täglich umgehen müssen. Hierbei wirken sehr oft die ökonomischen und innovativen Treiber gegen die Bestrebungen einer regulierten Souveränität entgegen.

[10] s. https://eur-lex.europa.eu/legal-content/EN/TXT/?uri=CELEX%3A32024R1689 (Zugegriffen: 10.01.2026)
[11] s. https://eur-lex.europa.eu/eli/reg/2023/2854/oj (Zugegriffen: 10.01.2026)
[12] s. https://eur-lex.europa.eu/legal-content/EN/TXT/?uri=OJ:L_202500327 (Zugegriffen: 10.01.2026)

Allerdings hat sich die Situation in letzter Zeit grundlegend verändert. Geopolitische Unsicherheiten und technische Initiativen wie föderierte Datenräume, standardisierte Datenplattformen, souveräne Cloud-Infrastrukturen (Madiega 2020; Gerlach et al. 2024; Sachdeva et al. 2024; European Commission 2025a) ermöglichen es nunmehr, Innovation und Souveränität komplementär zu gestalten statt als gegensätzlich zu verstehen. Ein Lösungsansatz dafür folgt dem föderierten Datenmanagement-Prinzip (Heinbach et al. 2025): Daten verbleiben unter lokaler Kontrolle und werden zugleich über standardisierte, sichere und offene sowie verteilte Protokolle ausgetauscht. Dies steht im starken Gegensatz zu typischen Cloud-Provider-Modellen, die auf zentraler Datenspeicherung basieren. Die Konsequenz ist, dass Datenhoheit und Skalierbarkeit keine Gegensätze mehr sind, sondern sich nun gegenseitig ergänzen können.

Als technische Antwort werden hierfür föderierte Datenarchitekturen benötigt, welche das Regulierungs-Infrastruktur-Dilemma auf mehreren Ebenen (Malicki 2024; Rujano et al. 2024) adressieren:

- *Regulatorische Konformität*: Daten verbleiben unter der Jurisdiktion und Kontrolle der ursprünglichen Datenhalter. DSGVO, NIS2 und weitere Regelwerke können umfassend eingehalten werden. Es entsteht keine extraterritoriale Abhängigkeit.
- *Technische Innovation*: Durch standardisierte Schnittstellen (Application Programming Interfaces, APIs) und Middleware vermögen Gesundheitssysteme ihre Daten sicher auszutauschen. Nicht nur innerhalb einzelner Institutionen, sondern über Institutionsgrenzen hinweg. Dies befähigt u. a. großmaßstäbliche Forschung, KI-Training auf europäischen Datensätzen und Echtzeitdatenaustausch für klinische Entscheidungsfindung.
- *Wirtschaftliche Tragfähigkeit*: Föderierte Systeme erfordern keine massiven Vorabinvestitionen in zentrale Infrastrukturen. Stattdessen können bestehende IT-Ressourcen durch standardisierte Protokolle vernetzt werden. Dies reduziert die Eintrittsbarrieren für kleinere und mittlere Einrichtungen erheblich.
- *Europäische Autonomie*: Dies ist das strategische Kernelement. Europäische Gesundheitssysteme werden nicht länger von Preis- und Governance-Entscheidungen globaler Tech-Konzerne abhängig. Sie konstituieren stattdessen ein eigenständiges, regelgestütztes Ökosystem, das europäischen Werten und Normen entspricht (BMDS 2025).

## 11.2 Digitale Souveränität als strategisches Konzept

Wie bereits angemerkt, bedeutet Souveränität nicht Isolation, sondern Kontrolle über föderierte Infrastrukturen für verteilte, vertrauenswürdige Zusammenarbeit mit Daten. Vielmehr wird es als Fähigkeit von Staaten, Unternehmen und Individuen verstanden, digitale Technologien, Infrastrukturen und Daten selbstbestimmt, sicher und unabhängig von Drittanbietern zu nutzen, zu gestalten und zu kontrollieren (Madiega 2020; Moerel und Timmers 2021; GoC 2025).

Um einen ganzheitlichen und systemischen Ansatz zu ermöglichen, kann digitale Souveränität auf unterschiedlichen Abstraktionsebenen betrachtet werden (Fries et al. 2023):

- *Ebene 1 – Staaten oder supranationale Institutionen:* Diese Ebene umfasst übergeordnete Bestrebungen innerhalb politischer und wirtschaftlicher Bündnisse, wie beispielsweise der Europäischen Union, digitale Souveränität für die nachgelagerten Ebenen festzulegen, zu fördern und langfristig zu sichern. Beispiele sind hier gemeinsame Regeln für digitale Dienste (EU Digital Services Act[13]) oder einheitliche Datenschutz- und Cybersicherheitsvorschriften (Madiega 2020).
- *Ebene 2 – Nationale Unternehmen und Organisationen:* Hier steht die unternehmerische Perspektive im Vordergrund, insbesondere die Freiheit, Technologien und Standards eigenständig zu wählen sowie unabhängige und zukunftsorientierte digitale Geschäftsstrategien zu entwickeln. Beispiele sind hier aus unternehmerischer Sicht die Schwerpunkte Wirtschaftlichkeit in Form des unternehmerischen Erfolges, Konkurrenzfähigkeit gegenüber Mitbewerbern und die Wachstumsfähigkeit (Hartmann 2021).
- *Ebene 3 – Individuen (Mitarbeitende, Anwender:innen und Bürger:innen):* Ein zentraler, wenn auch nicht alleiniger Aspekt auf dieser Ebene ist die Self-Sovereign Identity (SSI). SSI-Konzepte haben sich als neues Paradigma im Bereich des digitalen Identitätsmanagements etabliert und ermöglichen es digitalen Nutzer:innen, ihre Identitätsdaten umfassender selbst zu kontrollieren und zu verwalten (Satybaldy et al. 2024).

In diesem Kapitel liegt der Fokus auf Ebene 2 der Gesundheitsunternehmen und mit dem Gesundheitswesen und den Einflüssen der EU eine Beeinflussung und Vorgaben durch Ebene 1. Trotz politischer Bestrebungen und Vorgaben von Technologie-Vorständen in den Unternehmen, bleiben Implementierungs-Teams oft etwas ratlos: Was genau ist mit *digitaler Souveränität* gemeint? Das Kernproblem liegt darin, dass die meisten Definitionen zu vage bleiben. Sie beschreiben ein Ideal, nicht einen Weg dorthin. Die IT-Leitung eines:einer Akteur:in im Gesundheitswesen benötigt konkrete Orientierung: Welche spezifischen Infrastruktur-Entscheidungen führen zu echter Souveränität? Welche messbaren Risiken entstehen bei ihrer Vernachlässigung? Und in welcher zeitlichen und finanziellen Größenordnung bewegt sich die Aktion?

Eine wirksame Definition muss präzise, operationalisierbar und messbar sein. Sie muss die strategische Intention mit operativen Kriterien verbinden. Nachfolgend werden die einzelnen Aspekte der Souveränität erläutert und auf ein mögliches Reifegrad-Modell verwiesen.

[13] s. https://digital-strategy.ec.europa.eu/en/policies/digital-services-act (Zugegriffen: 20.12.2025)

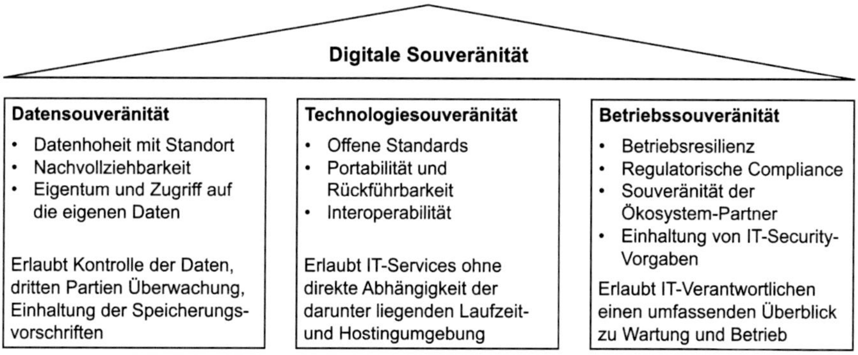


**Abb. 11.2** Drei Dimensionen der Souveränität (in Anlehnung an Holfelder et al. 2022; Red Hat 2025)

### 11.2.1 Digitale Souveränität mit drei Minimaldimensionen

Basierend auf generellen Definitionen von digitaler Souveränität müssen im Gesundheitswesen noch besonders das Patientenwohl, die Sensitivität der Gesundheitsdaten und deren Lebenszyklus beachtet werden. Um diese Gesundheitsdaten souverän und autonom zu verwalten, benötigt es mehrere ganzheitliche Sichtweisen auf die vielschichtige Situation. Sie manifestiert sich, wie in Abb. 11.2 dargestellt, in mindestens drei eng verbundenen Dimensionen der Souveränität: *Daten*, *Technologie* und *Betrieb*. Die einzelnen Dimensionen werden in den nachfolgenden Abschnitten näher erläutert.

#### 11.2.1.1 Dimension 1: Datensouveränität – Kontrolle über den Daten-Lebenszyklus

Neben umfangreichen Definitionen und Abgrenzungen von Datensouveränität (Hummel et al. 2021; Holmström und Magnusson 2025) beschreibt der Begriff, vereinfacht gesagt, die Fähigkeit einer Organisation, über den gesamten Lebenszyklus ihrer Unternehmensdaten, von Erfassung über Verarbeitung bis zur Löschung oder Archivierung, operative und rechtliche Kontrolle auszuüben.

Sie manifestiert sich in vier kritischen Unterdimensionen:

- *Rechtliche Datensouveränität* bezieht sich darauf, dass Daten vollständig den Gesetzen und Vorschriften der Jurisdiktion unterliegen, in der sie entstanden sind (Heinbach et al. 2025). Ein:e Patient:in eines deutschen Krankenhauses generiert Daten, die deutschem und EU-Recht unterliegen und nicht US-amerikanischen oder anderen Rechtsordnungen. In der Praxis stellt dies eine Herausforderung dar: Wenn Patientendaten zwar auf Infrastrukturen in Europa verarbeitet werden, der Betrieb dieser Infrastrukturen jedoch von US-Mutterkonzernen verantwortet wird, können US-amerikanische Sicherheitsbehörden unter US-Gesetzen (etwa dem US Cloud Act) Zugriff auf diese Daten fordern – und dies möglicherweise ohne Kenntnis oder Einbezug europäischer Datenschutzbehörden. Echte Datensouveränität bedeutet, dass dies faktisch nicht möglich ist, weil Daten entweder nicht dem US-Zugriff ausgesetzt oder durch starke Verschlüsselung geschützt sind, und deren Schlüssel die datenhaltenden Organisationen selbst kontrollieren (Förster 2025).

- *Technische Datensouveränität* adressiert die operationalen Schutzmechanismen. Daten werden durch starke Verschlüsselung (Advanced Encryption Standard), Pseudonymisierung oder Anonymisierung gemäß regulatorischen Anforderungen geschützt. Wichtig ist dabei, dass der Schlüssel zur Entschlüsselung nicht beim Infrastruktur-Anbieter, sondern bei der Datenhalter-Organisation liegt. Das Konzept wird häufig als *Hold Your Own Key* oder *Bring Your Own Key* bezeichnet. Dies bedeutet, dass wenn eine Cloud-Infrastruktur kompromittiert wird, die Daten kryptografisch geschützt bleiben (Kumar und Sharma 2016).
- *Datentransparenz* stellt sicher, dass Organisationen jederzeit wissen, wo sich ihre Daten befinden und wer darauf zu welchem Zweck Zugriff hat. Dies wird durch mehrere Mechanismen operationalisiert: unveränderliche Audit-Logs, die jeden Zugriff dokumentieren; Governance-Dashboards, die Echtzeit-Einblick in die Datennutzung bieten; und Datenkatalog-Systeme, die beschreiben, welche Daten mit welchen Inhalten vorhanden sind und wie sie genutzt werden (Gu et al. 2024).
- *Datenhoheit im Sekundärgebrauch* erfordert neben robusten Consent-Management-Systemen – Systeme, in denen die Einwilligungen von Nutzer:innen verwaltet werden – auch technische Mechanismen zur Nachvollziehbarkeit und Durchsetzung. Durchgängige Data Lineage (der komplette Lebenszyklus von Daten) stellt Transparenz und Auditierbarkeit sicher (Backes et al. 2016), während föderierte Verarbeitungsmodelle, Secure Processing Environments[14] (SPE, physisch oder logisch segmentierte IT-Umgebungen) und Confidential Computing[15] (ein Paradigma zur Datenverarbeitung in einer verschlüsselten Speicher- und Rechenumgebung) gewährleisten (Feng et al. 2024), dass Daten unter kontrollierten technischen Bedingungen verarbeitet werden können, ohne ihre Integrität, Vertraulichkeit oder die Kontrolle durch die betroffene Person zu verlieren. Somit werden klare Regeln definiert, unter welchen Bedingungen Daten zu Forschung, Innovation oder zur Entwicklung von Regulatorien genutzt werden dürfen. Ein:e Patient:in behält prinzipiell das Recht, über die Nutzung seiner:ihrer Daten zu entscheiden, die über die originäre Behandlung hinausgeht. Dies wird durch robuste Consent-Management-Systeme operationalisiert, in denen Patient:innen ihre Einwilligungspräferenzen transparent einsehen und jederzeit ändern können (Gerlach et al. 2024).

[14] s. https://www.bfarm.de/EN/BfArM/Tasks/Data-Access-and-Coordination-Office/Secure-processing-environment/_artikel.html (Zugegriffen: 02.12.2025)

[15] s. https://confidentialcomputing.io/wp-content/uploads/sites/10/2023/03/CCC-A-Technical-Analysis-of-Confidential-Computing-v1.3_unlocked.pdf (Zugegriffen: 02.12.2025)

#### 11.2.1.2 Dimension 2: Technologische Souveränität – Kontrolle über Software-Stacks und Standards

*Technologische Souveränität* adressiert die Kontrolle über die Software-Architekturen, Standards und Systeme, die offene Datenprozesse ermöglichen und proprietäre Datenformate verhindern (Holfelder et al. 2022; European Commission 2025a; Klare et al. 2025).

Diese Dimension manifestiert sich in mehreren Kriterien:

- *Offenheit und Standardisierung* heißt, dass kritische Komponenten nicht an proprietäre Lösungen eines einzelnen Anbieters gebunden sind. Stattdessen basieren sie auf etablierten, offenen Standards, etwa für den Datenaustausch wie z. B. HL7 FHIR[16], die Datenmodellierung wie z. B. OpenEHR[17] oder die Schnittstellendefinition wie z. B. Webservice APIs (Holfelder et al. 2022).
- *Open-Source-Komponenten* bedeuten, dass die Software, wo technisch möglich und sicherheitstechnisch vertretbar, auf Open-Source-Technologien aufbaut. Dies befähigt, den Code zu inspizieren, zu auditieren und bei Bedarf selbst zu modifizieren oder auszutauschen. Proprietäre *Black Boxes* hingegen untergraben die digitale Souveränität, weil es schwierig ist zu kontrollieren, was wirklich im System passiert, und keine Mitgestaltung möglich ist (Holfelder et al. 2022).
- *Daten-Portabilität auf technischer Ebene* setzt voraus, dass Daten nicht in proprietären, Anbieter-spezifischen Formaten gespeichert werden. Unternehmen können somit beispielsweise alle Behandlungsdossiers über standardisierte APIs exportieren und nahtlos an eine andere Anwendung übertragen. Dies erfordert jedoch standardisierte Datenmodelle und Export-Formate, die unabhängig von einzelnen Anbietern funktionieren (Holfelder et al. 2022).
- *Vermeidung von Vendor Lock-in* erfordert, dass die Architektur nicht strukturell von proprietären Cloud-Services abhängig ist. Viele Cloud-Plattformen bieten aber hochspezialisierte Services mit tiefer Integration (Deep Integration) an. So werden z. B. performanceoptimierte Speicherlösungen angeboten, die mit proprietären Zugriffsprotokollen verwendet werden müssen. Dies kann IT-betriebliche Vorteile und Vereinfachungen bieten, jedoch schaffen diese oft starke Abhängigkeiten zu Drittanbietern. Eine souveräne Architektur priorisiert stattdessen portable Lösungen, etwa containerisierte[18] Workloads oder Kubernetes[19]-orchestrierte Systeme, die auf verschiedenen Infrastrukturen laufen können (Holfelder et al. 2022).
- *HealthTech-Ökosystem-Effekte durch Standards* zeigen sich darin, dass wenn relevante Systeme auf den gleichen Standards basieren, positive Netzwerk-Effekte entstehen, die Innovationen fördern und Monopole verhindern können. Ein offenes, standardisiertes Gesundheitsökosystem schafft Anknüpfungspunkte für

[16] s. https://www.hl7.org/fhir/ (Zugegriffen: 18.12.2025)

[17] s. https://openehr.org (Zugegriffen: 18.12.2025)

[18] Container sind leichtgewichtige, isolierte Laufzeitumgebungen, die Anwendungen inklusive aller Abhängigkeiten standardisiert und reproduzierbar ausführen.

[19] Kubernetes ist eine Plattform zur automatisierten Orchestrierung, Skalierung und Verwaltung containerisierter Anwendungen in verteilten IT-Umgebungen.

zahlreiche kleinere und mittlere Anbieter, statt dass der Markt von wenigen Hyperscalern dominiert wird (Holfelder et al. 2022).

#### 11.2.1.3 Dimension 3: Operationale Souveränität – Kontrolle über IT-Betriebsmittel und Lebenszyklus

*Operationale Souveränität* adressiert die Kontrolle über die gesamten Systeme und Prozesse, die Unternehmensdaten speichern, verarbeiten und teilen. Eine Organisation mit operationaler Souveränität kann die Infrastruktur steuern, auditieren und, wenn nötig, verlassen, ohne in technische oder wirtschaftliche Abhängigkeit zu geraten (European Commission 2025a; Klare et al. 2025).

Diese Dimension umfasst mehrere operative Kriterien, welche teilweise auch im Business Continuity Management anzutreffen sind (Bryant 2018):

- *Infrastruktur-Kontrolle und Audit-Rechte* legen dar, dass die Datenhalter-Organisation das Recht hat, die Infrastruktur regelmäßig zu inspizieren. Dies kann durch technische Audits erfolgen (z. B. Zugriff auf Sicherheits-Logs, Konfigurationsaudits, Penetrationstests) oder durch unabhängige Third-Party-Audits. Diese Rechte müssen vertraglich verbindlich festgeschrieben werden und nicht optional sein (Hellmeier et al. 2023).
- *Service Level Agreements (SLA) mit klarer Haftung* besagen, dass Verfügbarkeits-, Performance- und Sicherheits-Standards vertraglich definiert sind und mit finanziellen oder operativen Konsequenzen hinterlegt sein müssen, falls sie nicht eingehalten werden. Ein vages SLA wie „99,5 % Verfügbarkeit" ist nicht ausreichend. Es muss präzise (z. B. „Recovery Time Objective: maximal zwei Stunden für kritische Systeme"), messbar und mit Strafzahlungen oder Kündigungsrechten verbunden sein (Hofman und Roubtsova 2020; Alexander und Wang 2024).
- *Daten-Portabilität und Ausstiegsrechte* sichern Organisationen die Möglichkeit, bei Unzufriedenheit das System zu wechseln. Dazu gehört, dass alle Daten in standardisierten, offenen Formaten exportierbar sein müssen, ohne dass sie durch proprietäre Formate an einen einzelnen Anbieter gebunden bleiben (European Commission 2025a).
- *Notfall-Betrieb und Geschäftskontinuität* bedeuten, dass für kritische klinische Funktionen Ausfallszenarien vorausgeplant und getestet sind. Bei kritischen Szenarien, wie einem totalen Ausfall der Cloud-Infrastruktur, muss u. a. sichergestellt werden, dass das Krankenhaus für vier, acht oder 24 h lokal weiterarbeiten kann. Dies erfordert beispielsweise lokale redundante Fallback-Systeme, regelmäßige Disaster-Recovery-Tests und realistische Wiederherstellungspläne (Alexander und Wang 2024).
- *Incident Response und Behörden-Koordination* stellen sicher, dass bei Sicherheitsvorfällen nationale Datenschutz- und Cyber-Security-Behörden schnell eingreifen können. Dies ist für kritische Infrastruktur essenziell und auch größtenteils in der EU und der Schweiz nun verpflichtend (BACS 2025; European Commission 2025e). Zum Beispiel ein Ransomware-Angriff auf einem Server in den USA erfordert schnelle Koordination mit deutschen Behörden. Dies funktioniert nur, wenn die Infrastruktur einsichtig und europäischen Behörden zugänglich ist.

#### 11.2.1.4 Das Zusammenspiel der drei Dimensionen

Die Betrachtungsweise zur digitalen Souveränität mit den drei Dimensionen hat mehrere Vorzüge: Erstens betont sie nicht Isolation, sondern selbstbestimmte Kontrolle. Zweitens adressiert sie nicht nur das *Wo* (Ort der Daten), sondern das gesamte Spektrum: das *Wie* (Verarbeitung der Daten), das *Wer* (Zugriffsregelung), das *Wann* (zeitliche Grenzen) und das *Warum* (legitime Nutzungszwecke). Drittens ermöglicht sie eine operative Governance, die Entscheidungsträger:innen befähigt, kritische Betriebsfragen besser beantworten zu können. Dies wären z. B.:

- „Kann ich unverzüglich ein vollständiges Audit meiner Daten durchführen, einschließlich aller Zugriffe der letzten 12 Monate?"
- „Kann ich meine Daten innerhalb von 30 Tagen zu einer alternativen Infrastruktur migrieren, ohne dass disproportionale Kosten entstehen?"
- „Kenne ich jeden einzelnen Zugriff auf meine Patientendaten und kann ich diesen technisch und organisatorisch nachvollziehen?"
- „Unterliegen meine Daten ausschließlich der Rechtsjurisdiktion meines Landes und der EU und nicht externen Hoheitsgebieten?"
- „Wenn ein Sicherheitsvorfall eintritt, können meine nationalen Cyber-Security-Behörden schnell und kompetent eingreifen?"
- „Kann ich im Notfall kritische klinische Funktionen aufrechterhalten, ohne dass ich vollständig von externen Cloud-Infrastrukturen abhängig bin?"

Wenn eine Vielzahl dieser Fragen *positiv* beantwortet werden kann, dann ist es ein starkes Indiz für operative Souveränität, unabhängig von den strategischen Wünschen der Organisation.

Digitale Souveränität entsteht somit nur, wenn alle drei, sich teilweise überlappenden, Dimensionen sich gegenseitig verstärken. Eine einzelne Dimension ist zu kurz gedacht und nur das Zusammenspiel aller drei Elemente ergibt eine Infrastruktur, die folgende Eigenschaften besitzt:

- Unternehmensdaten verbleiben unter lokaler, technischer und rechtlicher Kontrolle.
- Die Architektur basiert auf offenen, portablen Standards, die Interoperabilität ermöglichen.
- Die Infrastruktur ist resilient, nachvollziehbar und unabhängig von einzelnen externen Plattformen.
- Gleichzeitig können Gesundheitssysteme durch föderierte Architekturen grenzüberschreitend zusammenarbeiten und datengestützte Innovation skalieren.

Die moderne Konzeption integriert alle drei Dimensionen der Souveränität in ein kohärentes Modell, in dem Autonomie nicht durch Isolation, sondern durch *Kontrollmechanismen, Transparenz und regelgestützte Kooperation* erreicht wird (DAMA 2020).

### 11.2.2 Ein mögliches Reifegrad-Modell für Datensouveränität

In der Praxis ist es ein längerer Weg, bis Organisationen vollständige Datensouveränität erreichen können. Ein realistischer Ansatz ist das kontinuierliche Weiterentwickeln der Autonomie, die zur Orientierung und Fortschrittsmessung sich auf fünf Reifegradstufen stützen kann. Dies ermöglicht Entscheider:innen, ihren aktuellen Zustand zu eruieren, zu verstehen und einen realistischen Transformationspfad auf den nächsten Reifegrad zu planen. Es existieren verschiedene Daten-Management- und Governance-Reifegradmodelle (Al-Sai et al. 2022), theoretische Assessment-Frameworks (Zitoun et al. 2021; Holmström und Magnusson 2025) oder auch eher praxisorientierte Modelle (Caballero et al. 2023), welche als Basis für das nur hier vorgeschlagene Reifegradmodell verwendet und mit der eigenen Erfahrung kombiniert wurden:

- *Reifegrad 1 (Minimal | Risiko: Sehr hoch)*: Daten sind oft unverschlüsselt; Audit-Logs sind begrenzt; Lock-in ist hoch; lokale Ausfallszenarien sind nicht getestet; Technologie ist stark proprietär. Dieses Niveau charakterisiert viele bestehende Implementierungen, besonders bei frühen Cloud-Migrationen.
- *Reifegrad 2 (Basis | Risiko: Hoch):* Erste Konformitäts-Maßnahmen werden adressiert; Daten werden verschlüsselt (aber Schlüssel liegen noch beim Anbieter); es gibt ein SLA, aber Audit-Rechte sind begrenzt; erste Portabilitäts-Überlegungen werden angestellt; Technologie-Stack hat eine Mischung aus proprietären und offenen Standards. Dieses Niveau beschreibt typischerweise Organisationen, welche die DSGVO ernst nehmen wollen, aber noch nicht vollständig bereit sind.
- *Reifegrad 3 (Robust | Risiko: Moderat):* Datenverschlüsselung mit eigenen Schlüsseln ist implementiert; Daten-Residenz ist gewährleistet (z. B. in EU-Rechenzentren); DSGVO-Grundlagen sind implementiert; Audit-Logs sind unveränderlich und lokal verfügbar; Audit-Rechte sind vertraglich zugesichert; Portabilität ist demonstrierbar; Notfall-Tests sind regelmäßig; eine Mehrheit der Komponenten basiert auf offenen Standards. Dies ist eine realistische Baseline für Gesundheitsorganisationen.
- *Reifegrad 4 (Advanced | Risiko: Niedrig)*: Datenkontrolle ist granular und organisatorisch implementiert (z. B. unterschiedliche Zugriffsverwaltung für klinisches Personal, Forschung, Administration); DSGVO-Rechte (Zugang, Löschung, Widerspruch, Portabilität) sind vollständig implementiert; Portabilität ist mehrmals getestet; Ausstieg ist realistisch ohne größere Betriebsunterbrechungen; fast alle Komponenten basieren auf offenen Standards. Dieses Niveau beschreibt fortgeschrittene, zukunftsorientierte Organisationen.
- *Reifegrad 5 (Vollständig souverän | Risiko: Niedrig):* Daten verlassen die Organisation nie ohne explizite Kontrolle; Betriebsprozesse könnten vollständig von der Organisation selbst übernommen werden (als Notfall-Szenario); Vendor Lock-in ist theoretisch eliminiert; keine proprietäre Abhängigkeit von einzelnen Anbietern. Dieses Niveau ist noch sehr selten und bedingt kosteneffizient

erreichbar. Es charakterisiert eher nationale Systeme oder international aufgestellte Einrichtungen.

Die Implementierung solcher Reifegradvorgaben muss auf klaren, auditierbaren und vertraglich zugesicherten Rahmenbedingungen erfolgen. Entscheidend ist, dass sie nicht auf blindem Vertrauen in die Integrität und Permanenz eines einzelnen Anbieters beruhen, sondern auf nachprüfbaren Regeln, vollständiger Transparenz und effektiver Kontrollierbarkeit (European Commission 2025a; Holmström und Magnusson 2025). Dies ist eine wichtige Voraussetzung für *föderierte Gesundheitsdatenräume*, die in Abschn. 11.4 im Detail erläutert wird.

### 11.2.3 Data Governance als operative Manifestation von Souveränität

Wie in den vorherigen Abschnitten angedeutet wurde, operationalisiert sich digitale Souveränität durch eine starke Data-Governance-Struktur. Dabei wird *Data Governance* als effektive, effiziente und akzeptable Nutzung von Daten im gesamten Unternehmen verstanden. Ziel ist es, Daten so zu verwalten, dass sie einerseits das Erreichen der Geschäftsziele unterstützen und andererseits das Einhalten von Compliance-Vorgaben und das Vertrauen der Stakeholder sichern (ISO/IEC 2017). Governance ist daher keine administrative Übung, sondern sie ist die konkrete Implementierungsleitlinie und Ermöglicher von digitaler Souveränität. Sie beinhaltet mehrere Kriterien:

- *Organisation und Verantwortung* sichern, dass Entscheidungen über Datennutzung nicht von externen Anbietern getroffen werden, sondern von einem Governance-Board, das der Datenhalter-Organisation untergeordnet ist. Dies adressiert die Datensouveränität durch klare Rollenverteilung und Verantwortung (Hellmeier et al. 2023; Feng 2024).
- *Privacy und Security* stellen sicher, dass technische Schutzmechanismen wie z. B. Verschlüsselung, Zugriffskontrollen und Audit-Logs implementiert werden, um die Privatsphäre der Individuen und die IT-Sicherheit des Unternehmens zu gewährleisten (DAMA 2020; Hellmeier et al. 2023).
- *Datenqualität und Konformität* stellen sicher, dass Daten in den entsprechenden Qualitätsvorgaben und konform der Regulierungsanforderungen verwaltet werden. Dies ist Teil der operationalen Souveränität (Hellmeier et al. 2023).
- *Datenkuration und Metadatenmanagement* sorgen dafür, dass Daten systematisch erfasst, bereinigt und mit entsprechenden Metadaten angereichert werden, und dadurch auffindbar und verständlich bleiben. Dies basiert auf technologischen Standards (z. B. offene Datenmodelle, Kataloge), die technologische Souveränität ermöglichen (Gu et al. 2024).
- *Datenherkunft und Data Lineage* stellen sicher, dass der gesamte Lebenszyklus von Daten – angefangen bei der Erhebung und Quelle, über jede Bearbeitung oder Nutzung, bis hin zur Archivierung oder Löschung – nachvollziehbar ist.

Dies adressiert insbesondere die Transparenz-Anforderung von digitaler Souveränität (DAMA 2020).

Eine starke Data-Governance ist schlussendlich das *Rückgrat der Operationalisierung* für die konzeptionelle Idee der digitalen Souveränität. Sie ist nicht nur ethisch wünschenswert und strategisch rational, sondern sie ist bereits heute in der EU rechtlich erforderlich.

## 11.3 Von Risiken zu Regulierung: Europäische Standards in Gesundheitssystemen

Die EU reagiert verstärkt auf Cyberbedrohungen sowie auf geopolitische und globalwirtschaftliche Herausforderungen. Dabei ist Regulierung keine bloße Bürde, sondern Teil der eigenen Roadmap zu Innovation mit Wettbewerbsvorteilen (European Commission 2025c). Dieser Abschnitt beleuchtet die Rolle der wichtigsten regulatorischen Initiativen der EU.

### 11.3.1 Das Risiko-Paradoxon: Warum unkontrollierte Digitalisierung substanzielle Kosten verursacht

Viele Gesundheitsorganisationen haben in den letzten Jahren, dem Mainstream-Trend und Kostendruck folgend, eine Strategie der schnellen, pragmatischen Digitalisierung verfolgt: So wurden mit der *Cloud-first*-Prämisse oftmals Cloud-Services speziell im Verwaltungsbereich rasch eingeführt, ohne längere Zeit in regulatorische Details und Prüfungen zu investieren. Zudem drängten Cloud-Services in Form von *Schatten-IT* als Anwendungen, welche nicht von der IT-Abteilung verwaltet werden, in den Alltag der Fachabteilungen. Diese Entwicklung ist kurzfristig nachvollziehbar, jedoch hat sich in den vergangenen Jahren eine IT-Risikolandschaft ergeben, die zeigt, warum diese Strategie problematisch ist. Die starke Fokussierung auf und progressive Einführung von Cloud-Services, sowohl in der IT-Abteilung selbst als auch in den Fachabteilungen und dem medizinischen Umfeld, stellen neue Herausforderungen für die digitale Souveränität der Gesundheitsorganisationen. Plötzlich werden kritische Infrastrukturen wie Krankenhäuser von der Verfügbarkeit von Internet und den Hyperscalern in lebensnotwendigen Bereichen abhängig (Blancato 2024).

Darüber hinaus sind Cyberbedrohungen eine steigende Gefahr und Realität. Ransomware-Angriffe auf Gesundheitseinrichtungen sind statistisch alltägliche Ereignisse. Der Gesundheitssektor ist per Definition eine kritische Infrastruktur und damit primäres Ziel für staatlich geförderte Cyberangriffe. Die fortlaufende Digitalisierung des Gesundheitswesens hat den digitalen Fußabdruck des Sektors erheblich erweitert und Leistungserbringende sowie Anbieter medizinischer Technologien sind neuen Cybersicherheits-Risiken ausgesetzt. Die dezentralisierte Natur der Gesundheitsversorgung in der DACH-Region verschärft das Problem, was oft zu ungleichen Sicherheitsniveaus zwischen den Institutionen führt. Über die betriebliche Störung hinaus heben solche Sicherheitsvorfälle tiefere Souveränitätsbedenken hervor (Vukotich 2023).

Ein langfristiges, aber weiteres ernstes Risiko geht von der Quantencomputing-Technologie aus (SaberiKamarposhti et al. 2024). Sobald diese Technologie breit einsetzbar wird, könnte sie die heutigen Verschlüsselungsmethoden wie RSA (Rivest-Shamir-Adleman) oder ECC (Elliptic Curve Cryptography) einfach entschlüsseln, die derzeit sensible Patientendaten schützen. Dies schafft eine reale Sorge, die als „*jetzt ernten, später entschlüsseln*" bekannt ist, bei der Angreifer:innen verschlüsselte Daten jetzt stehlen und warten, um sie in der Zukunft verwerten zu können (NIST 2025). Für die Gesundheitssysteme ist die Vorbereitung auf post-quantenresiliente Strukturen nicht spekulativ, sie ist strategisch.

Im Weiteren entstehen juristische Risiken durch unkontrollierte Datenverlagerung. Zum Beispiel unterliegen, wie bereits aufgezeigt, Patientendaten auf Cloud-Servern von US-Betreibern auch den US-amerikanischen Gesetzen. Wie mehrmals hervorgehoben, könnten US-Sicherheitsbehörden unter entsprechenden US-Gesetzen auf diese Daten zugreifen, ohne dass europäische Datenschutzbehörden einbezogen werden (Förster 2025). Für europäische Gesundheitsversorger ist dies inakzeptabel und regulatorische Sanktionen für den Verstoß sind in Europa real. Europäische Regulierungsbehörden wurden 2023–2024 signifikant aktiver in der Durchsetzung der Verordnungen. Nicht-konforme Organisationen zahlten bereits Geldstrafen im zweistelligen Millionen-Euro-Bereich (Op den Camp 2025). Ein Schaden der öffentlichen Reputation übersteigt oft die direkten finanziellen Konsequenzen. Ein Datenleck (wenn unbefugte Personen Zugriff auf sensible, geschützte oder vertrauliche Daten erhalten) zerstört Vertrauen innerhalb kürzester Zeit, welches über Jahrzehnte aufgebaut wurde. Zudem kommt es zu potenziellen Innovationsausgrenzungen, weil Organisationen, die nicht regulatorisch konform arbeiten, beispielsweise nicht an europäischen Datenaustausch-Ökosystemen und fortgeschrittenen KI-Systemen teilnehmen können, wenn sie die strengeren Standards nicht erfüllen. All diese Punkte unterstreichen, warum digitale Souveränität der Schlüssel zu einem regelbasierten und regulierten Umfeld ist und damit die Grundlage schafft für Fairness, Sicherheit und Wirtschaftlichkeit, die letztlich auch Innovation erst möglich machen.

### 11.3.2 Die europäische Regulierungs-Antwort als strategisches Gerüst

Die EU reagiert mit einer nun besser integrierten Regulierungsagenda auf die Risiken unkontrollierter Digitalisierungsbewegungen. In diesem Abschnitt werden nun Regelwerke vorgestellt, welche strategisch auf die digitale Souveränität einwirken:

- *Datenschutz-Grundverordnung (DSGVO)* (Koppenhagen 2024) *adressiert Datensouveränität*: Personenbezogene Daten, insbesondere Gesundheitsdaten, verbleiben prinzipiell unter Kontrolle der Individuen, von denen sie stammen. Dies führt zu konkreten Anforderungen: Patient:innen müssen explizit zustimmen, dass ihre Daten verwendet werden dürfen. Organisationen müssen dokumentieren, welche Daten sie halten, zu welchem Zweck und für wie lange. Individuelle Rechte sind dabei umfassend geschützt. Dazu gehört Zugriff, Berichtigung, Löschung und Portabilität. Bei Datenverletzungen besteht 72-Stunden-Meldepflicht. Bei einer Nichteinhaltung kostet dies einer Einrichtung bis zu 4 % des globalen Jahresumsatzes oder 20 Mio. €.

- *NIS2-Richtlinie (Cybersicherheit)* (European Commission 2025k) *adressiert operationale Souveränität*: Wenn kritische Infrastrukturen kompromittiert werden, hat dies kaskadierende Effekte auf die Gesellschaft. NIS2 fordert: Proaktives Cybersecurity-Management (nicht nur reaktiv), Chief Information Security Officer auf Vorstandsebene, Supply-Chain-Audits, regelmäßige Penetrationstests und dokumentierte Geschäftskontinuitätspläne. Eine Organisation mit NIS2-konformer Cybersecurity ist signifikant weniger verwundbar für Cyberangriffe.
- *EU Data Governance Act (DGA)* (European Union 2022; Ruohonen und Mickelsson 2023): DGA ist Teil der europäischen Datenstrategie, deren Ziel die Schaffung eines Binnenmarktes für Daten ist. Sie befasst sich mit der Notwendigkeit eines koordinierten Ansatzes für die Datenverwaltung, um eine Fragmentierung der nationalen Vorschriften zu verhindern. Die Verordnung schafft einen Rechtsrahmen, um das Vertrauen in den Datenaustausch zu stärken, die Wiederverwendung geschützter Daten des öffentlichen Sektors zu erleichtern und Datenaltruismus zu ermöglichen. Das DGA umfasst sowohl personenbezogene als auch nicht personenbezogene Daten und fördert ein sicheres, neutrales Ökosystem für den Datenaustausch über Branchen und Grenzen hinweg.
- *EU AI Act* (European Parliament 2023) *adressiert technologische Souveränität*: KI-Systeme sind schnell in Produktion gegangen und auf den Markt gelangt und dies manchmal ohne ausreichende Validität oder klinisches Verständnis. Ein unzureichend oder qualitativ mangelhaft trainiertes Modell kann zu Fehldiagnosen und Schaden an Patient:innen (Patient Harm) führen. Der EU AI Act klassifiziert medizinische KI als *Hochrisiko:* Sie ist nicht per se verboten, aber unterliegt einer strikten Governance. Hersteller müssen Risikomanagement-Systeme implementieren, klinische Validierungsdaten dokumentieren, Trainings-Daten offenlegen und Modelle erklärbar gestalten. Medizinisches Fachpersonal muss KI-Empfehlungen jederzeit überstimmen können, d. h. menschliche Kontrolle ist eine Anforderung und keine Option. Dies soll keine Innovationsbremse darstellen, sondern vielmehr eine qualitätsgesicherte Weiterentwicklung fördern. Ein Ansatz, der Fortschritt mit systematischer Absicherung verbindet.
- *EU Data Act* (European Commission 2025d): Seit 2025 regelt der EU Data Act den fairen Zugriff auf und die Nutzung von Daten, die durch vernetzte Produkte und verbundene Dienste (z. B. Internet of Things [IoT] oder Internet of Medical Things [IoMT]) entstehen. Als Ergänzung zum DGA stärkt er die Nutzungsrechte (Zugang, Datentransfer, Zugang von Dritten) der Datenanbieter und Nutzer:innen, führt Pflichten von Datenanbietern ein, vereinfacht den Wechsel von Cloud-Anbietern und regelt die Datennutzung, um Innovationen und fai-

ren Wettbewerb zu fördern. Zudem können Sanktionen bei Nichteinhaltung oder bei Verstößen verhängt werden, wobei Bußgelder bis zu 4 % des Jahresumsatzes möglich sind.

- *Europäischer Gesundheitsdatenraum (EHDS)* (European Commission 2025h) *adressiert die föderierte Struktur über verschiedene Systeme und nationale Grenzen hinweg*: Daten verbleiben dabei dezentral und werden über standardisierte, sichere Mechanismen übergreifend austauschbar. Prioritätsdatenkategorien (Patientenzusammenfassungen, e-Rezepte und später Laborergebnisse, medizinische Bilder) werden standardisiert austauschbar. Patient:innen erhalten Kontrollrechte, wie Dateneinsicht, Zugriffsverweigerung und Portabilität. Zusätzlich wird die Sekundärnutzung für Forschung durch Governance-Modelle ermöglicht und dabei anonymisierte Daten unter regulatorischer Aufsicht verfügbar gemacht. Gleichzeitig stellt die *EU-Verordnung über Medizinprodukte (Medical Device Regulation, MDR*[20]*)* sicher, dass MedTech-Produkte hohe Sicherheits-, Leistungs- und klinische Evaluierungsstandards erfüllen, bevor sie auf den Markt kommen.

Diese Regulierungen erfolgen nicht isoliert und sollten aufeinander abgestimmt sein. Idealerweise sollten sie wie ein kohärentes Rahmenwerk gesehen werden, dass Organisationen auf allen drei Dimensionen (Daten, Technologie, IT-Betrieb) souverän und kontrolliert agieren lässt.

## 11.4 Vertrauensvolle Infrastrukturen als praktische Realisierung digitaler Souveränität

Während Abschn. 11.3 die regulatorische Landschaft definiert, zeigt der folgende Abschnitt, wie praktische digitale Lösungen dazu realisiert werden können. Föderierte, souveräne Architekturen sind heute operabel, skalierbar und nachweislich funktional. Sie folgen einem gemeinsamen Prinzip: dezentralisierte Daten, standardisierte Schnittstellen, föderierte Governance und operative Autonomie für Datenhalter-Organisationen (Rujano et al. 2024).

Der EHDS markiert einen paradigmatischen Wendepunkt in der europäischen Gesundheitsdatenpolitik. Die EU etabliert ihn nicht als zentrale, monolithische Datenbasis, sondern als Blaupause für einen föderierten Ansatz zu transnationalen Gesundheitsdatenräumen (European Commission 2025h). Dieses Designprinzip ist fundamental für das Verständnis moderner digitaler Souveränität und wird nun anhand von Beispielen genauer vorgestellt.

[20] s. https://eur-lex.europa.eu/eli/reg/2017/745/oj/eng (Zugegriffen: 12.12.2025)

### 11.4.1 MyHealth@EU für grenzüberschreitende klinische Patienteninformationen

Für die unmittelbare klinische Versorgung dient MyHealth@EU (European Commission 2025j) als zentrale europäische Interoperabilitätsplattform für den grenzüberschreitenden Austausch klinisch relevanter Patienteninformationen.

Ein Anwendungsszenario ist, dass ein:e Patient:in mit Wohnsitz in Wien eine Notfallbehandlung in Berlin erhält. Der:die behandelnde Notärzt:in kann über MyHealth@EU auf eine strukturierte Patientenzusammenfassung zugreifen und erhält relevante klinische Informationen in standardisierter Form. Dieser Zugriff erfolgt nicht durch Abfrage einer zentralen europäischen Datenbank, sondern über nationale eHealth Data Access Services, die als standardisierte Gateways fungieren.

Jedes EU-Mitgliedsland betreibt einen eigenen nationalen Zugangsdienst, der nicht in Konkurrenz zu anderen Systemen steht, sondern als föderierter Baustein einer gemeinsamen europäischen Interoperabilitätsarchitektur agiert. Diese Dienste funktionieren als digitale Vermittlungsinstanzen zwischen nationalen Legacy-Systemen, wie elektronischen Patientenakten, Klinikinformationssystemen oder ambulanten Praxissystemen, und der europäischen Interoperabilitätsinfrastruktur.

Im Rahmen von MyHealth@EU werden etablierte Standards und Infrastrukturen weiterentwickelt und implementiert, insbesondere das European Electronic Health Record Exchange Format (EEHRxF) (ESHIA 2025) sowie die eHealth Digital Service Infrastructure (eHDSI) (eHealth Network 2015; Bruthans und Jiráková 2023). Die eHDSI bildet die technische Grundlage für die Umsetzung von MyHealth@EU und ist zugleich ein zentraler Baustein für die Weiterentwicklung des EHDS im Bereich der Primärnutzung von Gesundheitsdaten.

### 11.4.2 HealthData@EU für Forschung und öffentliche Gesundheit

Parallel zu MyHealth@EU, das auf die Primärnutzung von Gesundheitsdaten ausgerichtet ist, entsteht mit HealthData@EU (European Union 2025; Raffaelli et al. 2025) eine europäische Infrastruktur für die Sekundärnutzung von Gesundheitsdaten. Diese dient der Forschung, der Public-Health-Überwachung und der politischen Entscheidungsfindung. Forschende und Entscheidungsträger:innen benötigen dafür Zugang zu großen, aggregierten sowie anonymisierten oder pseudonymisierten Datenbeständen, etwa zur Beantwortung der Fragestellung „Wie viele Patient:innen über 65 Jahre wurden im Jahr 2024 in der Europäischen Union aufgrund von Atemwegsinfektionen hospitalisiert?". In diesem Zusammenhang werden Standards für Metaframeworks wie *HealthDCAT-AP* (European Commission 2025i) etabliert, welche die strukturierte Katalogisierung und Auffindbarkeit von Gesundheitsdatensätzen unterstützen.

HealthData@EU erfüllt die Anforderung durch den Einsatz sicherer Verarbeitungsumgebungen (Trusted Research Environments, TREs). Forschende erhalten weder direkten Zugriff auf Rohdaten noch die Möglichkeit, Datenbestände herunterzuladen. Stattdessen werden Analyseverfahren und Skripte innerhalb einer kontrollierten Umgebung ausgeführt, in der die relevanten Daten bereits bereitstehen. Sämtliche Zugriffe und Abfragen werden protokolliert und regelmäßig auditiert. Bevor Ergebnisse freigegeben werden, durchlaufen sie eine Prüfung, insbesondere im Hinblick auf potenzielle Re-Identifizierungsrisiken oder unbeabsichtigte stigmatisierende Effekte für bestimmte Bevölkerungsgruppen.

Die Governance-Struktur spielt in diesem Kontext eine zentrale Rolle. Die nationalen Health Data Access Bodies in den Mitgliedstaaten prüfen, genehmigen und dokumentieren Zugangsanträge. Die Entscheidungsprozesse sind nachvollziehbar, transparent und in rechtlich sowie demokratisch legitimierten Verfahren verankert. So wird ein kontrollierter und verantwortungsvoller Umgang mit sensiblen Gesundheitsdaten gewährleistet.

### 11.4.3 SIMPL als Open-Source-Middleware für technische Datenföderation

Mit SIMPL (Smart Middleware Platform) (European Commission 2025l) wird eine Lösung für ein zentrales Koordinationsproblem in föderierten Datenräumen geschaffen: die funktionale Umsetzung des Datenaustauschs über dezentrale und heterogene Systeme hinweg. Die von der Europäischen Kommission initiierte Plattform SIMPL ist als Open-Source-Middleware konzipiert. Sie verbindet föderierte Systeme und übernimmt zentrale Funktionen wie Kommunikation, Authentifizierung, Policy Enforcement sowie Konformitäts- und Zugriffsdokumentation.

Im Kontext von SIMPL lassen sich zwei übergreifende Anwendungsszenarien unterscheiden. Zum einen ermöglicht SIMPL-Open (European Commission 2024, 2025n) als Gateway die übergreifende Vernetzung von Datenräumen und unterstützt damit die sektorübergreifende Zusammenarbeit zwischen verschiedenen Dateninitiativen. Zum anderen stellt SIMPL-Open modulare Bausteine bereit, die interne Prozesse und Governance-Strukturen innerhalb eines Datenraums optimieren. Diese umfassen u. a. Governance und Nachvollziehbarkeit, Sicherheit und Konformität, Datenerfassung und -transformation, Interoperabilität, Metadatenverwaltung und -auffindbarkeit sowie den kontrollierten Umgang mit personenbezogenen Daten.

SIMPL folgt mehreren zentralen Gestaltungsprinzipien: Durch die Dezentralisierungsfähigkeit kann jede Organisation eine eigene SIMPL-Instanz betreiben, ganz ohne Abhängigkeit von zentralen Infrastrukturen. Die connectorbasierte Architektur ermöglicht eine flexible Anbindung bestehender Systeme, sodass auch ältere Legacy-Systeme, wie langjährig betriebene elektronische Gesundheitsakten, nahtlos integriert werden können, ohne ersetzt werden zu müssen. Eine regelbasierte Policy Engine sorgt für die automatisierte Durchsetzung von Zugriffskontrollen und Datenschutzanforderungen. Zudem gewährleistet ein umfassendes Logging die Operationalisierung von Sicherheit und regulatorischer Konformität.

Insgesamt trägt SIMPL dazu bei, föderierte Infrastrukturen durch eine Referenzimplementierung greifbar und technisch umsetzbar zu machen. Sie reduziert die technische und organisationale Komplexität, ermöglicht die Integration bestehender Systeme und sichert sowohl Datensouveränität als auch Interoperabilität.

### 11.4.4 Genomic Data Infrastructure als föderierte Genomik-Daten für Europa

Das 2022 gestartete Projekt *Genomic Data Infrastructure (GDI)* (EGDI 2025; European Commission 2025f) demonstriert den Einsatz föderierter Infrastrukturen für eines der komplexesten Datenprobleme im Gesundheitsbereich: den Umgang mit genomischen Daten (Gesamtheit der Erbinformation eines Individuums). Es baut auf den Ergebnissen des Projekts *Beyond 1 Million Genomes* (B1MG) (B1MG 2025) auf und dient der operativen Umsetzung der Ziele der europäischen Initiative *1+Million Genomes Plus* (1+MGPlus) im Jahr 2024.

Genomische Daten zeichnen sich durch mehrere besondere Eigenschaften aus: Sie sind sehr *umfangreich*, da vollständige Genome Datenmengen im Gigabyte-Bereich umfassen, hochgradig *heterogen*, weil es unterschiedliche Sequenzierungstechnologien und Datenformate gibt, äußerst *sensibel*, da sie hochpersonalisierte und potenziell generationenübergreifend identifizierende Informationen enthalten, sowie zugleich von hohem *wissenschaftlichem Wert* für die Erforschung genetisch bedingter Erkrankungen.

Die Vision von GDI besteht darin, Forschenden in Europa einen kontrollierten Zugriff auf genomische und verknüpfte klinische Daten aus verschiedenen Ländern zu ermöglichen, etwa zur Untersuchung seltener genetischer Erkrankungen. Dieser Zugriff sollte dezentral, sicher und nachvollziehbar erfolgen, ohne dass individuelle Patientendaten in einer zentralen europäischen Datenbank zusammengeführt werden.

Die zugrunde liegende Infrastruktur folgt einem föderierten Ansatz und dem Global Alliance for Genomics and Health (GA4GH) Standard (Spalding et al. 2021; 1+MG 2025). Jedes teilnehmende Land, darunter initial unter anderem Finnland, Spanien, Belgien, Italien und Deutschland, betreibt eine eigene nationale Genomik-Dateninfrastruktur, die nicht zentral durch das GDI-Projekt verwaltet wird. Die Koordination erfolgt stattdessen über standardisierte Schnittstellen sowie gemeinsame Metadaten- und Interoperabilitätsstandards, etwa auf Basis von DCAT-AP und ergänzenden domänenspezifischen Modellen (1+MG 2025).

Ein Anwendungsfall besteht darin, dass ein:e Forscher:in eine Abfrage über die föderierte Vermittlungsschicht des GDI-Systems stellt. Diese Anfrage wird an die nationalen Infrastrukturen weitergeleitet, die sie jeweils lokal unter Einhaltung ihrer eigenen Governance-Strukturen, Sicherheitsrichtlinien und nationalen Datenschutzgesetze beantworten. Die Rückmeldungen bestehen zunächst aus aggregierten Metainformationen, beispielsweise der Anzahl relevanter Datensätze sowie grundlegenden demografischen Verteilungen. Individuelle Patientendaten werden dabei nicht offengelegt.

Erst wenn eine weitergehende Analyse erforderlich ist, können Forschende über formalisierte Antrags- und Genehmigungsprozesse einen vertieften Zugang zu Datenbeständen beantragen. Diese Prozesse unterliegen strengen Governance-Kontrollen und werden durch nationale zuständige Stellen überwacht. Auf diese Weise verbindet GDI föderierte Datenhaltung mit kontrollierter Nutzbarkeit und stellt einen zentralen Baustein für digitale Souveränität im Umgang mit hochsensiblen Gesundheitsdaten dar.

### 11.4.5 Gaia-X – Med Gesundheitsdatenraum

Schon vor den größeren Anstrengungen von EHDS entstand 2019 das deutsch-französische Gaia-X-Projekt[21]. Es sollte der Industrie europäische Alternativen zu nicht-europäischen Cloud-Providern bieten und eine vertrauenswürdige Datenverarbeitung sowie sicheren Datenaustausch gewährleisten (Tardieu 2022). Zudem zielte es auf europäische Technologienführerschaft ab (Gerlach et al. 2024) und ermöglichte Unternehmen mehr digitale Souveränität über ihre Geschäftsdaten durch gemeinsam vereinbarte Regeln zu Datenportabilität und Interoperabilität. Nationale Gaia-X-Hubs agieren dabei als unabhängige Vermittler und fördern die Entstehung länderspezifischer Datenräume und Anwendungsfälle, während auch übergreifende Dienste auf europäischer und nicht-europäischer Ebene bestehen.

Dabei verfolgt Gaia-X folgende Prinzipien:

- *Föderation statt Zentralisierung*: Es gibt keine zentrale Datenspeicherung oder Cloud-Instanz. Stattdessen behalten Anwender-Organisationen die volle Kontrolle über ihre Daten und deren Speicherung.
- *Datensouveränität-by-Design*: Die Dateneigentümer bestimmen selbst, wo, von wem, wann und unter welchen Bedingungen ihre Daten verwendet werden dürfen.
- *Interoperabilität durch offene Standards*: Statt einen neuen technischen Cloud-Stack vorzugeben, werden bestehende Cloud-Dienste über Metadaten, offenen Standards und API-Integration miteinander verbunden.

Gaia-X ist somit keine konkrete proprietäre Cloud-Provider-Lösung, sondern ein technisch-normatives Rahmengerüst für eine föderierte Datenökonomie (Heinbach et al. 2025). Teilnehmen können alle IT- und Cloud-Provider, die sie sich an die vorgegebenen Trust- und Souveränitätsregeln halten.

Das Gaia-X-Med-Projekt implementierte beispielsweise einen deutschen Gesundheitsdatenraum auf Basis der Gaia-X-Prinzipien (Gerlach et al. 2024). Das Projekt diente der Validierung der Gaia-X-Konzepte und analysierte, wie die Infrastruktur Innovationen im Gesundheitswesen fördert. Anhand von sechs Anwendungsfällen wurde demonstriert, wie sich Behandlungsergebnisse optimieren und die personalisierte Medizin vorantreiben lässt – bei voller DSGVO-Konformität. Die sechs Anwendungsfälle sind (Gerlach et al. 2024):

(1) *KI-basierte Prozessoptimierung für die Radiologie* durch sicheren, DSGVO-konformen DICOM[22]-Datenaustausch zwischen Organisationen, einschließlich sensibler Bilddaten (z. B. Computertomographie [CT], Magnetresonanztomographie [MRT], Röntgen) und patientenbezogener Informationen (z. B. Namen, Geburtsdatum, Identifikationsnummer).

(2) *Integration von Patientendaten für individuelle Ablationstherapien*, bei der dreidimensionale kardiologische Bilder genutzt werden, um KI-Modelle zu

[21] s. https://gaia-x.eu (Zugegriffen: 10.12.2025)

[22] s. https://www.dicomstandard.org (Zugegriffen: 10.12.2025)

trainieren, die Behandlungsergebnisse vorhersagen und Herzerkrankungen vorbeugen.

(3) *KI-basierte Heimüberwachung von Augenerkrankungen* durch regelmäßige OCT-Bildaufnahmen (Optical Coherence Tomography), die eine präzisere Diagnose und personalisierte Rehabilitationsempfehlungen ermöglichen.

(4) *KI-basierte kausale Inferenz zur Klassifizierung genetischer Veranlagungen*, unterstützt durch eine offene Kooperationsplattform, auf der Forschende genetische Datensätze teilen und gemeinsame KI-Modelle entwickeln.

(5) *Digitalisierung und Vereinfachung von HACCP-Hygieneüberwachungsprozessen* (Hazard Analysis and Critical Control Points) in Smart Hospitals.

(6) *Entscheidungsunterstützungssysteme mit KI-Systemen* zur Diagnosehilfe für medizinisches Fachpersonal.

## 11.5 Diskussion und Schlussfolgerung

Der Beitrag analysiert den Übergang des europäischen Gesundheitswesens von strukturellen digitalen Abhängigkeiten hin zu einem Modell strategischer digitaler Souveränität. Ausgehend vom steigenden Innovationsdruck und der aktuellen technischen Realität, zumeist durch außereuropäische, monolithische IT-Provider und Hyperscaler geprägt, wird gezeigt, dass regulatorische Initiativen der Europäischen Union nicht als Innovationshemmnis, sondern als notwendiges strategisches Korrektiv zu verstehen sind.

Digitale Souveränität wird dabei als strategisches, mehrschichtiges Konzept gesehen, das Datensouveränität, operationale Souveränität und technologische Souveränität integriert. Ein kohärentes Modell sowie ein Reifegradansatz verdeutlichen, wie Organisationen digitale Souveränität systematisch entwickeln können. Data Governance wird dabei als zentrale operative Manifestation dieses Konzepts hervorgehoben.

Im weiteren Verlauf wurde das Spannungsfeld zwischen Risiko, Regulierung und Innovation analysiert. Es wird argumentiert, dass unkontrollierte Digitalisierung erhebliche langfristige Kosten verursacht und dass europäische Regulierungen ein strukturelles Gerüst bieten, um Sicherheit und Innovationsfähigkeit gleichzeitig zu stärken.

Erste Technologielösungen und Organisationsmodelle für föderierte, souveräne Gesundheitsdatenräume sind nicht mehr reine Zukunftsvisionen. Sie sind bereits angedacht und teilweise vorbereitet sowie auch an konkreten Beispielen ausgerollt. Der EHDS wird durch MyHealth@EU und HealthData@EU und weitere Ansätze aktiv umgesetzt (European Commission 2025m). Gaia-X-med oder Health-X dataLOFT[23] nutzt EHDS-Ansätze ohne klassische Zentralisierung und mit offenen Standards. Somit verdeutlichen diese ersten konkreten Konzepte, Referenzimplementierungen und Anwendungsprojekte, wie digitale Souveränität im Gesundheitswesen praktisch umgesetzt und gelebt wird.

[23] s. https://www.health-x.org/home (Zugegriffen: 19.12.2025)

Trotz der technologischen Fortschritte im Bereich föderierter Datenräume stellen teilweise langwierige rechtliche und regulatorische Prozesse weiterhin eine zentrale Herausforderung für die Umsetzung dezentraler Gesundheitsdatenanalysen im Rahmen des EHDS dar (Marelli et al. 2023; Fröhlich et al. 2025). Insbesondere Unterschiede in den nationalen Implementierungen der Rechtsrahmen der EU-Mitgliedstaaten erschweren eine gleichberechtigte Beteiligung an grenzüberschreitenden Initiativen und können im internationalen Vergleich als Wettbewerbsnachteil interpretiert werden.

Gesundheitsorganisationen sehen sich daher mit einer zunehmend komplexen und dynamischen Regulierungslandschaft konfrontiert, in der künftig neben der DSGVO auch die EHDS-Verordnung und weitere Rechtsakte und Verordnungen zu berücksichtigen sind. Zwar existieren bereits Projekte, die konforme Lösungsansätze für den aktuellen Rechtsrahmen entwickeln, doch bleiben die Auswirkungen kommender regulatorischer Anforderungen bislang unklar. Insgesamt verdeutlicht dies den Bedarf an einer stärkeren Harmonisierung, Stabilisierung und Vereinfachung der europäischen und nationalen Gesetzgebung, um dezentrale Gesundheitsdatenanalysen rechtlich verlässlich zu ermöglichen und den EHDS nachhaltig erfolgreich umzusetzen.

Die EU hat dies erkannt und versucht mit weiteren Konsolidierungen, Abstimmungen und Vereinfachungen der daten- und souveränitätsbezogenen Regelungen die unnötige Komplexität und Hürden zu reduzieren. Das Ende 2025 veröffentlichte Digital Package und Digital Omnibus Bündel strebt genau diese Vereinfachungen zu den Daten-, Cybersecurity-, KI- und Identitätsmanagement-Bereichen an (European Commission 2025b, 2025c). Weitere konkrete Bestrebungen zum einheitlichen Datenaustausch wie mit dem EEHRxF-Datenstandard und Prinzipien wie FAIR (Findable, Accessible, Interoperable, and Reusable) sollen in föderierten Gesundheitsdatenräumen ebenso Verbesserungen erreichen (Liaw und Godinho 2026).

Ein in diesem Kapitel nicht vertieft betrachteter, aber wichtiger Aspekt für einen umfassenden und von der Gesellschaft akzeptierten Gesundheitsdatenraum sind Ethik und der Schutz der Menschenrechte sowie die Autonomie des Individuums (Boudallaa und Dekiki 2025; Ruotsalainen und Blobel 2025). Zwar versuchen einzelne Regulatorien wie die DSGVO zum Schutz der Personendaten oder der EU Data Act zum fairen Zugriff auf Daten oder der EU AI Act gegen den Missbrauch von KI-Algorithmen vorzugehen, jedoch fehlt ein ganzheitliches menschenzentriertes Digital-Design, das nicht nur aus unternehmerischer und kommerzieller Perspektive, sondern auch aus humanistischer Sicht einen Bogen schließt. Digitale Souveränität reicht somit weit über die digitale Welt in den Alltag und in unser soziales, politisches und menschliches Gefüge hinaus (Ruotsalainen und Blobel 2025). Ein Gedankenanstoß zur holistischen Betrachtung könnten die CARE-Prinzipien (Collective Benefit, Authority to Control, Responsibility, Ethics) sein (Liaw und Godinho 2026). Sie wurden 2019 von der International Indigenous Data Sovereignty Interest Group[24] entwickelt, um zweckorientiert mehr Innovation und Selbstbestimmung indigener Gruppen zu ermöglichen.

[24] https://www.rd-alliance.org/groups/international-indigenous-data-sovereignty-ig (Zugegriffen: 19.12.2025)

Der vorliegende Beitrag schließt mit einer klaren Position: Digitale Souveränität ist weder optional noch nachgelagert und auch kein ausschließlich regulatorisches Thema. Sie ist eine strategische Entscheidung, die Organisationen bereits heute treffen müssen, nicht nur, weil externe Vorgaben dies verlangen, sondern weil sie kurzfristig Risiken reduziert, mittelfristig Innovation ermöglicht und langfristige Wettbewerbsfähigkeit stärkt. Organisationen, die diesen Schritt frühzeitig gehen und den regulatorischen Rahmen durchblicken, positionieren sich für eine europäische, autonome Zukunft in der Gesundheitstechnologie. Wer hingegen auf ausgereiftere Standards, externe Absicherung oder vermeintlich einfachere Lösungen wartet, riskiert den Verlust strategischer Handlungsoptionen und die Verfestigung struktureller Abhängigkeiten.

## Literatur

1+MG (2025) Connecting genomics across Europe. 1+MG Framework foundations. https://framework.onemilliongenomes.eu/index. Zugegriffen: 1. Nov. 2025

Al-Sai ZA et al (2022) Big data maturity assessment models: a systematic literature review. Big Data Cogn Comput 7(1):2. https://doi.org/10.3390/bdcc7010002

Alexander AC, Wang L (2024) Recommending solutions for contingencies including business impact analysis, continuity, and disaster recovery. ISCF 8(1):1–6. https://doi.org/10.12691/iscf-8-1-1

Angerer A, Berger S (2023) Der Digital Health Report 2023/2024. MWV Medizinisch Wissenschaftliche Verlagsgesellschaft. https://doi.org/10.32745/9783954668342

B1MG (2025) Beyond 1 Million Genomes. Beyond 1 Million Genomes (B1MG) project. https://b1mg-project.eu. Zugegriffen: 1. Jan. 2026

Backes M, Grimm N, Kate A (2016) Data lineage in malicious environments. IEEE Trans Dependable and Secure Comput 13(2):178–191. https://doi.org/10.1109/TDSC.2015.2399296

BACS (2025) Informationen zur Meldepflicht. Bundesamt für Cybersicherheit. https://www.ncsc.admin.ch/ncsc/de/home/meldepflicht/meldepflicht-info.html. Zugegriffen: 1. Dez. 2025

Blancato FG (2024) The cloud sovereignty nexus: How the European Union seeks to reverse strategic dependencies in its digital ecosystem. Policy & Internet 16(1):12–32. https://doi.org/10.1002/poi3.358

BMDS (2025) Summit for More Digital Sovereignty Starts in Berlin. Bundesministerium für Digitales und Staatsmodernisierung. https://bmds.bund.de/aktuelles/pressemitteilungen/detail/summit-for-more-digital-sovereignty-starts-in-berlin. Zugegriffen: 19. Nov. 2025

BMFA (2023) Digitale Souveränität für Österreich. Bundesministerium für Finanzen. https://www.digitalaustria.gv.at/dam/jcr:8a8a4469-0945-444f-8083-566feb44fdd9/2023_11_27_KommPaper_DAA_Sicherheit_Souveraenitaet%20AT.pdf. Zugegriffen: 7. Dez. 2025

Boudallaa I, Dekiki R (2025) Reframing digital health sovereignty in the era of ethical AI: challenges, risks, and transformation pathways. In: El Imrani O (Hrsg) Advances in computational intelligence and robotics. IGI Global Scientific Publishing, S 385–414. https://doi.org/10.4018/979-8-3373-3104-1.ch014

Bruthans J, Jiráková K (2023) The current state and usage of European Electronic Cross-Border Health Services (eHDSI). J Med Syst 47(1):21. https://doi.org/10.1007/s10916-023-01920-9

Bryant P (2018) Business continuity management and resilience framework. https://policies.griffith.edu.au/pdf/Business%20Continuity%20Management%20and%20Resilience%20Framework.pdf. Zugegriffen: 10. Okt. 2019

Caballero I, Gualo F, Rodríguez M, Piattini M (2023) Maturity models for data governance. In: Caballero I, Piattini M (Hrsg) Data governance. Springer, Cham, S 139–162. https://doi.org/10.1007/978-3-031-43773-1_7

DAMA I (2020) DMBOK2: data management body of knowledge. https://dama.org/learning-resources/dama-data-management-body-of-knowledge-dmbok. Zugegriffen: 1. Dez. 2025

Hartmann EA (2021) Digitale Souveränität in der Wirtschaft – Gegenstandsbereiche, Konzepte und Merkmale. In: Hartmann EA (Hrsg) Digitalisierung souverän gestalten. Springer, Berlin, Heidelberg, S 1–16. https://doi.org/10.1007/978-3-662-62377-0_1

EGDI (2025) GDI: Providing access to genomic data to improve research, policy making and healthcare across Europe. European Genomic Data Infrastructure. https://gdi.onemilliongenomes.eu/. Zugegriffen: 23. Nov. 2025

eHealth Network (2015) Governance model for the eHealth Digital Service Infrastructure during the CEF funding. eHealth Network. https://health.ec.europa.eu/document/download/aae53e23-ca05-49c4-aefb-440805391e56_en. Zugegriffen: 10. Okt. 2025

ESHIA (2025) European Standards for Health Interoperability Alliance (ESHIA). European Standards for Health Interoperability Alliance (ESHIA). https://ehr-exchange-format.eu/working-on-ehrxf/eshia/. Zugegriffen: 14. Dez. 2025

European Commission (2024) Simpl: Cloud-to-edge federations empowering EU data spaces. Shaping Europe's digital future. https://digital-strategy.ec.europa.eu/en/policies/simpl. Zugegriffen: 13. Okt. 2025

European Commission (2025a) Cloud sovereignty framework. European Commission. https://commission.europa.eu/document/download/09579818-64a6-4dd5-9577-446ab6219113_en. Zugegriffen: 18. Dez. 2025

European Commission (2025b) Digital omnibus on AI regulation proposal. EC policy and legislation. https://digital-strategy.ec.europa.eu/en/library/digital-omnibus-ai-regulation-proposal. Zugegriffen: 1. Dez. 2025

European Commission (2025c) EC Digital Package. European Commission. https://digital-strategy.ec.europa.eu/en. Zugegriffen: 1. Jan. 2026

European Commission (2025d) EU Data Act. Shaping Europe's digital future. https://digital-strategy.ec.europa.eu/en/policies/data-act. Zugegriffen: 12. Nov. 2025

European Commission (2025e) EU-Cybersicherheitspolitik. Gestaltung der digitalen Zukunft Europas. https://digital-strategy.ec.europa.eu/de/policies/cybersecurity-policies. Zugegriffen: 11. Dez. 2025

European Commission (2025f) European 1+ Million Genomes Initiative. Digital Strategy Publications.,EU Policy/Initiative. Shaping Europes digital future. https://digital-strategy.ec.europa.eu/en/policies/1-million-genomes. Zugegriffen: 10. Dez. 2025

European Commission (2025g) European declaration on digital rights and principles. Shaping europe's digital future. https://digital-strategy.ec.europa.eu/en/library/european-declaration-digital-rights-and-principles. Zugegriffen: 1. Jan. 2026

European Commission (2025h) European Health Data Space Regulation (EHDS). Public Health. https://health.ec.europa.eu/ehealth-digital-health-and-care/european-health-data-space-regulation-ehds_en. Zugegriffen: 22. Nov. 2025

European Commission (2025i) HealthDCAT-AP Release 6. code.europa.eu. https://healthdataeu.pages.code.europa.eu/healthdcat-ap/releases/release-6/index.html. Zugegriffen: 12. Dez. 2025

European Commission (2025j) "MyHealth@EU" – Electronic cross-border health services. European Commission. https://health.ec.europa.eu/ehealth-digital-health-and-care/digital-health-and-care/electronic-cross-border-health-services_en. Zugegriffen: 1. Nov. 2025

European Commission (2025k) NIS2-Richtlinie: Sicherung von Netz- und Informationssystemen. Gestaltung der digitalen Zukunft Europas. https://digital-strategy.ec.europa.eu/de/policies/nis2-directive. Zugegriffen: 12. Dez. 2025

European Commission (2025l) Powering secure and sovereign data sharing across Europe. SIMPL Programme. https://simpl-programme.ec.europa.eu/dashboard/home. Zugegriffen: 23.11.

European Commission (2025m) Projects supporting EHDS. Public Health. https://health.ec.europa.eu/ehealth-digital-health-and-care/ehds-action/projects-supporting-ehds_en. Zugegriffen: 1. Okt. 2025

European Commission (2025n) Simple-Open. SIMPL Programme. https://simpl-programme.ec.europa.eu/dashboard/simpl-open. Zugegriffen: 30. Nov. 2025

European Parliament (2023) EU AI Act: first regulation on artificial intelligence. European Parliament News. https://www.europarl.europa.eu/news/en/headlines/society/20230601STO93804/eu-ai-act-first-regulation-on-artificial-intelligence. Zugegriffen: 3. Okt. 2023

European Union (2022on) Regulation (EU) 2022/868 of the European Parliament and of the Council of 30 May 2022 on European data governance and amending Regulation (EU) 2018/1724 (Data Governance Act). European Union. https://eur-lex.europa.eu/legal-content/EN/TXT/?uri=CELEX%3A32022R0868. Zugegriffen: 1. Aug. 2025

European Union (2025) HealthData@EU Central Platform. European Union. https://acceptance.data.health.europa.eu/healthdata-central-platform?locale=en. Zugegriffen: 22. Nov. 2025

Feng D, Qin Y, Fen W, Li W, Shang K, Ma H (2024) Survey of research on confidential computing. IET Commun 18(9):535–556. https://doi.org/10.1049/cmu2.12759

Feng T (2024) Humanizing Data Strategy. Leading Data with the Head and the Heart. Technics Publications. https://technicspub.com/humanizing-data-strategy/

Förster M (2025) Not sovereign: Microsoft cannot guarantee the security of EU data. Heise.de. https://www.heise.de/en/news/Not-sovereign-Microsoft-cannot-guarantee-the-security-of-EU-data-10494789.html. Zugegriffen: 1. Dez. 2025

Fries I, Greiner M, Hofmeier M, Hrestic R, Lechner U, Wendeborn T (2023) Towards a Layer Model for Digital Sovereignty: A Holistic Approach. In: Hämmerli B, Helmbrecht U, Hommel W, Kunczik L, Pickl S (Hrsg.) Critical Information Infrastructures Security. CRITIS 2022. Lecture Notes in Computer Science, vol 13723. Springer, Cham. https://doi.org/10.1007/978-3-031-35190-7_9

Fröhlich H, Funck Hansen A, Hilvo M, Jansen G, Madan S, Moazemi S, Negreanu S, Satagopam V, Gribbon P, Muehlendyck C (2025) Reality check: the aspirations of the European health data space amidst challenges in decentralized data analysis. J Med Internet Res 27:e76491–e76491. https://doi.org/10.2196/76491

Gerlach B, Hesse H, Fischer S, Leucker M (2024) Gaia-X-Med: experiences with building dataspaces for medical applications. Future Internet 16(12):463. https://doi.org/10.3390/fi16120463

GoC (2025) Digital Sovereignty: A Framework to improve digital readiness of the Government of Canada. Government of Canada. https://www.canada.ca/en/government/system/digital-government/digital-government-innovations/cloud-services/digital-sovereignty/digital-sovereignty-framework-improve-digital-readiness.html. Zugegriffen: 13. Dez. 2025

Graux H, Garstka K, Murali N, Cave J, Botterman M (2025) Interplay between the AI Act and the EU digital legislative framework. European Parlament. https://www.europarl.europa.eu/RegData/etudes/STUD/2025/778575/ECTI_STU(2025)778575_EN.pdf.. Zugegriffen: 10. Nov. 2025

Gu M, Naraparaju R, Zhao D (2024) Enhancing data provenance and model transparency in federated learning systems – A database approach. arXiv. https://doi.org/10.48550/ARXIV.2403.01451

Heinbach C, Stecenko C, Schorr P, Wieker H (2025) Auf dem Weg zur digitalen Föderation – Ein Vorgehensmodell für die Realisierung von dezentralen Datenräumen mit Gaia-X. HMD 62(3):633–655. https://doi.org/10.1365/s40702-024-01125-9

Hellmeier M, Pampus J, Qarawlus H, Howar F (2023) Implementing data sovereignty: requirements & challenges from practice. In: Proceedings of the 18th International Conference on Availability, Reliability and Security ARES 2023: The 18th International Conference on Availability, Reliability and Security. Benevento Italy. ACM, Benevento, S 1–9. https://doi.org/10.1145/3600160.3604995

Hirschheim R, Lacity M (2000) The myths and realities of information technology insourcing. Commun ACM 43(2):99–107. https://doi.org/10.1145/328236.328112

Hofman C, Roubtsova E (2020) A reference model for a service level agreement: in domain of information sharing services. In: Shishkov B (Hrsg) Business modeling and software design.

Lecture Notes in Business Information Processing, Bd 391. Springer International Publishing, Cham, Cham, S 55–68. https://doi.org/10.1007/978-3-030-52306-0_4

Holfelder W, Mayer A, Baumgart T (2022) Sovereign cloud technologies for scalable data spaces. In: Otto B, Ten Hompel M, Wrobel S (Hrsg) Designing data spaces. Springer, Cham, S 419–436. https://doi.org/10.1007/978-3-030-93975-5_25

Holmström J, Magnusson J (2025) Balancing innovation and regulation: the data sovereignty assessment framework. Bus Horiz. https://doi.org/10.1016/j.bushor.2025.11.005

Hummel P, Braun M, Tretter M, Dabrock P (2021) Data sovereignty: a review. Big Data Soc 8(1):2053951720982012. https://doi.org/10.1177/2053951720982012

ISO, IEC (2017) ISO/IEC 38505-1:2017 Information technology – Governance of IT – Governance of data. International Standardization Organisation. https://www.iso.org/standard/56639.html. Zugegriffen: 21. Nov. 2025

Javadi M (2025) Infrastructural entanglement and cloud hyperscalers in contemporary warfare: Insights from Ukraine, Israel and Taiwan. Contemp Secur Policy. https://doi.org/10.1080/13523260.2025.2593247

Klare M, Lechner U, Fritzsche A (2025) Digital sovereignty through sovereign clouds? IET Conf Proc 2025(22):14–19. https://doi.org/10.1049/icp.2025.2947

Koppenhagen P (2024) EU Datenschutzgrundverordnung DSGVO. Johner Institut. https://www.johner-institut.de/blog/regulatory-affairs/eu-datenschutzgrundverordnung-dsgvo. Zugegriffen: 23. Dez. 2025

Kumar V, Sharma I (2016) Bring-your-own-encryption: How far are we? In: 2016 11th International Conference on Industrial and Information Systems (ICIIS) 2016 11th International Conference on Industrial and Information Systems (ICIIS), Roorkee. IEEE, Roorkee, S 672–677. https://doi.org/10.1109/ICIINFS.2016.8263023

Liaw S-T, Godinho MA (2026) Governance, trust, and reciprocity to advance digital health maturity. In: Digital health maturity: quality, Interoperability, and innovation. Elsevier, S 195–219. https://doi.org/10.1016/B978-0-323-95260-6.00008-3

Madiega T (2020) Digital sovereignty for Europe. European Parlament. https://www.europarl.europa.eu/RegData/etudes/BRIE/2020/651992/EPRS_BRI%282020%29651992_EN.pdf. Zugegriffen: 30. Dez. 2025

Malicki F (2024) The 4 driving forces of digital sovereignty in 2024. Eviden. https://eviden.com/publications/digital-security-magazine/cybersecurity-predictions-2024/trends-in-digital-sovereignty. Zugegriffen: 11. Nov. 2025

Marelli L, Stevens M, Sharon T, Van Hoyweghen I, Boeckhout M, Colussi I, Degelsegger-Márquez A, El-Sayed S, Hoeyer K, van Kessel R, Krekora Zajac D, Matei M, Roda S, Prainsack B, Schlünder I, Shabani M, Southerington T (2023) The European health data space: too big to succeed? Health Policy 135:104861. https://doi.org/10.1016/j.healthpol.2023.104861

Moerel L, Timmers P (2021) Reflections on Digital Sovereignty. EU Cyber Direct, Research in Focus series 2021. https://papers.ssrn.com/sol3/papers.cfm?abstract_id=3772777

Nationale A (2025) Question écrite n°1692: Application de la doctrine dite « cloud au centre ». Assemblée nationale. https://questions.assemblee-nationale.fr/q17/17-1692QE.htm. Zugegriffen: 14. Dez. 2025

NIST (2025) What Is Post-Quantum Cryptography? National Institute for Standards and Technology. https://www.nist.gov/cybersecurity/what-post-quantum-cryptography. Zugegriffen: 10. Sept. 2025

Op den Camp S (2025) SGVO-Bußgelder: Aktuelle Fälle, Risiken und wirksame Vermeidungsstrategien. Wirtschaftsrecht. https://www.odclegal.de/blog/dsgvo-bussgelder. Zugegriffen: 1. Jan. 2026

Papyshev G, Chan KJD (2026) AI regulatory strategies for digital sovereignty: the role of geopolitics and technological disparities. Electron Markets 36(1):8. https://doi.org/10.1007/s12525-025-00870-z

Peters E (2024) How can our digital transformation serve peoples' health? Connect University. https://futurium.ec.europa.eu/system/files/2024-06/Digital%20Decade_eHealth%20-%20Slides.pdf. Zugegriffen: 1. Dez. 2025

privatim (2025) Resolution zur Auslagerung von Datenbearbeitungen in die Cloud. https://www.privatim.ch/de/publikation-resolution-zur-auslagerung-von-datenbearbeitungen-in-die-cloud. Zugegriffen: 10. Dez. 2025

Raffaelli F, Dorazil M, Bernaux M, Langfeldt O, Asturiol D, De Barros J, Kessissoglou I, Kustra Mano L, Byk G (2025) Unleashing the potential of health data: from vision to reality in the HealthData@EU Pilot Project. Eur J Public Health 35(Supplement_3):iii1–iii2. https://doi.org/10.1093/eurpub/ckaf003

Red Hat (2025) Elements of cloud sovereignty. Red Hat. https://www.redhat.com/en/resources/elements-of-cloud-sovereignty-overview. Zugegriffen: 21. Dez. 2025

Rujano MA, Boiten J-W, Ohmann C, Canham S, Contrino S, David R, Ewbank J, Filippone C, Connellan C, Custers I, van Nuland R, Mayrhofer MT, Holub P, Garciá Álvarez E, Bacry E, Hughes N, Freeberg MA, Schaffhauser B, Wagener H, Sánchez-Pla A, Bertolini G, Panagiotopoulou M (2024) Sharing sensitive data in life sciences: an overview of centralized and federated approaches. Brief Bioinform 25(4):bbae262. https://doi.org/10.1093/bib/bbae262

Ruohonen J, Mickelsson S (2023) Reflections on the data governance act. Digit Soc 2(1):10. https://doi.org/10.1007/s44206-023-00041-7

Ruotsalainen P, Blobel B (2025) A system model and requirements for transformation to human-centric digital health. J Med Internet Res 27:e68661. https://doi.org/10.2196/68661

Russ C, Stalder P, Steinwendner J, Pimentel T, Kavakopoulos J (2023) Anforderungen an eine iPaaS Cloud Lösung zum sicheren Betrieb von Gesundheitsdaten in Schweizer Spitälern. HMD 60:1047–1061 (2023). https://doi.org/10.1365/s40702-023-01011-w

SaberiKamarposhti M, Ng K-W, Chua F-F, Abdullah J, Yadollahi M, Moradi M, Ahmadpour S (2024) Post-quantum healthcare: a roadmap for cybersecurity resilience in medical data. Heliyon 10(10):e31406. https://doi.org/10.1016/j.heliyon.2024.e31406

Sachdeva S, Bhatia S, Al Harrasi A, Abbas Shah YA, Anwer K, Philip AK, Abbas Shah SF, Khan A, Kalim SA (2024) Unraveling the role of cloud computing in health care system and biomedical sciences. Heliyon 10(7):e29044. https://doi.org/10.1016/j.heliyon.2024.e29044

Satybaldy A, Ferdous MS, Nowostawski M (2024) A taxonomy of challenges for self-sovereign identity systems. IEEE Access 12:16151–16177. https://doi.org/10.1109/ACCESS.2024.3357940

Shaik V, Natarajan K (2024) Cloud databases: a resilient and robust framework to dissolve vendor lock-in. Softw Impacts 21:100680. https://doi.org/10.1016/j.simpa.2024.100680

SHIFT (2022) SHIFT: smart hospital – integrated framework, tools & solutions. Innosuisse flagship projekt SHIFT. https://future.hospital. Zugegriffen: 25. Juli 2022

Spalding D, Nyrönen T, Lehväslaiho H, Riski R, Lappalainen I, Persson B, Beltran S, Becker R, Arenas Marquez J (2021) B1MG D4.1 – Secure cross-border data access roadmap – 1v0. https://doi.org/10.5281/ZENODO.4889400

Tardieu H (2022) Role of Gaia-X in the European data space ecosystem. In: Otto B, Ten Hompel M, Wrobel S (Hrsg) Designing data spaces. Springer, Cham, S 41–59. https://doi.org/10.1007/978-3-030-93975-5_4

Vukotich G (2023) Healthcare and cybersecurity: taking a zero trust approach. Health Serv Insights 16:11786329231187826. https://doi.org/10.1177/11786329231187826

WHO (2022) Global Strategy on Human Resources for Health: Workforce 2030: Reporting at Seventy-fifth World Health Assembly. World Health Organisation. https://www.who.int/news/item/02-06-2022-global-strategy-on-human-resources-for-health--workforce-2030

Zitoun C, Belghith O, Ferjaoui S, Gabouje SSD (2021) DMMM: Data Management Maturity Model. In: 2021 International Conference on Advanced Enterprise Information System (AEIS) St. Petersburg. IEEE, St. Petersburg, S 33–39. https://doi.org/10.1109/AEIS53850.2021.00013

# Teil III
# Trends und Wirtschaftlichkeit

# Drei Perspektiven auf die digitale Transformation des Gesundheitswesens in Deutschland, Österreich und der Schweiz

12

Alfred Angerer

**Zusammenfassung**

Die digitale Transformation ist ein zentrales Thema des Gesundheitswesens. Digital Health hat hohes Potenzial, die Versorgungsqualität und Ressourceneffizienz zu steigern. Doch dieser Wandel ist sehr komplex. Länderspezifische Unterschiede erschweren die Entwicklung einer einheitlichen Digitalisierungsstrategie. Eine auf den ersten Blick überraschende Feststellung ist, dass die DACH-Region trotz ihrer wirtschaftlichen Stärke und starken Stellung in Medizintechnik im internationalen Vergleich Rückstände in der digitalen Transformation aufweist. Aus diesen Gründen geht dieses Kapitel auf die Komplexität der digitalen Transformation des Gesundheitswesens im DACH-Raum ein. Der Fokus liegt zwar hauptsächlich auf der Schweiz, jedoch lassen sich viele wertvolle Lektionen auf die gesamte DACH-Region ausweiten. Die Betrachtungsweise folgt dabei einer Logik vom Großen zum Kleinen: von der Marktperspektive über die Organisations- und Mitarbeiterperspektive bis hin zur Bürger- und Patientenperspektive. Der globale Gesamtmarkt gibt Aufschluss darüber, wie attraktiv der Markt und wie weit die digitale Transformation in der DACH-Region fortgeschritten ist. Aus der Sicht von Organisationen und Mitarbeitenden werden Digital-Health-Lösungen unter Qualitäts- und Effizienzgesichtspunkten betrachtet. Abschließend werden Bedenken gegenüber einem digitalisierten Gesundheitswesen kritisch diskutiert. Diese drei Perspektiven helfen Entscheidungsträger:innen, die Komplexität der digitalen Transformation des Systems zu verstehen und letztlich den Wandel strategisch klug zu gestalten.

**Schlüsselwörter**

Akteure · Digital Health Markt · Gesellschaft · Markt · Mitarbeitende · Organisation · Patientenreise · Regulatorien · Vernetzung

A. Angerer (✉)
ZHAW - Zürcher Hochschule für Angewandte Wissenschaften, Winterthur, Schweiz
E-Mail: ange@zhaw.ch



S. D'Onofrio, C. Russ (Hrsg.), *Digital HealthTech*, Edition HMD,
https://doi.org/10.1007/978-3-658-51795-3_12

## 12.1 Die Marktperspektive

Um die Entwicklung von Digital Health einordnen zu können, wird die Marktperspektive in zwei Schritten dargestellt. Zunächst erfolgt eine Betrachtung des internationalen Marktes mit seinen zentralen Regionen und Akteuren. Anschließend wird eine Analyse der Situation in der DACH-Region mit ihrem aktuellen Stand der Digitalisierung, den Rahmenbedingungen und den erwarteten Entwicklungen vorgenommen.

### 12.1.1 Der internationale Markt

Organisationen, die im Digital-Health-Markt erfolgreich tätig sein wollen, müssen faktenbasierte Strategien entwickeln. Zum einen sollten sie die Größe des Gesamtmarktes kennen, um nachhaltige Investitionsentscheidungen treffen zu können. Zum anderen müssen sie verstehen, dass die Umsätze über die Länder hinweg nicht gleich verteilt sind, sondern dass es klare Schwerpunktregionen gibt. Schließlich ist es auch notwendig zu verstehen, welche Konkurrenten auf dem Markt erfolgreich sind und welche Rolle die Tech-Giganten spielen könnten. Entsprechend sind die folgenden drei Abschnitte gegliedert.

#### 12.1.1.1 Die Größe des Digital-Health-Marktes

Der globale Digital-Health-Markt ist weiterhin ein rasch wachsender Sektor, angetrieben von der zunehmenden Nutzung von Technologie zur Verbesserung der Gesundheitsversorgung. Die Angaben zur absoluten Marktgröße variieren je nach Quelle, da der Begriff Digital Health unterschiedlich definiert wird. Im Rahmen dieser Analyse des globalen Digital-Health-Marktes stütze ich mich hauptsächlich auf die Marktanalysen von Statista (Menon und Ulbrich 2023). Diese Quelle wurde gewählt, weil sie eine klare und einheitliche Definition von Digital Health bereitstellt und Daten aus zahlreichen Primär- und Sekundärquellen aggregiert, welche einen fundierten Überblick über den Markt verschafft.

Die Statista-Autoren definieren drei Kategorien von Digital Health, welche ich übernehme:

- *Lifestyle* (Digital Fitness und Well-Being), ein Bereich, der über die kernmedizinischen Aufgaben hinausgeht und Aspekte wie Fitness-Tracking und Gesundheits-Wellness umfasst.
- *Digitale Behandlungen* (Digital Treatment & Care), der unter anderem Bereiche wie digital unterstützte Pflege/Behandlungen, Sensorik und Einsatz von digitalen Therapeutika abbildet.
- *Telemedizinische Konsultationen* (Online Doctor Consultations)

Im Jahr 2025 wird der Digital-Health-Markt auf ca. 198 Mrd. US Dollar geschätzt (s. Abb. 12.1). Der langjährige Wachstumsdurchschnitt (Compound Annual Growth

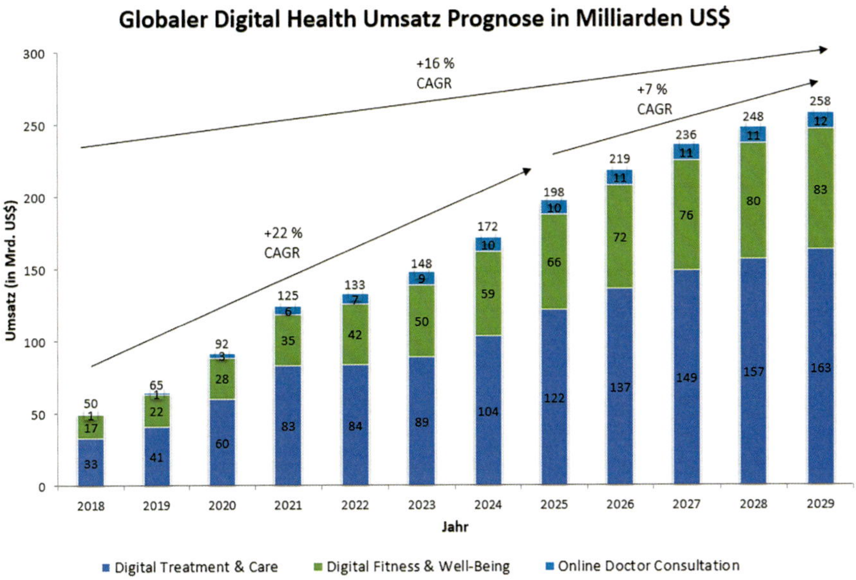


**Abb. 12.1** Der globale Digital Health Markt (eigene Abbildung mit Daten aus Statista 2025b)

Rate, CAGR) wird auf 16 % geschätzt, wobei ab 2025 sich das Wachstum deutlich verkleinern soll. Andere Analysten sprechen von einem jährlichen Wachstum von 15,5 % (CAGR 2023–2030) (Data Bridge Market Research 2023) oder sogar von 23,3 % (CAGR 2023–2030) (Fortune Business Insights 2025). Wie bei Prognosen üblich, gibt es also große Schwankungen in den Schätzwerten. Einig sind die Quellen nur in der Aussage, dass die Wachstumszahlen um einiges stärker wachsen werden als die durchschnittlichen Industrien. Zur Veranschaulichung dieser Zahlen: Das durchschnittliche Marktwachstum von ganzen Volkswirtschaften (GDP-CAGR, 2014–2024) wie Deutschland, Österreich und Schweiz ist mit 3,8 % (Statista 2025a), 3,9 % (Statista 2024b, 2025c) und 2,7 % (Statista 2024a, 2025c) deutlich geringer.

Faktoren wie die zunehmende Verbreitung chronischer Krankheiten und eine alternde Weltbevölkerung kurbeln die Nachfrage nach digitalen Gesundheitslösungen an. Langzeitige Erkrankungen wie Diabetes oder Herzleiden sowie altersbedingte Einschränkungen erhöhen den Bedarf an Telemedizin und digitalen Betreuungstools. Firmen erkennen diese Marktchancen. Zum Beispiel bietet das UK-Startup HealthHero Millionen von Patient:innen in Europa rund um die Uhr Zugang zu ihren eigenen Ärzt:innen über Video, Telefon oder Nachrichtendienste (Times 2025). In Schwellenländern werden mobile Technologien zukünftig zunehmend Versorgungslücken schließen können – durch erleichterten Zugang mittels Telemedizin und kontinuierliche Bildungsmöglichkeiten für Fachkräfte sowie Patient:innen. Da die Digital-Health-Lösungen erst am Anfang ihres Potenzials sind, erscheinen die hohen erwarteten Wachstumszahlen als realistisch.

#### 12.1.1.2 Internationale Marktregionen im Vergleich

Digital Health ist ein globaler Trend, jedoch variiert der Marktwachstum zwischen Regionen und Ländern. Für ein besseres Bild wird der Digitalisierungsstand im internationalen Umfeld untersucht.

*Nordamerika* dominiert klar nach Umsatzanteil. Einer Studie zufolge fallen über 40 % des weltweiten Digital-Health-Umsatzes auf Nordamerika allein (Mordor Intelligence 2025). Dies kann den ausgeprägten technologischen Infrastrukturen, hohen Investitionen und offenen Nutzerbasen in den USA und Kanada zugeschrieben werden. Die USA gelten weiterhin als größter Markt in Digital Health mit robustem Marktwachstum und Marktposition – für 2025 wurde ein 54 Mrd. US-Dollar Umsatz prognostiziert (Fortune Business Insights 2025). Die USA führt auch in der Anzahl von Digital-Health-Startups mit ca. 3800 jungen Unternehmen (Stumpf 2024) und ein großer Anteil bedeutender Großunternehmen wie z. B. Teladoc Health und Dexcom sind hier angesiedelt.

Insgesamt geht *Europa* den Digital-Health-Wandel behutsamer als die USA an und balanciert Digitalisierung mit starker Regulierung – z. B. beim Datenschutz (Datenschutz-Grundverordnung EU) oder bei Künstlicher Intelligenz (KI; EU AI Act). So hat die EU AI Act die KI als *hohes Risiko* eingestuft. Dies schafft einerseits hohe Sicherheitsstandards, dämpft aber andererseits das Innovationswachstum. Als Spitzenreiter der europäischen Digitalisierung wird oft *Estland* genannt. Das kleine baltische Land hat seit Anfang 2025 alle Behördenleistungen zu *100 % digitalisiert* (Holland 2025), und somit staatliche Prozesse radikal effizienter gestaltet. Diese Errungenschaft ist auch in estnischen Gesundheitswesen deutlich zu erkennen. Estland hat bereits seit 2008 eine integrierte digitale Gesundheitsinfrastruktur, in der alle Ärzt:innen, Krankenhäuser und Apotheken über das nationale Gesundheitsinformationssystem (Environment and Health Information System, ENHIS) vernetzt sind (Kostera 2018). In den folgenden zwei Jahren wurden auch elektronische Patientenakten (ePA) und das e-Rezept gesetzlich verpflichtend eingeführt. Aktuell sind in Estland alle Patientenakten digital verfügbar und 99 % aller Rezepte werden elektronisch erteilt (Trade with Estonia 2025).

*Asien-Pazifik* (Asia-Pacific, APAC) holt rasant auf – vor allem Länder wie China, Indien und Australien versprechen ein hohes Wachstumspotenzial, insbesondere in Telemedizin und Mobile-Health (M-Health). M-Health umfasst die Nutzung von mobilen Geräten und Anwendungen, insbesondere Apps, zur Unterstützung von Gesundheitsdienstleistungen. APAC wird als am schnellsten wachsende Region prognostiziert mit einer Durchschnittswachstumsrate (CAGR) von 23,1 % von 2024 bis 2030 (Grand View Research 2024). Angesichts des demographischen Wandels und eines überdurchschnittlichen Ärztemangels in Relation zur Bevölkerungszahl erklärt sich der Nachfrageanstieg nach digitalen Gesundheitslösungen in Asien (Baur et al. 2021).

Auch der *Mittlere Osten* und *Lateinamerika* holen auf, wenn auch auf kleinerer Ebene – ebenso hier treiben staatliche Modernisierungsprogramme (z. B. Telemedizin-Initiativen in GCC-Staaten[1], digitale Krankenakten in Brasilien) den digitalen Gesundheitsmarkt voran. Und auch für *Afrika* gibt es vielversprechende Digital-Health-Initiativen zu vermelden. So ermittelte das EU-Projekt BETTEReHEALTH große Potenziale zur Verbesserung der Versorgung von ländlichen Gebieten mittels digitaler Technologien und entwickelte einen strategischen Umsetzungsplan für den Kontinent (CORDIS 2023).

#### 12.1.1.3 Wichtige Akteure und die Rolle der Tech-Giganten

Der Digital-Health-Markt wird von einer Vielzahl von Unternehmen geprägt, die sowohl etablierte Akteure als auch aufstrebende Startups umfassen. An der unscharfen Grenze zwischen Digital Health und Medizintechnik dominieren einerseits Großkonzerne wie Siemens Healthineers, Philips Healthcare und GE Healthcare den Markt mit ihren umfassenden digitalen Lösungen für Krankenhäuser und medizinische Einrichtungen. Diese Unternehmen investieren kontinuierlich in neue Technologien wie KI-gestützte Diagnostik und vernetzte Medizingeräte. Ein Beispiel hierfür sind smarte Infusionspumpen, die mithilfe von KI den Medikamentenfluss optimieren und sich automatisch an die Vitalwerte der Patient:innen anpassen können (Medtronic 2023).

Andererseits entstanden in den letzten Jahren zahlreiche innovative Digital-Health-Startups, die mit spezialisierten Lösungen den Markt bereichern und stark gewachsen sind. Unternehmen wie Kry, Ada Health oder TeleClinic bieten Gesundheitsplattformen an, die Diagnosen unterstützen und Patient:innen digitale Gesundheitsberatung ermöglichen. Diese Unternehmen treiben insbesondere die Telemedizin und personalisierte Gesundheitsversorgung voran.

Bemerkenswert ist, dass die größten Tech-Giganten wie Apple, Meta und Amazon bisher keinen tiefgreifenden Einfluss auf den Gesundheitsmarkt hinterlassen haben. Trotz Investitionen in digitale Gesundheitslösungen wie Apple Health oder Amazons PillPack ist ihre Bedeutung im Vergleich zu traditionellen Gesundheitsunternehmen und spezialisierten Digital-Health-Startups noch begrenzt. Die zukünftige Entwicklung dieser Technologieunternehmen im Gesundheitswesen bleibt daher ein spannendes Feld der Beobachtung. Denn trotz der gewaltigen Ressourcen hinter den Tech-Giganten gibt es nach wie vor Raum für spezialisierte Digital-Health-Start-ups. Ihre Chance besteht darin, agiler auf spezifische Gesundheitsbedürfnisse zu reagieren und lokale Nischen zu besetzen.

### 12.1.2 Der Digital-Health-Markt im DACH-Raum

Nach der Beleuchtung des internationalen Marktes richtet sich im Folgenden der Blick auf die DACH-Region. Zunächst wird der Stand der Digitalisierung skizziert,

[1] Die GCC-Staaten (Gulf Cooperation Council) beziehen sich auf die Mitglieder des Golfkooperationsrats, darunter Bahrain, Kuwait, Oman, Katar, Saudi-Arabien und Vereinigte Arabische Emirate (VAE).

anschließend ausgewählte gesetzliche Rahmenbedingungen beleuchtet, bevor der Abschnitt mit den erwarteten zukünftigen Entwicklungen abschließt.

#### 12.1.2.1 Der Stand der Digitalisierung

Die Digitalisierung des Gesundheitswesens in der DACH-Region hat in den letzten Jahren an Bedeutung gewonnen, befindet sich jedoch im internationalen Vergleich aufgrund unterschiedlicher Ausgangslagen noch auf einem Aufholkurs. Schon der Ländervergleich der Bertelsmann Stiftung 2018 (Kostera und Thranberend 2018) hat die drei Länder in die hinteren Ränge eingestuft.

In *Deutschland* kam der digitale Wandel lange nur langsam voran. Im internationalen Vergleich von 17 Ländern belegte Deutschland 2018 den vorletzten Platz. Digitale Gesundheitsanwendungen waren gering aufgrund einer mangelnden allgemeinen Digitalkompetenz im Gesundheitsbereich (Schmidt-Kaehler et al. 2021). Initiativen wie das 2015 *e-Health Gesetz* erzielten daher zunächst nur limitierten Erfolg. Das Gesetz führte die Telematik-Infrastruktur (TI) ein, um die Nutzung digitaler Anwendungen (z. B. ePA, e-Rezepte, Datenaustausch) zu integrieren und die Gesundheitsakteur:innen besser zu vernetzen (Bundesministerium für Gesundheit o. J.). Jedoch begrenzte zusätzlich eine fehlende Ausrichtung an Patientenpräferenzen (Schattauer GmbH 2018) noch weiter die Wirksamkeit des E-Health-Gesetzes. Als positives Signal kann zumindest die Einführung der ePA-Infrastruktur im Jahr 2021 gewertet werden, bei der die Krankenkassen ihren Versicherten erstmals die Option einer ePA angeboten haben. Allerdings lag die ePA-Nutzung im Januar 2025 bei unter 1 % der über 70 Mio. gesetzlich Versicherten (tagesschau 2025).

*Österreich* rangierte im selben Index im Mittelfeld (Rang 10). Hier existiert bereits seit 2015 die nationale elektronische Gesundheitsakte (ELGA) (Bundesministerium für Soziales, Gesundheit, Pflege und Konsumentenschutz 2025), die jedoch zunächst vor allem in Krankenhäusern genutzt wurde. Durch die zentrale Koordinationsstelle ELGA GmbH wurde der Datenaustausch zwischen Akteur:innen ermöglicht. In Kombination mit gesetzlich vorgegebenen Ausbauplänen (insbesondere das ELGA-Gesetz) hat Österreich stabile Voraussetzungen geschaffen, um die digitale Vernetzung schrittweise auszuweiten. In Österreich wurde für 96 % der Versicherten ein ELGA automatisch eröffnet, sprich nur 4 % erhoben Widerspruch (Sinozic und Rose 2021). Jedoch liegt die tatsächliche Nutzung von ELGA weit niedriger; im September 2024 benutzten nur 58.000 der gesetzlich Versicherten das ELGA-Portal (elga 2024).

Die *Schweiz* befand sich zwischen Österreich und Deutschland (Rang 14). Das föderal organisierte Gesundheitswesen der Schweiz erschwert durch regionale Unterschiede eine einheitliche Digitalisierung. Hinzu kommt, dass Datenschutzbedenken weiterhin die gesamtgesellschaftliche Akzeptanz der Digitalisierung hemmen. Ein Praxisbeispiel ist die nationale elektronische Identität (e-ID). Als der Bund 2021 eine e-ID durch private Anbieter einführen wollte, scheiterte dies in einer Volksabstimmung deutlich – zwei Drittel stimmten dagegen. Die e-ID hätte die digitale Authentifizierung von Gesundheitsleistungen wie elektronische Patientendossiers (EPDs), e-Rezepten und Krankenkassenservices unterstützt. Im selben Monat kam es zu einem weiteren Rückschlag in der Akzeptanz von Digitalisierung. Si-

**Tab. 12.1** Umsatz und Wachstum des Digital-Health-Marktes (eigene Tabelle mit Daten aus Statista 2024a, b, c, d, e)

| | Umsatz 2025 (in Mrd. €) | Umsatzprognose 2029 (in Mrd. €) | CAGR 2025–2029 (in %) | Umsatz pro Nutzer 2025 (in €) |
|---|---|---|---|---|
| Deutschland | 5,0 | 6,5 | 6,7 | 179 |
| Österreich | 0,7 | 0,9 | 7,0 | 215 |
| Schweiz | 1,4 | 1,9 | 8,7 | 233 |

cherheitslücken der digitalen Impfpass-Plattform *meineimpfungen.ch* wurden aufgedeckt und die Plattform musste eingestellt werden. Infolgedessen verschärften sich Datenschutzbedenken gegenüber der Digitalisierung von vertraulichen Informationen weiter. Dennoch einigten sich die Akteure auf eine nationale *E-Health-Strategie 2.0* und planten für 2020 die ersten EPDs ein (Bundesamt für Gesundheit 2020).

Als Fazit kann gesagt werden, dass in den vergangenen fünf Jahren alle DACH-Länder verstärkte Anstrengungen unternommen haben, ihre Digitalisierungsrückstände abzubauen. Dazu wirkte besonders die COVID-19-Pandemie als Katalysator: Durch Kontaktbeschränkungen und Impfanforderungen wurden e-Health-Tools (wie bspw. die SwissCovid-App) deutlich mehr benutzt. Als Folge davon nahm die politische und gesellschaftliche Akzeptanz digitaler Gesundheitsanwendungen spürbar zu. Diese Veränderung wird auch in steigenden Umsatzzahlen widergespiegelt, die in Tab. 12.1 aufgeführt werden.

#### 12.1.2.2 Aktuelle gesetzliche Rahmenbedingungen

Aktuell sind die Gesundheitssysteme im DACH-Raum weiterhin stark fragmentiert. Die Ursachen lassen sich auf föderale Strukturen (Bund, Bundesländer bzw. Kantone) mit unterschiedlichen Prozessen und gesetzlichen Vorgaben, auf eine Vielzahl von Akteuren mit eigenen Interessen (Krankenversicherungen, Leistungserbringende, Industrie, Politik) sowie auf uneinheitliche IT-Systeme mit mangelnder Interoperabilität zurückführen. Dies führt in der Folge zu Ineffizienzen, Koordinationsproblemen und Verzögerungen in der DACH-Gesundheitsversorgung. Im Folgenden werden die gesetzlichen Rahmen untersucht, welche eine entscheidende Rolle spielen, um diese Hürden der Digitalisierung im Gesundheitswesen zu adressieren.

**Deutschland**

Anhand von drei Initiativen zum Thema Gesundheitsanwendungen, der Modernisierung der Infrastruktur und der ePA wird die Dynamik des deutschen Marktes beleuchtet.

Mit dem *Digitale-Versorgung-Gesetz* (DVG)[2] wurde 2019 ein wichtiger Meilenstein gesetzt, der erstmals den breiten Einsatz digitaler Gesundheitsanwendungen

[2] s. https://www.bundesgesundheitsministerium.de/digitale-versorgung-gesetz.html (Zugegriffen: 15.12.2025)

ermöglichte. Die Kosten von digitalen Gesundheitsanwendungen (Digitale Gesundheitsanwendungen (DiGAs), Apps auf Rezept) werden seitdem von gesetzlichen Krankenkassen übernommen.

Mit dem *Krankenhauszukunftsgesetz* (KHZG 2020–2024)[3] wurden 4,3 Mrd. € für die Modernisierung von Krankenhäusern und Hochschulkliniken zur Verfügung gestellt. Somit übernahm der *Krankenhauszukunftsfonds* (KHZF) des Bundes 70 % der Investitionskosten. Die Finanzierung umfasste Evaluierungen des Digitalisierungsgrades der Krankenhäuser, Zuschläge für Corona-bedingte Umsatzrückgänge und Investitionen in moderne Notfallkapazitäten sowie digitale Infrastrukturen. Zu diesen digitalen Systemen zählten unter anderem: Patientenportale, ePAs, digitale Medikationsmanagement-Tools, IT-Sicherheitsmaßnahmen und sektorenübergreifende telemedizinische Netzwerkstrukturen.

Infolge des *Digital-Gesetzes* (DigiG)[4] müssen gesetzliche Krankenkassen 2025 ePAs für alle gesetzlich Versicherten anlegen. Dies hat Anfang 2025 als Pilotprojekte in Hamburg, Franken und Nordrhein-Westfalen begonnen, danach bundesweit (tagesschau 2025). Bürger:innen erhalten nach dem neuen Opt-out-Prinzip automatisch eine ePA, sofern sie der Nutzung nicht aktiv widersprechen. Im April 2025 betrug der Anteil der widersprechenden Bürger:innen 5 % (Müller 2025). ePAs und e-Rezepte werden stärker miteinander verknüpft, um Wechselwirkungen von Medikamenten zu vermeiden sowie Behandlungsprozesse zu unterstützen. Zudem werden Abrechnungsbegrenzungen von Telemedizindiensten aufgehoben, um die Nutzung von Telemedizin zu fördern.

**Österreich**

Im DACH-Raum war Österreich mit dem *ELGA-Gesetz* ein Pionier in Sachen elektronische Patientenakte. Das ELGA-Gesetz steht seit 2013 in Kraft und bildete die Grundlage für die Einführung und Ausweitung der ELGA. Das Gesetz regelt dabei die Nutzung und der Schutz von Patientendaten mittels einer Opt-out-Option für Patient:innen und Datenschutzvorgaben für ELGA-Gesundheitsdiensteanbieter (Amt der Vorarlberger Landesregierung o. J.). Seit 2015 wurde die ELGA schrittweise implementiert und bundesweit ausgebreitet – zuerst in öffentlichen Spitälern und Pflegeeinrichtungen, danach in ambulanten Gesundheitseinrichtungen (Bundesministerium für Soziales, Gesundheit, Pflege und Konsumentenschutz 2025) – nun haben rund 96 % aller Patient:innen ihre Gesundheitsdaten digital als ELGA verfügbar (Sinozic und Rose 2021). Als zentrale Plattform für medizinische Daten ermöglicht die ELGA seit 2024 bei Privatärzt:innen auch direkte digitale Verrechnungen mit Krankenkassen für Gesundheitsleistungen, jedoch steht dies noch in der Frühphase und kann teils sogar deutlich mehr als einen Monat dauern (MedMedia 2024).

[3] s. https://www.bundesgesundheitsministerium.de/krankenhauszukunftsgesetz.html (Zugegriffen: 15.12.2025)

[4] s. https://www.bundesgesundheitsministerium.de/ministerium/gesetze-und-verordnungen/guv-20-lp/digig.html (Zugegriffen: 15.12.2025)

Neben dem ELGA-System wurden in Österreich auch weitere e-Health-Anwendungen umgesetzt. Seit 2022 erfolgt die Ausstellung aller Kassenrezepte ausschließlich in elektronischer Form als e-Rezept. Seit 2023 gilt dies auch für Privatrezepte (Redaktion Gesundheitsportal 2023). Patient:innen können seither durch den Scan eines e-Rezept-Codes, Eingabe einer e-Rezept-ID oder ihrer e-Card Medikamente von Apotheken abholen. Nach der Corona-Pandemie-Erfahrung wird in den nächsten Jahren auch geplant, den klassischen Impfpass mit dem e-Impfpass zu ersetzen (Bundesministerium für Arbeit, Soziales, Gesundheit, Pflege und Konsumentenschutz 2025). Weitere wichtige Gesetze am Laufen sind das Gesundheitsreformgesetz und das Datenschutzgesetz (DSG).

**Schweiz**

Das Bundesgesetz über das elektronische Patientendossier (EPDG)[5] trat 2017 in Kraft und dient als gesetzliche Grundbasis für die Integration des EPD in der Schweiz. Unter dem EPDG wurden die wichtigsten stationären Einrichtungen (Spitäler, Pflegeheime, psychiatrische und Rehabilitationskliniken) verpflichtet, spätestens bis 2020 (2022 für Pflegeheime) EPDs in deren Systeme einzuführen. Die Systeme wurden standardisiert, um den Datenaustausch zwischen den stationären Akteuren zu ermöglichen (Interoperabilität). Zudem müssen Akteure bestimmte Standards in Sicherheit, Datenschutz und Funktionalität anhand von Zertifikaten nachweisen. Jedoch gibt es darüber hinaus keine EPD-Verpflichtung oder automatisierte EPD-Eröffnung für Patient:innen oder ambulante Leistungserbringende. Diese mangelnde Deckung des Gesetzes hindert die weitreichende Digitalisierung im Schweizer Gesundheitswesen.

Es kam zu mehreren Verzögerungen bei der Einführung, so dass Bürger:innen erst 2022 EPDs eröffnen konnten (Sojer o. J.). In der Schweiz besaßen Ende 2024 nur rund 0,8 % der Bürger:innen ein EPD (Bundesamt für Statistik o. J.). Laut dem Regierungsrat des Kanton Zürichs (2023) liegt der geringe Fortschritt in der EPD-Nutzung an Finanzierungslücken bei EPD-Stammgemeinschaften, die das EPD verbreiten sollen, sowie unzureichende Vorgaben zu Kompetenzen und Pflichten der verschiedenen Akteur:innen. Aktuell (September 2025) sind zahlreiche politische Diskussionen im Gange, die eine Revision des EPDG fordern sowie die Einbindung ambulanter Leistungserbringender.

Am Beispiel EPD lässt sich eine der großen Herausforderungen der Schweizer Digital-Health-Entwicklung ablesen, nämlich das föderale System. Die Schweiz hat 26 Kantone mit verschiedenen gesetzlichen Vorgaben, was es Leistungserbringenden, Versicherungen und anderen privaten Anbieter:innen erschwert, die Vorgaben richtig zu interpretieren (Angerer et al. 2021).

#### 12.1.2.3 Erwartete Entwicklungen

Die Hoffnung besteht, dass der zunehmende öffentliche Druck für mehr Dynamik im DACH-Raum sorgen wird. Die drei Länder investieren Milliarden und passen ihre Rahmenbedingungen an, um die Gesundheitsdigitalisierung zu fördern (Bern-

[5] s. https://www.bag.admin.ch/de/epdg-das-gesetz-hinter-dem-epd (Zugegriffen: 15.12.2025)

hard und Stegmaier 2022). Eine besondere Rolle könnten die folgend dargestellten Rahmenentwicklungen spielen.

In *Deutschland* plant die Digitalagentur *gematik* die TI auszubauen und DiGAs besser zu integrieren. Mit der schrittweisen Einführung der TI 2.0 liegt der Fokus auf vereinfachte Nutzung sowie erhöhte Datenschutzsicherheit (gematik o. J.). Die elektronische Gesundheitskarte (eGK) wird durch digitale Identitäten für die Zugangsverifizierung der TI-Systeme ersetzt. Gleichzeitig wird medizinischen Einrichtungen der Zugang erleichtert. Zudem beschloss das Bundesministerium für Gesundheit, im Rahmen der Krankenhausreform (Krankenhausversorgungsverbesserungsgesetz, KHVVG) ab 2026 für 10 Jahre einen Transformationsfonds (bis zu 50 Mrd. €) mit 50%iger Kofinanzierung der Länder einzurichten.

In *Österreich* arbeiten die Regierung, Bundesländer und Krankenkassen an einer e-Health-Strategie bis 2030. Das prinzipielle Ziel laut dem Gesundheitsminister Johannes Rauch: „*Digital vor ambulant vor stationär*" (MedMedia 2023). Dadurch sollen Krankenhäuser entlastet und die Kapazität für Menschen verfügbar gemacht werden, die sie wirklich benötigen. Auch die ELGA wird kontinuierlich weiter ausgebaut. Somit kann die Gesundheitsversorgung „*qualitätsvoller, die Diagnosen gesicherter, die Wege schneller, die Bürokratie effizienter*" gestaltet werden, so die Gesundheitslandesrätin Beate Prettner (MedMedia 2023).

In der Schweiz wird viel Hoffnung gelegt auf die zentrale Bundesinitiative DigiSanté (2025–2034) zur Förderung der Gesundheitsdigitalisierung. DigiSanté[6] umfasst gesetzliche Vorgaben sowie Investitionszuschüsse. Konkret heißt das: Es werden Standards und Datenschutzregeln eingeführt sowie digitale Infrastrukturen ausgebaut, sodass Gesundheitsdaten – von Behandlungen sowie Abrechnungen – zukünftig sicher und reibungslos bundesweit zwischen allen Akteuren ausgetauscht werden können (Digitale Schweiz o. J.). Somit soll die rechtliche und infrastrukturelle Interoperabilität verbessert werden. Durch engere Zusammenarbeit mit Stakeholdern soll insbesondere das Vertrauen von Fachkräften und Patient:innen gewonnen werden. Grundlagen sollen aufgebaut werden, um Marktlücken im digitalen Gesundheitsbereich zu schließen. Das übergeordnete Ziel: „*Behandlungsqualität, Effizienz* [z. B. Once-Only-Prinzip], *Transparenz und Patientensicherheit zu verbessern sowie die Forschung zu stärken*" (Digitale Schweiz o. J.).

Für alle drei Länder lässt sich festhalten: Die angestrebten Digital-Health-Initiativen werden nur dann zum Erfolg führen, wenn die *Akzeptanz* von Leistungserbringenden, Versicherungen, Forschungsinstitutionen und Patient:innen vorhanden ist. Eine Initiative sind die ePA, ELGA und EPD.[7] Es ist zu erwarten, dass in Zukunft ein noch größerer Fokus auf Zusammenarbeit mit allen Akteur:innen, Datenschutz-Transparenz sowie klare Regeln für die Monetarisierung gelegt wird. Die geplanten Anpassungen der Rahmenbedingungen wirken wie gute Maß-

[6] s. https://www.bag.admin.ch/de/digisante-foerderung-der-digitalen-transformation-im-gesundheitswesen (Zugegriffen: 15.12.2025)

[7] In Kap. 30 dieser Ausgabe der Edition HMD werden die Einflussfaktoren auf die Nutzungsakzeptanz digitaler Patientenakten untersucht.

nahmen, jedoch lassen sich Prognosen zu der Geschwindigkeit der Umsetzung nur sehr schwer durchführen.

## 12.2 Die Organisations- und Mitarbeiterperspektive

Um im digital transformierten Gesundheitsmarkt langfristig erfolgreich zu sein, braucht es neben den Kenntnissen der Märkte und Rahmenbedingungen auch ein vertieftes Verständnis der Interaktionen zwischen den Akteuren. Alle Gesundheitsorganisationen agieren in einer hochvernetzten Umgebung; nicht selten involviert eine Patientenbehandlung dutzende unabhängige Leistungserbringer und Zulieferer. Die dafür erforderliche nahtlose Integration aller Akteure ist jedoch in allen drei DACH-Ländern noch lange nicht erreicht – mit erheblichen Auswirkungen auf Qualität, Effizienz und Convenience. Aus diesem Grund wird im Folgenden zunächst eine Vision für ein System mit gut vernetzten Organisationen dargestellt. In Zeiten von Fachkräftemangel muss zudem die Attraktivität der digitalen Transformation für die Mitarbeitenden dieser Organisationen beachtet werden; deshalb wird diese im zweiten Teil analysiert. Abschließend wird am Beispiel des Forschungsprojekts *SHIFT – Smart Hospital* ein möglicher Transformationsplan am Beispiel des smarten Krankenhauses der Zukunft aufgezeigt.

### 12.2.1 Die Vision von vernetzten Gesundheitsorganisationen

#### 12.2.1.1 Die Fragmentierung des Systems am Beispiel Schweiz

Die Gesundheitssysteme im DACH-Raum sind heute stark fragmentiert, da sie aus voneinander abhängigen, jedoch isoliert arbeitenden Bereichen bestehen. Bei komplexeren Fällen reisen Patient:innen zwischen vielen verschiedenen Leistungserbringenden (z. B. Hausärzt:innen, Fachärzt:innen, Krankenhäusern), um die Hilfe zu bekommen, die sie benötigen. Diese Patientenreise verläuft jedoch sehr häufig langsam, mühsam und ineffizient.

Zur Veranschaulichung der oft mühsamen Patientenreise ein Beispiel aus der Schweiz mit einer Persona namens Max Schneider. Herr Schneider arbeitet als Sacharbeiter in einem Büro in Winterthur. Eines Morgens erleidet er einen Schlaganfall. Zum Glück wird dieser Notfall schnell von den Kolleg:innen bemerkt und sie rufen den Rettungsdienst an. Herr Schneider wird in die Notaufnahme des örtlichen Krankenhauses aufgenommen, wo er untersucht wird und nach einer eindeutigen Diagnose eine entsprechende Akutbehandlung erhält. Max Schneider überlebt, jedoch hat der Schlaganfall schwerwiegende Nebenwirkungen ausgelöst und er muss in eine Rehabilitationsklinik. Um einen Platz zu finden, telefoniert eine Pflegekraft zwölf verschiedene Institutionen ab, bis sie Erfolg hat. Herr Schneider bekommt in der Reha gute Physio-, Ergo- und Logotherapeutische Behandlungen. Nach dem vierwöchigen Aufenthalt in der Klinik wird er entlassen, jedoch benötigt er weiterhin ambulante Nachsorge. Er hat regelmäßige Kontrollen bei seiner Hausärztin, die leider nur eine unvollständige Dokumentationsmappe der Rehabilitationsklinik verspätet erhält, trotz mehrmaliger schriftlicher Nachfrage. Auch wenn die ambulante Physiotherapie gute Fortschritte macht, besucht ihn täglich ein Mitarbeiter der mobilen Pflege (Spitex), da der Alltag noch nicht reibungslos funktioniert. Die von der Spitex dokumentierten Erkenntnisse fließen leider nicht zurück zur Hausärztin.

Das große Problem bei all diesen Akteur:innen ist, dass sie nicht einfach miteinander kommunizieren können. Der Austausch geschieht über unzählige Briefe, Telefonate und E-Mails. Größere Daten wie Röntgenbilder werden auf Compact Discs (CDs) gebrannt und den Patient:innen persönlich gegeben, damit er oder sie diese an die anderen Akteur:innen weiterreicht. An diesem Beispiel kann man gut erahnen, was das Problem des fragmentierten Systems ist. Denn nur wenn die beteiligten Akteur:innen gut miteinander interagieren und digital kommunizieren, kann die beste Behandlungsqualität für die Patient:innen erzielt werden. Ohne die digitale Vernetzung wird der Behandlungsprozess sehr mühsam und fehleranfällig sein.

Die Vernetzung dieser Health-Value-Chain ist leider eine komplexe Angelegenheit aufgrund mehrerer Faktoren. Ein Aspekt ist die fehlende technische und begriffliche Standardisierung sowie die privat-staatlich gemischte Struktur des Schweizer Gesundheitswesens, wo eine Vielzahl von Akteur:innen verschiedene Ziele verfolgen und Herangehensweisen bevorzugen (Bondolfi 2018). Zudem erschwert die ausgeprägte föderale Struktur der Schweiz die Interoperabilität noch mehr. Nach dem Subsidiaritätsprinzip werden Aufgaben immer von der niedrigstmöglichen Regierungsebene übernommen, sofern dies ausreicht. Somit tragen die 26 Kantone sowie über 2000 Gemeinden auch viel eigene politische Entscheidungskraft, was die Vereinheitlichung von Prozessen stark beeinträchtigt. Zusätzlich verkompliziert das Krankenversicherungssystem durch die vielen Schnittstellen mit Versicherten noch weiter die Interoperabilität des Gesundheitssystems (Cheng 2010). Der Wettbewerb zwischen Krankenversicherungen bedeutet, dass die Zusammenarbeit an gemeinsamen Infrastrukturen fehlt sowie individuelle Tarife mit Leistungserbringenden verhandelt werden.

Die Fragmentierung kann zusammengefasst auf eine „*mangelnde Vernetzung und Koordination innerhalb und zwischen den Sektoren, unterschiedliche Interessen der Leistungserbringenden und auf den gesetzlichen Rahmen*“ zurückgeführt werden (Angerer und Berger 2023). Die Konsequenzen: geringere Behandlungsqualität, unnötige Kosten durch Mehrfacharbeit, Zeit- und Ressourcenineffizienzen – und zu wenig Übersicht für Leistungserbringende und Patient:innen (Trageser et al. 2013).

#### 12.2.1.2 Die Vision: Die bessere Patientenreise durch vernetzte Organisationen

Um das beschriebene fragmentierte System zu verändern, ist eine attraktive, digitale Zielvision notwendig. Im Weiteren wird ein technisch umsetzbares Beispiel einer optimierten Patientenreise vom ZHAW Digital Health Report 2023/24 (Angerer und Berger 2023) aufgeführt. Damit sollen die Vorteile der digitalen Vernetzung praxisnah dargestellt werden.

Der pensionierte Stefan Klaus fällt beim Wandern und verletzt sich an der Schulter. Ein Kollege ruft den Rettungsdienst, der dank gut ausgebauter Infrastruktur rasch eintrifft. Auf dem Weg ins Krankenhaus wird ein fehlendes Material im

Rettungswagen über ein Critical Incident Reporting System (CIRS) gemeldet, um künftige Versorgungsengpässe zu vermeiden. Im Krankenhaus angekommen, muss Klaus aufgrund der Priorisierung schwerer Fälle zunächst warten. Eine Untersuchung samt Röntgen ergibt: Der Oberarmkopf ist gebrochen – eine Operation (OP) ist erforderlich.

Eine KI-gestützte Planungslösung berücksichtigt in Echtzeit Personalverfügbarkeit, OP-Kapazitäten und Materialbestände und schlägt automatisch einen geeigneten OP-Termin vor. Eine OP-Managerin prüft den Vorschlag, bestätigt ihn und informiert das zugeteilte Personal direkt über das System. Die Operation verläuft planmäßig. Verbrauchte Materialien werden durch das Scannen der Verpackungen digital erfasst und bei Erreichen von Mindestbeständen automatisch nachbestellt. Klaus bleibt zur Nachsorge drei Tage stationär. Eine Software unterstützt die Bettendisposition und ermöglicht effiziente Verlegungen innerhalb des Krankenhauses. Am Ende des Tages können Mitarbeitende über ein digitales Kaizen-Board Verbesserungsvorschläge einbringen, um Prozesse kontinuierlich zu optimieren. Nach der Entlassung erfolgt der Rücktransport digital koordiniert, ebenso die Zimmerreinigung. Die Abrechnung wird automatisch an die Krankenversicherung übermittelt und dort automatisch geprüft und freigegeben.

Zentrale Behandlungsdaten wie Röntgenbilder, e-Medikationsplan und e-Rezepte werden ins EPD übertragen und dem Hausarzt zur Verfügung gestellt. Die Spitex übernimmt die Nachsorge, sowohl für Physiotherapie als auch zur Unterstützung im Alltag. Zusätzlich erhält Klaus eine von der Krankenkasse bereitgestellte Smartwatch, die seine Vitalwerte überwacht und an den Hausarzt überträgt. Abschließend wird Klaus um Feedback gebeten – dieses fließt digital ins Krankenhausinformationssystem zurück.

Das Fallbeispiel zeigt, wie digitale Technologien die Patientenreise vernetzen, Prozesse beschleunigen und personelle Ressourcen gezielter einsetzen können. Solche integrierte Lösungen sind technisch bereits heute in der DACH-Region realisierbar.

### 12.2.2 Mitarbeiternutzen in smarten Organisationen

Eine smarte Organisation hat das Ziel, sich mittels moderner technischer und organisatorischer Lösungen in den Aspekten *Behandlungsqualität, Effizienz und Mitarbeiterzufriedenheit* zu optimieren. Gerade in Zeiten von Fachkräftemangel rückt der letzte Punkt zunehmend stärker in den Fokus (PwC Deutschland 2022). Ein Ziel ist es, den operativen stressigen Alltag vom Personal besser zu gestalten (s. Abb. 12.2).

Um diesen Stress zu reduzieren, sollte die Digitalisierung smart eingesetzt werden. In einem ersten Schritt können durch den Einsatz von Robotic Process Automation (RPA) repetitive Aufgaben relativ einfach automatisiert werden[8]. Etwas aufwändiger ist der Einsatz von fortschrittlicher KI, die aufwändige Prozesse wie

[8] RPA sind Programme, die eine:n Mitarbeiter:in technisch imitieren, sodass strukturierte Aufgaben schnell und kostengünstig automatisiert bearbeitet werden können (Brettschneider 2020).

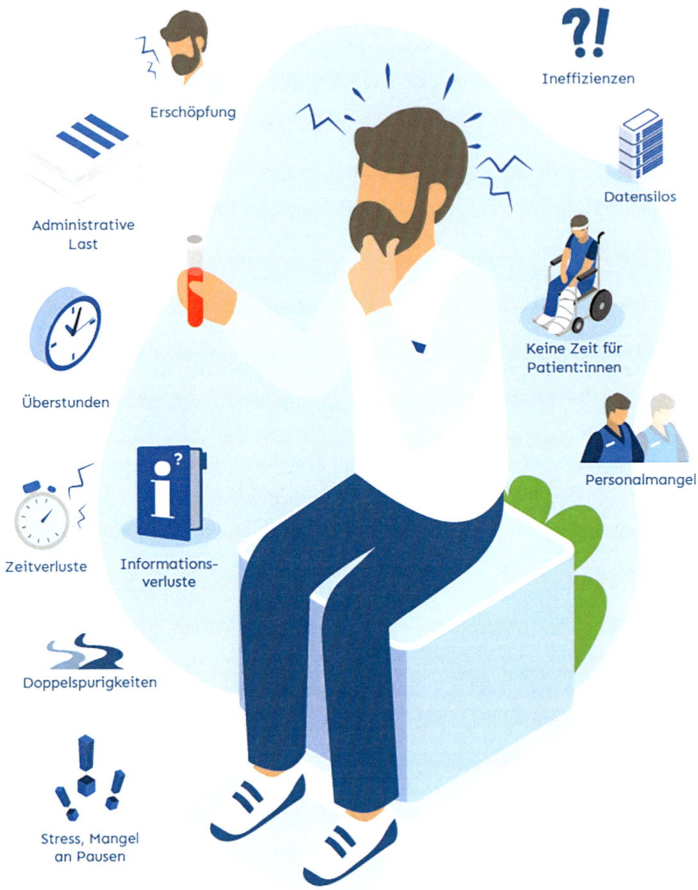


**Abb. 12.2** Arbeitslasten von Gesundheitspersonal, insbesondere von Pflegekräften (Quelle: Angerer und Berger (2023, S. 31))

die Dokumentation erleichtern oder sogar komplett automatisieren können. Durch einen verbesserten Informationsfluss können auch kernmedizinische Prozesse produktiver gestaltet werden, wenn beispielsweise alle benötigten Informationen in einem EPD strukturiert abgelegt sind. Die Qualität steigt, denn der digitale Austausch von Daten über standardisierte Systeme reduziert die Anzahl möglicher Fehlerquellen. Digital-Health-Lösungen können die Arbeitsbedingungen der Mitarbeitende insgesamt signifikant verbessern. Denn durch Telemedizin können Mitarbeitende Patient:innen ortsunabhängig betreuen. Und in einer idealen Welt reduzieren KI-Diagnose-Apps die Arbeitslast, indem nur Patient:innen mit echtem Behandlungsbedarf ihre:n Ärzt:in aufsuchen.

Da jede Veränderung auch Ängste und Widerstände erzeugt, müssen die Mitarbeitenden auf dieser Reise begleitet werden. Ihre Bedürfnisse und Bedenken müssen gehört und ernst genommen werden. Denn zunächst ist die Umstellung auf digitale Lösungen ein weiterer Stress und Zeitfaktor. Erst mit der Zeit kann der Nutzen der Umstellung erfahren werden. Deswegen brauchen Organisationen ein professionelles Change-Management-Konzept, bei dem kontinuierliche Weiterbildungen, genügend Ressourcen für Experimente und eine klare Kommunikation wichtige Bausteine sind. Wie diese Kommunikation aussehen kann, wird in der Callout-Box beschrieben.

**Callout-Box: Personal gewinnen mit attraktiven Mitarbeiterreisen**

Die wichtigste Regel, um die Herzen der Mitarbeitenden bei der Umstellung zu gewinnen ist, eine klare Antwort auf das „Wofür machen wir das?" zu geben. Die Antwort kann beispielsweise anhand einer fiktiven Mitarbeiterreise gegeben werden, die gut aufzeigt, wie die Digitalisierung die Arbeitsbelastung des Gesundheitspersonals erleichtern kann.

Sarah Meier ist 35 Jahre alt und arbeitet als Physiotherapeutin in einem smarten Krankenhaus. Ihr Arbeitstag beginnt um 8 Uhr, doch bevor sie sich auf den Weg zu ihren Patient:innen macht, wirft sie einen Blick auf ihr Tablet. Dank der digitalen Patientenakte hat sie bereits eine vollständige Übersicht über die Behandlungshistorie, aktuelle Diagnosen und Therapiepläne. Ihr erster Fall ist eine Reha-Patientin nach einer Hüftoperation. Während der Therapie nutzt Sarah eine smarte Sensormatte, die in Echtzeit die Belastung des operierten Beins analysiert. Die Daten werden direkt in die digitale Patientenakte übertragen, sodass sie den Fortschritt der Patientin mit dem behandelnden Arzt abstimmen kann.

In der Mittagspause tauscht sie sich mit Kolleg:innen in der Mensa aus. Ihr Kollege berichtet begeistert von einer neuen KI-gestützten Therapie-App, die Patient:innen personalisierte Übungen vorschlägt und so die stationäre Physiotherapie ideal ergänzt. Dank Gamification Elemente sind die Mitmachquoten um einiges höher als bei sonstigen Therapien. Nach der Pause behandelt Sarah eine andere Person mit chronischen Rückenschmerzen. Dank einer digitalen Bewegungsanalyse kann sie die Haltung der behandelten Person genau auswerten und gezielte Verbesserungen vorschlagen. Die Patientin erhält zudem eine Therapieanweisung per App inklusive Videos, sodass sie die Übungen zu Hause korrekt ausführen kann.

Gegen Nachmittag wird sie von einer Benachrichtigung über die Krankenhaus-App informiert: Ein Patient wurde kurzfristig verlegt, wodurch ihr Terminplan automatisch aktualisiert wurde. So kann sie sich ohne Verzögerung auf die nächste Behandlung vorbereiten. Früher hätte so ein No-Show viel Leerlauf für Sarah bedeutet.

Nach der letzten behandelten Person schließt sie die Dokumentation mit einem Sprachbefehl ab – die KI wandelt ihre gesprochenen Notizen automatisch in einen strukturierten Bericht um. Erleichtert über die Zeitersparnis, verlässt Sarah das Krankenhaus am Abend mit dem Gefühl, ohne große Überforderung ihren Patient:innen effizient und zielgerichtet geholfen zu haben. Durch den Einsatz digitaler Lösungen und optimierter Prozesse haben sich ihre Arbeitsbedingungen verbessert. Sarah muss sich nicht mehr um weiteren Personalmangel durch Kündigungen sorgen und kann fokussierter mehr Zeit ihren Patient:innen widmen.

### 12.2.3 Den Wandel smart gestalten: Der SHIFT Transformationsmasterplan

Wie im letzten Abschnitt dargelegt wurde, ist die Wandlung hin zu einer smarten Organisation zwar attraktiv, jedoch eine große Herausforderung aus Change-Management-Sicht. Aus diesem Grund ist ein großes Forschungsprojekt entstanden namens SHIFT (Smart Hospital: Integrated Framework, Tools & Solutions). Das Forschungsprojekt wurde von der Innosuisse finanziert. Das 5,7 Mio. CHF Projekt lief von Januar 2022 bis Juni 2025 in Kollaboration mit 5 Hochschulen, 24 Industrieorganisationen und 20 Krankenhäusern.

Eines der Ziele war es, einen Transformationsmasterplan für die Digitalisierung von Krankenhäusern zu erstellen. Der Plan soll als prototypische Blaupause aufzeigen, wie in der Praxis die konkreten Change-Management-Arbeitspakete (AP) aussehen könnten. Insgesamt ist der Transformationsplan in fünf große Arbeitsschritte unterteilt:

- AP1: *Kreieren Sie Commitment für und Lust auf Veränderung* – Wie bei jeder Transformation wird hier das „Why?“ der Veränderung geschaffen.
- AP2: *Schaffen Sie konkrete Voraussetzungen zur Umsetzung der Transformation* – Ein Kernteam der Veränderung wird gebildet, mit Ressourcen ausgestattet und eine erste Roadmap erstellt.
- AP3: *Belegen Sie mit Leuchttürmen den Nutzen und die Methodik der Transformation* – Ein Pilotprojekt wird durchgeführt und der Nutzen quantifiziert, um Evidenz hinter der Veränderung zu schaffen.
- AP4: *Skalieren Sie die digitale Transformation* – Die erste Roadmap aus AP3 wird mit den neuen Erkenntnissen angepasst und eine skalierbares Umsetzungsvorgehen wird angegangen.
- AP5: *Verankern Sie die Transformation dauerhaft* – Damit die Transformation nicht mit dem Abschluss des Projekts endet, muss sie ein dauerhafter Teil der Organisationslogik werden.

Die vollständige Übersicht des SHIFT-Change-Management-Ansatzes ist auf der Website https://future.hospital zu finden.

## 12.3 Die Bürger- und Patientenperspektive

Nun, da der Markt und die Organisationen beleuchtet wurden, geht es um die dritte, wohl wichtigste Perspektive: die von uns allen als Bürger:innen, da wir früher oder später alle mit dem Gesundheitssystem in Berührung kommen. Aus diesem Grund wird im Folgenden zunächst der Nutzen eines digital transformierten Gesundheitswesens für alle dargestellt, bevor das wichtige Thema der Akzeptanz und der Hürden behandelt wird.

### 12.3.1 Der Nutzen für Patient:innen und Angehörige

Für den Wandel hin zu einem digitalen Gesundheitswesen ist eine breite Akzeptanz von allen eine Grundvoraussetzung. Deswegen wird der Nutzen der Digitalisierung mittels einer fiktiven, aber technisch schon heute realisierbaren Patientenreise dargestellt.

Lisa Koch ist 48 Jahre alt, arbeitet seit vielen Jahren in Bürojobs und achtet auf ihre Gesundheit. Dennoch fühlt sie sich in letzter Zeit oft erschöpft, schläft schlecht und hat Herzrasen in der Nacht. Auch Atemnot und Schwindel treten vermehrt auf – besonders bei körperlicher Belastung. Sie beginnt sich Sorgen zu machen. Seit Jahren trägt Lisa eine Smartwatch, die ihre Vitaldaten erfasst und an eine KI-basierte Gesundheits-App übermittelt. Als sie ihre Symptome eingibt, erstellt die App einen Frühwarnbericht: Unregelmäßige Herzschläge, auch nachts, sowie auffällige Puls-Herzfrequenz-Muster. Die App empfiehlt ihr dringend eine ärztliche Abklärung. Über die Krankenhaus-App vereinbart Lisa einen Termin; ihre Gesundheitsdaten werden über das EPD sicher übermittelt.

In der Kardiologie sind die Fachärzt:innen bereits informiert, da sie über das EPD Zugriff auf Lisas strukturierte Krankengeschichte, Medikamente und Symptome haben. Ein smartes Armband überwacht ihre Vitalwerte, während erste Diagnosetests wie Elektrokardiogramm (EKG) und Herzultraschall durchgeführt werden. Die Diagnose: Vorhofflimmern – eine Vermutung, die auch die Smartwatch nahegelegt hatte. Ein Pharmakogenetik-Test hilft, die Therapie individuell anzupassen. Lisa wird gemeinsam mit ihrem Partner Henrik Koch – per Video-Call zugeschaltet – über die Behandlungsoptionen informiert. Mithilfe von Augmented-Reality-(AR)-Visualisierungen ihres Herzens gewinnt sie Vertrauen in die vorgeschlagene Katheterablation. Während der Operation unterstützen AR-Brillen, Robotik und KI die Ärzt:innen bei der präzisen Durchführung.

Nach dem erfolgreichen Eingriff erhält Lisa ein smartes EKG-Armband zur Nachsorge. Ihre Reha wird digital begleitet: Ein virtueller Trainer erstellt ein angepasstes Programm, die Fortschritte werden automatisch an ihre Ärzt:innen übermittelt. Der Ehemann Henrik kann über die App mitverfolgen, wie Lisa Schritt für Schritt zu Kräften kommt – vom Spaziergang bis zum Jogging.

Nach zehn Wochen ist die Reha abgeschlossen. Lisa wird ermutigt, ihren Lebensstil herzgesund weiterzuführen. Eine KI-basierte Lifestyle-App unterstützt sie dabei. Sie entscheidet sich, das smarte Armband weiterzutragen – für ihre Sicherheit und für das beruhigende Gefühl, dass im Notfall Hilfe rasch informiert wird. Insgesamt blickt Lisa auf ihre Patientenreise zurück und stellt fest, dass diese im Vergleich zu früher qualitativ hochwertiger, einfacher und mit weniger Wartezeit verbunden war. Da die Informationen zwischen den verschiedenen Akteur:innen gut geflossen sind und unnötige oder doppelte Behandlungen nicht notwendig waren, ist sie auch aus ökonomischer Sicht kostengünstiger verlaufen.

## 12.3.2 Drei große Hürden für die Akzeptanz durch Bürger:innen

So attraktiv diese Reise auch klingen mag: es gibt noch zahlreiche Bedenken und Sorgen der Bevölkerung gegenüber der Digitalisierung. Wenn diese nicht ernst genommen werden, kann daraus Widerstand entstehen und den Fortschritt der Digitalisierung stark verlangsamen. Im Folgenden werden drei gewichtige Argumente gegen die Digitalisierung vorgestellt. Zugleich wird aber auch aufgezeigt, dass sich diese Bedenken durch geeignete Maßnahmen zerstreuen lassen.

### 12.3.2.1 Bedenken 1: Gesundheitsdaten werden gestohlen und missbraucht

Das erste Bedenken gilt als größte Hürde gegenüber der Digitalisierung: das mangelnde Vertrauen in Datenschutz und transparente Datennutzung. Diese Skepsis ist verständlich – Gesundheitsdaten sind hochsensibel. Doch sie beruht oft auf Vorurteilen und Veränderungsängsten. Digitale Technologien prägen unseren Alltag längst in zahlreichen Bereichen, etwa im Finanzbereich. E-Banking, digitale Steuererklärungen und mobile Zahlmethoden wie Apple Pay sind fest in der Bevölkerung etabliert. So nutzten im Jahr 2023 84 % der Schweizer Bevölkerung selbstverständlich E-Banking (Statista 2024f). Noch vor wenigen Jahrzehnten wäre der Gedanke daran, dass das eigene Vermögen nur aus Zahlen in einem Rechner besteht, nicht akzeptiert worden. Das Beispiel Banking zeigt, dass Vertrauen in digitale Systeme grundsätzlich möglich ist. Die wenigsten Menschen haben Angst davor, dass sie von heute auf Morgen komplett verarmen, weil ihre Bankdaten manipuliert wurden. Mit ähnlicher Technik und Kommunikation lässt sich auch Datensicherheit und -schutz im Gesundheitswesen erzeugen. Entscheidend sind Gesetze, Organisationen und Individuen – alle tragen mit Verantwortung, um ein Grundvertrauen in das System zu schaffen (Guirguis et al. 2021). Die Ausgangslage sieht nicht schlecht aus, wie bspw. eine Befragung von Schweizer Bürger:innen aufzeigt. Die Mehrheit der über 1000 Befragten vertrauen in regelgerechte Datennutzung von Ärzt:innen (89 %), Apotheken (75 %) und weiteren Gesundheitsfachpersonen (61 %) (Golder et al. 2025).

### 12.3.2.2 Bedenken 2: Digitale Lösungen sind schwer verständlich und führen zu gesellschaftlichen Spaltungen

Die Digitalisierung erfordert neue Kompetenzen – für Fachkräfte wie für die breite Bevölkerung. Das ist zwar in der Tat ein Hindernis, jedoch auch ein Teil des natürlichen Wandels. Schon beim Internet-Durchbruch in den 1990er Jahren gab es ähnliche Bedenken. Heute zeigen Studien, dass auch viele ältere Menschen offen für digitale Anwendungen im Gesundheitswesen sind, trotz geringer Digitalkompetenz (Frommeld et al. 2021). Zwar führen altersbedingte Einschränkungen und fehlende Vertrautheit zu gewissen Hürden (Suden 2020), doch diese sind überwindbar. Unterstützung durch Angehörige oder Pflegende sowie benutzerfreundliche Gestaltung digitaler Angebote können helfen, digitale Spaltungen zu verringern (Darvishy et al. 2021). Die Schweizer Bürger:innen setzen viel Wert auf eine inklusive Digitalisierung (Golder et al. 2025): über 80 % der Befragten wollen, dass digitale Kompetenzhilfen verfügbar sind und es stets analoge Alternativen geben sollte für digital weniger kompetente Menschen.

Man könnte sogar argumentieren, dass genau das Gegenteil des Bedenkens zutrifft: Heutige Verständnisbarrieren können dank der Digitalisierung aktiv angegangen werden, sodass mehr gesellschaftliche Gruppen integriert werden. Wenn beispielsweise ein Arztbericht von der Gesundheits-App auf Knopfdruck in viele Sprachen oder gar in leichte Sprache übersetzt wird, sorgt das für echte Inklusion.

#### 12.3.2.3 Bedenken 3: Digitalisierung macht das Gesundheitswesen unpersönlich

Die Sorge, Digitalisierung mache das Gesundheitswesen unpersönlich, ist weitverbreitet. Laut der gfs.bern Studie (Golder et al. 2025) antworteten 44 % der Befragten, dass die *„elektronische Eingabe von Behandlungsdaten während einer Konsultation den persönlichen Kontakt zwischen Patient:innen und Fachpersonen beeinträchtigen könnte“*. Diese Bedenken sind gut nachvollziehbar, jedoch weitgehend unbegründet. Denn einen großen Teil der heutigen Zeit verbringen Mitarbeitende mit administrativen Aufgaben statt mit empathischer Behandlung von Patient:innen (Herd und Moynihan 2021). Angesichts des Fachkräftemangels ist Digitalisierung unverzichtbar, um den erwarteten Mengenanstieg bewältigen zu können. Es geht nicht um den Ersatz von Menschen durch Maschinen, sondern um eine sinnvolle Unterstützung und Ergänzung. So können Anwendungen wie Telemedizin die Versorgung sinnvoll ergänzen, indem sie den Zugang erleichtern – besonders für Senior:innen oder Menschen in ländlichen Regionen. Entlastete Fachkräfte haben somit mehr Zeit für menschliche Behandlungen, besonders dort, wo sie wirklich benötigt werden. Das Fazit aus diesen Überlegungen: Kein Zugang zur Versorgung ist das wahre unpersönliche Risiko. Digitalisierung hilft, eine menschenzentrierte Versorgung zu sichern.

## 12.4 Fazit und Ausblick

Wie wir gesehen haben, ist das Thema digitale Transformation unseres Gesundheitswesens eine komplexe Aufgabe. Aus der Systemtheorie wissen wir, dass es bei komplexen Aufgaben keine einfachen Antworten existieren (Snowden und Boone 2007). Deswegen war es in diesem Beitrag wichtig, mittels drei verschiedener Perspektiven auf das Thema zu blicken.

Die *Marktperspektive* hat aufgezeigt, dass es noch einen großen Nachholbedarf gibt, gerade in den drei DACH-Ländern. Der Stand der Digitalisierung hinkt dort zahlreichen anderen Nationen hinterher. Doch die aufgezeigten Marktwachstumszahlen sowie die zahlreichen Gesetze und Initiativen können einen leicht positiv stimmen. Wenn das Tempo nicht nachgelassen wird und die Rahmengrundlagen konsequent weiterentwickelt werden (wie bspw. Tarifsysteme für Digital-Health-Lösungen und -Dienstleistungen), haben die drei Länder eine ernsthafte Chance, die schlechte Ausgangslage wieder wettzumachen.

Diese verbesserten Rahmenbedingungen sind entscheidend, damit auch die einzelnen Akteur:innen im Gesundheitssystem sich weiterentwickeln können. Die *Organisations- und Mitarbeiter-Perspektive* hat aufgezeigt, was der klare Vorteil wäre: Die Interaktionen zwischen den einzelnen Organisationen würden effizienter und qualitativ hochwertiger geschehen können. Der vorgestellte Transformationsplan SHIFT zeigte auf, wie Organisationen den Wandel gestalten können. Dieser Wandel ist auch für die Mitarbeitenden eine gute Nachricht, denn sie können mit einer signifikanten Entlastung ihres Arbeitstages rechnen. Angesichts des Fachkräftemangels und der wachsenden Nachfragemengen bietet eine konsequente Digitalisierung eine der besten Zukunftsaussichten.

Bei all diesen Optimierungen darf nicht vergessen werden, dass die Digitalisierung nicht Mittel zum Zweck ist. Am Schluss ist und bleibt die wichtigste Perspektive die von uns allen als *Bürger:innen*. Das Gesundheitssystem existiert, weil wir uns alle eine gute, effiziente und bequeme Versorgung wünschen. Die dargestellten Patientenreisen zeigen klar auf, wie aus der Sicht von Patient:innen ein voll digitalisiertes Gesundheitssystem sich positiv auf die Qualität, Kosten und auch auf die Convenience auswirken kann. Bei diesem Wandel des Gesundheitssystems werden jedoch zahlreiche ethische Fragen entstehen, bei denen es kein eindeutiges Richtig oder Falsch gibt. Um eine breite Akzeptanz der Bürger:innen zu erreichen, wird es einen kontinuierlichen Dialog benötigen, um die richtigen Werteabwägungen zu treffen.

Der Weg zu einem agilen, digitalen und schlanken Gesundheitswesen der Zukunft ist alles andere als trivial. Die ganzheitliche Betrachtung der drei Ebenen des Digital Health kann einen Beitrag dazu leisten, diesen Weg strukturierter anzugehen.

**Danksagung** Ein herzliches Dankeschön für die Unterstützung bei der Erstellung dieses Beitrages sei an Fabian Agne ausgesprochen.

## Literatur

Amt der Vorarlberger Landesregierung (o. J.) ELGA – die elektronische Gesundheitsakte: Ihre Gesundheit, Ihre Entscheidung! Vorarlberg – unser Land. https://vorarlberg.at/-/elga-die-elektronische-gesundheitsakte-ihre-gesundheit-ihre-entscheidung. Zugegriffen: 15. Dez. 2025

Angerer A, Berger S (2023) Der Digital Health Report 2023/2024. MWV Medizinisch Wissenschaftliche Verlagsgesellschaft. https://doi.org/10.32745/9783954668342

Angerer A, Hollenstein E, Russ C (2021) Der Digital Health Report 21/22: Die Zukunft des Schweizer Gesundheitswesens. ZHAW Zürcher Hochschule für Angewandte Wissenschaften. https://doi.org/10.21256/ZHAW-2408

Baur A, Yew H, Xin M (2021) The future of healthcare in Asia: Digital health ecosystems. McKinsey & Company. https://www.mckinsey.com/industries/healthcare/our-insights/the-future-of-healthcare-in-asia-digital-health-ecosystems (Erstellt: 21. Juli 2021). Zugegriffen: 15. Dez. 2025

Bernhard C, Stegmaier P (2022) Digitalisierung kann man nicht anordnen, man muss sie wollen. Monit Versorgungsforsch 15(03):18–22. https://doi.org/10.24945/MVF.03.22.1866-0533.2400

Bondolfi S (2018) Das Schweizer Gesundheitswesen kurz erklärt. SWI swissinfo.ch. https://www.swissinfo.ch/ger/gesellschaft/gesundheitspolitik_das-schweizer-gesundheitswesen-kurz-erklaert/44136626 (Erstellt: 20. Aug. 2018). Zugegriffen: 18. Dez. 2025

Brettschneider J (2020) Bewertung der Einsatzpotenziale und Risiken von Robotic Process Automation. HMD 57(6):1097–1110. https://doi.org/10.1365/s40702-020-00621-y

Bundesamt für Gesundheit (2020) Elektronisches Patientendossier: Zertifizierung erfordert mehr Zeit. Schweizerische Eidgenossenschaft. News Service Bund. https://www.news.admin.ch/de/nsb?id=78147 (Erstellt: 19. Febr. 2020). Zugegriffen: 15. Dez. 2025

Bundesamt für Statistik (o. J.) Legislaturindikator: Elektronische Patientendossiers. Schweizerische Eidgenossenschaft. Bundesamt für Statistik. https://www.bfs.admin.ch/content/bfs/de/home/statistiken/querschnittsthemen/monitoring-legislaturplanung/indikatoren/elektronische-patientendossiers.html. Zugegriffen: 15. Dez. 2025

Bundesministerium für Arbeit, Soziales, Gesundheit, Pflege und Konsumentenschutz (2025) Elektronischer Impfpass (eImpfpass). Bundesministerium Arbeit, Soziales, Gesundheit, Pflege und Konsumentenschutz. https://www.gesundheit.gv.at/gesundheitsleistungen/elga/elektronischer-impfpass.html (Erstellt: 24. Apr. 2025). Zugegriffen: 15. Dez. 2025

Bundesministerium für Gesundheit (o. J.) E-Health-Gesetz. Bundesministerium für Gesundheit. https://www.bundesgesundheitsministerium.de/service/begriffe-von-a-z/e/e-health-gesetz.html. Zugegriffen: 26. März 2025

Bundesministerium für Soziales, Gesundheit, Pflege und Konsumentenschutz (2025) ELGA. Bundesministerium für Soziales, Gesundheit, Pflege und Konsumentenschutz. https://www.sozialministerium.at/Themen/Gesundheit/eHealth/ELGA.html (Erstellt: 16. Apr. 2025). Zugegriffen: 15. Dez. 2025

Cheng T-M (2010) Understanding the 'Swiss watch' function of Switzerland's health system. Health Aff 29(8):1442–1451. https://doi.org/10.1377/hlthaff.2010.0698

CORDIS (2023) Digitalisierung des afrikanischen Gesundheitswesens. CORDIS – Forschungsergebnisse der EU. https://cordis.europa.eu/article/id/447612-digital-transformation-of-african-healthcare/de (Erstellt: 14. Nov. 2023). Zugegriffen: 15. Dez. 2025

Darvishy A, Hutter H-P, Seifert A (2021) Altersgerechte digitale Kanäle. In: Darvishy A, Hutter H-P, Seifert A (Hrsg) Altersgerechte digitale Kanäle. Springer, S 1–7. https://doi.org/10.1007/978-3-658-35501-2_1

Data Bridge Market Research (2023) Globaler Digital Health-Markt – Branchentrends und Prognose bis 2030. https://www.databridgemarketresearch.com/de/reports/global-digital-health-market. Zugegriffen: 15. Dez. 2025

Digitale Schweiz (o. J.) Umsetzung des Programms zur Förderung der digitalen Transformation im Gesundheitswesen – DigiSanté. Schweizerische Eidgenossenschaft. Strategie Digitale Schweiz. https://digital.swiss/de/aktionsplan/massnahme/konzeption-des-programms-zur-forderung-der-digitalen-transformation-im-gesundheitswesen. Zugegriffen: 18. Dez. 2025

elga (2024) Zahlen-Daten-Fakten: Aktuelle ELGA-Betriebskennzahlen. elga. https://www.elga.gv.at/elga/zahlen-daten-fakten/. Zugegriffen: 25. März 2025

Fortune Business Insights (2025) Marktgröße für digitale Gesundheit, Anteil und Branche nach Produkttyp. https://www.fortunebusinessinsights.com/de/industrie-berichte/digitaler-gesundheitsmarkt-100227. Zugegriffen: 15. Dez. 2025

Frommeld D, Scorna U, Haug S, Weber K (2021) Gute Technik für ein gutes Leben im Alter?: Akzeptanz, Chancen und Herausforderungen altersgerechter Assistenzsysteme, 1. Aufl. Bd 4. transcript. https://doi.org/10.14361/9783839454695

gematik (o. J.) TI 2.0 – Unser Weg in die Zukunft. gematik. https://www.gematik.de/telematikinfrastruktur/ti-2-0. Zugegriffen: 15. Dez. 2025

Golder L, Keller T, Schena C, Rellstab S (2025) Datenschutz und Vertrauen: Schlüssel zur Akzeptanz digitaler Gesundheitslösungen. gfs.bern. https://cockpit.gfsbern.ch/de/cockpit/ehealth-bevoelkerung-2025/. Zugegriffen: 15. Dez. 2025

Grand View Research (2024) Asia Pacific Digital Health Market (2025–2030). Grand View Research. https://www.grandviewresearch.com/industry-analysis/asia-pacific-digital-health-market-report. Zugegriffen: 15. Dez. 2025

Guirguis K, Pleger LE, Dietrich S, Mertes A, Brüesch C (2021) Datenschutz in der Schweiz – eine quantitative Analyse der gesellschaftlichen Bedenken und Erwartungen an den Staat. Yearb Swiss Adm Sci 12(1):16. https://doi.org/10.5334/ssas.153

Herd P, Moynihan D (2021) Health care administrative burdens: centering patient experiences. Health Serv Res 56(5):751–754. https://doi.org/10.1111/1475-6773.13858

Holland M (2025) „0 % Bürokratie, 100 % digital": Estland digitalisiert die letzte Behördenleistung. heise online. https://www.heise.de/news/0-Buerokratie-100-digital-Estland-digitalisiert-die-letzte-Behoerdenleistung-10258598.html (Erstellt: 28. Jan. 2025). Zugegriffen: 15. Dez. 2025

Kanton Zürich (2023) Elektronisches Patientendossier: Regierungsrat fordert rasche Revision des Bundesgesetzes und fördert Verbreitung im Kanton Zürich. Kanton Zürich. https://www.zh.ch/de/news-uebersicht/medienmitteilungen/2023/05/elektronisches-patientendossier-regierungsrat-fordert-rasche-revision-des-bundesgesetzes-und-foerdert-verbreitung-im-kanton-zuerich.html (Erstellt: 4. Mai 2023). Zugegriffen: 15. Dez. 2025

Kostera T (2018) Estland – Spitzenreiter für Digital Health. Bertelsmann Stiftung (https://www.bertelsmann-stiftung.de/de/unsere-projekte/der-digitale-patient/projektthemen/smarthealthsystems/estland. Zugegriffen: 15.12.2025)

Kostera T, Thranberend T (2018) SPOTLIGHT Gesundheit: #SmartHealthSystems, 1. Aufl. Bertelsmann Stiftung (https://www.bertelsmann-stiftung.de/de/publikationen/publikation/did/spotlight-gesundheit-smarthealthsystems)

MedMedia (2023) Neue e-Health-Strategie präsentiert. Relatus Med Startseite. MedMedia. https://www.medmedia.at/relatus-med/neue-e-health-strategie-praesentiert/ (Erstellt: 21. Nov. 2023). Zugegriffen: 15. Dez. 2025

MedMedia (2024) So läuft künftig die digitale Wahlarzt-Abrechnung. Relatus Med Startseite. MedMedia. https://www.medmedia.at/relatus-med/so-laeuft-kuenftig-die-digitale-wahlarzt-abrechnung (Erstellt: 19. Mai 2024). Zugegriffen: 15. Dez. 2025

Medtronic (2023) FDA Approves Medtronic MiniMedTM 780G System – World's First Insulin Pump with Meal Detection Technology* Featuring 5-Minute Auto Corrections†§. Medtronic. https://news.medtronic.com/2023-04-21-FDA-Approves-Medtronic-MiniMed-TM-780G-System-Worlds-First-Insulin-Pump-with-Meal-Detection-Technology-Featuring-5-Minute-Auto-Corrections (Erstellt: 21. Apr. 2023). Zugegriffen: 15. Dez. 2025

Menon SS, Ulbrich M (2023) Digital Health: Market Data Analysis & Forecast (Statista Market Insights Report). https://www.statista.com/study/116507/digital-health-report-2023. Zugegriffen: 15. Dez. 2025

Mordor Intelligence (2025) Digital Health Market Size & Share Analysis – Growth Trends And Forecast (2025–2030). Mordor Intelligence. https://www.mordorintelligence.com/industry-reports/digital-health-market. Zugegriffen: 15. Dez. 2025

Müller MU (2025) Millionen Versicherte haben elektronischer Patientenakte widersprochen. Spiegel Wirtschaft. https://www.spiegel.de/wirtschaft/service/elektronische-patientenakte-millionen-versicherte-haben-widerspruch-eingelegt-a-4d0ca38b-3e64-45fd-b83f-e433cfd9bb8e (Erstellt: 19. Apr. 2025). Zugegriffen: 15. Dez. 2025

PwC Deutschland (2022) Fachkräftemangel im deutschen Gesundheitswesen 2022: Wenn die Pflege selbst zum Pflegefall wird. https://www.pwc.de/de/gesundheitswesen-und-pharma/fachkraeftemangel-im-deutschen-gesundheitswesen-2022.html

Redaktion Gesundheitsportal (2023) e-Rezept: Kassen- und Privatrezepte elektronisch. Bundesministerium Arbeit, Soziales, Gesundheit, Pflege und Konsumentenschutz (https://www.gesundheit.gv.at/news/aktuelles/aktuell-2023/e-rezept.html. Erstellt: 11.01.2023. Zugegriffen: 15.12.2025)

Schattauer (2018) E-Health-Gesetz: An den Wünschen der Patienten vorbei? Onkol Welt 09:105–105. https://doi.org/10.1055/s-0038-1666945

Schmidt-Kaehler S, Dadaczynski K, Gille S, Okan O, Schellinger A, Weigand M, Schaeffer D (2021) Gesundheitskompetenz: Deutschland in der digitalen Aufholjagd Einführung technologischer Innovationen greift zu kurz. Das Gesundheitswes 83(05):327–332. https://doi.org/10.1055/a-1451-7587

Sinozic T, Rose G (2021) ELGA reflektiert weiterentwickeln (ITA Dossier Nr. 57, Juni 2021). ÖAW. https://doi.org/10.1553/ita-doss-057

Snowden DJ, Boone ME (2007) A leader's framework for decision making. Harvard Business Review. https://hbr.org/2007/11/a-leaders-framework-for-decision-making (Erstellt: 11.2007). Zugegriffen: 15. Dez. 2025

Sojer R (o. J.) Das elektronische Patientendossier (EPD) wird nach 15 Jahren Realität. FMH Services. https://www.fmhservices.ch/dynasite.cfm?dsmid=525837&cmdbot=cstory_story_story_viewdet&id=169&skipfurl=1. Zugegriffen: 15. Dez. 2025

Statista (2024a) BIP Schweiz 2023. Statista. https://de.statista.com/statistik/daten/studie/14415/umfrage/bruttoinlandsprodukt-in-der-schweiz. Zugegriffen: 15. Dez. 2025

Statista (2024b) Bruttoinlandsprodukt (BIP) Österreich 2023. Statista. https://de.statista.com/statistik/daten/studie/14390/umfrage/bruttoinlandsprodukt-in-oesterreich. Zugegriffen: 15. Dez. 2025

Statista (2024c) Digital Health – Deutschland | Statista Marktprognose. Statista. https://de.statista.com/outlook/hmo/digital-health/deutschland. Zugegriffen: 15. Dez. 2025

Statista (2024d) Digital Health – Österreich | Statista Marktprognose. Statista. https://de.statista.com/outlook/hmo/digital-health/oesterreich. Zugegriffen: 15. Dez. 2025

Statista (2024e) Digital Health – Schweiz| Statista Marktprognose. Statista. https://de.statista.com/outlook/hmo/digital-health/schweiz. Zugegriffen: 15. Dez. 2025

Statista (2024f) Schweiz – Nutzung von Online-Banking 2023. Statista. https://de.statista.com/statistik/daten/studie/431745/umfrage/nutzung-des-internets-fuer-online-banking-in-der-schweiz. Zugegriffen: 15. Dez. 2025

Statista (2025a) Bruttoinlandsprodukt (BIP) Deutschland bis 2024. Statista. https://de.statista.com/statistik/daten/studie/1251/umfrage/entwicklung-des-bruttoinlandsprodukts-seit-dem-jahr-1991. Zugegriffen: 15. Dez. 2025

Statista (2025b) Digital Health – Worldwide | Statista Market Forecast. Statista. https://www.statista.com/outlook/hmo/digital-health/worldwide. Zugegriffen: 15. Dez. 2025

Statista (2025c) EU – BIP in Europa 2024. Statista. https://de.statista.com/statistik/daten/studie/188776/umfrage/bruttoinlandsprodukt-bip-in-den-eu-laendern. Zugegriffen: 15. Dez. 2025

Stumpf H (2024) Digital Health. Branche kompakt | USA | Medizintechnik. Germany Trade & Invest (GTAI). https://www.gtai.de/de/trade/usa/branchen/digital-health-894172 (Erstellt: 4. Dez. 2024). Zugegriffen: 15. Dez. 2025

Suden W (2020) Digitale Teilhabe im Alter: Aktivierung oder Diskriminierung? In: Stadelbacher S, Schneider W (Hrsg) Lebenswirklichkeiten des Alter(n)s. Springer, Wiesbaden, S 267–289. https://doi.org/10.1007/978-3-658-29073-3_9

tagesschau (2025) Was sich mit der elektronischen Patientenakte ändert. tagesschau. https://www.tagesschau.de/inland/gesellschaft/elektronische-patientenakte-120.html (Erstellt: 15. Jan. 2025). Zugegriffen: 15. Dez. 2025

Times TS (2025) HealthHero. The Times. https://www.thetimes.com/sunday-times-100-tech/software-profile/article/healthhero-xhk7r23lb (Erstellt: 17. Jan. 2025). Zugegriffen: 15. Dez. 2025

Trade with Estonia (2025) Estland als Vorreiter: Wie digitale Gesundheitslösungen die deutsche Krankenhausreform voranbringen können. Trade with Estonia. https://tradewithestonia.com/

de/estland-als-vorreiter-wie-digitale-gesundheitsloesungen-die-deutsche-krankenhausreform-voranbringen-koennen/ (Erstellt: 03.2025). Zugegriffen: 15. Dez. 2025

Trageser J, Vettori A, Iten R, Crivelli L (2013) Ineffizienzen im Schweizer Gesundheitssystem – Stossrichtungen für Verbesserungen. Infras. https://www.infras.ch/media/filer_public/2a/6b/2a6b1977-85f0-442b-a72b-a3e589c08b84/2368_praes_tagung_akademien_121204_final.pdf (Erstellt: 4. Dez. 2012). Zugegriffen: 15. Dez. 2025

# Marktvalidierungspraktiken bei HealthTech-Startups: Eine empirische Analyse 13

Matthias Mettler, Siro Gottardi und Jade Sternberg

**Zusammenfassung**

Diese Studie analysiert die Marktvalidierungspraktiken von 46 europäischen HealthTech-Startups. Ausgangspunkt sind langjährige Praxiserfahrungen der Autor:innen, wonach Marktvalidierung im Gründungsalltag häufig zu kurz kommt und nicht konsequent frühzeitig sowie systematisch erfolgt. Daraus wurde die Hypothese abgeleitet, dass unzureichende Marktvalidierung einen zentralen Engpass sowohl für Startups als auch für das Innovationsökosystem darstellt. Ziel war die empirische Überprüfung dieser Annahmen in einer realitätsnahen Untersuchung. Methodisch basiert die Studie primär auf standardisierten Umfragedaten von Startups. Die Ergebnisse zeigen, dass viele Startups – insbesondere in Digital Health und der In-vitro-Diagnostik (IVD) – zentrale Validierungsdimensionen wie Erstattung, klinische Pfade und länderspezifische Marktmechanismen unzureichend adressieren. Über 70 % investieren weder ausreichend Zeit noch Budget. Diese Erkenntnis steht im Zusammenhang mit geringerer Markttraktion und schwächeren Finanzierungschancen. MedTech-Hardware-Startups validieren systematischer, bleiben jedoch ebenfalls hinter etablierten Best Practices zurück. Zudem zeigen sich deutliche Divergenzen zwischen Software- und Hardware-Startups sowie Unterschiede entlang weiterer Unternehmensmerkmale. Aus den Befunden leitet die Studie praxisnahe Empfehlungen ab und plädiert für eine stärkere Verankerung systematischer Marktvalidierung im Innovationsökosystem.

M. Mettler (✉)
Health-Trends, Luzern, Schweiz
E-Mail: matthias@health-trends.ch

S. Gottardi
Peak Spirit, Zürich, Schweiz
E-Mail: siro@peakspirit.ch

J. Sternberg
Innovation, CSS, Genf, Schweiz
E-Mail: jadesternberg@gmail.com



S. D'Onofrio, C. Russ (Hrsg.), *Digital HealthTech*, Edition HMD,
https://doi.org/10.1007/978-3-658-51795-3_13

**Schlüsselwörter**

Best Practice · Digital Health · Erfolgsfaktoren · HealthTech · Markteintritt · Marktvalidierung · MedTech · Monetarisierung · Segmentfokussierung · Startup-Finanzierung · Validierungsmethoden

## 13.1 Relevanz der Thematik

Innovationen im Gesundheitswesen werden weithin als ein wichtiger Hebel zur Bewältigung der demografischen, gesellschaftlichen und wirtschaftlichen Herausforderungen unserer Zeit (z. B. Überalterung, Kostenwachstum, Zunahme von chronischen Krankheiten) angesehen. In der DACH-Region (Deutschland, Österreich, Schweiz) gewinnen HealthTech-Startups an Dynamik, indem sie digitale und technologische Lösungen entwickeln, welche die gesamte Patientenreise (Patient Journey) abdecken, von der Prävention und Diagnose bis zur Behandlung und Nachsorge. Diese dynamische Branche bewegt sich jedoch in einem hochkomplexen Umfeld, welches von strengen Vorschriften, langen Entwicklungszyklen und anspruchsvollen Erstattungsstrukturen geprägt ist. Vor diesem Hintergrund erweist sich ein Faktor als besonders kritisch: *Die strukturierte Marktvalidierung.*

Die Marktvalidierung ist ein entscheidender Erfolgsfaktor im Innovationsprozess von HealthTech-Startups. Sie bezieht sich auf die systematische Bewertung, ob eine geplante Lösung ein relevantes und wiederkehrendes Problem für klar definierte Nutzergruppen adressiert und, ob diese Interessengruppen bereit sind, das Produkt anzunehmen und zu finanzieren. Im stark regulierten Gesundheitswesen, wo die Markteinführungszeit mehrere Jahre betragen kann und die Entwicklungskosten in die Millionen gehen können, ist eine frühzeitige und datengestützte Validierung unerlässlich, um strategische Fehlentscheidungen zu vermeiden und eine effiziente Zuweisung von Ressourcen zu gewährleisten.

Trotz der Bedeutung einer fundierten Marktvalidierung zeigen die jüngsten empirischen Ergebnisse der Erhebung mit 46 HealthTech-Startups erhebliche Defizite bei den Validierungsbemühungen – insbesondere bei Startups aus den Bereichen Digital Health und In-vitro-Diagnostika (IVD). Während diese Unternehmen im Vergleich zu Startups aus dem Bereich der Medizintechnik-Hardware – etwa Implantate, bildgebende Diagnostik oder therapeutische Geräte – potenziell von niedrigeren regulatorischen Hürden profitieren, investieren sie tendenziell deutlich weniger in die Validierung ihrer Marktannahmen. Diese Diskrepanz deutet auf eine kritische Lücke zwischen wahrgenommener und tatsächlicher Marktreife hin.

Ziel dieses Beitrags ist es daher, den aktuellen Stand der Marktvalidierung im HealthTech-Sektor zu untersuchen, Schlüsselmethoden und Erfolgsfaktoren zu identifizieren sowie umsetzbare Empfehlungen für Startups und Akteure des Ökosystems zu geben. Letztlich soll dieser Bericht praxisorientierte und evidenzbasierte Erkenntnisse darüber liefern, wie HealthTech-Startups ihre Marktchancen besser einschätzen und ihre Erfolgschancen verbessern können.

## 13.2 Das HealthTech-Ökosystem in der DACH-Region

Nach Angaben der Weltgesundheitsorganisation (World Health Organization, WHO) bezieht sich HealthTech auf die Anwendung von organisiertem Wissen und Technologie in Form von Geräten, Medikamenten, Impfstoffen, Verfahren und Systemen, die zur Lösung von Gesundheitsproblemen und zur Verbesserung der Lebensqualität entwickelt werden (WHO 2010). Das Spektrum von HealthTech[1] ist breit gefächert und reicht von komplexen chirurgischen Robotersystemen über tragbare Geräte für die Gesundheitsüberwachung bis hin zu Software für medizinische Diagnosen oder Apps für das Symptomerfassen durch Patient:innen. Sie unterstützen den gesamten Weg der Patient:innen auf der Patientenreise: Von der Voruntersuchung über die Diagnose bis hin zur Behandlung und Nachsorge und umfassen eine Vielzahl von Anwendungen wie Telemedizin, künstliche Intelligenz (KI), digitale Plattformen, Software und Medizintechnik. Daher wurde in dieser Studie der Begriff HealthTech im engeren Sinne als digitale Gesundheit, IVD und ähnliche Technologien sowie Hardware definiert. BioTech-Lösungen wie Medikamente oder Zelltherapien sind von der Analyse in dieser Studie ausgenommen, da der Entwicklungsweg eines Startups in diesen Bereichen völlig anders verläuft.

Zwei der wichtigsten Faktoren, die das Wachstum von HealthTech in den letzten Jahren weltweit vorangetrieben haben, waren: Die alternde Bevölkerung und die Auswirkungen der COVID-19-Pandemie, welche die Nachfrage nach dezentralen und digitalen Gesundheitslösungen beschleunigt haben. Außerdem eröffnet die KI neue Möglichkeiten für die gesamte Wertschöpfungskette im Gesundheitswesen. Diese globalen Entwicklungen spiegeln sich in der DACH-Region wider, wobei diese Region mehr als ein Drittel des europäischen MedTech-Marktes ausmacht (digitalswitzerland 2023)[2]. Die meisten Datenpunkte der Studie wurden aus der Schweiz gesammelt. Die Erkenntnisse daraus können sich erfahrungsgemäß jedoch auf die gesamte DACH-Region und die meisten europäischen Länder übertragen.

### 13.2.1 Schweizer HealthTech-Markt

Die Schweiz durchläuft gegenwärtig eine umfassende digitale Transformation ihres Gesundheitssystems. Mehr als 350 HealthTech-Startups sind entlang des gesamten Patientenpfads aktiv. Der HealthTech-Markt in der Schweiz konzentriert sich hauptsächlich auf die Kantone Zürich, Basel, Genf und Waadt (digitalswitzerland 2023; Mettler 2023).

Trotz der starken Dynamik bleiben Herausforderungen bestehen, insbesondere bei der landesweiten Einführung des elektronischen Patientendossiers (EPD)[3] und

[1] Kap. 7 dieser Ausgabe der Edition HMD vermittelt die Grundlagen zu HealthTech.
[2] In Kap. 12 dieser Ausgabe der Edition HMD wird ausführlich erörtert, wie sich der HealthTech-Markt in der DACH-Region entwickelt hat.
[3] In Kap. 30 dieser Ausgabe der Edition HMD werden die Einflussfaktoren auf die Nutzungsakzeptanz digitaler Patientenakten untersucht.

dem Fehlen klarer Erstattungspfade für digitale Lösungen. Im Gegensatz zu anderen europäischen Ländern gibt es in der Schweiz noch keinen speziell für digitale Gesundheitsanwendungen geschaffenen Vergütungspfad, wie er in Deutschland unter dem Namen DiGA, kurz für Digitale Gesundheitsanwendungen, eingeführt wurde. Stattdessen müssen digitale Gesundheitslösungen in der Schweiz in bestehende Vergütungssysteme integriert werden (Eichenmann et al. 2024).

Auch das öffentliche Interesse an der Datensouveränität[4] wächst: 68 % der Schweizer Bevölkerung wünschen sich den Besitz und die Kontrolle über ihre persönlichen Gesundheitsdaten (digitalswitzerland 2023). Nationale Initiativen wie das Swiss Personalized Health Network (SPHN) und der Swiss Health Data Space zielen darauf ab, die Interoperabilität, die Transparenz und die Eigenverantwortung der Patient:innen zu verbessern.

### 13.2.2 Deutscher HealthTech-Markt

Deutschland hat wichtige regulatorische Schritte unternommen, um die Einführung des digitalen Gesundheitswesens zu beschleunigen und damit HealthTech-Innovationen im weiteren Sinne zu fördern. Das Gesetz zur digitalen Gesundheitsversorgung (Digitale-Versorgung-Gesetz, DVG) und das Krankenhauszukunftsgesetz (KHZG) bieten den Rahmen für gezielte Investitionen in digitale Infrastrukturen. Eine bemerkenswerte Innovation ist der DiGA Fast-Track, der es digitalen Gesundheitsanwendungen ermöglicht, nach einer Bewertung durch das Bundesinstitut für Arzneimittel und Medizinprodukte (BfArM) erstattungsfähig zu werden (Scaler8 2022).

Deutschland beherbergt auch zahlreiche führende Innovationscluster wie das Medical Valley in der Region Nürnberg-Erlangen, das über 500 Medizintechnikunternehmen und zahlreiche Krankenhäuser sowie akademische Einrichtungen umfasst. Es dient als pulsierendes Zentrum, das Startups, Unternehmen und Forschende miteinander verbindet (de:hub o. J.).

### 13.2.3 Österreichischer HealthTech-Markt

Auch Österreichs HealthTech-Ökosystem entwickelt sich rasch, wobei Wien ein wichtiges Innovationszentrum ist. Der Health Hub Vienna (HHV)[5] fungiert beispielsweise als neutrale, offene Innovationsplattform, die Startups, etablierte Unternehmen, akademische Einrichtungen und Institutionen des öffentlichen Sektors miteinander verbindet. Seine Hauptaufgabe besteht darin, die Entwicklung von patientenzentrierten Lösungen zu fördern und das Gesundheitssystem durch kollaborative Projekte und Wissensaustausch zu verändern.

[4] Kap. 11 gibt eine Einführung in das Themenfeld der Datensouveränität.

[5] s. https://healthhubvienna.at/about (Zugegriffen: 30.03.2025)

Derzeit gibt es in Österreich keinen standardisierten Rahmen für die Erstattung von Digital-Health-Anwendungen (DiGAs), stattdessen werden Erstattungen von Fall zu Fall nach spezifischen Bestimmungen des Allgemeinen Sozialversicherungsgesetzes (ASVG) gewährt (Quickbird Medical 2024). Im Jahr 2024 hat das Bundesministerium für Soziales, Gesundheit, Pflege und Konsumentenschutz die Entwicklung eines einheitlichen Evaluierungsprozesses für DiGAs initiiert, mit dem Ziel, bis 2026 klare Erstattungskriterien festzulegen.

### 13.2.4 Strukturelle Unterschiede zwischen den Ländern und Bedeutung der Marktvalidierung

Während die drei Länder der DACH-Region viele strukturelle Ähnlichkeiten in ihren Gesundheitssystemen aufweisen, gibt es erhebliche Unterschiede in der Erstattung von Digital-Health-Lösungen, wie in den vorangegangenen Abschnitten dargelegt. Diese Diskrepanzen werden noch deutlicher, wenn man den Therapiebereich, den Erstattungspfad, den Grad der Digitalisierung und die Art des Startups – ob Hardware, Diagnostik oder Software – berücksichtigt. Dies unterstreicht die entscheidende Bedeutung einer gründlichen Marktforschung und -validierung für einen erfolgreichen Markteintritt – und zwar nicht nur zwischen grundlegend verschiedenen Ländern, sondern auch innerhalb scheinbar ähnlicher Märkte wie Deutschland, Österreich und der Schweiz.

## 13.3 Marktvalidierung für HealthTech-Startups: Relevanz, Methoden und Erfolgsfaktoren

Die Marktvalidierung ist eine kritische Phase im Innovationsprozess von HealthTech-Startups. Sie bezieht sich auf die systematische Bewertung, ob ein geplantes Produkt einem echten Marktbedarf entspricht und ob definierte Nutzergruppen bereit sind, es anzunehmen oder dafür zu bezahlen (Ries 2011; Blank und Dorf 2012). Im stark regulierten und komplexen Gesundheitssektor spielt die Marktvalidierung eine besonders wichtige Rolle: Strategische Fehltritte in dieser Phase sind später kostspielig zu korrigieren, insbesondere angesichts der regulatorischen, Interoperabilitäts- und Datenschutzbarrieren (EIT Health, McKinsey & Company 2020).

### 13.3.1 Zweck, Bedeutung und marktspezifische Bedingungen

Eine Marktvalidierung gilt als solide, wenn sowohl der Problem-Lösungs-Fit (Problem-Solution Fit, PSF) als auch die Frühindikatoren für den Produkt-Markt-Fit (Product-Market Fit, PMF) durch konkrete Daten untermauert werden – etwa durch Absichtserklärungen, Pilotkooperationen oder Verhaltensdaten aus MVP-Tests (Minimal Viable Product) (Haarmann und Holler 2024). Unter PSF wird der empirische Nachweis verstanden, dass die vorgeschlagene Lösung ein klar umrissenes, relevantes Problem eines Zielsegments adäquat adressiert; PMF bezeichnet den belastbaren Nachweis wiederholbarer Nachfrage und ökonomischer Tragfähigkeit in einem definierten Markt. Dies ist vor allem im Gesundheitswesen von entscheidender Bedeutung: Aufgrund der starken Regulierung und der damit verbundenen Anforderungen an die Produkt- und Dienstleistungsentwicklung dauert die Time-to-Market (Markteinführungszeit) deutlich länger als in vielen anderen Branchen. Beispielsweise liegt in den USA die durchschnittliche Time-to-Market bei Software als Medizinprodukt (Software as a Medical Device, SaMD) bei etwa drei Jahren und bei medizinischer Hardware bei bis zu sieben Jahren, wobei die Entwicklungskosten für Geräte der Klasse III bis zu 54 Mio. USD betragen (Sertkaya et al. 2022; Silvestrini 2023; Haarmann und Holler 2024).

Innerhalb der DACH-Region sind Zeitpläne und Kostenstrukturen für vergleichbare Projekte tendenziell ähnlich; belastbare, breit verfügbare Daten sind jedoch rar. Eine plausible Erklärung liegt in der Heterogenität von HealthTech-Innovationsprojekten über verschiedene Nischen: Bereits geringe strategische Unterschiede – etwa in der Art der Technologie, beim Zielsegment, in der Regulatorik, der Vergütung oder weiteren Rahmenbedingungen – können selbst bei fast identischen Produkten erhebliche Abweichungen bei Aufwand, Zeitplan und Kosten bewirken. Eine holistische Datenerhebung über den gesamten HealthTech-Bereich wäre daher nur mit erheblichem Aufwand realisierbar. Die folgenden Aussagen basieren deshalb auf Erfahrungswerten aus entsprechenden Investorenprogrammen wie Innosuisse oder aus typischen Budgetplänen von HealthTech-Startups in Förderanträgen, insbesondere von E-Health-Programmen aus der Schweiz oder Deutschland (z. B. Digital Health Applications – DiGA Fast-Track): Während einfache digitale Gesundheitsanwendungen innerhalb von sechs bis zwölf Monaten die Marktreife erreichen können, benötigen Medizinprodukte, je nach Risikoklassifizierung, oft drei bis sieben Jahre. Aus der eigenen Markterfahrung der Autor:innen lässt sich ableiten, dass Marktvalidierungsbemühungen in frühen Phasen oft zwischen 50.000 € und 150.000 € kosten, während erweiterte Phasen mit Pilotversuchen und Zulassungsstudien die Kosten auf 500.000 € und mehr treiben können, insbesondere wenn internationale Zulassungen angestrebt werden.

Diese Zahlen unterstreichen, wie wichtig eine frühzeitige strukturierte Validierung ist, um teure Fehlentscheidungen zu vermeiden. Ein gut fundierter Validierungsprozess ermöglicht es Startup-Teams sichere Entscheidungen zu treffen, noch bevor regulatorische Einschränkungen die Produktentwicklungspfade festlegen. Darüber hinaus müssen HealthTech-Gründer:innen auch komplexe Wertschöpfungsketten berücksichtigen: Während Verbraucher:innen digitale Gesundheitstools (z. B. Apps) direkt kaufen können, werden medizinisch hochwertige Lösungen häufig von Dritten wie Krankenhäusern oder Versicherungen finanziert. Dadurch entstehen triadische Entscheidungsstrukturen, an denen Patient:innen, Ärzt:innen und Kostenträger beteiligt sind, die alle unterschiedliche Rollen und Anreize haben. Eine wirksame Validierung muss daher alle wichtigen Interessengruppen einbeziehen und maßgeschneiderte Wertvorschläge für jede einzelne definieren (Yock et al. 2015).

### 13.3.2 Validierungsmethoden

Startups wenden in der Regel eine Mischung aus qualitativen und quantitativen Ansätzen an, die sich an den Phasen der Lean-Start-up-Methodik orientieren (Ries 2011). Nachfolgend finden sich einige exemplarische Ansätze zur Validierung:

- *Interviews mit Kund:innen*: In ausführlichen Interviews mit Ärzt:innen, Patient:innen oder weiteren Kundengruppen werden Nutzerbedürfnisse, Nutzungskontexte und Systembeschränkungen ermittelt.
- *Konzepttests und Umfragen*: Zur Bewertung von PSF und PMF werden Konzeptbeschreibungen oder Prototypen potenziellen Nutzer:innen gezeigt, die Feedback zu Relevanz, Nutzungsabsicht und Preiserwartungen geben. Net Promoter Score (NPS) und Empfehlungsbereitschaft werden oft als zusätzliche Indikatoren verwendet. Der NPS misst auf einer 0–10-Skala die Weiterempfehlungsabsicht und wird als Anteil Promoter (9–10) minus Anteil Detraktoren (0–6) berechnet.
- *Sean-Ellis-Test*[6]*:* Eine pragmatische und weit verbreitete Methode, bei der MVP-Nutzer:innen gefragt werden, wie enttäuscht sie wären, wenn sie das Produkt *nicht* mehr nutzen könnten. Ein Ergebnis von über 40 % *sehr enttäuscht* wird als starker Indikator für PMF angesehen (Haarmann und Holler 2024).
- *Analyse der Zahlungsbereitschaft:* Im Gesundheitswesen ist es besonders relevant die zahlende(n) Stelle(n) zu identifizieren und deren Bereitschaft zu analysieren. In der Regel sind die Endnutzer:innen (z. B. Patient:innen) nicht die zahlende Stelle. Die Validierung muss daher Ärzt:innen, Krankenhäuser und Kostenträger einbeziehen und Stakeholder-spezifische Preiserwartungen testen (Yock et al. 2015).
- *Analyse klinischer Pfade*: Abbildung von Ist- und Soll-Prozessen beispielsweise mittels Diagramme; Identifikation von Integrationspunkten, Verantwortlichkeiten, Risiken und Messpunkten.
- *Wettbewerbsanalyse:* Systematische Erhebung relevanter Anbieter und Vergleich von Leistungsmerkmalen, klinischer Evidenz, Erstattungsstatus je Land, Preisen/Verträgen, Partnerschaften, geographischer Abdeckung, Schutzrechten und Finanzierung; Auswertung von Matrizen und Registerdaten zur Ableitung belastbarer Differenzierung und erwarteter Wettbewerbsreaktionen.
- *Verhaltensbasierte Metriken*: Frühindikatoren wie Retentionsraten (Anteil der Nutzer:innen, die nach einem definierten Zeitraum weiterhin aktiv sind bzw. wiederkehren), Vorverkäufe oder Überweisungsraten helfen bei der Beurteilung der Produkttraktion (frühe, messbare Marktaufnahme und nachhaltige Nutzung eines Produkts, z. B. Wachstum aktiver Nutzer:innen, wiederkehrende Nutzung/Umsatz). Vor allem im digitalen Umfeld können diese Kennzahlen oft in der MVP-Phase erhoben werden (Haarmann und Holler 2024).

[6] s. https://pmfsurvey.com (Zugegriffen: 05.04.2025)

### 13.3.3 Erfolgsfaktoren der Marktvalidierung

Eine belastbare Marktvalidierung beruht auf drei zentralen Prinzipien:

(1) *Frühes Testen von Hypothesen:* Die Validierung muss beginnen, bevor die Produktentwicklung zu weit fortgeschritten ist. Die PSF-Analyse sollte der PMF-Bewertung vorausgehen, denn kein Produkt kann einen *Market Fit* erreichen, wenn es kein echtes Problem löst (Haarmann und Holler 2024).
(2) *Stakeholderzentriertes Design*: Die fragmentierten Rollen in Gesundheitsmärkten (z. B. Nutzer:in ist nicht gleich Käufer:in) erfordern ein tiefes Verständnis der Bedürfnisse und Anreize der verschiedenen Anspruchsgruppen. Maßgeschneiderte Wertversprechen und Erlösmodelle sind unerlässlich (Yock et al. 2015).
(3) *Objektive Messung:* Verzerrungen sind häufig – insbesondere, wenn Gründer:innen selbst Interviews führen. Standardisierte Werkzeuge, Moderation durch Dritte oder quantitative Tests erhöhen die Aussagekraft der Ergebnisse (York und Danes 2014).

Marktvalidierung ist kein einmaliger Aufwand, sondern ein iterativer Prozess des Testens, Lernens und Anpassens. Im kapitalintensiven und stark regulierten Health-Tech-Markt entscheidet eine fundierte Validierung nicht nur über den Produkt-Markterfolg, sondern auch über das Vertrauen von Investor:innen und das Überleben des Unternehmens. Erfolgreiche Startups kombinieren qualitative Forschung mit quantitativen Kennzahlen und nutzen strukturierte Prozesse, um strategische Kurswechsel frühzeitig einzuleiten, lange bevor regulatorische Vorgaben die Flexibilität einschränken. Durch eine frühe Investition in die Validierung, selbst bei fünf- oder sechsstelligen Kosten, können Startups das Risiko des Scheiterns reduzieren, die Einbindung von Stakeholdern stärken und ihre Chancen erhöhen, marktfähige und sinnvolle Lösungen zu entwickeln.

Praxisbeobachtungen der Autor:innen weisen zugleich auf massive Diskrepanzen zwischen Teams hin, wenn es um Marktvalidierung geht – sowohl hinsichtlich der eingesetzten Tools, des Know-hows als auch des fachlichen Hintergrunds der Teammitglieder. Diese Unterschiede sind erfahrungsgemäß, basierend auf Hunderten von betrachteten Beispielen, ausgeprägt und beeinflussen den Markterfolg massiv: Teams mit geringerem einschlägigem Vorwissen und weniger systematischem Einsatz von Validierungsinstrumenten adressieren zentrale Anforderungen (z. B. Erstattung/Rückvergütung, klinische Pfade, länderspezifische Marktmechanismen) seltener frühzeitig und laufen eher Gefahr, kritische Punkte beim Markteintritt zu übersehen.

Vor diesem Hintergrund wäre ein Instrument, das objektiv ein Marktvalidierungslevel misst und über unterschiedliche Kundensegmente und Länder hinweg vergleichbar macht, von außerordentlichem Wert, um Innovationen gezielt voranzutreiben. Ein solches Framework könnte Kern-Dimensionen (Problem-/Solution-Fit, Zahlungsbereitschaft/Erstattung, regulatorische und klinische Anforderungen, Beschaffung, Wirtschaftlichkeit, Wettbewerbsumfeld) strukturieren, Mindestschwellen und Benchmarks definieren und externe Reviews ermöglichen.

Die Entwicklung eines derart objektiven, breit anwendbaren Instruments ist aus Sicht der Autor:innen allerdings extrem anspruchsvoll. Selbst innerhalb der Gesundheitstechnologie sind die Unterschiede zwischen einzelnen Innovationen massiv – etwa bei Regulatorik, Erstattung/Rückvergütung (Reimbursement) und Markteintrittsstrategien. Diese Heterogenität macht die Standardisierung schwierig und stellt eine große Herausforderung für Forschung und Ökosystem dar.

## 13.4 Studie zur Marktvalidierung im HealthTech-Sektor

### 13.4.1 Beschreibung der Stichprobe

Der zugrundeliegende Datensatz der durchgeführten Datenerhebung umfasste 46 HealthTech-Startups, davon 31 mit Sitz in der Schweiz, fünf in Dänemark, drei in Deutschland und die übrigen hauptsächlich in anderen europäischen Ländern. Die Online-Umfrage wurde im vierten Quartal 2024 mit dem Ziel durchgeführt, Sichtweisen zur Marktvalidierung, eingesetzte Werkzeuge zur Validierung verschiedener Marktsegmente, Ausgereiftheit der Methoden sowie dafür eingesetzten Ressourcen zu erfassen.

Zur Sicherung einer hohen Teilnahmequote und geringer Zugangshürden wurde eine Online-Umfrage als Erhebungsinstrument eingesetzt. Der Fragebogen bestand überwiegend aus geschlossenen und vereinzelt aus halboffenen Fragen, um die Quantifizierbarkeit der Antworten zu gewährleisten. Die Rekrutierung der Startups erfolgte über die Netzwerke der Autor:innen; die teilnehmenden Unternehmen sind den Forschenden namentlich bekannt, es bestanden vor der Erhebung jedoch mehrheitlich keine Beziehungen zu ihnen. Die Umfrage wurde ausschließlich in Englisch durchgeführt. Ein Vortest der Fragensammlung mit mehreren Expert:innen mit eigener Startup-Erfahrung diente der Optimierung von Verständlichkeit und Relevanz der Fragen.

Unter den teilnehmenden Startups arbeiteten 19 seit weniger als zwei Jahren an ihrer Idee, während der Rest ihre Konzepte bereits über einen längeren Zeitraum entwickelte. In Bezug auf den Branchenschwerpunkt waren 16 Startups im Bereich medizinischer Hardware tätig, während 18 im Bereich Digital Health angesiedelt waren, davon entwickelten neun SaMD und weitere neun konzentrierten sich auf nicht-medizinproduktregulierte Software. Zusätzlich spezialisierten sich sieben Startups auf IVD, während fünf in anderen Life-Science-Technologien tätig waren.

Hinsichtlich der Marktreife hatten 15 Startups bereits mindestens ein Produkt auf den Markt gebracht, während sich die übrigen Unternehmen noch in der Pre-Launch-Phase (d. h. vor der Markteinführung) befanden. Von diesen planten 12 ihr erstes Produkt innerhalb des nächsten Jahres in den Markt einzuführen.

Bezüglich der Finanzierungsphasen waren 14 Startups eigenfinanziert, 25 befanden sich in der Pre-Seed- oder Seed-Phase (d. h. frühe Stadien der Unternehmensgründung), und sieben hatten bereits eine Series A (erste institutionelle Finanzierungsrunde nach der Seed-Phase, in der Regel zur Skalierung von Produkt, Team und Go-to-Market (GTM)) oder eine spätere Finanzierungsrunde erreicht. Diese heterogene Stichprobe aus Life-Science- und HealthTech-Startups lieferte wertvolle Einblicke in unterschiedliche Herangehensweisen an die Marktvalidierung in verschiedenen Teilbereichen.

### 13.4.2 Ergebnisse und Interpretation

Die Mehrheit der Startups (84,7 %) erkannte Marktvalidierung als ein sehr wichtiges Thema an. Besonders auffällig war, dass ein deutlich höherer Anteil an Startups aus dem Bereich medizinischer Hardware (93,8 %) angab, dass Marktvalidierung entweder von Anfang an Priorität habe oder durchgängig eine hohe Priorität einnehmen sollte. Im Gegensatz dazu zeigten Startups in den Bereichen Digital Health, IVD und anderen Life-Science-Technologien ein differenzierteres Bild: 52 % dieser Unternehmen stuften die Marktvalidierung entweder nicht als besonders wichtig ein oder sahen sie nur in bestimmten Phasen als vorrangig an.

Diese Diskrepanz zwischen Startups im Bereich medizinischer Hardware und solchen in anderen HealthTech-Segmenten ist besonders interessant – vor allem, da viele Schlüsselfaktoren der Marktvalidierung, wie etwa Erstattungsstrategien, die Identifikation dringender unbeantworteter klinischer Bedürfnisse, die Definition eines überzeugenden Wertversprechens sowie Preisüberlegungen, für nahezu alle Arten von Startups von zentraler Bedeutung sind.

Wie in Abb. 13.1 ersichtlich ist, befindet sich ein erheblicher Anteil der untersuchten Startups, die seit mehr als zwei Jahren an ihren Ideen arbeiten, im Validierungsprozess noch immer bei 50 % oder weniger. Dieser Trend könnte die Komplexität widerspiegeln, eine nachhaltige Marktvalidierungsstrategie umzusetzen. Darüber hinaus könnte er darauf hindeuten, dass Marktvalidierung häufig vernachlässigt und weniger als fundamentale Notwendigkeit im Entwicklungsprozess betrachtet wird.

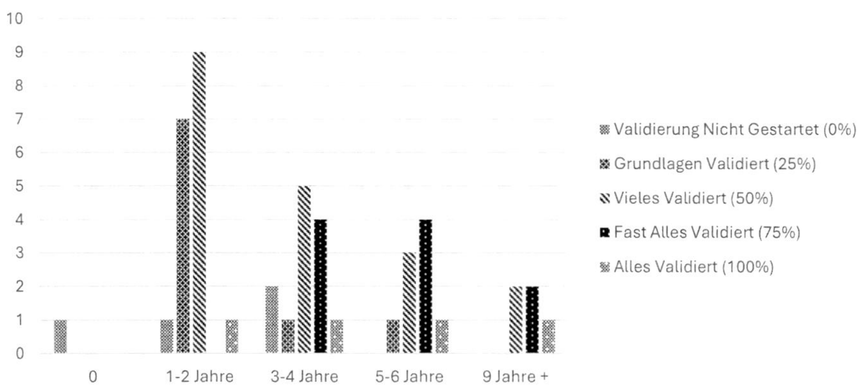


**Abb. 13.1** Anzahl der Startups nach Alter und Selbsteinschätzung des Validierungsstadiums (eigene Abbildung)

#### 13.4.2.1 Validierungstiefe und deren Zusammenhang mit der Finanzierung

In dieser Studie wurden die Werkzeuge und Methoden bewertet, die Startups zur Validierung ihrer Zielsegmente einsetzen – darunter Gespräche, Tests über soziale Medien, Fokusgruppen, vertiefte Sekundärrecherchen, Wettbewerbsanalysen, strukturierte Interviews und mehr. Die Autor:innen dieser Studie bezeichnen dies als *Validierungstiefe* und stuften den Grad der Ausgereiftheit des Validierungsprozesses der einzelnen Startups ein, wobei das hierfür zugrundeliegende Ranking auf der Grundlage der Erfahrungen der Autor:innen dieser Studie mit HealthTech-Startups entwickelt wurde. Eine belastbare Validierungstiefe – in dieser Studie den Kategorien *gut* bzw. *sehr gut* entsprechend – ist gegeben, wenn Informationen mit mehreren, sich ergänzenden Verfahren erhoben und gegeneinander geprüft werden. In diesem Zusammenhang erhielten ausgereiftere Methoden, wie beispielsweise strukturierte Interviews mit Branchenexpert:innen, höhere Bewertungen als einfachere Ansätze, etwa unverbindliche Gespräche mit potenziellen Kund:innen.

Wie in Abb. 13.2 dargestellt, zeigen die Ergebnisse, dass nur 19 Startups (41 %) eine Validierungstiefe erreicht haben, welche die Autor:innen dieser Studie als *gut* oder *sehr gut* einstufen würden, während die Mehrheit (59 %) auf einem niedrigen oder mittleren Niveau verblieb. Auch wenn der Validierungsbedarf je nach Projekttyp und Reifegrad des Startups variieren kann, war es doch überraschend, dass mehr als die Hälfte der befragten Startups kein belastbares Validierungsniveau erreicht hatte.

Auf Basis dieser Validierungstiefen-Metrik fanden die Autor:innen dieser Studie zudem heraus, dass Startups aus den Bereichen IVD und medizinische Geräte die einzigen Gruppen waren, in denen die Mehrheit ein gutes oder sehr gutes Validierungsniveau erzielte. Im Gegensatz dazu zeigten Digital-Health-Startups eine signifikant schwächere Validierungsleistung. Dies ist besonders überraschend, da der Digital-Health-Bereich stark auf datengestützte Entscheidungsprozesse und re-

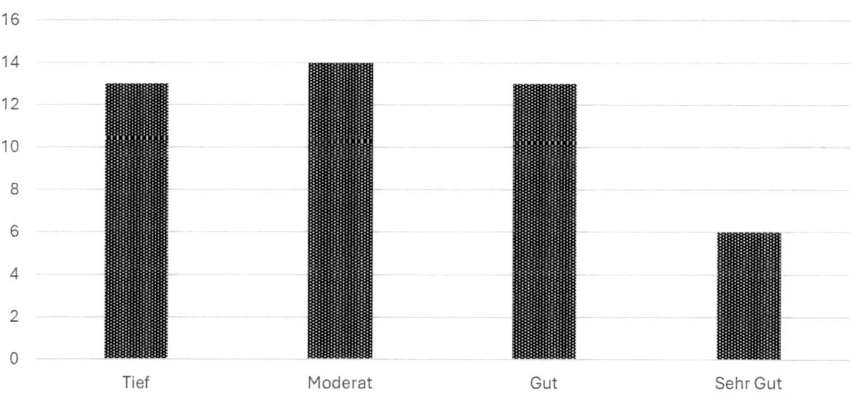


**Abb. 13.2** Anzahl der Startups auf unterschiedlichen Stufen der Validierungstiefe (eigene Abbildung)

gulatorische Konformität angewiesen ist. Alle untersuchten Bereiche unterliegen regulatorischen Anforderungen, und durch die Medical Device Regulation (MDR) könnten Hardware MedTech-Unternehmen in manchen Fällen sogar stärker reguliert sein als ihre digitalen Pendants. Dennoch kämpfen viele Digital-Health-Startups mit der Monetarisierung, insbesondere in Märkten wie der Schweiz, wo tragfähige Geschäftsmodelle und Vergütungspfade oft noch fehlen (Mettler 2023; Eichenmann et al. 2024). Angesichts dieser Herausforderungen wäre zu erwarten, dass Digital-Health-Startups einen strukturierteren Ansatz zum Marktzugang wählen und Validierungsbemühungen entsprechend priorisieren. Die Ergebnisse deuten jedoch darauf hin, dass dies bislang nicht der Fall ist.

Darüber hinaus beobachteten die Autor:innen dieser Studie eine schwache bis moderate Korrelation zwischen erhaltenen kapitalverwässernden Finanzierungen und der Validierungstiefe (Korrelationskoeffizient = 0,30, *p*-Wert = 0,041). Diese Korrelation könnte bidirektional sein:

- Startups mit ausreichender Finanzierung verfügen möglicherweise über mehr Ressourcen, um in eine umfassende Marktvalidierung zu investieren.
- Ein starkes Marktvalidierungsverfahren kann eine Voraussetzung für die Kapitalbeschaffung sein, da Investor:innen oft solide Validierungsdaten verlangen, bevor sie investieren.

Nach Erfahrung der Autor:innen dieser Studie und basierend auf Gesprächen mit Venture-Capital-Expert:innen erscheint insbesondere der zweite Faktor relevant. Viele Investor:innen bewerten die Marktvalidierung sehr genau. Startups, denen belastbare Validierungsdaten fehlen, haben oft Schwierigkeiten, eine Finanzierung zu erhalten.

#### 13.4.2.2 Zentrale Fokusbereiche in der Marktvalidierung

Wie in Abb. 13.3 dargestellt, wurden elf zentrale Bereiche der Marktvalidierung untersucht, darunter Produkteigenschaften, klinische Pfade, Versorgungsstandards, Werteversprechen, Erstattungsfähigkeit, Marktgröße, rechtliche Aspekte, Preisgestaltung, Wettbewerbsanalyse und Markteintrittsstrategien. Die Auswahl der elf Bereiche erfolgte auf Grundlage kumulierter Praxiserfahrungen der Autor:innen, da sie sich in zahlreichen Markteintrittsprojekten als von hoher Relevanz erwiesen haben.

Während die meisten Startups einen Großteil dieser Bereiche validierten, fielen vier Aspekte besonders auf, da sie signifikant untererforscht waren: Rechtliche Aspekte, Erstattung, Wettbewerbsanalyse und klinische Pfade.

***Rechtliche Aspekte*** Nur 30,4 % der Startups befassten sich mit rechtlichen Fragestellungen. Angesichts der strengen regulatorischen Anforderungen in der Medizintechnik und im Digital-Health-Bereich kann die Vernachlässigung dieses Themas zu Verzögerungen, rechtlichen Risiken und unerwarteten Kosten führen.

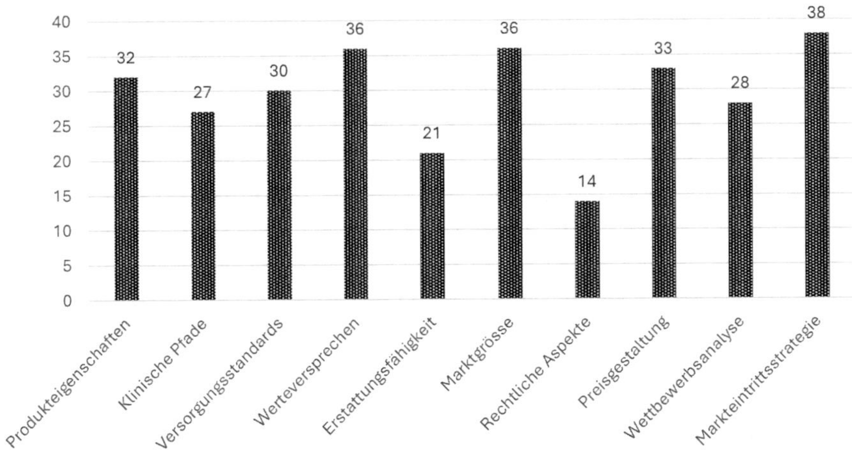


**Abb. 13.3** Anzahl der Startups mit Fokus auf unterschiedliche Bereiche der Marktvalidierung (eigene Abbildung)

***Erstattungsfähigkeit*** Lediglich 45,6 % der Startups untersuchten aktiv Fragen zur Erstattung – ein auffallend niedriger Wert angesichts ihrer zentralen Bedeutung. Zu verstehen, wer für die Lösung zahlt, ist grundlegend. Dennoch ist im Umgang mit Startups oft zu beobachten, dass viele Startups davon ausgehen, dass große Pharmakonzerne, Krankenversicherungen oder Leistungserbringende die Kosten übernehmen – ohne diese Annahme zu validieren. Wie in Abb. 13.4 dargestellt, zeigen die Daten dieser Studie, dass die Auseinandersetzung mit dem Thema Erstattung

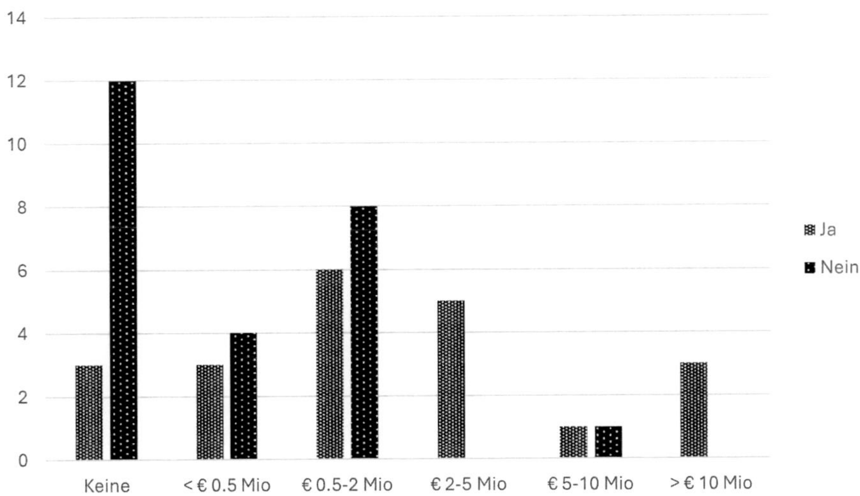


**Abb. 13.4** Anzahl der Startups nach Höhe der kapitalverwässerten Finanzierung und Fokus auf Erstattungsfähigkeit (eigene Abbildung)

häufig so lange aufgeschoben wird, bis eine signifikante kapitalverwässernde Finanzierung gesichert ist. Dadurch entsteht ein klassisches *Henne-Ei-Problem*: Viele Startups verfügen zu Beginn nicht über das Fachwissen, um die Erstattungsfrage fundiert zu erforschen, und warten bis nach der ersten Finanzierungsrunde, um in diesen Bereich zu investieren. Gleichzeitig zögern viele Investor:innen, in Startups zu investieren, die ihre Erstattungsstrategie nicht validiert haben, womit diese Verzögerung zu einem entscheidenden Hindernis für die Kapitalbeschaffung wird.

Für die meisten HealthTech-Startups ist es essenziell, Erstattung differenziert nach Ländern und Marktsegmenten zu validieren. Die Strukturen unterscheiden sich häufig nicht nur von Land zu Land, sondern auch innerhalb eines Landes je nach Kundensegment. Dennoch nehmen viele Startups fälschlicherweise an, dass sich die im Heimmarkt gelernten Prinzipien problemlos auf andere Märkte übertragen lassen. Diese Annahme ist jedoch oft falsch und kann zu Problemen beim Markteintritt, einer Fehlausrichtung mit Kostenträgern und letztlich zum Scheitern des Unternehmens führen.

***Wettbewerbsanalyse*** 60,1 % der Startups führten Wettbewerbsanalysen durch. Im Umgang mit Startups ist allerdings zu beobachten, dass viele dies nur oberflächlich tun. Anstatt tiefgreifende Analysen durchzuführen, beschränken sie ihre Recherche oft auf die Nennung von Wettbewerbern und deren grobe Tätigkeitsfelder. Eine fundierte Wettbewerbsvalidierung sollte jedoch auch Aspekte wie Teamzusammensetzung, geografische Expansion, Partnerschaften, Erstattungsstrategien und mehr umfassen.

***Klinische Pfade*** Nur 58,7 % der Startups befassten sich mit klinischen Behandlungspfaden. In manchen Fällen mag dies gerechtfertigt sein – etwa bei Unternehmen, die allgemein einsetzbare Lösungen entwickeln, welche nicht tief in bestehende klinische Abläufe integriert werden müssen. Dennoch bleibt dies einer der am häufigsten vernachlässigten, aber gleichzeitig entscheidenden Validierungsbereiche. Viele Startups verstehen aus Erfahrung der Autor:innen dieser Studie medizinische Abläufe nicht ausreichend und wissen nicht genau, wie ihre Lösung in der Praxis übernommen und angewendet würde.

Wie in Abb. 13.5 dargestellt, zeigen die Daten dieser Studie zudem eine Korrelation zwischen dem Finanzierungsniveau und dem Ausmaß, in dem Startups klinische Behandlungspfade analysieren. Sowohl kapitalverwässerte als auch nicht-kapitalverwässerte Finanzierungsquellen sowie der jeweilige Kapitalbedarf deuten darauf hin, dass klinische Pfade meist erst dann untersucht werden, wenn die Startups bereits mehrere Millionen eingesammelt haben, oder planen, dies zu tun. Aus Sicht der Autor:innen dieser Studie steht dies im Einklang mit einer häufigen Unterschätzung der Komplexität klinischer Pfade durch Frühphasen- und niedrig finanzierte Startups. Klinische Pfade unterscheiden sich erheblich zwischen Marktsegmenten und beinhalten zeitintensive Prozesse, zahlreiche Stakeholder und hohe Kosten. Viele dieser Startups verkennen von Beginn an die Relevanz, diese Aspekte frühzeitig zu verstehen. Dabei ist eine fundierte Analyse klinischer Pfade entscheidend für

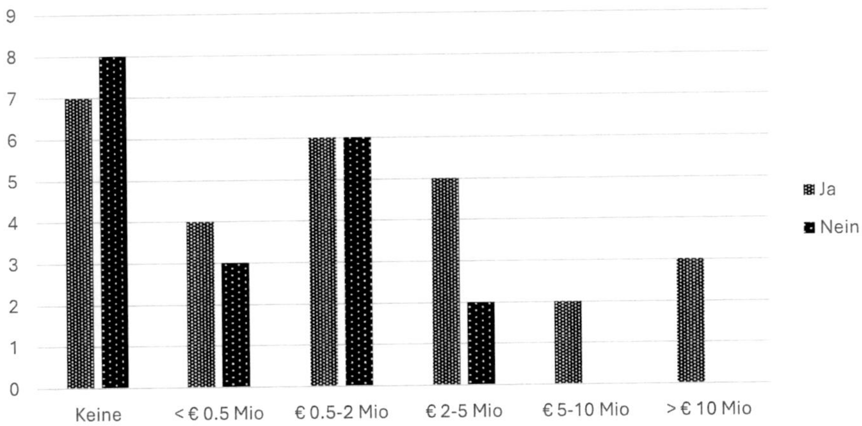


**Abb. 13.5** Anzahl der Startups nach Höhe der kapitalverwässerten Finanzierung und Fokus auf klinische Pfade (eigene Abbildung)

die Produktentwicklung und die Markteintrittsstrategie. Ohne sie drohen Startups Verzögerungen, unerwartete Hürden und eine Fehlanpassung an die tatsächlichen Abläufe im Gesundheitswesen.

#### 13.4.2.3 Gefahr der Übergeneralisierung bei der Marktvalidierung

In den vorangegangenen Abschnitten wurde hervorgehoben, dass viele der Schlüsselfaktoren, die für einen erfolgreichen Markteintritt validiert werden müssen, sehr unterschiedlich sein können – nicht nur zwischen den einzelnen Ländern, sondern auch zwischen verschiedenen Marktsegmenten innerhalb desselben Landes. Die Daten aus dieser Untersuchung zeigen auf, dass ein erheblicher Teil der untersuchten Startups ihre Lösung nicht für jedes Zielland oder Marktsegment individuell validiert: 34,8 % planen keine länderspezifische Validierung, und 30,5 % keine Validierung nach unterschiedlichen Zielsegmenten innerhalb einzelner Länder.

Aus Erfahrung der Autor:innen dieser Studie beginnen viele Startups mit ersten Erkenntnissen aus einem einzelnen Land oder einem bestimmten Gesundheitssystem und gehen davon aus, dass sich ihre Lösung auch in anderen Märkten ähnlich bewähren wird. Selbst wenn internationale Expansion Teil ihrer langfristigen Roadmap ist, investieren viele Startups nicht frühzeitig in zusätzliche Validierung – was zu unerwarteten regulatorischen, erstattungsbezogenen oder anwendungsbezogenen Hürden führen kann. Dies stellt eine gravierende Übergeneralisierung dar.

In diesem Zusammenhang wurde im Rahmen der Datenauswertung untersucht, inwiefern Unterschiede in der länderspezifischen Validierung ersichtlich sind, wenn die Startups in einzelne HealthTech-Kategorien unterteilt werden (s. Abb. 13.6). Hierzu wurde folgendermaßen kategorisiert:

- Die erste Gruppe umfasst digitale Gesundheitslösungen, unterteilt in *reguliert* (z. B. Software als Medizinprodukt wie eine digitale Therapeutik-App) und *nicht reguliert* (z. B. eine Koordinationsplattform für Pflegekräfte).

- Die zweite Gruppe bilden diagnostische Lösungen, mit Fokus auf IVD (z. B. ein neuartiger Bluttest), im Weiteren *Diagnostika* genannt.
- Die dritte Gruppe enthält Hardware für medizinische Geräte, hier als *Hardware* bezeichnet (z. B. Implantate).
- Schließlich gibt es eine vierte Kategorie namens *sonstige Technologien*, die Life-Science-nahe Innovationen umfasst, welche in keine der obigen Kategorien fallen (z. B. eine App oder digitale Anwendung zur Optimierung von Prozessen in Forschungslaboren).

Wie in Abb. 13.6 dargestellt, neigen Startups aus den Bereichen IVD und Hardware dazu, einen strikteren länderspezifischen Validierungsansatz zu verfolgen – was stärker mit den Best Practices übereinstimmt, welche die Autor:innen dieser Studie allen HealthTech-Startups empfehlen. Im Gegensatz dazu scheinen Digital-Health-Startups weniger darauf fokussiert zu sein, Unterschiede zwischen verschiedenen Ländern zu verstehen, und validieren ihre Lösung seltener über den ursprünglich anvisierten Zielmarkt hinaus. Diese mangelnde frühe Validierung kann zu verzögertem Markteintritt, unerwarteten regulatorischen Hürden und Schwierigkeiten bei der Erstattung in neuen Regionen führen.

Eine mögliche Erklärung dafür ist, dass Hardware- und Diagnostik-Startups oft aus dem akademischen Umfeld kommen, wo sie von strukturierten Unterstützungssystemen profitieren – in einigen Fällen auch von einer Anleitung zur Marktvalidierung. Im Gegensatz dazu sind Digital-Health-Startups häufig eigenfinanziert (bootstrapping) und sehen sich mit größeren Hindernissen beim Zugang zu Ausbildung und Fachwissen in diesem Bereich konfrontiert. In Verbindung mit den Herausforderungen bei der Mittelbeschaffung im Digital-Health-Bereich (und auch in den anderen Sektoren) könnte dieser begrenzte Zugang zu Ressourcen und Unterstützung dazu beitragen, dass der Marktvalidierung nicht genügend Bedeutung beigemessen wird. Dies spiegelt letztlich die allgemeinen Schwierigkeiten wider, mit

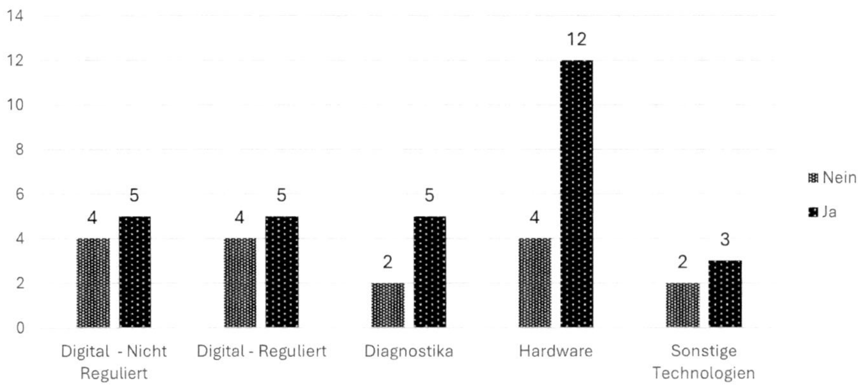


**Abb. 13.6** Anzahl der Startups nach HealthTech-Kategorie und länderspezifischer Validierung (eigene Abbildung)

denen Digital-Health- und HealthTech-Startups gleichermaßen konfrontiert sind. Dies bleibt jedoch eine Hypothese und sollte durch künftige Forschung weiter untersucht und validiert werden.

#### 13.4.2.4 Budget- und Personaleinsatz für die Marktvalidierung

Eine zentrale Erkenntnis aus der Datenerhebung ist, dass frühphasige Startups (d. h. Seed und frühere Phasen), die typischerweise darauf ausgerichtet sind, ihre erste bedeutende Finanzierungsrunde zu sichern, häufig eine gründliche Marktvalidierung vernachlässigen. Dies zeigt sich auch deutlich in den von den Autor:innen dieser Studie erhobenen Daten, welche in Abb. 13.7 dargestellt sind. In Abb. 13.7 wird zudem der Begriff *Angel* eingeführt. Damit ist ein Business Angel gemeint, eine erfahrene Privatperson, die frühphasige Startups mit Eigenkapital, Know-how und Netzwerk unterstützt und dafür in der Regel Unternehmensanteile erhält.

Aus dem Umgang mit Startups wissen die Autor:innen dieser Studie zudem, dass viele dieser Unternehmen nicht einmal ein solides Verständnis ihres Heimatmarktes besitzen – was sie unvorbereitet auf die typischen Herausforderungen ihrer Phase macht. Wie bereits erörtert, bestätigen auch Gespräche mit Investor:innen, dass ein Hauptgrund, warum HealthTech-Startups Schwierigkeiten haben, erste Finanzierungen zu erhalten, in einem mangelnden Verständnis der Zielmärkte liegt. Dies wiederum führt zu schwachen Geschäftsmodellen. Diese Problematik zeigt sich deutlich in den Daten dieser Studie:

- Unter den 39 analysierten Startups, die sich in der Seed-Phase oder früher befinden, haben nahezu die Hälfte (d. h. 18 Startups, 46,2 %) entweder gar kein Budget oder weniger als 10.000 € für dieses Thema eingeplant – ein Betrag, der höchstwahrscheinlich für eine gründliche Validierung nicht ausreicht.
- Wenn Startups sich entscheiden, ihre Marktvalidierung durch Eigenfinanzierung zu finanzieren, müssen sie den Mangel an finanziellen Mitteln durch umfangreiche personelle Ressourcen kompensieren. Wie die gesammelten Daten zeigen, investieren die betreffenden Startups jedoch auch dann nicht mehr eigene Zeit in die Validierung.
- Aus Erfahrung benötigen Market-Access-Expert:innen mindestens sechs Monate, um einen einzelnen Markt gründlich zu validieren und eine ausgereifte GTM-Strategie zu entwickeln. Die Daten dieser Studie zeigen jedoch, dass mehr als zwei Drittel der beobachteten Startups (34 von 46 Startups, also 73,9 %) weniger als drei Monate für diesen Prozess aufwenden, was nicht ausreicht, um mehrere Zielsegmente und Länder adäquat zu validieren.
- Selbst bei Startups, die eine Finanzierung im Bereich von 2–5 Mio. € anstreben, wurden ähnliche Trends festgestellt: Die Hälfte (4 von 8 Startups in diesem Finanzierungsabschnitt) hat keine finanziellen Mittel für die Marktvalidierung bereitgestellt und mehr als die Hälfte (5 von 8 Startups) hat weniger als einen Monat an personellen Ressourcen in diesen Prozess budgetiert oder investiert. Dies unterstreicht eine erhebliche Lücke, selbst bei Startups mit ambitionierten und kapitalintensiven Geschäftsmodellen.

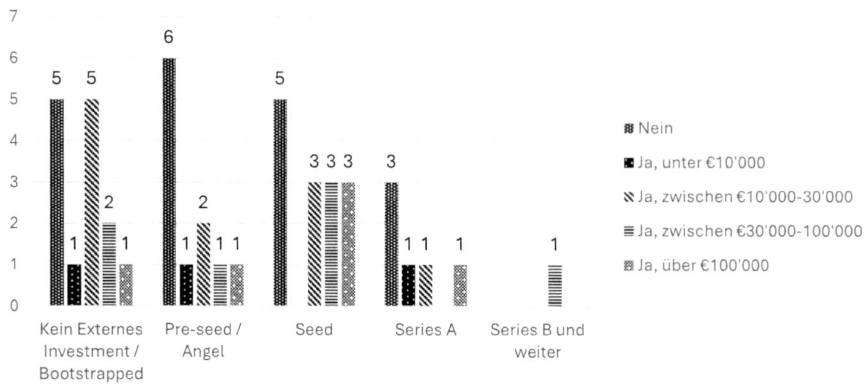


**Abb. 13.7** Anzahl der Startups nach Investitionsrunde und finanzieller Investition in Marktvalidierung (eigene Abbildung)

Ergänzend zur Untersuchung der Finanzierungsphasen legten die Autor:innen dieser Studie in der Datenanalyse auch einen Fokus auf branchenspezifische Unterschiede bei den Investitionen von finanziellen und zeitlichen Ressourcen in die Marktvalidierung (s. hierzu Abb. 13.8 und 13.9).

Wie aus beiden Abbildungen ersichtlich wird, investieren Startups im Bereich Medical Device Hardware am meisten: Rund 50 % planen Ausgaben von über 30.000 €, und ebenfalls etwa 50 % setzen mehr als drei Monate an personellen Ressourcen für die Marktvalidierung ein. Im Vergleich dazu präsentiert sich die Situation bei Digital-Health-, IVD- und sonstigen Life-Science-Startups deutlich kritischer:

- 90 % (27 von 30 Startups) dieser Startups investieren weniger als 30.000 € in die Marktvalidierung. Dies ist ein Betrag, den die Autor:innen dieser Studie als Mindestanforderung betrachten, um verschiedene Länder angemessen zu validieren.
- 60 % (18 von 30 Startups) investieren sogar weniger als 10.000 €, was kaum ausreicht, um eine aussagekräftige Validierung durchzuführen.
- 86,7 % (27 von 30 Startups) wenden höchstens drei Monate für Marktvalidierungsmaßnahmen auf, eine sehr kurze Zeitspanne, die zu unvollständiger Validierung führen kann.

Diese Zahlen deuten eindeutig darauf hin, dass Startups dem Thema Marktvalidierung nach wie vor zu wenig Relevanz beimessen und hierfür zu wenig Mittel zur Verfügung stehen. In diesem Zusammenhang ist es von entscheidender Bedeutung, das Bewusstsein der Gründer:innen für die Relevanz der Marktvalidierung zu schärfen – nicht nur, um die Erfolgsaussichten einzelner Startups zu verbessern, sondern auch, um das gesamte Ökosystem der HealthTech-Startups zu stärken. Angesichts der Tatsache, dass Millionen von Steuergeldern in die Förderung der Frühphasenforschung investiert werden, besteht ein zwingendes öffentliches Interesse daran,

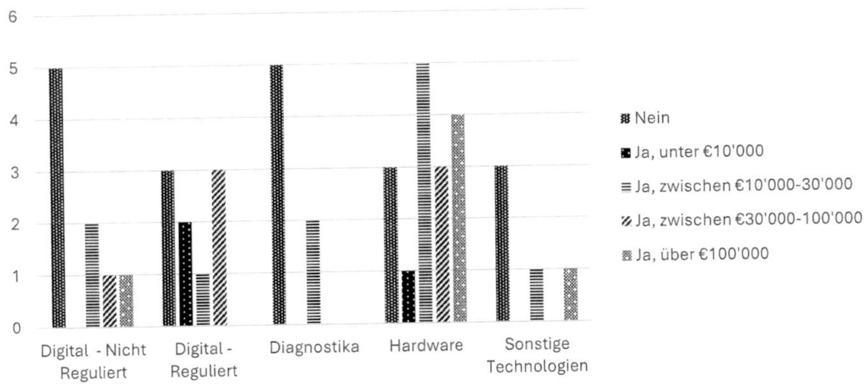


**Abb. 13.8** Anzahl der Startups nach HealthTech-Kategorie und Investition von finanziellen Mitteln in Marktvalidierung (eigene Abbildung)

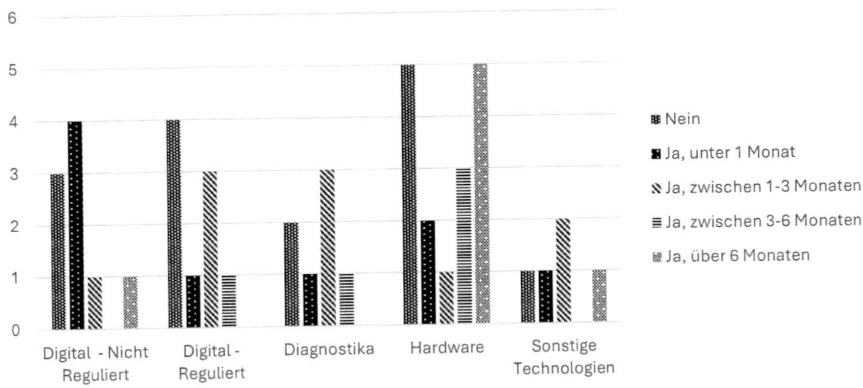


**Abb. 13.9** Anzahl der Startups nach HealthTech-Kategorie und Investition von zeitlichen Ressourcen in Marktvalidierung (eigene Abbildung)

dass diese Mittel sinnvoll eingesetzt werden. Selbst wenn die wissenschaftlichen Ergebnisse der geförderten Projekte von hoher Qualität sind, besteht bei der Durchführung von Forschungsarbeiten ohne angemessene Marktvalidierung die Gefahr, dass sie nicht mit den realen Bedürfnissen übereinstimmen und letztlich zum Scheitern von ansonsten vielversprechenden Innovationen führen.

#### 13.4.2.5 Markttraktion und ihr Zusammenhang mit der Marktvalidierung

Ein entscheidendes Maß, das direkt mit der Marktvalidierung verknüpft ist, ist die *Markttraktion* – also die Fähigkeit eines Startups, nachzuweisen, dass eine Nachfrage nach seiner Lösung besteht, typischerweise über zahlende Kund:innen. Im HealthTech-Bereich ist es jedoch oft rechtlich nicht möglich, frühzeitig Umsätze zu generieren, da medizinische Produkte in der Regel erst nach regulatorischer Zu-

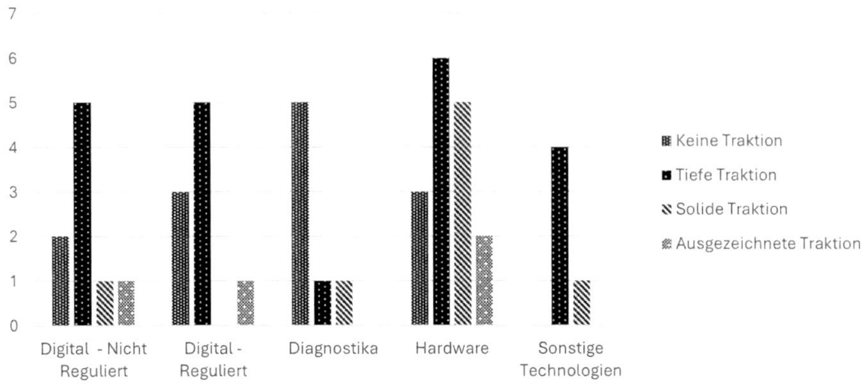


**Abb. 13.10** Anzahl der Startups nach HealthTech-Kategorie und erreichter Markttraktion (eigene Abbildung)

lassung verkauft werden dürfen. Dieser Zulassungsprozess kann insbesondere bei potenziell risikobehafteten Produkten mehrere Jahre in Anspruch nehmen.

Um dennoch Hinweise auf Markttraktion zu liefern, stützen sich viele Startups in diesem Sektor auf alternative Indikatoren, wie etwa Absichtserklärungen (Letter of Intents, LOIs), Forschungspartnerschaften mit renommierten Institutionen oder bezahlte Pilotprogramme im Rahmen von Forschungskooperationen.

In dieser Studie wurden die von den Startups erreichten Formen der Markttraktion erhoben und zu Traktionsniveaus klassifiziert. Hierfür identifizierten und quantifizierten die Autor:innen dieser Studie vorliegende Traktionsindikatoren, bewerteten sie nach ihrer typischen Aussagekraft und führten eine qualitätsgewichtete Aggregation der Anzahl unterschiedlicher Indikatoren zu einem Gesamtmaß der Markttraktion durch. Die Auswahl der Indikatoren, die Bewertung ihrer Aussagekraft sowie die Gewichtungen und Schwellenwerte erfolgten praxisbasiert auf Grundlage der langjährigen Erfahrung der Autor:innen dieser Studie.

Wie in Abb. 13.10 dargestellt, weisen Startups im Bereich Medical Device Hardware deutlich höhere Markttraktion auf als andere HealthTech-Bereiche. Insgesamt zeigt sich jedoch, dass viele Startups mit Markttraktion kämpfen: 34 von 46 Startups (73,9 %) wurden als *geringe oder keine Markttraktion* eingestuft. Dieser Mangel an nachweisbarer Markttraktion ist häufig ein zentrales Hindernis für die Kapitalbeschaffung, da Investor:innen in der Regel erwarten, dass ein Startup bereits eine gewisse Marktresonanz nachweisen kann.

## 13.5 Einordnung und Implikationen für Praxis und Ökosystemakteure

Die in dieser Studie identifizierten Marktvalidierungspraktiken europäischer HealthTech-Startups verdeutlichen eine signifikante Abweichung zwischen theoretischen Empfehlungen und gelebter Praxis. Aufbauend auf den in Abschn. 13.3 skizzierten Methoden und Erfolgsfaktoren zur Marktvalidierung soll im Folgenden eine systematische Einordnung der empirischen Ergebnisse erfolgen. Ziel ist es, die erkannten Defizite und Herausforderungen differenziert zu spiegeln und daraus praxisrelevante Empfehlungen abzuleiten.

## 13.5.1 Diskrepanz zwischen Best Practices und Realität der Marktvalidierung

In diesem Abschnitt wird die Diskrepanz zwischen Best Practices und der gelebten Realität der Marktvalidierung untersucht. Zunächst werden Validierungstiefe und Segmentfokussierung analysiert, gefolgt von unterrepräsentierten Validierungsfeldern wie Erstattung, klinische Pfade, rechtliche Aspekte und Wettbewerbsanalyse. Anschließend werden Segmentierungsansätze und typische Generalisierungsfehler diskutiert. Den Abschluss bildet die Ressourcenlücke in Zeit, Budget und Know-how sowie deren Implikationen für Markttraktion und Finanzierung.

### 13.5.1.1 Validierungstiefe und Segmentfokussierung

Gemäß der Lean-Startup-Methodik (Ries 2011; Blank und Dorf 2012) sowie biomedizinischer Innovationsansätze wie Biodesign (Yock et al. 2015) sollte eine initiale Marktvalidierung iterativ, hypothesenbasiert und stakeholderzentriert erfolgen. Der empirische Befund, dass lediglich 41 % der Startups eine gute oder sehr gute Validierungstiefe erreichen, verdeutlicht eine erhebliche Lücke zur Theorie.

Insbesondere Startups im Bereich Digital Health bleiben trotz tendenziell niedrigerer regulatorischer Hürden hinter den Erwartungen zurück. Dies widerspricht der Annahme, dass regulierungsärmere Kontexte eigentlich eine schnellere und systematischere Validierung erlauben müssten. Es zeigt sich vielmehr, dass fehlende Marktkenntnis, Ressourcenmangel und methodische Defizite strukturelle Validierung behindern.

Empfohlen wird daher ein schrittweiser, aber strukturierter Fokusansatz, bei dem drei bis sechs Segmente in zwei bis drei Ländern analysiert werden. Dieser Vorschlag wird durch Daten in dieser Studie gestützt: Startups, die früh ein höheres Validierungsniveau erreichten, zeigten auch überdurchschnittliche Markttraktion.

### 13.5.1.2 Unterschätzte Validierungsfehler: Erstattung, klinische Pfade, Rechtliches, Wettbewerbsanalyse

Die empirischen Resultate dieser Studie offenbaren, dass insbesondere vier Validierungsbereiche unterrepräsentiert sind: Erstattung, rechtliche Rahmenbedingungen, klinische Pfade und Wettbewerbsanalyse. Diese Befunde stehen im klaren Widerspruch zu etablierten Validierungsframeworks (EIT Health, McKinsey & Company 2020; Yock et al. 2015), die diese Felder als zentral für die Definition des PMF identifizieren.

Nur 45,6 % der untersuchten Startups analysierten systematisch die Erstattungsfähigkeit ihrer Lösungen, obwohl Zahlungsbereitschaft und Geschäftsmodelle in hochregulierten Sektoren stark davon abhängen. Auch die Analyse klinischer Pfade wurde häufig erst in späteren Phasen adressiert. Dabei wird übersehen, dass gerade klinische Abläufe und Prozesse ein kritischer Ankerpunkt für die tatsächliche Adoption in Gesundheitseinrichtungen darstellen (Yock et al. 2015).

Rechtliche Aspekte wurden nur von 30,4 % der untersuchten Startups systematisch behandelt. Wettbewerbsanalysen führten 60,1 % durch, erfahrungsgemäß jedoch oft lediglich auf Listen- oder Beschreibungsniveau. Eine tragfähige Wettbewerbsprüfung umfasst Differenzierungsmerkmale, Evidenzlage, Preis- und Erstattungsstrategien, GTM- und Partnernetzwerke, geographische Expansion sowie Finanzierungsstärke.

Die Vernachlässigung dieser Aspekte lässt sich mit mangelnder interner Expertise und einer Unterschätzung des Validierungsaufwands erklären. Es zeigt sich ein strukturelles Problem: Validierung wird vielfach zu spät, zu oberflächlich und zu generisch angegangen.

#### 13.5.1.3 Segmentierung und Generalisierungsfehler

HealthTech-Märkte müssen aufgrund ihrer institutionellen Fragmentierung (z. B. Kostenträger, Aufsichtsbehörden, Entscheidungsstrukturen) immer segmentspezifisch und länderdifferenziert validiert werden (Yock et al. 2015; EIT Health, McKinsey & Company 2020). Die Tatsache, dass rund ein Drittel der befragten Startups nicht unterschiedliche Zielsegmente und Länder validiert, weist auf einen weit verbreiteten Generalisierungsfehler hin. Dieser kann zu erheblichen Reibungsverlusten beim internationalen Roll-out führen.

Interessanterweise zeigen Startups aus IVD und MedTech-Hardware eine signifikant höhere Differenzierung und Segmentierung – was auf die dort etabliertere regulatorische Kompetenz (Regulatory Literacy), also die Fähigkeit von Einzelpersonen oder Organisationen, regulatorische Anforderungen zu verstehen, korrekt zu interpretieren und strategisch umzusetzen, und stärkere Investorenansprache schließen lässt.

#### 13.5.1.4 Ressourcenlücke: Zeit, Budget und Know-how

Ein zentrales Ergebnis betrifft die strukturelle Unterinvestition in Marktvalidierung: 90 % der untersuchten Digital-Health- und IVD-Startups investieren weniger als 30.000 €, 60 % sogar weniger als 10.000 €. In Kombination mit einer typischen Zeitallokation von unter drei Monaten stellt dies eine signifikante Diskrepanz zu empfohlenen Benchmarks dar (Yock et al. 2015; Haarmann und Holler 2024).

Diese Ressourcenlücke hat unmittelbare Konsequenzen: Geringe Validierungstiefe, unklare Wertversprechen und verzögerte Markttraktion. Dies wiederum beeinflusst die Fundraising-Fähigkeit, wie die dokumentierte Korrelation zwischen Validierungstiefe und Kapitalbeschaffung nahelegt.

#### 13.5.1.5 Relevanz institutioneller Partnerschaften für die Validierungstiefe

Ein weiterer Aspekt der Analyse betrifft die Kooperation mit akademischen und klinischen Institutionen. Forschungspartnerschaften und Zugang zu realen Anwendungskontexten gelten als Schlüsselindikatoren für eine fundierte Marktvalidierung

(Yock et al. 2015; Haarmann und Holler 2024). Aus den Daten dieser Studie, kombiniert mit der praktischen Erfahrung der Autor:innen im Umgang mit HealthTech-Startups, ist zu vermuten, dass diese Ressourcen bislang ungenügend genutzt werden.

Kliniken, Universitäten und HealthTech-Zentren könnten hierbei als methodische Brückenakteure fungieren. Insbesondere Universitäten, welche Ausbildungen mit Gründungsfokus anbieten, sollten das Thema Validierungsmethodik stärker curricular verankern. Die Beobachtung, dass viele Startups mit wissenschaftlich-technischer Ausrichtung über wenig Know-how in Market Access (Marktzugang) verfügen, unterstreicht diese Notwendigkeit.

### 13.5.2 Handlungsempfehlungen für ein validierungsorientiertes Innovationsökosystem

Die empirischen Befunde dieser Studie machen deutlich, dass viele HealthTech-Startups in Europa ihre Marktvalidierung unzureichend strukturieren und mit begrenztem Ressourceneinsatz betreiben. Diese Praxis steht im Widerspruch zu den theoretisch etablierten Erfolgsfaktoren einer evidenzbasierten Validierung (Ries 2011; Yock et al. 2015; Haarmann und Holler 2024). Um diese Lücke zwischen Anspruch und Umsetzung zu verringern, ist eine koordinierte Anpassung auf Ebene des gesamten Innovationsökosystems notwendig. Die folgenden Empfehlungen richten sich an zentrale Akteursgruppen und basieren auf den abgeleiteten Erkenntnissen dieser Studie.

#### 13.5.2.1 Startups – Frühzeitige Integration strukturierter Validierungsprozesse

Startups sollten Marktvalidierung nicht als einmalige Phase, sondern als kontinuierlichen Lern- und Entscheidungsprozess verstehen. Frühphasige Unternehmen sind gut beraten, bereits vor der Produktentwicklung folgende Maßnahmen zu verankern:

- *Segmentierungsbasierte Validierungsstrategie*: Fokussierung auf maximal sechs Zielsegmente in zwei bis drei Ländern (High-Level-Ansatz).
- *Hypothesenbasierte Validierung*: Nutzung von Interviewleitfäden, MVP-Tests und Analysen der Zahlungsbereitschaft (Willingness-to-Pay-Analysen) zur iterativen Hypothesenprüfung.
- *Dokumentation und Nachweisführung*: Erhebung belastbarer Evidenz (z. B. LOIs, Piloten, Expertenfeedback), um Investor:innen und Partner:innen zu überzeugen.

Ein Validierungsbudget von mindestens 30.000 € sowie personelle Ressourcen von über 6 Monaten gelten als untere Schwelle für signifikante Fortschritte, insbesondere im mehrländrigen Kontext wie dem DACH-Raum.

#### 13.5.2.2 Investor:innen – Validierungsdaten systematisch bewerten und fördern

Frühphaseninvestor:innen sollten die Qualität der Marktvalidierung als zentrales Investmentkriterium etablieren. Dabei sollten folgende Aspekte berücksichtigt werden:

- *Tiefe statt Breite*: Fokus auf die Validierungslogik und Stakeholderkonformität – nicht allein auf die Anzahl geführter Interviews oder erhobener Kennzahlen.
- *Frühindikatoren von PMF*: Systematische Analyse von Signalen wie Zahlungsbereitschaft, Prozessintegration oder realen Anwendungstests.
- *Validierungsunterstützung*: Bereitstellung von Expertennetzwerken, gezielten Förderbeiträgen oder Validierungsservices für Portfolio-Startups.

Der empirische Zusammenhang zwischen Validierungstiefe und Finanzierungserfolg spricht dafür, Validierungsdaten stärker als Standard-Due-Diligence-Kriterium (für die Sorgfaltsprüfung) zu etablieren.

#### 13.5.2.3 Universitäten und Ausbildungsprogramme – Curriculare Verankerung der Marktvalidierung

Hochschulen mit Gründungs- oder Gesundheitsfokus sollten Validierungsmethodik und Marktzugang als festen Bestandteil unternehmerischer Ausbildung vermitteln. Dies gilt insbesondere für Programme im Bereich Digital Health, Biomedical Engineering und Health Economics.

- *Curricula*: Integration von Modulen zu Stakeholderanalyse, Health Economics, Erstattung und GTM-Strategien.
- *Forschungstransferzentren*: Schaffung validierungsorientierter Gründungszentren (z. B. *Health Validation Labs*) mit Zugang zu Kliniken und Kostenträgern.
- *Interdisziplinarität fördern*: Verknüpfung von Technik-, Medizin- und Wirtschaftsstudierenden in praxisorientierten Projekten.

#### 13.5.2.4 Kliniken und Versorgungseinrichtungen – Rolle als Validierungspartner stärken

Kliniken und andere Leistungserbringende sollten gezielt als Realweltschnittstelle für Validierungsaktivitäten etabliert werden. In strukturierten Kooperationsmodellen können sie:

- *Realitätsnahe MVP-Tests* ermöglichen und so qualitative sowie verhaltensbasierte Validierungsdaten liefern.
- *Klinische Pfade transparent machen* und Startups bei der Integration in bestehende Abläufe unterstützen.
- *Als Türöffner zu Kostenträgern und Entscheidungsträger:innen* fungieren und so die strategische Positionierung erleichtern.

Insbesondere Universitätskliniken und Krankenhäuser mit Innovationsauftrag sollten solche Validierungskooperationen aktiv ausgestalten.

#### 13.5.2.5 Förderinstitutionen und öffentliche Programme – Validierung explizit fördern

Förderprogramme und öffentliche Innovationspolitik sollten Marktvalidierung explizit als zu fördernden Meilenstein anerkennen und entsprechende Instrumente etablieren:

- *Validierungszuschüsse* (z. B. < 100.000 €) für Interviews, Studien, Marktanalysen oder externe Expertise.
- *Standardisierung von Nachweisen* (z. B. Validierungsberichte, Stakeholderanalysen) im Rahmen von Projektanträgen.
- *Partnerschaften mit spezialisierten Dienstleistern*, um evidenzbasierte Validierungsberatung zugänglich zu machen.

Ein Fokus auf validierungsbasierte Risikoreduktion stärkt die Kapitalreife junger Unternehmen und kann Fehlallokationen in der frühen Produktentwicklung reduzieren.

Zusammenfassend zeigen die empirischen Daten deutlich, dass Marktvalidierung im HealthTech-Bereich kein individueller Arbeitsauftrag einzelner Startups ist, sondern eine systemische Aufgabe, die von den Rahmenbedingungen des Innovationsökosystems geprägt ist. Erst durch ein gemeinsames Verständnis ihrer Relevanz und eine koordinierte Bereitstellung von Ressourcen und Infrastruktur kann Marktvalidierung zur tragenden Säule erfolgreicher HealthTech-Innovationen werden.

## 13.6 Fazit und Ausblick

### 13.6.1 Limitationen

Die Stichprobengröße von $n = 46$, die regionale Prägung in der DACH-Region mit hohem Schweiz-Anteil und die Rekrutierung über die Netzwerke der Autor:innen begrenzen die Generalisierbarkeit der Ergebnisse und können Selektions- sowie Non-Response-Bias verursachen. Das praxisbasierte Scoring der Validierungstiefe und der Markttraktion ist bislang nicht formell validiert. Zudem erschwert die Heterogenität der HealthTech-Nischen direkte Vergleiche zwischen Ländern und Segmenten.

Künftige Studien sollten größere, segmentierte und multinationale Stichproben in Längsschnittdesigns untersuchen. Sie sollten Selbstangaben mit objektiven Indikatoren triangulieren und einen *Validierungsbereitschaftsindex* (*Validation Readiness Index*) entwickeln, der auf Reliabilität und Validität geprüft ist und segment- sowie länderspezifische Benchmarks enthält. Darüber hinaus sind kausalanalytische, insbesondere quasi-experimentelle Designs, Replikationsstudien sowie offene Datenschemata und Reporting-Standards erforderlich, um Vergleichbarkeit und Übertragbarkeit zu erhöhen.

### 13.6.2 Schlussfolgerungen

Die Datenanalyse dieser Studie zeigt eine erhebliche Lücke bei den Marktvalidierungsbemühungen von HealthTech-Startups auf, wobei nicht genügend finanzielle und personelle Ressourcen für das Verständnis der Zielmärkte und Erstattungsstrukturen bereitgestellt werden. Obwohl Startups im Bereich der Medizinprodukte-Hardware im Vergleich zu anderen HealthTech-Bereichen stärkere Validierungsanstrengungen zeigen, ist es erstaunlich, dass nur etwa 50 % dieser Unternehmen die notwendigen Ressourcen in die Marktvalidierung investiert haben. Angesichts des stark regulierten Charakters dieses Bereichs und der Komplexität des Marktzugangs könnte dieser Mangel an Investitionen erhebliche Risiken für den langfristigen Erfolg mit sich bringen.

Noch ausgeprägter ist die Situation in den Bereichen Digital Health, IVD und anderen Life-Science-Technologien, wo etwa 90 % der Startups nicht einmal den Mindestbetrag investieren, den die Autor:innen dieser Studie für die ordnungsgemäße Validierung verschiedener Länder und Marktsegmente für erforderlich halten. Diese weit verbreitete Vernachlässigung deutet darauf hin, dass viele Startups mit einem begrenzten Verständnis für den Eintritt und den Erfolg in verschiedenen Gesundheitsmärkten voranschreiten, was die Wahrscheinlichkeit eines Scheiterns erhöht.

Mehrere Faktoren können diese chronische Unterinvestition in die Marktvalidierung erklären:

- *Mangel an spezialisiertem Know-how*: Das für die Durchführung einer ordnungsgemäßen Marktvalidierung erforderliche Fachwissen ist schwer zugänglich, und den meisten Startups und unterstützenden Organisationen fehlt dieses Wissen. Ohne internes Fachwissen oder Zugang zu erschwinglicher Beratung haben Startups Schwierigkeiten, sich in komplexen regulatorischen Landschaften, Erstattungsmodellen und der Dynamik des Gesundheitsökosystems zurechtzufinden.
- *Komplexität des Themas*: Die Marktvalidierung im Bereich HealthTech erfordert das Verständnis länderspezifischer Vorschriften, Erstattungsrichtlinien und Systemvariationen. Ohne strukturierte Anleitung und zugängliche Ressourcen können Startups diesen kritischen Aspekt ihrer Geschäftsstrategie verzögern oder ganz übersehen.
- *Wissenschaftliche und technische Ausrichtung der Gründerteams*: Viele Gründer:innen kommen aus der Forschung und dem Ingenieurwesen und legen den Schwerpunkt auf die Technologieentwicklung, während es ihnen an Fachwissen in den Bereichen Marktzugang, Kommerzialisierung und regulatorische Strategie fehlt.
- *Hohe Kosten für Marktvalidierungsdienste*: Viele Dienstleister (z. B. Unternehmensberatungen) verlangen hohe Gebühren für die Validierung einzelner Länder, was eine gründliche Validierung mehrerer Märkte für Startups oft unerschwinglich macht. Da sich die Gesundheitsmärkte von Land zu Land erheblich unterscheiden, stellt diese Preisstruktur ein Hindernis für eine ordnungsgemäße

Validierung dar und zwingt Startups dazu, sich auf begrenzte, oft unvollständige Marktkenntnisse zu verlassen.
- *Vernachlässigung durch das breitere Ökosystem*: Historisch gesehen war die Marktvalidierung kein zentraler Schwerpunkt von Inkubatoren[7], Akzeleratoren[8] oder Investitionsprogrammen, da der Schwerpunkt eher auf technologischen Aspekten lag.

Die Autor:innen dieser Studie schlagen vor, dass Unternehmen in der Anfangsphase einen fokussierten Ansatz verfolgen und zunächst einige wenige Schlüsselsegmente und Länder validieren, bevor sie ihre Bemühungen ausweiten. Ein strukturierter Validierungsprozess, einschließlich des Verständnisses der bestehenden Arbeitsabläufe, der Erstattungswege, des Wettbewerbsumfelds und der Erkenntnisse von Expert:innen, ist für die Verfeinerung eines starken Wertversprechens entscheidend. Allerdings müssen Herausforderungen wie der Zugang zu wichtigen Interessengruppen, die Strukturierung des Validierungsprozesses und die Zusammenfassung von Daten zu einer klaren Strategie sorgfältig gehandhabt werden. Indem sie mit einer Validierung auf hohem Niveau beginnen und ihre Marktstrategie schrittweise verfeinern, können Startups ihre Ressourcen optimieren, Investor:innen anziehen und ihre Chancen auf einen erfolgreichen Markteintritt erhöhen.

Es ist offensichtlich, dass die Marktvalidierung viel zu lange vernachlässigt wurde, was zu vermeidbaren Misserfolgen von Startups im HealthTech-Sektor geführt hat. Wenn die Branche nachhaltigere, erfolgreichere Unternehmen fördern will, müssen alle Beteiligten im Ökosystem, einschließlich Universitäten, Risikokapitalgeber, Inkubatoren, Akzeleratoren, Startups und Investmentfirmen, der Marktvalidierung höhere Priorität einräumen.

Zudem sind Investitionen in strukturierte Validierungsprogramme, Beratung durch Expert:innen und Zusammenarbeit mit der Industrie unerlässlich, um Startups mit dem Wissen und den Ressourcen auszustatten, die sie benötigen, um sich in den komplexen Märkten des Gesundheitswesens zurechtzufinden. Wenn diese Lücke geschlossen wird, kann das HealthTech-Ökosystem die Erfolgsquoten von Neugründungen deutlich verbessern, die Marktakzeptanz innovativer Lösungen beschleunigen und letztlich weltweit zu besseren Ergebnissen für die Patient:innen beitragen.

**Hinweis** Dieser Beitrag basiert auf dem Artikel *HealthTech Insights: Startup Market Access Readiness Report* (Mettler et al. 2025) und wurde für diese Publikation mithilfe KI-gestützter Tools wie DeepL ins Deutsche übersetzt, wobei insbesondere noch mehr Fokus auf den Beschrieb der zugrundeliegenden Daten, der wissenschaftlichen Interpretation der Resultate sowie der Limitationen der Markterhebung im Rahmen dieser Studie gelegt wurde. Zur Formulierungshilfe wurden KI-Tools ergänzend verwendet.

[7] Inkubatoren sind Einrichtungen, die frühphasigen Startups Infrastruktur, Coaching und oft erste Mittel bieten.

[8] Akzeleratoren sind befristete, kohortenbasierte Programme, die mit Mentoring, Netzwerkzugang und meist kleiner Kapitalbeteiligung die Skalierung beschleunigen.

## Literatur


Blank S, Dorf B (2012) The startup owner's manual: the step-by-step guide for building a great company. K&S Ranch, Pescadero

de:hub (o. J.) Germany's Medical Valley – The Digital Health Hub Nuremberg/Erlangen. de:hub German Ecosystems. https://www.de-hub.de/en/blog/post/germanys-medical-valley-the-digital-health-hub-nurembergerlangen. Zugegriffen: 3. Apr. 2025

digitalswitzerland (2023) The Swiss healthcare system: Entering a new digital era. digitalswitzerland. https://digitalswitzerland.com/the-swiss-healthcare-system-entering-a-new-digital-era/ (Erstellt: 13. Dez. 2023). Zugegriffen: 2. Apr. 2025

Eichenmann A, Fiorentzis A, Frese S, Hardie D, Jörn B, Kohler S, Marti A, Mühlemann M, Rau A (2024) Vergütung von digitalen Gesundheitsanwendungen in der Schweiz. Ein Leitfaden. Vischer. https://www.vischer.com/know-how/publikationen-praesentationen/verguetung-von-digitalen-gesundheitsanwendungen-in-der-schweiz-ein-leitfaden/ (Erstellt: 16. Dez. 2024). Zugegriffen: 30. März 2025

EIT Health, McKinsey (2020) Transforming healthcare with AI: The impact on the workforce and organisations. EIT Health e. V, München (https://eithealth.eu/wp-content/uploads/2020/03/EIT-Health-and-McKinsey_Transforming-Healthcare-with-AI.pdf. Zugegriffen: 02.04.2025)

Haarmann J, Holler M (2024) Product-market fit of HealthTech innovation – Methods, challenges, and good practice. Mark Rev 6:28–35

Mettler M (2023) Swiss Digital Health: Startup & Market Report 2023. https://www.health-trends.ch/reports/digital-health-startup-report-2023. Zugegriffen: 3. Apr. 2025

Mettler M, Gottardi S, Sternberg J (2025) HealthTech insights: startup market access readiness report. https://www.health-trends.ch/reports/healthtech-startup-market-access-readiness-report. Zugegriffen: 2. Apr. 2025

Quickbird Medical (2024) DiGA in Austria: Approval of digital health applications. https://quickbirdmedical.com/en/diga-austria-digital-health-application. Zugegriffen: 31. März 2025

Ries E (2011) The lean startup: how today's entrepreneurs use continuous innovation to create radically successful businesses. Crown Business, New York

Scaler8 (2022) HealthTech in Germany: Progress, Opportunities and Challenges. Scaler8. https://scaler8.com/insights/healthtech-in-germany-progress-opportunities-and-challenges/ (Erstellt: 19. Jan. 2022). Zugegriffen: 2. Apr. 2025

Sertkaya A, Kaya N, Berlin M, Jessup A, Wong H (2022) Cost of medical device development and market entry in the United States. Eastern Research Group, Lexington

Silvestrini A (2023) Regulatory pathways for software as a medical device (SaMD) in the US market. White paper

WHO (2010) Medical devices: Managing the mismatch: an outcome of the priority medical devices project. World Health Organization (WHO). https://www.who.int/publications/i/item/9789241564045 (Erstellt: 10. Juli 2010). Zugegriffen: 2. Apr. 2025

Yock PG, Zenios SA, Makower J, Brinton TJ, Kumar UN, Watkins F, Krummel TM (2015) Biodesign: the process of innovating medical technologies, 5. Aufl. Cambridge University Press, Cambridge

York JL, Danes JE (2014) Customer development and decision-making biases in the lean startup. J Small Bus Strategy 24(2):21–40

# Tech-Trends – Mehr als Technik: Die nächste Generation von präventiver, personalisierter und vernetzter Gesundheitsversorgung

14

Sara D'Onofrio und Christian Russ

**Zusammenfassung**

Die Gesundheitsversorgung hat sich von traditionellen, empirisch und kulturell geprägten Heilmethoden zu einer hochtechnisierten, datenbasierten Medizin entwickelt. Aktuelle Entwicklungen sind geprägt durch Hyperpersonalisierung (Präzisionsmedizin), einen verstärkten Fokus auf präventive statt kurative Ansätze, die Entstehung vernetzter Versorgungsökosysteme sowie eine datengetriebene Gesundheitsversorgung. Technologien wie Künstliche Intelligenz (KI), medizinische Robotik, Extended Reality (XR) und das Internet of Medical Things (IoMT) nehmen dabei eine zentrale Rolle ein. KI optimiert diagnostische Prozesse und ermöglicht personalisierte Therapieansätze, während Robotik präzise, minimalinvasive Eingriffe unterstützt. XR-Technologien finden zunehmend Anwendung in der medizinischen Ausbildung und Therapie, und IoMT schafft durch die Vernetzung von Geräten und Echtzeit-Datenintegration neue Möglichkeiten für eine kontinuierliche Patientenüberwachung und effiziente Versorgungsprozesse. Dieses Kapitel gibt einen Überblick über die wichtigsten Technologietrends und deren Anwendungen, analysiert die damit verbundenen Herausforderungen und plädiert für eine proaktive und verantwortungsvolle Mitgestaltung der digitalen Transformation im Gesundheitswesen.

**Schlüsselwörter**

Digitale Verantwortung · Extended Reality · Internet of Medical Things · Künstliche Intelligenz · Plattformen · Robotik · Technologie · Trends · Vernetzung · Virtual Reality

S. D'Onofrio (✉)
FMsquare Foundation, Sursee, Schweiz
E-Mail: info@saradonofrio.ch

C. Russ
Institut für Wirtschaftsinformatik, ZHAW School of Management and Law, Winterthur, Schweiz
E-Mail: chris.russ@zhaw.ch

 

S. D'Onofrio, C. Russ (Hrsg.), *Digital HealthTech*, Edition HMD,
https://doi.org/10.1007/978-3-658-51795-3_14

## 14.1 Von traditioneller Heilkunde zur digitalen Gesundheitsversorgung

Über Jahrtausende basierte die Gesundheitsversorgung auf traditionellen Heilmethoden, die eng mit kulturellen, religiösen und empirischen Praktiken verbunden waren. Krankheiten wurden häufig als übernatürliche Phänomene, etwa göttliche Strafen oder dämonische Einflüsse, gedeutet. Heilversuche wie Tempelschlaf, Kräuteranwendungen oder rituelle Handlungen prägten die medizinische Praxis (Weiß 2012). Mit Hippokrates als *Vater der modernen Medizin* (5. Jahrhundert v. Chr.) begann ein grundlegender Wandel: Krankheiten wurden zunehmend als natürliche Vorgänge betrachtet, die durch systematische Beobachtung und Dokumentation erforscht werden konnten (Mendel o. J.). Dennoch blieb die Medizin bis ins Mittelalter hinein weitgehend eine handwerklich geprägte Disziplin, die auf individueller Erfahrung, mündlicher Tradition und einfachen Hilfsmitteln wie Skalpellen oder pflanzlichen Arzneimitteln beruhte. Ohne technische Unterstützung waren Diagnosen und Behandlungen stark von der Expertise und Intuition einzelner Heiler abhängig (Weiß 2012).

Ein entscheidender Paradigmenwechsel vollzog sich im 17. Jahrhundert mit der Begründung der modernen Naturwissenschaften u. a. durch Galileo Galilei (Weiß 2012). Wegbereiter wie William Harvey, der den Blutkreislauf beschrieb (Mühlendahl 2007), Giovanni Alfonso Borelli, Begründer der Biomechanik (Malcolm 2005), und Antoni van Leeuwenhoek, der Mikroorganismen entdeckte und Mikroskope mit bis zu 270-facher Vergrößerung entwickelte (Irsch 2023), schufen die Voraussetzungen für ein wissenschaftliches Verständnis des menschlichen Körpers. Die Einführung medizinischer Instrumente, etwa das Stethoskop von René Théophile Hyacinthe Laënnec (Tomos et al. 2016) oder die Entdeckung der Röntgenstrahlen durch Wilhelm Conrad Röntgen (Glasser 1995), ermöglichte erstmals die Erhebung besserer Messdaten und eine präzisere Diagnostik.

Ein weiterer Entwicklungsschub erfolgte im 19. und 20. Jahrhundert durch die Medizintechnik: Sir Joseph Lister führte den ersten keimfreien Wundverband zur Infektionsbekämpfung nach Operationen ein (Newsom 2003), Willem Kolff realisierte die erste erfolgreiche Dialyse mit einer künstlichen Niere (Sharma et al. 2024), Åke Senning und Rune Elmqvist implantierten den ersten Herzschrittmacher (Tutarel und Westhoof-Bleck 2009). Innovationen wie die Herz-Lungen-Maschine, künstliche Gelenke und Hörimplantate erweiterten die therapeutischen Möglichkeiten grundlegend (BVMed 2020). All diese Entwicklungen senkten nicht nur die Sterblichkeit, sondern bildeten die Grundlage für die evidenzbasierte Medizin der Neuzeit.

Ein weiterer Umbruch erfolgte dann im 20. und 21. Jahrhundert durch die Automatisierung und Digitalisierung. Elektronische Patientenakten ersetzen nach und nach die papierbasierte Dokumentation (Müller-Mielitz 2017). Moderne bildgebende Verfahren wie Computertomographie (CT) und Magnetresonanztomographie (MRT) erlauben präzise Einblicke in den menschlichen Körper, ohne operative Eingriffe (Karrenberg 2025). Ein weiterer bedeutender Entwicklungsschritt ist die

Telemedizin, die mit Anwendungen wie Telekonsultationen, Telemonitoring und Televisite eine standortunabhängige Patientenversorgung ermöglicht (Dittmar et al. 2009).[1] Zusätzlich optimieren vernetzte Gesundheitssysteme die Versorgungsprozesse, etwa durch elektronische Arztbriefe (e-Arztbrief), die einen schnellen und sicheren Austausch von Patientendaten zwischen verschiedenen Einrichtungen ermöglichen (Koch 2016). Aktuell gewinnt Künstliche Intelligenz (KI) im Gesundheitswesen zunehmend an Bedeutung, sei es in der Auswertung medizinischer Daten oder in der Unterstützung von Diagnose- und Therapieprozessen (von Conta et al. 2025).

Fest steht: Moderne Medizin ist ohne Technologie nicht mehr vorstellbar. Die zentrale Frage lautet daher nicht mehr *ob*, sondern *wie* Technologie sinnvoll und verantwortungsvoll eingesetzt werden kann, um Qualität und Zugänglichkeit zu verbessern sowie die Patientensicherheit zu erhöhen. Daher befasst sich dieses Kapitel mit den Technologie-Trends im Gesundheitswesen. Für deren Erarbeitung wurde ein zweistufiges Vorgehen angewendet:

(1) Eine übergeordnete Perspektive, die das große Ganze betrachtet (Abschn. 14.2)
(2) Eine Aufbereitung und Analyse einzelner Technologien (Abschn. 14.3)

Das Ziel dieses Kapitels besteht darin, die wichtigsten Technologietrends im Gesundheitswesen vorzustellen, die damit verbundenen zentralen Herausforderungen kritisch zu beleuchten und für eine proaktive Mitgestaltung der digitalen Transformation im Gesundheitssektor zu plädieren.

## 14.2 Das Gesundheitswesen von morgen

Digitale Technologien transformieren das Gesundheitswesen nachhaltig und gestalten nicht nur die medizinische Versorgung, sondern auch die Zusammenarbeit innerhalb und zwischen Einrichtungen neu. Gemäß Wyss (2026) werden vier zentrale Trends das Schweizer Gesundheitswesen nachhaltig beeinflussen. Obwohl der Fokus auf der Schweiz liegt, sind diese Entwicklungen ebenfalls auf Nachbarländer übertragbar.

(1) *Hyperpersonalisierung/Präzisionsmedizin in der Patientenversorgung:* Digitale Lösungen wie Remote Patient Monitoring (RPM) oder der Einsatz genomischer Daten lassen die Gesundheitsversorgung, von Prävention über Diagnose und Behandlung bis zur Nachsorge, individuell und datengestützt gestalten. So werden Behandlungen präziser, die Patient:innen zufriedener und das Gesundheitssystem effizienter.
(2) *Präventive Medizin und datenbasierte Effizienz im Gesundheitswesen:* Die Gesundheitsversorgung setzt zunehmend auf Prävention statt nur auf Behandlung.

[1] Eine Übersicht zu telemedizinischen Anwendungen bietet Kap. 7 dieser Ausgabe der Edition HMD.

Mit fortschrittlichen Methoden wie KI-basierter Datenanalyse lassen sich Risikofaktoren früh erkennen, Präventionsmaßnahmen gezielt anpassen und Abläufe optimieren.

(3) *Ökosysteme und sektorübergreifende Vernetzung:* Die Zukunft des Gesundheitswesens liegt in der vernetzten Zusammenarbeit von medizinischen Einrichtungen, Versicherungen und Technologieanbietern. Offene Plattformen, interdisziplinäre Teams und Initiativen wie der Europäische Gesundheitsdatenraum (European Health Data Space, EHDS)[2] schaffen nahtlose Versorgungsprozesse und ganzheitliche Lösungen.

(4) *Daten-driven Healthcare und 4P-Medizin*: Die 4P-Medizin – vorhersagend (predictive), präventiv (preventative), personalisiert (personalized) und partizipativ (participatory) – nutzt Daten, um Behandlungsergebnisse zu verbessern.

Aus Sicht der Autorin und des Autors werden diese vier Entwicklungspfade weitgehend durch die zehn Megatrends des Zukunftsinstituts (Zukunftsinstitut 2024) gestützt. Die Analyse zeigt, dass sich die meisten dieser Trends den bereits identifizierten Entwicklungspfaden zuordnen lassen:

- *Digital Human Care*, das patientenzentrierte und personalisierte Behandlungen fördert, entspricht Entwicklungspfad (1).
- Zu Entwicklungspfad (2) passen die Trends *Smart Health Hubs*, die eine lokalere und niederschwellige Gesundheitsversorgung durch digitale Lösungen ermöglichen und *Enabled Prevention*, das präventive Ansätze durch neue Geschäftsmodelle in der Pharmaindustrie, etwa mithilfe von Gamification-Elementen, vorantreibt.
- *Integrated Care*, das den Abbau hierarchischer und sektoraler Grenzen anstrebt, und *One Health*, das eine ganzheitliche Betrachtung ökonomischer, ökologischer und sozialer Aspekte im Gesundheitswesen vorschlägt, lassen sich dem Entwicklungspfad (3) zuordnen.
- *HealthTech Integration*, mit einem starken Fokus auf den Einsatz von KI, spiegelt Entwicklungspfad (4) wider.

Drei der zehn Megatrends lassen sich nicht eindeutig einem der vier Entwicklungspfade zuweisen:

- *Care Quality*, das sich mit Finanzierungskriterien und Erlösmodellen im Gesundheitswesen befasst,
- *Advanced Nursing*, das die Stärkung und Professionalisierung des Pflegeberufs in den Mittelpunkt stellt, und
- *Mental Health Awareness*, das sich unter anderem mit psychischer Gesundheit im Berufsalltag auseinandersetzt. Es zeigt jedoch leichte inhaltliche Berührungspunkte mit Entwicklungspfad (1).

[2] s. https://european-health-data-space.com (Zugegriffen: 23.02.2026)

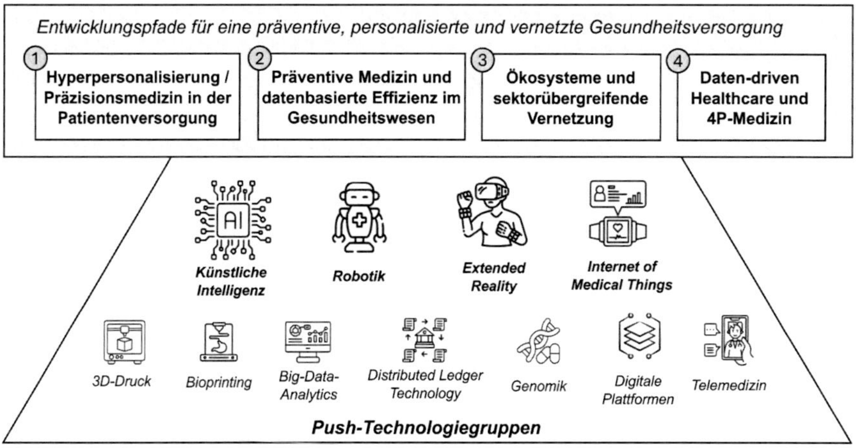


**Abb. 14.1** Entwicklungspfade und Push-Technologiegruppen im Gesundheitswesen (eigene Abbildung; Icons von flaticon.com: Künstliche Intelligenz – juicy_fish; Robotik – Freepik; Extended Reality – smashingstocks; Internet of Medical Things – Karyative; 3D-Druck – Icons_Field; Bioprinting – anilofex; Big-Data-Analytics – Maan Icons; Distributed Ledger Technology – Muhammad Atif; Genomik – Shahid-Mehmood; Digitale Plattformen – gravisio; Telemedizin – kerismaker)

Die vier Entwicklungspfade (1 bis 4) skizzieren die moderne Gesundheitsversorgung in ihrer Gesamtheit, indem sie alle Phasen der Versorgungskette abdecken. Damit ermöglichen sie eine ganzheitliche Perspektive und vermeiden isolierte Lösungsansätze. Doch um dorthin zu gelangen, gilt es, die notwendigen Grundlagen genauer zu betrachten. Eines wird bereits deutlich: Technologien bilden den gemeinsamen Nenner aller Zukunftsvisionen (s. Abb. 14.1).

## 14.3 Technologie-Trends

In diesem Abschnitt werden ausgewählte Technologien vorgestellt, die in den Zukunftsberichten (z. B. in Seidel 2024; Amphenol Alden 2025; Puppe und Werren 2025; Taller 2025; VOKA-Team 2025; Yaskevich o. J.) identifiziert wurden und ihre potenziellen Anwendungsbereiche aufgezeigt. Ziel dieses Abschnitts ist es nicht, ein vollständiges Bild aller existierenden Forschungserkenntnisse und Lösungen in der Praxis pro Technologie zu geben, sondern ein Gefühl für das bestehende Einsatzpotenzial zu vermitteln.

### 14.3.1 Trend #1: Künstliche Intelligenz

**Begriffsklärung Künstliche Intelligenz** *Künstliche Intelligenz (KI)* bezeichnet Systeme, die menschliche Verhaltensweisen nachahmen (Asan und Choudhury 2021) und menschliche kognitive Fähigkeiten auf vielfältige Weise erweitern können: Im Bereich des Sehens (*Vision*) verbessert KI etwa die Bilderkennung in der medizinischen Diagnostik (Khang et al. 2024). Beim Hören (*Hearing*) und Verstehen (*Understanding*) ermöglichen virtuelle Assistenten die Erfassung und Bewertung von Patientensymptomen sowie die Ableitung von Empfehlungen (Damingo et al. 2025). Bei Entscheidungsprozessen (*Decision-Making*) unterstützt KI Ärzt:innen bei diagnostischen Entscheidungen und hilft, Behandlungsergebnisse präzise vorherzusagen (Lysaght et al. 2019). In diesem Verständnis wird KI als Technologie eingesetzt, um die menschlichen kognitiven Fähigkeiten zu ergänzen und zu erweitern.

Die Entwicklung der KI lässt sich in drei zentrale Ansätze unterteilen (Sheth et al. 2023; Russ 2024)[3]:

(1) *Symbolische KI*, die auf expliziter Wissensdarstellung, Symbolen und Regeln basiert,
(2) *Sub-symbolische KI*, die durch maschinelles Lernen numerische Darstellungen nutzt und aus großen Datenmengen Strukturen und Muster erkennt, und
(3) *Neuro-symbolische KI (hybride Ansätze)*, welche die Vorteile beider Methoden vereinen.

Abele und D'Onofrio (2020) weisen jedoch darauf hin, dass das heutige Verständnis von KI oft auf Teilbereiche beschränkt bleibt, insbesondere auf *maschinelles Lernen* (ML) und *Natural Language Processing* (NLP). Daneben gehören jedoch auch Technologieklassen wie evidenzbasierte Inferenz, evolutionäre Algorithmen sowie aktuelle Trends wie Agentic AI zum Spektrum der KI. Die Sichtweise von Abele und D'Onofrio trägt dazu bei, die Komplexität und Vielfalt der KI-Technologien umfassender abzubilden und verdeutlicht, dass die KI noch lange nicht ausgereift und dass ihr volles Potenzial bei Weitem noch nicht ausgeschöpft ist.

**Begriffsklärung Maschinelles Lernen** ML basiert auf der Idee, Systeme mithilfe von Algorithmen selbstständig Lösungen für Aufgaben finden zu lassen und daraus zu lernen. Ein Algorithmus ist dabei eine definierte Abfolge von Anweisungen, die Eingabedaten in eine gewünschte Ausgabe transformiert. Ausgehend von einem einfachen Grundmodell verfeinert sich das System durch die Trainingsdaten. Die Lernmechanismen passen die Parameter des Modells schrittweise an, sodass es die Trainingsdaten möglichst genau abbildet (Abele und D'Onofrio 2020). Es wird zunehmend kontextspezifischer und präziser. Je mehr Daten es verarbeitet, desto besser erkennt es Muster und trifft zuverlässige Vorhersagen oder Entscheidungen (Alpaydin 2022).

[3] s. Kap. 27 dieser Ausgabe der Edition HMD für eine generelle Einordnung der KI.

**Begriffsklärung Deep Learning** Deep Learning (DL) ist ein Teilbereich des ML, der auf künstlichen neuronalen Netzen mit mehreren verarbeitenden Schichten basiert. Diese Schichten ermöglichen es dem System, hierarchisch immer abstraktere Merkmale aus Rohdaten, wie Bildern, Sprache oder Texten, automatisch zu extrahieren und zu lernen. Im Gegensatz zu klassischen ML-Methoden, bei denen Merkmale oft manuell definiert werden müssen, erkennt DL diese selbstständig und in zunehmender Komplexität (Deng und Yu 2013).

**Begriffsklärung Generative Künstliche Intelligenz** Generative KI ist ein aktueller Schwerpunkt im Bereich des DL, der sich auf die Erzeugung neuer Inhalte spezialisiert hat. Dazu zählen Texte, Bilder, Audio oder Videos, die nicht nur reproduziert, sondern auf Grundlage erlernter Muster und Strukturen selbstständig und originär erzeugt werden. Im Gegensatz zu herkömmlichen KI-Systemen, die meist auf festen Regeln oder vorgegebenen Mustern basieren, generiert sie, allein basierend auf den Daten, mit denen sie trainiert wurde, neuartige Ergebnisse (D'Onofrio 2024).

**Begriffsklärung Natural Language Processing** NLP ist eine Schlüsseltechnologie für die maschinelle Sprachverarbeitung. Es umfasst Methoden, die menschliche Sprache so aufbereiten, dass sie von IT-Systemen analysiert und genutzt werden kann. Dazu gehören

- *Datenbereinigung*, wie z. B. die Korrektur von Tippfehlern, das Vereinheitlichen von Formatierungen und das Entfernen irrelevanter Zeichen.
- *Strukturelle Analyse (Syntax)*, wie z. B. das Aufteilen von Texten in Wörter (Tokenisierung) und die Rückführung von Wörtern auf ihre Grundform (Lemmatisierung, z. B. *heilt* → *heilen*).
- *Bedeutungsabstraktion (Semantik)*, wie z. B. das Erkennen von Entitäten (z. B. Personen, Orte) und die Umwandlung von Wörtern in numerische Vektoren (Word Embeddings), die semantische Beziehungen abbilden (z. B. *Arzt* : *Mann* = *Ärztin* : *Frau*).

Diese Schritte machen natürliche Sprache maschinenlesbar und ermöglichen ihre Weiterverarbeitung in ML- oder DL-Modellen (Barrière 2016; Stucki et al. 2018).

**Anwendungsfelder der KI** Die Integration von KI in die Gesundheitsversorgung stellt einen entscheidenden Fortschritt für alle Bereiche dar, von der Prävention und Diagnostik über die Behandlung und Nachsorge bis hin zum umfassenden Gesundheitsmanagement. Tab. 14.1 zeigt beispielhaft einige Anwendungsfelder.

**Tab. 14.1** Eine Auswahl von Anwendungsfeldern der KI entlang des Patientenpfads (eigene Tabelle, in Anlehnung an Russ (2023) und Thumm und Pfannstiel (2024))

| | Beschreibung | Anwendungsbeispiele (nicht abschließend) |
|---|---|---|
| Prävention | Datenbasierte Erkenntnisse gewinnen, um Risiken und Krankheiten frühzeitig zu erkennen und gezielte Präventionsmaßnahmen abzuleiten | – KI-Assistenzsystem zur Sturzprävention[a]<br>– KI-gestützte Einstufung des kognitiven Entwicklungsstands von Kleinkindern (Kerth et al. 2025)<br>– KI-gestützte Prognose von Krankenhauswiederaufnahmen (Alowais et al. 2023) |
| Diagnose | Patientendaten analysieren, um präzise Diagnosen zu stellen und individuelle Therapieempfehlungen zu geben | – Echtzeit-Assistenzsystem mit KI für die Diagnose von Venenthrombosen[b]<br>– KI-basierte Diagnose- und Therapieunterstützung in der Augenheilkunde[c]<br>– Personalisierte, evidenzbasierte Dekubitusversorgung[d] durch KI-gestützte Bildanalyse |
| Behandlung | Individuelle Empfehlungen zu Medikation, Ernährung und Bewegung generieren, um Behandlungsqualität zu erhöhen und das medizinische Personal zu entlasten | – Individualisierte Behandlungspläne für Patient:innen mit chronischen Erkrankungen (Agarwal 2024)<br>– KI-gestützte Therapie bei neurologischen Bewegungs- und Gangstörungen[e]<br>– KI-System für interdisziplinäre Behandlungsempfehlungen bei urologischen Krebserkrankungen[f] |
| Nachsorge | Vital- und Patientendaten analysieren, um eine maßgeschneiderte Nachsorge zu ermöglichen | – KI-basierte Schmerzanalysen zur postoperativen Behandlung von Patient:innen (Oleksiuk 2025)<br>– KI-gestützte Datenanalysen zur Unterstützung in der Bewältigung der Folgen einer Krebstherapie (Scherrer et al. 2023)<br>– Virtuelle KI-Assistenten für die individuelle Nachsorge (z. B. Medikamentenerinnerung) (Alowais et al. 2023) |
| Administration und Ausbildung | Dokumentationsprozesse automatisieren, um administrative Abläufe zu vereinfachen sowie medizinisches Personal schulen, um die Behandlungsqualität zu verbessern | – KI-gestützte Erstellung von Entlassungsbriefen und Operationsberichten in der Neurochirurgie (Dubinski et al. 2024)<br>– KI-gestützte Prognose der Leistungsfähigkeit von Defibrillatoren (Badnjević et al. 2019)<br>– KI-Simulationen zur chirurgischen Ausbildung (Park et al. 2022) |

[a] s. https://medinfo.charite.de/forschung/ag_data_ecosystems_and_care_analytics/kip_sdm (Zugegriffen: 28.02.2026)
[b] s. https://www.interaktive-technologien.de/projekte/kursiv (Zugegriffen: 28.02.2026)
[c] s. https://www.ibmt.fraunhofer.de/de/ibmt-kernkompetenzen/ibmt-stammzell-kryotechnologie/ibmt-bmbf-ophthalmo_AI.html (Zugegriffen: 28.02.2026)
[d] s. https://www.lmu-klinikum.de/pflege/pflegedirektion-und-ansprechpartner/stabsstellen-der-pflege/klinische-pflegeforschung-und-qualitatsmanagement/kiadeku/d6694f9fa4151f6a (Zugegriffen: 28.02.2026)
[e] s. https://www.interaktive-technologien.de/projekte/smartgait (Zugegriffen: 28.02.2026)
[f] s. https://kittu.org (Zugegriffen: 28.02.2026)

### 14.3.2 Trend #2: Robotik

**Begriffsklärung Robotik** Der Begriff *Robotik* wird trotz der ISO-Definition[4] unterschiedlich interpretiert (D'Onofrio und Meinhardt 2020): Nach Siciliano et al. (2010) sind Roboter autonome Maschinen, die sowohl physische als auch kognitive menschliche Tätigkeiten übernehmen. Gombolay et al. (2015) sehen sie dagegen primär als Systeme, die Aufgaben auf Basis menschlicher Anweisungen ausführen, ohne eigenständige Entscheidungen zu treffen. Kragic et al. (2018) betonen hingegen die kollaborative Interaktion zwischen Mensch und Roboter, deren Ausgestaltung stark vom jeweiligen Anwendungsbereich abhängt.

*Physische Roboter*, wie etwa Serviceroboter in der Pflege, können in direkten Interaktionskontexten als *Technikkollegen* agieren (D'Onofrio und Meinhardt 2020). Hochspezialisierte Systeme wie der *da Vinci*-Operationsroboter hingegen fungieren als teleoperierte Präzisionswerkzeuge, welche die Fähigkeiten des medizinischen Personals erweitern, ohne eigenständige Entscheidungen zu treffen (Choucha et al. 2025). Gleichzeitig haben sich *softwarebasierte Systeme/Bots*, etwa Chatbots oder virtuelle Agenten, durch KI-gestützte Dialogfähigkeiten zu interaktiven Assistenten entwickelt (Calvaresi et al. 2023). Sie bilden eine eigenständige Kategorie und werden häufig nicht mehr als klassische Roboter wahrgenommen. Diese Unterscheidung zeigt, wie sich die Rollen physischer Roboter und digitaler Assistenten im Zuge der technologischen und semantischen Entwicklung differenzieren.

Die Robotik ist ein interdisziplinäres Fachgebiet, das Mechanik, Elektronik und Informatik vereint, um Roboter zu entwickeln, zu steuern und ihre Interaktion mit der Umgebung zu ermöglichen. Dies umfasst die Gestaltung physischer Strukturen und Bewegungsabläufe, den Einsatz von Sensoren und Aktoren sowie die Integration intelligenter Software und Algorithmen. Mit diesen Technologien erstreckt sich das Anwendungsspektrum der Robotik von der industriellen Automatisierung über medizinische Anwendungen bis hin zu sozialen Robotern, die den Alltag unterstützen (IPH o. J.). In der Wirtschaftsinformatik steht weniger die physische Konstruktion der Roboter im Vordergrund als vielmehr ihre Einbindung in Informationssysteme und die Interaktion mit Nutzer:innen. Hier geht es vor allem darum, menschliche Aktivitäten zu unterstützen und bestehende Prozesse zu optimieren (D'Onofrio und Meinhardt 2020).

**Anwendungsfelder der Robotik** Die Anwendung von Robotiksystemen im Gesundheitswesen kann in verschiedenen Fachbereichen, darunter Chirurgie, Physiotherapie und Rehabilitation, unterstützend wirken. Potenzielle Einsatzmöglichkeiten sind in Tab. 14.2 dargestellt.

[4] s. https://www.iso.org/obp/ui/en/#iso:std:iso:8373:ed-3:v1:en (Zugegriffen: 28.02.2026)

**Tab. 14.2** Eine Auswahl von Anwendungsfeldern der Robotik entlang des Patientenpfads (eigene Tabelle, in Anlehnung an Russ (2023))

| | Beschreibung | Anwendungsbeispiele (nicht abschließend) |
|---|---|---|
| Prävention | Roboter motivieren zu einem gesünderen Lebensstil (Ernährung, Bewegung), leiten Übungen an und passen diese individuell an | – Einsatz von Robotern in der Pandemiebekämpfung (Avgousti et al. 2022)<br>– Robotergestützte Gesundheitsassistenz zur Verbesserung der Lebenssituation älterer Menschen[a]<br>– Soziale Assistenzroboter zur Förderung gesunder Ernährung und Lebensmittelauswahl bei jungen Menschen (Silvera-Tawil 2024) |
| Diagnose | Roboter ermöglichen präzise, minimalinvasive Eingriffe wie Gewebeentnahmen | – Diagnostische Roboter mit KI-gestützter Bildverarbeitung zur Früherkennung von Krankheiten (Ponnuru et al. 2025)<br>– Helikaler Magnetroboter für präziseren endovaskulären Zugang und verbesserte Gefäßinterventionen (Dreyfus et al. 2024)<br>– Roboterunterstütztes Diagnosesystem für Frühdiagnostik von Lungenkrebs[b] |
| Behandlung | Roboter unterstützen oder führen Operationen oder Therapien teil- oder vollautonom durch | – Chirurgische Operationsroboter für verschiedene medizinische Eingriffe (Ikpe et al. 2024)<br>– Roboter zur Unterstützung von muskelerhaltender Therapie (Silvera-Tawil 2024)<br>– Telemedizinische Operationsroboter für Ferneingriffe (Gobinath et al. 2024) |
| Nachsorge | Robotergestützte Therapien optimieren Bewegungsabläufe und fördern die Selbstständigkeit im Alltag | – Pflegeroboter im häuslichen Bereich zur Betreuung von älteren Personen im emotionalen, Wohlfühl- und Gesundheitsbereich (Heui Lee et al. 2025)<br>– Robotersystem zur selbstständigen und sicheren Körperhygieneunterstützung[c]<br>– Telepräsenzroboter für die Pflege und Unterstützung von Schlaganfallpatient:innen[d] |
| Unterstützende Dienste | Roboter übernehmen Dienstleistungs- und Unterstützungsaufgaben in Logistik, Pflege und Administration | – Assistenzroboter zur Entlastung vom klinischen Alltag und Laboraufgaben[e]<br>– Fahrerlose Transportsysteme in Krankenhäusern für Mahlzeiten, Medikamente und medizinisches Material (Graf und Klein 2023).<br>– Nutzung von universell einsetzbaren Haushilfe-Roboter für alltägliche Aufgaben z. B. von eingeschränkten Personen[f] |

[a] s. https://www.serroga.de (Zugegriffen: 28.02.2026)
[b] s. https://www.usz.ch/roboter-im-einsatz-gegen-lungenkrebs-usz-und-cccz-setzen-neue-standards (Zugegriffen: 28.02.2026)
[c] s. https://cordis.europa.eu/project/id/643666/de (Zugegriffen: 28.02.2026)
[d] s. https://sozial-gesundheitswissenschaften.oth-regensburg.de/forschung/ist-institut-fuer-technikfolgenabschaetzung/projekte/projekte-im-bereich-gesundheit/tepus-deinhaus40 (Zugegriffen: 28.02.2026)
[e] s. https://www.siemens-healthineers.com/deu/perspectives/futureshaper-assistant-robots (Zugegriffen: 28.02.2026)
[f] s. https://mitsloan.mit.edu/ideas-made-to-matter/whats-next-generative-ai-household-chores-and-more (Zugegriffen: 28.02.2026)

### 14.3.3 Trend #3: Extended Reality

**Begriffsklärung Extended Reality** *Extended Reality* (XR) ist ein Oberbegriff für Technologien, die reale und virtuelle Welten verschmelzen. Dazu zählen *Augmented Reality* (AR), die digitale Inhalte in die physische Umgebung einblendet, sowie *Virtual Reality* (VR), die Nutzer:innen in vollständig simulierte virtuelle Umgebungen eintauchen lässt (Knoll und Stieglitz 2022). Zwischen den beiden Extremen, der physischen Realität und der rein virtuellen Umgebung, spannt sich das Kontinuum der *Mixed Reality* (MR) auf. Innerhalb dieses Spektrums findet sich auch die Augmented Virtuality (AV), bei der reale Objekte in virtuelle Umgebungen integriert werden (Schopf und Jonas 2022).

**Begriffsklärung Augmented Reality** AR erweitert die reale Welt durch die Echtzeit-Überlagerung virtueller Elemente, sodass Nutzer:innen durch die Kombination beider Ebenen einen konkreten Mehrwert erfahren (Flavián et al. 2019). Diese Überlagerung kann sich auf einzelne Objekte, Personen oder die gesamte Umgebung beziehen und muss stets im Blickfeld des:der Nutzer:in bleiben (Souza Cardoso et al. 2020). Die virtuellen Elemente liefern dabei kontextbezogene Informationen, etwa 3D-Organmodelle oder Patientendaten während einer Operation, oder unterstützen durch Echtzeit-Hinweise, z. B. zu Medikamentendosierungen und Wechselwirkungen (Knoll und Stieglitz 2022).

**Begriffsklärung Virtual Reality** VR erzeugt künstliche Umgebungen, die entweder reale Orte nachahmen (z. B. ein virtueller Operationssaal) oder völlig neue, abstrakte Welten schaffen (z. B. die Visualisierung biochemischer Prozesse). Diese Umgebungen können reale Eigenschaften abbilden oder bewusst davon abweichen, etwa durch die Aufhebung physikalischer Gesetze oder die Ermöglichung neuer Interaktionen (Knoll und Stieglitz 2022).

VR ist durch drei zentrale Eigenschaften gekennzeichnet (in Anlehnung an Knoll und Stieglitz 2022):

(1) *Telepräsenz*: Nutzer:innen erleben eine digitale Repräsentation realer oder fiktiver Orte, Objekte oder Personen, unabhängig von deren tatsächlicher Existenz.
(2) *Interaktion*: Sie agieren mit virtuellen Elementen oder anderen Nutzer:innen, als wären sie physisch anwesend.
(3) *Immersion*: Durch technische Hilfsmittel wie Headsets oder Controller entsteht das Gefühl, tatsächlich in der virtuellen Welt präsent zu sein. Je überzeugender die Umsetzung, desto intensiver die Immersion.

Die virtuelle Umgebung funktioniert als *dynamisches Modell* mit Avataren (als Stellvertreter realer Nutzer:innen), Objekten und Prozessen. Sie kann dauerhaft bestehen oder nur temporär generiert werden (Knoll und Stieglitz 2022).

**Anwendungsfelder der Extended Reality** Die Anwendung von XR-Technologien bietet vielseitige Unterstützungsmöglichkeiten im Gesundheitswesen. Potenzielle Einsatzgebiete sind in Tab. 14.3 beispielhaft aufgelistet.

**Tab. 14.3** Eine Auswahl von Anwendungsfeldern der XR-Technologien entlang des Patientenpfads (eigene Tabelle, in Anlehnung an Russ (2023))

| Bereich | Beschreibung | Anwendungsbeispiele (nicht abschließend) |
|---|---|---|
| Prävention | XR-Technologien nutzen, um Informationen bereitzustellen und Schulungen für Vorsorgemaßnahmen durchzuführen | – AR-Visualisierung medizinischer Daten auf Smartphones für die Ärzt:in-Patient:in-Kommunikation (Böhner et al. 2025)<br>– VR-basierter Conversational Agent zur Aufklärung über Patienteninformationen wie z. B. Medikamentenwirkungen[a]<br>– XR-basierte Prävention von muskulären Sportverletzungen von Athleten (Schuermans et al. 2022) |
| Diagnose | Virtuelle Anamnese und Diagnostik durch 3D-Darstellungen digitaler Patient:innen durchführen, um Probleme zu erkennen | – AR-gestützte Bilddiagnostik (Lastrucci et al. 2024)<br>– MR-Hologramme für 3D-Diagnostik und OP-Planung bei komplexen Herzfehlern (Ye et al. 2021)<br>– Radiologische Bewertung von Patientenbildern mittels XR (Tortora et al. 2025) |
| Behandlung | Therapeutische Interventionen in virtuellen Umgebungen einsetzen, um zielgerichtete und interaktive Behandlungen zu ermöglichen | – Behandlung der posttraumatischen Belastungsstörung durch kognitive Therapie in virtuellen Umgebungen (Shaikh et al. 2022).<br>– Behandlung von Krebspatienten zur Reduktion von Angstzuständen und Symptomen mittels XR (Elkefi et al. 2026)<br>– XR-gestützte intraoperative Navigation in der orthopädischen Chirurgie (Bian et al. 2024) |
| Nachsorge | XR-Technologien nutzen, um Schmerzmanagement und psychologische Unterstützung zu verbessern | – AR-Spiele zur Rehabilitation von Kindern nach einem Schlaganfall[b]<br>– Rehabilitation von muskulären Verletzungen mittels VR-basierten Übungsprotokollen (Schuermans et al. 2022)<br>– VR-basierte Entspannungsumgebungen zur Schmerzlinderung bei Patient:innen[c] |
| Ausbildung | Medizinisches Personal durch virtuelle Fälle und Szenarien schulen, inkl. Simulation von Behandlungsabläufen und Gerätenutzung | – Anwendung von AR und 3D-Technologie zum Erlernen der Neuroanatomie (Chystaya et al. 2022)<br>– AR-gestützte Simulationen in der Zahnmedizin[d]<br>– Einsatz von VR in der chirurgischen Ausbildung (Laspro et al. 2023) |

[a] s. https://future.hospital/die-projekte/saeule-c-patient-staff-empowerment-pse/c1-verbessertes-selbstmanagement-mit-virtual-reality-companions (Zugegriffen: 28.02.2026)
[b] s. https://de.futuroprossimo.it/2016/11/mirrorable-la-tecnologia-la-riabilitazione-dei-piu-piccoli (Zugegriffen: 28.02.2026)
[c] s. https://deepstreamvr.com (Zugegriffen: 28.02.2026)
[d] s. https://dent-sim.com (Zugegriffen: 28.02.2026)

### 14.3.4 Trend #4: Internet of (Medical) Things

**Begriffsklärung Internet of Things** Das *Internet der Dinge* (Internet of Things, IoT) beschreibt ein Konzept, das physische und digitale Objekte, Individuen sowie Systeme vernetzt und so die Interaktion zwischen realer und virtueller Welt ermöglicht (Marheine et al. 2021). Technisch basiert es häufig auf einer vierstufigen Architektur (Knittl et al. 2021):

- *Physische Schicht* (Perception Layer) mit Sensoren zur Datenerfassung,
- *Transportschicht* (Transport Layer) für die Datenübertragung,
- *Verarbeitungsschicht* (Processing Layer) für Datenspeicherung und -analyse sowie
- *Anwendungsschicht* (Application Layer) für nutzerspezifische Dienste.

Diese Architektur bildet die technische Grundlage für den IoT-Prozess, der von der Datenerfassung bis zur nutzerorientierten Anwendung reicht. Auf dieser Basis entwickeln sich vernetzte Geräte, die durch benutzerfreundliche Funktionen gekennzeichnet sind: Sie reagieren auf Sprachbefehle, lassen sich ferngesteuert bedienen oder initiieren automatisch Folgeprozesse.

Nach Novales et al. (2016) werden vernetzte IoT-Geräte durch fünf konzeptionelle Merkmale charakterisiert, die ihre Funktionalität und Integration in digitale Ökosysteme beschreiben:

- *Smartness* (intelligente Datenverarbeitung),
- *Connectivity* (Vernetzungsfähigkeit),
- *Servitization* (dienstleistungsorientierte Lösungen),
- *Ecosystem* (Einbindung in größere Netzwerke) und
- *Hybridity* (Verschmelzung physischer und digitaler Komponenten).

Schiller et al. (2018) ergänzen diese Sichtweise um eine technisch-funktionale Perspektive und unterteilen IoT-Geräte in die Komponenten

- *Physical* (physische Hardware),
- *Sensor* (Datenerfassung),
- *Connectivity* (Kommunikationsschnittstellen),
- *Service* (nutzerorientierte Anwendungen) und
- *Analytical* (Datenanalyse und KI-basierte Auswertung).

Beide Ansätze beschreiben unterschiedliche, aber sich ergänzende Perspektiven auf IoT-Systeme.

**Begriffsklärung Internet of Medical Things** Das *Internet of Medical Things (IoMT)* überträgt die Prinzipien des IoT auf den medizinischen Bereich, indem es Patient:innen, medizinisches Fachpersonal und vernetzte Geräte in einem dynamischen Gesundheitsnetzwerk verknüpft (Huang et al. 2023). Die Technologie ermöglicht es, Gesundheitsdaten in Echtzeit zu erfassen, zu übertragen und auszuwerten, und eröffnet so neue Möglichkeiten für die moderne Gesundheitsversorgung.

**Tab. 14.4** Eine Auswahl von Anwendungsfeldern des IoMT entlang des Patientenpfads (eigene Tabelle, in Anlehnung an Russ (2023))

| | Beschreibung | Anwendungsbeispiele (nicht abschließend) |
|---|---|---|
| Prävention | Consumer- oder Medical Wearables einsetzen, um Selbstüberwachung und Vorsorge zu unterstützen | – Erfassung der Flüssigkeitsaufnahme von Patient:innen zur Vermeidung von Dehydration (Kreutzer 2017)<br>– Sensorgestütztes Stressmanagement für psychische Gesundheit[a]<br>– Medizinische Fitness-Wearables zur Überwachung von körperlicher Aktivität und Blutzuckerwerten[b] |
| Diagnose | Vitalparameter bei Krankentransporten frühzeitig analysieren, um die Aufnahme und Behandlung vorzubereiten; Überwachung der Patient:innen im ambulant-stationären Betrieb | – Fernüberwachung und Frühwarnsystem für Patient:innen[c]<br>– IoT-basierte Patient:in-Vitalparameter-Übermittlung aus Krankentransporten (Kommuri und Kolluru 2023)<br>– Prädiktive Herzdiagnostik durch adaptive Deep-Learning-Modelle und IoMT-Integration (Baseer et al. 2024) |
| Behandlung | Von Therapieadhärenz zum Einsatz von medizinischen Geräten wie Insulinpumpen oder Beatmungsgeräten, um Daten zentral zusammenzuführen, bis Unterstützung bei der Rehabilitierung im Physiotherapie-Bereich | – IoT-basierte *Digital Medicine Box zur* Unterstützung von älteren Patient:innen bei der Medikationsadhärenz (Islam et al. 2023)<br>– IoMT-Messungen der Atemluft von Patient:innen zur Optimierung der Beatmungsgeräte-Einstellungen (Morais et al. 2023)<br>– Bewegungsüberwachung von Physiotherapie-Aufgaben mittels Sensoren am Körper[d] |
| Nachsorge | Vitaldaten kontinuierlich durch biometrische Sensoren messen, z. B. für Flüssigkeitshaushalt, Schlaf und Bewegungsaktivitäten sowie Reduktion von Rehospitalisierungen | – Ein IoMT-basiertes Pflege-Managementsystem zur Optimierung der Gesundheitsversorgung in Alten- und Pflegeheimen (Tang et al. 2019)<br>– IoMT-basierte Fernüberwachung von Alzheimer-Patient:innen (Lakshmipriya und Gopinath 2025)<br>– Schlafüberwachung mittels Wearable-Sensoren zur Schlafhygiene (Reimer et al. 2018) |
| IT-Betrieb | Predictive Analytics und Maintenance einsetzen, um Geräte, Gebäude, Logistik und Versorgungsketten zu optimieren | – Echtzeit-Asset-Tracking von medizinischen Geräten im Krankenhaus (Saritha et al. 2024)<br>– IoT-basierte Wartungsvorhersage und Verwaltung von medizinischen Geräten (Shamayleh et al. 2020)<br>– Überwachung und Sicherstellung der Kühlkette von Impfstoffen (Jiang et al. 2024) |

[a] s. https://www.interaktive-technologien.de/projekte/sensorgestuetztes-stressmanagement-fuer-psychische-gesundheit (Zugegriffen: 28.02.2026)
[b] s. https://www.humanforschung-schweiz.ch/fr/chercher-des-etudes/etude-detail/62997/?cHash=5250a1e9eba035e1b2cbf53399ad1bb8 (Zugegriffen: 28.02.2026)
[c] s. https://future.hospital/die-projekte/saeule-b-seamless-patient-path-spp/b1-wearable-basiertes-kontinuierliches-patientenmonitoring (Zugegriffen: 28.02.2026)
[d] s. https://future.hospital/die-projekte/saeule-b-seamless-patient-path-spp/b2-hospital-in-motion-verhinderung-von-komplikationen-durch-aktivitaets-monitoring-im-spital (Zugegriffen: 28.02.2026)

**Begriffsklärung Wearables** Am Körper getragene Technologien, wie Smartwatches, Fitnessarmbänder, Sensor-Shirts oder medizinische Implantate, werden als *Wearables* (oder Wearable Health Devices) bezeichnet. Im Kontext des IoMT spielen sie eine zentrale Rolle (Dian et al. 2020): Sie messen Vitalparameter wie Puls, Atmung oder Hirndruck in Echtzeit und übermitteln diese Daten an vernetzte Systeme.

**Anwendungsfelder des IoMT** Die Integration des IoMT ermöglicht eine vernetzte und datenbasierte Gesundheitsversorgung über verschiedene Anwendungsbereiche hinweg. Mögliche Einsatzgebiete sind in Tab. 14.4 dargestellt.

### 14.3.5 Weitere Trends im digitalen Gesundheitswesen

Die in den vorherigen Abschnitten vorgestellten Technologien wurden vertieft betrachtet, da sie zentrale Elemente dieser Ausgabe der Edition HMD darstellen. Darüber hinaus prägen weitere technologische Trends die Zukunft der Medizin und Gesundheitsversorgung:

- *3D-Druck* (additive Fertigung) ermöglicht die präzise, schichtweise Herstellung von Implantaten, Prothesen und chirurgischen Instrumenten aus Metallen, Kunststoffen oder biokompatiblen Materialien. Mit digitaler Bildgebung und CAD/CAM-Systemen (Computer-Aided Design/Computer-Aided Manufacturing) entstehen patientenindividuelle Lösungen, welche die Behandlungsqualität in Zahnmedizin, Chirurgie und Pharmakologie steigern (Onu et al. 2025; Shiroorkar et al. 2025).
- *Bioprinting* nutzt lebende Zellen, um Gewebe oder einfache Organstrukturen (z. B. Haut, Knorpel) zu drucken. Langfristig könnte die Technologie Spenderorgane durch maßgeschneiderte, körpereigene Alternativen ersetzen (Onu et al. 2025; Shiroorkar et al. 2025).
- *Big Data Analytics* nutzt moderne Analysemethoden, um aus großen Datenmengen wertvolle Erkenntnisse für das Gesundheitswesen abzuleiten. Dabei beschreibt *Descriptive Analytics* historische Daten wie Krankheitsverläufe, während *Diagnostic Analytics* Ursachen, etwa Risikofaktoren, für Erkrankungen aufdeckt. *Predictive Analytics* sagt zukünftige Entwicklungen wie individuelle Krankheitsrisiken voraus, und *Prescriptive Analytics* liefert konkrete Handlungsempfehlungen, beispielsweise für effizientere Behandlungsabläufe. Diese Ansätze ermöglichen fundierte, datengetriebene Entscheidungen in Prävention, Diagnostik und Therapie (Meier 2021).
- *Distributed Ledger Technology (DLT)-Systeme* sind dezentrale Datenbanksysteme, die in einem Netzwerk mehrerer Akteur:innen betrieben werden. Anstelle einer zentralen Instanz verwaltet jeder Knoten im Netzwerk eine identische Kopie eines sogenannten Ledgers, das alle Transaktionen chronologisch und unveränderbar speichert. Durch kryptografische Verfahren und Konsensmechanismen wird sichergestellt, dass Manipulationen einzelner Teilnehmenden erkannt und verhin-

dert werden (El Ioini und Pahl 2018). DLT ermöglicht fälschungssichere elektronische Patientenakten, transparentes Consent Management und sichere, sektorübergreifende Datenfreigaben. Zudem unterstützt sie die Rückverfolgbarkeit von Medikamenten und Medizinprodukten sowie die vertrauenswürdige Dokumentation von KI-Trainingsdaten, klinischen Studien und interoperablen Gesundheitsplattformen in föderierten Datenräumen (Bechade 2026; Ponsam et al. 2023).

- *Genomik* bezeichnet die wissenschaftliche Disziplin, die genetische Informationen analysiert und interpretiert. Während die Genomik selbst kein technisches Verfahren ist, stützt sie sich auf moderne Sequenziertechnologien, um genetische Daten präzise zu entschlüsseln. Dadurch werden individualisierte Diagnosen, Risikobewertungen und Therapieansätze möglich, jeweils abgestimmt auf das genetische Profil der Patient:innen. Erst durch technologische Fortschritte wie die Hochdurchsatz-Sequenzierung hat die Genomik ihre heutige Bedeutung für die personalisierte Medizin erlangt (Lightbody et al. 2019).
- *Digitale Plattformen* sind keine einzelne Technologie, sondern IT-Infrastrukturen, die verschiedene Akteur:innen, Systeme und Daten im Gesundheitswesen verbinden. Sie standardisieren Datenflüsse, ermöglichen interoperable Lösungen (z. B. vernetzte Behandlungsnetzwerke) und bilden so die Grundlage für eine effiziente, datenbasierte Versorgung. Während Technologien wie KI die Funktionalität dieser Plattformen unterstützen, liegt ihr Kern in der Vernetzung und Integration von Prozessen, Daten und Anwendungen (Ebo et al. 2025).
- *Telemedizin* umfasst alle Gesundheitsleistungen, die mithilfe von Telekommunikationsmitteln erbracht werden: von Telekonsultationen und Videosprechstunden (inkl. Telediagnostik und -therapie) über Telekonsile bis hin zu Telemonitoring. Sie ermöglicht sowohl synchrone als auch asynchrone Diagnostik- und Kommunikationsprozesse und integriert digitale Plattformen, KI-gestützte Entscheidungsunterstützung, Remote-Monitoring-Systeme und mobile Gesundheitsanwendungen. Unter Einhaltung datenschutzrechtlicher Vorgaben wird sie so zum Schlüsselinstrument für skalierbare, datenbasierte und patientenzentrierte Versorgung (Hertwig et al. 2024; Kalogeropoulos und Barach 2023).

## 14.4 Herausforderungen durch die technologische Vielfalt im Gesundheitswesen

Neue Technologien wie KI, Robotik, VR und IoT resp. IoMT eröffnen im Gesundheitswesen innovative Möglichkeiten für Prävention, Diagnostik, Therapie und Nachsorge sowie für Lifestyle. Gleichzeitig stellt die Vielfalt dieser technischen Lösungen Akteur:innen vor zentrale Herausforderungen: sowohl bei der strategischen Ausrichtung als auch bei der praktischen Umsetzung. Während spezifische Risiken (z. B. KI-Halluzinationen, Akzeptanzbarrieren bei Robotik, Kompatibilität der XR-Technologien mit klinischen Systemen oder Datensicherheit im IoMT) technologieabhängig sind, steht hier die systemische Perspektive im Vordergrund: Wie lassen sich diese Innovationen sinnvoll in das Gesundheitswesen integrieren?

### 14.4.1 Bewertung und Auswahl technologischer Lösungen

Die zunehmende Anzahl verfügbarer Technologien stellt Entscheidungsträger:innen vor die Herausforderung, relevante Lösungen mit tatsächlichem Mehrwert von überbewerteten oder unausgereiften Ansätzen zu unterscheiden. Neben der technischen Machbarkeit müssen dabei auch rechtliche, ethische und soziale Auswirkungen berücksichtigt werden – insbesondere, weil viele Technologien direkten Einfluss auf die Sicherheit und Gesundheit von Patient:innen haben (Weber et al. 2025). Ein Beispiel sind KI-gestützte Diagnoseverfahren, die unter die MDR-Verordnung (Medical Device Regulation) fallen, da sie einen medizinischen Zweck erfüllen. Sie können zwar die Genauigkeit und Effizienz steigern, setzen jedoch als Medizinprodukt ein tiefgehendes Verständnis der Algorithmen, Datenquellen und potenziellen Verzerrungen voraus (Brooks und Petrova 2024; Russ et al. 2024). Ein unvorsichtiger Einsatz, beispielsweise in der autonomen Medikamentengabe, riskiert nicht nur eine Beeinträchtigung der Versorgungsqualität, sondern kann im schlimmsten Fall irreversible Schäden verursachen. Da die Haftungsfrage (Hersteller- vs. Betreiberverantwortung) noch nicht abschließend geklärt ist (Wildhaber 2021), drohen betroffenen Organisationen existenziell bedrohliche Konsequenzen (Op den Camp 2025). Um solche Risiken zu vermeiden, ist es entscheidend, nicht nur technologische Möglichkeiten zu identifizieren, sondern auch ihre praktische Eignung für den konkreten Anwendungsfall systematisch zu prüfen. Hier sind interdisziplinäre Teams aus Medizin, Informatik, Ethik und Management unverzichtbar, um fundierte und verantwortungsvolle Entscheidungen zu treffen.

### 14.4.2 Daten-Interoperabilität und sektorübergreifende Vernetzung

Die Digitalisierung im Gesundheitswesen, von elektronischen Patientenakten über Wearables bis hin zu KI-Systemen, setzt eine reibungslose Vernetzung und Interoperabilität zwischen IT-Systemen und Gesundheitseinrichtungen voraus. Doch viele Projekte scheitern an unterschiedlichen Schnittstellen, proprietären Datenformaten oder fehlenden Standards, was sich auch anhand der Daten-Interoperabilitätsanforderungen in Krankenhäusern veranschaulichen lässt (Russ et al. 2023). Eine zentrale Herausforderung besteht darin, durchgängige Daten- und Informationsflüsse zwischen Systemen wie Krankenhausinformationssystemen (KIS), Laborinformationssystemen (LIS) und mobilen Anwendungen sicherzustellen (Gerber 2025; Zoch et al. 2026). Ein vielversprechender Ansatz zur Lösung dieser Herausforderung ist der EHDS, wie in Kap. 25 dieser Ausgabe der Edition HMD anhand eines konkreten Anwendungsbeispiels verdeutlicht wird.

Fehlende Interoperabilität führt zu Ineffizienzen, beispielsweise durch Doppeldokumentation, und erhöht das Risiko von Fehlentscheidungen, wenn wichtige Informationen nicht rechtzeitig verfügbar sind (Blase et al. 2023). Besonders kritisch ist dies bei grenzüberschreitender Versorgung oder der Nutzung datenintensiver Technologien wie KI, die auf einheitlich strukturierte, maschinenlesbare und vollständige Daten angewiesen sind (Leimeister 2025). Standards wie HL7 FHIR[5] oder IHE-Profile[6] bieten zwar Lösungsansätze[7], ihre praktische Umsetzung gestaltet sich jedoch oft unvollständig. Gründe hierfür sind unter anderem die hohe Komplexität der Integration in bestehende IT-Systeme sowie Akzeptanzbarrieren bei den Mitarbeitenden (Aier und Schönherr 2007).

### 14.4.3 Berücksichtigung multidimensionaler Anforderungen

Technologische Innovationen im Gesundheitssektor stellen nicht nur medizinische und technische, sondern auch rechtliche, ethische und gesellschaftliche Anforderungen. Für ihre Entwicklung und Umsetzung ist es entscheidend, regulatorische Vorgaben einzuhalten und gleichzeitig Aspekte wie Gerechtigkeit, Transparenz und Wohltätigkeit (Barton und Pöppelbuß 2022) sowie Robustheit und Resilienz (Futterknecht 2026) zu berücksichtigen.

Rechtliche Rahmenwerke können die Entwicklung, Implementierung und den Betrieb technologischer Lösungen unterstützen, indem sie sicherstellen, dass grundlegende Prinzipien eingehalten werden. Eine zentrale Herausforderung liegt darin, die für den konkreten Anwendungsfall maßgeblichen Richtlinien, Gesetze und Standards zu identifizieren und dabei, insbesondere für kleine und mittlere Unternehmen (KMU), ressourcenschonend vorzugehen.[8]

Technologien im Gesundheitswesen müssen jedoch nicht nur rechtlichen Vorgaben entsprechen, sondern auch gesellschaftliche Akzeptanz finden (Schaar und Ziefle 2010). Besonders beim Einsatz von KI ist es zudem entscheidend, ethische Werte zu berücksichtigen. Jobin et al. (2019) haben in einer Analyse von 84 ethischen KI-Richtlinien die am häufigsten genannten Werte zusammengefasst: Transparenz, Gerechtigkeit und Fairness, Prinzip des Nichtschadens, Verantwortung, Privatsphäre, Wohltätigkeit, Freiheit und Autonomie, Vertrauen, Nachhaltigkeit, Würde und Solidarität. Die Herausforderung besteht darin, diese ethischen Werte in konkrete Gestaltungsprinzipien zu übersetzen, damit sie praktisch in die technologische Entwicklung integriert werden können. Nur so lässt sich sicherstellen, dass technologische Fortschritte nicht nur effizient, sondern auch verantwortungsvoll gestaltet werden.[9]

[5] s. https://www.fhir.org (Zugegriffen: 23.02.2026)

[6] s. https://www.ihe.net/resources/profiles (Zugegriffen: 23.02.2026)

[7] Standards und Profile im Gesundheitswesen werden im Kap. 10 dieser Ausgabe der Edition HMD näher vorgestellt.

[8] In Kap. 27 und 28 dieser Ausgabe der Edition HMD werden methodische Ansätze vorgestellt, um die genannten Herausforderungen einerseits im Kontext der KI-VO und der MDR und andererseits im Kontext der KI-VO, der MDR und der DSGVO strukturiert anzugehen.

[9] Kap. 31 dieser Ausgabe der Edition HMD bietet eine strukturierte Checkliste, die am Beispiel des Telemonitorings zeigt, wie ethische, rechtliche und soziale Anforderungen in der Praxis umgesetzt werden können.

## 14.5 Proaktive Gestaltung statt passiver Anpassung

Im globalen Gesundheitswesen ist es entscheidend, Innovationsgeschwindigkeit und verantwortungsvolle Technologieeinführung in Einklang zu bringen. Zwar ist es verlockend, jedem Technologie-Trend zu folgen – doch unreflektierter Technologieeinsatz birgt Risiken wie Fehlinvestitionen, Reputationsschäden oder Gefährdungen der Patientensicherheit. Ein mögliches Erfolgsrezept: Technologietrends kritisch beobachten, prüfen und nur dann einsetzen, wenn sie im jeweiligen Anwendungsbereich tatsächlich nützlich und langfristig implementiert werden können. Erfolgreich sind nur Akteur:innen, die technologischen Fortschritt proaktiv mitgestalten und dabei gesellschaftliche, ethische und ökologische Anforderungen berücksichtigen. Nur so lassen sich Wettbewerbsfähigkeit, Vertrauen und Nachhaltigkeit langfristig sichern. Doch Trends allein reichen nicht aus. Um zukunftsfähig zu bleiben und neue Technologien überhaupt sinnvoll nutzen zu können, benötigt es zusätzliche Schritte.

Ein zentraler Erfolgsfaktor ist die kontinuierliche Qualifizierung von Fachkräften (Herzer et al. 2025). Sie ist nicht nur notwendig, um dem Fachkräftemangel entgegenzuwirken, sondern vor allem, um die notwendigen Kompetenzen für die digitalisierte und technologisch geprägte Gesundheitsversorgung zu sichern. Durch Digitalisierung und den Einsatz neuer Technologien wie z. B. KI, Robotik, VR oder IoMT verändern sich Arbeitsabläufe und Kompetenzanforderungen. Gefragt sind interdisziplinäre Fortbildungen, die medizinisches, technisches, rechtliches und ethisches Wissen vermitteln. Zudem müssen Organisationen eine Lernkultur etablieren, die Offenheit und lebenslanges Lernen fördert, sowohl bei Mitarbeitenden als auch, wo relevant, bei Patient:innen (von Reibnitz 2026).

Ein weiterer entscheidender Erfolgsfaktor ist der Aufbau von organisatorischen Netzwerken, die den Austausch zwischen Wissenschaft, Wirtschaft, Politik und Zivilgesellschaft fördern. Solche Kooperationen ermöglichen es, Wissen zu bündeln, Synergien zu nutzen und gemeinsame Lösungen für komplexe Herausforderungen im Gesundheitswesen zu entwickeln. Neben etablierten Akteur:innen, wie Krankenhäusern, Versicherungen und dem Staat, tragen insbesondere Start-ups und Forschungseinrichtungen durch innovative Impulse dazu bei, die Lücke zwischen Theorie und Praxis zu schließen. Um nachhaltige und nutzerzentrierte Technologien zu entwickeln, sollten auch Patient:innen als Endnutzer:innen aktiv in den Entwicklungsprozess einbezogen werden. Der Übergang von einer Public-Private-Partnership zu einer Public-Private-People-Partnership bleibt jedoch eine Herausforderung, die noch gezielt angegangen werden muss (Braun 2012).

Für eine nachhaltige Wettbewerbsfähigkeit des Gesundheitswesens ist eine langfristige strategische Planung unerlässlich, die über kurzfristige Effizienzgewinne hinausgeht. Ein Beispiel für eine solche zukunftsweisende Initiative ist DigiSanté[10] in der Schweiz, die zeigt, wie digitale Transformation den Gesundheitssektor aktiv gestalten und modernisieren kann. Dazu gehören die Antizipation zukünftiger Entwicklungen, etwa durch Digital-HealthTech-Roadmaps, sowie die frühzeitige

[10] s. https://www.digisante.admin.ch/de (Zugegriffen: 28.02.2026)

Einbindung ethischer, rechtlicher und praktischer Perspektiven in Technologieprojekte. Auf diese Weise lassen sich Akzeptanzprobleme, regulatorische Hürden und Umsetzungsschwierigkeiten von vornherein minimieren.

Ziel muss es sein, das Gesundheitswesen nicht nur technologisch, sondern auch menschlich und gesellschaftlich zukunftsfähig zu machen. Dies gelingt nur, wenn Innovation, Ethik und Nachhaltigkeit von Anfang an zusammengedacht werden. Wer heute die richtigen Weichen stellt, schafft nicht nur Wettbewerbsvorteile, sondern trägt dazu bei, dass der Fortschritt allen zugutekommt: Patient:innen, Fachkräften und der Gesellschaft insgesamt. Proaktive Gestaltung bedeutet daher, Verantwortung zu übernehmen, Dialoge zu führen und Lösungen zu entwickeln, die über das bisher Machbare hinausgehen. So wird der technologische Wandel nicht als Risiko, sondern als Chance für eine bessere und moderne Gesundheitsversorgung begriffen.

**Hinweis** Zur sprachlichen Optimierung wurde das KI-basierte Tool *Mistral AI (Le Chat)* eingesetzt.

## Literatur

Abele D, D'Onofrio S (2020) Artificial intelligence – the big picture. In: Portmann E, D'Onofrio S (Hrsg) Cognitive computing. Edition Informatik Spektrum. Springer Vieweg, Wiesbaden. https://doi.org/10.1007/978-3-658-27941-7_2

Agarwal S (2024) Machine learning based personalized treatment plans for chronic conditions. 2024 2nd International Conference on Intelligent Data Communication Technologies and Internet of Things (IDCIoT). https://doi.org/10.1109/IDCIoT59759.2024.10467425

Aier S, Schönherr M (2007) Flexibilisierung von Organisations- und IT-Architekturen durch EAI. Enterprise Application Integration-Flexibilisierung komplexer Unternehmensarchitekturen. Gito

Alowais SA, Alghamdi SS, Alsuhebany N, Alqahtani T, Alshaya AI, Almohareb SN, Aldairem A, Alrashed M, Bin Saleh K, Badreldin HA, Al Yami M, Al Harbi S, Albekairy AM (2023) Revolutionizing healthcare: the role of artificial intelligence in clinical practice. BMC Med Educ 23:689. https://doi.org/10.1186/s12909-023-04698-z

Alpaydin E (2022) Maschinelles Lernen. De Gruyter

Amphenol Alden (2025) 10 Technologietrends im Gesundheitswesen für das Jahr 2025. Amphenol Alden. https://www.amphenolalden.com/de/resources/articles/10-healthcare-technology-trends-shaping-2025 (Erstellt: 22. Juli 2025). Zugegriffen: 28. Febr. 2026

Asan O, Choudhury A (2021) Research trends in artificial intelligence applications in human factors health care: mapping review. JMIR Hum Factors 8(2):e28236. https://doi.org/10.2196/28236

Avgousti S, Christoforou EG, Masouras P, Panayides AS, Tsekos NV (2022) Robotic systems on the frontline against the pandemic. Lecture Notes in Networks and Systems, Bd 319, S 1105–1112. https://doi.org/10.1007/978-3-030-85540-6_142

Badnjević A, Gurbeta Pokvić L, Hasičić M, Bandić L, Mašetić Z, Kovačević Ž, Kevrić J, Pecchia L (2019) Evidence-based clinical engineering: Machine learning algorithms for prediction of defibrillator performance. Biomed Signal Process Control. https://doi.org/10.1016/j.bspc.2019.101629

Barrière C (2016) Natural language understanding in a semantic web context. Springer, Cham. https://doi.org/10.1007/978-3-319-41337-2

Barton MC, Pöppelbuß J (2022) Prinzipien für die ethische Nutzung künstlicher Intelligenz. HMD 59:468–481. https://doi.org/10.1365/s40702-022-00850-3

Baseer KK, Sivakumar K, Veeraiah D, Chhabra G, Lakineni KP, Pasha MJ, Gandikota R, Harikrishnan G (2024) Healthcare diagnostics with an adaptive deep learning model integrated with the Internet of medical Things (IoMT) for predicting heart disease. Biomed Signal Process Control 92:105988. https://doi.org/10.1016/j.bspc.2024.105988

Bechade A (2026) Revolutionizing healthcare: the transformative power of blockchain technology. In: Krishnan S, Kumar R, Ramakrishnan S (Hrsg) Unveiling blockchain enabled business applications. Contributions to management science. Springer, Singapore. https://doi.org/10.1007/978-981-95-2337-5_10

Bian D, Lin Z, Lu H, Zhong Q, Wang K, Tang X, Zang J (2024) The application of extended reality technology-assisted intraoperative navigation in orthopedic surgery. Front Surg 11:1336703. https://doi.org/10.3389/fsurg.2024.1336703

Blase N, Diehl A, Wasem J (2023) Digitalisierung im Krankenhaus. In: Klauber J, Wasem J, Beivers A, Mostert C (Hrsg) Krankenhaus-Report 2023. Springer, Berlin, Heidelberg. https://doi.org/10.1007/978-3-662-66881-8_11

Böhner AMC, Jacob AM, Bahaaeldin M, Oelmeier L, Isaak A, Pieper CC, Luetkens JA, Kuetting D (2025) VR-prep improves visualization of medical data in augmented reality on smartphones. Sci Rep 15:40351. https://doi.org/10.1038/s41598-025-26856-7

Braun B (2012) Partizipation von Patienten und Versicherten. GuS 66(3):52–58

Brooks C, Petrova A (2024) Datenanalyse mit KI optimieren: Mit fortschrittlicher Analyse und KI Wettbewerbsvorteile erzielen. BoD – Books on Demand

BVMed (2020) Geschichte der Medizintechnik: Meilenstein der Medizintechnologien. BVMed – Die Stimme der deutschen MedTech-Branche. https://www.bvmed.de/branche/geschichte-medizintechnologien#:~:text=Geschichte%20der%20Medizintechnik%20Meilensteine%20der,Verfahren%20und%20modernen%2C%20datenbasierten%20Behandlungsmethoden (Erstellt: 23. Apr. 2020). Zugegriffen: 28. Febr. 2026

Calvaresi D, Eggenschwiler S, Mualla Y, Schumacher M, Calbimonte J-P (2023) Exploring agent-based chatbots: a systematic literature review. J Ambient Intell Human Comput 14:11207–11226. https://doi.org/10.1007/s12652-023-04626-5

Choucha A, Travaglini F, De Simone M, Evin M, Farah K, Fuentes S (2025) The Da Vinci Robot, a promising yet underused minimally invasive tool for spine surgery: A scoping review of its current role and limits. Neurochirurgie 71(2):101624. https://doi.org/10.1016/j.neuchi.2024.101624

Chystaya Y, Poyade M, Rea PM, McCorry O (2022) Application of AR and 3D technology for learning neuroanatomy. In: Rea PM (Hrsg) Medical visualisation and applications of technology. Springer, Cham. https://doi.org/10.1007/978-3-031-06735-8_5

Damingo LAS, Igulu KT, Saturday NR, Asunogie TO, Kizzy EN (2025) Virtual health assistants: aI in patient engagement. In: Singh TP, Kumar CJ, Kingsley AA, Igulu T (Hrsg) Revolutionizing healthcare: impact of artificial intelligence on diagnosis, treatment, and patient care. Springer, Cham, S 243–252

Deng L, Yu D (2013) Deep learning: methods and applications. Found Trends Signal Process 7(3-4):197–387. https://doi.org/10.1561/2000000039

Dian FJ, Vahidnia R, Rahmati A (2020) Wearables and the Internet of things (IoT), applications, opportunities, and challenges: a survey. IEEE Access. https://doi.org/10.1109/ACCESS.2020.2986329

Dittmar R, Wohlgemuth WA, Nagel E (2009) Potenziale und Barrieren der Telemedizin in der Regelversorgung. GGW 9(4):6–26

D'Onofrio S (2024) Generative Künstliche Intelligenz – die neue Ära der kreativen Maschinen. HMD 61:331–343. https://doi.org/10.1365/s40702-024-01069-0

D'Onofrio S, Meinhardt S (2020) Robotik in der Wirtschaftsinformatik. HMD 57:1088–1096. https://doi.org/10.1365/s40702-020-00686-9

Dreyfus R, Boehler Q, Lyttle S, Gruber P, Lussi J, Chautems C, Gervasoni S, Berberat J, Deibold D, Ochsenbein-Kölble N, Reinehr M, Weisskopf M, Remonda L, Nelson J (2024) Dexterous helical magnetic robot for improved endovascular access. Sci Robotics. https://doi.org/10.1126/scirobotics.adh0298

Dubinski D, Won SY, Trnovec S, Behmanesh B, Baumgarten P, Dinc N, Konczalla J, Chan A, Bernstock JD, Freiman TM, Gessler F (2024) Leveraging artificial intelligence in neurosurgery-unveiling ChatGPT for neurosurgical discharge summaries and operative reports. Acta Neurochir 166(1):38. https://doi.org/10.1007/s00701-024-05908-3

Ebo TO, David-Olawade AC, Ebo DM, Eghosasere E, Olawade DB (2025) Transforming healthcare delivery: a comprehensive review of digital integration, challenges, and best practices in integrated care systems. Digit Eng. https://doi.org/10.1016/j.dte.2025.100056

El Ioni N, Pahl C (2018) A review of distributed ledger technologies. On the move to meaningful Internet systems. OTM 2018 Conferences: Confederated International Conferences: CoopIS, C&TC, and ODBASE 2018, Valletta, October 22–26, 2018. Proceedings, Part II, S 277–288. https://doi.org/10.1007/978-3-030-02671-4_16

Elkefi S, Tounsi A, Boudiche S, Matthews AK, Hernandez R, Lourimi N (2026) Extended reality in supporting cancer patients and survivors: a systematic review on the benefits and challenges across the cancer care continuum. Future Healthc J 13(1):100483. https://doi.org/10.1016/j.fhj.2025.100483

Flavián C, Ibánez-Sánchez S, Orús C (2019) The impact of virtual, augmented and mixed reality technologies on the customer experience. J Bus Res 100:547–560

Futterknecht P (2026) Kap. 13: Resilienz. In: Hyperautomation – Der letzte Schritt vor der intelligenten Organisation. Springer Vieweg, Wiesbaden. https://doi.org/10.1007/978-3-658-50441-0_13

Gerber C (2025) Digitalisierung im Gesundheitswesen: Status quo, Herausforderungen, und Folgen für die Arbeitsbedingungen. WZB Discussion Paper, No. SP III 2025-301. Wissenschaftszentrum Berlin für Sozialforschung (WZB), Berlin

Glasser O (1995) Wilhelm Conrad Röntgen und die Geschichte der Röntgenstrahlen. Springer. https://doi.org/10.1007/978-3-642-79312-7

Gobinath A, Rajeswari P, Kumar SN, Anandan M (2024) Robotics in real-time applications in Healthcare systems. In: AI and IoT technology and applications for smart healthcare systems, S 262–274. https://doi.org/10.1201/9781032686745-16

Gombolay MC, Gutierrez RA, Clarke SG, Sturla GF, Shah JA (2015) Decision-making authority team efficiency and human worker satisfaction in mixed human-robot teams. Auton Robot 39(3):293–312. https://doi.org/10.1007/s10514-015-9457-9

Graf B, Klein B (2023) Robotik im Krankenhaus. In: Klauber J, Wasem J, Beivers A, Mostert C (Hrsg) Krankenhaus-Report 2023. Springer, Berlin, Heidelberg. https://doi.org/10.1007/978-3-662-66881-8_12

Hertwig M, Hübel C, Unterkofler J, Brokmann JC (2024) Telemedizin – nur im Notfall? Notfall Rettungsmed 27:70–78. https://doi.org/10.1007/s10049-023-01252-8

Herzer P, Arndt F, Freisburger J, Stippler S (2025) Fachkräfte finden und binden: Was Unternehmen wirklich erfolgreich macht. KOFA-Studie, No. 4/2025. Institut der deutschen Wirtschaft (IW), Kompetenzzentrum Fachkräftesicherung (KOFA), Köln

Huang C, Wang J, Wang S, Zhang Y (2023) Internet of medical things: a systematic review. Neurocomputing 557:126719. https://doi.org/10.1016/j.neucom.2023.126719

Ikpe AE, Ohwoekevwo JU, Ekanem II (2024) Overview of the role of medical robotics in day-today healthcare services: a paradigm shift in clinical operations. Ibom Med J. https://doi.org/10.61386/imj.v7i2.422

IPH (o. J.) Robotik im Überblick. Institut für Integrierte Produktion Hannover (IPH). https://www.iph-hannover.de/de/dienstleistungen/automatisierungstechnik/robotik/#was. Zugegriffen: 28. Febr. 2026

Irsch W (2023) Antoni van Leeuwenhoek – 300. Todestag. Die Autoren. Biol Unserer Zeit 53(3): 231–232

Islam T, Hassan R, Romy SR, Dellal D, Bin Ahsan TA (2023) Enhancing medication adherence with IoT technology. Eur J Electr Eng Comput Sci 7(5):7–13. https://doi.org/10.24018/ejece.2023.7.5.557

Jiang S, Jia S, Guo H (2024) Internet of Things (IoT)-enabled framework for a sustainable Vaccine cold chain management system. Heliyon 10(7):e28910. https://doi.org/10.1016/j.heliyon.2024.e28910

Jobin A, Ienca M, Vayena E (2019) Artificial Intelligence: the global landscape of ethics guidelines. Nat Mach Intell. https://doi.org/10.1038/s42256-019-088-2

Kalogeropoulos D, Barach P (2023) Die Rolle der Telemedizin bei der Ermöglichung nachhaltiger Innovation und zirkulärer Ökonomien im Gesundheitswesen. Telemedizin Medizin Heute 8:409. https://doi.org/10.30953/tmt.v8.409

Karrenberg U (2025) Bildgebende Verfahren in der Medizintechnik. In: Universalschlüssel Fourier-Transformation. Springer Vieweg, Wiesbaden. https://doi.org/10.1007/978-3-658-47439-3_4

Kerth J-L, Bischops AC, Hagemeister M, Reinhart L, Konrad K, Heinrichs B, Meissner T (2025) Künstliche Intelligenz in der Gesundheitsvorsorge von Kindern und Jugendlichen Anwendungsmöglichkeiten und Akzeptanz. Bundesgesundheitsbl 68:907–914. https://doi.org/10.1007/s00103-025-04096-4

Khang A, Abdullayev V, Litvinova E, Chumachenko S, Alyar AV, Anh PTN (2024) Application of computer vision (CV) in the healthcare ecosystem. In: Khang et al (Hrsg) Computer vision and AI-integrated IoT technologies in the medical ecosystem. CRC Press,

Knittl S, Neuberger V, Dieterle S (2021) Das Internet of Things – zwischen Usability und Verlust der Datensouveränität. In: Meinhardt S, Wortmann F (Hrsg) IoT – Best Practices. Edition HMD. Springer Vieweg, Wiesbaden. https://doi.org/10.1007/978-3-658-32439-1_20

Knoll M, Stieglitz S (2022) Augmented Reality und Virtual Reality – Einsatz im Kontext von Arbeit, Forschung und Lehre. HMD 59:6–22. https://doi.org/10.1365/s40702-022-00840-5

Koch T (2016) eArztbrief – elektronische Kommunikation in einem Praxisnetz. In: Pfannstiel M, Focke A, Mehlich H (Hrsg) Management von Gesundheitsregionen III. Springer Gabler, Wiesbaden. https://doi.org/10.1007/978-3-658-13658-1_12

Kommuri K, Kolluru VR (2023) Development of a modified medical data transmission over the cellular network system to secure health-related data from changes in environmental parameters. Eng Proc 59(1):153. https://doi.org/10.3390/engproc2023059153

Kragic D, Gustafon J, Karaoguz H, Jensfelt P, Krug R (2018) Interactive, collaborative robots: challenges and opportunities. Proceedings of the Twenty-Seventh International Joint Conference on Artificial Intelligence (IJCAI-2018), S 18–25. https://doi.org/10.24963/ijcai.2018/3

Kreutzer JF (2017) Messmethoden für die Detektion der Flüssigkeitsaufnahme zur Prävention von Dehydratation. Dissertation. Technische Universität München (TUM). https://nbn-resolving.org/urn:nbn:de:bvb:91-diss-20170412-1307367-1-6

Lakshmipriya T, Gopinath SCB (2025) Internet of Medical Things (IoMT) for Alzheimer Patient's Outcome. CNS Neurol Disord – Drug Targets 24(7):491–493. https://doi.org/10.2174/0118715273371149250218081425

Laspro M, Groysman L, Verzella AN, Kimberly LL, Flores RL (2023) The use of virtual reality in surgical training: implications for education, patient safety, and global health equity. Surgeries 4(4):635–646. https://doi.org/10.3390/surgeries4040061

Lastrucci A, Wandael Y, Barra A, Ricci R, Maccioni G, Pirrera A, Giansanti D (2024) Exploring augmented reality integration in diagnostic imaging: myth or reality? Diagnostics 14(13):1333. https://doi.org/10.3390/diagnostics14131333

Lee HS, Kim JS, Yu S (2025) The impact of care robots on older adults: a systematic review. Geriatr Nurs 65:103507. https://doi.org/10.1016/j.gerinurse.2025.103507

Leimeister JM (2025) Daten, Datenmanagement und Datenauswertung. In: Einführung in die Wirtschaftsinformatik. Springer Gabler, Berlin, Heidelberg. https://doi.org/10.1007/978-3-662-70646-6_3

Lightbody G, Haberland V, Browne F, Taggart L, Theng H, Parkes E, Blayney JK (2019) Review of applications of high-throughput sequencing in personalized medicine: barriers and facilitators of future progress in research and clinical application. Brief Bioinform 20(5):1795–1811. https://doi.org/10.1093/bib/bby051

Lysaght T, Lim HY, Xafis V, Ngiam KY (2019) AI-assisted decision-making in Healthcare. The application of an ethics framework for big data in health and research. Asian Bioeth Rev 11:299–314. https://doi.org/10.1007/s41649-019-00096-0

Malcolm PH (2005) Giovanni Alfonso Borelli – the father of biomechanics. Spine 30(20):2350–2355. https://doi.org/10.1097/01.brs.0000182314.49515.d8

Marheine C, Gruber L, Back A (2021) Innovation durch den Einsatz von Enterprise IoT-Lösungen – Ein Modell zur Bestimmung des Innovationspotenzials. In: Meinhardt S, Wortmann F (Hrsg) IoT – Best Practices. Edition HMD. Springer Vieweg, Wiesbaden. https://doi.org/10.1007/978-3-658-32439-1_3

Meier A (2021) Rundgang Big Data Analytics – Hard & Soft Data Mining. In: D'Onofrio S, Meier A (Hrsg) Big Data Analytics. Edition HMD. Springer Vieweg, Wiesbaden. https://doi.org/10.1007/978-3-658-32236-6_1

Mendel Y (o. J.) Alte Medizin Bd 1. Cambridge Stanford Books

Morais DFT, Fernandes G, Lima GD, Rodrigues JJPC (2023) IoT-based wearable and smart health device solutions for Capnography: analysis and perspectives. Electronics 12(5):1169. https://doi.org/10.3390/electronics12051169

Müller-Mielitz S (2017) Digitalisierung von Papier: Vorteile für die Prozesse. In: Pfannstiel M, Krammer S, Swoboda W (Hrsg) Digitale Transformation von Dienstleistungen im Gesundheitswesen IV. Springer Gabler, Wiesbaden. https://doi.org/10.1007/978-3-658-13644-4_16

Newsom SWB (2003) Pioneers in infection control-Joseph Lister. J Hosp Infect 55(4):246–253. https://doi.org/10.1016/j.jhin.2003.08.001

Novales A, Mocker M, Simonovich D (2016) IT-enriched "digitized" products: building blocks and challenges. AMCIS 2016 Proceedings, San Diego

Oleksiuk K (2025) Künstliche Intelligenz bei der postoperativen Behandlung von Patienten. Z Herz- Thorax- Gefäßchir 39:412–418. https://doi.org/10.1007/s00398-025-00711-3

Onu P, Pradhan A, Madonsela NS, Ajayi SA, Ikubanni PP, Ibikunle RA, Onokpite E (2025) Additive manufacturing (AM) and 3D bioprinting for biomedical application: understanding the drivers, barriers and technology trends. Procedia Comput Sci 253:1276–1282. https://doi.org/10.1016/j.procs.2025.01.189

Op den Camp S (2025) DSGVO-Bußgelder: Aktuelle Fälle, Risiken und wirksame Vermeidungsstrategien. ODC Legal. Wirtschaft. Recht. https://www.odclegal.de/blog/dsgvo-bussgelder (Erstellt: 3. Nov. 2025). Zugegriffen: 28. Febr. 2026

Park JJ, Tiefenbach J, Demetriades AK (2022) The role of artificial intelligence in surgical simulation. Front Med Technol. https://doi.org/10.3389/fmedt.2022.1076755

Ponnuru S, Pranathi ST, Nayak GH, Pandi M, Rishitha Ambati S, Kode SS (2025) Creating an adaptive robot for personalized health monitoring and assistances. 2025 IEEE International Students' Conference on Electrical, Electronics and Computer Science (SCEECS 2025). https://doi.org/10.1109/SCEECS64059.2025.10940641

Ponsam D, Duvvuri S, Roy S (2023) Electronic healthcare management system using Blockchain technology. Med Comput Sci Bus. https://doi.org/10.1109/ICCPCT58313.2023.10245668

Puppe A, Werren I (2025) 8 digitale Trends im Gesundheitswesen 2025. IBM iX. https://ibmix.de/blog/trends-digitale-gesundheit-2025 (Erstellt: 12. Febr. 2025). Zugegriffen: 28. Febr. 2026

Reimer U, Emmenegger Maier E, Ulmer T, Vollbrecht H-J, Zhang Z, Khatami R (2018) Laying the foundation for correlating daytime behaviour with sleep architecture using wearable sensors. In: Röcker C, O'Donoghue J, Ziefle M, Maciaszek L, Molloy W (Hrsg) Information and Communication Technologies for Ageing Well and e-Health (ICT4AWE 2017). Communications in Computer and Information Science, Bd 869. Springer, Cham. https://doi.org/10.1007/978-3-319-93644-4_8

Russ C (2023) Die Technologiebasis: fünf potenziell disruptive Technologien. In: Angerer A, Berger S (Hrsg) Der Digital Health Report 2023/2024: Mehr Digitalisierung im Gesundheitswesen wagen! Medizinisch Wissenschaftliche Verlagsgesellschaft,

Russ C, Stalder P, Steinwendner J, Pimentel T, Kavakopoulos J (2023) Anforderungen an eine iPaaS Cloud Lösung zum sicheren Betrieb von Gesundheitsdaten in Schweizer Spitälern. HMD 60:1047–1061. https://doi.org/10.1365/s40702-023-01011-w

Russ C, Stalder PH, Rufinatscha S, Pimentel T, Geissmann L (2024) Auswirkungen der Medizinprodukteverordnung auf ML-Lösungen in Schweizer Spitälern. HMD 61:503–518. https://doi.org/10.1365/s40702-024-01048-5

Saritha K, Abhiram C, Reddy PA, Sathwik SS, Shaik NR, Alzubaidi LH, Raj VH, Dutt A, Yaday DK (2024) IoT enabled hospital asset tracking using advanced interdisciplinary approaches. E3S International Conference on Futuristic Trends in Engineering, Science & Technology (ICFTEST-2024). https://doi.org/10.1051/e3sconf/202450701007

Schaar AK, Ziefle M (2010) Technikakzeptanz und Nutzungsbewertungen im Kontext neuartiger medizintechnischer Anwendungen. In: Groß D, Gründer G, Simonovic V (Hrsg) Akzeptanz, Nutzungsbarrieren und ethische Implikationen neuer Medizintechnologien. Die Anwendungsfelder Telemedizin und Inkorporierte Technik. Studien des Aachener Kompetenzzentrums für Wissenschaftsgeschichte, Bd 8, S 83–87

Scherrer A, Zimmermann T, Riedel S, Venios S, Koussouris S, Plakia M, Diamantopolous S, Athanassopoulos S, Laras P, Mousa F, Zifrid R, Tillil H, Musisi IW, Kosmidis T, Reis JC, Moehler M, Oestreicher G, Kalamaras I, Pantelidou K, Votis K, Vassiliou C (2023) A hybrid artificial intelligence solution approach to aftercare for cancer patients. Neural Comput Appl 35:21381–21397. https://doi.org/10.1007/s00521-023-08765-w

Schiller B, Brogt T, Schuler JPM, Strobel G (2018) Can self-tracking solutions help with understanding quality of smart, connected products? ECIS 2018 Proceedings, Portsmouth

Schopf P, Jonas JM (2022) Kollaboration mit Extended-Reality-Systemen – eine Kategorisierung. HMD 59:177–188. https://doi.org/10.1365/s40702-021-00823-y

Schuermans J, Van Hootegem A, Van den Bossche M, Van Gendt M, Witvrouw E, Wezenbeek E (2022) Extended reality in musculoskeletal rehabilitation and injury prevention – A systematic review. Phys Ther Sport 55:229–240. https://doi.org/10.1016/j.ptsp.2022.04.011

Seidel (2024) Die Zukunft des Gesundheitswesens 2025: Neue Regelungen und Trends. Nelly. https://www.getnelly.de/blog/regelungen-gesundheitswesen-2025#technologische-trends-im-healthtech (Erstellt: 12. Dez. 2024). Zugegriffen: 28. Febr. 2026

Shaikh T, Dar T, Sofi S (2022) A data-centric artificial intelligent and extended reality technology in smart healthcare systems. Soc Netw Anal Min. https://doi.org/10.1007/s13278-022-00888-7

Shamayleh A, Awad M, Farhat J (2020) IoT based predictive maintenance management of medical equipment. J Med Syst 44:72. https://doi.org/10.1007/s10916-020-1534-8

Sharma N, Khav E, Elahmadi A, Ong J, Parag S (2024) Dr. Willem Kolff: the father of the artificial kidney. Cureus 16(9):e69098. https://doi.org/10.7759/cureus.69098

Sheth A, Roy K, Gaur M (2023) Neurosymbolic AI – why, what, and how. arXiv. https://doi.org/10.48550/arXiv.2305.00813

Shiroorkar S, Shiroorkar PN, Aman M, Gurlhosur SS, Gangadhar S (2025) Applications for 3D printing in healthcare system: current trends, recent developments and future prospects. Karnataka Med J. https://doi.org/10.25259/KMJ_19_2024

Siciliano B, Sciavicco L, Villani L, Oriolo G (2010) Robotics: modelling, planning and control. Springer. https://doi.org/10.1007/978-1-84628-642-1

Silvera-Tawil D (2024) Robotics in healthcare: a survey. Sn Comput Sci 5:1–19. https://doi.org/10.1007/s42979-023-02551-0

Souza Cardoso LF, Mariano FCMQ, Zorzal ER (2020) A survey of industrial augmented reality. Comput Ind Eng 139:106–159

Stucki T, D'Onofrio S, Portmann E (2018) Chatbot – Der digitale Helfer im Unternehmen: Praxisbeispiele der Schweizerischen Post. HMD 55:725–747. https://doi.org/10.1365/s40702-018-0424-8

Taller H (2025) Die wichtigsten MedTech-Trends 2025. PTC. https://www.ptc.com/de/blogs/medtech/top-medtech-industry-trends (Erstellt: 7. Jan. 2025). Zugegriffen: 28. Febr. 2026

Tang V, Choy KL, Ho GTS, Lam HY, Tsang YP (2019) An IoMT-based geriatric care management system for achieving smart health in nursing homes. IMDS 119(8):1819–1840. https://doi.org/10.1108/IMDS-01-2019-0024

Thumm D, Pfannstiel MA (2024) KI-Technologieradar im Gesundheitswesen – Ein Überblick mit Praxisbeispielen. In: Pfannstiel MA (Hrsg) Technologien und Technologiemanagement im Gesundheitswesen. Springer Gabler, Wiesbaden. https://doi.org/10.1007/978-3-658-43860-9_15

Tomos I, Karakatsani A, Manali ED, Papiris SA (2016) Celebrating two centuries since the invention of the stethoscope – René Théophile Hyacinthe Laënnec (1781–1826). Ann Am Thorac Soc 13(10):1667–1670

Tortora M, Luppi A, Pacchiano F, Marisei M, Grassi F, Werner H, Campos Kitamura F, Tortora F, Caranci F, Ferraciolli SF (2025) Current applications and future perspectives of extended reality in radiology. Radiol Med 130:905–920. https://doi.org/10.1007/s11547-025-02001-2

Tutarel O, Westhoff-Bleck M (2009) Ake Senning. Clin Cardiol 32(8):E66–E67

v Mühlendahl KE (2007) William Harvey, Entdecker des Blutkreislaufes. Dtsch Med Wochenschr 132(22):1232–1234. https://doi.org/10.1055/s-2007-979404

VOKA-Team (2025) Neueste Technologietrends in der Gesundheitsbranche im Jahr 2026. VOKA. https://voka.io/de/healthcare-technology-trends (Erstellt: 14. Juli 2025). Zugegriffen: 28. Febr. 2026

von Conta J, Engelke M, Bahnsen FH, Dada A, Liebert E, Nensa F, Kleesiek J, Diehl A (2025) Implementierung von künstlicher Intelligenz (KI) im Gesundheitswesen: Historische Entwicklung, aktuelle Technologien und Herausforderungen. Bundesgesundheitsbl 68:845–853. https://doi.org/10.1007/s00103-025-04086-6

von Reibnitz C (2026) Nachhaltige Führung in Gesundheitseinrichtungen. Springer, Berlin, Heidelberg. https://doi.org/10.1007/978-3-662-72659-4

Weber K, Brandt H, Heidl C (2025) Zwischen Technik, Vielfalt und Strukturen. In: Heidl C, Brandt H, Weber K (Hrsg) Pflegekultur im Wandel: Digitale Technologien, Machtstrukturen und Migration im Gesundheitssektor. transcript,

Weiß C (2012) Historische Entwicklung der medizinischen Statistik. Akt Dermatol 38:212–216. https://doi.org/10.1055/s-0031-1291823

Wildhaber I (2021) Eine Einführung in die Haftung für Künstliche Intelligenz (KI). HAVE – Haftung und Versicherung. Schulthess

Wyss S (2026) Vier digitale Trends, die das Schweizer Gesundheitswesen prägen. Swisscom. https://www.swisscom.ch/de/b2bmag/data-driven-technologies/digitale-trends-schweizer-gesundheitswesen/?srsltid=AfmBOoo99J7T6yit7pMjIp-8OSebcp81xkP1dYDea16aHnBFL1SdL5jE (Erstellt: 19. Jan. 2026). Zugegriffen: 27. Febr. 2026

Yaskevich V (o. J.) Top Tech-Trends im Gesundheitswesen für das nächste Jahrzehnt. Elinext. https://www.elinext.de/branchen/gesundheitswesen/top-tech-trends-im-gesundheitswesen. Zugegriffen: 28. Febr. 2026

Ye W, Zhang X, Li T, Luo C, Yang L (2021) Mixed-reality hologram for diagnosis and surgical planning of double outlet of the right ventricle: a pilot study. Clin Radiol 76(3):P237.E1–P237.E7. https://doi.org/10.1016/j.crad.2020.10.017

Zoch M, Weidner J, Reinecke I, Sedlmayr M (2026) Datenintegration. In: Nordmann K, Sauter S, Fischer F (Hrsg) Digitales Nahtstellenmanagement in der Gesundheitsversorgung: Interprofessionelle Lösungsvorschläge für herausfordernde Schnittstellen. Springer, Berlin, Heidelberg. https://doi.org/10.1007/978-3-662-72579-5_16

Zukunftsinstitut (2024) Megatrendstudie Gesundheit: 10 Gesundheitstrends der kommenden Jahre. Zukunftsinstitut. https://www.zukunftsinstitut.de/zukunftsthemen/megatrendstudie-gesundheit (Erstellt: 30. Apr. 2024). Zugegriffen: 27. Febr. 2026

# Teil IV
# Technik und Innovation

# 15 KI-Health Canvas: Ein Dynamic Capabilities Ansatz zur Implementierung von KI im Gesundheitswesen

Jonas Hammer, Markus Aptyka und Frank Teuteberg

**Zusammenfassung**

Die Einführung Künstlicher Intelligenz (KI) im Gesundheitswesen bietet erhebliche Potenziale zur Effizienzsteigerung und Qualitätsverbesserung klinischer und administrativer Prozesse. Dennoch zeigt sich im DACH-Raum ein deutlicher Rückstand bei der digitalen Transformation im Vergleich zu internationalen Vorreitern. Vor diesem Hintergrund adressiert die vorliegende Studie die strategische Planung von KI-Projekten in Gesundheitseinrichtungen. Ziel dieses Kapitels ist es, die Entwicklung und Validierung eines praxisnahen Orientierungsinstruments, des *KI-Health Canvas*, vorzustellen. Dieses Instrument unterstützt Entscheidungsträger:innen dabei, zentrale Voraussetzungen, Barrieren und Handlungsfelder frühzeitig zu identifizieren. Die Studie fundiert theoretisch auf dem Dynamic Capabilities Ansatz; relevante Einflussfaktoren wurden zunächst durch eine systematische Literaturrecherche identifiziert und anschließend im Rahmen eines Expertenworkshops validiert. Die Ergebnisse zeigen, dass das KI-Health Canvas in frühen Projektphasen einen strukturierten Rahmen für interdisziplinäre Diskussionen bietet, die strategische Planung fördert und zur Risikominimierung beiträgt. Das KI-Health Canvas stellt einen niederschwelligen, adaptierbaren Ansatz zur systematischen Planung von KI-Implementierungen dar, der sowohl wissenschaftlich fundiert als auch unmittelbar praxisrelevant ist.

J. Hammer (✉) · M. Aptyka · F. Teuteberg
Unternehmensrechnung und Wirtschaftsinformatik, Universität Osnabrück, Osnabrück, Deutschland
E-Mail: jonas.hammer@uos.de

M. Aptyka
E-Mail: markus.aptyka@uos.de

F. Teuteberg
E-Mail: frank.teuteberg@uni-osnabrueck.de



S. D'Onofrio, C. Russ (Hrsg.), *Digital HealthTech*, Edition HMD,
https://doi.org/10.1007/978-3-658-51795-3_15

**Schlüsselwörter**

Canvas · Dynamic Capabilities · Einflussfaktoren · Gesundheitswesen · KI-Projekt · Künstliche Intelligenz · Orientierungsinstrument

## 15.1 Digital Health im DACH-Raum: Status quo und Zukunftsperspektiven

Die Digitalisierung im Gesundheitswesen ist ein kontinuierlicher Prozess, um die Effizienz, Effektivität und Qualität der medizinischen Versorgung nachhaltig zu verbessern. Künstliche Intelligenz (KI) als Schlüsseltechnologie bietet hierbei enormes Potenzial, technologische und organisatorische Fortschritte im Gesundheitswesen zu ermöglichen (Goerke et al. 2024). Langfristig verspricht ihr Einsatz die Qualität der Versorgung von Patient:innen zu steigern und den Aufwand für administrative Aufgaben zu reduzieren (Shaheen 2021). Bereits heute unterstützt KI diagnostische Prozesse, etwa bei der Analyse von Elektrokardiogrammen (EKG), und kann zugleich administrative Tätigkeiten wie die gezielte Extraktion relevanter Daten aus digitalen Krankenakten erleichtern (Al Kuwaiti et al. 2023).

Trotz dieser Potenziale bleibt die digitale Transformation im Gesundheitswesen des DACH-Raums hinter internationalen Standards zurück (Amelung et al. 2022). Das Electronic Medical Record Adoption Model (EMRAM) zeigt: Länder wie die USA, Kanada oder die Türkei sind im Digitalisierungsgrad von Krankenhäusern weiter fortgeschritten (Bukowski et al. 2020).[1] Auch im europäischen Vergleich liegt der DACH-Raum hinter digitalen Vorreitern wie den Niederlanden oder Dänemark (Majcherek et al. 2024). In Dänemark etwa ermöglicht die nationale Plattform Sundhed.dk sowohl Patient:innen als auch medizinischem Personal den Zugriff auf Befunde, Medikationspläne und Krankenhausberichte in Echtzeit, ein Maß an Transparenz und Vernetzung, das im deutschsprachigen Raum noch nicht flächendeckend erreicht ist (Jensen und Thorseng 2017). Unter anderem fehlt es im DACH-Raum vielerorts an interoperablen IT-Systemen, verlässlicher Infrastruktur und verbindlichen Rahmenbedingungen für den Datenaustausch. Dieses Defizit birgt ungenutztes Potenzial, das durch den gezielten Einsatz digitaler Lösungen für eine effizientere Nutzung von knappen Ressourcen in der Versorgung oder die Optimierung administrativer und klinischer Prozesse ausgeschöpft werden könnte (Majcherek et al. 2024).

Die Einführung von KI-Technologien in Gesundheitseinrichtungen erfordert tiefgreifende Anpassungen auf mehreren Ebenen von klinischen Prozessen über organisatorische Strukturen bis hin zu datentechnischen und regulatorischen

[1] Das EMRAM-Modell der HIMSS misst den Digitalisierungsgrad von Krankenhäusern in acht Stufen (0–7). Bewertet werden u. a. das Vorhandensein elektronischer Patientendokumentation, der Einsatz von elektronischen Arztanordnungen (Computerized Physician Order Entry, CPOE), klinischer Entscheidungsunterstützung, Interoperabilität sowie die Nutzung analytischer Systeme (https://www.himss.org/maturity-models/emram).

Rahmenbedingungen (Alami et al. 2024). Dabei zeigt sich zunehmend: Technologischer Fortschritt allein genügt nicht, um KI nachhaltig im Versorgungsalltag zu verankern. Vielmehr sind es organisationale, personelle und strategische Voraussetzungen, die darüber entscheiden, ob eine KI-Anwendung erfolgreich eingeführt und dauerhaft betrieben werden kann. In komplexen und ressourcenlimitierten Umgebungen wie dem Gesundheitswesen ist es entscheidend, die Implementierung nicht ausschließlich als technische Herausforderung zu begreifen, sondern als vielschichtigen Veränderungsprozess, der interdisziplinäres Denken und bereichsübergreifende Koordination erfordert (Nair et al. 2024). Faktoren wie Datenverfügbarkeit, personelle Kompetenzen, interne Prozesse, regulatorische Anforderungen sowie die Akzeptanz der Akteur:innen des Gesundheitswesens spielen hierbei eine zentrale Rolle.

Vor diesem Hintergrund erscheint es sinnvoll, bereits vor einer konkreten Umsetzung die internen Voraussetzungen und potenziellen Barrieren systematisch zu identifizieren und zu bewerten. Eine strukturierte Voranalyse kann dabei helfen, unrealistische Erwartungen zu vermeiden, Ressourcen gezielter einzusetzen und eine organisationsspezifische Strategie für den KI-Einsatz zu entwickeln. Sie dient als Grundlage, um Barrieren frühzeitig zu erkennen, notwendige Kompetenzen aufzubauen und anschlussfähige Umsetzungsprozesse zu gestalten. Vor diesem Hintergrund ergeben sich folgende Forschungsfragen:

*FF 1: Welche Einflussfaktoren, einschließlich Barrieren und Erfolgsfaktoren, sind für die strategische Planung von KI-Implementierungen im Gesundheitswesen relevant?*

*FF 2: Welche Implikationen und Handlungsempfehlungen lassen sich daraus ableiten?*

Ziel ist die Entwicklung eines KI-Health Canvas, das Entscheidungsträger:innen ermöglichen soll, die strategischen Voraussetzungen für den Einsatz von KI systematisch zu identifizieren und zu prüfen. Der theoretische Rahmen des Dynamic-Capabilities-Ansatzes (Teece 2007) wird dabei als Grundlage genutzt, da er Organisationen dabei unterstützt, Ressourcen und Kompetenzen zu analysieren und dynamisch anzupassen, um auf wechselnde Umweltbedingungen zu reagieren. Gerade im Kontext disruptiver Technologien wie KI bietet der Ansatz eine geeignete Perspektive, da er nicht auf statische Erfolgsfaktoren abzielt, sondern auf die kontinuierliche Weiterentwicklung und Reaktionsfähigkeit von Organisationen. Er legt den Fokus auf die Fähigkeit, Veränderungen frühzeitig zu erkennen, geeignete Maßnahmen zu ergreifen und interne Strukturen gezielt zu transformieren, also genau jene Prozesse, die für die Implementierung von KI in hochkomplexen, regulierten Systemen wie dem Gesundheitswesen entscheidend sind. Insbesondere im Gesundheitswesen, das durch komplexe und knappe Strukturen geprägt ist, bietet dieser Ansatz eine fundierte Basis, um technologische Innovationen wie KI strategisch zu integrieren und die notwendigen organisatorischen Kompetenzen für eine erfolgreiche Implementierung zu identifizieren.

## 15.2 Rahmenbedingungen für KI-gestützte Geschäftsmodelle im Gesundheitswesen

### 15.2.1 Künstliche Intelligenz im Gesundheitswesen

KI bezeichnet die Fähigkeit von Maschinen, komplexe Probleme auf intelligente Weise zu lösen (Abele und D'Onofrio 2020). KI umfasst dabei verschiedene technologische Ansätze und Disziplinen, darunter das Maschinelle Lernen (ML) als datengetriebenen Teilbereich, in dem Algorithmen selbstständig aus Beispielen lernen, ohne explizit programmiert zu sein. Eine weitere spezialisierte Methode innerhalb des ML ist das Deep Learning (DL), das mithilfe mehrschichtiger künstlicher neuronaler Netze unstrukturierte Daten wie Bilder oder Texte analysieren kann (von der Malsburg 2020). Wichtig ist, dass ML und DL nicht synonym mit KI zu setzen sind, sondern jeweils spezifische Teilbereiche innerhalb des umfassenderen Konzepts darstellen (vgl. Abele und D'Onofrio 2020)[2].

KI-Anwendungen im medizinischen Kontext reichen von diagnostischen Systemen, beispielsweise in der Radiologie (Zhang et al. 2020; Huang und Xue 2020; Liu et al. 2022), über klinische Entscheidungsunterstützungssysteme (Decision Support Systeme) zur Therapieempfehlung (Sutton et al. 2020) bis hin zu Prognosemodellen, die z. B. Krankheitsverläufe vorhersagen (Salunkhe et al. 2022; Nazirun et al. 2024). Auch robotische Assistenzsysteme oder KI-basierte Prozessoptimierung in Bereichen wie Ressourcenmanagement (Sanjalawe et al. 2025) kommen zunehmend zum Einsatz. Zudem ermöglicht KI durch genomische Analysen Fortschritte in der personalisierten Medizin (Kewalchand 2024). Zu den wichtigsten Vorteilen zählen Effizienzsteigerung, die Entlastung von Personal sowie eine höhere Präzision in Diagnostik und Therapie. Besonders in unterversorgten Regionen kann KI die Versorgung verbessern. Durch die Analyse großer Datenmengen lassen sich zudem neue Erkenntnisse über Therapieeffekte, Verhalten von Patient:innen und Versorgungsqualität gewinnen (Tufael und Sunnay 2022). Herausforderungen bestehen in unzureichender Infrastruktur, Datenschutzvorgaben, fehlender Interoperabilität und geringer Akzeptanz, was eine breite Implementierung bislang erschwert (Kumar et al. 2022). Zukünftige Entwicklungen betreffen u. a. generative KI (z. B. für Dokumentation, Leitlinienzusammenfassungen), Hybridmodelle mit kombinierter Wissens- und Datenbasis sowie den Einsatz synthetischer Daten, also künstlich generierter Daten, die reale Merkmalsverteilungen nachbilden, ohne auf konkrete Patientendaten zurückzugreifen. Diese können dazu beitragen, Datenschutzanforderungen zu erfüllen oder unterrepräsentierte Gruppen in Datensätzen zum Trainieren von KI-Modellen besser abzubilden. Der Aufbau vertrauenswürdiger KI-Systeme (Trustworthy AI) mit Fokus auf Erklärbarkeit, Fairness und regulatorische Standards wie den EU AI Act gilt als Voraussetzung für den nachhaltigen Einsatz im Gesundheitswesen (Lenat und Marcus 2023).

[2] Eine detaillierte Darstellung der Technologie KI findet sich in Kap. 14 dieser Ausgabe der Edition HMD.

### 15.2.2 Dynamic Capabilities

Der Dynamic-Capabilities-Ansatz basiert auf der Annahme, dass Unternehmen nachhaltige Wettbewerbsvorteile durch die Identifikation und Nutzung von Chancen sowie durch die effiziente Organisation von Ressourcen und Prozessen innerhalb der eigenen Struktur generieren können (Teece et al. 1997). Der Begriff *Dynamic* verweist dabei auf die Fähigkeit von Organisationen, in einem dynamischen Umfeld neue Kompetenzen zu entwickeln und bestehende anzupassen. Diese Anpassungsfähigkeit ist essenziell, um auf technologische, wirtschaftliche und gesellschaftliche Veränderungen zu reagieren. Gleichzeitig beschreibt *Capabilities* die strategische Fähigkeit des Managements, interne und externe Ressourcen gezielt zu adaptieren, zu integrieren und zu rekonfigurieren, um flexibel auf wechselnde Umweltbedingungen reagieren und sich den Erfordernissen eines dynamischen Marktes anpassen zu können (Teece et al. 1997).

Ein Merkmal des Ansatzes ist seine Fokussierung auf die Entwicklung und Anwendung strategischer Fähigkeiten, die es Organisationen ermöglichen, nicht nur auf Veränderungen zu reagieren, sondern diese proaktiv zu gestalten. Zur Operationalisierung unterscheidet Teece (2007) zwischen drei Kernprozessen (s. Abb. 15.1), die als dynamische Fähigkeiten definiert werden: *Sensing* (Erkennen), *Seizing* (Ergreifen) und *Transforming* (Verändern).

*Sensing* beschreibt die Fähigkeit eines Unternehmens, Veränderungen, Chancen und Barrieren in der Umwelt frühzeitig zu erkennen. Dies umfasst nicht nur die Identifikation von Markttrends und technologischen Innovationen, sondern auch die systematische Sammlung und Analyse relevanter Informationen. Der Prozess

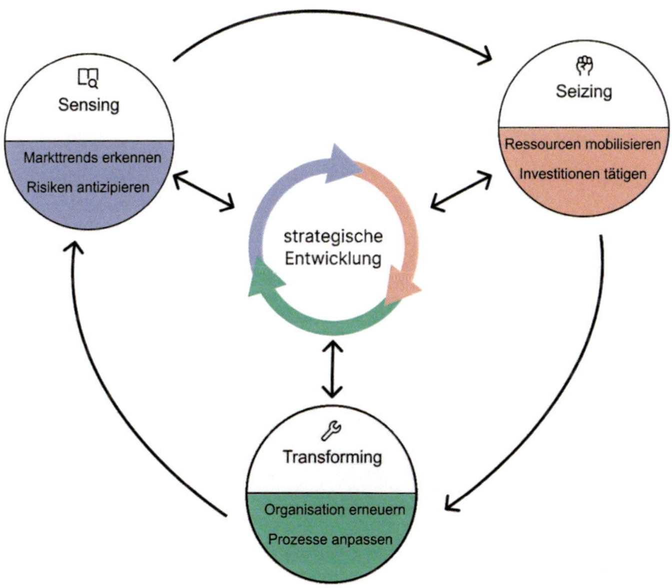


**Abb. 15.1** Dynamic Capabilities (eigene Abbildung, in Anlehnung an Teece (2007))

des Wahrnehmens bildet die Grundlage für die Entwicklung neuer strategischer Ansätze und Innovationspotenziale. Im Kontext des Gesundheitswesens bedeutet dies beispielsweise, Anwendungskontexte für KI frühzeitig zu erkennen und deren Potenzial für diagnostische Zwecke zu evaluieren. Gerade im Gesundheitswesen sind Investitionen in systematisches Markt- und Technologiemonitoring kaum vorhanden, was zur verspäteten Reaktion auf neue Versorgungstrends führen kann (Agwunobi und Osborne 2016).

*Seizing* umfasst die Ergreifung und Nutzung der identifizierten Chancen durch die Entwicklung geeigneter Produkte, Dienstleistungen oder Geschäftsmodelle (Teece 2007). Dieser Prozess erfordert nicht nur die Mobilisierung und Allokation der erforderlichen Ressourcen, sondern auch die Fähigkeit, diese effizient in die bestehende Organisationsstruktur zu integrieren. Im Gesundheitswesen bedeutet dies beispielsweise die Integration von KI-gestützten Diagnosetools, die auf der bestehenden Expertise des medizinischen Personals sowie vorhandenen Ressourcen aufbauen. Starre Strukturen und die starke Regulation innerhalb des Gesundheitswesens können hier ein Hindernis darstellen, um vorhandene Ressourcen effektiv einzusetzen und Innovationen erfolgreich umzusetzen (Agwunobi und Osborne 2016). Eine starke *Seizing-Fähigkeit* von Organisationen zeigt sich darin, technologische Innovationen effektiv in die bestehenden Strukturen einzubetten und deren Potenzial voll auszuschöpfen, anstatt diese Strukturen vollständig zu ersetzen.

*Transforming* bezieht sich auf die Fähigkeit eines Unternehmens, bestehende organisatorische Strukturen, Prozesse und Ressourcen kontinuierlich anzupassen, um langfristig wettbewerbsfähig zu bleiben (Teece 2007). Dies erfordert die Möglichkeit der Ressourcenreallokation sowie die Fähigkeit, auf neue Anforderungen dynamisch zu reagieren. Innerhalb des Gesundheitswesens bedeutet dies die Neuausrichtung von Prozessen innerhalb der Administration oder der Patientenversorgung, sowie die Etablierung interdisziplinärer Teams, die Veränderungen effektiv umsetzen können (Agwunobi und Osborne 2016).

Zugleich zeigen Studien, dass der Dynamic-Capabilities-Ansatz nicht nur als theoretischer Bezugsrahmen dient, sondern auch konkrete Anwendungsmöglichkeiten in der organisationalen Praxis bietet. So verdeutlicht die Untersuchung von Hercheui und Rishikesh (2020), wie KI gezielt zur Stärkung dynamischer Fähigkeiten im Gesundheitswesen genutzt werden kann, etwa durch die Verbesserung datenbasierter Entscheidungskompetenz (Sensing), die Entwicklung neuer Leistungsangebote (Seizing) oder die Umgestaltung bestehender Prozesse durch Automatisierung (Transforming). Auch Davies und Brady (2016) demonstrieren, wie sich der Ansatz einsetzen lässt, indem sie ihn zur Weiterentwicklung projektbezogener Steuerungskompetenzen nutzen. Ihr Fokus auf *Project Capabilities*, in Form von Koordinations- und Integrationsfähigkeiten, unterstreicht, dass Dynamic Capabilities nicht abstrakt bleiben müssen, sondern gezielt zur Gestaltung und erfolgreichen Umsetzung von Innovationen wie KI in komplexen Versorgungsumfeldern beitragen können.

Dieser theoretische Rahmen bietet eine wertvolle Grundlage, um die Anpassungs- und Innovationsfähigkeit von Organisationen in dynamischen Märkten zu analysieren und strategisch zu fördern. Im Kontext der Entwicklung des KI-Health

Canvas lassen sich die drei Dimensionen, Sensing, Seizing und Transforming, als Leitprinzipien nutzen, um die spezifischen Herausforderungen und Chancen der Transformation durch KI strukturiert abzubilden.

### 15.2.3 Vom Business Model zum KI Health Canvas

Der Begriff *Canvas* hat sich in den letzten Jahren zu einer etablierten Methode für die Visualisierung, Strukturierung und Erarbeitung von Fragestellungen komplexer Sachverhalte entwickelt. Im Kontext von Geschäftsmodellen ist das *Business Model Canvas* von Osterwalder und Pigneur (2010) eines der bekanntesten eingesetzten Methoden, um die wesentlichen Bausteine eines Geschäftsmodells strukturiert und übersichtlich darzustellen sowie in übersichtliche und zugängliche Formate zu überführen (Täuscher und Abdelkafi 2017). Das Canvas bietet eine gemeinsame visuelle Sprache, die es erleichtert, Konzepte zwischen verschiedenen Stakeholdern zu kommunizieren, dadurch Missverständnisse zu vermeiden und Diskussionen in eine zielführende Richtung zu leiten. Das Modell von Osterwalder und Pigneur (2010) besteht aus den neun Blöcken *Value Proposition* (Wertangebote), *Customer Relationships* (Kundenbeziehungen), *Customer Segments* (Kundensegmente), *Channels* (Kanäle), *Key Partners* (Schlüsselpartner), *Key Activities* (Schlüsselaktivitäten), *Key Resources* (Schlüsselressourcen), *Cost Structure* (Kostenstruktur) und *Revenue Stream* (Einnahmequellen), wie in Abb. 15.2 dargestellt.

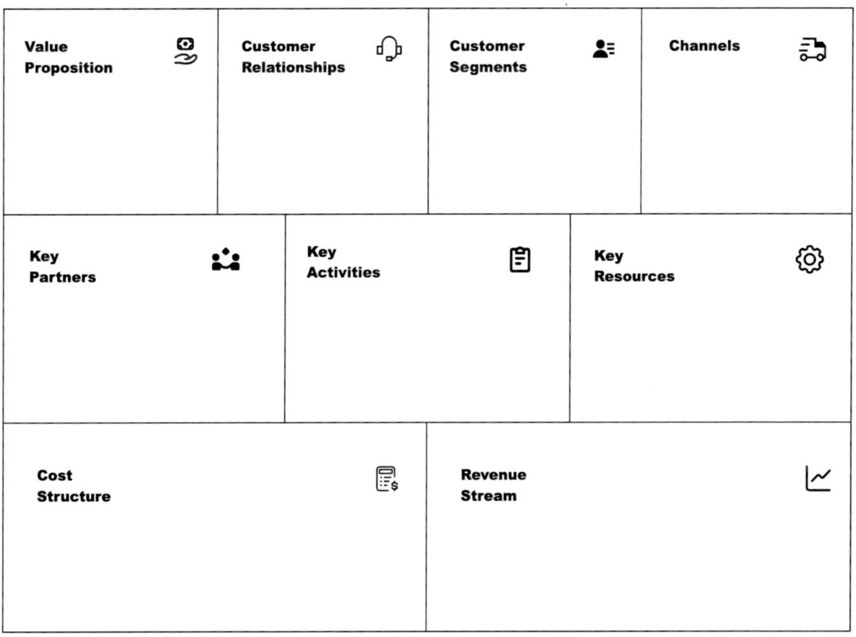


**Abb. 15.2** Business Model Canvas (eigene Abbildung, in Anlehnung an Osterwalder und Pigneur (2010))

Das Business Model Canvas wurde bereits in verschiedenen Organisationen eingesetzt und an unterschiedliche Anforderungen angepasst. So wurde das *Extended-Reality-Canvas* von Pöhler et al. (2023) für die erfolgreiche Implementierung von Extended-Reality-Projekten oder das *Big Data Management Canvas* von Kaufmann (2019) zur Klassifizierung von existierenden Big-Data-Anwendungen und zur Ableitung neuer Strategien zur Wertschöpfung entwickelt. Inzwischen wurden auch Canvas entwickelt, die den Einsatz von KI in Unternehmen unterstützen sollen: So etwa das *Enterprise AI Canvas* von Kerzel (2021), das als gemeinsames Planungs- und Kommunikationswerkzeug für interdisziplinäre Teams dient. Es unterstützt dabei, potenzielle KI-Projekte ganzheitlich zu analysieren und sowohl technische als auch organisatorische Aspekte von Anfang an zu berücksichtigen, um Projektmisserfolge zu vermeiden. Das *Artificial Intelligence Model Canvas* Framework kombiniert hingegen drei spezialisierte Canvas (für KI, ML und DL), um Unternehmen eine strukturierte Hilfestellung bei der Planung und Umsetzung spezifischer KI-Projekte zu geben (Nurcahyo et al. 2022). Es unterscheidet gezielt zwischen verschiedenen KI-Technologien, um jeweils passende Leitfragen zu liefern, z. B. zur Datenlage, zu Entscheidungsschnittstellen zwischen Mensch und System oder zur Erfolgsmessung.

Čirjevskis (2016) kombinierte Erkenntnisse aus dem Dynamic-Capabilities-Ansatz von Teece (2007) mit dem Business Model Canvas von Osterwalder und Pigneur (2010), um das Geschäftsmodell von Samsung zu analysieren. Dabei zeigte er auf, wie Dynamic Capabilities, Geschäftsmodell, Customer Value Proposition und nachhaltiger Wettbewerbsvorteil miteinander interagieren und welchen entscheidenden Einfluss Dynamic Capabilities auf den Unternehmenserfolg haben. Nach Kenntnis der Autoren stellt diese Veröffentlichung jedoch die Erste dar, die sowohl den Dynamic-Capabilities-Ansatz in ein neu entwickeltes Canvas überführt und gleichzeitig den Kontext des Gesundheitswesens und die Implementierung von KI berücksichtigt. Angesichts der branchenspezifischen Herausforderungen, etwa der komplexen regulatorischen Anforderungen, ethischen Fragestellungen, hohen Interdisziplinarität und der Integration in bestehende klinische Abläufe, besteht ein deutlicher Bedarf ein spezialisiertes Canvas für das Gesundheitswesen zu entwickeln. Er kann die Einführung von KI strukturiert unterstützen, indem er Erfolgsfaktoren gezielt adressiert. Darüber hinaus hilft ein auf die Bedürfnisse der Stakeholder zugeschnittenes Modell dabei, strategische und operative Aspekte der KI-Integration systematisch zu planen und im klinischen Alltag wirksam umzusetzen.

## 15.3 Die Entwicklung des KI-Health Canvas

Die Entwicklung des KI-Health Canvas erfolgte in zwei Schritten: (1) Ableitung relevanter Dimensionen und Inhalte auf Basis einer systematischen Literaturrecherche, (2) deren Validierung und Weiterentwicklung im Rahmen eines Expertenworkshops sowie Erfahrungswerten aus drei KI-Projekten aus dem Gesundheitswesen.

Die systematische Literaturrecherche orientierte sich an den Leitlinien von vom Brocke et al. (2015) und wurde in der Datenbank *scopus* durchgeführt

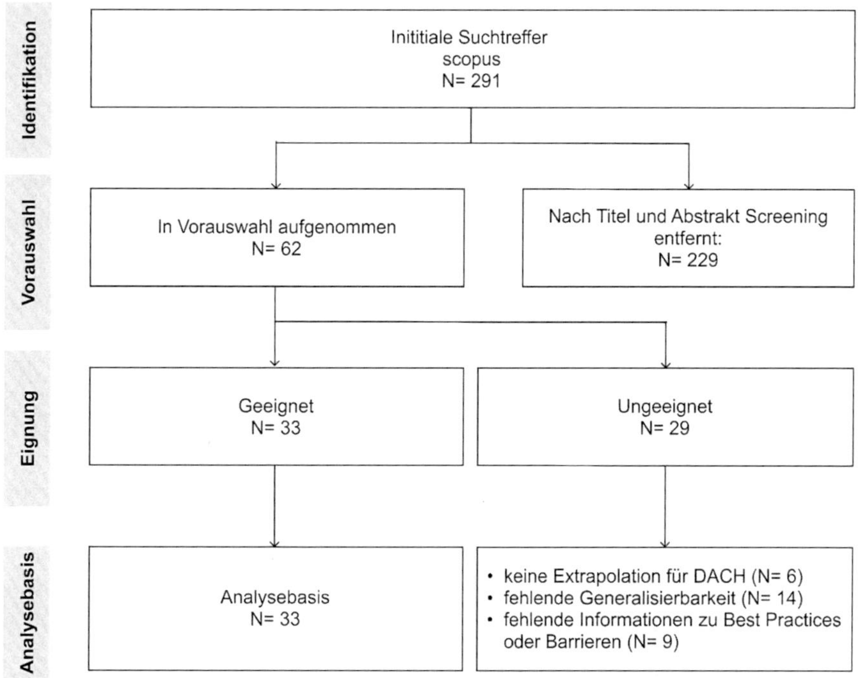


**Abb. 15.3** Literaturrecherche (eigene Abbildung, in Anlehnung an Page et al. (2021))

(s. Abb. 15.3). Der folgende Suchstring kam zur Anwendung: *TITLE-ABS-KEY ("healthcare") AND TITLE-ABS-KEY ("AI" OR "Artificial Intelligence") AND TITLE-ABS-KEY ("implementat*") AND TITLE-ABS-KEY (barrier* OR "best practice*") AND PUBYEAR > 2014.* Ziel der Recherche war es, wissenschaftliche Beiträge zu identifizieren, die sich mit Barrieren und Erfolgsfaktoren bei der Implementierung von KI-Technologien im klinischen Kontext befassen. Inkludiert wurden Beiträge, die Barrieren, Voraussetzungen oder Erfolgsfaktoren von KI-Implementierungen im Gesundheitswesen beschreiben. Exkludiert wurden Publikationen, die keine Extrapolation für den DACH-Raum ermöglichen, beispielsweise weil sie sich ausschließlich mit Regulatorien innerhalb einer Region befassten, eine fehlende Generalisierbarkeit der Empfehlungen auf das Gesundheitswesen aufwiesen oder keine Informationen zu Erfolgsfaktoren, Barrieren oder Voraussetzungen für die Implementierung bereitstellten. Insgesamt wurden 291 Treffer erzielt. Nach der Sichtung von Titel und Abstrakt wurden 62 Beiträge als potenziell relevant eingestuft. In der anschließenden Volltextanalyse wurden 33 Publikationen identifiziert, die als Grundlage für die Ableitung von Einflussfaktoren und Gestaltungsanforderungen dienten. Die Inhalte wurden von den Autoren extrahiert, entlang der Dimensionen des Dynamic-Capabilities-Ansatzes systematisch codiert und thematisch geclustert. Zur Sicherstellung der Objektivität wurden die Codierungen wechselseitig geprüft; bei Unstimmigkeiten erfolgte eine Diskussion bis zum Konsens. Dieses Vorgehen diente der Qualitätssicherung und der Reduktion von Verzerrungen.

Zur praxisorientierten Validierung wurde ein Workshop mit sechs Expert:innen aus drei laufenden, vom Bundesministerium für Forschung, Technologie und Raumfahrt (BMFTR) geförderten Forschungsprojekten[3] im Bereich des Einsatzes von KI im Gesundheitswesen durchgeführt. Die Auswahl dieser Expert:innen erfolgte gezielt, da sie durch ihre unmittelbare Beteiligung an aktuellen KI-Projekten über praktische Erfahrungen sowie Einblick in die technischen, organisatorischen und ethischen Herausforderungen der KI-Implementierung verfügen. Durch ihre Nähe zum Anwendungskontext konnten praxisnahe Perspektiven in die Validierung eingebracht werden. Ziel war es, das vorläufige KI-Health Canvas hinsichtlich *Vollständigkeit*, *Nützlichkeit* und *Funktionalität* zu reflektieren (Pöhler et al. 2023). Im Hinblick auf die Vollständigkeit wurde diskutiert, ob das KI-Health Canvas alle relevanten Dimensionen einer KI-Implementierung im Gesundheitswesen abbildet. Dabei ging es unter anderem um die Frage, ob spezifische Themenbereiche, etwa operative Zuständigkeiten im laufenden KI-Monitoring, Anforderungen an interne Ressourcen oder die Berücksichtigung europäischer regulatorischer Entwicklungen wie dem EU AI Act oder der Medical Device Regulation (MDR), ausreichend differenziert dargestellt sind. Zudem wurde geprüft, ob einzelne Felder zu allgemein gefasst oder inhaltlich überlappend sind und ob zusätzliche Dimensionen aufgenommen werden sollten. Bezüglich der Nützlichkeit stand im Vordergrund, inwiefern der KI-Health Canvas die Komplexität von KI-Implementierungsvorhaben erfassbar macht und ob er die Identifikation von Chancen, Barrieren und Handlungsfeldern unterstützt. Die Expert:innen bewerteten auch, ob das Instrument den Austausch zwischen unterschiedlichen Stakeholdergruppen erleichtert und ob sie den KI-Health Canvas in realen Projekten einsetzen würden. Die Dimension der Funktionalität bezog sich auf die Frage, wie intuitiv und praktikabel das KI-Health Canvas in der Anwendung ist. Diskutiert wurde, ob die Struktur als logisch, übersichtlich und leicht verständlich wahrgenommen wird, wie hoch die Anwendbarkeit in der Praxis einzuschätzen ist und ob dieser durch den erwarteten Erkenntnisgewinn gerechtfertigt erscheint.

Die Teilnehmenden erhielten im Vorfeld das KI-Health Canvas sowie erläuternde Informationen zu den einzelnen Dimensionen. Im Rahmen des Workshops wurde ein mehrstufiges Vorgehen gewählt, um sowohl individuelle Einschätzungen als auch kollektive Bewertungen der Teilnehmenden systematisch zu erfassen. Zunächst erhielten die Expert:innen die Gelegenheit, die Fragestellungen entlang der Bewertungsdimensionen Vollständigkeit, Nützlichkeit und Funktionalität einzeln zu bearbeiten. Diese individuelle Bearbeitungsphase diente dazu, unabhängige Perspektiven und ggf. dissonante Einschätzungen sichtbar zu machen, bevor die Diskussion im Plenum erfolgte. Alle im Workshop geäußerten Einschätzungen, Anmerkungen und Vorschläge wurden vollständig dokumentiert, transkribiert und im

[3] Die Projekte befassen sich mit KI-gestütztem Monitoring von Epilepsiepatient:innen (EPIMON) und Patient:innen mit Herzinsuffizienz (KardioInterakt), sowie mit der Unterstützung des strategischen Einkaufs von Endoprothesen durch KI (AIPOQUE).

Anschluss einer qualitativen Inhaltsanalyse unterzogen. Dabei wurden wiederkehrende Muster, Kritikpunkte und Optimierungspotenziale identifiziert, systematisiert und in einem Kategoriensystem zusammengefasst. Auf Basis dieser Auswertung wurde das KI-Health Canvas gezielt überarbeitet, inhaltlich ergänzt und visuell optimiert.

## 15.4 Einflussfaktoren und Gestaltungsanforderungen für KI-Implementierung

Auf Basis der systematisch identifizierten Beiträge wurden Einflussfaktoren und Gestaltungsanforderungen für die Implementierung von KI im Gesundheitswesen herausgearbeitet, entlang der Dimensionen des Dynamic-Capabilities-Ansatzes codiert und in einem Kategoriensystem zusammengeführt. Abb. 15.4 visualisiert das Ergebnis dieser Clusterung und stellt die identifizierten Faktoren den drei Phasen Sensing, Seizing und Transforming zugeordnet dar. Dabei wurden die Kategorien jeweils derjenigen Dimension zugeordnet, in der sie im Rahmen von KI-Imple-

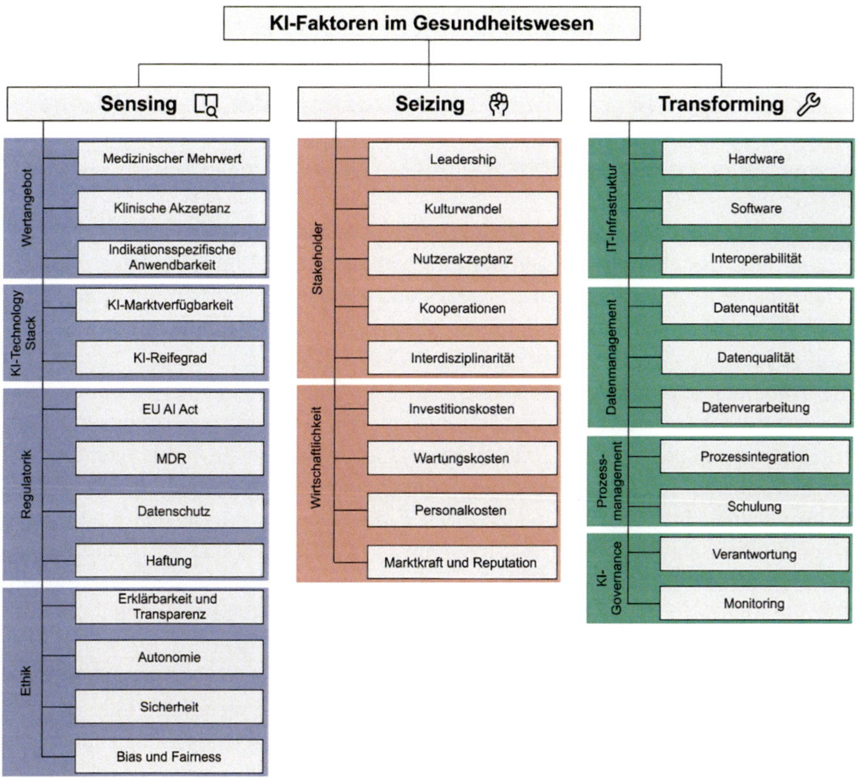


**Abb. 15.4** Einflussfaktoren und Gestaltungsanforderungen von KI im Gesundheitswesen (eigene Abbildung)

mentierungsvorhaben den größten Beitrag leisten bzw. konzeptionell am stärksten verankert sind. Es ist jedoch zu beachten, dass einzelne Kategorien auch Bezüge zu anderen Phasen aufweisen können, da viele Gestaltungsanforderungen in der Praxis nicht eindeutig trennbar sind, sondern phasenübergreifend wirken können. Dies wird durch die Prinzipien der unscharfen Logik bestätigt (Zadeh 1965).

Im Folgenden werden die verschiedenen Kategorien und ihre Einflussfaktoren entlang der Dimensionen der Dynamic Capabilities erläutert.

### 15.4.1 Sensing

In der Sensing-Phase stehen das Ergreifen und Gestalten identifizierter Chancen im Vordergrund. Im Kontext von KI-Initiativen im Gesundheitswesen bedeutet dies, tragfähige Wertangebote zu entwickeln, regulatorische Rahmenbedingungen zu berücksichtigen, ethische Fragestellungen frühzeitig einzubinden und eine passende technologische Umsetzung sicherzustellen. Das entwickelte Canvas strukturiert diese Phase entlang der vier Handlungsfelder *Wertangebot, KI-Technologie-Stack, Regulatorik* und *Ethik*, um die strategische Konkretisierung und Umsetzung von KI-Vorhaben zu unterstützen.

#### 15.4.1.1 Wertangebot

Unter dem Begriff *Wertangebot* wird der Nutzen verstanden, den eine KI-Anwendung für Patient:innen, medizinisches Personal oder das Gesundheitssystem insgesamt stiftet, etwa durch Effizienzgewinne, Qualitätsverbesserungen oder neue Versorgungsansätze.

KI-Systeme bieten eine Vielzahl an Anwendungsmöglichkeiten im Gesundheitswesen. Grundsätzlich lassen sich diese in administrative, klinisch-prozessoptimierende und behandlungsorientierte Zwecke unterteilen (Arora 2020). Im *administrativen Bereich* können KI-Technologien beispielsweise zur Unterstützung von Einkaufs-, Personal- oder Dokumentationsprozessen eingesetzt werden. Dazu zählen die Automatisierung von Bewerbungsprozessen durch Screening-Verfahren oder die Nutzung KI-gestützter Frontdesk-Systeme zur Terminvereinbarung und Patientenkommunikation (Arora 2020; Hart et al. 2023). Diese Anwendungen steigern die Effizienz administrativer Abläufe und reduzieren den Aufwand für das Verwaltungspersonal. Im Bereich der *klinischen Prozessoptimierung* leisten KI-Systeme einen Beitrag zur Entlastung des medizinischen Personals und zur Qualitätssteigerung der Versorgung. Durch automatische Aufbereitung und Transkription von Behandlungsgesprächen sowie die strukturierte Zusammenfassung medizinischer Akten kann die Dokumentationslast reduziert werden (Arora 2020). Besonders vielfältig sind die *behandlungsorientierten Anwendungen*, die sowohl die Qualität der Diagnostik als auch die Individualisierung der Behandlung verbessern können (Kelly et al. 2019; Devi und Bansal 2024). In der medizinischen Bildgebung analysieren KI-Systeme radiologische Aufnahmen mit hoher Präzision, wodurch Auffälligkeiten wie Tumore schneller und sicherer erkannt werden können (Kelly et al. 2019). In der personalisierten Medizin unterstützen KI-Algorithmen die Auswahl individueller Therapieoptionen, basierend auf genetischen, klinischen und verhaltensbezogenen Daten, was die Wirksamkeit der Behandlung steigern und Nebenwirkungen reduzieren kann (Devi und Bansal 2024; Wen et al. 2024). Auch im Bereich der Prävention und der kontinuierlichen Überwachung von Patient:innen eröffnen KI-Anwendungen neue Möglichkeiten: Wearables und mobile Gesundheitsanwendungen ermöglichen Fernüberwachung, sodass gesundheitliche Veränderungen frühzeitig erkannt und präventive Maßnahmen eingeleitet werden können (Arora 2020; Mbunge et al. 2021).

Im KI-Health Canvas bildet das Wertangebot daher eine zentrale Dimension. Es dient häufig als Ausgangspunkt, um den angestrebten Nutzen einer KI-Anwendung klar zu definieren und strategisch einzuordnen. Die zugehörigen Leitfragen sollen helfen, Zielsetzungen explizit zu benennen und dadurch eine kohärente Ausrichtung nachfolgender Entscheidungen zu ermöglichen.

#### 15.4.1.2 KI-Technologie-Stack

Der KI-Technologie-Stack umfasst die technischen Komponenten, die für die Entwicklung und den Betrieb von KI-Anwendungen erforderlich sind. Dazu zählen Frameworks, vortrainierte Modelle, Programmierschnittstellen (Application Programming Interfaces, APIs) sowie Tools zur Datenverarbeitung, Modellentwicklung und -überwachung.

Die Auswahl und Entwicklung geeigneter KI-Anwendungen stellen eine Voraussetzung für eine erfolgreiche Implementierung im Gesundheitswesen dar. In diesem Zusammenhang rückt die strategische *Make-or-Buy-Entscheidung* in den Vordergrund. Dabei kann auf marktverfügbare KI-Lösungen zurückgegriffen oder auf eine Eigenentwicklung gesetzt werden. In der Perspektive *Buy* gewinnt die Marktverfügbarkeit als auch der Reifegrad bestehender KI-Anwendungen an Bedeutung. Bereits verfügbare KI-Systeme können eine wertvolle Ressource für Einrichtungen darstellen, um Innovationszyklen zu verkürzen und etablierte Lösungen zu nutzen (Mbunge et al. 2021; Devi und Bansal 2024; Boaro et al. 2025). Eine Voraussetzung ist die fundierte Evaluation bestehender Lösungen, etwa im Hinblick auf Zulassungsstatus, klinische Wirksamkeit oder Anwendungsbreite (Zsidai et al. 2023). Jedoch bedeutet die Verfügbarkeit einer Lösung nicht die sofortige Einsetzbarkeit. Vielmehr bedarf es einer Bewertung des technologischen Reifegrads, hinsichtlich der regulatorischen Konformität, Datengrundlage, Modelltransparenz sowie der tatsächlichen Validierung im klinischen Alltag (Wolff et al. 2021; Zemplényi et al. 2023). Viele KI-Systeme sind zwar technisch vielversprechend, jedoch noch nicht ausreichend durch klinische Evidenz gestützt (Wang et al. 2023; Reddy 2024). Dies betrifft sowohl die externe Validierung in unterschiedlichen Versorgungssettings als auch die Fähigkeit zur Integration in bestehende Prozesse und IT-Systeme (Lanotte et al. 2023; Golden et al. 2024).

Während der Erwerb bestehender Lösungen erheblich Zeit und Ressourcen einsparen kann, vorausgesetzt sie erfüllen die erforderlichen Anforderungen an Interoperabilität, Datenschutz und klinische Wirksamkeit, ermöglichen individuell entwickelte Systeme potenziell eine bessere Anpassung an den lokalen Bedarf (Hart et al. 2023; Reddy 2024). Aus der Perspektive *Make* rücken Eigenentwicklungen in den Fokus, bei denen auf interne Kompetenzen, bestehende Datenbestände und lokal verfügbare Ressourcen zurückgegriffen wird (Hart et al. 2023; Reddy und Shaikh 2025). Entscheidend ist daher eine systematische Bewertung bestehender KI-Ressourcen (Frameworks wie TensorFlow, PyTorch, Scikit-Learn, vortrainierte KI-Modelle, APIs, etc.) im Hinblick auf ihre Funktionalität, regulatorische Zulassung, Kompatibilität mit bestehenden IT-Infrastrukturen und klinischer Evidenzbasis (Schouten et al. 2022).

Im KI-Health Canvas dient der Bereich KI-Technologie-Stack der gezielten Reflexion technologischer Voraussetzungen und strategischer Handlungsoptionen. Die Bearbeitung kann Entscheidungsträger:innen dabei unterstützen, den technischen Status quo zu erfassen, geeignete Optionen zu identifizieren und notwendige Entwicklungs- oder Beschaffungsmaßnahmen zu priorisieren.

#### 15.4.1.3 Regulatorik

In Europa stehen Gesundheitsinstitutionen bei der Implementierung von KI-Systemen vor komplexen regulatorischen Anforderungen. Regulatorik bezeichnet die Gesamtheit rechtlicher Vorgaben, die bei der Entwicklung, Einführung und Nutzung von KI-Systemen im Gesundheitswesen zu beachten sind.

Rechtsgrundlagen bilden die Datenschutz-Grundverordnung (DSGVO), der Data Governance Act (DGA), der Data Act sowie der EU AI Act, der ein risikobasiertes Regulierungsmodell vorsieht (Li et al. 2023; Zsidai et al. 2023). KI-Systeme im Gesundheitswesen, insbesondere solche mit direktem Einfluss auf Diagnose- oder Therapieentscheidungen, gelten dabei in der Regel als Hochrisikosysteme und unterliegen strengen Anforderungen hinsichtlich Transparenz, Sicherheit und Nachvollziehbarkeit. Laut EU AI Act gelten KI-Systeme als Hochrisikosysteme, wenn sie in sicherheits- oder gesundheitsrelevanten Bereichen eingesetzt werden, bei denen ein Fehlverhalten schwerwiegende Auswirkungen auf Einzelpersonen haben kann. Der EU AI Act unterscheidet vier Risikoklassen[4]: verbotene KI-Anwendungen (z. B. für manipulative Verhaltenssteuerung), Hochrisikosysteme (z. B. medizinische Diagnosesysteme), KI mit begrenztem Risiko (z. B. Chatbots) sowie minimale oder keine Risikoanwendungen (z. B. KI-gestützte Spamfilter).

Die Einhaltung von Datenschutzprinzipien, wie informierte Einwilligung, Re-Einwilligung, Anonymisierung, Pseudonymisierung und Verschlüsselung ist essenziell, um Patientendaten zu schützen (Panesar 2019; Wen et al. 2024). Gleichzeitig wird ein Daten-Governance-Framework gefordert, das klare Verantwortlichkeiten, sichere Datenverarbeitung und nachvollziehbare Entscheidungsprozesse sicherstellt (Reddy und Shaikh 2025). Für KI-basierte Medizinprodukte gelten darüber hinaus das MDR (MDR 2017/745) und die In-vitro-Diagnostika-Verordnung (IVDR 2017/746). Diese schreiben vor, dass KI-Systeme denselben Anforderungen an Qualität, Sicherheit und klinische Evidenz genügen müssen wie herkömmliche Medizinprodukte.

[4] Kap. 27 dieser Ausgabe der Edition HMD beschreibt ebenfalls die vier Risikoklassen des EU AI Act und veranschaulicht sie anhand von medizinischen Praxisbeispielen.

Ein Defizit stellt derzeit das Fehlen einheitlicher technischer und ethischer Standards für KI im Gesundheitswesen dar. Institutionen wie die ISO oder IEEE arbeiten an der Entwicklung entsprechender Normen (z. B. IEEE P2801), um die Qualität und Sicherheit von medizinischer KI europaweit zu gewährleisten (Rathinam et al. 2021). Der Aufbau klarer Haftungsregelungen, etwa zwischen Kliniken, Entwickler:innen und Anwender:innen, bleibt eine offene Herausforderung. Erfolgsfaktoren umfassen die Etablierung transparenter Beschaffungs- und Zertifizierungsprozesse, interdisziplinäre Kooperationen sowie die Förderung politischer Sensibilisierung für ethische und rechtliche Fragen (Zemplényi et al. 2023; Hart et al. 2023; Reddy und Shaikh 2025). Ein stärkerer politischer Wille auf nationaler und EU-Ebene gilt als Voraussetzung, um regulatorische Barrieren zu überwinden und den sicheren, fairen und effektiven Einsatz von KI im europäischen Gesundheitswesen zu ermöglichen.

Im KI-Health Canvas soll die Dimension Regulatorik Institutionen unterstützen, regulatorische Anforderungen frühzeitig zu identifizieren, Verantwortlichkeiten zu klären und geeignete Maßnahmen zur Absicherung der Konformität zu ergreifen.

#### 15.4.1.4 Ethik

Ethische, rechtliche und soziale Implikationen (Ethical, Legal, and Social Implications, ELSI) sind ein zentraler Faktor bei der Entwicklung und Implementierung von KI-Systemen im Gesundheitswesen. Rebstadt et al. (2022) betonen in ihren Handlungsempfehlungen zur Entwicklung vertrauenswürdiger KI-Systeme, dass ethische Anforderungen von Beginn an berücksichtigt und in technische, organisatorische sowie soziale Maßnahmen übersetzt werden müssen. Während administrative Systeme primär organisatorische Abläufe unterstützen, greifen klinische Anwendungen in die Versorgung von Patient:innen ein, sodass ethische Überlegungen stets anwendungsspezifisch erfolgen müssen (Chomutare et al. 2022). Dennoch gibt es Prinzipien, die in jedem KI-System berücksichtigt werden sollten.

Ein wichtiges Thema ist die Erklärbarkeit von KI-Ergebnissen. Viele KI-Systeme leiden unter der *Blackbox-Problematik*, bei der die Entscheidungsfindung für Anwender:innen nicht nachvollziehbar ist (Kelly et al. 2019; Liu et al. 2022; Reddy und Shaikh 2025). Besonders bei diagnostischen und therapeutischen Anwendungen ist es essenziell, die Autonomie des medizinischen Personals zu wahren (Schouten et al. 2022; Golden et al. 2024). Dabei entsteht ein Zielkonflikt: Einfachere, besser nachvollziehbare Modelle liefern oft schlechtere Ergebnisse als komplexere Ansätze (Li et al. 2023). Entscheidungsträger:innen müssen also zwischen Erklärbarkeit und Leistungsfähigkeit abwägen.

Gesundheitsdaten müssen vor unautorisiertem Zugriff geschützt werden, sowohl aus rechtlicher (z. B. DSGVO) als auch aus ethischer Perspektive. Dazu gehören die transparente Aufklärung der Patient:innen (Ueda et al. 2024) und technische Maßnahmen wie Datenverschlüsselung und Zugriffsregulierung (Devi und Bansal 2024). Darüber hinaus sind auch organisatorische Maßnahmen erforderlich, etwa regelmäßige Schulungen zum Datenschutz für Mitarbeitende (Ramadan et al. 2024), klar geregelte Zugriffsrechte und Meldewege bei Datenschutzverstößen (Devi und Bansal 2024). Nur wenn Mitarbeitende ein Verständnis für die Sensibilität von Gesundheitsdaten entwickeln und wissen, wie diese im Alltag zu schützen sind, können Sicherheits- und Ethikanforderungen erfüllt werden.

Ein weiteres ethisches Risiko ist Bias: KI-Modelle, die auf unausgewogenen Datensätzen trainiert werden, können bestehende Ungleichheiten verstärken (Polevikov 2023; Li et al. 2023). Um dem entgegenzuwirken, sollten Datensätze frühzeitig auf Repräsentativität geprüft und Modelle hinsichtlich ihrer Fairness gegenüber unterschiedlichen Subgruppen getestet werden (Kelly et al. 2019). Die Einrichtung eines unabhängigen Ethikrats, bestehend aus KI-Expert:innen, medizinischem Personal, Jurist:innen und Patientenvertretungen, kann helfen, Barrieren und ethische Problemstellungen frühzeitig zu identifizieren und geeignete Maßnahmen zu erarbeiten (Reddy 2024). Entscheidungen über Aspekte wie den Umgang mit Bias, Datenschutz und Erklärbarkeit sollten nicht allein von technischen oder wirtschaftlichen Interessen geleitet werden, sondern in einem interdisziplinären Dialog mit allen beteiligten Stakeholdern erfolgen.

Im KI-Health Canvas bildet die Dimension Ethik ein Element zur Bewertung von Verantwortungsfragen, Barrieren und sozialen Auswirkungen. Die Leitfragen regen eine Reflexion über erklärbare Entscheidungsprozesse, Datenschutz, Bias und gerechte Teilhabe an und unterstützen Institutionen, ethische Standards zu operationalisieren.

### 15.4.2 Seizing

Die Seizing-Phase zielt darauf ab, identifizierte Chancen in konkrete Gestaltungsoptionen zu überführen, strategisch weiterzuentwickeln und vorhandene Ressourcen zu mobilisieren. Im Kontext von KI im Gesundheitswesen bedeutet dies, bestehendes Wissen, sowie organisationale und personelle Ressourcen sinnvoll zu nutzen, um vielversprechende Anwendungsfälle realisierbar zu machen. In diesem Canvas-Abschnitt stehen die Perspektiven der *Stakeholder* sowie Überlegungen zur *Wirtschaftlichkeit* im Fokus. Beide Aspekte sind entscheidend, um die Machbarkeit, Akzeptanz und den nachhaltigen Nutzen von KI-Anwendungen sicherzustellen.

#### 15.4.2.1 Stakeholder

Stakeholder im Kontext von KI-Systemen im Gesundheitswesen sind alle Personen oder Gruppen, die direkt oder indirekt an der Entwicklung, Einführung oder Nutzung dieser Systeme beteiligt sind oder von deren Einsatz betroffen sein können.

Die Zusammensetzung und Interessen dieser Akteursgruppen variieren je nach Art des KI-Systems und dem Anwendungsfall, weshalb die Auswahl der involvierten Parteien an den jeweiligen Fall angepasst werden sollte. Dennoch zählen medizinisches Fachpersonal sowie administrative Einheiten, wie die IT-Abteilung und die Krankenhausleitung, in nahezu allen Fällen zu den Stakeholdern (Li et al. 2023).[5]

[5] Eine Übersicht der Akteur:innen im Gesundheitswesen findet sich in Kap. 8 dieser Ausgabe der Edition HMD.

Ein Erfolgsfaktor bei der Entwicklung und Implementierung von KI ist die frühzeitige Identifizierung und Einbindung relevanter Stakeholder. Dabei müssen die Verantwortlichkeiten und Aufgaben der involvierten Stakeholder in der frühen Entwicklungsphase klar definiert und dokumentiert werden (Wolff et al. 2021). Eine Zuordnung von Verantwortlichkeiten fördert nicht nur eine effizientere Zusammenarbeit, sondern minimiert auch Missverständnisse und potenzielle Widerstände gegenüber der Einführung neuer Technologien. Darüber hinaus kann ein interdisziplinäres Arbeitsumfeld den Entwicklungsprozess optimieren (Mbunge et al. 2021; Liao et al. 2024), sodass das System nicht nur technisch leistungsfähig, sondern auch praxisnah entwickelt und implementiert wird. Dadurch lässt sich der maximale Nutzen für den klinischen und administrativen Alltag realisieren.

Die Unterstützung durch die Führungsebene und die institutionelle Organisation ist von Bedeutung, da sie die notwendigen strukturellen und finanziellen Rahmenbedingungen für eine erfolgreiche Implementierung schafft und ein organisatorisches Change-Management ermöglicht (Chomutare et al. 2022). Ergänzend können klinische Befürworter:innen (Clinical Champions) eine wichtige Rolle spielen, indem sie den Mehrwert des KI-Systems innerhalb der Arbeitsumgebung vermitteln und so die Akzeptanz innerhalb der Belegschaft fördern (Alami et al. 2024).

Ein wichtiger Aspekt in diesem Prozess ist die Schulung der Nutzer:innen. Maßnahmen zur Förderung der digitalen Kompetenz sowie spezifische Trainings für das KI-System, beispielsweise durch Demonstrationen, Hands-on-Sessions oder Feedbackrunden, tragen zur Akzeptanz und optimalen Nutzung der Technologie bei (Ramadan et al. 2024).

Der KI-Health Canvas greift diese Aspekte auf, indem er mit spezifischen Leitfragen zur Klärung von Rollen, Verantwortlichkeiten, Schulungsbedarfen und Change-Management beiträgt. So wird die Auseinandersetzung mit relevanten Stakeholdern bereits in einer frühen Projektphase angeregt und deren Einbindung vorbereitet.

#### 15.4.2.2 Wirtschaftlichkeit

Wirtschaftlichkeit bezeichnet im Kontext von KI-Projekten im Gesundheitswesen die finanziellen Rahmenbedingungen, Kostenfaktoren sowie Nutzenaspekte, die mit der Planung, Einführung und dem Betrieb entsprechender Systeme verbunden sind.

Die Implementierung von KI im Gesundheitswesen ist mit erheblichen finanziellen Herausforderungen verbunden und gilt als zentrale Barriere für eine breite Einführung (Tricco et al. 2023; Sonawane et al. 2023; Liao et al. 2024; Boaro et al. 2025). Besonders die Bereitstellung der IT-Infrastruktur, etwa Hochleistungsrechner, Server und Netzwerke, erfordert hohe Anfangsinvestitionen (Mbunge et al. 2021). Hinzu kommen Kosten für Installation, Integration und Anpassung an bestehende Systeme (Alami et al. 2024; Ramadan et al. 2024). Auch die laufenden Betriebskosten sind relevant, etwa für Wartung, Updates und Monitoring, um Leistungseinbußen durch Phänomene wie Data Shift, also Veränderungen in der Verteilung der Eingabedaten zwischen Trainings- und Anwendungskontext, oder Modelldegradation, den Rückgang der Modellleistung im praktischen Einsatz, frühzeitig zu erkennen (Lanotte et al. 2023). Neben Infrastruktur- und Betriebskosten fallen auch Personalkosten an, sei es für neue Fachkräfte oder für die Weiterbildung des bestehenden Personals (Mbunge et al. 2021; Alami et al. 2024). Diese Ausgaben konkurrieren mit anderen Budgetbedarfen wie medizinischer Ausstattung (Arora 2020). Ein weiterer Kostenfaktor ist die regulatorische Zulassung. Je nach Einsatzbereich sind rechtliche Vorgaben wie der EU AI Act zu beachten, deren Umsetzung zeit- und ressourcenintensiv ist (Nair et al. 2024). Um die Kosten zu reduzieren, empfiehlt es sich, anstatt isolierter Projekte initiale Investitionen auf mehrere Anwendungsfälle auszuweiten, um Skaleneffekte zu nutzen (Zemplényi et al. 2023). Kooperationen mit externen Partnern, etwa mit Behörden, Universitäten oder Unternehmen, bieten zusätzliches Einsparpotenzial (Alami et al. 2024; Singh et al. 2024).

Um Marktkraft und Reputation bei der Nutzung von KI im Gesundheitswesen zu sichern, sind vier strategische Maßnahmen erforderlich: Erstens muss durch Transparenz, Validierung und die Einbindung klinischer Akteur:innen das Vertrauen in KI-Systeme aufgebaut werden (Schouten et al. 2022; Reddy 2024). Zweitens sind ethische Leitlinien, Datenschutzstandards und eine klare Compliance-Strategie Bausteine zur Stärkung der Glaubwürdigkeit (Zsidai et al. 2023; Wen et al. 2024). Drittens sollte durch aktive Leitung, interdisziplinäre Kooperation und gezielte Kommunikation eine Positionierung als verantwortungsvoller Innovationstreiber angestrebt werden (Alami et al. 2021; Reddy 2024). Schließlich hilft die Evaluation und Nutzenkommunikation, den Mehrwert der KI-Anwendung sichtbar zu machen und strategisch für den Reputationsaufbau zu nutzen (Wolff et al. 2021).

Der wirtschaftliche Nutzen von KI-Anwendungen im Gesundheitswesen lässt sich entlang der Dimensionen Effizienz, Qualität und Kosten quantifizieren. Effizienzgewinne entstehen etwa durch die Automatisierung administrativer Prozesse, die Entlastung medizinischen Personals oder die optimierte Nutzung vorhandener Ressourcen (Kelly et al. 2019; Wang et al. 2023; Reddy 2024). Gleichzeitig kann KI zur Qualitätsverbesserung beitragen, indem sie klinische Entscheidungen unterstützt, Fehler reduziert und Unsicherheiten in der Diagnostik mindert (Lanotte et al. 2023; Zsidai et al. 2023; Golden et al. 2024). Auch Kosteneinsparungen sind möglich, etwa durch geringere Fehlbehandlungsraten, gezieltere Ressourcennutzung oder Skaleneffekte bei der Infrastruktur (Wolff et al. 2021; Hart et al. 2023; Zemplényi et al. 2023).

Im KI-Health Canvas bildet die Dimension Wirtschaftlichkeit die Grundlage zur Bewertung finanzieller Rahmenbedingungen, von Nutzenpotenzialen und strategischer Positionierung von KI-Anwendungen. Die dort verorteten Leitfragen unterstützen, kurz- und langfristige Kosten realistisch einzuschätzen, Finanzierungsoptionen zu prüfen und wirtschaftliche Mehrwerte zu erfassen. Dadurch können Ressourcen für KI-Projekte im Gesundheitswesen gezielt geplant werden.

### 15.4.3 Transforming

Die Transforming-Phase beschreibt die organisatorischen und technischen Anpassungen, die notwendig sind, um neue Fähigkeiten nachhaltig zu verankern. Im Gesundheitswesen umfasst dies die Schaffung geeigneter infrastruktureller und prozessualer Rahmenbedingungen für den KI-Einsatz. Dieser Canvas-Abschnitt umfasst vier Handlungsfelder: *IT-Infrastruktur, Datenmanagement, Prozessmanagement* und *KI-Governance*. Sie adressieren die Voraussetzungen für eine erfolgreiche Integration von KI in bestehende Strukturen sowie Fragen der Verantwortung, Transparenz und Skalierbarkeit.

#### 15.4.3.1 IT-Infrastruktur

IT-Infrastruktur im Kontext von KI-Anwendungen im Gesundheitswesen bezeichnet die Gesamtheit der technischen Grundlagen, die für die Erfassung, Verarbeitung, Speicherung und Bereitstellung medizinischer Daten notwendig sind. Dazu gehören sowohl physische Komponenten (Hardware) wie Server oder Netzwerke, als auch Softwarelösungen und Schnittstellen.

Die Schaffung einer funktionalen digitalen Infrastruktur stellt eine Voraussetzung für KI-Anwendungen dar, um medizinische Daten strukturiert zu erfassen und sie für KI-Algorithmen nutzbar zu machen (Ramadan et al. 2024). Ein Hindernis für den erfolgreichen Einsatz von KI-Technologien ist häufig der Mangel an moderner Hardware (Nair et al. 2024). KI-gestützte Systeme erfordern leistungsstarke Rechenkapazitäten, wie sie beispielsweise durch Multicore-High-Performance-Grafikprozessoren oder cloudbasierte Dienste bereitgestellt werden (Li et al. 2023). Neben der Prozessorleistung sind auch Datenserver mit ausreichender Speicherkapazität eine Voraussetzung für die effiziente Verarbeitung und Verwaltung großer medizinischer Datensätze (Lanotte et al. 2023).

Neben der Hardware ist auch eine Überarbeitung der Softwareinfrastruktur erforderlich. Veraltete Technologien müssen modernisiert werden, um aktuelle Sicherheitsstandards zu erfüllen und eine nahtlose Interoperabilität mit aktuellen Systemen und KI-Anwendungen zu gewährleisten (Li et al. 2023; Devi und Bansal 2024). Interoperabilität beschreibt die Fähigkeit unterschiedlicher Systeme, Daten strukturiert und verlustfrei auszutauschen, um Informationsbrüche, Dateninkonsistenzen und operativen Mehraufwand durch manuelle Datenaufbereitungsprozesse zu vermeiden (Arora 2020; Liao et al. 2024; Siira et al. 2024). Eine fehlende Interoperabilität mit bestehenden IT-Systemen kann den Nutzen von KI einschränken und zu operativen Herausforderungen führen (Arora 2020). Falls bereits funktionierende Systeme zur Digitalisierung medizinischer Daten existieren, sollte bei der Entwicklung und Implementierung von KI Systemen sichergestellt werden, dass eine durchgängige Kompatibilität gewährleistet ist. Eine gut abgestimmte Integration ermöglicht einen reibungslosen Zugriff auf relevante Daten und eine effiziente Nutzung der KI-Modelle, wodurch eine zielgerichtete Optimierung klinischer und administrativer Prozesse erzielt werden kann.

Ein weiterer Faktor ist die IT-Sicherheit. Je mehr Datenpunkte ein KI-System verknüpft, desto größer wird die Angriffsfläche für Cyberattacken (Reddy 2024). Eine moderne IT-Infrastruktur muss daher auch Schutzmechanismen wie Firewalls, rollenbasierte Zugriffssysteme, Notfallwiederherstellungspläne und kontinuierliches Monitoring umfassen, um sensible Gesundheitsdaten wirksam zu schützen (Devi und Bansal 2024). Neben technischen Maßnahmen ist eine mehrschichtige Sicherheitsarchitektur (z. B. mit Netzwerksegmentierung und Authentifizierungsebenen) essenziell, um auch bei Systemausfällen oder Angriffen handlungsfähig zu bleiben (Devi und Bansal 2024; Wen et al. 2024). Denn Cybersecurity-Vorfälle gefährden nicht nur Gesundheitsdaten, sondern auch das Vertrauen in die gesamte KI-Anwendung (Reddy 2024).

Organisationen stehen vor der strategischen Entscheidung, ob sie eine eigene IT-Infrastruktur aufbauen oder auf externe Cloud- und Dienstleisterlösungen zurückgreifen (Hart et al. 2023). Während eine interne Infrastruktur mehr Kontrolle über die Datenverarbeitung und den Datenschutz bietet, ermöglichen cloudbasierte Lösungen eine höhere Skalierbarkeit und geringere Initialinvestitionen.

Im KI-Health Canvas bildet die Dimension IT-Infrastruktur die technische Grundlage für eine realisierbare Implementierung. Die formulierten Fragen, etwa zur Systemkompatibilität, Skalierbarkeit, Interoperabilität und IT-Sicherheit, helfen Einrichtungen dabei, den Status quo kritisch zu analysieren,technische Voraussetzungen zu definieren und nötige Veränderungen der IT-Infrastruktur frühzeitig zu planen.

#### 15.4.3.2 Datenmanagement

Datenmanagement im Kontext von KI-Anwendungen im Gesundheitswesen umfasst sämtliche Prozesse zur Erhebung, Aufbereitung, Speicherung, Pflege und Bereitstellung medizinischer Daten mit dem Ziel, diese für den KI-Einsatz sicher, zugänglich und nutzbar zu machen. Es bildet somit das Fundament für datengetriebene Innovationen und beeinflusst maßgeblich Qualität, Fairness und Leistungsfähigkeit von KI-Systemen.

Ein Hindernis von KI-Modellen, wie Deep-Learning-Methoden, ist die unzureichende Datenmenge (Golden et al. 2024). Bereits in der Planungsphase sollte geprüft werden, ob genügend relevante Datenpunkte vorliegen. Die Zusammenführung von verschiedenen Datenquellen oder Daten aus mehreren Einrichtungen kann die Datenmenge und Diversität erhöhen und die Prognosequalität steigern. Gesundheitsdaten stammen primär aus Krankenhausinformationssystemen, doch auch andere Quellen wie Laborinformationssysteme, Pflege- und Rehabilitationsdokumentationen, medizinische Geräte, Wearables oder Patientenportale können wertvolle Informationen liefern (Wen et al. 2024). Dies erfordert jedoch standardisierte Formate und interoperable Strukturen (Lanotte et al. 2023). Initiativen wie die elektronische Patientenakte zeigen, wie eine einheitliche Dateninfrastruktur unterstützt werden kann. Für kooperative Zusammenschlüsse sind vergleichbare Standards notwendig, wobei rechtliche Anforderungen wie Datenschutz und Versorgungssicherheit stets einzuhalten sind (Wolff et al. 2021). Eine enge Abstimmung zwischen klinischem Fachpersonal, IT-Abteilungen und Datenschutzbeauftragten ist notwendig, um zu definieren, welche dieser Quellen genutzt werden dürfen. Auch können Methoden wie der Einsatz von synthetischen Daten geprüft werden, um die Diversität der Daten zu erhöhen (Lanotte et al. 2023; Polevikov 2023). KI-Systeme sind zudem kontinuierlich auf aktuelle Daten angewiesen. Ohne regelmäßige Aktualisierung verlieren Modelle an Genauigkeit (Kelly et al. 2019).

Des Weiteren stellt der Zugang zu repräsentativen und qualitativ hochwertigen Daten eine Voraussetzung für KI-Systeme dar (Ueda et al. 2024). Gesundheitsdaten sind häufig umfangreich, komplex und sensibel, beispielsweise wenn sie aus Quellen wie Laborwerten, Bildgebungsverfahren oder medizinischen Freitextdokumentationen stammen. Ihre Qualität bestimmt die Leistungsfähigkeit von KI-Systemen (Devi und Bansal 2024). Unvollständige oder fehlerhafte Daten erschweren die Anwendung von ML-Algorithmen in KI-Modellen (Chomutare et al. 2022). Zudem müssen die Datensätze die Zielgruppe angemessen abbilden; andernfalls entstehen verzerrte Modelle, deren Vorhersagen nur für bestimmte Subgruppen zuverlässig sind (Arora 2020; Polevikov 2023). Solche Verzerrungen können systematische Fehler und Diskriminierung zur Folge haben. Eine sorgfältige Validierung der Datenquellen sowie die Berücksichtigung von Minderheiten sind daher unerlässlich.

Bevor Gesundheitsdaten für das Training von KI-Systemen genutzt werden können, sind verschiedene Aufbereitungsschritte erforderlich, um Qualität, Interoperabilität und Datenschutz sicherzustellen. Dazu zählen zunächst die Datenbereinigung, bei der fehlerhafte, unvollständige oder doppelte Einträge entfernt werden, sowie das Labeling, also die Annotation der Daten durch Expert:innen (Chomutare et al. 2022; Reddy 2024). Darüber hinaus ist eine Harmonisierung der Daten notwendig, um unterschiedliche Formate, Einheiten oder Kodierungen vergleichbar zu machen (Lanotte et al. 2023; Wen et al. 2024). Für die anschließende Integration in KI-Modelle müssen die Daten zudem standardisiert und in geeignete Formate überführt werden. Schließlich ist die Anonymisierung oder Pseudonymisierung sensibler Gesundheitsdaten unerlässlich, um den rechtlichen Anforderungen an Datenschutz und Vertraulichkeit zu genügen (Devi und Bansal 2024; Wen et al. 2024). Eine einmalige Datenaufbereitung reicht nicht aus, vielmehr braucht es Prozesse, die konsistent neue, qualitätsgesicherte Daten einbinden (Nair et al. 2024). Gleichzeitig müssen sowohl Datensätze als auch KI-Modelle regelmäßig überprüft und angepasst werden, um demografischen und methodischen Veränderungen Rechnung zu tragen.

Bestimmte Gesundheitsdaten unterliegen gesetzlichen Löschungspflichten, etwa gemäß DSGVO, wenn der ursprüngliche Zweck der Datennutzung entfällt oder Patient:innen ihre Einwilligung widerrufen (Li et al. 2023). Für KI-Anwendungen bedeutet dies, dass Trainings- und Betriebsdaten regelmäßig geprüft und gegebenenfalls gelöscht oder angepasst werden müssen. Dies stellt bei kontinuierlich lernenden Systemen eine Herausforderung dar, da gelöschte Daten das Modellverhalten beeinflussen können (Chomutare et al. 2022). Eine dokumentierte, revisionssichere Datenstrategie und klare Verantwortlichkeiten im Datenmanagement sind deshalb erforderlich. Der langfristige Erfolg KI-gestützter Anwendungen setzt eine stabile, diverse Datenbasis, kontinuierliche Qualitätssicherung und ein strukturiertes Monitoring voraus. Nur so bleiben KI-Systeme im Gesundheitswesen verlässlich, präzise und fair.

Im KI-Health Canvas bildet die Dimension Datenmanagement eine Voraussetzung für die erfolgreiche Entwicklung und Nutzung KI-gestützter Lösungen. Die formulierten Leitfragen regen dazu an, Datenqualität, Datenquellen, rechtliche Anforderungen sowie Maßnahmen zur kontinuierlichen Aktualisierung und Löschung zu reflektieren. Dadurch hilft das Canvas, die Datenbasis zu analysieren, Lücken zu identifizieren und den operativen Umgang mit Gesundheitsdaten im Einklang mit regulatorischen und ethischen Anforderungen zu gestalten.

#### 15.4.3.3 Prozessmanagement

Prozessmanagement im Kontext von KI-Anwendungen im Gesundheitswesen umfasst alle Maßnahmen zur Analyse, Gestaltung, Integration und kontinuierlichen Optimierung klinischer und administrativer Abläufe im Zusammenspiel mit KI-Technologien. Ziel ist es, bestehende Prozesse nicht nur effizienter zu gestalten, sondern diese auch KI-fähig weiterzuentwickeln, ohne die Versorgungsqualität oder Arbeitsorganisation zu beeinträchtigen.

Eine Herausforderung besteht in der Integration der Systeme in bestehende klinische und administrative Prozesse (Golden et al. 2024). KI-gestützte Anwendungen sollten primär eine unterstützende Funktion übernehmen und nicht als zusätzliche Arbeitsbelastung oder Störfaktor wahrgenommen werden. Selbst wenn eine tiefgreifende Anpassung bestehender Arbeitsabläufe erforderlich ist, sollte diese so gestaltet werden, dass der Übergang reibungslos erfolgt und die Implementierung keine Unterbrechungen oder Ineffizienzen verursacht (Ramadan et al. 2024). Eine erfolgreiche Integration setzt eine sorgfältige Analyse und Planung voraus, um die durch den Einsatz von KI betroffenen Prozesse zu identifizieren. Diese sollte idealerweise von einem interdisziplinären Team aus KI-Expert:innen, medizinischem Fachpersonal und administrativen Entscheidungsträger:innen durchgeführt werden (Nair et al. 2024). Diese Teams sollten bestehende Arbeitsprozesse evaluieren, den Mehrwert des KI-Systems innerhalb des klinischen oder administrativen Kontexts definieren und optimierte SOLL-Prozesse entwickeln. Durch einen Change-Management-Ansatz kann sichergestellt werden, dass die Akzeptanz der Nutzer:innen gefördert und Widerstände gegenüber der neuen Technologie minimiert werden.

Über die Integration in bestehende Abläufe hinaus kann KI auch auf einer übergeordneten Ebene zur Weiterentwicklung klinischer und administrativer Prozesse beitragen. Durch die Analyse realer Prozessdaten lassen sich ineffiziente Strukturen identifizieren, evidenzbasierte Guidelines ableiten und Entscheidungsverläufe automatisiert dokumentieren (Kelly et al. 2019; Lanotte et al. 2023; Zsidai et al. 2023). Eine Nutzung dieser Funktionen ermöglicht nicht nur eine Verbesserung bestehender Abläufe, sondern unterstützt auch deren kontinuierliche Anpassung an neue Anforderungen.

Langfristig müssen Prozesse etabliert werden, um die nachhaltige Nutzung und den kontinuierlichen Mehrwert des KI-Systems zu sichern (Reddy 2024). Dazu zählt die Sicherstellung stabiler und verlässlicher Datenströme, um eine Versorgung des KI-Modells mit relevanten und aktuellen Informationen zu gewährleisten. Zudem muss ein kontinuierliches Monitoring des KI-Systems eingerichtet werden, um mögliche Leistungsabfälle, Data Shift oder veränderte Prozessanforderungen frühzeitig zu identifizieren und entsprechende Anpassungen vorzunehmen (Kelly et al. 2019). Langfristige Partnerschaften zwischen Technologieentwicklern und medizinischen Einrichtungen können hierbei eine wichtige Rolle spielen (Hart et al. 2023; Alami et al. 2024). Eine Zusammenarbeit mit den Entwickler:innen der KI-Lösung ermöglicht nicht nur eine effiziente Wartung und Weiterentwicklung des Systems, sondern auch eine iterative Anpassung an sich wandelnde klinische Anforderungen und regulatorische Vorgaben. Dies trägt dazu bei, die langfristige Relevanz und Leistungsfähigkeit des KI-Systems sicherzustellen und den maximalen Nutzen zu realisieren.

Im KI-Health Canvas hilft die Dimension Prozessmanagement, klinische und administrative Abläufe auf ihre KI-Tauglichkeit zu prüfen, Anpassungsbedarfe zu identifizieren und die Integration neuer Technologien zu gestalten. Sie fördert die interdisziplinäre Planung, adressiert mögliche Reibungspunkte in bestehenden Workflows und unterstützt die kontinuierliche Weiterentwicklung von Prozessen im Einklang mit technologischen und organisatorischen Anforderungen von KI-Systemen.

#### 15.4.3.4 KI-Governance

KI-Governance bezeichnet die strategische und organisatorische Steuerung des verantwortungsvollen Einsatzes von KI-Systemen innerhalb einer Institution. Sie umfasst Fragen der Zuständigkeit, Entscheidungsfindung, Qualitätssicherung und kontinuierlichen Weiterentwicklung von KI-Anwendungen.

Im Zusammenhang mit KI-Governance ist das Konzept des IT-Business-Alignment (BITA) entscheidend. Es beschreibt die strukturelle und kommunikative Verzahnung von Unternehmenszielen und IT-Strategie mit dem Ziel, IT-Lösungen wie KI nicht isoliert, sondern als integrierten Bestandteil der Versorgungsrealität zu entwickeln (Riedinger et al. 2025). Eine IT-Governance schafft hierfür den institutionellen Rahmen, indem sie Rollen, Entscheidungsprozesse und Zusammenarbeit zwischen Fachabteilungen und IT koordiniert (Alami et al. 2024), um Synergien zu nutzen, Anforderungen abzustimmen und neue Technologien nachhaltig zu verankern. Die Einführung von KI-Anwendungen erfordert nicht nur technische Anpassungen, sondern auch Regelungen zur Zuständigkeit bei Entscheidungen, die durch oder mithilfe von KI getroffen werden. Dabei ist zu klären, ob Verantwortung bei klinischem Personal, IT-Abteilungen, Anbietenden oder institutionellen Entscheidungsträger:innen liegt oder wie sie zwischen diesen Gruppen aufgeteilt wird (Li et al. 2023). Neben der organisatorischen Verantwortung sind die dauerhafte Überprüfung und Weiterentwicklung von KI-Systemen zentral, wie die regelmäßige Validierung von Modellen, deren Nachschärfung im klinischen Alltag, technische Updates und Sicherheitsmaßnahmen (Chomutare et al. 2022) sowie die kontinuierliche Überwachung, etwa in Form interner oder externer Audits durch institutionelle Gremien wie KI-Governance-Kommissionen (Ueda et al. 2024).

Im KI-Health Canvas bildet die Dimension KI-Governance einen Referenzpunkt, um institutionelle Voraussetzungen für einen verantwortungsvollen KI-Einsatz zu analysieren. Die Leitfragen regen dazu an, Zuständigkeiten, Kontrollmechanismen, Kommunikationswege und strategische Abstimmungen zwischen IT, Klinik und Management zu reflektieren. Damit unterstützt das Canvas nicht nur die Umsetzung technischer Anforderungen, sondern auch die organisatorische Verankerung von KI im Gesundheitswesen.

## 15.5 Präsentation und praxisorientierte Evaluation des KI-Health Canvas

Aufbauend auf den im vorangegangenen Abschnitt gewonnenen Erkenntnissen zu Herausforderungen und Handlungsfeldern der KI-Implementierung im Gesundheitswesen wurden in einem anschließenden Autorenworkshop leitende Fragestellungen entwickelt. Diese Fragestellungen dienen als strukturierende Elemente des KI-Health Canvas (s. Abb. 15.5) und unterstützen Anwender:innen dabei, sich systematisch und kontextspezifisch mit den jeweiligen Themenbereichen auseinanderzusetzen. Sie sind dabei als orientierende Impulse zu verstehen, die eine strukturierte Diskussion anregen sollen, nicht jedoch als verpflichtender Fragenkatalog. Abhängig vom Projektkontext und dem Wissensstand der Beteiligten kann es vorkommen, dass einzelne Fragen nicht oder nur teilweise beantwortet werden. Gleichwohl kann die Beantwortung einer größeren Anzahl an Fragen dazu beitragen, relevante Handlungsfelder umfassender zu erfassen und potenzielle Zielkonflikte oder Lücken im Projektverlauf zu erkennen. Ziel der Fragestellungen ist es, die praktische Anwendung des Canvas zu erleichtern und die Reflexion über strategische, technische, organisatorische und ethische Aspekte der KI-Nutzung zu fördern.

### 15.5.1 Anwendungsbeispiel: Strategischer Einkauf von Endoprothesen

Im BMFTR geförderten Projekt AIPOQUE wird KI eingesetzt, um den strategischen Einkauf eines regionalen Krankenhauses von Endoprothesen zu unterstützen. Ziel ist es, mithilfe von KI Entscheidungsgrundlagen bereitzustellen, die eine optimierte Produktauswahl auf Basis medizinischer, qualitativer und wirtschaftlicher Kriterien ermöglichen. Das Projekt stellt das erste KI-Vorhaben innerhalb des Krankenhauses dar. Um die organisatorischen, technologischen und regulatorischen Voraussetzungen für eine verantwortungsvolle Implementierung zu erfassen, wurde das KI-Health Canvas eingesetzt (s. Abb. 15.6). Der Workshop fand im Februar 2025 in Präsenz statt und dauerte zwei Stunden. Er wurde mit Unterstützung eines digitalen Whiteboards durchgeführt. Am Workshop beteiligten sich vier Projektmitarbeitende aus dem AIPOQUE-Team, die unterschiedliche fachliche Blickwinkel auf die technische Umsetzung des KI-Systems einbrachten, unter anderem in den Bereichen Datenanalyse, algorithmische Modellierung und Projektentwicklung. Nach einer kurzen Einführung in Zielsetzung und Aufbau des KI-Health Canvas sowie der Vorstellung der Teilnehmenden wurde die Bearbeitung in drei aufeinanderfolgende Phasen strukturiert.

***Phase 1 – Einführung*** Zunächst stellte der Moderator den konkreten Anwendungsfall vor und erläuterte die Zielsetzung des Workshops: die strukturierte Erfassung von Chancen, Barrieren und Voraussetzungen für die KI-gestützte Einkaufsunterstützung. Der Aufbau und die Logik des KI-Health Canvas, orientiert

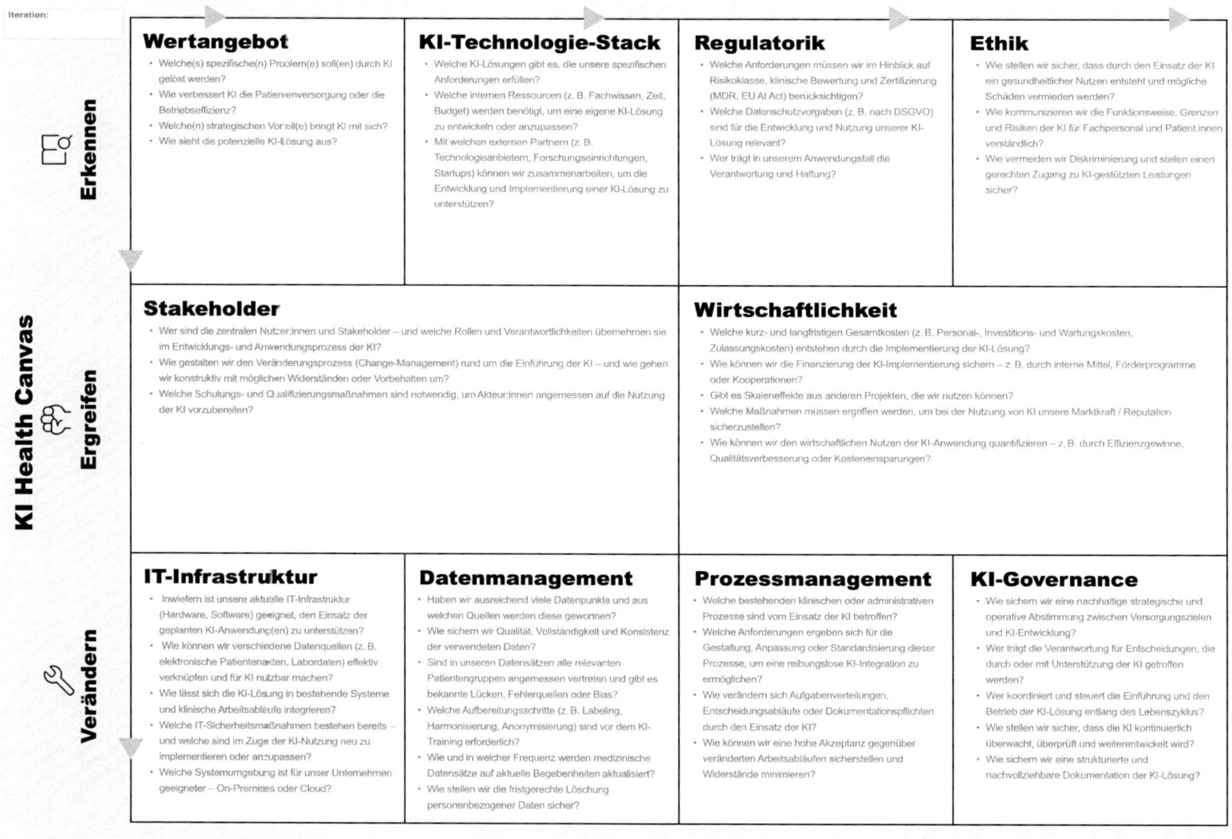


**Abb. 15.5** KI-Health Canvas (eigene Abbildung in Anlehnung an Osterwalder und Pigneur (2010))

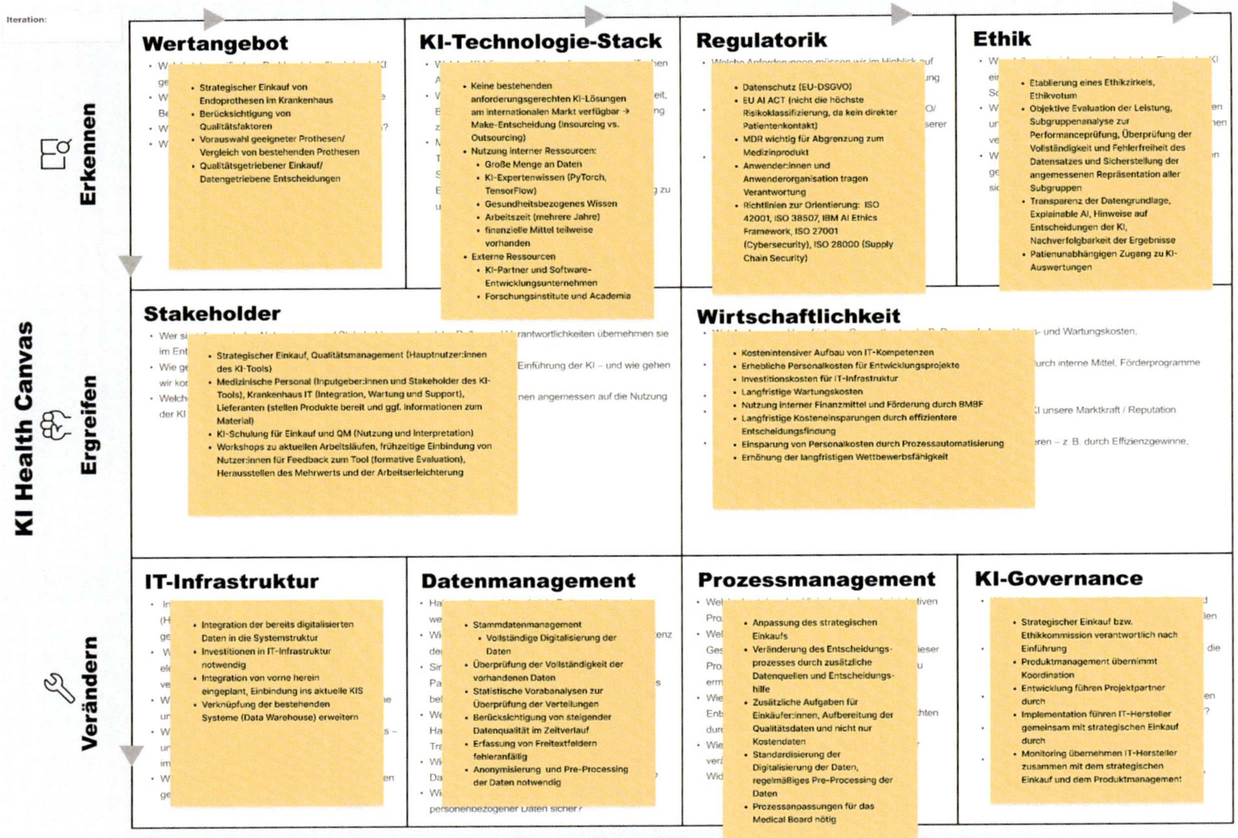


**Abb. 15.6** Anwendung des KI-Health Canvas am Beispiel des strategischen Einkaufs von Endoprothesen im KI-Projekts AIPOQUE (eigene Abbildung, in Anlehnung an Osterwalder und Pigneur (2010))

am Dynamic-Capabilities-Ansatz, wurden ebenso erläutert wie die geplante Vorgehensweise und der Zeitrahmen des Workshops.

***Phase 2 – Ausfüllen der Handlungsfelder*** Die inhaltliche Bearbeitung des KI-Health Canvas erfolgte durch Kartenabfragen mit digitalen Haftnotizen, um sowohl individuelle Beiträge als auch offene Diskussionen zu ermöglichen. Den Auftakt bildete das Feld *Wertangebot*, um den Nutzen der KI-Anwendung für das Krankenhaus herauszuarbeiten. Die Teilnehmenden erhielten zunächst Zeit, um Nutzenaspekte individuell zu notieren, bevor diese gruppiert und im Plenum diskutiert wurden. Die Bearbeitungsdauer variierte dabei je nach Themenfeld deutlich: Während technische Felder wie die IT-Infrastruktur meist in weniger als zehn Minuten behandelt werden konnten, erforderten komplexere Themen wie die regulatorischen Rahmenbedingungen deutlich mehr Zeit für Diskussion und Abwägung.

Die weiteren Felder wurden entlang des KI-Health Canvas von links nach rechts und von oben nach unten bearbeitet, wobei einzelne Abschnitte bei Bedarf vertieft oder ergänzt wurden. Die Nutzung von Haftnotizen ermöglichte es, Beiträge flexibel zu verschieben oder zwischen Feldern zu übertragen.

***Phase 3 – Prüfung und Sicherung des KI-Health Canvas*** Nach der Bearbeitung aller Handlungsfelder wurden die bisherigen Einträge gemeinsam reflektiert, um inhaltliche Zusammenhänge, potenzielle Widersprüche oder offene Punkte zu identifizieren. Der Moderator fasste dazu erste thematische Überschneidungen und Unklarheiten zusammen, die anschließend im Plenum diskutiert, präzisiert oder ergänzt wurden. Alle Teilnehmenden hatten dabei die Möglichkeit, Korrekturen vorzunehmen oder Rückfragen zu stellen, falls Inhalte missverständlich zusammengefasst worden waren. Der konsolidierte Stand wurde fortlaufend im KI-Health Canvas dokumentiert, sodass am Ende ein erster, gemeinsam getragener Entwurf entstand. Besonders intensiv diskutiert wurden die Felder *Prozessmanagement*, *KI-Governance* sowie *Regulatorik*, da hier zahlreiche organisationsspezifische Fragestellungen auftraten, insbesondere im Zusammenhang mit dem strategischen Einkauf. Unter anderem wurden die aktuellen Einkaufsprozesse erörtert und inwiefern sie durch den Einsatz von KI effizienter oder datenbasierter gestaltet werden könnten. Des Weiteren kamen Diskussionen zur Zuständigkeit für das KI-Monitoring sowie zur Berücksichtigung der regulatorischen Anforderungen (MDR, EU AI Act) auf.

***Weiteres Vorgehen*** Basierend auf den Ergebnissen des KI-Health Canvas-Workshops wurde ein weiterführender Austausch mit der IT-Abteilung und dem klinischen Einkauf initiiert, um technische Anforderungen und Integrationsszenarien zu konkretisieren. Im Anschluss an den Workshop wurden vertiefende Rechercheaufgaben verteilt, um Unklarheiten der regulatorischen Vorgaben zu klären, und ein Maßnahmenplan für die weitere Projektplanung aufgestellt. In einem späteren Schritt soll das KI-Health Canvas erneut eingesetzt werden, um weitere Perspektiven aus Pflege, Medizin und Klinikleitung einzubeziehen und den Umsetzungsprozess iterativ weiterzuentwickeln.

## 15.5.2 Evaluation

Im Rahmen der Evaluation wurde das KI-Health Canvas in einem halbstrukturierten Expertenworkshop bestehend aus fünf Experten (E1–E5) hinsichtlich seiner *Vollständigkeit*, *Nützlichkeit* und *Funktionalität* überprüft. Beteiligt waren Expert:innen aus drei BMFTR-geförderten KI-Projekten (AIPOQUE, KardioInterakt und EPIMON). Die Diskussion wurde durch Leitfragen[6] strukturiert, ermöglichte jedoch auch offene Beiträge der Teilnehmenden.

Im Hinblick auf die Vollständigkeit wurde das zugrunde liegende Dimensionsmodell positiv bewertet. Die identifizierten Kategorien deckten nach Einschätzung der Expert:innen die relevanten Aspekte einer strategischen Planung von KI-Projekten ab (E1–E5).

> *„[Das Canvas] … betrachtet alle Bereiche, die für eine Transformation oder Entscheidung, wie man KI sinnvoll integrieren kann [wichtig sind], und was dabei beachtet werden muss. Das ist so ein ganzheitliches Konzept." (E3)*

Zugleich wurden Vorschläge zur inhaltlichen Erweiterung einzelner Felder formuliert. So wurde angeregt, die Kategorie *KI-Governance* stärker auf Fragen der operativen Zuständigkeit während des laufenden Monitorings von KI-Systemen auszurichten (E1). In der Kategorie *Prozessmanagement* wurde der Bedarf gesehen, die Koordination und Umsetzbarkeit innerhalb der Organisation differenzierter abzubilden, insbesondere in Bezug auf internes Wissen, personelle Ressourcen und Zuständigkeiten (E1). Darüber hinaus wurde eine Ausdifferenzierung der regulatorischen Dimension empfohlen, um aktuelle gesetzliche Anforderungen, etwa im Zusammenhang mit dem EU AI Act oder der MDR, zu berücksichtigen (E4). Auch im Bereich Ethik wurde auf die Notwendigkeit hingewiesen, Fragen der Sicherheit und Nachhaltigkeit zu integrieren, da diese zunehmend als Bedingungen für eine verantwortungsvolle KI-Implementierung gelten.

Hinsichtlich der Funktionalität des Canvas wurde die Frage nach einer geeigneten Bearbeitungsreihenfolge diskutiert. Übereinstimmend wurde empfohlen, die Dimension *Wertangebot* als Einstiegspunkt auszuweisen, da sie als inhaltliche Grundlage für nachgelagerte Kategorien dient und eine erste Fokussierung im Workshopprozess ermöglicht (E1–E5).

> *„Was ich gut finde, wäre, wenn man auf jeden Fall mit dem Wertangebot startet, weil das einen Rahmen gibt und die Ziele setzt."* (E2)

Ein zentraler Punkt betraf zudem die Notwendigkeit einer methodischen Anleitung zur Nutzung des KI-Health Canvas. Diese sollte Hinweise zur Durchführung

[6] Die Diskussion wurde unter anderem durch folgende Leitfragen strukturiert: Ist die Struktur des Canvas intuitiv und logisch? Deckt er alle relevanten Dimensionen der KI-Implementierung ab? Welche Felder erscheinen überflüssig oder unklar? Wie hoch wird der Aufwand zur Nutzung eingeschätzt und ist dieser durch den erwarteten Nutzen gerechtfertigt? Sollte ergänzendes Material (z. B. Beispiele, Checklisten) bereitgestellt werden?

eines Workshops, zur Moderation interdisziplinärer Diskussionen sowie zur Dokumentation der Ergebnisse beinhalten (E1, E2, E4). Darüber hinaus wurde betont, dass die Funktionalität durch offene Leitfragen innerhalb der Felder signifikant erhöht werden kann, um die Diskussion zu fördern und eine kontextspezifische Auseinandersetzung mit den Dimensionen zu ermöglichen (E2). Ergänzend wurde vorgeschlagen, Elemente des Dynamic-Capabilities-Ansatzes in die Struktur des KI-Health Canvas zu integrieren, um Entscheidungsträger:innen bereits vorzeitig zu signalisieren, welche Handlungsschritte innerhalb der Dimension erfolgen müssen (E3). Ferner wurde angeregt, die visuelle Struktur des KI-Health Canvas stärker am natürlichen Lesefluss zu orientieren, konkret von links nach rechts und von oben nach unten, um die intuitive Anwendung zu erleichtern (E5).

> *„Wir sind auf einen bestimmten Lesefluss konditioniert, [...], dementsprechend fände ich es bei Canvas halt auch super geeignet, wenn man den Lesefluss von oben nach unten und von links nach rechts berücksichtigt, um diese Intuition nicht zu stören."* (E5)

Die Nützlichkeit des KI-Health Canvas wurde von allen teilnehmenden Expert:innen hervorgehoben, was auf ein breites Einsatzpotenzial in verschiedenen Anwendungskontexten von KI im Gesundheitswesen hinweist. Insbesondere in frühen Phasen von KI-Projekten würde sich das KI-Health Canvas als hilfreich erweisen, um eine strukturierte Diskussion über Voraussetzungen und potenzielle Herausforderungen zu ermöglichen (E1–E5). Es wird erwartet, dass es dabei unterstützt, die Chancen und Barrieren auf organisatorischer, technologischer und regulatorischer Ebene zu identifizieren und somit zur strategischen Planung eines möglichen Implementierungsprozesses beiträgt. Dabei wurde betont, dass das KI-Health Canvas nicht als umfassendes Framework zur KI-Integration zu verstehen sei, sondern als Reflexions- und Planungsinstrument, das in explorativen Projektphasen eine Orientierungsfunktion erfüllt.

> *„Also ich würde sagen, [das Canvas] ist vor allem für den initialen Start einer Projektphase gut geeignet. Durch das Canvas lassen sich Chancen und Barrieren ableiten. [...] es lassen sich so schon Einsatzbereiche identifizieren oder sogar ein Maßnahmenplan entwickeln."* (E2)

Der Nutzen des KI-Health Canvas sei dann hoch, wenn es auf einen konkreten Anwendungsfall oder eine definierte KI-Lösung angewendet werden kann (E3). In solchen Fällen könne das Instrument konstruktiver dazu beitragen, bestehende Anforderungen zu analysieren, relevante Handlungsbedarfe zu identifizieren und potenzielle Barrieren sichtbar zu machen.

## 15.6 Diskussion und Handlungsempfehlungen

Basierend auf den Evaluationsergebnissen sowie der exemplarischen Anwendung des KI-Health Canvas lassen sich Implikationen für Forschung und Praxis (I1–I5) sowie praxisorientierte Handlungsempfehlungen (H1–H4) ableiten, die eine wirksame Nutzung des Instruments im organisationalen Kontext unterstützen. FF 1 wird durch die im KI-Health Canvas abgebildeten Handlungsfelder und Dimensionen beantwortet. Diese wurden aus Theorie und Praxis abgeleitet und im Rahmen des Canvas zu einem integrierten Orientierungsrahmen zusammengeführt. FF 2 wird im Folgenden durch die aus der Anwendung abgeleiteten Implikationen sowie Handlungsempfehlungen zur Nutzung in der Praxis adressiert.

## 15.7 Implikationen

***Ganzheitlicher Orientierungsrahmen für KI-Projekte (I1)*** Das KI-Health Canvas fungiert als strukturierter, ganzheitlicher Orientierungsrahmen zur strategischen Planung von KI-Projekten im Gesundheitswesen. Es ermöglicht eine systematische Auseinandersetzung mit Voraussetzungen, potenziellen Chancen und Barrieren, die mit der Einführung von KI in klinischen und administrativen Kontexten verbunden sind. Indem es organisationale, technologische, regulatorische und ethische Aspekte in einem integrierten Modell zusammenführt, unterstützt es Entscheidungsträger:innen dabei, relevante Handlungsbedarfe zu identifizieren und kohärent zu adressieren.

***Früher Einsatz zur Risikominimierung (I2)*** Sein besonderer Nutzen entfaltet sich in frühen Projektphasen. Durch die strukturierte Reflexion kritischer Erfolgsfaktoren trägt das KI-Health Canvas dazu bei, Zielkonflikte und potenzielle Barrieren frühzeitig sichtbar zu machen und damit die Voraussetzungen für eine fundierte Projektplanung und -umsetzung zu schaffen. Die frühzeitige Anwendung des Instruments kann somit zur Risikominimierung und zur Erhöhung der Umsetzungschancen von KI-Initiativen beitragen.

***Interdisziplinärer Diskussionsrahmen (I3)*** Ein weiterer Mehrwert des KI-Health Canvas liegt in der Förderung interdisziplinärer Verständigungsprozesse. Insbesondere vor dem Hintergrund der hohen Komplexität und der vielfältigen Anforderungen an KI-Projekte im Gesundheitswesen, regen die offenen Leitfragen innerhalb der einzelnen Dimensionen die Diskussion zwischen unterschiedlichen Professionen und Verantwortungsbereichen an.

***Flexible Anwendung in verschiedenen Kontexten (I4)*** Nicht zuletzt belegt die Anwendung im Rahmen eines konkreten Anwendungsfalls die Übertragbarkeit des KI-Health Canvas auf unterschiedliche institutionelle Kontexte. Gerade für Einrichtungen mit geringer Vorerfahrung im Bereich KI bietet das Instrument eine niedrigschwellige, praxisnahe Möglichkeit, strategische, technische und normative Fragestellungen systematisch zu erfassen und in erste Umsetzungsschritte zu überführen.

***Strategische Einordnung identifizierter Maßnahmen (I5)*** Durch die theoretische Verankerung im Dynamic-Capabilties-Ansatz kann direkt abgeleitet werden, welche Art von Maßnahmen getroffen werden sollten. So wird deutlich, ob ein vorgeschlagener Schritt der Erkennung externer Entwicklungen (*Sensing*), der Erschließung interner Umsetzungspotenziale (*Seizing*) oder der langfristigen Anpassung organisatorischer Strukturen (*Transforming*) zuzuordnen ist. Dieser Bezug zum Dynamic-Capabilities-Ansatz erhöht nicht nur die strategische Tiefenschärfe des Instruments, sondern unterstützt auch die Weiterverarbeitung der KI-Health-Canvas-Ergebnisse in nachgelagerten Planungs- und Entscheidungsprozessen.

### 15.7.1 Handlungsempfehlungen

***KI-Health Canvas als initiales Workshopinstrument (H1)*** Zunächst empfiehlt sich der Einsatz des KI-Health Canvas als Workshopinstrument in der Initial- oder Vorprojektphase (*Kick-Off-Workshop*), um eine gemeinsame Ausgangsbasis zwischen Akteursgruppen wie Klinikleitung, strategischem Einkauf, IT, Medizin und Pflege zu schaffen. Der partizipative Charakter des KI-Health Canvas begünstigt eine frühzeitige Abstimmung von Perspektiven und Zielsetzungen.

***Vorauswahl des Wertangebots und/oder der Technologie (H2)*** Um die Diskussion zu strukturieren, sollte der Workshop mit der Leitfrage zum Wertangebot beginnen. Diese Fokussierung auf den beabsichtigten Nutzen der KI-Anwendung trägt dazu bei, die anschließende Bearbeitung der weiteren Dimensionen zielgerichtet auszurichten. Sinnvoll kann es auch sein, das KI-Health Canvas um zuvor ausgewählte KI-Technologien zu strukturieren. Dadurch wird eine Diskussion um die Chancen und Barrieren ermöglicht, und eine erste Einschätzung der Mehrwerte ermöglicht.

***Iterative Anwendung des KI-Health Canvas (H3)*** Darüber hinaus empfiehlt sich eine iterative Anwendung des KI-Health Canvas im weiteren Projektverlauf. Die wiederholte Nutzung, etwa mit unterschiedlichen Stakeholdergruppen oder in späteren Entwicklungsphasen, unterstützt den organisationalen, kontinuierlichen Lernprozess und ermöglicht eine adaptive Weiterentwicklung der Projektstrategie. Besonderes Augenmerk sollte zudem auf die Aktualisierung der Inhalte zu Regulatorik, Ethik und Governance gelegt werden, da sich diese Rahmenbedingungen im Zuge technologischer und politischer Entwicklungen fortlaufend verändern und somit direkte Auswirkungen auf die Umsetzungsmöglichkeiten von KI-Projekten haben können.

***Integration in Projektplanung (H4)*** Schließlich sollten die im KI-Health Canvas erarbeiteten Ergebnisse nicht isoliert betrachtet, sondern in die Projektplanung und -dokumentation integriert werden. Nur durch eine konsequente Überführung in Maßnahmenpläne, Verantwortlichkeiten und Zeitachsen können die im Workshop erzeugten Inhalte in nachhaltige Umsetzungsschritte übersetzt werden.

### 15.7.2 Limitationen

Die vorliegende Arbeit stellt einen ersten Schritt zur Entwicklung eines praxisnahen Orientierungsinstruments für KI-Projekte im Gesundheitswesen dar. Dabei sind jedoch einige Einschränkungen zu berücksichtigen. Die Auswahl der relevanten Dimensionen und Leitfragen basiert auf einer Literaturauswertung sowie auf einem Workshop mit Beteiligten aus drei laufenden KI-Projekten. Auch wenn hierdurch eine solide und anwendungsnahe Grundlage geschaffen wurde, ist nicht auszuschließen, dass zusätzliche Perspektiven, etwa von Patient:innen, Pflegepersonal oder Krankenhausverwaltungen, weitere relevante Anforderungen oder Sichtweisen einbringen könnten. Zudem wurde das KI-Health Canvas bislang nur in einem konkreten Anwendungsfall aus dem Bereich des strategischen Einkaufs getestet. Es ist davon auszugehen, dass die Grundstruktur auf andere Einsatzbereiche übertragbar ist, wie etwa auf klinische Entscheidungsunterstützung oder Pflegeprozesse, eine breitere Validierung in verschiedenen Anwendungsszenarien steht jedoch noch aus. Darüber hinaus stellen auch die Auswahl und Anzahl der einbezogenen Expert:innen eine Limitation dar. Die relativ kleine, thematisch fokussierte Stichprobe bietet zwar fundierte Einblicke, lässt jedoch keine Rückschlüsse auf die Repräsentativität der Ergebnisse zu.

## 15.8 Fazit

Das KI-Health Canvas bietet Entscheidungsträger:innen im Gesundheitswesen ein strukturiertes Werkzeug, um die Einführung von KI-Anwendungen systematisch und vorausschauend zu planen. Gerade in frühen Projektphasen schafft es Orientierung, hilft bei der Priorisierung von Handlungsfeldern und fördert den Austausch zwischen technischen, medizinischen, administrativen und strategischen Perspektiven. In der Anwendung hat sich gezeigt, dass das KI-Health Canvas nicht nur zur Identifikation von Barrieren beiträgt, sondern auch Ansatzpunkte für nächste Schritte liefert, etwa zur Definition von Zuständigkeiten, zur Klärung regulatorischer Rahmenbedingungen oder zur Identifikation notwendiger IT- und Datenvoraussetzungen. Für die Praxis bietet das KI-Health Canvas einen sofort nutzbaren, niederschwelligen Einstiegspunkt, um komplexe KI-Vorhaben vorzubereiten. Es ermöglicht eine strukturierte Diskussion zwischen allen beteiligten Akteursgruppen, etwa aus Klinikleitung, IT, Medizin, Pflege und Einkauf, und schafft dabei eine gemeinsame Ausgangsbasis für Entscheidungen. Durch die Leitfragen in den einzelnen Dimensionen wird der Blick auf kritische Erfolgsfaktoren gelenkt, wie etwa

Datenverfügbarkeit, rechtliche Rahmenbedingungen oder die organisatorische Einbettung von KI-Systemen. Auch aus wissenschaftlicher Perspektive ergeben sich Anschlussmöglichkeiten, im Hinblick auf die theoretische Fundierung und breitere Validierung des KI-Health Canvas. So wäre eine vertiefende Analyse phasenübergreifender Zusammenhänge ebenso lohnenswert wie weiterführende Evaluationen mit einer größeren und fachlich vielfältigeren Gruppe von Expert:innen. Dabei könnte die zukünftige Forschung auch auf Konzepte des Design Science Research (DSR) zurückgreifen (Peffers et al. 2007), etwa durch die Ableitung von Designprinzipien, die Entwicklung theoretischer Meta-Anforderungen oder formalisierte Evaluationen in unterschiedlichen Versorgungskontexten. Darüber hinaus sollte die Übertragbarkeit des Canvas auf andere Einsatzbereiche, wie die klinische Entscheidungsunterstützung oder pflegerische Anwendungen, untersucht werden, um seinen langfristigen Nutzen für die strategische Planung von KI-Implementierungen im Gesundheitswesen zu bewerten. Insgesamt leistet das KI-Health Canvas einen relevanten Beitrag zur strukturierten Konzeption und Planung von KI-Projekten im Gesundheitswesen für Einrichtungen, die erste Schritte im Bereich der KI-Integration unternehmen möchten.

**Danksagung** Diese Forschung wurde im Rahmen der vom Bundesministerium für Forschung, Technologie und Raumfahrt (BMFTR) geförderten Projekte *KI-gestützte Beschaffung von qualitativ hochwertigen Endoprothesen – AIPOQUE* (Förderkennzeichen: 01IS22044C), *Multimodale Interaktionstechnologien zur Patientenversorgung bei betreuungsintensiven und COVID-19-bedingten Herzerkrankungen im häuslichen Umfeld – KardioInterakt* (Förderkennzeichen: 16SV8906) *und Kontaktloses Monitoring zur Prävention von plötzlichen und unerwarteten Todesfällen bei Epilepsie – EPIMON* (Förderkennzeichen: 13GW0705C) durchgeführt. Die Autoren danken Sebastian Schulte für die Unterstützung in der initialen Projektphase der Studie.

**Hinweis** Bei der Erstellung dieses Beitrags kam ChatGPT zum Einsatz, um sprachliche und grammatikalische Aspekte zu optimieren und die Lesbarkeit des Kapitels zu erhöhen.

## Literatur

Abele D, D'Onofrio S (2020) Artificial intelligence – the big picture. In: Portmann E, D'Onofrio S (Hrsg) Cognitive Computing: Theorie, Technik und Praxis. Springer, Wiesbaden, S 31–65

Agwunobi A, Osborne P (2016) Dynamic capabilities and healthcare: a framework for enhancing the competitive advantage of hospitals. Calif Manage Rev 58:141–161. https://doi.org/10.1525/cmr.2016.58.4.141

Al Kuwaiti A, Nazer K, Al-Reedy A, Al-Shehri S, Al-Muhanna A, Subbarayalu AV, Al Muhanna DA, Al-Muhanna FA (2023) A review of the role of artificial intelligence in Healthcare. J Pers Med 13:951

Alami H, Lehoux P, Denis JL, Motulsky A, Petitgand C, Savoldelli M, Rouquet R, Gagnon M-P, Roy D, Fortin J-P (2021) Organizational readiness for artificial intelligence in health care:

insights for decision-making and practice. J Health Organ Manag 35:106–114. https://doi.org/10.1108/JHOM-03-2020-0074

Alami H, Lehoux P, Papoutsi C, Shaw SE, Fleet R, Fortin J-P (2024) Understanding the integration of artificial intelligence in healthcare organisations and systems through the NASSS framework: a qualitative study in a leading Canadian academic centre. BMC Health Serv Res 24:701. https://doi.org/10.1186/s12913-024-11112-x

Amelung V, Angelkorte M, Augurzky B, Brauer R, Freigang F, Fritzsche F, Geissler A, Göller A, Haering A, Haring M, Hollenbach J, Luckmann M, Materne K, O'Connor R, Peukert J, Püschner F, von Roehl L, Scheuer A, Snowdon A, Steuber C, Thun S, Vollrath I, Wiemann S (2022) DigitalRadar: Zwischenbericht Ergebnisse der ersten nationalen Reifegradmessung deutscher Krankenhäuser. Bundesministerium für Gesundheit

Arora A (2020) Conceptualising artificial intelligence as a digital healthcare innovation: an introductory review. Med Devices: Evid Res 13:223–230

Boaro A, Mezzalira E, Siddi F, Bagattini C, Gabrovsky N, Marchesini N, Broekman M, Sala F (2025) Knowledge, interest and perspectives on artificial intelligence in neurosurgery. A global survey. Brain Spine 5:104156. https://doi.org/10.1016/j.bas.2024.104156

Bukowski M, Farkas R, Beyan O, Moll L, Hahn H, Kiessling F, Schmitz-Rode T (2020) Implementation of eHealth and AI integrated diagnostics with multidisciplinary digitized data: are we ready from an international perspective? Eur Radiol 30:5510–5524

Chomutare T, Tejedor M, Svenning TO, Marco-Ruiz L, Tayefi M, Lind K, Godtliebsen F, Moen A, Ismail L, Makhlysheva A, Ngo DP (2022) Artificial intelligence implementation in healthcare: a theory-based scoping review of barriers and facilitators. Int J Environ Res Public Health 19:16359

Čirjevskis A (2016) Designing dynamically "signature business model" that support durable competitive advantage. J Open Innov Technol Mark Complex 2:15. https://doi.org/10.1186/s40852-016-0042-z

Davies A, Brady T (2016) Explicating the dynamics of project capabilities. Int J Proj Manag 34:314–327. https://doi.org/10.1016/j.ijproman.2015.04.006

Devi P, Bansal KL (2024) Data science in healthcare: techniques, challenges and opportunities. Health Technol 14:623–634

Goerke M, Skrzipale S, Song H, Zacherl C (2024) Chancen und Herausforderungen von KI-basierter Ressourcenplanung und -optimierung im Krankenhaus. In: Health Data Management. Springer, Wiesbaden, S 569–576

Golden G, Popescu C, Israel S, Perlman K, Armstrong C, Fratila R, Tanguay-Sela M, Benrimoh D (2024) Applying artificial intelligence to clinical decision support in mental health: what have we learned? Health Policy Technol 13:100844. https://doi.org/10.1016/j.hlpt.2024.100844

Hart SN, Hoffman NG, Gershkovich P, Christenson C, McClintock DS, Miller LJ, Jackups R, Azimi V, Spies N, Brodsky V (2023) Organizational preparedness for the use of large language models in pathology informatics. J Pathol Inform 14:100338

Hercheui M, Rishikesh R (2020) Improving organization dynamic capabilities using artificial intelligence. Glob J Bus Res 14(1):87–96

Huang G, Xue D (2020) OP611 breast cancer classification in Histopathological images using artificial intelligence assisted diagnosis technology: a meta-analysis. Int J Technol Assess Health Care 36:15–15. https://doi.org/10.1017/S0266462320001257

Jensen TB, Thorseng AA (2017) Building national Healthcare infrastructure: the case of the Danish e-health portal. In: Information infrastructures within European health care. Health Informatics. Springer, S 209–224

Kaufmann M (2019) Big data management canvas: a reference model for value creation from data. Big Data Cogn Comput 3:1–18. https://doi.org/10.3390/bdcc3010019

Kelly CJ, Karthikesalingam A, Suleyman M, Corrado G, King D (2019) Key challenges for delivering clinical impact with artificial intelligence. BMC Med 17:195

Kerzel U (2021) Enterprise AI Canvas integrating artificial intelligence into business. Appl Artif Intell 35:1–12. https://doi.org/10.1080/08839514.2020.1826146

Kewalchand PS (2024) AI in healthcare. Int J Adv Res Sci Commun Technol 4:544–548. https://doi.org/10.48175/IJARSCT-15285

Kumar A, Tejaswini P, Nayak O, Kujur AD, Gupta R, Rajanand A, Sahu M (2022) A Survey on IBM Watson and Its Services. J Phys Conf Ser. https://doi.org/10.1088/1742-6596/2273/1/012022

Lanotte F, O'Brien MK, Jayaraman A (2023) AI in rehabilitation medicine: opportunities and challenges. Ann Rehabil Med 47:444–458. https://doi.org/10.5535/ARM.23131

Lenat D, Marcus G (2023) Getting from generative AI to trustworthy AI: what LLMs might learn from Cyc. https://doi.org/10.48550/arXiv.2308.04445

Li LT, Haley LC, Boyd AK, Bernstam EV (2023) Technical/Algorithm, Stakeholder, and Society (TASS) barriers to the application of artificial intelligence in medicine: a systematic review. J Biomed Inform 147:104531. https://doi.org/10.1016/j.jbi.2023.104531

Liao X, Yao C, Jin F, Zhang J, Liu L (2024) Barriers and facilitators to implementing imaging-based diagnostic artificial intelligence-assisted decision-making software in hospitals in China: a qualitative study using the updated Consolidated Framework for Implementation Research. Bmj Open 14:e84398. https://doi.org/10.1136/bmjopen-2024-084398

Liu J, Li Z, Jin Y et al (2022) A review of arrhythmia detection based on electrocardiogram with artificial intelligence. Expert Rev Med Devices 19:549–560. https://doi.org/10.1080/17434440.2022.2115887

Majcherek D, Hegerty SW, Kowalski AM, Lewandowska MS, Dikova D (2024) Opportunities for healthcare digitalization in Europe: comparative analysis of inequalities in access to medical services. Health Policy 139:104950. https://doi.org/10.1016/j.healthpol.2023.104950

Mbunge E, Muchemwa B, Jiyane S, Batani J (2021) Sensors and healthcare 5.0: transformative shift in virtual care through emerging digital health technologies. Glob Health J 5:169–177

Nair M, Svedberg P, Larsson I, Nygren JM (2024) A comprehensive overview of barriers and strategies for AI implementation in healthcare: mixed-method design. PLoS ONE 19:e305949. https://doi.org/10.1371/journal.pone.0305949

Nazirun NNN, Wahab AA, Selamat A, Fujita HA, Krejcar O, Kuca K (2024) Prediction models for type 2 diabetes progression: a systematic review. IEEE Access. https://doi.org/10.1109/ACCESS.2024.3432118

Nurcahyo A, Suroso J, Wang G (2022) The artificial intelligence (AI) model Canvas framework and use cases. J Ilmiah Tek Elektro Komputer Dan Inform 8:1. https://doi.org/10.26555/jiteki.v8i1.22206

Osterwalder A, Pigneur Y (2010) Business model generation: a handbook for visionaries, game changers, and challengers. Wiley, Hoboken

Page MJ, McKenzie JE, Bossuyt PM, Boutron I, Hoffmann TC, Mulrow CD, Shamseer L, Tetzlaff JM, Akl EA, Brennan SE, Chou R, Glanville J, Grimshaw JM, Hróbjartsson A, Lalu MM, Li T, Loder EW, Mayo-Wilson E, McDonald S, McGuiness LA, Stewart LA, Thomas J, Tricco AD, Welch VA, Whiting P, Moher D (2021) The PRISMA 2020 statement: an updated guideline for reporting systematic reviews. BMJ. https://doi.org/10.1136/bmj.n71

Panesar A (2019) Machine learning and AI for healthcare: big data for improved health outcomes. Apress Media LLC

Peffers K, Tuunanen T, Rothenberger MA, Chatterjee S (2007) A design science research methodology for information systems research. J Manag Inf Syst 24:45–77. https://doi.org/10.2753/MIS0742-1222240302

Pöhler L, Belda F, Teuteberg F (2023) Das Extended-Reality-Canvas – Wie können Unternehmen XR-Projekte erfolgreich implementieren? HMD 60:754–773. https://doi.org/10.1365/s40702-023-00959-z

Polevikov S (2023) Advancing AI in healthcare: a comprehensive review of best practices. Clin Chimica Acta 548:117519

Ramadan OME, Alruwaili MM, Alruwaili AN, Elsehrawy MH, Alanazi S (2024) Facilitators and barriers to AI adoption in nursing practice: a qualitative study of registered nurses' perspectives. BMC Nurs 23:891. https://doi.org/10.1186/s12912-024-02571-y

Rathinam AK, Lee Y, Chek LDN, Singh R, Selvaratnam L, Pamidi N (2021) Artificial intelligence in medicine: a review of challenges in implementation and disparity. In: InHeNce 2021 – 2021 IEEE International Conference on Health, Instrumentation and Measurement, and Natural Sciences. Institute of Electrical and Electronics Engineers, S 1–6

Rebstadt J, Kortum H, Gravemeier LS, Eberhardt B, Thomas O (2022) Non-Discrimination-by-Design: Handlungsempfehlungen für die Entwicklung von vertrauenswürdigen KI-Services. HMD 59:495–511. https://doi.org/10.1365/s40702-022-00847-y

Reddy S (2024) Generative AI in healthcare: an implementation science informed translational path on application, integration and governance. Implement Sci 19:27. https://doi.org/10.1186/s13012-024-01357-9

Reddy S, Shaikh S (2025) The long road ahead: navigating obstacles and building bridges for clinical integration of artificial intelligence technologies. J Med Artif Intell. https://doi.org/10.21037/jmai-24-148

Riedinger C, Rentrop C, Huber M, Zimmermann S (2025) Partnerschaft auf Augenhöhe: Faktoren für eine erfolgreiche Gestaltung der IT-Business-Partner-Organisation. HMD 62:274–293. https://doi.org/10.1365/s40702-025-01151-1

Salunkhe V, Avancha S, Gajbhiye B, Jain U, Goel P (2022) AI integration in clinical decision support systems enhancing patient outcomes through SMART on FHIR and CDS hooks. Int J Res Publ Seminar 13:338–354. https://doi.org/10.36676/JRPS.V13.I5.1506

Sanjalawe Y, Al-E'mari S, Fraihat S, Makhadmeh S (2025) AI-driven job scheduling in cloud computing: a comprehensive review. Artif Intell Rev 58:197. https://doi.org/10.1007/S10462-025-11208-8

Schouten B, Schinkel M, Boerman AW, van Pijkeren P, Thodé M, van Beneden M, Panday RN, de Jonge R, Wiersinga J, Nanayakkara PWB (2022) Implementing artificial intelligence in clinical practice: a mixed-method study of barriers and facilitators. J Med Artif Intell. https://doi.org/10.21037/jmai-22-71

Shaheen MY (2021) Applications of artificial intelligence (AI) in healthcare: a review. https://doi.org/10.14293/S2199-1006.1.SOR-.PPVRY8K.v1

Siira E, Tyskbo D, Nygren J (2024) Healthcare leaders' experiences of implementing artificial intelligence for medical history-taking and triage in Swedish primary care: an interview study. BMC Prim Care 25:268. https://doi.org/10.1186/s12875-024-02516-z

Singh N, Jain M, Kamal MM, Bodhi R, Gupta B (2024) Technological paradoxes and artificial intelligence implementation in healthcare. An application of paradox theory. Technol Forecast Soc Change 198:122967. https://doi.org/10.1016/j.techfore.2023.122967

Sonawane A, Shah S, Pote S, He M (2023) The application of artificial intelligence: perceptions from healthcare professionals. Health Technol 13:861–867. https://doi.org/10.1007/s12553-023-00780-0

Sutton RT, Pincock D, Baumgart DC, Sadowski DC, Fedorak RN, Kroeker KI (2020) An overview of clinical decision support systems: benefits, risks, and strategies for success. Npj Digit Med 3:1–10. https://doi.org/10.1038/s41746-020-0221-y

Täuscher K, Abdelkafi N (2017) Visual tools for business model innovation: recommendations from a cognitive perspective. Creat Innov Manage 26:160–174. https://doi.org/10.1111/caim.12208

Teece DJ (2007) Explicating dynamic capabilities: the nature and microfoundations of (sustainable) enterprise performance. Strat Mgmt J 28:1319–1350. https://doi.org/10.1002/smj.640

Teece DJ, Pisano G, Shuen A (1997) Dynamic capabilities and strategic management. Strat Mgmt J 18:509–533. https://doi.org/10.1002/(SICI)1097-0266(199708)18:7<509::AID-SMJ882>3.0.CO;2-Z

Tricco AC, Hezam A, Parker A, Nincic V, Harris C, Fennelly O, Thomas SM, Ghassemi M, McGowan J, Paprica PA, Straus SE (2023) Implemented machine learning tools to inform decision-making for patient care in hospital settings: a scoping review. BMJ Open 13:e65845. https://doi.org/10.1136/bmjopen-2022-065845

Tufael Sunnay AR (2022) Transforming healthcare with artificial intelligence: innovations, applications, and future challenges. J Primeasia 3:1–6. https://doi.org/10.25163/PRIMEASIA.319802

Ueda D, Kakinuma T, Fujita S, Kamagata K, Fushimi Y, Ito R, Matsui Y, Nozaki T, Nakaura T, Fujima N, Tatsugami F, Yanagawa M, Hirata K, Yamada A, Tsuboyama T, Kawamura M, Fujioka T, Naganawa S (2024) Fairness of artificial intelligence in healthcare: review and recommendations. Jpn J Radiol 42:3–15

vom Brocke J, Simons A, Riemer K, Niehaves B, Plattfaut R, Cleven A (2015) Standing on the Shoulders of Giants: Challenges and Recommendations of Literature Search in Information Systems Research. Commun Assoc Inf Syst 37:9

von der Malsburg C (2020) Vorbild Gehirn – Randbedingungen für eine kognitive Architektur. In: Portmann E, D'Onofrio S (Hrsg) Cognitive Computing. Springer, Wiesbaden, S 3–30

Wang L, Zhang Z, Wang D, Cao W, Zhou X, Zhang P, Liu J, Fan X, Tian F (2023) Human-centered design and evaluation of AI-empowered clinical decision support systems: a systematic review. Front Comput Sci. https://doi.org/10.3389/fcomp.2023.1187299

Wen S, Theobald S, Gangas P, Borja Jiménez KC, Merks JHM, Schoot RA, Meyerheim M, Graf N (2024) A practical guide to apply AI in childhood cancer: Data collection and AI model implementation. EJC Paediatr Oncol 4:100197

Wolff J, Pauling J, Keck A, Baumbach J (2021) Success factors of artificial intelligence implementation in healthcare. Front Digit Health 3:594971. https://doi.org/10.3389/fdgth.2021.594971

Zadeh LA (1965) Fuzzy sets. Inf Control 8:338–353. https://doi.org/10.1016/S0019-9958(65)90241-X

Zemplényi A, Tachkov K, Balkanyi L, Németh B, Petyko ZI, Petrova G, Czech M, Dawoud D, Goettsch W, Gutierrez Ibarluzea I, Hren R, Knies S, Lorenzovici L, Maravic Z, Piniazhko O, Savova A, Manova M, Tesar T, Zerovnik S, Kaló Z (2023) Recommendations to overcome barriers to the use of artificial intelligence-driven evidence in health technology assessment. Front Public Health 11:1088121. https://doi.org/10.3389/fpubh.2023.1088121

Zhang K, Aleexenko V, Jeevaratnam K (2020) Computational approaches for detection of cardiac rhythm abnormalities: are we there yet? J Electrocardiol 59:28–34. https://doi.org/10.1016/J.JELECTROCARD.2019.12.009

Zsidai B, Hilkert AS, Kaarre J, Narup E, Senorski EH, Grassi A, Ley C, Longo UG, Herbst E, Hirschmann MT, Kopf S, Seil R, Tischer T, Samuelsson K, Feldt R (2023) A practical guide to the implementation of AI in orthopaedic research – part 1: opportunities in clinical application and overcoming existing challenges. J exp orthop. https://doi.org/10.1186/s40634-023-00683-z

# 16 Treiber oder Bedrohung für die evidenzbasierte Medizin? Wege zu KI-gestützten Prozessen im Gesundheitswesen

Marcel Susky, Madita Schädlich und Hannes Schlieter

**Zusammenfassung**

Dieses Kapitel untersucht die Einsatzmöglichkeiten von *Künstlicher Intelligenz (KI)* zur Unterstützung der Implementierung medizinischer Empfehlungen im medizinischen Versorgungsalltag. Im Fokus stehen zwei zentrale Anwendungsszenarien: die KI-gestützte Erstellung von Patientenpfaden (*Design Time*) und deren Nutzung im klinischen Alltag (*Runtime*). Während die Pfaderstellung durch KI insbesondere die Modellierung und semantische Anreicherung von Patientenpfaden auf Basis medizinischer Leitlinien automatisiert und so den Aufwand für Fachexpert:innen reduziert, ermöglicht die Pfadnutzung eine datengetriebene Analyse und Prognose individueller Behandlungsverläufe zur Entscheidungsunterstützung. Im Rahmen der regulatorischen Analyse wird insbesondere die europäische KI-Verordnung betrachtet. Es zeigt sich, dass KI-Systeme zur Pfaderstellung in der Regel nicht als Hochrisiko-Systeme eingestuft werden, wohingegen Systeme zur Pfadnutzung aufgrund ihres direkten Einflusses auf klinische Entscheidungen häufig der Hochrisiko-Kategorie unterliegen und damit strengen Anforderungen an Patientensicherheit, Datenschutz und rechtliche Konformität genügen müssen. Die Analyse verdeutlicht das Potenzial von KI, insbesondere generativer Ansätze, die bislang aufwändigen manuellen Prozesse bei der Entwicklung und Anwendung von Patientenpfaden effizienter zu gestalten. Gleichzeitig wird die Notwendigkeit einer geeigneten digitalen Pfadverwaltung zur dauerhaften Verfügbarmachung und interoperablen Nutzung von Prozessvorgaben als zentrale Herausforderung identifiziert. Abschließend

M. Susky · M. Schädlich · H. Schlieter (✉)
Forschungsgruppe Digital Health, Technische Universität Dresden, Dresden, Deutschland
E-Mail: marcel.susky@tu-dresden.de

M. Schädlich
E-Mail: madita.schaedlich@tu-dresden.de

H. Schlieter
E-Mail: hannes.schlieter@tu-dresden.de



S. D'Onofrio, C. Russ (Hrsg.), *Digital HealthTech*, Edition HMD,
https://doi.org/10.1007/978-3-658-51795-3_16

formuliert der Beitrag Forschungsaufträge für die Wirtschaftsinformatik und betont die Bedeutung von Standardisierung, Governance-Strukturen und kontinuierlicher Evaluation für eine erfolgreiche und sichere Implementierung im Gesundheitswesen.

**Schlüsselwörter**

Evidenzbasierte Medizin · Generative Künstliche Intelligenz · Patientenpfade · Pfaderstellung · Pfadnutzung · Prozessmodellierung · Regulierung

## 16.1 Von medizinischer Evidenz zu gelebter Praxis mit Patientenpfaden

Ein wichtiges Ereignis für die Entwicklung der Medizin war der Übergang von einer auf Mutmaßungen und Erfahrung basierenden Medizin hin zu einer Empirie-geführten Medizin, d. h., Behandlungsstrategien auf Daten aus medizinischen Studien zu stützen. Exemplarisch wird an dieser Stelle oftmals auf Ignaz Philipp Semmelweis verwiesen, dessen Studie zum Auftreten von Kindbettfieber im Jahr 1847 als Meilenstein der studienbasierten Medizin gilt und wesentlich zur Einführung von Hygienevorschriften in Kliniken führte. Später wurde hierzu der Begriff der evidenzbasierten Medizin geprägt (vom Lateinischen *Evidentia* (Eindeutigkeit)). Dieser unterstreicht zum einen die notwendige wissenschaftliche Klarheit von Therapieentscheidungen, zum anderen betont er die Einbeziehung des Patientenwunsches und die individuelle Expertise der Ärzt:innen als wesentliche Merkmale medizinischer Entscheidungen (Sackett et al. 1996).

Um diesen Qualitätsanspruch in der medizinischen Versorgung umzusetzen und der gigantischen Menge an Erkenntnissen aus medizinischen Studien gerecht zu werden, werden die zentralen Erkenntnisse zu den jeweiligen medizinischen Fachgebieten in medizinischen Leitlinien festgehalten. Sie sind *„systematisch entwickelte, wissenschaftlich begründete und praxisorientierte Entscheidungshilfen für die angemessene ärztliche Vorgehensweise bei speziellen gesundheitlichen Problemen“* (AWMF 2013). Entsprechend der Komplexität und des Umfangs der bestehenden Studienlage sind auch die Erstellung und Implementierung von Leitlinien umfangreiche Projekte (Beckmann et al. 2016). Neben der individuellen Qualifikation von Ärzt:innen auf Basis der entsprechenden Leitlinien spielen für die Umsetzung evidenzbasierten Wissens Patientenpfade eine wesentliche Rolle. Sie übersetzen die Empfehlungen aus den Leitlinien in konkrete Prozessstandards für alle Beteiligten im Versorgungsprozess (Schlieter 2012). Auch hier verbinden sich mit der Erstellung, Implementierung und Pflege von Leitlinien viele Herausforderungen im Versorgungsalltag, sodass insbesondere mit Blick auf die Entwicklungsdynamik der klinischen Forschung weiterhin eine Implementierungslücke in der Praxis besteht.

Durch die aktuellen technologischen Fortschritte und die Möglichkeiten der Unterstützung durch *Künstliche Intelligenz (KI)* steht ein neuerlicher Umbruch in der Medizin bevor, der neue Formen der digitalen Interaktion zwischen Ärzt:innen und

Patient:innen schafft und die Patientenzentrierung stärkt, etwa durch die Einbindung von KI-gestützten Assistenzsystemen und Bereitstellung von digitalen Gesundheitsanwendungen. Für die medizinische Versorgung bleibt dabei die zentrale Herausforderung, wie evidenzbasierte Empfehlungen zügig im Versorgungsalltag Umsetzung finden. Das heißt, wie diese Empfehlungen in Patientenpfade integriert werden können, um so die Versorgungssteuerung evidenzbasiert und patientenzentriert anleiten zu können. Da dieser Prozess bisher vornehmlich händisch erfolgt ist und mit hohem Aufwand einhergeht, befasst sich der vorliegende Beitrag mit Einsatzmöglichkeiten von KI zur Unterstützung der Implementierung evidenzbasierter Empfehlungen im Versorgungsalltag. Er strukturiert das Themengebiet und beschreibt entlang von zwei Szenarien, unterteilt in sechs Anwendungsfälle, Möglichkeiten der KI-gestützten Erstellung und Einführung von Patientenpfaden, verbundener Technologien und Limitationen. Ein besonderes Augenmerk wurde auf Fragen der Patientensicherheit, des Datenschutzes sowie regulatorischen Implikationen gelegt, da diese fundamentale Umsetzungsvoraussetzungen darstellen.

Die Szenarien beruhen auf den Erfahrungen von Expert:innen im Bereich der Methodenentwicklung zu Patientenpfaden sowie der Entwicklung und Implementierung indikationsspezifischer Patientenpfade in verschiedenen Forschungsprojekten, z. B. dem Medical Informatics Hub in Saxony (MiHUBx)[1] oder MISSION4Sax[2]. Damit leistet das Kapitel einen Beitrag zur Einordnung, Strukturierung und Priorisierung des Themenfelds und formuliert gleichzeitig Forschungsaufträge für die angewandte Wirtschaftsinformatikforschung. Für Praktiker:innen öffnet es den Blick auf die zukünftige Entwicklung im Bereich der KI-gestützten Umsetzung evidenzbasierter Medizin.

## 16.2 Evidenzbasierte Medizin und Patientenpfade

Ein zentrales Instrument zur Übertragung klinischer Forschungsergebnisse in die medizinische Praxis sind medizinische Leitlinien (s. Abb. 16.1). Sie beruhen auf systematischen Literaturanalysen und evidenzbasierten Bewertungen klinischer Maßnahmen, werden regelmäßig aktualisiert und bereiten das vorhandene Fachwissen als wissenschaftlich fundierte, praxisorientierte Entscheidungshilfe auf. Leitlinien übersetzen medizinisches Wissen in konkrete Handlungsempfehlungen – ihre Einbettung in den klinischen Alltag in Form von praktischen, oft informellen Abläufen und individuellen Entscheidungen in der täglichen Versorgung, erfolgt jedoch meist nur implizit. Die Auswahl und Anwendung der passenden Empfehlungen bleibt der behandelnden Person überlassen und ist stark vom individuellen Kontext abhängig. Im Unterschied dazu haben sich Patientenpfade als Werkzeuge des klinischen Prozessmanagements etabliert: Sie eignen sich dazu, evidenzbasierte Empfehlungen explizit in strukturierte Versorgungsprozesse zu integrieren und

[1] s. https://mihubx.de (Zugegriffen: 10.01.2026)

[2] s. https://www.uniklinikum-dresden.de/das-klinikum/kliniken-polikliniken-institute/vtg/forschung/mission4sax (Zugegriffen: 10.01.2026)

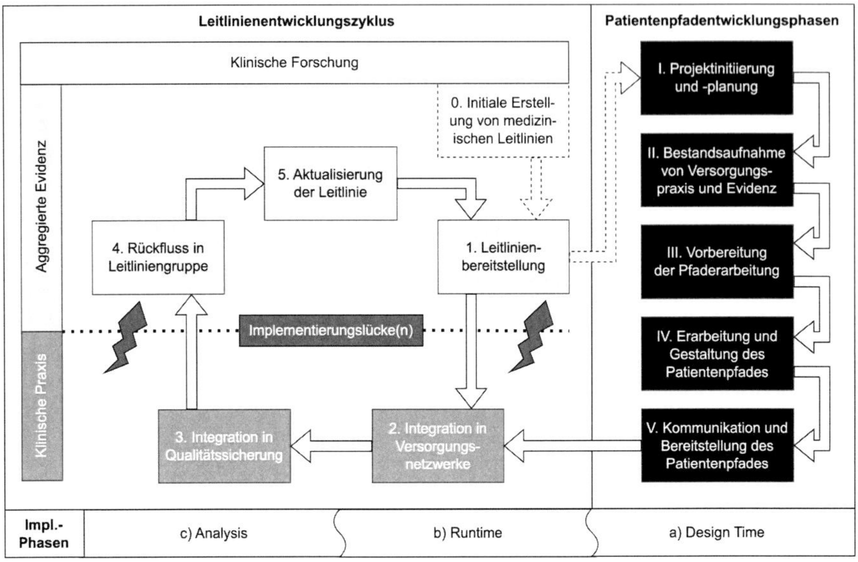


**Abb. 16.1** Zusammenhang zwischen der Leitlinienentwicklung, der Patientenpfadentwicklung und den Implementierungsphasen eines Patientenpfades (eigene Abbildung in Anlehnung an Beckmann et al. (2016) und Richter und Schlieter (2024))

unterstützen so die koordinierte, transparente und interprofessionell abgestimmte medizinische Versorgung (Richter und Schlieter 2024).

Patientenpfade basieren auf dem Konzept des klinischen Pfades. Im Unterschied zum ursprünglichen Ansatz, der primär auf innerklinische Abläufe fokussiert, betonen Patientenpfade besonders die aktive Einbindung der Patient:innen sowie die Kontinuität der Versorgung über verschiedene Behandlungsepisoden und Gesundheitssektoren hinweg. Patientenpfade sind also Werkzeuge zur evidenzbasierten Planung und zum Management des Versorgungsprozesses für eine definierte Population von Patient:innen mit meist komplexen, langfristigen oder chronischen Erkrankungen. In einem Patientenpfad werden die einzelnen Phasen, Meilensteine, Aktivitäten und Entscheidungen in der Versorgung dieser Population abgebildet. Ein Patientenpfad schafft somit Transparenz über den Versorgungsprozess, unterstützt die Entscheidungsfindung eines multidisziplinären Teams und fördert die aktive Einbeziehung von Patient:innen in einem integrierten Versorgungsnetzwerk (Richter et al. 2021).

Wenn im Folgenden von Patientenpfaden die Rede ist, bezieht sich der Begriff im engeren Sinne auf strukturierte Prozessvorlagen (*Patientenpfadvorlagen*), in denen mögliche Behandlungsverläufe inklusive der nötigen Entscheidungspunkte für eine definierte Population von Patient:innen beschrieben sind. Sie dienen als Vorlage für die Ableitung konkreter Behandlungspläne für einzelne Patient:innen (auch als *Pfadinstanz* bezeichnet).

Die Entwicklung von Leitlinien und Patientenpfaden greift, wie in Abb. 16.1 gezeigt, ineinander, wobei die Pfadentwicklung folgende Phasen durchläuft: die Initiierung und Planung der Pfadentwicklung (I.), eine strukturierte Bestandsaufnahme und Prozessanalyse (II.), das Festhalten wesentlicher Pfadinformationen, von Geltungsbereichen und Dokumentationsformen (III.), die Ausarbeitung und Modellierung, das Testen und Implementieren (IV.) sowie Kommunizieren, Evaluieren und Weiterentwickeln (V.). Insbesondere die Phasen II. und IV. sind methodisch anspruchsvoll. Sie erfordern eine Vielzahl evidenzbasierter Recherchen, Leitlinienarbeit und die kritische Analyse bestehender Versorgungsprozesse aus der Perspektive aller an der Versorgung beteiligten Organisationen, Personen und Rollen. Die Ergebnisse dieser Analysen müssen anschließend in konzeptionelle Prozessmodelle überführt, semantisch definiert, kommuniziert und abgenommen werden. Erst danach können sie in die Praxis eingeführt werden und eine Integration in konkrete Versorgungsnetzwerke (2.) und deren Qualitätssicherung (3.) erfolgen.

Dieses Vorgehen lässt sich in folgenden ineinandergreifenden Phasen zusammenfassen, auf die sich im weiteren Verlauf des Beitrags immer bezogen wird: Die *Design Time*-Phase (a), in der die strukturierte Konzeption und Modellierung der Patientenpfade erfolgt und die *Runtime*-Phase (b), mit der die fallbezogene Nutzung und flexible Anpassung von Patientenpfaden im Versorgungsalltag adressiert wird. Die anschließende *Analysis*-Phase (c) dient der Bewertung von Wirksamkeit und Prozessqualität und bildet die Grundlage für die kontinuierliche Weiterentwicklung der Patientenpfade im Sinne eines lernenden Systems, liegt aber außerhalb des Beitragsfokus.

## 16.3 Unterstützungspotenzial von Künstlicher Intelligenz

Bei der Entwicklung und Implementierung von Patientenpfaden kann KI in verschiedenen Phasen unterstützend zum Einsatz kommen. Beispielsweise erfordern die Analyse- und Modellierungsphasen zur Design Time umfangreiche Evidenzrecherchen in wissenschaftlichen Fachdatenbanken, Konsistenz- und Plausibilitätsprüfungen sowie die Überführung narrativer Empfehlungen in präzise Prozess- und Entscheidungsvorlagen. Zur Runtime wird dagegen eine Auseinandersetzung mit individuellen Versorgungsstrukturen und Behandlungskontexten zur Verfeinerung und Abstimmung eines Patientenpfades notwendig.

In der Praxis werden regulatorische Rahmenbedingungen wie die *KI-Verordnung (KI-VO)*, die *Medizinprodukteverordnung (MDR)* oder die *Datenschutz-Grundverordnung (DSGVO)* häufig erst in späten Entwicklungsphasen berücksichtigt. Dies birgt das Risiko, dass Anpassungen an den zu entwickelnden Lösungen nachträglich und unter hohem Aufwand erfolgen müssen. Ein frühzeitiges Einbeziehen dieser regulatorischen Anforderungen ist daher essenziell, um die Sicherheit, Leistungsfähigkeit und Rechtskonformität der entwickelten Lösungen sicherzustellen und einen reibungslosen Transfer in die Versorgung zu ermöglichen.

### 16.3.1 Künstliche Intelligenz in der Medizin und Prozessmodellierung

KI bezeichnet Systeme, die in der Lage sind, Aufgaben zu übernehmen, die traditionell menschliche Intelligenz erfordern, wie etwa das Erkennen von Mustern, das Verstehen natürlicher Sprache oder das Treffen von Entscheidungen. Sie umfasst eine Vielzahl von Methoden, die von regelbasierten Ansätzen bis hin zu datengetriebenen, lernenden Systemen reichen (Abele und D'Onofrio 2020).[3]

#### 16.3.1.1 Künstliche Intelligenz in der Medizin

Die Integration von KI in die evidenzbasierte Medizin hat eine bemerkenswerte Transformation durchlaufen und findet mittlerweile in nahezu allen medizinischen Fachbereichen Anwendung. Dabei lassen sich vier Hauptkategorien unterscheiden: präventive KI zur Früherkennung und Risikostratifizierung, diagnostische KI zur Krankheitserkennung, KI-gestützte Therapieunterstützung sowie administrative KI zur Optimierung von Verwaltungsprozessen (Von Conta et al. 2025). In der Praxis werden Deep-Learning-Algorithmen erfolgreich in der Radiologie zur Erkennung von Lungenrundherden, Mammographie-Interpretation und Tumorerkennung eingesetzt, wobei bereits über 1000 KI-Algorithmen von der US-amerikanischen Behörde für Lebens- und Arzneimittel zugelassen wurden (Tschochohei et al. 2025). Die Kardiologie nutzt KI-gestützte EKG-Systeme (Elektrokardiogramm) zur Früherkennung von Herzerkrankungen, während in der Pathologie KI-Modelle zur Gewebeklassifikation und in der Onkologie zur personalisierten Therapieplanung verwendet werden (Von Conta et al. 2025). ChatGPT und andere große Sprachmodelle (Large Language Models, LLMs) werden zunehmend für die klinische Dokumentation, die Erstellung von Arztbriefen und die Beantwortung medizinischer Fragen eingesetzt, wobei Studien zeigen, dass solche Systeme in mehr als der Hälfte der untersuchten Fälle zum Einsatz kamen (Moulaei et al. 2024). Die Einführung dieser KI-Technologien verändert die medizinische Versorgung grundlegend sowohl für Behandelnde als auch für Patient:innen: Während medizinisches Personal von einer Entlastung bei Routineaufgaben, verbesserter diagnostischer Genauigkeit und evidenzbasierter Entscheidungsunterstützung profitiert, ergeben sich gleichzeitig neue Herausforderungen wie die Notwendigkeit einer Plausibilitätsprüfung der KI-Ergebnisse und die Gefahr eines *Automation Bias* (Verzerrung) (Tschochohei et al. 2025; Von Conta et al. 2025).

Generative KI zeigt besonderes Potenzial für die Unterstützung der evidenzbasierten Therapieplanung auf Grundlage medizinischer Leitlinien und klinischer Studienergebnisse. Durch die Kombination von *Retrieval-Augmented Generation (RAG)* mit kuratierten Wissensdatenbanken können große Sprachmodelle validierte medizinische Leitlinien und aktuelle Forschungsergebnisse in ihre Empfehlungen integrieren, wodurch die Gefahr von Halluzinationen, also plausibel klingenden, aber faktisch falschen oder erfundenen Informationen, deutlich reduziert wird

[3] Eine detaillierte Darstellung zum Thema KI findet sich in Kap. 14 dieser Ausgabe der Edition HMD.

(Tschochohei et al. 2025). Foundation-Modelle ermöglichen die Integration verschiedener Datenquellen – von Bildgebung über Genomdaten bis zu klinischen Freitexten – und haben dadurch das Potenzial ganzheitliche Empfehlungen zu generieren (Shokrollahi et al. 2023; Von Conta et al. 2025). Die Fähigkeit generativer KI, aus umfangreichen medizinischen Datensätzen zu lernen und Muster zu erkennen, die für menschliche Expert:innen schwer erkennbar sind, eröffnet neue Möglichkeiten für die Entwicklung personalisierter Behandlungspfade (Moulaei et al. 2024). Besonders vielversprechend ist die Anwendung von auf großen Sprachmodellen basierten Agent-Systemen, die dazu verwendet werden können, um komplexe medizinische Datenanalysen und klinische Entscheidungen zu unterstützen (Von Conta et al. 2025). Die kontinuierliche Anpassung dieser Systeme durch Reinforcement Learning ermöglicht es, sich während des normalen Betriebs ohne separate Trainingsphase anzupassen, was das Potenzial für eine stetige Verbesserung von Ergebnissen in der evidenzbasierten Medizin eröffnet (Abele und D'Onofrio 2020).

#### 16.3.1.2 Künstliche Intelligenz in der Prozessmodellierung

Die Integration von KI in die Prozessmodellierung hat sich zu einem vielversprechenden Ansatz entwickelt, um die Komplexität organisatorischer Abläufe zu bewältigen. Große Sprachmodelle wie GPT-4 ermöglichen beispielsweise folgende drei Implementierungsparadigmen: die direkte Bereitstellung von Erkenntnissen aus Prozessdaten, die automatische Codegenerierung für strukturierte Abfragen sowie die automatisierte Hypothesengenerierung (Berti et al. 2024). Besonders hervorzuheben ist die automatische Generierung von Prozessmodellen aus textuellen Beschreibungen, wobei verschiedene Prompt-Engineering-Strategien zum Einsatz kommen (Kourani et al. 2024). Ein weiterer wichtiger Anwendungsbereich ist die semantische Annotation von Prozessmodellen mit Ontologie-Konzepten. Die manuelle Annotation erfordert traditionell einen prohibitiv hohen Aufwand (Corea et al. 2021). Um diese Herausforderung zu adressieren, wurden automatisierte Ansätze entwickelt, die eine Annotation bereits während der Modellierung durch die Analyse textueller Beschreibungen ermöglichen (Riehle et al. 2017). Für die konversationsbasierte Prozessmodellierung werden Chatbot-Schnittstellen eingesetzt, die es Domänenexpert:innen ermöglichen, Prozessmodelle durch natürlichsprachliche Interaktion zu erstellen (Klievtsova et al. 2023).

In Kourani et al. (2024) wird beispielhaft demonstriert, wie GPT-4 zur automatischen Generierung von BPMN-Modellen (Business Process Model and Notation) aus natürlichsprachlichen Beschreibungen eingesetzt werden kann. Ein weiteres Beispiel ist ein BPMN-Chatbot, der durch die Verwendung eines optimierten Prozess-Metamodells eine durchschnittliche Reduktion der Input-Token um 94 % im Vergleich zu bestehenden Werkzeugen erreicht, bei gleichzeitiger Aufrechterhaltung einer Korrektheit von 95 % der generierten Modelle (Köpke und Safan 2025). Bemerkenswert sind die Ergebnisse einer Studie mit Nutzenden, in der 60 % der Teilnehmenden unabhängig von ihrer Modellierungserfahrung durch große Sprachmodelle generierte Prozessmodelle gegenüber manuell erstellten Prozessmodellen, die als validierte Referenz zur Bewertung hinzugezogen werden, sog. Ground Truth-Modellen, bevorzugten (Klievtsova et al. 2023). Dies unterstreicht das Potenzial von KI-gestützten Ansätzen, die Zugänglichkeit der Prozessmodellierung zu erhöhen.

Das Verbesserungspotenzial in der klinischen Prozessmodellierung ist erheblich. Da die Erfassung von As-Is-Prozessmodellen bis zu 60 % der Projektzeit in Anspruch nehmen kann, bieten KI-basierte Systeme die Möglichkeit, diesen Prozess erheblich zu beschleunigen (Klievtsova et al. 2023). Die Integration von ontologiebasierter Prozessmodellierung mit KI-Technologien eröffnet neue Perspektiven, wobei KI-Systeme das Potenzial haben, Prozesse durch ihre analytischen Fähigkeiten zu verbessern (Berti et al. 2024). Die Herausforderung besteht jedoch in der Sicherstellung der Korrektheit und Vollständigkeit der generierten Prozessmodelle. Studien zeigen, dass die Genauigkeit durch große Sprachmodelle generierte Prozessmodelle stark von der Klarheit der Eingabebeschreibungen abhängt (Klievtsova et al. 2023). Für den klinischen Einsatz ist daher eine sorgfältige Validierung und eine hybride Herangehensweise erforderlich, bei der KI-generierte Prozessmodelle von Domänenexpert:innen überprüft werden. Zukünftige Entwicklungen sollten sich auf die Erweiterung der Prozessmodellierung um zusätzliche Perspektiven konzentrieren und dabei Daten-, Ressourcen- und operative Aspekte integrieren (Kourani et al. 2024).

## 16.3.2 Regulatorischer Rahmen

Die Integration von KI in die evidenzbasierte Medizin erfordert nicht nur technologische Innovation, sondern auch die Einhaltung rechtlicher Rahmenbedingungen. Europäische Verordnungen legen dabei fest, wie Sicherheit, Transparenz und Datenschutz gewährleistet werden und unter welchen Voraussetzungen KI-Systeme im medizinischen Kontext zugelassen und eingesetzt werden dürfen. Im Folgenden werden drei zentrale Regelwerke, die KI-VO, die MDR und die DSGVO sowie ergänzend Normen und Standards vorgestellt, die gemeinsam die Grundlage für eine verantwortungsvolle und vertrauenswürdige Nutzung von KI im Gesundheitswesen bilden.[4]

### 16.3.2.1 Verordnung über Künstliche Intelligenz

Mit der Verabschiedung der Verordnung über Künstliche Intelligenz durch die *Europäische Union (EU)* im Juni 2024 liegt erstmals ein verbindlicher gesetzlicher Rahmen für den Einsatz von KI vor (Europäische Union 2024). Die Verordnung verfolgt einen risikobasierten Ansatz und soll sicherstellen, dass KI-Systeme innerhalb der EU sicher, transparent, nachvollziehbar, nicht diskriminierend und umweltfreundlich eingesetzt werden (Borges 2024a).

Die KI-VO beruht auf vier zentralen Regelungskonzepten: dem Verbot bestimmter KI-Praktiken wie etwa Social Scoring oder manipulativer Systeme (Art. 5),

[4] Die Anforderungen des EU AI Act und der MDR werden in Kap. 27 dieser Ausgabe der Edition HMD vertieft, während Kap. 28 dieser Ausgabe der Edition HMD die DSGVO einbezieht und die Schnittstellen aller drei Regelwerke für KI-Systeme im Gesundheitswesen analysiert.

spezifischer Transparenzpflichten für KI-Systeme (Art. 50), sowie der Förderung von Innovation durch reduzierten Regelungsaufwand für KI-Systeme mit geringem Risiko. Besondere Bedeutung haben die Regelungen sogenannter Hochrisiko-KI-Systeme (Art. 6 ff.), da davon viele medizinische Anwendungen betroffen sind (Borges 2024a). Als *Hochrisiko-KI-Systeme* gelten Anwendungen, die erhebliche Auswirkungen auf Gesundheit, Sicherheit oder Grundrechte von Personen haben können. Dazu zählen unter anderem KI-Systeme, die Bestandteil regulierter Produkte wie Medizinprodukte oder In-vitro-Diagnostika sind, sofern für diese eine Konformitätsbewertung durch eine benannte Stelle vorgesehen ist (Borges 2024b).

Für Hochrisiko-KI-Systeme werden im Abschn. 16.2 der KI-VO zahlreiche Anforderungen definiert. Dazu zählen: ein Risikomanagementsystem, Anforderungen an Datenqualität und Bias-Kontrolle, Vorgaben bezüglich einer technischen Dokumentation, Protokollierungspflichten, Transparenzmaßnahmen, die Sicherstellung menschlicher Aufsicht sowie Anforderungen an Genauigkeit, Robustheit und Cybersicherheit. Insbesondere die *Anbieter* von Hochrisiko-KI-Systemen sind verpflichtet die in Abschn. 16.2 der KI-VO formulierten Anforderungen zu erfüllen (Art. 9–16). Darüber hinaus definiert Abschn. 16.3 der KI-VO auch Pflichten für *Betreiber* (Art. 26–27), *Händler* (Art. 24) und *Einführer* (Art. 23) von Hochrisiko-KI-Systemen (Borges 2024b).

#### 16.3.2.2 Medizinprodukteverordnung

Die enge Verbindung der KI-VO mit der MDR zeigt sich insbesondere bei der Einstufung von KI-Systemen als Hochrisiko-Systeme. Die MDR ist eine europäische Verordnung die seit 2021 einheitlich die Zulassung, Klassifizierung und Marktüberwachung von Medizinprodukten regelt. Das Ziel ist es die Sicherheit von Medizinprodukten über den gesamten Lebenszyklus zu erhöhen.

Sobald ein KI-System als Bestandteil eines Medizinprodukts gilt und eine Konformitätsbewertung erfordert, erfolgt automatisch die Hochrisiko-Klassifizierung im Sinne der KI-VO. Für die Einordnung eines Produkts als Medizinprodukt ist dabei die Zweckbestimmung entscheidend (Art. 2 Abs. 12 MDR). Ein Produkt gilt als *Medizinprodukt*, wenn es für einen genannten medizinischen Zweck bestimmt ist, wie z. B. die Erkennung, Verhütung, Überwachung, Behandlung oder Linderung von Krankheiten (Art. 2 Abs. 1 MDR). Neben dieser Definition ist auch die Risikoklassifizierung zentral: Nur Medizinprodukte der Klassen IIa, IIb oder III erfordern eine Konformitätsbewertung durch eine benannte Stelle (Art. 52 MDR). Software, die Informationen für diagnostische oder therapeutische Entscheidungen liefert, wird mindestens in die Risikoklasse IIa eingeordnet (Art. 51 Abs. 1 i. V. m. Anhang VIII Regel 11 MDR). Dies führt dazu, dass viele KI-Anwendungen in der evidenzbasierten Medizin automatisch als Hochrisiko-KI-Systeme eingestuft werden und dadurch auch die erhöhten Anforderungen der KI-VO erfüllen müssen.

#### 16.3.2.3 Datenschutz-Grundverordnung

Neben der KI-VO und der MDR ist auch die DSGVO von zentraler Relevanz für den Einsatz von KI-Systemen im Gesundheitswesen. In der KI-VO ist ausdrücklich festgelegt, dass die DSGVO uneingeschränkt anwendbar bleibt (Art. 2 Abs. 7 KI-VO) (Borges 2024c).

Die DSGVO ist seit 2018 in der gesamten EU verbindlich und bildet den zentralen Rechtsrahmen zum Schutz personenbezogener Daten. Sie legt fest, wie Daten erhoben, verarbeitet und gespeichert werden dürfen, und soll damit die Grundrechte von Bürger:innen wahren. Im Gesundheitswesen kommt der DSGVO besondere Bedeutung zu: Hier werden in großem Umfang sensible Daten verarbeitet, die gemäß Art. 9 DSGVO zu den besonders schützenswerten Kategorien zählen. Ihre Verarbeitung ist grundsätzlich untersagt, es sei denn, eine der in Art. 9 Abs. 2 DSGVO vorgesehenen Ausnahmen greift, etwa eine ausdrückliche Einwilligung oder eine rechtliche Grundlage im Rahmen der Gesundheitsversorgung. Damit bildet die DSGVO auch für die Entwicklung und Anwendung KI-gestützter Systeme im Gesundheitswesen einen zentralen Rechtsrahmen. Sie soll nicht nur den Schutz personenbezogener Gesundheitsdaten gewährleisten, sondern zugleich für Akzeptanz und eine rechtssichere Implementierung sorgen. Sie gilt unabhängig von der Risikoklassifikation eines KI-Systems und verpflichtet Anbieter wie Betreiber gleichermaßen zur rechtskonformen Verarbeitung personenbezogener Daten.

#### 16.3.2.4 Normen und Standards

Neben den vorgestellten verbindlichen gesetzlichen Vorgaben spielen auch Normen und Standards eine zentrale Rolle für die praktische Umsetzung vertrauenswürdiger KI, da sie die abstrakten gesetzlichen Anforderungen in konkrete technische Spezifikationen übersetzen. Die KI-VO sieht explizit vor, dass technische Anforderungen an Hochrisiko-KI-Systemen, etwa zu Risikomanagement, Datenqualität oder Transparenz, durch sog. harmonisierte europäische Normen konkretisiert werden können. Solche Normen sollen künftig eine vermutete Konformität mit den Anforderungen der Verordnung und eine Hilfestellung für Anbieter und Betreiber darstellen (Art. 40 KI-VO). Bereits heute existieren Normen und Spezifikationen etwa zum Lebenszyklusmanagement, Risikomanagement oder technischer Robustheit. Diese dienen als Orientierung und sollen in den kommenden Jahren weiterentwickelt und auf europäischer Ebene harmonisiert werden. Ergänzend sind praxisnahe Leitlinien vorgesehen, die Betroffenen die Umsetzung der regulatorischen Anforderungen erleichtern sollen (Soler et al. 2024; Art. 96 KI-VO).

## 16.4 Einsatzszenarien für KI-gestützte Patientenpfade

Der folgende Abschnitt widmet sich der systematischen Darstellung von Szenarien für die KI-gestützte Erstellung und Nutzung von Patientenpfaden. Die vorgestellten Szenarien basieren auf langjährigen Erfahrungen von Expert:innen in der Methodenentwicklung von Patientenpfaden, die im Rahmen verschiedener Forschungsprojekte gewonnen wurden. Sie stellen somit einen erfahrungsbasierten Initialentwurf dar und dienen als Ausgangspunkt für weitere Forschungsvorhaben.

Abb. 16.2 zeigt ein Anwendungsfalldiagramm, das die insgesamt sechs KI-gestützten Anwendungsfälle darstellt. Die Anwendungsfälle gliedern sich ent-

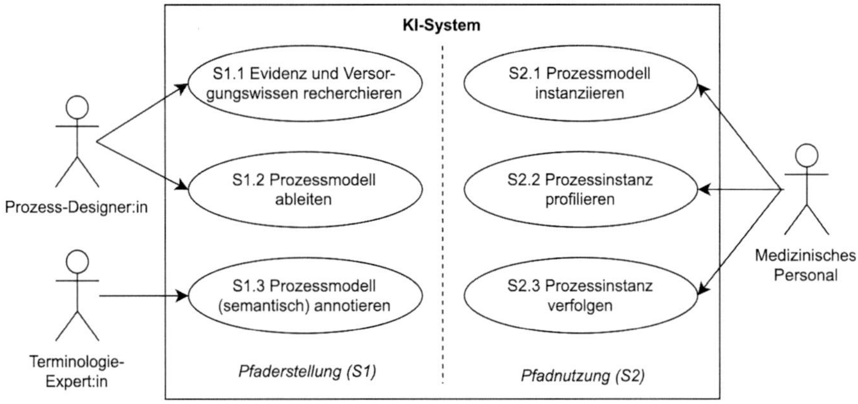


**Abb. 16.2** Integration KI-gestützter Anwendungsfälle im Leitlinien- und Patientenpfad-Entwicklungszyklus: Von der Design-Time-Pfaderstellung (S1) zur Runtime-Pfadnutzung (S2) (eigene Abbildung)

lang der Szenarien: Die Anwendungsfälle S1.1 bis S1.3 (links) im KI-System lassen sich dem Szenario *Pfaderstellung (S1)* zuordnen, die Anwendungsfälle S2.1 bis S2.3 (rechts) hingegen dem Szenario *Pfadnutzung (S2)*. Die Prozess-Designer:in interagiert mit den Anwendungsfällen S1.1 (*Evidenz- und Versorgungswissen recherchieren*) und S1.2 (*Prozessmodell ableiten*), während die Terminologie-Expert:in den Anwendungsfall S1.3 (*Prozessmodell semantisch annotieren*) verantwortet. Das medizinische Personal nutzt alle drei Runtime-bezogene Anwendungsfälle S2.1 (*Prozessmodell instanziieren*), S2.2 (*Prozessinstanz profilieren*) und S2.3 (*Prozessinstanz verfolgen*).

Die zeitliche und inhaltliche Verortung der Anwendungsfälle korrespondiert mit den Phasen des Leitlinienentwicklungszyklus (s. Abb. 16.1): S1.1 findet in der Phase *Bestandsaufnahme von Versorgungspraxis und Evidenz (II.)* statt, S1.2 und S1.3 ordnen sich der Phase *Erarbeitung und Gestaltung des Patientenpfades (IV.)* zu, während S2.1 bis S2.3 in der Phase *Integration in Versorgungsnetzwerk (2.)* operieren. Diese Strukturierung verdeutlicht den fundamentalen Übergang von der Design Time zur Runtime: Die *Pfaderstellung* schafft die evidenzbasierte Wissensbasis und strukturierten Prozessmodelle, die das medizinische Personal anschließend in der *Pfadnutzung* für die individuelle Versorgung operationalisiert. Die klare Zuordnung der Rollen zu ihren jeweiligen Anwendungsfällen und Entwicklungsphasen unterstreicht die Arbeitsteilung zwischen der wissensbasierten Modellierung in der Design Time und der adaptiven Anwendung in der Runtime, wodurch die Brücke zwischen theoretischer Leitlinienentwicklung und praktischer Patientenversorgung durch KI-gestützte Prozesse geschlagen wird.

Dieser Abschnitt ist entlang der beiden Szenarien in Hauptabschnitte strukturiert, wobei jedes Szenario zunächst in einem übergreifenden Abschnitt kontextualisiert und anschließend durch detaillierte Anwendungsfallbeschreibungen konkretisiert wird. Diese systematische Gliederung ermöglicht es, sowohl die konzeptionellen

Gemeinsamkeiten innerhalb der Szenarien herauszuarbeiten als auch die spezifischen Anforderungen und Charakteristika der einzelnen Anwendungsfälle präzise zu dokumentieren.

### 16.4.1 Szenarienübergreifende Betrachtungen

***Modellierung von KI-basierten Anwendungsfällen*** Die Strukturierung der Anwendungsfälle orientiert sich am Ansatz von Hupont und Gomez (2022). Der Ansatz adaptiert die klassische Dokumentation von Anwendungsfällen nach Cockburn (2000) unter Berücksichtigung des Einsatzes von KI-Systemen und den damit verbundenen regulatorischen Anforderungen. Die Dokumentation eines KI-basierten Anwendungsfalls umfasst zwölf Kategorien, die systematisch die verschiedenen Aspekte eines KI-Anwendungsfalls erfassen: Der *Use Case Title* (Titel) formuliert das Ziel als kurze, aktive Phrase, während der *Context of Use* (Nutzungskontext) eine ausführliche Beschreibung des Nutzungskontexts einschließlich Vorbedingungen und normaler Nutzungsbedingungen liefert. Der *Intended Purpose* (Zweckbestimmung) definiert die zu liefernden Funktionen des zu entwickelnden KI-Systems, ergänzt durch *Application Areas* (Anwendungsbereiche), welche die beabsichtigten Anwendungsbereiche auflistet. Nutzende Personen werden durch *User* (Nutzer:in) und *Target Persons* (Betroffene Personen) spezifiziert, während *Success End Condition* (Erfolgsbedingung) und *Failure Protection* (Ausfallschutz) die gewünschten bzw. sicheren Zustände nach erfolgreicher Durchführung oder bei Abbruch beschreiben. Der *Trigger* (Auslöser) identifiziert die auslösende Aktion, gefolgt vom *Main Course* (Hauptszenario), der die Schritte vom Auslöser bis zur Zielerreichung inklusive Input- und Output-Informationen dokumentiert. *Extensions* (Erweiterungen) erfassen alternative Aktionspfade und Verzweigungen zum Hauptszenario, während *Misuses* (Fehlanwendungen) explizit vorhersehbare Fehlanwendungen des KI-Systems auflistet (Hupont und Gomez 2022).

***KI-technologische Betrachtungen*** Eine Implementierung der KI-gestützten Patientenpfaden erfordert eine gemeinsame technologische Basis, die sowohl in der Design Time (S1.1-S1.3) als auch in der Runtime (S2.1-S2.3) zum Einsatz kommt. RAG bildet das zentrale Paradigma, das parametrisiertes Wissen von großen Sprachmodellen mit nicht-parametrisierten externen Wissensbasen kombiniert. Diese Architektur ermöglicht es, medizinisches Fachwissen dynamisch zu integrieren, ohne die KI-Modelle neu trainieren zu müssen. RAG adressiert fundamentale Herausforderungen wie Halluzinationen und veraltetes Wissen, indem relevante Informationen aus externen Quellen in Echtzeit abgerufen werden (Gao et al. 2024). Große Sprachmodelle, mit denen über eine Chatfunktion interagiert werden kann, fungieren als zweite übergreifende Komponente und ermöglichen die Verarbeitung natürlicher Sprache sowie die Generierung kontextbezogener Antworten. Die Fähigkeit der großen Sprachmodelle, komplexe medizinische Zusammenhänge zu verstehen und in strukturierte Informationen zu überführen, ist für alle sechs Anwendungsfälle unverzichtbar (Sahoo et al. 2025). Embedding-Modelle transformieren Textinformationen in hochdimensionale Vektorräume, wodurch semantische Ähnlichkeiten präzise erfasst werden können (Gao et al. 2024). Diese Technologie ist essenziell für die effiziente Suche in medizinischem Wissen und Daten über alle Anwendungsfälle hinweg.

## 16.4.2 Erstellung von Patientenpfaden

Das Szenario *Pfaderstellung* fokussiert auf den Einsatz von KI-Systemen zur strukturierten Entwicklung medizinischer Patientenpfade auf Basis medizinischer Leitlinien, dem darin enthaltenen Evidenz- sowie spezifischem Versorgungswissen und domänenspezifischer Terminologien. Das übergeordnete Ziel ist es, klinische Handlungsempfehlungen in strukturierte, nachvollziehbare und interoperable Prozessmodelle zu überführen. Die Pfaderstellung ist damit als vorgelagerter Prozess der KI-gestützten Versorgung zu verstehen.

### 16.4.2.1 Anwendungsfallübergreifende Betrachtungen

***Nutzungskontext*** Im Mittelpunkt stehen drei Schritte, die typischerweise zur Design Time stattfinden – also außerhalb eines konkreten Versorgungskontextes. Sie zielen darauf ab, versorgungsrelevantes Wissen in modellhafte Strukturen zu überführen, die in späteren Phasen der Pfadnutzung, z. B. im klinischen Alltag, weiterverwendet werden können. Die Arbeitsumgebung umfasst klinische oder akademische Einrichtungen mit Arbeitsplatzrechnern, auf denen KI-Systeme mit großen Sprachmodellen und spezialisierten Komponenten wie RAG verwendet werden können.

***Nutzer:in*** Bei der Erstellung von Patientenpfaden sind vor allem zwei Akteursgruppen zentral beteiligt: *Prozess-Designer:innen* und *Terminologie-Expert:innen*. Ein oder mehrere Prozess-Designer:innen, typischerweise behandelnde Ärzt:innen, Methodiker:innen oder Gesundheitswissenschaftler:innen, übernehmen die inhaltliche Analyse und Strukturierung von leitlinien- und versorgungsbezogenem Wissen. Auf Basis dessen gestalten sie die Abläufe, Entscheidungspunkte und Informationsflüsse innerhalb eines Patientenpfades. Sie sind in den Anwendungsfällen S1.1 und S1.2 die primären Nutzer:innen. Die Integration in weitere medizinische Anwendungssysteme erfordert ein besseres Verständnis zu den im Prozessmodell abgebildeten Inhalten. Terminologie-Expert:innen, häufig mit Hintergrund in der Medizininformatik oder Ontologie-Entwicklung, ergänzen unter Verwendung medizinischer Ontologien wie der Systematized Nomenclature of Medicine – Clinical Terms (SNOMED CT) die entstehenden Patientenpfade durch semantische Annotationen. Sie sind in Anwendungsfall S1.3 die primären Nutzer:innen.

***Betroffene Personen*** Als indirekte Nutznießende profitieren Patient:innen von den verbesserten, evidenzbasierten und semantisch interoperablen Patientenpfaden. Weitere Stakeholder umfassen das klinische Personal bei der späteren Pfadnutzung, das Qualitätsmanagement zur Prozessoptimierung sowie IT-Systementwickler:innen für die Integration in medizinische Anwendungs- oder klinische Entscheidungsunterstützungssysteme (Clinical Decision Support Systems, CDSS).

***Fehlanwendungen*** Zu den kritischen Fehlanwendungen, die bei allen Anwendungsfällen berücksichtigt oder sogar vermieden werden müssen, gehören insbesondere die automatische Erstellung von Patientenpfaden ohne menschliche Überprüfung wie auch die direkte Verwendung der Patientenpfade für Behandlungsentscheidungen ohne ärztliche Validierung. Ebenso kritisch ist das Einbeziehen von personenbezogenen Patientendaten in die Pfadentwicklung, worüber ein Rückschluss auf Personen erfolgen kann, sowie die Verwendung für Echtzeitentscheidungen in der individuellen Patientenversorgung.

***KI-technologische Betrachtungen*** Die Anwendungsfälle fokussieren auf wissensbasierte Modellierung und erfordern spezifische KI-Technologien für die strukturierte Erfassung medizinischen Wissens. Wissensgraphen (Knowledge Graphs) spielen eine zentrale Rolle, da sie verifiziertes, strukturiertes Wissen bereitstellen und die Wahrscheinlichkeit von Halluzinationen reduzieren (Gao et al. 2024). Die Integration medizinischer Ontologien wie SNOMED CT ermöglicht dabei standardkonforme Verarbeitung und semantische Interoperabilität. Das Prompt Engineering, z. B. durch CoT-Prompting (Chain-of-Thought), kann ein strukturiertes Reasoning bei der Analyse komplexer medizinischer Leitlinien unterstützen, indem es kohärente und schrittweise Denkprozesse ermöglicht (Sahoo et al. 2025). Diese Methode ist besonders wertvoll für die systematische Extraktion von Prozesswissen aus heterogenen Quellen.

#### 16.4.2.2 Evidenz- und Versorgungswissen recherchieren (S1.1)

***Zweckbestimmung und Anwendungsbereiche*** Die KI-Unterstützung dient der systematischen Extraktion und Aufbereitung von Evidenz- und Versorgungswissen aus medizinischen Leitlinien und weiteren Wissensquellen. Das System soll Prozess-Designer:innen helfen, einen strukturierten Überblick über Perspektiven beteiligter Akteur:innen, Erfolgs- und Leistungsindikatoren sowie Prozesswissen zu erhalten, um daraus fundierte Patientenpfade ableiten zu können. Neben einer Unterstützung bei der medizinischen Leitlinien- und Pfadentwicklung, hat der Anwendungsfall in den Bereichen des klinischen Qualitäts- und medizinischen Wissensmanagements eine Bedeutung.

***Nutzer:in*** Primäre Nutzende sind Prozess-Designer:innen, typischerweise behandelnde Ärzt:innen, Methodiker:innen oder Gesundheitswissenschaftler:innen, die für die inhaltliche Analyse und Strukturierung von leitlinien- und versorgungsbezogenem Wissen verantwortlich sind.

***Erfolgsbedingung und Ausfallschutz*** Die erfolgreiche Durchführung resultiert in einer strukturierten Extraktion relevanter Evidenz- und Versorgungsinformationen mit vollständiger Recherche-Historie. Alle Suchparameter und Ergebnisse sind dokumentiert und nachvollziehbar. Der gespeicherte Kontext steht für die nachfolgenden Aufgaben zur Verfügung. Bei Systemausfall oder Abbruch bleibt die Recherche-Historie bis zum letzten erfolgreichen Schritt erhalten. Klare Fehlermeldungen werden bei Zugriffsproblemen oder ungültigen Anfragen ausgegeben. Bei einem Ausfall kehrt das System zum letzten stabilen Zustand zurück, wobei die ursprünglichen Wissensquellen unverändert bleiben.

***Auslöser, Hauptszenario und Erweiterungen*** Der Anwendungsfall wird initiiert, wenn ein:e Prozess-Designer:in die zu durchsuchenden Wissensquellen auswählt, um eine systematische Recherche zu starten. Der Ablauf beginnt mit (1) der Auswahl der Wissensquellen, z. B. Leitlinien, Gesprächsnotizen, Transkriptionen, und einer Bereitstellung, z. B. als Dateiupload, durch den:die Prozess-Designer:in. (2) Das System indexiert und bereitet die ausgewählten Wissensquellen auf, um sie mittels RAG zu erschließen. (3) Der:die Prozess-Designer:in formuliert Suchanfragen in natürlicher Sprache oder vorgegebener Syntax mit spezifischen Parametern. (3a) Erweiterte Suchanfragen ermöglichen zusätzliche Parameter für Genauigkeit, z. B. der *Top-k Parameter* zur Eingrenzung relevanter Dokumente oder des Suchmodus (Hybrid, Semantisch, Keyword), und Antwortformat, z. B. Aggregationslevel (Zusammenfassung, Kernaussagen) oder das Darstellungsformat (Auflistung, Tabelle). (4) Das System verarbeitet die Anfrage, durchsucht die Wissensquellen und bereitet strukturierte Ergebnisse auf. (4a) Bei unzureichenden Ergebnissen schlägt das System eine Reformulierung vor. (5) Nach der Auswertung kann der:die Prozess-Designer:in inkrementelle Folgeanfragen stellen. (5a) Bei widersprüchlicher Evidenz werden Konflikte hervorgehoben und ein Quellenvergleich bereitgestellt. (6) Abschließend speichert das System die komplette Recherche-Historie als Kontext für weiterführende Aufgaben, z. B. zur Erstellung eines Prozessmodells oder für eine spätere Kombination mehrerer Kontexte.

***KI-technologische Betrachtungen*** Für die systematische Wissensextraktion eignet sich *Dense Passage Retrieval (DPR)* in Kombination mit RAG, da diese Technologie semantische Ähnlichkeiten zwischen Anfragen und medizinischen Dokumenten präzise erfassen kann. DPR transformiert sowohl Anfragen als auch Dokumente in dichte Vektorrepräsentationen, wodurch eine hochpräzise semantische Suche möglich wird. Hybrid Search kombiniert intelligente Keyword-basierte, semantische und vektorbasierte Suche, um verschiedene Anfragentypen optimal zu bedienen (Gao et al. 2024). Self-Consistency-Methoden erhöhen die Robustheit, indem sie mehrere Reasoning-Pfade generieren. Besonders bei komplexen Problemen resultiert dies in einer größeren Diversität an Lösungswegen, bevor schließlich der konsistenteste Lösungsansatz ausgewählt wird (Sahoo et al. 2025).

#### 16.4.2.3 Prozessmodell ableiten (S1.2)

***Zweckbestimmung und Anwendungsbereiche*** Das System unterstützt Prozess-Designer:innen bei der KI-gestützten Transformation von Evidenz- und Versorgungswissen in strukturierte, standardkonforme Prozessmodelle, z. B. BPMN. Die generierten Prozessmodellentwürfe dienen als Grundlage für die kollaborative Konsolidierung und Validierung mit anderen Fachexpert:innen. Zu den Anwendungsbereichen zählen die Prozessmodellierung im Gesundheitswesen, das klinische Qualitätsmanagement sowie die Leitlinienimplementierung.

***Nutzer:in*** Primär Nutzende sind Prozess-Designer:innen (Ärzt:innen, Methodiker:innen, Gesundheitswissenschaftler:innen), die kollaborativ mit anderen Prozess-Designer:innen zur Validierung zusammenarbeiten.

***Erfolgsbedingung und Ausfallschutz*** Ein erfolgreicher Abschluss resultiert in einem mit der Modellierungssprache konformen Prozessmodellentwurf mit vollständiger Versionierung und Differenzmarkierung. Die kollaborative Validierung durch andere Prozess-Designer:innen ist abschließend erfolgt. Das finale Prozessmodell ist in einem Repository mit sämtlichen Metadaten gespeichert. Eine automatische Zwischenspeicherung aller Prozessmodellversionen soll Datensicherheit gewährleisten und Möglichkeiten zur Wiederherstellung früherer Versionen bieten. Dabei sollten validierte Prozessmodelle nur mit expliziter Bestätigung überschrieben werden. Die Recherche-Historie sollte bei Problemen unverändert erhalten bleiben.

***Auslöser, Hauptszenario und Erweiterungen*** Der:die Prozess-Designer:in wählt eine Recherche-Historie zur Ableitung eines Prozessmodells aus. (1) Nach Auswahl einer Historie, oder (1a) vorheriger Sortierung und anschließender Auswahl einer Historie, (2) lädt das System den Kontext und weitere Modellierungssprachen-Spezifikationen, z. B. über einen konfigurierten Weblink. (3) Der:die Prozess-Designer:in wählt die Modellierungssprache und erfasst relevante Metadaten, z. B. Titel, Autor:innen, Datum, Population und Indikation, zum Prozessmodell. (3a) Bei fehlender passender Modellierungssprache schlägt das System Alternativen vor. (4) Das System generiert einen initialen Prozessmodellentwurf unter Verwendung der gewählten Modellierungssprache mittels Prompt Engineering. (4a) Bei einem unzureichenden initialen Prozessmodellentwurf können zusätzliche Prompts gegeben werden. (5) Über multimodale Interaktion (Chat, Prozessmodelleditor oder hybrider Side-By-Side-Ansicht) passt der:die Prozess-Designer:in den Prozessmodellentwurf an. (5a) Das System bewertet das Prozessmodell hinsichtlich Inkonsistenzen, hebt diese hervor und schlägt Korrekturen vor. (6) Das System versioniert automatisch mit Differenzmarkierung. (7) Der Prozessmodellentwurf wird zur kollaborativen Validierung und Kommentierung geteilt. (7a) Mögliche Konflikte bei der kollaborativen Bearbeitung werden vom System ermittelt und angezeigt, z. B. als visueller 3-Wege-Vergleich, und durch die hauptverantwortlichen Prozess-Designer:innen aufgelöst. (8) Nach Auswertung der Kommentare und Anpassungen durch das System (9) speichert der:die Prozess-Designer:in das finale validierte Prozessmodell in einem Repository für Prozessmodelle.

***KI-technologische Betrachtungen*** Die Ableitung strukturierter Prozessmodelle könnte durch *ToT-Prompting (Tree-of-Thoughts)* realisiert werden, bei dem eine

Baumstruktur intermediärer Schritte von Schlüssen verwaltet wird und die nichtlineare Natur medizinischer Behandlungspfade abbildet. ToT ermöglicht die parallele Exploration multipler Behandlungsoptionen, was bei verzweigten Entscheidungen essenziell ist. *Program of Thoughts (PoT)* könnte dies durch die Fähigkeit ergänzen, Schlüsse durch ausführbare Programme auszudrücken, was die Generierung formal korrekter Prozessmodelle erleichtert (Sahoo et al. 2025). *Graph Neural Networks (GNNs)* könnten komplexe Beziehungen zwischen Prozessschritten modellieren und implizite Abhängigkeiten erfassen, die traditionelle Algorithmen übersehen würden (Gao et al. 2024).

#### 16.4.2.4 Prozessmodell (semantisch) annotieren (S1.3)

***Zweckbestimmung und Anwendungsbereiche*** Die KI-Unterstützung ermöglicht Terminologie-Expert:innen die semantische Anreicherung von Prozessmodellen mit domänenspezifischen Ontologien wie SNOMED CT. Dies verbessert die maschinelle Verarbeitbarkeit, den Austausch von Prozessmodellen und die semantische Interoperabilität für bspw. klinische Entscheidungsunterstützungssysteme. Primäre Anwendungsbereiche sind die Standardisierung medizinischer Prozesse mit Fokus auf semantischer Interoperabilität, womit die Integrationsfähigkeit der Prozessmodelle in klinische Systeme verbessert werden soll.

***Nutzer:in*** Primäre Nutzende sind Terminologie-Expert:innen mit einem Hintergrund in der Medizininformatik oder Ontologie-Entwicklung, die für die semantische Anreicherung der Prozessmodelle verantwortlich sind.

***Erfolgsbedingung und Ausfallschutz*** Eine erfolgreiche Durchführung resultiert in einem vollständig semantisch annotierten Prozessmodell. Alle Prozesselemente sind mit passenden Ontologie-Konzepten verknüpft. Die Annotationen sind konform zur Modellierungssprache gespeichert und die Integrität sowie Konsistenz des annotierten Prozessmodells sind validiert. Bei Systemausfall bleiben alle bisherigen Annotationen erhalten. Das ursprüngliche Prozessmodell bleibt unverändert als Sicherungskopie verfügbar. Mögliche inkonsistente Annotationen werden automatisch erkannt und gemeldet.

***Auslöser, Hauptszenario und Erweiterungen*** Der:die Terminologie-Expert:in wählt ein zu annotierendes Prozessmodell samt Historie aus dem Repository aus. Nach (1) der Auswahl des Prozessmodells (2) lädt das System das Prozessmodell und die Historie inklusive der Kontexte, und bietet geeignete Ontologien zur Auswahl sowie Annotation an. (2a) Optional erfolgt eine vorherige Sortierung und anschließende Auswahl einer Historie. (3) Der:die Terminologie-Expert:in wählt Ontologien für die Annotation aus. (3a) Steht die gewünschte Ontologie nicht zur Verfügung, schlägt das System passende Alternativen vor oder ermöglicht die Einbindung externer Ontologien, z. B. per Application Programming Interface (API). (4) Das System analysiert das Prozessmodell und schlägt Konzeptzuordnungen vor. (4a) Bei unpassenden automatischen Vorschlägen ermöglicht das System eine manuelle Suche und Übernahme aus den vorhandenen Ontologien. (5) Der:die Terminologie-Expert:in prüft und validiert die Vorschläge, mit Option zur manuellen Korrektur. (5a) Bei Konflikten zwischen verschiedenen Ontologien schlägt das System geeignete Mappings vor. (6) Das System speichert die Annotationen standardkonform ab, wobei es Standardsprachelemente der gewählten Modellierungssprache gegenüber möglichen Erweiterungssprachelementen bevorzugt. (6a) Fehlende Konzepte in Ontologien werden für eine spätere Erweiterung dokumentiert. (7) Abschließend wird das finale annotierte Prozessmodell validiert, d. h. die Integrität und Konsistenz sichergestellt.

***Fehlanwendungen*** Kritisch sind hier insbesondere eine automatische Annotation ohne vorherige Validierung durch Expert:innen sowie die Verwendung ungeeigneter oder veralteter Ontologien zu sehen. Zudem gilt es sicherzustellen, dass standardisierte und mit klinischen Systemen kompatible Ontologien und Annotationen verwendet werden. Eine Überannotation oder ungenaue Zuordnung von Annotation kann zum Verlust der semantischen Präzision führen. Die Umgehung von Qualitätskontrollen oder einer abschließenden Validierung durch Expert:innen sollte vermieden werden.

***KI-technologische Betrachtungen*** Eine semantische Annotation erfordert die Integration von Knowledge Graphs (Wissensgraphen) mit medizinischen Terminologien. Strukturierte Wissensquellen wie Wissensgraphen werden zunehmend in das RAG-Paradigma integriert und bieten einen verifizierten, hochwertigen Kontext. Dies ermöglicht die standardkonforme Annotation mit etablierten Terminologien wie SNOMED CT. Contrastive Learning könnte die Konsistenz zwischen Prozessmodell (Graph) und semantischen Annotationen (Text) verbessern, indem es mit Lernzielen arbeitet, die darauf abzielen, zusammengehörige Elemente, z. B. Graph-Elemente und zugehörige Textannotationen wie „Diagnose“, „Therapiebeginn“ oder „Laborbefund“, einander anzunähern, während nicht-zusammengehörige Paare weiter voneinander entfernt werden. Das Fine-tuning von Embedding-Modellen ist kritisch für die domänenspezifische Anpassung, da es die Relevanz zwischen abgerufenen Inhalten und Anfragen verbessert (Gao et al. 2024).

### 16.4.3 Nutzung von Patientenpfaden

Während sich die Pfaderstellung auf die wissensbasierte Modellierung von Patientenpfaden zur Design Time konzentriert, adressiert das Szenario *Pfadnutzung* deren konkrete Anwendung in der Versorgungspraxis. Im Mittelpunkt steht die Frage, wie ein KI-gestütztes System medizinisches Personal dabei unterstützen kann, einen geeigneten, individualisierten Patientenpfad zu erstellen und über die Dauer der Versorgung hinweg aktuell zu halten. Das übergeordnete Ziel besteht also darin, medizinisches Personal bei der individualisierten Anwendung und Kommunikation von Patientenpfaden zu unterstützen. Dies beinhaltet sowohl die Auswahl und

Instanziierung geeigneter Patientenpfade, deren erkrankungsspezifische Anpassung als auch die dynamische Verortung von Patient:innen im Patientenpfadverlauf.

#### 16.4.3.1 Anwendungsfallübergreifende Betrachtungen

***Nutzungskontext*** Der zentrale Unterschied zum Szenario *Pfaderstellung* liegt im Versorgungsbezug: Die Eröffnung eines konkreten Versorgungsfalls für Patient:innen markiert den Übergang von Design Time zu Runtime. Alle drei Anwendungsfälle operieren in der aktiven Versorgungsphase mit direktem Patientenkontakt. Das System muss in Echtzeit auf individuelle Erkrankungssituationen anhand verfügbarer Daten reagieren und klinisch relevante Unterstützung leisten können. Letztlich besteht der Anspruch, dass ein solcher Patientenpfad möglichst die Versorgungsrealität widerspiegelt.

***Nutzer:in*** Medizinisches Personal ist die zentrale Rolle in allen drei Anwendungsfällen. Diese Gruppe steht in klinischer Verantwortung und agiert im direkten Kontakt mit Patient:innen. Dazu zählen insbesondere Ärzt:innen, Pflegekräfte und therapeutisches Fachpersonal, die Patientenpfade auswählen, interpretieren und umsetzen. Im Gegensatz zur Design Time sind hier keine Prozess-Designer:innen oder Terminologie-Expert:innen involviert, sondern ausschließlich klinisch tätige Personen.

***Betroffene Personen*** Primär betroffen sind die behandelten Patient:innen, die von individualisierten, evidenzbasierten und dynamisch angepassten Patientenpfaden profitieren. Das medizinische Personal selbst profitiert durch verbesserte Entscheidungsunterstützung und Prozessoptimierung. Weitere Stakeholder umfassen Kostenträger sowie das Qualitätsmanagement aufgrund der standardisierten, aber individualisierten Versorgung.

***Fehlanwendungen*** Aufgrund des Versorgungsbezugs ist eine vollständige Automatisierung klinischer Entscheidungen auf Grundlage von Patientenpfadinstanzen ohne ärztliche Kontrolle nicht denkbar. Würden bspw. individuelle Besonderheiten von Patient:innen zugunsten standardisierte Patientenpfade oder Behandlungsoptionen ignoriert, oder auch Kontraindikationen oder Wechselwirkungen missachtet, könnten Patient:innen erheblichen Schaden nehmen. Die Verwendung nicht-validierter oder veralteter Patientenpfade gilt es aus gleichen Gründen zu vermeiden.

***KI-technologische Betrachtungen*** Die Anwendungsfälle S2.1 bis S2.3 fokussieren adaptive Technologien, die in Echtzeit auf Versorgungsdaten reagieren können. *Machine Learning (ML)* in verschiedenen Ausprägungen ist hier zentral: Supervised Learning für Mustererkennung in Behandlungsdaten, Unsupervised Learning für Kohortenbildung und Reinforcement Learning für kontinuierliche Optimierung (Abele und D'Onofrio 2020). Process Mining ermöglicht die Analyse realer Behandlungsverläufe und die Identifikation von Mustern, die in vordefinierten Regeln nicht erfasst sind (Rojas et al. 2016). Diese Technologie ist essenziell für die datengetriebene Optimierung von Patientenpfaden in der praktischen Anwendung.

#### 16.4.3.2 Prozessmodell instanziieren (S2.1)

***Nutzungskontext*** Das System operiert im aktiven Versorgungskontext mit direktem Bezug zu Patient:innen in einer klinischen Einrichtung vor Behandlungsbeginn. Dabei muss sichergestellt werden, dass das System auf die validierten Patientenpfade im Repository, die während der Design Time erstellt wurden, Zugriff hat. Zur Herstellung des Versorgungsbezugs müssen die benötigten Daten der Patient:innen, z. B. durch eine Integration in das Krankenhausinformationssystem oder ein Patientenaktensystem, verfügbar sein.

***Zweckbestimmung und Anwendungsbereiche*** Das System unterstützt medizinisches Personal bei der Auswahl und Instanziierung eines geeigneten, auf medizinischen Leitlinien basierenden Prozessmodells für eine:n konkrete:n Patient:in. Basierend auf dem individuellen Krankheitsbild werden passende Prozessmodelle identifiziert und zu personalisierten Prozessinstanzen transformiert, die das Nachvollziehen und Steuern der Behandlung ermöglichen. Zu den potenziellen Anwendungen gehören die klinische Entscheidungsunterstützung zu Behandlungsbeginn und der damit verbundenen Behandlungsplanung sowie die Integration in Workflow-Management-Systeme.

***Erfolgsbedingung und Ausfallschutz*** Nach der Durchführung sollten passende individuelle Pfadinstanzen erfolgreich erzeugt und im Repository gespeichert worden sein. Die Prozessinstanzen sollten zuvor validiert, d. h. anhand der semantischen Annotationen auf Inkompatibilitäten und Kontraindikationen geprüft werden. Außerdem ist darauf zu achten, dass fallidentifizierende Merkmale korrekt mit der Prozessinstanz assoziiert sind. Bei einem Systemausfall oder fehlenden passenden Patientenpfadvorlagen sollte eine Standardbehandlung nach Leitlinie trotzdem möglich sein. Ein Audit-Trail dokumentiert sämtliche Zugriffe, Entscheidungen und Aktivitäten im System.

***Auslöser, Hauptszenario und Erweiterungen*** Das medizinische Personal erfasst Krankheitsbild-spezifische Parameter einem:einer zu behandelnden Patient:in. (1) Das medizinische Personal erfasst die Parameter zum Krankheitsbild, z. B. Haupt- und Nebendiagnose, des:der Patient:in. (2) Das System wertet die Parameter aus und sucht anhand der Metadaten der Prozessmodelle im Repository geeignete Kandidaten. (2a) Wird kein passendes Prozessmodell gefunden, schlägt das System alternative Prozessmodelle mit geringerer Treffergenauigkeit vor. (3) Das medizinische Personal wählt ein vorgeschlagenes Prozessmodell aus und instanziiert es. (3a) Mehrere Prozessmodelle kommen aufgrund des Krankheitsbildes, z. B. bei Multimorbidität, in Frage: Das medizinische Personal muss eine Strategie zur medizinisch plausiblen und konsistenzerhaltenden Zusammenführung der

Prozessmodelle angeben, bevor das System diese durchführt und eine Prozessinstanz erzeugt. (4) Das System bewertet die erzeugte Prozessinstanz hinsichtlich möglicher Inkompatibilitäten und Kontraindikationen anhand der semantischen Annotationen. (4a) Werden Inkompatibilitäten oder Kontraindikationen festgestellt, weist das System darauf hin und schlägt alternative Prozessmodelle zur Auswahl vor. (5) Das medizinische Personal verknüpft fallidentifizierende Informationen, z. B. Pseudonyme oder Krankenversicherungsnummer, mit der Prozessinstanz. (5a) Liegen nur ungenügende Informationen zur Verknüpfung vor, wird vom System ein Abruf aus den angebundenen klinischen Systemen angeboten. (6) Das System speichert die individuelle Prozessinstanz im Repository ab. (6a) Über standardisierte Schnittstellen im Repository werden die Prozessinstanzen Drittsystemen angeboten.

***Fehlanwendungen*** Eine automatische Auswahl eines geeigneten Prozessmodells zur Instanziierung ohne vorherige ärztliche Prüfung ist zu vermeiden. Das Ignorieren individueller Risikofaktoren oder eine fehlerhafte Angabe von Diagnose stellt eine Gefahr für die Behandlung von Patient:innen dar. Zudem sollte geprüft werden, inwiefern Behandlungspläne oder Instanzen existieren, um diese nicht zu überschrieben.

***KI-technologische Betrachtungen*** Bei der Erzeugung individueller Prozessinstanzen könnte RAG mit Dense Retrieval zur effizienten Suche im Repository eingesetzt werden (Gao et al. 2024). Die semantische Ähnlichkeitsberechnung zwischen den Parametern zum Krankheitsbild und den Metadaten der verfügbaren Prozessmodelle würde mit hoher Präzision erfolgen. Durch Statistical-Probabilistic Inference ließen sich Populationsdaten zur Bewertung von Wechselwirkungsrisiken analysieren, indem Stichproben aus größeren Datensätzen untersucht und Schlussfolgerungen gezogen würden (Abele und D'Onofrio 2020). Anhand von Wissensgraphen, die medizinischen Ontologien abbilden, könnten Kontraindikationen durch Navigation der Beziehungen zwischen Wirkstoffen, Diagnosen und Risikofaktoren geprüft werden (Gao et al. 2024).

#### 16.4.3.3 Prozessinstanz profilieren (S2.2)

***Nutzungskontext*** Das System operiert im aktiven Versorgungskontext mit direktem Bezug zu Patient:innen in einer klinischen Einrichtung vor Behandlungsbeginn. Die benötigten individuellen, anhand von Patientenpfaden abgeleiteten, Prozessinstanzen stehen über das Repository zur Verfügung.

***Zweckbestimmung und Anwendungsbereiche*** Das System unterstützt die Anpassung der individuellen Prozessinstanz an das aktuelle klinische Bild (Symptomatik) zur Optimierung des Behandlungsverlaufs. Dabei werden mögliche Varianten der Prozessinstanz durch Analyse von Historie und Kohorten abgeleitet, um dem medizinischen Personal ein besseres Verständnis möglicher Behandlungsverläufe und evidenzbasierte Anpassungen zu ermöglichen.

***Erfolgsbedingung und Ausfallschutz*** Nach einer erfolgten Profilierung sollte die Prozessinstanz erfolgreich an das aktuelle klinische Bild angepasst und hinsichtlich Inkompatibilitäten und Kontraindikationen bewertet sein. Mögliche Varianten wurden basierend auf Evidenz und Kohortenanalyse abgeleitet und zur Auswahl bereitgestellt. Die ausgewählte Variante mit allen Anpassungen wurden nachvollziehbar dokumentiert, als neue Version gespeichert und angebundene klinische Systeme über Änderungen informiert. Ausgehend von der ursprünglichen Prozessinstanz sind alle Anpassungen reversibel und befinden sich unter Versionskontrolle. Bei einem Systemausfall kann auf die letzte validierte Version zurückgegriffen werden.

***Auslöser, Hauptszenario und Erweiterungen*** Das medizinische Personal stellt einen Bedarf zur Anpassung der individuellen Prozessinstanz aufgrund eines veränderten klinischen Bildes von Patient:innen fest. (1) Es nutzt die fallidentifizierenden Merkmale, z. B. die Krankenversichertennummer, zur Suche nach der Prozessinstanz im Repository. (2) Anhand des Suchterms sucht das System mögliche Prozessinstanzen im Repository. (2a) Werden keine Prozessinstanzen gefunden, schlägt das System eine Anpassung des Suchterms oder die Erstellung einer neuen Prozessinstanz vor. (3) Das medizinische Personal wählt die zutreffende Prozessinstanz aus und öffnet diese im Profilierungsmodus zur Erfassung des aktuellen klinischen Bildes. (4) Das System verarbeitet das klinische Bild und leitet anhand historischer Daten Vorschläge zur Profilierung einer angepassten Prozessinstanz ab. (4a) Das System führt eine Kohortenanalyse im Repository durch, um Profilierungsvorschläge zu generieren. (4b) Widersprüchliche Vorschläge führen zur Empfehlung einer Priorisierung nach Evidenzgrad oder Konsultation mit Expert:innen. (5) Das medizinische Personal vergleicht die Profilierungsvorschläge und wählt einen passenden Vorschlag aus. (5a) Vor einer Übernahme des ausgewählten Vorschlags wird eine Anpassung über multimodale Interaktion (Chat, Prozessmodelleditor oder hybrider Side-By-Side-Ansicht) durchgeführt. (6) Das System dokumentiert den übernommenen Profilierungsvorschlag und bewertet diesen auf Inkompatibilitäten und Kontraindikationen, z. B. mittels der semantischen Annotationen. (6a) Werden solche festgestellt, erfolgt ein Hinweis und eine Handlungsaufforderung zur erneuten Anpassung oder Suche. (7) Die final profilierte und validierte Prozessinstanz wird versioniert und im Repository gespeichert. (8) Über standardisierte Schnittstellen im Repository werden interessierte Drittsysteme über die aktualisierte Prozessinstanz, z. B. ereignis- oder subskriptionsbasiert, benachrichtigt.

***Fehlanwendungen*** Als kritisch ist eine automatisierte Anpassung einer Prozessinstanz ohne ärztliche Überprüfung zu sehen sowie mögliche Überanpassungen an atypische Einzelfälle ohne Berücksichtigung standardisierter Behandlungsoptionen. Im Zusammenhang mit der Kohortenanalyse besteht die Gefahr, dass seltene, aber kritische Komplikationen vernachlässigt werden. Dazu können auch fehlerhafte Kohortenbildung, z. B. durch unzureichende Datenqualität, oder Bias durch unausgewogene Vergleichsdaten einen negativ verstärkenden Beitrag leisten. Eine unzureichende Dokumentation der Gründe, die zur Anpassung einer Prozessinstanz führen, erschwert die medizinische Nachvollziehbarkeit. Klinische Expertise sollte nicht zugunsten der algorithmischen Vorschläge ignoriert werden.

***KI-technologische Betrachtungen*** Die Profilierung von Prozessinstanzen erfordert die Analyse von Behandlungsverläufen durch spezialisierte Algorithmen zur Mustererkennung in Prozessdaten (Rojas et al. 2016). Mit Clustering-Verfahren wie *k*-Means ließen sich Behandlungsdaten basierend auf multidimensionalen Merkmalen ohne vorherige Klassenzuordnung gruppieren. Durch iterative Lernzyklen passt Reinforcement Learning die Vorschlags- und Entscheidungsstrategie kontinuierlich an. Das System lernt dabei aus den Ergebnissen früherer Entscheidungen hinsichtlich der Auswahl und Profilierung von Prozessinstanzen und nutzt diese Erkenntnisse zur Optimierung zukünftiger Profilierungsvorschläge (Abele und D'Onofrio 2020). Durch GNNs könnten die komplexen Beziehungen zwischen Symptomen, Diagnosen und Behandlungen als Graph-Strukturen abgebildet werden, was bei multimorbiden Patient:innen essenziell ist (Gao et al. 2024).

#### 16.4.3.4 Prozessinstanz verfolgen (S2.3)

***Nutzungskontext*** Das System operiert im aktiven Versorgungskontext mit direktem Bezug zu Patient:innen in einer klinischen Einrichtung vor Behandlungsbeginn. Die vorprofilierten und aktuellen individuellen Prozessinstanzen stehen über das Repository zur Verfügung. Die klinischen Systeme zum Abruf aktueller Behandlungsdaten wie Befunden und Laborwerten sind angebunden.

***Zweckbestimmung und Anwendungsbereiche*** Die Bestimmung des aktuellen und der weiteren Behandlungsschritte von Patient:innen im Patientenpfad erfolgt KI-gestützt basierend auf dem aktuellen klinischen Bild und Kohortenvergleichen. Das System soll somit das medizinische Personal bei der Orientierung im Behandlungsverlauf unterstützen und datenbasierte Prognosen liefern. Demnach wird das System vor allem beim Behandlungsmonitoring, der Verlaufskontrolle und der Behandlungsplanung eingesetzt, womit es einen Beitrag zur Qualitätssicherung leistet.

***Erfolgsbedingung und Ausfallschutz*** Das Ziel ist eine wahrscheinlichkeitsbasierte Bestimmung des aktuellen Behandlungsschrittes und vergleichende Darstellung dieser, die auf einer Kohortenanalyse ähnlicher Verläufe basiert. Unsichere Prognosen sollten transparent über die Wahrscheinlichkeiten kommuniziert werden. Zur Erhöhung der Transparenz und Behandlungssicherheit müssen die Analysen und Prognosen auditierbar dokumentiert sein. Eine manuelle Verortung im Patientenpfad muss als Rückfallvariante jederzeit möglich sein.

***Auslöser, Hauptszenario und Erweiterungen*** Das medizinische Personal benötigt eine Orientierung zum aktuellen Behandlungsstand des:der Patient:in und möchte Verlaufsprognosen erstellen. (1) Dazu erfasst das medizinische Personal fallidentifizierende Merkmale, z. B. Krankenversichertennummer, und das aktuelle klinische

Bild. (2) Anhand der Merkmale sucht das System die aktive Prozessinstanz im Repository. (2a) Werden keine Prozessinstanzen gefunden, schlägt das System eine Anpassung des Suchterms oder die Erstellung einer neuen Prozessinstanz vor. (3) Die aktive Prozessinstanz und das klinische Bild werden vom System zur Kohortenanalyse im Repository genutzt. (3a) Bei einer unklaren Verortung im Patientenpfad wird die Wahrscheinlichkeit für die möglichen Positionen ermittelt und zugeordnet. (3b) Ist eine zuverlässige Verortung nicht möglich, erfordert dies eine Klärung und Verortung durch Expert:innen. (4) Die Ergebnisse der Kohortenanalyse werden für eine vergleichende Darstellung aufbereitet und angezeigt. (4a) Bei unzureichenden Vergleichsdaten erfolgt ein Hinweis auf die limitierte Prognosefähigkeit.

***Fehlanwendungen*** Kritisch zu bewerten ist das übermäßige Vertrauen des medizinischen Personals in die Prognosen ohne klinische Validierung, insbesondere die Vernachlässigung individueller Warnsignale von Patient:innen zugunsten statistischer Vorhersagen. Darüber hinaus besteht die Gefahr, dass seltene Verläufe bei der Kohortenanalyse nur unzureichend Berücksichtigung finden oder die zugrunde liegenden Prozessinstanzen veraltet sind, z. B. nicht mehr die aktuelle Evidenzlage widerspiegeln.

***KI-technologische Betrachtungen*** Die Verfolgung und Prognose könnte algorithmische Verfahren zur präzisen Lokalisierung des Behandlungsstands durch Abgleich mit erwarteten Prozessmustern nutzen (Rojas et al. 2016). Eine Kombination mehrerer Vorhersagemodelle kann die Robustheit von Prognosen erhöhen und das Risiko von Fehleinschätzungen durch Aggregation verschiedener Modellvorhersagen reduzieren (Sagi und Rokach 2018). Durch Self-Consistency würden verschiedene Interpretationen der Behandlungsdaten bei der Auswahl einer konsistenten Prognose berücksichtigt (Sahoo et al. 2025).

## 16.5 Kritische Reflexion

Besonders im Kontext des Einsatzes von KI im Gesundheitswesen gibt es häufig Sicherheitsbedenken bezüglich der Patientensicherheit, da solche Systeme Entscheidungen beeinflussen können, die weitreichende Konsequenzen für Patient:innen haben. Zu den spezifischen Risiken, die sich durch den Einsatz von KI-Systemen ergeben, zählen insbesondere Verzerrungen durch fehlerhafte oder nicht repräsentative Trainingsdaten, die das Risiko systematischer Benachteiligung einzelner Gruppen bergen. Ebenso kann eine mangelnde Transparenz in der Prozessmodelllogik dazu führen, dass medizinisches Personal Empfehlungen nicht kritisch hinterfragt oder fehlerhafte Ableitungen nicht erkennt. Diese Gefahren betreffen unmittelbar die Sicherheit und das Vertrauen in die Versorgung (Chen und Esmaeilzadeh 2024).

Vor diesem Hintergrund wird Patientensicherheit zum zentralen Bezugspunkt für die Diskussion. Die *Weltgesundheitsorganisation (World Health Organization,*

*WHO)* definiert Patientensicherheit als „*die Vermeidung von Schaden an Patientinnen und Patienten sowie die Verringerung des Risikos unnötiger Schäden im Rahmen der Gesundheitsversorgung durch systematische Maßnahmen*" (World Health Organization 2011, p. 3). Sie begreift Patientensicherheit als zentrales Element qualitativ hochwertiger Versorgung und als kontinuierliche Gestaltungsaufgabe für Organisationen und Fachkräfte gleichermaßen (World Health Organization 2011).

Die konkreten Gefährdungspotenziale unterscheiden sich dabei je nach Anwendungskontext: Während bei der Pfaderstellung Risiken insbesondere durch unvollständige oder verzerrte Evidenzgrundlagen entstehen, verlagert sich das Risiko bei der Pfadnutzung stärker in die klinische Praxis. KI-Systeme greifen hier direkt in den Behandlungsprozess ein, indem sie individuelle Vorschläge generieren oder Abläufe prognostizieren. Fehlerhafte Daten, inadäquate Profilierungen oder nicht nachvollziehbare Empfehlungslogik können hier unmittelbare Auswirkungen auf Diagnosen oder Behandlungen haben, mit potenziell schweren Folgen für die Patientensicherheit. Patientensicherheit bildet daher den zentralen Maßstab, an dem sich die Einführung von KI-Systemen messen lassen muss.

### 16.5.1 Regulatorische Compliance

Um die Patientensicherheit in der Anwendung von KI-Systemen zu gewährleisten, ist die Einhaltung regulatorischer Vorgaben entscheidend. Eine zentrale Rolle spielt dabei die Einstufung als Hochrisiko-KI-System im Sinne der KI-VO, da sie den Umfang der geltenden Anforderungen bestimmt. Dies wird exemplarisch an den Szenarien *Pfaderstellung* und *Pfadnutzung* aufgezeigt. Die Prüfung erfolgt dabei zweistufig: Zunächst ist zu klären, ob ein System nach Art. 6 Abs. 2 KI-VO in einem der in Anhang III genannten sensiblen Anwendungsbereiche eingesetzt wird. Dies ist für beide Szenarien nicht der Fall. Im zweiten Schritt ist zu prüfen, ob das System unter eine sektorspezifische Harmonisierungsrechtsvorschrift fällt. Für die hier betrachteten Anwendungen ist insbesondere die MDR relevant.

Die im Szenario *Pfaderstellung* betrachteten KI-Systeme dienen der strukturierten Entwicklung medizinischer Patientenpfade auf Basis von Leitlinien, Evidenzwissen und Terminologie. Ziel ist es, versorgungsrelevantes Wissen zur Design Time, außerhalb eines konkreten Versorgungskontexts aufzubereiten. Es handelt sich damit nicht um Systeme zur Diagnose oder Behandlung von Krankheiten im engeren Sinne. Entsprechend ist davon auszugehen, dass diese Systeme nicht als Medizinprodukt der Risikoklasse IIa oder höher und damit nicht als Hochrisiko-KI-System im Sinne der KI-VO (Art. 6 Abs. 1 KI-VO) einzuordnen sind. Dennoch müssen Anbieter und Betreiber grundlegende Pflichten erfüllen. Dazu zählen die Transparenzpflicht (Art. 50 KI-VO) sowie die Einhaltung datenschutzrechtlicher Vorgaben der DSGVO, sofern personenbezogene Daten verarbeitet werden. Die beteiligten Personen und Personengruppen des Szenarios übernehmen in diesem Kontext die Rolle des Betreibers und müssen diese Anforderungen entsprechend erfüllen.

Anders als die Pfaderstellung fokussiert das Szenario *Pfadnutzung* die konkrete Anwendung der medizinischen Patientenpfade in der Versorgungspraxis. Im Mittelpunkt steht die Frage, wie KI-Systeme in klinische Prozesse integriert werden können, um individuelle, leitlinienbasierte Patientenpfade zur Runtime zu unterstützen. Dieses Szenario ist regulatorisch anders zu bewerten als die vorgelagerte Pfaderstellung. In den beschriebenen Anwendungsfällen werden KI-Systeme eingesetzt, um individuelle Patientenpfade zu erzeugen, zu adaptieren oder zu kommunizieren. Die Systeme greifen aktiv auf Versorgungsdaten zu, generieren Vorschläge für nächste Behandlungsschritte und können somit unmittelbar den klinischen Entscheidungsprozess beeinflussen. Da es sich um eine Software handelt, deren Zweckbestimmung die Behandlung von Krankheiten umfasst, ist davon auszugehen, dass solche Systeme als Medizinprodukte der Risikoklasse IIa oder höher im Sinne der MDR einzuordnen sind. Damit unterliegen sie zugleich der Einstufung als Hochrisiko-KI-System gemäß Art. 6 Abs. 1 KI-VO.

Die meisten in der KI-VO definierten Anforderungen müssen gemäß Art. 16 a) KI-VO vom Anbieter erfüllt werden. Im betrachteten Szenario *Pfadnutzung* nehmen das medizinische Personal bzw. ihre Organisation die Rolle des Betreibers ein (Art. 3 Nr. 4 KI-VO). Für sie gelten die in Art. 26–27 KI-VO beschriebenen Pflichten, dazu zählen unter anderem:

- Sicherstellung menschlicher Aufsicht (Art. 26 Abs. 2 KI-VO)
- Verwendung geeigneter, repräsentativer Eingabedaten gemäß der Zweckbestimmung (Art. 26 Abs. 4 KI-VO)
- Protokollierungspflichten (Art. 26 Abs. 6 KI-VO)
- Informationspflichten gegenüber:
  - Anbieter, Händler und Marktüberwachungsbehörde (Art. 26 Abs. 5 KI-VO)
  - betroffenen Beschäftigten bei der Inbetriebnahme (Art. 26 Abs. 7 KI-VO)
  - natürlichen Personen, wenn sie von Entscheidungen eines Hochrisiko-KI-Systems betroffen sind (Abs. 26 Art. 11 KI-VO)
- Durchführung einer Datenschutz-Folgenabschätzung (Art. 26 Abs. 9 KI-VO) sowie einer Grundrechte-Folgenabschätzung (Art. 27 KI-VO)

Dieses Zusammenspiel der Rechtsrahmen erfordert ein umfassendes Verständnis sowohl der regulatorischen Grundlagen als auch der konkreten Nutzungskontexte und macht deutlich, dass für die erfolgreiche und rechtskonforme Entwicklung und Implementierung solcher Systeme eine interdisziplinäre Zusammenarbeit von Recht, Technik und Medizin notwendig ist.

Im Kontext der betrachteten Szenarien stellt sich die Frage, wie die Vorgaben der DSGVO praktisch greifen und welche Herausforderungen daraus entstehen. Dabei unterscheiden sich die Anforderungen je nachdem, ob KI-Systeme wie bei der Pfaderstellung überwiegend mit Wissensbeständen arbeiten oder wie bei der Pfadnutzung, direkt versorgungsbezogene Daten verarbeiten und individuelle Empfehlungen ableiten. Im Folgenden wird untersucht, wie sich diese Unterschiede konkret auf den Schutz personenbezogener Daten und die Wahrung der Privatsphäre auswirken.

In dem Szenario der *Pfaderstellung* ist die Datenschutzrelevanz in der Regel gering. Die dort eingesetzten KI-Systeme operieren zur Design Time und verarbeiten in erster Linie strukturierte Wissensbestände wie Leitlinien und Terminologien. Solange keine direkt oder indirekt identifizierbaren personenbezogenen Informationen einbezogen werden, etwa aus Gesprächsnotizen oder Transkriptionen, greifen die Vorschriften der DSGVO nur eingeschränkt. Kommt es jedoch zu einer Verarbeitung personenbezogener Daten, sind auch hier die Grundsätze der DSGVO zu beachten.

Demgegenüber ist die Datenschutzrelevanz im Szenario der *Pfadnutzung* wesentlich höher. In diesem Szenario verarbeiten KI-Systeme aktiv versorgungsbezogene Daten und generieren daraus individuelle Empfehlungen, etwa zur Auswahl und Anpassung von Patientenpfaden. Damit greifen die vollen Schutzmechanismen der DSGVO. Relevant ist in diesem Zusammenhang unter anderem die Einschränkungen für automatisierte Entscheidungsfindungen gemäß Art. 22 DSGVO. Daraus ergibt sich, dass KI-gestützte Empfehlungen stets überprüfbar und durch medizinisches Fachpersonal interpretierbar bleiben müssen. Systeme zur Pfadnutzung dürfen damit nicht als autonom entscheidende Einheiten gestaltet sein, sondern müssen nachvollziehbare Entscheidungsunterstützung bieten. Dies impliziert außerdem die Notwendigkeit für Transparenz in der Darstellung der Systemlogik, der verwendeten Datenquellen sowie der Gewichtung einzelner Eingabeparameter.

Ein wichtiger Aspekt im Hinblick auf Datenschutz ist das Prinzip der Datenminimierung. Gemäß Art. 5 Abs. 1 lit. c DSGVO dürfen personenbezogene Daten nur in dem Maß verarbeitet werden, wie es für den jeweiligen Zweck erforderlich ist. Dieses Prinzip steht im Spannungsverhältnis zur Entwicklung und zum Training von KI-Systemen, die auf große, möglichst vollständige und vielfältige medizinische Datensätze angewiesen sind. Die Qualität, Vollständigkeit und Repräsentativität dieser Daten haben unmittelbaren Einfluss auf die Aussagekraft und Sicherheit der Systeme. Fehlerhafte, verzerrte oder unvollständige Trainingsdaten können zu diskriminierenden Empfehlungen oder ungenauen Patientenpfaden führen. Die KI-VO adressiert den Aspekt der Datenqualität in Art. 10 KI-VO. Anbieter von Hochrisiko-KI-Systemen sind verpflichtet, sicherzustellen, dass Trainings-, Validierungs- und Testdatensätze von ausreichender Relevanz, Repräsentativität, Fehlerfreiheit und Bias-Kontrolle sind.

### 16.5.2 Pfaderstellung und -nutzung

Im Hinblick auf die KI-gestützte Erstellung und Nutzung von Patientenpfaden kristallisieren sich diverse Treiber und Bedrohungen heraus, die sich in den von Moulaei et al. (2024) identifizierten Herausforderungskategorien für generative KI im Gesundheitswesen widerspiegeln. So kann generative KI aufgrund ihrer Konversationsfähigkeiten insbesondere für Domänenexpert:innen ohne tiefgründiges Modellierungswissen einen niederschwelligen Zugang zur Modellierung von Patientenpfaden ermöglichen. Mit Domänenwissen angereicherte KI-Modelle können darüber hinaus durch eine enge Zusammenarbeit von Domänen- und Modellierungs-

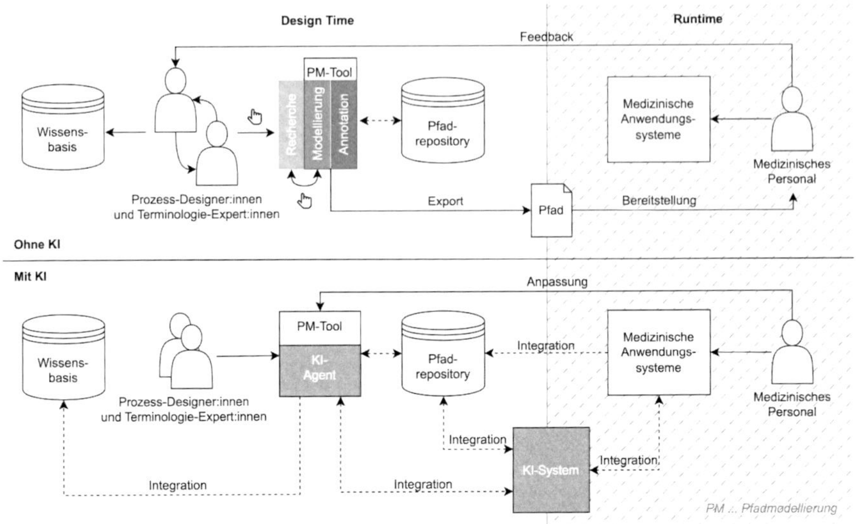


**Abb. 16.3** Vergleichende Darstellung der Pfaderstellung und -nutzung [horizontale Trennung] in Bezug auf die Unterstützung durch KI-Systeme [vertikale Trennung] (eigene Abbildung)

expert:innen effizient zu ersten Entwürfen von Patientenpfadvorlagen führen, ohne dass ein tiefes Vorwissen über die jeweilige Fachdomäne des Gegenübers erforderlich ist. Ein KI-Modell lässt sich dabei auf verschiedenen Wegen anreichern oder erweitern, was jedoch von den Erwartungen der Nutzenden hinsichtlich der Flexibilität an das zu entwickelnde KI-Systeme und der Änderungsfrequenz der medizinischen Wissensbasis abhängig ist. Des Weiteren können KI-Systeme bei der semantischen Anreicherung von Patientenpfadvorlagen durch Einbeziehen medizinischer Ontologien, z. B. SNOMED CT, unterstützen, was die Integrationsfähigkeit und Interoperabilität verbessert. In Kombination mit verschiedenen KI-Methoden lassen sich Patientenpfadinstanzen analysieren, um Gemeinsamkeiten und Unterschiede zu erkennen und diese für die Profilierung von Patientenpfadinstanzen zu nutzen. Auch Prognosen zu möglichen Verläufen innerhalb von Patientenpfadinstanzen können durch geeignete Analyseverfahren das Verständnis zum aktuellen Stand im Versorgungskontext fördern.

Abb. 16.3 stellt nochmals die Unterschiede bei der Pfaderstellung zur Design Time (links) und der Pfadnutzung zur Runtime (rechts) sowohl mit (unten) als auch ohne (oben) KI-Unterstützung gegenüber. Insbesondere die manuellen Tätigkeiten, wie die Kommunikation der zwischen den an der Modellierung beteiligten Personen oder häufige Interaktionen mit Anwendungssystemen zur Recherche und Modellierung, lässt sich durch den Einsatz von KI-Systemen auf das nötigste reduzieren.

Nutzende sollten jedoch die Ergebnisse von KI-Systemen kritisch hinterfragen und auf Grundlage eigener Kompetenzen und Fähigkeiten eine Bewertung vornehmen. In einer Literaturanalyse, die einen systematischen Überblick von generativer KI im Gesundheitswesen bietet, konnten 24 verschiedene Anwendungskategorien, 48 Nutzenkategorien und 61 Herausforderungskategorien identifiziert werden (Moulaei et al. 2024). Dabei stellten sie fest, dass insbesondere die Generierung inakkurater oder fiktiver Inhalte ($n = 14$), als Teil der Kategorie *Information Reliability and Misinformation Challenges* ($n = 40$), eine zentrale Herausforderung darstellt. Ebenso können unzureichende oder ungenaue Anweisungen an KI-Modelle zu Halluzinationen führen. Das bedeutet, sie beziehen neben dem explizit vorgegebenen medizinischen Wissen auch allgemeines oder fachfremdes Wissen mit ein. Das Ergebnis sind Patientenpfadentwürfe, die plausibel erscheinen, aber nicht der ursprünglichen Intention entsprechen – ein Phänomen, das Moulaei et al. (2024) als Problem unbekannter Informationsquellen und falscher Referenzen ($n = 13$) kategorisieren. KI-Modelle verarbeiten Inhalte sequenziell, weshalb sie einfache Kontrollflüsse gut modellieren können. Komplexe Verzweigungen oder Schleifen stellen hingegen eine größere Herausforderung dar, was den *Limitations in Task Performance* ($n = 5$) entspricht. Aber auch auf Ebene der Patientenpfadinstanzen bestehen noch zu lösende Herausforderungen. Zum Beispiel wäre denkbar, dass die Prognosen zu möglichen Verläufen einer konkreten Patientenpfadinstanz unzutreffend sind, da mögliche Varianten nicht Teil der zuvor analysierten Patientenpfadinstanzen waren – also eine Verzerrung aufweisen, was sich in den *Data-Related Challenges* ($n = 4$) widerspiegelt.

Vor dem Hintergrund dieser Betrachtungen sollten verschiedene Maßnahmen getroffen werden, um das Ausmaß zu begrenzen. Bei der Entwicklung von KI-Systemen sollte der Fokus auf angemessenen und effizienten Strukturen und Formaten bei Ein- und Ausgaben, sowie konkrete Vorgaben für Nutzende dazu, gelegt werden. Dies adressiert die von Moulaei et al. (2024) beschriebenen *Usability and Acceptance Challenges* ($n = 11$), einschließlich der Notwendigkeit zur Modifikation von KI-generierten Vorschlägen vor der Akzeptanz. Insbesondere aber sollten durch KI-Systeme generierte Patientenpfadvorlagen und -instanzen stets auf Grundlage der eigenen fachlichen Kompetenzen bewertet werden. Bestenfalls sind die erforderlichen Evaluationsverfahren Teil der Governance-Strukturen der betreffenden Institutionen und Organisationen und somit gelebte Routine im Arbeitsalltag. Erklärbare KI (Explainable AI) könnte hier durch Erhöhung der Transparenz ebenso einen wesentlichen Beitrag zur sicheren Anwendung von KI-Systemen beitragen, was die *Evaluation and Performance Challenges* ($n = 18$) adressiert und ebenso die Herausforderung der Black-Box-Natur von KI-Modellen ($n = 2$) in der Kategorie *Medical Diagnosis and Treatment* ($n = 32$).

## 16.6 Fazit

Der Beitrag zeigt das Potenzial von KI, die aufwändigen manuellen Prozesse bei der Entwicklung und Anwendung von Patientenpfaden entscheidend zu unterstützen. Generative KI kann evidenz- und versorgungsbezogenes Wissen effizient recherchieren, in strukturierte Prozessmodelle überführen und semantisch anreichern – und so die Gestaltung evidenzbasierter Patientenpfade erheblich erleichtern.

Die regulatorische Analyse verdeutlicht, dass der Einsatz solcher KI-Systeme vor dem Hintergrund der KI-VO differenziert zu bewerten ist: Während Systeme zur Pfaderstellung meist nicht als Hochrisiko eingestuft werden, unterliegt die klinische Pfadnutzung häufig strengeren Anforderungen bezüglich Transparenz, menschlicher Aufsicht und Datenqualität.

Der vorgestellte Initialentwurf weist jedoch Limitationen auf, die künftige Forschung adressieren sollte. Methodisch bedarf es einer empirischen Validierung durch etablierte Ansätze wie Design Science Research, Action Design Research sowie prototypische Pilotimplementierungen in realen klinischen Umgebungen. Die Akzeptanz von Nutzenden sollte durch geeignete Modelle untersucht werden. Technisch müssen Interoperabilitätsstandards definiert, die Skalierbarkeit evaluiert und das Spannungsfeld zwischen Datenschutz und KI-Trainingsbedarf durch innovative Ansätze wie Federated Learning (Föderales Lernen) gelöst werden. Organisatorisch erfordern die vorgeschlagenen Lösungen eine Einbettung in Change-Management-Prozesse sowie den Nachweis ihrer Wirtschaftlichkeit. Ethische Aspekte wie algorithmische Fairness und Bias-Vermeidung benötigen vertiefte Betrachtung.

Trotz dieser Limitationen zeigt der Beitrag vielversprechende Wege zur Überbrückung der Implementierungslücke zwischen evidenzbasiertem Wissen und klinischer Praxis. Die Realisierung des Potenzials erfordert geeignete Repositories für eine dauerhafte Verfügbarkeit und interoperable Nutzung von Pfadwissen sowie die interdisziplinäre Zusammenarbeit zwischen Wirtschaftsinformatik, Medizininformatik und klinischer Praxis.

**Förderung** Dieser Beitrag ist im Rahmen des Forschungsprojektes Medical Informatics Hub in Saxony (MiHUBx) entstanden. Das Verbundprojekt MiHUBx wird unter dem Förderkennzeichen 01ZZ2101A im Förderprogramm für „Digitale FortschrittsHubs Gesundheit" im Förderkonzept Medizininformatik durch das Bundesministerium für Forschung, Technologie und Raumfahrt (BMFTR) gefördert.

**Hinweis** Bei der Erstellung und Überarbeitung dieses Beitrags wurde OpenAI ChatGPT und Anthropic Claude genutzt, um die sprachliche Qualität und Lesbarkeit zu erhöhen.

## Literatur

Abele D, D'Onofrio S (2020) Artificial intelligence – the big picture. In: Portmann E, D'Onofrio S (Hrsg) Cognitive Computing: Theorie, Technik und Praxis. Springer, Wiesbaden, S 31–65

AWMF (2013) AWMF-Regelwerk „Leitlinien.". http://www.awmf.org/leitlinien/awmf-regelwerk/ll-entwicklung.html. Zugegriffen: 24. Sept. 2024

Beckmann M, Schlieter H, Richter P, Wesselmann S (2016) Considerations on the improved integration of medical guidelines into routine clinical practice – a review and concept proposal. Geburtshilfe Frauenheilkd 76:369–376. https://doi.org/10.1055/s-0042-102056

Berti A, Kourani H, Häfke H, Li C-Y, Schuster D (2024) Evaluating large language models in process mining: capabilities, benchmarks, and evaluation strategies. In: Van Der Aa H, Bork

D, Schmidt R, Sturm A (Hrsg) Enterprise, business-process and information systems modeling. Springer, Cham, S 13–21

Borges G (2024a) Die europäische KI-Verordnung (AI Act) – Teil 1 – Überblick, Anwendungsbereich und erste Einschätzung. Comput Recht 40:497–507. https://doi.org/10.9785/cr-2024-400804

Borges G (2024b) Die europäische KI-Verordnung (AI Act) Teil 2 – Risikomanagement für Hochrisiko-KI-Systeme. Comput Recht 40:565–576. https://doi.org/10.9785/cr-2024-400906

Borges G (2024c) Die europäische KI-Verordnung (AI Act) Teil 3 – Transparenzpflichten, Durchsetzung, Gesamtbewertung. Comput Recht 40:633–648. https://doi.org/10.9785/cr-2024-401004

Chen Y, Esmaeilzadeh P (2024) Generative AI in medical practice: in-depth exploration of privacy and security challenges. J Med Internet Res 26:e53008. https://doi.org/10.2196/53008

Cockburn A (2000) Writing effective use cases, 1. Aufl. Addison-Wesley Longman

Corea C, Fellmann M, Delfmann P (2021) Ontology-based process modelling – Will we live to see it? In: Ghose A, Horkoff J, Souza SVE, al (Hrsg) Conceptual modeling. Springer, Cham, S 36–46

Europäische Union (2024) Verordnung (EU) 2024/1689 des Europäischen Parlaments und des Rates vom 13. Juni 2024 zur Festlegung harmonisierter Vorschriften für künstliche Intelligenz und zur Änderung der Verordnungen (EG) Nr. 300/2008, (EU) Nr. 167/2013, (EU) Nr. 168/2013, (EU) 2018/858, (EU) 2018/1139 und (EU) 2019/2144 sowie der Richtlinien 2014/90/EU, (EU) 2016/797 und (EU) 2020/1828 (Verordnung über künstliche Intelligenz)

Gao Y, Xiong Y, Gao X, Jia K, Pan J, Bi Y, Dai Y, Sun J, Wang M, Wang H (2024) Retrieval-augmented generation for large language models: a survey. https://doi.org/10.48550/arXiv.2312.10997

Hupont I, Gomez E (2022) Documenting use cases in the affective computing domain using unified modeling language. https://doi.org/10.48550/arXiv.2209.09666

Klievtsova N, Benzin J-V, Kampik T, Mangler J, Rinderle-Ma S (2023) Conversational process modeling: can generative AI empower domain experts in creating and redesigning process models? https://doi.org/10.48550/arXiv.2304.11065

Köpke J, Safan A (2025) Efficient LLM-based conversational process modeling. In: Gdowska K, Gómez-López MT, Rehse J-R (Hrsg) Business process management workshops. Springer, Cham, S 259–270

Kourani H, Berti A, Schuster D, Van Der Aalst WMP (2024) Process modeling with large language models. In: Aa H, Bork D, Schmidt R, Sturm A (Hrsg) Enterprise, business-process and information systems modeling. Springer, Cham, S 229–244

Moulaei K, Yadegari A, Baharestani M, Farzanbakhsh S, Sabet B, Afrash MR (2024) Generative artificial intelligence in healthcare: a scoping review on benefits, challenges and applications. Med Inf 188:105474. https://doi.org/10.1016/j.ijmedinf.2024.105474

Richter P, Schlieter H (2024) Patientenpfade in der integrierten Versorgung: Praxishandbuch für die erfolgreiche Entwicklung und digitale Implementierung. Springer, Wiesbaden

Richter P, Hickmann E, Schlieter H (2021) Validating the concept of patient pathways: a European survey on their characteristics, definition and state of practice. In: Proceedings of the 25th Pacific Asian Conference on Information Systems (PACIS 2021)

Riehle DM, Jannaber S, Delfmann P, Thomas O, Becker J (2017) Automatically annotating business process models with ontology concepts at design-time. In: De Cesare S, Frank U (Hrsg) Advances in conceptual modeling. Springer, Cham, S 177–186

Rojas E, Munoz-Gama J, Sepúlveda M, Capurro D (2016) Process mining in healthcare: a literature review. J Biomed Inform 61:224–236. https://doi.org/10.1016/j.jbi.2016.04.007

Sackett DL, Rosenberg WMC, Gray JAM, Haynes RB, Richardson WS (1996) Evidence based medicine: what it is and what it isn't. BMJ 312:71–72. https://doi.org/10.1136/bmj.312.7023.71

Sagi O, Rokach L (2018) Ensemble learning: a survey. Wires Data Min Knowl 8:e1249. https://doi.org/10.1002/widm.1249

Sahoo P, Singh AK, Saha S, Jain V, Mondal S, Chadha A (2025) A systematic survey of prompt engineering in large language models: techniques and applications. https://doi.org/10.48550/arXiv.2402.07927

Schlieter H (2012) Ableitung von Klinischen Pfaden aus Medizinischen Leitlinien – Ein Modell-basierter Ansatz. Dresden (Kumulative Dissertation)

Shokrollahi Y, Yarmohammadtoosky S, Nikahd MM, Dong P, Li X, Gu L (2023) A comprehensive review of generative AI in healthcare. https://arxiv.org/pdf/2310.00795v1

Soler GJ, De NS, Bassani E, Sanchez I, Evas T, André A-A, Boulangé T (2024) Harmonised Standards for the European AI Act. In: JRC Publications Repository. https://publications.jrc.ec.europa.eu/repository/handle/JRC139430. Zugegriffen: 9. Mai 2025

Tschochohei M, Adams LC, Bressem KK, Lammert J (2025) KI-gestützte klinische Entscheidungsunterstützungssysteme: Herausforderungen und Potenziale. Bundesgesundheitsbl 68:872–879. https://doi.org/10.1007/s00103-025-04092-8

Von Conta J, Engelke M, Bahnsen FH, Dada A, Liebert E, Nensa F, Kleesiek J, Diehl A (2025) Implementierung von künstlicher Intelligenz (KI) im Gesundheitswesen: Historische Entwicklung, aktuelle Technologien und Herausforderungen. Bundesgesundheitsbl 68:845–853. https://doi.org/10.1007/s00103-025-04086-6

World Health Organization (2011) Definitions of Key Concepts from the WHO Patient Safety Curriculum Guide. https://cdn.who.int/media/docs/default-source/patient-safety/curriculum-guide/resources/ps-curr-handouts/course01a_handout_patient-safety-definitions.pdf. Zugegriffen: 10. Jan. 2026

# Sozio-technische Anforderungen für kontaktlose und KI-gestützte Monitoringsysteme in der Epilepsieversorgung

17

Mirijana Irnich, Sofiya Pohurskyy und Frank Teuteberg

**Zusammenfassung**

Die Detektion epileptischer Anfälle mittels KI-gestützter Monitoringsysteme gewinnt zunehmend an Bedeutung, insbesondere im Kontext kontaktloser und alltagstauglicher Lösungen in der Epilepsieversorgung. Doch bislang fehlt eine systematische Anforderungsanalyse, die technologische Möglichkeiten mit den konkreten Bedürfnissen zentraler Stakeholder verbindet. Ziel der vorliegenden Studie ist es, technische, organisatorische, regulatorische und anwendungsbezogene Anforderungen an kontaktlose und KI-gestützte Monitoringsysteme zur Erkennung epileptischer Anfälle zu identifizieren, zu priorisieren und daraus Gestaltungsempfehlungen für Systementwickelnde, Versorgungseinrichtungen sowie Personen mit Entscheidungsverantwortung im Bereich digitaler Gesundheitstechnologien für derartige Systeme abzuleiten. Dies ermöglicht eine transparente Einordnung priorisierter Anforderungen, erleichtert die strategische Planung von Konzeptions- und Entwicklungsressourcen, liefert eine Kommunikationsgrundlage und unterstützt somit den zielgerichteten Austausch zwischen beteiligten Fachgruppen und den tatsächlichen Anwendenden. Die vorliegende Studie adressiert diese Lücke durch eine qualitative Anforderungsanalyse auf Basis von 16 Interviews mit Epilepsiebetroffenen, medizinischen Fachpersonen und KI-Expert:innen. Die Ergebnisse zeigen einen hohen Konsens über zentrale Anforderungen, beispielsweise hinsichtlich personalisierbarer Alarmkonfigurationen. Zudem verdeutlichen die Ergebnisse das Spannungsfeld zwischen

M. Irnich (✉) · S. Pohurskyy · F. Teuteberg
Unternehmensrechnung und Wirtschaftsinformatik, Universität Osnabrück, Osnabrück, Deutschland
E-Mail: mirijana.irnich@uni-osnabrueck.de

S. Pohurskyy
E-Mail: sofiya.pohurskyy@uni-osnabrueck.de

F. Teuteberg
E-Mail: frank.teuteberg@uni-osnabrueck.de



S. D'Onofrio, C. Russ (Hrsg.), *Digital HealthTech*, Edition HMD,
https://doi.org/10.1007/978-3-658-51795-3_17

technischer Machbarkeit, ethischer Verantwortung und anwendungsorientierter Umsetzung.

**Schlüsselwörter**

Anforderungsanalyse · Computer Vision · Epilepsie · Gestaltungsempfehlungen · Künstliche Intelligenz · Monitoringsystem · Systemakzeptanz

## 17.1 Von technischer Machbarkeit zu anwendungsorientierten Lösungen

Epilepsie zählt mit rund 50 Mio. Betroffenen zu den häufigsten chronischen neurologischen Erkrankungen weltweit (World Health Organization 2024) und ist eine der führenden Ursachen für Behinderungen (Brown et al. 2024), die mit erheblichen gesundheitlichen, psychosozialen und ökonomischen Belastungen verbunden ist (Meisel et al. 2023). Charakteristisch für Epilepsie sind wiederkehrende, nicht provozierte Anfälle, welche die Lebensqualität der Betroffenen erheblich beeinträchtigen können. Von besonderer Schwere sind hierbei tonisch-klonische Anfälle, die durch Muskelversteifungen und -zuckungen gekennzeichnet sind (Hampel et al. 2016). Eine frühzeitige und präzise Diagnosestellung spielt eine zentrale Rolle in der Epilepsieversorgung, da eine unzureichende Behandlung mit einem erhöhten Risiko für zusätzlich begleitende Erkrankungen (Komorbiditäten) sowie für den plötzlichen unerwarteten Tod bei Epilepsie (Sudden Unexpected Death in Epilepsy, SUDEP) einhergeht, insbesondere im Zusammenhang mit nächtlichen tonisch-klonischen Anfällen (Hampel et al. 2016). Für die Erkennung epileptischer Anfälle stehen mittlerweile verschiedene Technologien zur Verfügung. Konventionelle Methoden wie das Video-Elektroenzephalogramm (EEG), bei dem die elektrische Aktivität des Gehirns gemeinsam mit einer Videoaufzeichnung der epilepsiebetroffenen Personen erfasst wird, sind klinisch etabliert, im Alltag jedoch limitiert, da sie körpernahe Sensorik erfordern und als invasiv empfunden werden (Sheehan et al. 2024). Wearables wie Armbänder oder Sensoren ermöglichen die kontinuierliche Erfassung physiologischer Parameter und bieten Epilepsiebetroffenen ein höheres Maß an Sicherheit und Selbstständigkeit im Alltag (Naganur et al. 2022; Thompson et al. 2019). Ihre Detektionsgenauigkeit ist jedoch häufig eingeschränkt, insbesondere bei Bewegung oder fehlerhafter Positionierung (Brinkmann et al. 2021). Demgegenüber eröffnen aktuelle Fortschritte im Bereich elektronischer Gesundheitsanwendungen (E-Health), computerbasierten Bildverarbeitung (Computer Vision) und künstlicher Intelligenz (KI) neue Perspektiven für kontaktlose, videobasierte Monitoringsysteme (Lucas et al. 2024). Im Vergleich zu Wearables gelten KI-gestützte Kamerasysteme als komfortabler und zugänglicher, da sie ohne aktive Beteiligung vom medizinischen Fachpersonal eingesetzt werden können (Han et al. 2024; Kaur et al. 2021). Sie bieten insbesondere für Versorgungsgruppen mit Einschränkungen eine praktikable Alternative (Ahmedt-Aristizabal et al. 2024;

Karácsony et al. 2024). Studien zeigen, dass solche Systeme präzise Gesundheitsdaten erfassen, Echtzeitanalysen ermöglichen und sowohl für epilepsiebetroffene Personen als auch für Fachpersonal entlastend wirken können (Choo et al. 2024; Yazaki et al. 2024). In der Epilepsieversorgung versprechen sie eine verbesserte Anfallserkennung und gezielte Interventionen im klinischen wie häuslichen Umfeld. Trotz technischer und ethischer Herausforderungen, wie z. B. im Hinblick auf Systemzuverlässigkeit, Umgebungsvariabilität und Datenschutz, lässt sich durch Fortschritte im Bereich tiefenlernender Verfahren (Deep Learning, DL) und Computer Vision eine stetige Leistungsverbesserung beobachten (Brunnhuber et al. 2020; Ahmedt-Aristizabal et al. 2024; Rai et al. 2024). Damit bieten sie das Potenzial, die Epilepsieversorgung durch eine zugängliche, bedienungsfreundliche und kosteneffiziente Überwachung wesentlich zu verbessern.

Ein zentrales Defizit bestehender Arbeiten liegt in der mangelnden systematischen, interdisziplinären und zielgruppenorientierten Erhebung von Anforderungen an solche Systeme (Ferreira et al. 2024). Vor diesem Hintergrund verfolgt dieses Forschungsvorhaben das Ziel, kontextspezifische Herausforderungen und Stakeholder-Anforderungen an kontaktlose, KI-basierte Monitoringsysteme aus Sicht von epilepsiebetroffenen Personen, medizinischen Fachpersonen und KI-Expert:innen systematisch zu erfassen, zu konsolidieren und in eine priorisierte Anforderungsübersicht zu überführen. Dabei stehen folgende Forschungsfragen (FF) im Mittelpunkt:

*FF 1: Welche spezifischen und übergreifenden sozio-technischen Anforderungen haben Epilepsiebetroffene, medizinische Fachpersonen und KI-Expert:innen an ein kontaktloses und KI-gestütztes Monitoringsystem zur Erkennung von epileptischen Anfällen?*

*FF 2: Welche Gestaltungsempfehlungen leiten sich aus den erhobenen Anforderungen für die praktische Umsetzung und zukünftige Forschung ab?*

Die Anforderungsanalyse verfolgt einen ganzheitlichen, sozio-technischen Ansatz entlang technologischer, organisatorischer, regulatorischer und anwendungsbezogener Dimensionen. Ziel ist es, bestehende Diskrepanzen zwischen technischen Möglichkeiten und tatsächlichen Bedarfen der Anwendenden sichtbar zu machen und daraus ein fundiertes, interdisziplinär abgestimmtes Systemanforderungsprofil abzuleiten.

## 17.2 KI-gestützte Monitoringsysteme im Gesundheitswesen

KI-gestützte Monitoringsysteme bezeichnen technologische Lösungen, die Methoden der KI integrieren, um physiologische Parameter und Umgebungsinformationen kontinuierlich, häufig kontaktlos und automatisiert zu erfassen und zu analysieren (Chen und Wu 2023). Ziel dieser Systeme ist es, die diagnostische und therapeutische Entscheidungsfindung sowie das übergreifende Gesundheitsmanagement zu optimieren, indem sie nicht nur bestehendes Expertenwissen algorithmisch abbilden, sondern insbesondere Muster, Korrelationen und Trends in hochdimensionalen und heterogenen Datenmengen identifizieren, die mit konventionellen Verfahren nicht erfasst werden (Chen und Wu 2023; Zhao et al. 2021).

Die Rolle der KI innerhalb dieser Systeme gestaltet sich dabei vielschichtig und reicht von der Mustererkennung bis hin zur automatisierten Entscheidungsunterstützung (Sharma et al. 2021; Zhao et al. 2021; Chen und Wu 2023). Klassische maschinelle Lernverfahren (Machine Learning, ML) wie Support Vector Machines (Stützvektormaschinen), die Entscheidungsgrenzen zwischen Datenklassen optimieren, Random Forests (Zufallswälder), die auf der Kombination vieler Entscheidungsbäume basieren, oder k-means-Clustering, ein Verfahren zur Gruppierung ähnlicher Datenpunkte in Cluster, ermöglichen eine präzise Klassifikation und Segmentierung in großen Datenmengen (Song et al. 2021). DL-Architekturen, darunter faltungsgestützte neuronale Netze (Convolutional Neural Networks, CNNs) und rekurrente neuronale Netze (Recurrent Neural Networks, RNNs), sind darüber hinaus in der Lage, komplexe nicht-lineare Zusammenhänge direkt aus Rohdaten zu erlernen und erlauben so den Aufbau von End-to-End-Systemen, die ohne manuelle Merkmalsdefinition auskommen (Sharma et al. 2021; Zhao et al. 2021). Ensemble-Methoden kombinieren verschiedene Lernalgorithmen, um die Robustheit und Genauigkeit der Vorhersagen weiter zu steigern (Song et al. 2021).

Diese Systeme basieren auf einer Vielzahl von Datenquellen wie bspw. Funkfrequenzsignale, die durch physiologische Prozesse und Bewegungen moduliert werden (Chen und Wu 2023). Ergänzend kommen auch Vibrations-, Druck-, Temperatur-, Schall- und Bilddaten zum Einsatz, die insbesondere im Kontext videoanalytischer Ansätze an Bedeutung gewinnen (Zhao et al. 2021). KI-gestützte Monitoringsysteme folgen dabei einem mehrstufigen Workflow (Arbeitsablauf) zur Verarbeitung und Analyse von z. B. Videodaten durch KI-Techniken (s. Abb. 17.1). Um die Inhalte dieser Arbeit angemessen einordnen zu können, werden nachfolgend die fünf Schritte des Prozesses exemplarisch dargestellt, die als kontextuelles Fundament dienen: Monitoring, visuelle Datenerfassung, visuelle Datenvorbereitung, KI-Modellverarbeitung und Event-Analyse.

Zu Beginn des Workflows findet das *Monitoring* des:der Patient:in statt, bei dem:der entweder das Monitoring-System mobil oder stationär eingesetzt wird, um eine kontinuierliche Überwachung zu ermöglichen (Garção et al. 2023; Meisel et al. 2023). Die *visuelle Datenerfassung* erfolgt durch optische Sensoren, welche Videoaufnahmen erstellen, die anschließend in der *visuellen Datenvorbereitung* einer Vorverarbeitung unterzogen werden. Ziel dieser Vorverarbeitung ist die Reduktion von Artefakten, d. h. unerwünschten Störungen oder Verfälschungen, die das Signal verfremden und die Qualität der Analyse beeinträchtigen könnten. Artefakte, die nicht zum ursprünglichen Signal gehören, werden dabei bereinigt (Kaur et al. 2021). Hierbei kommen insbesondere Verfahren wie Bildrauschunterdrückung, Bildstabilisierung und eine Normalisierung der Videodaten zum Einsatz, um die Qualität der Datengrundlage für die nachfolgende KI-basierte Auswertung zu gewährleisten. Dieser Schritt dient grundlegend dazu, die Datenqualität für die anschließende Analyse zu optimieren (Garção et al. 2023).

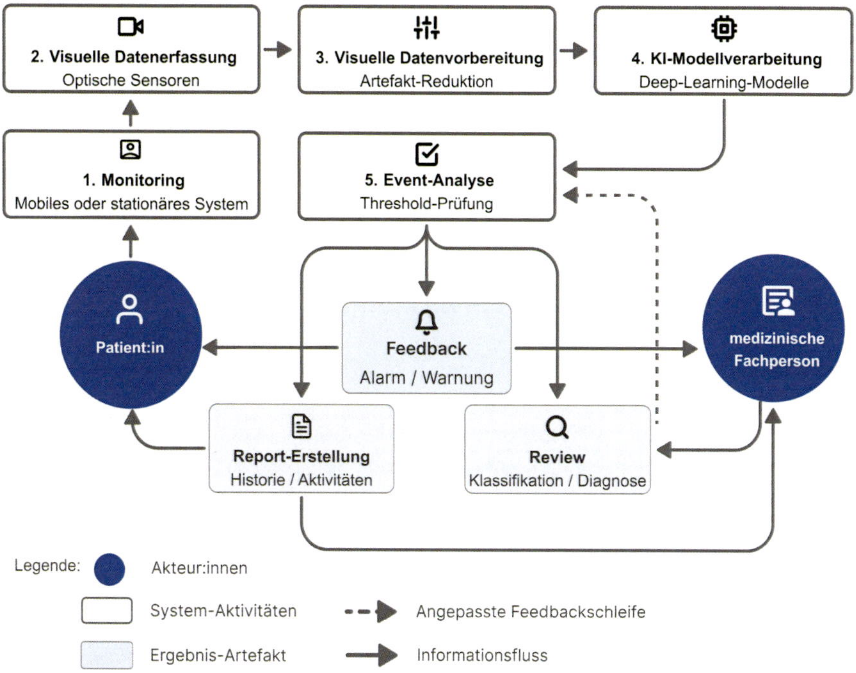


**Abb. 17.1** Workflow KI-gestützter Monitoring- und Reporting-Systeme (eigene Abbildung)

Die *KI-Modellverarbeitung* nutzt diese optimierten Daten bspw. auf Basis von CNNs, um Muster zu erkennen und Anfallswahrscheinlichkeiten zu berechnen. In diesem Schritt werden die vorbereiteten Daten mittels neuronaler Netze analysiert, um potenzielle medizinische Ereignisse, beispielsweise tonisch-klonische Anfälle, zu erkennen. In der anschließenden *Event-Analyse* erfolgt eine Validierung dieser potenziellen Ereignisse auf Grundlage vordefinierter Schwellenwerte (Thresholds) und Klassifikationskriterien. Überschreitet das Analyseergebnis festgelegte *Thresholds* (z. B. Dauer, Intensität eines Ereignisses), werden diese als relevante Ereignisse systematisch erfasst (Larsen et al. 2022; Peltola et al. 2023). Automatisch generierte *Report-Erstellungen* umfassen detaillierte Informationen, wie bspw. zur zeitlichen Einordnung, über das erkannte Ereignis (Karácsony et al. 2021). Zusätzlich kann ein *Review* erfolgen, bei dem eine medizinische Fachperson die automatisierten Klassifikationen und Diagnosen validiert und bei Bedarf die identifizierten Events korrigiert, um die Genauigkeit zukünftiger KI-Auswertungen zu verbessern (Karácsony et al. 2021; Rai et al. 2024). Je nach Ziel dient der Workflow der Detektion oder als Unterstützung bei der Diagnostik von epileptischen Anfällen (Rai et al. 2024).

Die Bandbreite der Anwendungsfelder reicht von der kontaktlosen Überwachung von Atem- und Herzfrequenz über Ultraweitband- oder Millimeterwellenradar, der kontinuierlichen Schlafanalyse sowie der Rekonstruktion mechanischer und elektrischer Herzaktivitäten bis hin zur Analyse nächtlicher Atemmuster zur

Erfassung von Anzeichen neurodegenerativer Erkrankungen wie der Parkinson-Krankheit (Chen und Wu 2023). Zudem werden Bewegungsabläufe erkannt und klassifiziert, was insbesondere für die automatische Sturzerkennung bei älteren oder pflegebedürftigen Personen von Relevanz ist (Song et al. 2021). Auch die Überwachung der korrekten Durchführung der Medikamenteneinnahme gehört zu den Einsatzbereichen, um potenzielle Anwendungsfehler frühzeitig zu identifizieren (Chen und Wu 2023).

## 17.3 Aktueller Stand und Entwicklungen

Die Forschung zu kontaktlosen, insbesondere videobasierten Monitoringsystemen, hat in den letzten Jahren erhebliche Fortschritte gemacht. Yazaki et al. (2024) entwickelten ein System zur Detektion tonisch-klonischer Anfälle, das auf visuellen Bewegungsmustern basiert und ohne körpernahe Sensoren auskommt. Es ist jedoch auf bestimmte Anfallstypen begrenzt und erfordert eine hohe Videoqualität. Korany und Mostofi (2022) schlagen eine Detektion über drahtlose Netzwerke vor, die spektrale Signalveränderungen zur Identifikation epileptischer Anfälle während des Schlafs analysiert. Beide Ansätze zeigen Potenzial, stehen jedoch vor Herausforderungen wie der Validierung in realen Umgebungen oder der Unterscheidung epileptischer von nicht-epileptischer Bewegung. Weitere Studien adressieren spezifische Anforderungen an epilepsiebezogene Monitoringsysteme aus technischer Sicht und aus Perspektive der Nutzenden. Kassiri et al. (2017) untersuchten hierzu sowohl Hardware- als auch Softwareaspekte und betonen die Bedeutung maschinellen Lernens zur Anfallserkennung, verweisen aber auch auf Herausforderungen wie energieeffiziente Implementierung und geringe Latenzzeiten. Karácsony et al. (2021) erweitern dies durch das NeuroKinect-System, das 3D-Video- und EEG-Daten kombiniert und ein cloudbasiertes Rahmenwerk für den Betrieb von maschinellen Lernverfahren (Machine Learning Operations, MLOps) nutzt. Das System bietet eine bedienungsfreundliche grafische Oberfläche, die es medizinischen Fachpersonen ermöglicht, Videos von Epilepsiebetroffenen einfacher auszuwerten und Markierungen zu setzen. Gleichzeitig können sie so frühzeitig Rückmeldung an die Entwickelnden geben und aktiv in den Entwicklungsprozess des Systems eingebunden werden. Es ist darauf ausgelegt, eine hohe Leistung und schnellen Datenzugriff sicherzustellen, indem die Daten zentral auf einem Server gespeichert und lokal verarbeitet werden. Dabei werden ausschließlich komprimierte Videodaten in der Anwendungsoberfläche visualisiert, während die Rohdaten auf dem Server verbleiben. Die Umgebung wird auf skalierbaren virtuellen Maschinen eingerichtet, um medizinischen Fachpersonen einen einfachen, sicheren und leistungsstarken Zugang ohne komplizierte Einrichtungsanforderungen zu bieten. Diese Maßnahmen zielen darauf ab, die Verarbeitungs- und Zugriffszeiten zu optimieren und somit indirekt die Latenz bei der Nutzung des Systems zu reduzieren. Die Studie hebt zudem regulatorische und datenschutzrechtliche Aspekte im Kontext der Datenschutz-Grundverordnung (DSGVO) hervor. Während diese Arbeiten vor allem technische Aspekte in den Mittelpunkt stellen, fokussieren sich Bruno et al. (2020) auf Bedürfnisse und Erwartungen der Anwendenden. Sie zeigen, dass die Akzeptanz und die langfristige Nutzung u. a. von Faktoren wie Unauffälligkeit, hoher Sensitivität und geringer Fehlalarmrate abhängen. Besonders tragbare Systeme wie bspw. Wearables stehen hier im Fokus, die oft nicht den Anforderungen der Anwendenden entsprechen und keine zuverlässige Anfallserkennung gewährleisten. Insgesamt verdeutlichen diese Studien, dass sowohl technische Machbarkeit, Anwendungszentrierung als auch regulatorische und datenschutzrechtliche Aspekte essenziell für die erfolgreiche Systementwicklung sind.

Zunehmend befassen sich Studien mit dem KI-Einsatz in der Epilepsieüberwachung. Saminu et al. (2023) untersuchen ML und DL zur Automatisierung der EEG-Analyse und Früherkennung, betonen jedoch Defizite bei der Entfernung von Artefakten und der Standardisierung von Datensätzen. AbuAlrob et al. (2025) thematisieren zusätzlich regulatorische und ethische Herausforderungen. Sie unterstreichen die Bedeutung erklärbarer KI (Explainable Artificial Intelligence, XAI) zur Vertrauensbildung und adressieren Datenschutz und regulatorische Anforderungen als zentrale Bedingungen für die klinische Anwendung. Han et al. (2024) plädieren für multimodale Datenintegration (z. B. EEG, Bildgebung des zentralen Nervensystems, Wearables und Video), die zwar die Generalisierbarkeit von Modellen erhöht, aber neue Probleme wie Datensynchronisation und die Robustheit gegenüber interindividueller Variabilität mit sich bringt. Ein aktuelles Beispiel für ein kontaktloses und KI-gestütztes Monitoringsystem ist das NELLI-System, das audiovisuelle Daten mithilfe von Computer Vision und ML in Echtzeit auswertet. Das hybride System kombiniert automatische Detektion mit einer nachgelagerten ärztlichen Überprüfung, um Sensitivität und Spezifität zu steigern. *Sensitivität* beschreibt, wie viele der tatsächlich auftretenden Anfälle richtig detektiert werden. *Spezifität* gibt an, wie häufig das System bei Nicht-Anfällen richtigerweise keinen Alarm auslöst. Trotz seiner Fortschritte bleiben Herausforderungen bei der Optimierung der Algorithmen für unterschiedliche Umgebungen und die Fehlalarmreduktion bestehen. Das NELLI-System verdeutlicht somit die fortschreitende Integration von KI in klinische Überwachungssysteme, während es gleichzeitig die Notwendigkeit menschlicher Validierung betont (Armand Larsen et al. 2022; Basnyat et al. 2022; Ojanen et al. 2022).

Trotz zahlreicher Studien mit Anforderungsbezug liegt der Fokus meist auf Einzelaspekten wie Hardwaredesign, Algorithmen oder Nutzungsakzeptanz von Wearables. Zudem fehlt eine ganzheitliche Betrachtung der Perspektiven von epilepsiebetroffenen Personen, medizinischen Fachpersonen und KI-Fachpersonen sowie eine systematische, dimensionsübergreifende Priorisierung. Die vorliegende Arbeit adressiert diese Lücke, indem sie sozio-technische Anforderungen aus diesen drei Gruppen systematisch erfasst, dimensionsspezifisch priorisiert und in eine Anforderungsübersicht für ein kontaktloses, KI-gestütztes Epilepsie-Monitoringsystem überführt.

## 17.4 Experteninterviews und strukturierte Anforderungsanalyse

Zur Datenerhebung wurden halbstrukturierte Experteninterviews durchgeführt, die vordefinierte Leitfragen mit optionalen Anschlussfragen kombinierten. Diese Methodik ermöglichte die strukturierte, aber auch zugleich explorative Erfassung von Herausforderungen und Anforderungen individueller Stakeholder-Perspektiven, wodurch sowohl die Vergleichbarkeit der Antworten als auch die Offenheit für bislang nicht antizipierte Aspekte gewährleistet wird (Goldberg und Hildebrandt 2018; Adeoye-Olatunde und Olenik 2021). Um die Anforderungen der verschiedenen Stakeholdergruppen differenziert zu erfassen, kamen spezifische Interviewleitfäden je Stakeholdergruppe zum Einsatz. Diese beinhalteten sowohl fachspezifische als auch übergreifende Fragestellungen und ermöglichten so eine vergleichbare sowie kontextsensitive Erhebung. Die Interviewleitfäden wurden initial auf Grundlage etablierter ethischer, rechtlicher und sozialer Fragestellungen (Ethical, Legal, and Social Implications, ELSI) (Johnson et al. 2024) entwickelt. Auf Basis der ELSI-Faktoren wurden die Interviewfragen für die jeweiligen Stakeholder-Gruppen kontextspezifisch abgeleitet. Vorab erfolgte eine Überprüfung und zielgerichtete Optimierung der Leitfäden in Hinblick auf Inhalt, Umfang sowie die Unterscheidung zwischen fachspezifischen und übergreifend relevanten Themen durch Konsensverfahren der Autorenschaft.

Die Interviews folgten einer einheitlichen Struktur: Nach einer kurzen Einführung in das Forschungsvorhaben und der Erhebung des beruflichen Hintergrunds wurden zentrale Themenbereiche systematisch adressiert. Dazu zählten der aktuelle Stand und wahrgenommene Herausforderungen bestehender Systeme, konkrete Anforderungen an ein kontaktloses, KI-gestütztes Monitoringsystem, das Vertrauen in KI-Technologien, ethische Implikationen sowie Zukunftsperspektiven. Die erste Forschungsfrage (FF 1) wurde durch die spezifischen Interviewleitfäden adressiert, die auf die jeweiligen Perspektiven und Bedürfnisse der drei Gruppen ausgerichtet waren. Epilepsiebetroffene Personen schilderten ihre praktischen Erfahrungen sowie Erwartungen und Bedenken hinsichtlich kontaktloser Monitoringsysteme. Medizinische Fachpersonen fokussierten die Anforderungen in Diagnostik und Versorgung, während KI-Expert:innen Aspekte wie die technische Machbarkeit und algorithmische Leistungsfähigkeit bewerteten. Auf Grundlage dieser Ergebnisse wurden die identifizierten Anforderungen trianguliert und in konkrete Gestaltungsempfehlungen für Praxis und Forschung überführt, um die zweite Forschungsfrage (FF 2) zu adressieren.

Insgesamt wurden 16 Interviews mit Teilnehmenden aus den drei Stakeholdergruppen durchgeführt (s. Tab. 17.1). Die Gespräche fanden zwischen dem 30. Oktober und 17. Dezember 2024 virtuell in deutscher oder englischer Sprache statt und dauerten durchschnittlich 60 min. Die Auswahl der Teilnehmenden erfolgte anhand definierter Einschlusskriterien: KI-Expert:innen (K) benötigten mindestens zwei Jahre einschlägige theoretische und praktische Erfahrung. Medizinische Fachpersonen (MF) mussten über mindestens zwei Jahre Berufserfahrung in der direkten

**Tab. 17.1** Übersicht der Interviewteilnehmenden (eigene Tabelle)

| **KI-Expert:innen** | **Berufsbezeichnung und Expertise** | **Anzahl Jahre Berufserfahrung** | **Geschlecht** |
|---|---|---|---|
| K1 | Technische Direktion und Architektur für KI-Lösungen | 8 Jahre | w |
| K2 | Technische Leitung und KI-Entwicklung | 8 Jahre | m |
| K3 | KI-Entwicklung | 4 Jahre | m |
| K4 | Universitätsprofessur für Kognitive Systeme | 30 Jahre | w |
| K5 | Universitätsprofessur für Neuroinformatik | 18 Jahre | m |
| **Medizinische Fachpersonen** | **Berufsbezeichnung und Expertise** | **Anzahl Jahre Berufserfahrung** | **Geschlecht** |
| MF1 | Medizinische Technologie-Fachkraft im Bereich Video-EEG-Monitoring | 3 Jahre | w |
| MF2 | Leitende medizinische Fachkraft im Bereich Epilepsie | 12 Jahre | m |
| MF3 | Dozierende für Weiterbildung zur Epilepsiefachassistenz und neurophysiologische Diagnostik, zuvor medizinische Technologie-Fachkraft im Bereich Video-EEG-Monitoring | 23 Jahre | w |
| MF4 | Fachärztliche Person für Neurologie und Epileptologie | 18 Jahre | m |
| MF5 | Medizinische Technologie-Fachkraft im Bereich Video-EEG-Monitoring | 24 Jahre | m |
| MF6 | Leitung als Behandlungskoordination im Bereich Neurologie | 33 Jahre | w |
| **Epilepsiebetroffene Personen** | **Symptome/Arten von Anfällen** | **Alter** | **Geschlecht** |
| P1 | Motorische Anfälle (Temporallappen-Epilepsie) | 34 Jahre | w |
| P2 | Motorische Anfälle (medikamentös eingestellt und aktuell symptomfrei) | 55 Jahre | w |
| P3 | Motorische Anfälle (medikamentös eingestellt und ca. 1× mtl. Anfälle) | 29 Jahre | m |
| P4 | Motorische Anfälle (tonisch-klonisch) | 35 Jahre | w |
| P5 | Motorische Anfälle (tonisch-klonisch) | 31 Jahre | m |

Versorgung von epilepsiebetroffenen Personen verfügen. Epilepsiebetroffene Personen (P) mussten volljährig sein, eine ärztlich bestätigte Epilepsiediagnose haben und Erfahrung mit motorisch sichtbaren, insbesondere tonisch-klonischen Anfällen aufweisen. Die Rekrutierung der Interviewteilnehmenden erfolgte nach einer Online-, projektinternen und privaten Kontaktrecherche; potenzielle Teilnehmende wurden anschließend individuell per E-Mail oder Telefon kontaktiert und zur Teilnahme eingeladen, die ihr informiertes Einverständnis zur Verwendung der Daten für Forschungszwecke gaben. Nach der vollständigen Transkription der Interviews wurden die Cluster mittels einer induktiven Kategorienbildung nach den Prinzipien der qualitativen Inhaltsanalyse (Mayring und Fenzl 2019) aus den Experteninterviews abgeleitet. Dabei wurden die Anforderungen zunächst paraphrasiert, reduziert und anschließend thematisch gruppiert. Um die Objektivität der Clusterbildung zu erhöhen, wurden die Codierungen und die Zuordnung zu den Clustern von der Autorenschaft unabhängig voneinander vorgenommen und anschließend im Konsensverfahren abgeglichen. Um eine systematische Strukturierung der gruppierten Anforderungen und eine gezielte Analyse funktionaler, technologischer, organisatorischer und ethischer Aspekte zu gewährleisten, wurde zur sozio-technischen Klassifizierung eine modifizierte Version des Technology, Organization, Environment and Individual (TOEI)-Frameworks nach Pöhler et al. (2023) herangezogen. Das ursprüngliche Modell ist auf unternehmerische Kontexte ausgerichtet und wurde hier entsprechend für den medizinischen Anwendungsbereich angepasst. Die resultierende Kategorisierung erfolgte entlang der vier Dimensionen *Technologie, Organisation, Regulatorik* und *Anwendende*, im Folgenden als *TORA-Dimensionen* bezeichnet. Dies erleichtert es, Redundanzen zu minimieren, Zusammenhänge sowie Prioritäten klarer herauszuarbeiten und fundierte Gestaltungsempfehlungen abzuleiten.

Im weiteren Schritt wurden die identifizierten und den jeweiligen Dimensionen zugeordneten Anforderungen gemäß der MoSCoW-Methode nach Clegg und Barker (1994) priorisiert. Die Methode unterstützt hierbei eine priorisierte Einordnung. Kriterien für die Auswahl dieser Methodik waren ihre Eignung zur qualitativen wie quantitativen Verdichtung komplexer Anforderungen, die Nachvollziehbarkeit der Ergebnisse sowie die in der Literatur etablierte Anwendbarkeit in vergleichbaren Kontexten (del Sagrado und del Águila 2021). Die Anforderungen werden folglich in die vier Kategorien *Must Have (MH), Should Have (SH), Could Have (CH)* und *Won't Have (WH)* unterteilt. Anforderungen der Kategorie MH gelten als essenziell für solche Monitoringsysteme und müssen mindestens neunmal stakeholderübergreifend genannt werden. SH-Anforderungen werden als wichtig, jedoch nicht systemkritisch klassifiziert und müssen fünf bis achtmal genannt werden. Die Kategorie CH umfasst optional wünschenswerte Erweiterungen, die nur vereinzelt von wenigen Stakeholdern zwei- bis maximal viermal genannt werden und Zusatzfunktionen darstellen. WH-Anforderungen markieren Aspekte, die auf Basis des aktuellen Stands mit nur einer Nennung keine Relevanz für die Systemkonzeption besitzen und vorerst zurückgestellt werden. Die Priorisierung basiert primär auf der Häufigkeit der Nennungen, wurde jedoch durch eine Plausibilitätsbewertung ergänzt, um auch vereinzelt genannte, aber inhaltlich bedeutsame Anforderungen zu berücksichtigen. Dies unterstützt eine gezielte Ressourcenallokation, ermöglicht eine iterative Entwicklung und stellt sicher, dass zentrale funktionale, organisatorische und anwendungsorientierte Anforderungen Berücksichtigung finden und priorisiert werden.

## 17.5 Herausforderungen und Anforderungen an kontaktlose und KI-gestützte Monitoringsysteme

Im Folgenden werden die zentralen Herausforderungen sowie die technologischen, organisatorischen, regulatorischen und anwendungsbezogenen Anforderungen an kontaktlose und KI-gestützte Monitoringsysteme aus den Interviewergebnissen näher beleuchtet.

### 17.5.1 Zentrale Herausforderungen

Aus den Experteninterviews wurden sechs zentrale Herausforderungen identifiziert, die von den Stakeholdern im Zusammenhang mit bestehenden Monitoringsystemen benannt wurden. Dabei zeigen sich nur geringe Unterschiede zwischen den Perspektiven von epilepsiebetroffenen Personen und medizinischen Fachpersonen, weshalb die Ergebnisse gemeinsam dargestellt werden. Die Perspektive der KI-Expert:innen wurde hierbei nicht gesondert berücksichtigt, da sie als Entwickelnde nicht zu den primären Endnutzenden des Systems zählen und somit außerhalb des unmittelbaren Anwendungsfokus liegen.

***Mangelnde Präzision und Zuverlässigkeit der Anfallserkennung*** Ein wesentliches Problem bestehender Systeme ist die unzureichende Detektionsgenauigkeit. Das (Video-)EEG gilt als diagnostisches Standardverfahren, ist jedoch invasiv und wenig alltagstauglich (MF1–MF6). Medizinische Fachpersonen betonen, dass KI-Modelle derzeit nicht zuverlässig zwischen echten Anfällen und Artefakten differenzieren: „*Die erkennen viele Artefakte als Anfall und umgekehrt echte Anfälle nicht als Anfall*" (MF2). Fehlalarme führen zu Schlafmangel im häuslichen Umfeld und erheblichem Mehraufwand im klinischen Alltag (MF2, MF5, MF6). Diese Herausforderung verschärft sich durch Störfaktoren wie eine verdeckte Sicht auf die epilepsiebetroffene Person durch Angehörige oder Fachkräfte (MF3). Zudem besteht eine zentrale Herausforderung in der Sicherstellung valider und zuverlässiger KI-Algorithmen, die durch die eingeschränkte Verfügbarkeit und Qualität von Trainingsdaten erschwert wird: „*Die erste und vorrangige Herausforderung besteht darin, einen nützlichen und qualitativ hochwertigen Datensatz zu sammeln*" (K3).

***Komplexe Heterogenität der Anfälle*** Die Interviews verdeutlichen die große Variabilität der Anfälle hinsichtlich Auslöser, Symptome und Signatur (K1, K2, K5, MF2). Es gilt, solche Systeme zu entwickeln, die personalisierte Diagnosen ermöglichen: „*Ich glaube, das ist die größte Herausforderung, dass die Variabilität über die [epilepsiebetroffenen Personen] extrem groß ist*" (K5). Der Zugang zu umfangreichen Trainingsdaten ist derzeit begrenzt und wird durch Datenschutzbedingungen zusätzlich erschwert.

***Vielfalt der Nutzungsgruppen und Systemakzeptanz*** Die Diversität der Anwendenden hinsichtlich ihrer Bedürfnisse, Ziele und technischen Affinitäten erschwert eine universelle Systemgestaltung (MF3, MF6, K4). Fehlende Individualisierung untergräbt das Vertrauen und führt zu Ablehnung: „*Dann eben nicht diesen Zielen, [...], mehr Sicherheit, mehr Teilhabe, mehr Diagnostik entsprechen können*" (MF6). Epilepsiebetroffenen Personen fehlt eine individuell anpassbare Alltagsunterstützung und medizinische Fachpersonen sind durch die Arbeitslast überfordert und benötigen eine generalisierte, zuverlässige Anfallserkennung für eine Behandlungsunterstützung und Diagnosestellung (MF6).

***Zeitverzögerte Detektion durch technologische Grenzen*** Die Echtzeiterkennung von Anfällen und die unmittelbare Aktivierung von Notfallmaßnahmen fordert hohe technologische Performance (K2, K5). „*Sobald das System irgendwas detektiert, muss es Konsequenzen haben*" (K5). Die Balance zwischen Datenmenge, Rechenleistung und Mobilität erfordert Kompromisse: „*Wenn wir mehr Daten hinzufügen, werden die Ergebnisse verzögert*" (K3) und „*sobald das System zu komplex ist, kann man die Systemlösung nicht mobil einsetzen*" (MF5). Die Kernherausforderung liegt darin, rechtzeitig wirksame Hilfe sicherzustellen, da epilepsiebetroffene Personen während eines Anfalls meist handlungsunfähig sind (K4, P3).

***Arbeitsüberlastung im klinischen Alltag*** In Epilepsiezentren führt eine strukturelle Überlastung des medizinischen Fachpersonals zu organisatorischen Engpässen und verlängerten Wartezeiten auf einen Platz zur Langzeitüberwachung, der für eine fundierte Diagnosestellung unerlässlich ist (MF1, K1). Dies beeinträchtigt sowohl die Versorgungsqualität als auch die Patientensicherheit erheblich. Insbesondere die parallele Betreuung vieler epilepsiebetroffener Personen erschwert eine fokussierte Reaktion auf kritische Ereignisse: „*Um den Leuten, [...] die vielleicht zehn oder 15 Patienten [und Patientinnen] gleichzeitig monitoren, einfach auch die Möglichkeit zu geben, sich auf die Sachen zu fokussieren*" (K5). Diese Situation beeinflusst auch das Patientenvertrauen negativ: „*[...] hätte ich da ehrlicherweise mehr Vertrauen in KI als in [ein] überarbeitete[s] Pflege[personal]*" (P1). Ein früheres Anfallserkennungssystem versagte vollständig: „*Das hat leider überhaupt gar nicht funktioniert*" (MF1). Offenkundig mangelt es an technologischer Unterstützung, um Fachpersonal wirksam zu entlasten.

***Unklare Haftung und ethische Grenzbereiche*** Die Implementierung KI-gestützter Monitoringsysteme erzeugt ethische und regulatorische Unsicherheiten, insbesondere bei Haftungsfragen und ärztlicher Kontrollpflicht. So verweist eine medizinische Fachperson auf die unabdingbare „*menschliche Kontrolle und juristische Verantwortung*" (MF2), die noch unzureichend geklärt ist. Vollautomatische Diagnosesysteme erscheinen derzeit weder rechtlich noch ethisch vertretbar (MF2). Zudem fordern alle Stakeholdergruppen transparente und nachvollziehbare KI-Entscheidungen, teils mit vollständiger Offenlegung der Algorithmen und Validierungsdaten, um Misstrauen entgegenzuwirken (MF6, K4). „*Ein ganz großes Thema [ist] die sehr große Transparenz*" (K4) insbesondere hinsichtlich der Verwendung sensibler Gesundheitsdaten und der Absicherung gegen unbefugten Zugriff.

Neben den herausgearbeiteten Herausforderungen wurden im Rahmen der Interviews auch spezifische Anforderungen an kontaktlose und KI-gestützte Monitoringsysteme erhoben, die im Folgenden systematisch entlang der TORA-Dimensionen dargestellt werden.

### 17.5.2 Technologische Anforderungen

Die technologischen Anforderungen lassen sich in vier zentrale Cluster unterteilen: Erklärbarkeit und Lernfähigkeit der KI, Hardware und Systemarchitektur, KI-Analyse und Detektion sowie Sensorik und Datenerfassung (s. Tab. 17.2). Insgesamt wird deutlich, dass insbesondere die Minimierung von Fehlalarmen bei gleichzeitiger Transparenz und Nachvollziehbarkeit durch erklärbare KI sowie eine hohe Erkennungsgenauigkeit und Zuverlässigkeit des Systems von zentraler Bedeutung sind.

Im Bereich *Erklärbarkeit und Lernfähigkeit der KI* wird insbesondere die Minimierung von Fehlalarmen bei gleichzeitig transparenter Kommunikation stark betont (13 Nennungen). Fehlalarme führen zur Alarmmüdigkeit und damit potenziell zur Vernachlässigung realer Ereignisse. Nutzende fordern daher eine transparente Rückmeldung der Systeme über Ursachen ausgelöster Alarme. Ebenfalls relevant ist die Nachvollziehbarkeit der Alarme durch erklärbare KI (elf Nennungen). Diese sollen sowohl medizinischen Fachpersonen als auch Laien verständlich machen, welche Daten einen Anfall vermuten ließen. Ein:e KI-Expert:in verdeutlichte dies mit dem Wunsch, genau verstehen zu wollen, *„wie gut das Modell voraussichtlich funktioniert"* (K4) und warum eventuelle Fehler auftreten. Weiterhin gefordert wurde eine adaptive Lernfähigkeit der KI (sieben Nennungen), um individuelle Patientenmerkmale kontinuierlich berücksichtigen zu können. Die Möglichkeit eines integrierten Nutzerfeedbacks zur weiteren Optimierung wurde ebenfalls genannt (vier Nennungen). Solche Systeme sollten den Nutzenden die Möglichkeit bieten, eine Rückmeldung zu geben, um zu bestimmen, ob ein Alarm korrekt oder inkorrekt war. Diese Rückmeldungen könnten in das KI-Training einfließen, um die Erkennungsleistung zu optimieren. In Bezug auf *Hardware und Systemarchitektur* wurde vor allem Flexibilität und Stabilität der Kameratechnik hervorgehoben. Besonders relevant ist ein mobiles Kamerasetup, das einfach auf unterschiedliche Wohnsituationen angepasst werden kann (sieben Nennungen). Eine medizinische Fachperson verdeutlicht dies durch den Wunsch nach einer einfachen, mobilen und tragbaren Lösung (MF2). Die Möglichkeit, das Setup temporär zu verändern oder ortsunabhängig zu nutzen, ist Voraussetzung für die Alltags- und Gebrauchstauglichkeit solcher Systeme. Weiterhin wurden eine leistungsfähige Systemarchitektur und eine stabile WLAN-Verbindung (jeweils zwei Nennungen) sowie ein Diebstahlschutz mit Systemtracking (eine Nennung) genannt. Die Betriebsstabilität, verstanden als geräusch- und wärmeoptimierter Dauerbetrieb, wurde mit einer Nennung zwar vergleichsweise selten adressiert, spielt jedoch eine Rolle insbesondere bei der Nachtüberwachung, um Störungen im Schlaf zu vermeiden. Im Cluster *KI-Analyse und Detektion* stehen eine hohe Erkennungsgenauigkeit und Zuverlässigkeit

**Tab. 17.2** Anforderungen in der Technologie-Dimension (eigene Tabelle)

| | Technologie | KI-Expert:innen | | | | | Medizinische Fachpersonen | | | | | | Epilepsiebetroffene Personen | | | | | Ergebnis | |
|---|---|---|---|---|---|---|---|---|---|---|---|---|---|---|---|---|---|---|---|
| | **Anforderungen** | *K1* | *K2* | *K3* | *K4* | *K5* | *MF1* | *MF2* | *MF3* | *MF4* | *MF5* | *MF6* | *P1* | *P2* | *P3* | *P4* | *P5* | Σ | Prio |
| **Erklärbarkeit und Lernfähigkeit** | Fehlalarm-optimierung und Transparenz bei Fehlern | X | X | - | X | X | X | X | X | X | X | X | X | - | - | X | X | 13 | MH |
| | Nachvollziehbarkeit von Alarmen durch erklärbare KI | X | - | X | X | X | - | X | X | - | - | X | X | - | X | X | X | 11 | MH |
| | Lernfähiges System und KI-Training | X | X | X | - | - | X | - | X | X | - | - | - | - | - | - | X | 7 | SH |
| | Integriertes Nutzerfeedback | - | - | - | - | - | X | - | - | X | - | - | X | - | - | X | - | 4 | CH |
| **Hardware und Systemarchitektur** | Mobiles und flexibles Kamerasetup im häuslichen Umfeld | X | - | X | - | - | X | X | - | - | X | - | - | X | X | - | - | 7 | SH |
| | Leistungsfähige Systemarchitektur | - | X | - | - | - | - | - | - | - | - | X | - | - | - | - | - | 2 | CH |
| | Stabile WLAN-Verbindung | - | - | X | - | - | - | - | X | - | - | - | - | - | - | - | - | 2 | CH |
| | Betriebsstabilität | - | X | - | - | - | - | - | - | - | - | - | - | - | - | - | - | 1 | WH |
| | Diebstahlschutz und Systemtracking | - | - | - | - | - | - | - | - | - | - | X | - | - | - | - | - | 1 | WH |
| **KI-Analyse und Detektion** | Hohe Erkennungs-genauigkeit / KI-Zuverlässigkeit | X | X | X | - | - | X | X | X | X | X | - | X | X | X | X | X | 13 | MH |
| | Echtzeiterkennung von Anfällen | X | X | - | - | - | - | X | - | X | - | - | - | X | - | - | - | 5 | SH |
| **Sensorik und Datenerfassung** | Sensitive Anfallserkennung | - | - | - | - | - | - | X | X | - | X | X | X | - | - | - | - | 5 | SH |
| | Videobasierte Anfallserkennung und -auswertung | - | - | - | - | X | X | - | - | X | - | - | - | X | - | - | - | 4 | CH |
| | Integration von Wearables | - | - | - | - | - | - | - | - | - | - | - | - | X | X | - | X | 3 | CH |
| | Einbeziehen von Audiodaten | X | - | X | - | - | - | - | - | - | - | - | - | - | - | - | - | 2 | CH |
| | Multimodale Anfallserkennung und -analyse | - | - | - | - | X | - | X | - | - | - | - | - | - | - | - | - | 2 | CH |

der KI im Vordergrund (13 Nennungen). Eine epilepsiebetroffene Person betonte, dass es „*Kernvoraussetzung ist […], dass sie nicht falsch alarmieren, aber auch nicht, wenn was ist, nicht alarmieren*" (P2). Ferner wurde die Echtzeiterkennung von Anfällen mehrfach genannt (fünf Nennungen). Die Reaktionszeiten müssen mit der Echtzeitdetektion harmonieren, um einen tatsächlichen Nutzen zu stiften: „*Wenn ich dann einen Notruf absetze und das medizinische Personal frü-*

*hestens in 20 Minuten da sein kann, bringt es dann überhaupt noch was?*" (K4). Zeitnahe Reaktionsmöglichkeiten beispielsweise durch automatische Benachrichtigungen von Angehörigen oder Pflegepersonal gelten als essenziell. Im Bereich *Sensorik und Datenerfassung* zeigt sich eine heterogene Anforderungslage. Sensitive Anfallserkennung bei subtilen motorischen Symptomen wie „*Gesichtszuckung oder Verkrampfung*" (MF2) wird mit fünf Nennungen bevorzugt. Ergänzend können physikalische Parameter wie Licht und Temperatur Hinweise liefern, insbesondere wenn visuelle und akustische Datenerfassung eingeschränkt ist. Die videobasierte Erkennung wurde mit vier Nennungen als zentral bewertet. Sie ist besonders bei motorischen Anfällen relevant und ermöglicht auch eine retrospektive Dokumentation sowie Verlaufskontrolle. Weitere Anforderungen wurden mit geringerer Häufigkeit geäußert, weisen aber auf relevante Erweiterungsmöglichkeiten hin: Die Integration von Wearables (drei Nennungen), etwa zur Erfassung von Herzfrequenz, Bewegung oder Hautleitwert, wurde als sinnvoller Zusatz betrachtet. Die Nutzung von Audiodaten (zwei Nennungen), etwa zur Erkennung von Atemgeräuschen oder Lautäußerungen während eines Anfalls, kann die Sensitivität solcher Systeme erhöhen. Die Idee einer multimodalen Anfallserkennung und -analyse (zwei Nennungen) wurde ebenfalls als erweiterte Datenerfassung beschrieben.

### 17.5.3 Organisatorische Anforderungen

Die organisatorischen Anforderungen lassen sich in vier zentrale Cluster gliedern: Integration in klinische Prozesse und Arbeitsabläufe, Systeminbetriebnahme und Schulung, medizinische Entscheidungsunterstützung sowie Betriebssicherheit (s. Tab. 17.3). Zusammenfassend ist festzustellen, dass eine reibungslose Integration in etablierte Systeme und Prozesse, eine substanzielle Entlastung klinischer Abläufe sowie eine umfassende Patientenaufklärung und -vorbereitung zentrale organisatorische Anforderungen darstellen.

Die *Integration in klinische Prozesse* erfordert eine nahtlose Einbettung in bestehende Arbeitsabläufe (elf Nennungen). Ziel ist die Anschlussfähigkeit an Krankenhausinformationssysteme und elektronische Dokumentationssysteme. Weiterhin wurden Entlastung und Optimierung klinischer Prozesse hervorgehoben (neun Nennungen), insbesondere durch automatische Anfallsdokumentation und strukturierte Verlaufsübersichten. Laut einer medizinischen Fachperson könnten durch den zuverlässigen Einsatz des KI-gestützten Monitoringsystems klinische Prozesse spürbar entlastet werden, da „*man ein bisschen mehr entspannen könnte und nicht super angespannt die ganze Zeit dasitzt*" (MF1). Gleichzeitig wird jedoch weiterhin eine Kontrolle der Entscheidungen gefordert und die Notwendigkeit menschlicher Kontrollinstanzen mit sechs Nennungen prägnant artikuliert. Im Cluster *Systeminbetriebnahme und Schulung* liegt der Fokus auf transparenter Patientenaufklärung und -vorbereitung mit zwölf Nennungen. Die Interviewteilnehmenden fordern eine verständliche Einführung in die Funktionsweise, Grenzen und Einsatzbereiche solcher Systeme sowohl für epilepsiebetroffene Personen als auch für Angehörige und medizinisches Fachpersonal. Dabei sollen insbesondere die Funktionslogik

**Tab. 17.3** Anforderungen in der Organisation-Dimension (eigene Tabelle)

| | Organisation | KI-Expert:innen | | | | | Medizinische Fachpersonen | | | | | | Epilepsiebetroffene Personen | | | | | Ergebnis | |
|---|---|---|---|---|---|---|---|---|---|---|---|---|---|---|---|---|---|---|---|
| | **Anforderungen** | *K1* | *K2* | *K3* | *K4* | *K5* | *MF1* | *MF2* | *MF3* | *MF4* | *MF5* | *MF6* | *P1* | *P2* | *P3* | *P4* | *P5* | Σ | Prio |
| **Integration in klinische Prozesse und Arbeitsabläufe** | Reibungslose Integration in etablierte Systeme und Prozesse | X | X | X | X | X | X | X | X | - | X | X | X | - | - | - | - | 11 | MH |
| | Entlastung und Optimierung klinischer Prozesse | X | X | X | - | X | X | X | - | X | X | - | - | - | X | - | - | 9 | MH |
| | Menschliche Kontrollinstanzen | - | X | X | X | X | X | - | - | - | - | - | - | - | - | - | X | 6 | SH |
| **Systeminbetriebnahme und Schulung** | Patientenaufklärung und -vorbereitung | X | X | X | X | X | - | X | X | X | - | - | X | X | X | - | X | 12 | MH |
| | Einfache Systemeinweisung und -installation | - | X | X | - | - | - | X | X | X | X | - | - | - | - | - | - | 6 | SH |
| | Fortlaufender und niedriger Schulungsaufwand | X | - | - | - | - | X | - | X | - | - | - | - | - | - | - | - | 3 | CH |
| | Verfügbarkeit von technischem Support | - | - | - | - | - | X | - | X | - | X | - | - | - | - | - | - | 3 | CH |
| **Medizinische Entscheidungsunterstützung** | Erfassung gesundheitsrelevanter Daten | - | - | - | - | X | X | X | X | - | - | - | X | - | - | - | X | 6 | SH |
| | Medizinische Auswertung der Daten | X | - | - | - | - | X | - | X | - | - | - | - | - | X | - | X | 5 | SH |
| | Diagnoseunterstützung und Behandlungsoptimierung | X | - | X | - | - | - | X | X | - | X | - | - | - | - | - | - | 5 | SH |
| **Betriebssicherheit** | Eigenständige Wartung gewährleisten | - | - | - | - | - | - | - | X | - | X | X | - | - | - | - | - | 3 | CH |

der KI, Datenschutzaspekte sowie der Umgang mit möglichen Fehlalarmen verständlich vermittelt werden. Eine epilepsiebetroffene Person hob hervor, dass eine transparente Aufklärung über die Funktionsweise der Systeme Voraussetzung für dessen Einsatz im häuslichen Umfeld sei. Bevor er ein solches System in die eigene Wohnung integrieren würde, wolle er „*wissen[,] wie [es] funktioniert und warum [es] das kann*" (P3). Ebenfalls von Bedeutung ist eine einfache Systemeinweisung und -installation (sechs Nennungen). Die Nutzung solcher Systeme, insbesondere im häuslichen Umfeld, soll ohne technische Vorkenntnisse z. B. über intuitive Bedienoberflächen oder Installationshilfen möglich sein. Etwas seltener wurden ein niedriger Schulungsaufwand sowie die Verfügbarkeit von technischem Support genannt (jeweils drei Nennungen). Im Bereich der *medizinischen Entscheidungsunterstützung* wurde ein breites Spektrum an Erwartungen formuliert. Die Erfassung gesundheitsrelevanter Daten wurde als Voraussetzung für eine klinische Nutzung beschrieben (sechs Nennungen). Hierbei werden begleitende physiologische Informationen genannt, die zur besseren Einordnung des Anfallsgeschehens beitragen können. Zum Beispiel nannte eine epilepsiebetroffene Person das Bedürfnis nach einer genauen Erfassung der Anfallsdauer und begleitender physiologischer Parameter wie der Sauerstoffsättigung, um potenzielle Auswirkungen eines Anfalls besser einschätzen zu können: *„Wenn man 15 Minuten krampft und dabei blau wird, ist das vielleicht nicht so gut für das Gehirn"* (P5). In engem Zusammenhang damit steht die Forderung nach einer medizinischen Auswertung der Daten (fünf Nennungen). Diese soll in klinisch relevanter Form erfolgen, etwa durch standardisierte Berichte, Visualisierungen oder Verlaufstrends. Diese Funktion dient als Basis für eine zuverlässige Diagnoseunterstützung und Behandlungsoptimierung (ebenfalls fünf Nennungen). Im Themenfeld *Betriebssicherheit* zeigt sich mit drei Nennungen, dass eine eigenständige Wartung gewährleistet sein sollte. Anwendende sollen kleinere technische Probleme sowie Standardvorgänge wie Neustarts oder Updates eigenständig durchführen können. Eine medizinische Fachperson betonte die Notwendigkeit klar geregelter Zuständigkeiten im laufenden Betrieb solcher Systeme und äußerte die Frage, *„wer die Anlagen wartet [...] oder wer dafür zuständig ist: Ist das jemand, der beim Haus angestellt ist? Macht das irgendwie eine Firma?"* (MF3). Diese Anforderung gewinnt besonders in häuslichen Anwendungsszenarien an Bedeutung.

### 17.5.4 Regulatorische Anforderungen

Die regulatorischen Anforderungen lassen sich vier Themenfeldern zuordnen: Datenhoheit und Kontrolle durch epilepsiebetroffene Personen, Datenschutz und Privatsphäre, Anonymisierung und Speicherregulierung sowie medizinische Zulassung (s. Tab. 17.4). Insgesamt wird deutlich, dass der Schutz sensibler Gesundheitsdaten sowie die Souveränität der epilepsiebetroffenen Personen über deren Verwendung von zentraler Bedeutung sind.

Die Kategorie *Datenhoheit und Kontrolle* zeigt eine besonders hohe Gewichtung für eine nachvollziehbare und steuerbare Zugriffsregelung der Daten (13 Nennungen). Nutzende fordern Kontrolle darüber, wer Zugriff auf welche Daten erhält. Eine medizinische Fachperson betonte die Bedeutung der Selbstbestimmung der epilepsiebetroffenen Person über den Datenzugriff: *„Genau, er müsste [die Daten] freigeben oder die Angehörigen müssten [diese] freigeben, aber es ist deren Wahl"* (MF4). Dabei wurde eine klare Differenzierung nach Datenarten (z. B. Video, Vitaldaten, Alarme) gewünscht. Ebenfalls wurde die Möglichkeit, Daten selbstständig löschen zu können, mit vier Nennungen adressiert, um die Selbstbestimmung weiter zu stärken und sicherzustellen, dass ungewollte oder nicht mehr benötigte Daten jederzeit entfernt werden können. In der Kategorie *Datenschutz und Privatsphäre* wurde die Datenschutzkonformität solcher Systeme mit zehn Nennungen besonders häufig thematisiert. Als wesentliche Aspekte wurden transparente Einwilligungsprozesse und sichere Übertragungskanäle genannt. Der möglichst geringe Eingriff

**Tab. 17.4** Anforderungen in der Regulatorik-Dimension (eigene Tabelle)

| | Regulatorik | KI-Expert:innen | | | | | Medizinische Fachpersonen | | | | | | Epilepsiebetroffene Personen | | | | | Ergebnis | |
|---|---|---|---|---|---|---|---|---|---|---|---|---|---|---|---|---|---|---|---|
| | **Anforderungen** | *K1* | *K2* | *K3* | *K4* | *K5* | *MF1* | *MF2* | *MF3* | *MF4* | *MF5* | *MF6* | *P1* | *P2* | *P3* | *P4* | *P5* | Σ | Prio |
| **Datenhoheit und -kontrolle** | Konfigurierbare Datenfreigabe und -zugriffe | - | X | X | X | X | X | X | X | X | X | X | X | - | - | X | X | 13 | MH |
| | Löschen von Daten durch epilepsiebetroffene Person | X | - | - | - | - | - | X | X | X | - | - | - | - | - | - | - | 4 | CH |
| **Datenschutz und Privatsphäre** | Datenschutzkonformität | X | X | - | X | - | X | X | X | X | X | X | - | - | - | X | - | 10 | MH |
| | Geringer Eingriff in die Privatsphäre | - | X | - | - | X | - | - | X | - | - | - | - | - | X | X | X | 6 | SH |
| **Anonymisierung und Speicherregulierung** | Anonymisierung gespeicherter Daten | X | - | X | X | - | X | - | - | X | - | - | - | - | - | - | - | 5 | SH |
| | Lokale Datenverarbeitung | X | - | - | X | - | - | - | - | - | - | - | - | - | - | - | - | 2 | CH |
| | Temporäre Datenspeicherung | X | - | X | - | - | - | - | - | - | - | - | - | - | - | - | - | 2 | CH |
| **Medizinische Zulassung** | Medizinische Zulassung des Systems | - | - | - | - | - | - | - | - | - | - | X | - | - | - | - | - | 1 | WH |

in die Privatsphäre ist ebenfalls bedeutsam (sechs Nennungen). Epilepsiebetroffene Personen äußerten Bedenken bezüglich der „*Dauervideoüberwachung*" (P3), die als zu invasiv empfunden wird. Videobasiertes Monitoring wird im häuslichen Bereich als „*großer Eingriff in die Privatsphäre*" (P1) bewertet. Von zentraler Bedeutung ist eine Rückzugsmöglichkeit in einen privaten Raum, weshalb solche Systeme nicht als permanent wahrgenommen werden dürfen. Im Bereich *Anonymisierung und Speicherregulierung* wurde die Anonymisierung gespeicherter Daten als zentrale Maßnahme genannt (fünf Nennungen). Das Ziel besteht darin, gespeicherte oder weiterverarbeitete Informationen vor allem im häuslichen Umfeld so aufzubereiten, dass keine Rückschlüsse auf einzelne Personen möglich sind. Ein:e KI-Expert:in betonte insbesondere die Anonymisierung der Gesichtsdaten, um „*das Sicherheitsgefühl [zu] verbessern und die Privatsphäre [zu] erhöhen*" (K3). Ergänzend wurden lokale Datenverarbeitung und temporäre Datenspeicherung genannt (je zwei Nennungen). Dies folgt dem Konzept des *dezentralen Rechnens* (Edge Computing), bei dem die Datenverarbeitung und -speicherung näher an der Quelle der Datenerzeugung erfolgt, um Latenzzeiten zu verringern, Bandbreite zu sparen und Echtzeitverarbeitung zu ermöglichen. Beide Punkte zielen auf eine möglichst datensparsame und kontextsensitive Nutzung ab. Die *medizinische Zulassung* solcher Systeme wie z. B. durch das Bundesinstitut für Arzneimittel und Medizinprodukte (BfArM) wurde lediglich mit einer Nennung benannt, ist jedoch aus regulatorischer Perspektive notwendig, um ein Monitoringsystem im klinischen Kontext rechtssicher einsetzen zu dürfen.

### 17.5.5 Anwendungsbezogene Anforderungen

Die anwendungsbezogenen Anforderungen zeigen vier zentrale Cluster aus Sicht der epilepsiebetroffenen Personen, Angehörigen und betreuenden Personen: Nutzerfreundlichkeit und Komfort, Alarm- und Benachrichtigungsmechanismen, kontextuelle Analyse und Risikoeinschätzung sowie Personalisierbarkeit und Kontrolle (s. Tab. 17.5). Besonders auffällig ist die hohe Dichte an Anforderungen, die auf individuelle Konfiguration und nahtlose Einbindung in den Alltag abzielen.

**Tab. 17.5** Anforderungen in der Anwendenden-Dimension (eigene Tabelle)

| | Anwendende | KI-Expert:innen | | | | | Medizinische Fachpersonen | | | | | | Epilepsiebetroffene Personen | | | | | Ergebnis | |
|---|---|---|---|---|---|---|---|---|---|---|---|---|---|---|---|---|---|---|---|
| | **Anforderungen** | *K1* | *K2* | *K3* | *K4* | *K5* | *MF1* | *MF2* | *MF3* | *MF4* | *MF5* | *MF6* | *P1* | *P2* | *P3* | *P4* | *P5* | Σ | Prio |
| **Nutzerfreundlichkeit und Komfort** | Intuitive und verständliche Bedienbarkeit | X | X | X | - | X | X | X | X | X | - | X | - | - | X | X | - | 11 | MH |
| | Alltagstauglichkeit der Systeme | X | X | X | X | - | - | X | X | X | - | X | X | - | X | - | - | 10 | MH |
| | Unauffälliges Hardware-Design | X | X | X | - | X | - | - | X | X | - | - | - | X | X | - | X | 9 | MH |
| | Geringe Invasivität der Systeme | - | X | X | - | X | - | - | X | X | - | - | - | - | - | - | - | 5 | SH |
| | Verbindung mit mobilen Anwendungen | - | - | - | - | - | - | X | - | - | - | - | - | X | - | X | - | 3 | CH |
| | Sprachgesteuerte Interaktion | - | - | X | - | - | - | - | - | - | - | - | - | X | - | - | - | 2 | CH |
| **Alarm- und Benachrichtigungsmechanismus** | Notfallfunktion mit automatischer Alarmierung | - | X | X | - | - | - | X | X | X | X | X | X | X | X | X | X | 12 | MH |
| | Benachrichtigung von Angehörigen oder Kontaktpersonen | - | - | - | - | - | X | X | X | X | X | X | X | X | X | X | X | 11 | MH |
| | Präventive Warnbenachrichtigung | - | - | X | - | - | X | - | - | - | - | - | X | X | X | X | X | 7 | SH |
| | Staffelung der Alarmierung und Weiterleitung | - | - | - | - | X | X | - | X | - | X | - | X | - | X | X | - | 7 | SH |
| | Alarmbestätigung durch epilepsiebetroffene Person | - | - | - | - | - | X | - | - | - | - | - | - | X | X | X | X | 5 | SH |
| | Live-Zugriff durch Angehörige und med. Fachpersonal | X | - | X | - | - | - | X | - | X | - | - | - | - | - | - | - | 4 | CH |

**Tab. 17.5** (Fortsetzung)

| | | | | | | | | | | | | | | | | | | | |
|---|---|---|---|---|---|---|---|---|---|---|---|---|---|---|---|---|---|---|---|
| Kontextuelle Analyse und Risikoeinschätzung | Dokumentation und Trends der Anfälle | X | X | - | - | - | X | X | X | X | X | X | X | X | X | - | X | 12 | MH |
| | Handlungsempfehlungen für epilepsiebetroffene Person | - | - | - | - | - | X | X | - | X | X | X | X | X | - | X | X | 9 | MH |
| | Interaktives Dashboard | - | - | X | - | X | X | - | X | - | - | - | X | X | - | - | - | 6 | SH |
| | Ursachenanalyse bei unklaren Anfällen und Risikofaktoren | - | - | - | - | - | X | X | X | X | - | - | X | X | - | - | - | 6 | SH |
| Personalisierbarkeit und Kontrolle | Individuell anpassbare Alarmkommunikation und -interaktion | X | X | X | X | X | X | X | X | X | X | X | X | X | X | X | X | 16 | MH |
| | Deaktivierbarkeit / Pausierbarkeit der Systeme | - | - | - | X | X | - | - | X | X | - | - | X | - | X | - | X | 7 | SH |
| | Anpassbares Rollenkonzept und Nutzungsmodus | - | - | - | - | - | - | - | - | X | - | X | X | - | - | - | - | 3 | CH |

Im Cluster *Nutzerfreundlichkeit und Komfort* steht die intuitive und verständliche Bedienbarkeit im Vordergrund (elf Nennungen). Die Nutzungsoberfläche für den mobilen sowie stationären Einsatz müssen leicht bedienbar und barrierefrei konzipiert sein. Die Alltagstauglichkeit solcher Systeme wurde mit zehn Nennungen hervorgehoben. Epilepsiebetroffene Personen wünschen sich ein System, das ohne aufwändige Handhabung und personalunabhängig funktioniert. Mit neun Nennungen wurde auch ein unauffälliges Design der Hardware als wichtig erachtet. Die Geräte sollten diskret, kompakt und optisch neutral sein, um im Alltag nicht zu stören. Die geringe Invasivität solcher Systeme wurde mit fünf Nennungen ebenfalls thematisiert. Eine medizinische Fachperson betonte die Bedeutung kabelloser Technik, da diese aus technischer Sicht Flexibilität und „*weniger Sturzgefährdung*" (MF3) mit sich bringe. Ergänzend wurden die Verbindung mit mobilen Anwendungen (drei Nennungen) sowie eine sprachgesteuerte Interaktion (zwei Nennungen) als Zusatzfunktionen gewünscht, etwa für freihändige Steuerung oder Statusabfragen. Im Themenfeld *Alarm- und Benachrichtigungsmechanismen* besteht eine starke Präferenz für eine Notfallfunktion mit automatischer Alarmierung (zwölf Nennungen). Epilepsiebetroffene Personen erwarten, dass bei einem akuten Anfall umgehend ein Notruf ausgelöst werden kann. Ebenso wurde die Benachrichtigung von Angehörigen oder einer festgelegten Kontaktperson mit elf Nennungen hervorgehoben. Hierbei ist die Möglichkeit der individuellen Definition von Kontaktketten von Relevanz, um im Ernstfall eine zeitnahe Erreichbarkeit einer vertrauten Person sicherzustellen, ohne direkt das Fachpersonal kontaktieren zu müssen. Zudem wurde ein Wunsch nach präventiven Warnbenachrichtigungen geäußert (sieben Nennungen), die bei ersten Anzeichen eines Anfalls eine rechtzeitige Sicherung der eigenen Position und Umgebung ermöglichen sollen, um Verletzungen während des Anfalls vorzubeugen. In engem Zusammenhang damit steht die Forderung nach einer gestaffelten Alarmierung und Weiterleitung (sieben Nennungen). In diesem Kontext wurden differenzierte Schwellenwerte, verschiedene Alarmstufen sowie eine Reihenfolge in der Kontaktierung von Personen genannt. Zudem wünschen Nutzende die Möglichkeit, Alarme selbstständig bestätigen oder abbrechen zu können, um Fehlalarme zu reduzieren (fünf Nennungen). Etwas seltener, aber weiterhin relevant ist der Wunsch nach einem Live-Zugriff für Angehörige oder medizinisches Fachpersonal (vier Nennungen). Im Bereich der *kontextuellen Analyse und Risikoeinschätzung* wurde der Bedarf an einer strukturierten Dokumentation und Erkennung von Trends betont (zwölf Nennungen). Die automatische Erfassung von Anfallshäufigkeit, -typ, -zeitpunkt und Erholungsdauer kann zur Bewertung des Krankheitsverlaufs, zur Identifikation von Mustern oder zur Beurteilung von Therapieeffekten hilfreich sein. Eine epilepsiebetroffene Person beschrieb, wie hilfreich ein digitales Tagebuch für Anfälle wäre (P1). Darüber hinaus wurde die Generierung individueller Handlungsempfehlungen auf Basis dieser Daten mit neun Nennungen als wünschenswert erachtet. Mit jeweils sechs Nennungen wurden interaktive Dashboards und eine Ursachenanalyse bei unklaren oder nicht erkannten Anfällen benannt. Ein gut gestaltetes Dashboard könnte eine visuelle Übersicht über die erfassten Daten bieten, während eine Ursachenanalyse helfen kann, individuelle Risikofaktoren zu erkennen (z. B. Schlafmangel oder Stress). Im Bereich der *Personalisierbarkeit und Kontrolle* erhielt die individuell anpassbare Alarmkommunikation und -interaktion mit 16 Nennungen die volle Zustimmung aller Interviewteilnehmenden. Epilepsiebetroffene Personen bevorzugen es, die Autonomie zu haben, den Zeitpunkt und das Medium der Alarmbenachrichtigungen selbst zu bestimmen, ob es z. B. ein akustisches oder vibrierendes Signal geben soll. Eine epilepsiebetroffene Person betonte die Relevanz einer unterscheidbaren Alarmform, „*die nicht standardmäßig ist*" (P5), um Fehlinterpretationen zu vermeiden. Hierbei ist auch die Option, unterschiedliche Alarmformen und Modi beispielsweise für Arbeit, Schlaf, unterwegs individuell zu definieren, von zentraler Bedeutung für die Nutzerfreundlichkeit. Des Weiteren wurde die Möglichkeit, solche Systeme zu deaktivieren oder zu pausieren mit sieben Nennungen als relevant erachtet. Dies kann beispielsweise bei Besuch oder wenn keine Beobachtung notwendig ist, von Vorteil sein. Darüber hinaus wurde mit drei Nennungen ein anpassbares Rollenkonzept gewünscht, das je nach Nutzungszweck (privat oder klinisch) unterschiedliche Datenansichten oder Funktionen aktiviert. Medizinische Fachpersonen könnten solche Systeme neben der reinen Monitoring-Funktion auch als Diagnose- und Medikamenten-Tool verwenden.

### 17.5.6 Anforderungspriorisierung nach MoSCoW

Auf Grundlage der erhobenen Interviewdaten wurde eine strukturierte, systematische Anforderungspriorisierung nach der MoSCoW-Methode entlang der vier TORA-Dimensionen durchgeführt (s. Abb. 17.2). Insgesamt wurden 16 Anforderungen als MH eingestuft und dunkelblau hervorgehoben. Diese bilden unverzichtba-

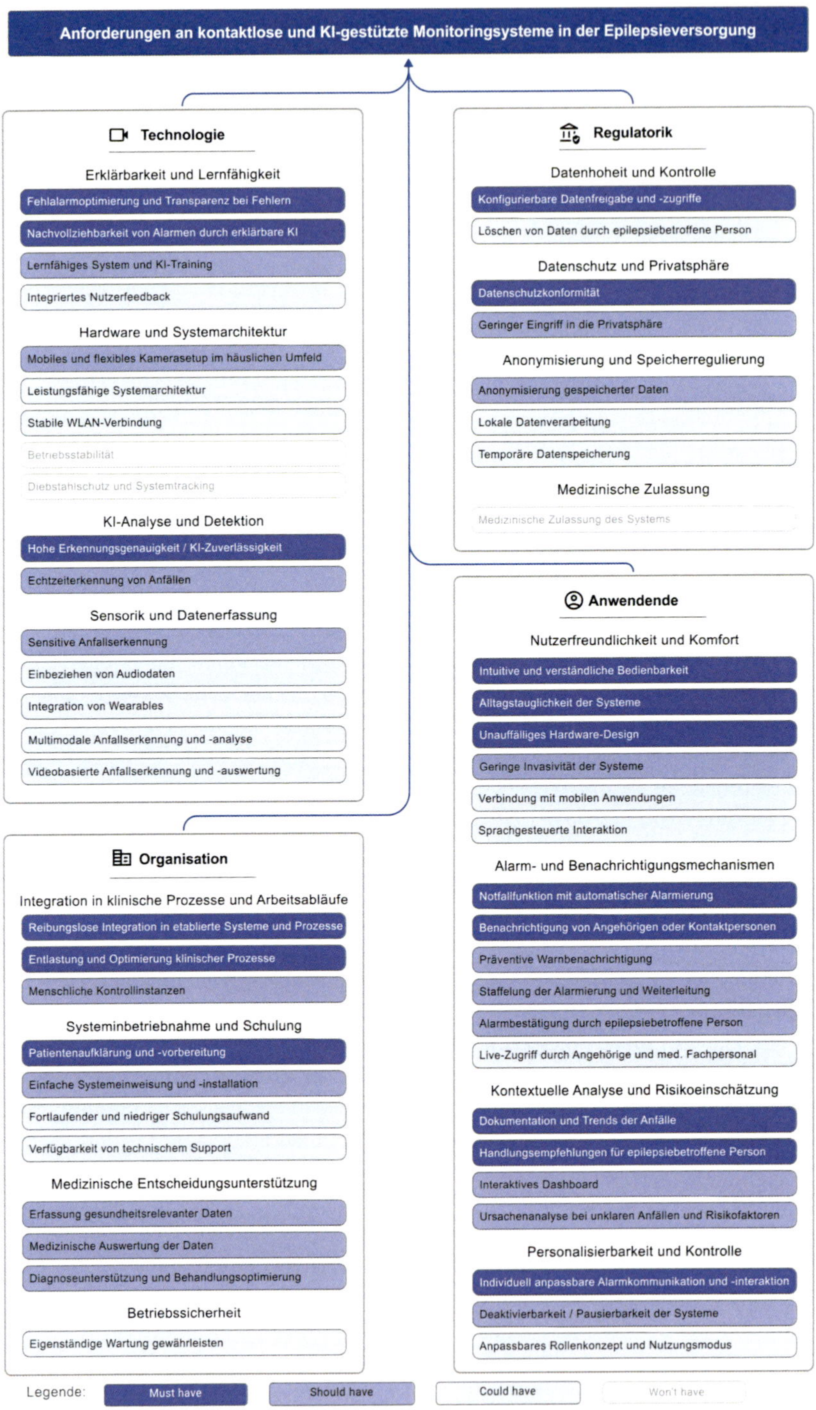


**Abb. 17.2** Anforderungen in den TORA-Dimensionen (eigene Abbildung)

re Kernelemente, deren Umsetzung zwingend erforderlich ist. Sie verteilen sich über alle TORA-Dimensionen und betreffen insbesondere technische Verlässlichkeit, sensitive Anfallserkennung sowie intuitive Bedienbarkeit. Ergänzend wurden 18 Anforderungen mit SH priorisiert und mittelblau visualisiert. Diese sind relevant, jedoch nicht zwingend kritisch für die Funktionsfähigkeit von kontaktlosen und KI-gestützten Monitoringsystemen in der Epilepsieversorgung. Die Kategorie CH umfasst 17 weitere Anforderungen, die in hellblau dargestellt sind und potenzielle Erweiterungen mit geringerer Priorität darstellen. Lediglich drei Anforderungen wurden aufgrund geringer Nennung (WH) nicht weiter berücksichtigt und grau hinterlegt.

Die in der Abb. 17.2 dargestellte systematische und strukturierte Anforderungspriorisierung bietet einen wichtigen Beitrag zur Forschung, indem sie als Referenz für interdisziplinäre Studien in den Bereichen Epilepsieversorgung, Computer Vision und KI in der epilepsiebezogenen Versorgung mit Fokus auf die Patientenschaft dienen kann. Ein technologieorientierter Forschungsansatz, der prioritäre Anforderungen wie hohe Erkennungsgenauigkeit und Echtzeiterkennung adressiert, eignet sich als Benchmark für die Entwicklung und Evaluation KI-gestützter Anfallserkennungssysteme. Insgesamt bietet die systematische und strukturierte Anforderungspriorisierung nach der MoSCoW-Methode eine Orientierung für wissenschaftliche Folgeanalysen sowie interdisziplinäre Abstimmungsprozesse. Sie unterstützt gezielte Ressourcenzuweisungen für hoch priorisierte Handlungsfelder und ermöglicht gleichzeitig eine strategische Planung oder bewusste Zurückstellung weniger kritischer Anforderungen.

## 17.6 Spannungsfelder und Perspektiven für die Systemgestaltung

Im Folgenden werden die Anforderungen hinsichtlich ihrer Realisierbarkeit interpretiert und mögliche Spannungsfelder aufgezeigt. Darauffolgend werden die Gestaltungsempfehlungen in Hinblick auf die Entwicklung und Implementierung solcher Systeme für die relevanten Stakeholder vorgestellt.

### 17.6.1 Interpretation der Ergebnisse

Die Anforderungsanalyse und -priorisierung zeigen ein Spannungsfeld zwischen Erwartungen der Anwendenden, technischer Umsetzbarkeit und regulatorischen Vorgaben. Forderungen wie intuitive Bedienbarkeit, individualisierbare Steuerung und mobile Integration basieren häufig auf Vorerfahrungen mit etablierten Technologien wie Wearables und Apps. Aus Perspektive der Anwendenden wird besonders deutlich, dass derartige Systeme auf Selbstbestimmung, Alltagstauglichkeit und situative Anpassungsfähigkeit ausgerichtet sein sollten. Zwar gelten diese Anforderungen als technisch realisierbar, sie bringen jedoch erhebliche Herausforderungen mit sich, insbesondere in Bezug auf Datenschutz, Detektionsgenauigkeit und Erklärbarkeit. Die Erwartung an eine zugleich lernfähige und erklärbare KI kollidiert jedoch mit den aktuellen Grenzen dieser, insbesondere bei der Verarbeitung komplexer, kontextabhängiger und multimodaler Datenströme in Echtzeit. In kontinuierlich lernenden Systemen entsteht zudem ein Zielkonflikt zwischen Modellkomplexität und Interpretierbarkeit, da leistungsfähigere Modelle häufig mit einer geringeren Transparenz der Entscheidungsprozesse einhergehen.

Für eine verantwortbare Nutzung im medizinischen Kontext bedarf es daher neuer Ansätze, die auch unter hoher Datenkomplexität und zeitkritischen Bedingungen nachvollziehbare Erklärungen liefern. Ergänzend wird ein robustes, mobil einsetzbares Kamerasystem gefordert, das sich flexibel an verschiedene Nutzungssituationen anpassen lässt. Die zuverlässige Anfallserkennung in Echtzeit mit hoher Sensitivität bildet das funktionale Zentrum solcher Systeme und ist eng mit dessen Akzeptanz verbunden. Ergänzend zeigt sich ein klarer Trend zur multimodalen Datenerfassung, bei der Video-, Audio-, Sensor- und Wearable-basierte Informationen kombiniert werden, um die Detektionsgenauigkeit zu erhöhen. Die Integration verschiedener Modalitäten ermöglicht eine differenziertere Erkennung epileptischer Anfälle, da unterschiedliche physiologische und verhaltensbezogene Anzeichen abgebildet werden. Auch individualisierbare Alarmfunktionen bei gleichzeitiger Reduktion von Fehlalarmen werden als notwendig erachtet, erfordern jedoch hochadaptive, kontinuierlich lernende Modelle. Die technologische Komplexität solcher Anforderungen übersteigt vielfach die derzeitigen Möglichkeiten praktischer KI-Anwendungen im Gesundheitsbereich.

Ein weiteres zentrales Spannungsfeld zeigt sich in der Datennutzung und diagnostischer Leistungsfähigkeit: Anwendende fordern maximale Datenhoheit und Anonymität, insbesondere bei videobasierter Überwachung im privaten Umfeld. Gleichzeitig erfordert eine präzise Anfallserkennung den Zugriff auf personen- und kontextbezogene Daten sowie deren medizinische Interpretation. Datenschutzkonformität und Nutzungskontrolle wurden in der regulatorischen Perspektive besonders häufig betont. Auch weniger dominante Anforderungen wie temporäre Datenspeicherung oder die medizinische Systemzulassung verweisen auf grundlegende Voraussetzungen für eine rechtskonforme und vertrauenswürdige Nutzung. Für die Entwicklung und Einführung eines KI-gestützten Monitoringsystems bedeutet dies, dass Datenschutzaspekte integraler Bestandteil des Gesamtkonzepts sein sollten. Zudem treten zunehmend Unsicherheiten in Haftungsfragen und ethische Problemfelder auf, etwa bei ausbleibender Hilfe im Anfallsfall. Ansätze wie technische Transparenzmechanismen, rollenbasierter Datenzugriff und klar definierte Interventionsgrenzen können zur Entschärfung beitragen. Dieses Spannungsfeld ist nicht allein technischer, sondern sozio-technischer sowie auch regulatorischer Natur und erfordert rechtlich tragfähige Lösungen wie lokal verarbeitende Systeme mit transparenter Nutzungskontrolle. Medizinische Fachpersonen betonen zudem die Notwendigkeit einer nahtlosen Integration solcher Systeme in bestehende klinische Abläufe sowie geeigneter Schulungskonzepte. Aufgrund stark variierender technischer Vorerfahrungen muss die Systemeinweisung unabhängig vom Vorwissen sowohl im häuslichen als auch im klinischen Umfeld gewährleistet sein. Die funktionalen Anforderungen unterscheiden sich deutlich: Epilepsiebetroffene Personen wünschen ein individuell konfigurierbares Alarmsystem mit personalisierten Notfallketten, während im klinischen Kontext die Kombination aus Alarm- und Diagnosesystem zur differenzierten Epilepsieabklärung im Vordergrund steht. Eine standardisierte Einführung ist daher ungeeignet. Erforderlich sind flexible Schulungs- und Supportstrukturen, die unterschiedliche Nutzungskontexte und Kompetenzniveaus berücksichtigen. Der Wunsch nach automatisierten diagnostischen Prozessen steht dabei nicht im Widerspruch zur ärztlichen Kontrolle, sondern verweist auf einen Konfliktbereich zwischen technischer Entlastung und medizinischer Handlungshoheit. Zugleich treten implizite Zielkonflikte zwischen den Stakeholdern zutage: Epilepsiebetroffene Personen priorisieren Alltagstauglichkeit, Autonomie und eine geringe Systembelastung, während medizinische Fachpersonen eine lückenlose Dokumentation und die Anschlussfähigkeit an etablierte Prozesse betonen. KI-Expert:innen richten ihren Fokus auf technische Realisierbarkeit, Performance und Skalierbarkeit. Diese unterschiedlichen Perspektiven sind nicht unvereinbar, erfordern jedoch eine strukturierte, interdisziplinäre Abstimmung im gesamten Entwicklungsprozess.

Neben konkreten Anforderungen wurden in den Interviews zentrale Schlüsselfaktoren für die Akzeptanz eines KI-gestützten Monitoringsystems identifiziert. Dazu zählen der Schutz der Privatsphäre, der subjektive Leidensdruck als Akzeptanztreiber sowie die Rolle von KI als unterstützende Entscheidungshilfe. Besonders deutlich wird das Spannungsfeld zwischen der klinischen Überlastung und dem Potenzial zur Entlastung durch geteilte Verantwortung. Solche Systeme könnten durch automatische Anfallserkennung und Dokumentation diagnostische Vorarbeit leisten und so das medizinische Fachpersonal insbesondere in arbeitsintensiven Situationen wirksam entlasten. Medizinische Fachpersonen verstehen die Technologie als potenzielle *„zweite Meinung"* (MF1), die Sicherheit vermittelt und psychische Belastung reduziert, vorausgesetzt, sie arbeitet zuverlässig: *„Wenn es sich etablieren würde und zuverlässig funktionieren würde, hat man natürlich einen Teil der Verantwortung, den man abgeben könnte"* (MF1). Die KI wird dabei nicht als Ersatz, sondern als Ergänzung ärztlicher Entscheidungen betrachtet, insbesondere in Situationen diagnostischer Unsicherheit. Auf Seiten der epilepsiebetroffenen Personen zeigt sich ein potenzielles Vertrauen in die technische Detektion, das mit wachsender Skepsis gegenüber überfordertem medizinischen Fachpersonal einhergeht: *„Ich halte das immer noch zuverlässiger als ein Mensch"* (P1). Im häuslichen Kontext wird die KI als objektive, verlässliche Instanz wahrgenommen, die insbesondere alleinlebenden Betroffenen als *„unsichtbarer Helfer"* (P2) ein Gefühl von Sicherheit vermittelt.

Ein besonders sensibler Schlüsselfaktor betrifft den Umgang mit Privatheit im Kontext videobasierter Monitoringsysteme. Die Interviews verdeutlichen, dass die Akzeptanz solcher Technologien eng mit dem subjektiv erlebten Leidensdruck verknüpft ist. Für drei von fünf befragten epilepsiebetroffenen Personen (P1, P3, P5) stellt die Vorstellung einer dauerhaften Videoüberwachung im privaten Raum, insbesondere im Schlafzimmer, ein Ausschlusskriterium dar: *„Auf jeden Fall keine Kamera, weil es ist [...] ein Video, wie man im Bett liegt [...] das Gefühl wird wahrscheinlich irgendwie so sein, irgendwer könnte das sehen"* (P5). Besonders in vulnerablen Situationen, etwa bei einem Anfall mit Einnässen, wird die potenzielle Beobachtung als tiefgreifender Eingriff in die persönliche Würde empfunden (P1). Auch die Privatsphäre von Angehörigen oder Mitbewohnenden wird als besonders schützenswert hervorgehoben: *„Das ganze Leben wird dann quasi aufgezeichnet. Morgens unter der Dusche, das muss ja wirklich überall sein, weil es auch überall passieren kann"* (P3). Gleichzeitig zeigen sich differenzierte Haltungen zur Kompromissbereitschaft, etwa bei hoher Anfallsfrequenz oder -schwere, langer Krankheitsgeschichte oder wenn Funktionen wie das Pausieren des Systems und das gezielte Ausschließen bestimmter Räume gegeben sind (P1, P3). Diese Ergebnisse machen deutlich, dass technische Realisierbarkeit allein nicht genügt. Die Akzeptanz hängt wesentlich von Kontrollierbarkeit, situativer Anpassungsfähigkeit und dem Schutz persönlicher Integrität ab.

Die Einordnung erklärbarer KI unter dem Aspekt der Nachvollziehbarkeit legt nahe, dass höhere Erklärbarkeit das Vertrauen der Anwendenden fördert. Diese Hypothese könnte durch empirische Vergleiche von Black-Box- und XAI-Systemen untersucht werden. Die häufige Betonung von konfigurierbaren Datenfreigaben, Datenschutzkonformität und minimaler Privatsphäreneinbuße weist zudem auf Forschungsbedarfe im Bereich *Privacy-by-Design* hin, etwa hinsichtlich der Wirkung lokaler Datenverarbeitung auf die Nutzungsakzeptanz und der Anforderungen an technische Maßnahmen zur Sicherstellung tatsächlicher Datenkontrolle.

### 17.6.2 Gestaltungsempfehlungen

Auf Grundlage der analysierten Ergebnisse werden im Folgenden praxisorientierte Gestaltungsempfehlungen formuliert, die zentrale Aspekte für die Entwicklung und Implementierung kontaktloser und KI-gestützter Monitoringsysteme in der Epilepsieversorgung adressieren. Sie richten sich an Systementwickelnde, Versorgungseinrichtungen sowie Personen mit Entscheidungsverantwortung im Bereich digitaler Gesundheitstechnologien. Im Fokus stehen dabei Anforderungen wie Detektionsgenauigkeit, die Berücksichtigung der Heterogenität epileptischer Anfallsmuster, Nutzungsakzeptanz und Datenschutz. Die Empfehlungen zielen darauf ab, bestehende Zielkonflikte zwischen technischen, regulatorischen und anwendungsbezogenen Perspektiven systematisch aufzulösen und eine anwendungsnahe Weiterentwicklung zu unterstützen. Im Folgenden werden acht priorisierte Gestaltungsempfehlungen (GE1–GE8) vorgestellt.

***Entwicklung eines alltagskompatiblen, mobilen und unauffälligen Monitoringsystems (GE1)*** Für Menschen mit Epilepsie ist die Integration technischer Hilfsmittel in den Alltag nur dann akzeptabel, wenn sie diskret, leicht handhabbar und visuell zurückhaltend sind. Ein unauffälliges Design, geringe Invasivität sowie eine alltagstaugliche Mobilität sind daher zentrale Bedingungen für die Akzeptanz. Dies gilt insbesondere für epilepsiebetroffene Personen, die im sozialen oder beruflichen Kontext Stigmatisierungserfahrungen gemacht haben. Die Systemgestaltung sollte sich an gängigen Alltagsgeräten orientieren und Barrieren in der Nutzung konsequent vermeiden. Solche Systeme sollten intuitiv bedienbar, flexibel einsetzbar, optisch ansprechend und zugleich unauffällig sein, sodass sie sich nahtlos in den Alltag der epilepsiebetroffenen Personen integrieren lassen, ohne als störend empfunden zu werden. Eine Vermeidung verpflichtender permanenter Videoüberwachung ist zentral für epilepsiebetroffene Personen im häuslichen Umfeld. Funktionen wie systemseitige Möglichkeit zur Pausierung und raumbezogene Aktivierung (z. B. kein Monitoring im Schlafzimmer) sind essenziell für die Systemakzeptanz.

***Adaptive Optimierung der Anfallserkennung durch anwendungsbasiertes Lernen (GE2)*** Die Präzision und Reduktion von Fehlalarmen ist ein entscheidender Faktor für die Akzeptanz solcher Systeme, sodass kontinuierliche Lern- und Validierungsmechanismen eingebunden werden sollten, um die Erkennungsgenauigkeit zu erhöhen und Falschalarme zu minimieren. Da epileptische Anfälle in ihrer Ausprägung, Symptomatik und Häufigkeit stark variieren, sollten solche Systeme individuell konfigurierbar sein und kontinuierlich dazulernen können. KI-Algorithmen sollten dynamisch auf individuelles Feedback der Anwendenden reagieren und sich spezifisch an Muster der epilepsiebetroffenen Personen anpassen. Meldet ein:e Anwender:in beispielsweise wiederholt nächtliche Bewegungsmuster als Fehlalarme zurück, sollten solche Systeme diese künftig als unkritisch einstufen und die Erkennungsschwelle entsprechend anpassen. Damit lassen sich Fehlalarme reduzieren und die Detektionsgenauigkeit erhöhen, was eine Grundvoraussetzung für den vertrauensvollen Einsatz im häuslichen Umfeld und eine potenzielle Ergänzung zur klinischen Überwachung kennzeichnet.

***Zielgruppenspezifisches Onboarding und individueller Support (GE3)*** Die technische Einführung solcher Monitoringsystem sollte den stark divergierenden Voraussetzungen verschiedener Anwendenden Rechnung tragen. Epilepsiebetroffene Personen, Angehörige und medizinische Fachpersonen benötigen spezifische, niedrigschwellige Unterstützungsformate wie es beispielsweise ein interaktiver Onboarding-Wizard oder modular aufgebaute Schulungsangeboten erfüllen können. Zudem haben die Anwendenden unterschiedliche technische Affinitäten, die es zielgerecht zu adressieren und kompensieren gilt, um eine zuverlässige Bedienung solcher Systeme zu gewährleisten. So kann etwa technikaffinen Zielgruppen eine erweiterte Konfigurationsoption angeboten werden, während weniger technikversierte Anwendende durch geführte Schritt-für-Schritt-Anleitungen oder telefonischen Support begleitet werden.

***Transparenz über Systemgrenzen (GE4)*** Eine differenzierte und realistische Aufklärung mit den Möglichkeiten solcher Systeme ist essenziell, um falsche Erwartungen zu vermeiden. Anwendende sollten klar darüber informiert werden, welche Anfallsformen erkannt werden können und welche nicht, welche Fehlerraten zu erwarten sind und wie die KI ihre Entscheidungen trifft. Gerade im Kontext einer chronischen Erkrankung wie Epilepsie, in der die Betroffenen oft über lange Erfahrung mit ihrer Symptomatik verfügen, ist eine transparente Kommunikation Voraussetzung für Vertrauen und Akzeptanz.

***Datenschutzkonformität und Wahrung der Privatsphäre im häuslichen Umfeld (GE5)*** Die Privatsphäre der epilepsiebetroffenen Personen gilt es als wichtigen und sensiblen Faktor zu berücksichtigen. Die Anwendung solcher Systeme in privaten Wohnräumen von Betroffenen bedarf besonderer Sensibilität hinsichtlich des Datenschutzes. Speziell bei Videoaufnahmen sollte sichergestellt sein, dass personenbezogene Daten lokal verarbeitet, verschlüsselt gespeichert und nur im Notfall extern zugänglich gemacht werden. Technische Datenschutzmaßnahmen allein reichen in diesem Kontext nicht aus. Darüber hinaus bedarf es verständlicher Erklärungen für die Anwendenden, wie ihre Daten verarbeitet werden, um ein Gefühl von Kontrolle und Sicherheit zu vermitteln. Robuste Datenschutzmaßnahmen und ein umfassendes Supportsystem, das bei technischen Problemen schnell Hilfe bietet, können das Vertrauen der Anwendenden sichern.

***Konfigurierbare Alarmierungsketten für individuelle Risikosituationen (GE6)*** Die Notwendigkeit schneller Hilfe im Anfallsgeschehen macht ein flexibles Alarmierungssystem unerlässlich. Je nach Wohnsituation, Anfallstyp und individueller Risikoeinschätzung sollten epilepsiebetroffene Personen wählen können, wer im Notfall (z. B. Angehörige, Pflegedienste oder medizinisches Fachpersonal) informiert wird. Eine Eskalationslogik mit abgestuften Interventionsstufen kann dabei helfen, Fehlalarme handhabbar zu machen und gleichzeitig Sicherheit zu gewährleisten.

***Echtzeiterkennung mit angepasster Systemarchitektur (GE7)*** Da bestimmte Anfallsarten, z. B. SUDEP, ein sofortiges Eingreifen erfordern, sollte das Monitoringsystem eine latenzfreie, stabile Analyse gewährleisten, auch bei limitierter technischer Infrastruktur im häuslichen Umfeld. Gleichzeitig darf die notwendige Hardware keine Einschränkung der Bewegungsfreiheit oder Belastung im Alltag darstellen. Die technische Umsetzung sollte daher einen tragfähigen Kompromiss zwischen Rechenleistung, Energieeffizienz, Gerätegröße und Systemstabilität bieten.

***Wahrung der Nutzungskontrolle durch systemseitige Selbstbestimmung (GE8)*** Ein zentraler Faktor für die Akzeptanz eines KI-gestützten Monitoringsystems ist die Wahrung der Nutzungskontrolle. Epilepsiebetroffene Personen sollten jederzeit selbst entscheiden können, wann, wo und in welchem Umfang das System aktiv ist. Die Möglichkeit zur temporären Deaktivierung, zur zeitlichen Steuerung oder zum Ausschluss bestimmter Wohnbereiche, wie z. B. das Schlafzimmer, stärkt das Gefühl von Selbstbestimmung und reduziert das empfundene Maß an Überwachung. Selbst in akuten Notfallsituationen wünschen sich die epilepsiebetroffenen Personen ein hohes Maß an Selbstbestimmung und Systemkontrolle indem sie innerhalb weniger Sekunden die Notfallkette unterbrechen können. Eine intuitive, leicht zugängliche Steuerung dieser Funktionen, beispielsweise über eine App oder ein tragbares Endgerät, ist unerlässlich, um die Hemmschwelle zur Nutzung niedrig zu halten und das Vertrauen in die Technologie nachhaltig zu fördern.

## 17.7 Fazit und Ausblick

Die vorliegende Studie liefert einen fundierten Beitrag zur anwendungsorientierten Anforderungsanalyse und -priorisierung im Bereich kontaktloser KI-gestützter Monitoringsysteme in der Epilepsieversorgung. Durch die Auswertung von 16 halbstrukturierten Interviews mit Teilnehmenden aus den Bereichen KI-Entwicklung und medizinische Versorgung sowie mit epilepsiebetroffenen Personen konnten aktuelle Herausforderungen und zentrale, sozio-technische Anforderungen identifiziert und differenziert den Dimensionen Technologie, Organisation, Regulatorik und Anwendende zugeordnet werden. Die erhobenen Anforderungen beantworten die Forschungsfragen (FF 1 und FF 2) durch eine systematische Analyse und zeigen deutlich, dass die Reduktion invasiver Verfahren, eine zuverlässige und präzise Anfallserkennung sowie individuell anpassbare Alarmmechanismen zentrale Faktoren für Akzeptanz, Vertrauen und Wirksamkeit in der Epilepsieversorgung darstellen. Die formulierten Anforderungen spiegeln nicht nur den aktuellen Bedarf aus Stakeholder-Sicht wider, sondern offenbaren auch bestehende Zielkonflikte zwischen technischer Machbarkeit, regulatorischer Umsetzbarkeit und individueller Nutzungsmöglichkeiten. Die daraus abgeleiteten acht Gestaltungsempfehlungen (GE1–GE8) geben richtungsweisende Impulse für die Systemkonzeption und dienen als Ausgangspunkt für praxisorientierte Weiterentwicklungen. Insbesondere wird deutlich, dass ein erfolgreicher Einsatz solcher Systeme eine enge Verzahnung technischer Innovation mit ethischer Reflexion, datenschutzrechtlicher Absicherung und alltagsnaher Gestaltung voraussetzt. Die Analyse zeigt, dass viele Anforderungen miteinander verflochten sind und sich gegenseitig bedingen, insbesondere im Spannungsfeld zwischen Anonymisierung und Präzision, Automatisierung und menschlicher Kontrolle sowie Echtzeitanalyse und technischen Limitierungen. Trotz der erkenntnisreichen Ergebnisse bestehen auch methodische Limitationen. Die qualitative Herangehensweise und die gezielte Auswahl der Interviewteilnehmenden ermöglichen zwar eine vertiefte Einsicht, schränken jedoch die Generalisierbarkeit ein. Als weitere zukünftige Implikation wäre die Durchführung ergänzender Interviews mit den gleichen Stakeholdergruppen, jedoch mit anderen Vertretenden, sowie mit zusätzlichen Stakeholdergruppen, wie zum Beispiel juristischen Fachpersonen, sinnvoll. Dadurch könnten weitere Perspektiven einbezogen und die Ergebnisse holistischer betrachtet werden. Die Anforderungen konnten nicht immer trennscharf voneinander definiert werden, da viele Anforderungen zugleich aufeinander aufbauen oder miteinander verbunden sind. Ebenso stellt die gewählte MoSCoW-Priorisierung zwar ein pragmatisches und praxisorientiertes Verfahren dar, das mit dem subjektiven Bias der Selektion der Interviewteilnehmenden in Verbindung steht, jedoch eine Einschränkung hinsichtlich der Generalisierbarkeit der Ergebnisse darstellen könnte.

Vor diesem Hintergrund ergeben sich konkrete Implikationen für die zukünftige Forschung. KI-gestützte Monitoringsysteme sollten auf Basis vielfältiger, alltagsnaher Trainingsdaten kontinuierlich weiterentwickelt werden, um der Heterogenität epileptischer Anfälle gerecht zu werden. Hierzu bedarf es einer systematischen Erhebung realer Daten unter Einhaltung strenger Datenschutzstandards sowie einer engeren Kooperation zwischen Epileptologie, Systementwicklung, KI- und Versorgungsforschung. Parallel dazu sind regulatorische Strategien erforderlich, die adaptive KI-Systeme rechtssicher und ethisch verantwortbar in klinische und häusliche Kontexte überführen. Insgesamt zeigen die Ergebnisse, dass ein ganzheitlicher Ansatz, der technologische, organisatorische, regulatorische und anwendungsbezogene Aspekte integriert, unabdingbar ist, um den komplexen Anforderungen eines kontaktlosen und KI-gestützten Monitoringsystems in der Epilepsieversorgung gerecht zu werden. Diese Erkenntnisse verdeutlichen die Notwendigkeit eines balancierten Ansatzes, der technische Machbarkeit, ethische Verantwortung und Nutzbarkeit gleichermaßen berücksichtigt. Um ein innovatives kontaktloses und KI-gestütztes Monitoringsystem zu konzipieren, bedarf es einer Synthese aus Expertenwissen insbesondere aus den Bereichen Epileptologie und KI-Datenverarbeitung. Die Verbindung technischer mit einer konsequent partizipativen und anwendungsorientierten Gestaltung bildet dabei die Grundlage für eine nachhaltige Integration von kontaktlosen und KI-gestützten Monitoringsystemen in der häuslichen sowie stationären Epilepsieversorgung.

**Förderung** Diese Studie wurde durch das Forschungsprojekt EPIMON (Förderkennzeichen: 13GW0705C), gefördert durch das Bundesministerium für Forschung, Technologie und Raumfahrt, unterstützt.

**Danksagung** Die Autorenschaft bedankt sich bei allen Interviewteilnehmenden für die erhaltene Unterstützung.

**Hinweis** Bei der Erstellung dieses Artikels kam ChatGPT 4o zum Einsatz, um sprachliche und grammatikalische Aspekte zu optimieren und die Lesbarkeit zu erhöhen. Zudem wurde es zur Paraphrasierung der einzelnen Aussagen aus den transkribierten Interviews verwendet, um diese leichter auf Dopplungen prüfen zu können und um einen besseren Überblick über die relevanten Aspekte zu erhalten. Dabei wurde der generierte Inhalt und die Sprachform von der Autorenschaft immer auf Korrektheit geprüft.

## Literatur

AbuAlrob MA, Itbaisha A, Mesraoua B (2025) Unlocking new frontiers in epilepsy through AI: from seizure prediction to personalized medicine. Epilepsy Behav 166:1–8. https://doi.org/10.1016/j.yebeh.2025.110327

Adeoye-Olatunde OA, Olenik NL (2021) Research and scholarly methods: semi-structured interviews. J Am Coll Clin Pharm 4:1358–1367. https://doi.org/10.1002/jac5.1441

Ahmedt-Aristizabal D, Armin MA, Hayder Z, Garcia-Cairasco N, Petersson L, Fookes C, Denman S, McGonigal A (2024) Deep learning approaches for seizure video analysis: a review. Epilepsy Behav 154:1–21. https://doi.org/10.1016/j.yebeh.2024.109735

Basnyat P, Mäkinen J, Saarinen JT, Peltola J (2022) Clinical utility of a video/audio-based epilepsy monitoring system Nelli. Epilepsy Behav 133:1–7. https://doi.org/10.1016/j.yebeh.2022.108804

Brinkmann BH, Karoly PJ, Nurse ES, Dumanis SB, Nasseri M, Viana PF, Schulze-Bonhage A, Freestone DR, Worrell G, Richardson MP, Cook MJ (2021) Seizure diaries and forecasting with wearables: epilepsy monitoring outside the clinic. Front Neurol 12:1–14. https://doi.org/10.3389/fneur.2021.690404

Brown BM, Boyne AMH, Hassan AM, Allam AK, Cotton RJ, Haneef Z (2024) Computer vision for automated seizure detection and classification: a systematic review. Epilepsia 65:1176–1202. https://doi.org/10.1111/epi.17926

Brunnhuber F, Slater J, Goyal S, Amin D, Thorvardsson G, Freestone DR, Richardson MP (2020) Past, present and future of home video-electroencephalographic telemetry: a review of the velopment of in-home video-electroencephalographic recordings. Epilepsia 61:3–10. https://doi.org/10.1111/epi.16578

Bruno E, Viana PF, Sperling MR, Richardson MP (2020) Seizure detection at home: Do devices on the market match the needs of people living with epilepsy and their caregivers? Epilepsia 61:11–24. https://doi.org/10.1111/epi.16521

Chen Y, Wu M (2023) Artificial Intelligence-enabled contactless sensing for medical diagnosis. Med Rev 3:195–197. https://doi.org/10.1515/mr-2023-0022

Choo YJ, Lee GW, Moon JS, Chang MC (2024) Application of non-contact sensors for health monitoring in hospitals: a narrative review. Front Med 11:1–8. https://doi.org/10.3389/fmed.2024.1421901

Clegg D, Barker R (1994) CASE method fast track: a RAD approach. Addison-Wesley Pub, Wokingham

Del Sagrado J, Del Águila IM (2021) Assisted requirements selection by clustering. Requir Eng 26:167–184. https://doi.org/10.1007/s00766-020-00341-1clegg

Ferreira J, França M, Rei M, Peixoto R, Armand Larsen S, Bernini A, Lopes L, Conde C, Claro J (2024) Towards user-centered design of medical devices for SUDEP prediction and prevention: Insights from persons with epilepsy and caregivers. Epilepsy Behav 161:1–7. https://doi.org/10.1016/j.yebeh.2024.110034

Garção VM, Abreu M, Peralta AR, Bentes C, Fred A, Da Silva PH (2023) A novel approach to automatic seizure detection using computer vision and independent component analysis. Epilepsia 64:2472–2483. https://doi.org/10.1111/epi.17677

Goldberg F, Hildebrandt A (2018) Experteninterviews. In: Wagemann C, Georges A, Siewert M (Hrsg) Handbuch Methoden der Politikwissenschaft. Springer VS, Wiesbaden, S 1–18. https://doi.org/10.1007/978-3-658-16937-4_17-1

Hampel K, Elger C, Surges R (2016) Epidemiologie, Pathophysiologie und Prävention des SUDEP. Akt Neurol 43:230–236. https://doi.org/10.1055/s-0041-110668

Han K, Liu C, Friedman D (2024) Artificial intelligence/machine learning for epilepsy and seizure diagnosis. Epilepsy Behav 155:1–8. https://doi.org/10.1016/j.yebeh.2024.109736

Johnson SG, Simon G, Aliferis C (2024) Regulatory aspects and ethical legal societal implications (ELSI). In: Simon GJ, Aliferis C (Hrsg) Artificial intelligence and machine learning in health care and medical sciences. Health Informatics. Springer, Cham, S 659–692. https://doi.org/10.1007/978-3-031-39355-6_16

Karácsony T, Loesch-Biffar AM, Vollmar C, Noachtar S, Cunha JPS (2021) DeepEpil: towards an Epileptologist-friendly AI enabled seizure classification cloud system based on deep learning analysis of 3D videos. In: 2021 IEEE EMBS International Conference on Biomedical and Health Informatics (BHI). IEEE, S 1–5. https://doi.org/10.1109/BHI50953.2021.9508555

Karácsony T, Jeni LA, La de Torre F, Cunha JPS (2024) Deep learning methods for single camera based clinical in-bed movement action recognition. Image Vis Comput 143:1–15. https://doi.org/10.1016/j.imavis.2024.104928

Kassiri H, Tonekaboni S, Salam MT, Soltani N, Abdelhalim K, Velazquez JLP, Genov R (2017) Closed-loop Neurostimulators: a survey and A seizure-predicting design example for intractable epilepsy treatment. IEEE Trans Biomed Circuits Syst 11:1026–1040. https://doi.org/10.1109/TBCAS.2017.2694638

Kaur T, Diwakar A, Kirandeep, Mirpuri P, Tripathi M, Chandra PS, Gandhi TK (2021) Artificial intelligence in epilepsy. Neurol India 69:560–566. https://doi.org/10.4103/0028-3886.317233

Korany B, Mostofi Y (2022) Nocturnal seizure detection using off-the-shelf WiFi. IEEE Internet Things J 9:6996–7008. https://doi.org/10.1109/JIOT.2021.3115505

Larsen AS, Terney D, Østerkjerhuus T, Vinding Merinder T, Annala K, Knight A, Beniczky S (2022) Automated detection of nocturnal motor seizures using an audio-video system. Brain Behav 12:1–5. https://doi.org/10.1002/brb3.2737

Lucas A, Revell A, Davis KA (2024) Artificial intelligence in epilepsy – applications and pathways to the clinic. Nat Rev Neurol 20:319–336. https://doi.org/10.1038/s41582-024-00965-9

Mayring P, Fenzl T (2019) Qualitative Inhaltsanalyse. In: Baur N, Blasius J (Hrsg) Handbuch Methoden der empirischen Sozialforschung. Springer VS, Wiesbaden, S 633–648. https://doi.org/10.1007/978-3-658-21308-4_42

Meisel C, Holtkamp M, Vock S (2023) Ambulantes Langzeit-Video-EEG als neuer diagnostischer Ansatz in Deutschland: Ergebnisse einer Machbarkeitsstudie (Outpatient long-term video EEG as new diagnostic approach in Germany: results of a feasibility study). Nervenarzt 94:519–524. https://doi.org/10.1007/s00115-022-01412-0

Naganur V, Sivathamboo S, Chen Z, Kusmakar S, Antonic-Baker A, O'Brien TJ, Kwan P (2022) Automated seizure detection with noninvasive wearable devices: a systematic review and meta-analysis. Epilepsia 63:1930–1941. https://doi.org/10.1111/epi.17297

Ojanen P, Zabihi M, Knight A, Roivainen R, Lamusuo S, Peltola J (2022) Feasibility of video/audio monitoring in the analysis of motion and treatment effects on night-time seizures – Interventional study. Epilepsy Res 184:1–9. https://doi.org/10.1016/j.eplepsyres.2022.106949

Peltola ME, Leitinger M, Halford JJ, Vinayan KP, Kobayashi K, Pressler RM, Mindruta I, Mayor LC, Lauronen L, Beniczky S (2023) Routine and sleep EEG: Minimum recording standards of the International Federation of Clinical Neurophysiology and the International League Against Epilepsy. Epilepsia 64:602–618. https://doi.org/10.1111/epi.17448

Pöhler L, Belda F, Teuteberg F (2023) Das Extended-Reality-Canvas – Wie können Unternehmen XR-Projekte erfolgreich implementieren? HMD 60:754–773. https://doi.org/10.1365/s40702-023-00959-z

Rai P, Knight A, Hiillos M, Kertész C, Morales E, Terney D, Larsen SA, Østerkjerhuus T, Peltola J, Beniczky S (2024) Automated analysis and detection of epileptic seizures in video recordings using artificial intelligence. Front Neuroinform 18:1–18. https://doi.org/10.3389/fninf.2024.1324981

Saminu S, Xu G, Zhang S, Kader IAE, Aliyu HA, Jabire AH, Ahmed YK, Adamu MJ (2023) Applications of artificial intelligence in automatic detection of epileptic seizures using EEG signals: a review. Artif Intell Appl 1:11–25. https://doi.org/10.47852/bonviewAIA2202297

Sharma VB, Tewari S, Biswas S, Lohani B, Dwivedi UD, Dwivedi D, Sharma A, Jung JP (2021) Recent advancements in AI-enabled smart electronics packaging for structural health monitoring. Metals 11:1–48. https://doi.org/10.3390/met11101537

Sheehan TA, Winter-Potter E, Dorste A, Meisel C, Loddenkemper T (2024) Veni, Vidi, Vici-when is home video seizure monitoring helpful? Epilepsy Curr 25:9–16. https://doi.org/10.1177/15357597241253426

Song Y, Taylor W, Ge Y, Dashtipour K, Imran MA, Abbasi QH (2021) Design and implementation of a contactless AI-enabled human motion detection system for next-generation healthcare. In: 2021 IEEE International Conference on Smart Internet of Things (SmartIoT). IEEE, S 112–119. https://doi.org/10.1109/SmartIoT52359.2021.00027

Thompson ME, Langer J, Kinfe M (2019) Seizure detection watch improves quality of life for adolescents and their families. Epilepsy Behav 98:188–194. https://doi.org/10.1016/j.yebeh.2019.07.028

World Health Organization (2024) Epilepsy. World Health Organization. http://www.who.int/news-room/fact-sheets/detail/epilepsy (Erstellt: 7. Febr. 2024). Zugegriffen: 17. Dez. 2025

Yazaki Y, Watanabe S, Tanaka Y (2024) Simple yet effective video-based epileptic tonic-clonic seizure detection. Apsipa Trans Signal Inf Process 13:1–17. https://doi.org/10.1561/116.20240012

Zhao Z, Wu J, Li T, Sun C, Yan R, Chen X (2021) Challenges and Opportunities of AI-Enabled Monitoring, Diagnosis & Prognosis: A Review. Chin J Mech Eng 34:1–29. https://doi.org/10.1186/s10033-021-00570-7

# 18 Partizipative Technologieentwicklung für und mit Menschen mit Beeinträchtigungen in Sprache und Kommunikation: Umgang mit Herausforderungen in der Umsetzung

Katharina Giordano, Sabine Corsten und Juliane Leinweber

**Zusammenfassung**

Auch die Sprachtherapie ist gefordert, sich den Herausforderungen und Chancen der Digitalisierung zu stellen. Neue Technologien verändern das sprachtherapeutische Handlungsfeld grundlegend. Das Kapitel präsentiert eine Übersicht über die Einsatzmöglichkeiten von Technologien in der sprachtherapeutischen Diagnostik und Therapie. Darüber hinaus soll insbesondere auf die Entwicklung adäquater technischer Lösungen in der Sprachtherapie eingegangen werden. Um eine hohe Akzeptanz seitens der Nutzenden zu erreichen, empfiehlt sich ein partizipatives Vorgehen in einem transdisziplinären Setting. Nach einer Auseinandersetzung mit der Definition transdisziplinärer, partizipativer Technologieentwicklung und dem entsprechenden Vorgehen werden vier Spannungsfelder aufgezeigt, die in transdisziplinärer, partizipativer Technologieentwicklung auftreten können: *Forschung mit Menschen versus Forschung mit Technologie*, *Innovation versus Bedürfnisorientierung*, *Anspruch versus Realität von Partizipation* und *Agilität versus wissenschaftlichen Anspruch*. Diese werden anhand ausgewählter Projekte zur Entwicklung digitaler Lösungen in der Sprachtherapie dargestellt. Mögliche Lösungen bei der Beteiligung von Nutzergruppen, insbesondere Personen mit kommunikativen Einschränkungen, und in der Zusammenarbeit mit verschiedenen Disziplinen werden zudem aufgezeigt.

K. Giordano · J. Leinweber (✉)
Fakultät Ingenieurwissenschaften und Gesundheit/Gesundheitscampus Göttingen, HAWK Hildesheim/Holzminden/Göttingen, Göttingen, Deutschland
E-Mail: katharina.giordano@hawk.de

J. Leinweber
E-Mail: juliane.leinweber@hawk.de

S. Corsten
Fachbereich Gesundheit & Pflege, Katholische Hochschule Mainz, Mainz, Deutschland
E-Mail: sabine.corsten@kh-mz.de



S. D'Onofrio, C. Russ (Hrsg.), *Digital HealthTech*, Edition HMD,
https://doi.org/10.1007/978-3-658-51795-3_18

**Schlüsselwörter**

Partizipative Methoden · Spannungsfeld · Sprachtherapie · Technologieentwicklung · Telehealth · Transdisziplinarität

## 18.1 Technologie in der Sprachtherapie

Die Digitalisierung hat in den letzten Jahren nahezu alle Lebensbereiche durchdrungen und bietet insbesondere im Gesundheitswesen enorme Potenziale. Die Weltgesundheitsorganisation (World Health Organization, WHO) definiert digitale Gesundheit als den Bereich des Wissens und der Praxis, der sich mit der Entwicklung und Nutzung digitaler Technologien zur Verbesserung der Gesundheit befasst (WHO 2021).

Auch die Sprachtherapie muss sich den Herausforderungen und Chancen der Digitalisierung stellen. Neue Technologien verändern das sprachtherapeutische Handlungsfeld grundlegend (Leinweber und Dockweiler 2020). Dabei geht es nicht nur um die Umwandlung analoger Prozesse in digitale Formate (Digitalisierung), sondern auch um die Verzahnung digitaler und analoger Elemente in den Lebenswelten der Patient:innen sowie um die Auswirkungen dieser Veränderungen auf unsere Lebensart (Digitalität). Dies ist eng damit verbunden, die digitale Inklusion verschiedener Patientengruppen sicherzustellen. Technologien in der Sprachtherapie bieten innovative Ansätze zur Unterstützung von Menschen mit Sprach- und Kommunikationsstörungen. Laut Ritterfeld und Hastall (2017, S. 36) umfassen diese „*sämtliche Hilfsmittel oder Unterstützungssysteme [digitaler Natur], die zur Verbesserung der Sprach- und Sprechfähigkeit, dem sprachgebundenen Lernen und Wissenserwerb, der (formalen) Bildung und dem Alltagsmanagement der interpersonalen Kommunikation, der Beziehungspflege und der sozialen Teilhabe dienen.*“ Bspw. sind sprachgesteuerte Systeme in der Unterstützten Kommunikation oder Hörgeräte zur Überwindung von Höreinschränkungen als Hilfsmittel bereits etabliert und leisten wertvolle Beiträge in der Gesundheitsversorgung. Es besteht aufgrund immer knapper werdender Ressourcen (Fachkräftemangel) ein hoher Bedarf für Weiter- und/oder Neuentwicklungen von Technologien, um der optimalen Versorgung der verschiedenen Gruppen, die sprachtherapeutische Versorgung erhalten, gerecht zu werden. Die Auseinandersetzung mit neuen Technologien in der Sprachtherapie umfasst nicht allein die Technologie selbst, die betrachtet werden muss. Sie erfordert eine gesellschaftszentrierte Perspektive, die über rein technikzentrierte Ansätze hinausgeht (Leinweber und Dockweiler 2020). Weitere Bereiche, wie Technologieakzeptanz und -kompetenz, Wirksamkeit von Technologien, digitale Kompetenzen der Versorgenden, Einsatz und Entwicklung sowie Wirksamkeit von Technologien in der Versorgung müssen mitgedacht werden. Erst dann bieten sie für die Sprachtherapie erhebliche Chancen. So können nicht nur Diagnostik und Therapie verbessert, sondern auch digitale Innovationen generiert werden. Gleichzeitig bleibt die Anpassung an die spezifischen Bedürfnisse der Patient:innen eine zentrale Herausforderung. Die transformative Rolle der Digitalisierung in der Sprachtherapie erfordert daher eine umfängliche Betrachtung, die technologische, gesellschaftliche und individuelle Aspekte gleichermaßen berücksichtigt, um auf die Zunahme komplexer Versorgungssettings mit chronischen Patient:innen, den Fachkräftemangel oder auch die Bevölkerungsalterung zu reagieren und nachhaltige Lösungen zu etablieren (Leinweber und Barthel 2022).

Digitalisierte Diagnostik in der Sprachtherapie meint im Wesentlichen die Digitalisierung standardisierter Testverfahren. Damit kann die Untersuchung durch die Therapeut:innen in Präsenz PC-gestützt oder per Videokonferenz durchgeführt werden. Alternativ kann die Durchführung auch komplett autonom durch die Patient:innen erfolgen. Ein Vorteil liegt etwa in der höheren Standardisierung der Durchführung und der maschinellen Auswertung. Digitalisierung kann hierbei von der automatisierten Errechnung der Punktwerte bis hin zur KI-gestützten Spracherkennung, z. B. bei kindlichen Sprechapraxien (neurologisch bedingte Störung der Sprechmotorik) (McKechnie et al. 2018) reichen. So sind Lautentstellungen, Laute die im deutschen Lautinventar nicht vorhanden sind, wie etwa ein denasaliertes /m/, rein nach Gehör schwer erkennbar. Vorteile einer digitalisierten Diagnostik sind Zeitersparnis und Fehlerreduktion (Newton et al. 2013). Darüber hinaus ergeben sich weitere Auswertungsmöglichkeiten. So kann etwa die Reaktionslatenz automatisch bestimmt werden, was die Erkennung leichtgradiger Aphasien (neurologisch bedingte erworbene Sprachstörung) oder subtiler Leistungsverbesserungen erleichtern kann (Newton et al. 2013). Mithilfe adaptiver Testverfahren können während der Testabnahme die verbleibenden Aufgaben an das bestehende Leistungsniveau der getesteten Person angepasst werden. Hierzu werden komplexe Algorithmen angewendet, die auf Grundlage der bisherigen Leistung die weiteren Leistungen vorhersagen, um z. B. die Itemzahl zu reduzieren (Fergadiotis et al. 2019). Schließlich können in virtuellen Realitäten realistischere Situationen mittels multimodalen Inputs simuliert werden (Video, Audio und in einigen Anwendungen auch räumlicher Input), was das Verstehen der Aufgabe verbessern kann, etwa bei schweren rezeptiven Sprachbeeinträchtigungen (Wall et al. 2018). Auch die tatsächliche Leistung im Alltag kann so besser nachvollzogen werden. Bspw. können in der Stimmtherapie Simulationen von Situationen aus dem Arbeitsalltag die Ableitung von Therapiezielen vereinfachen (Hansa und Hansen 2025). Unter realitätsnahen Bedingungen kann damit auch der Transfer erlernter Fertigkeiten, wie Stimm- und Sprechtechniken, unterstützt werden. Nachteile der digitalisierten Testabnahme können darin bestehen, dass Leistungen bspw. bei automatisierter Spracherkennung nicht korrekt erfasst werden, oder dass bei vollständig autonomer Durchführung non-verbale oder emotionale Reaktionen nicht berücksichtigt werden (Newton et al. 2013). Zwar zeigen sich beim Vergleich von PC-gestützter und Papier-basierter Testabnahme hohe Akzeptanzwerte der Nutzenden und vergleichbare Ergebnisse (z. B. bei Aphasie; Dekhtyar et al. 2020), jedoch sollten immer die genaue Anforderung und das Setting berücksichtigt werden. Während sich eine digitale Abnahme, bei der eine Papiervorlage auf einem Bildschirm angezeigt wird, kaum vom Original unterscheiden sollte, kann eine Abnahme, die eine komplexere Interaktion mit dem PC oder einem Touchscreen oder Reaktionen in verschiedenen Modalitäten erfordert, eher zu geringfügig schlechteren Leistungen durch die zusätzliche kognitive Belastung (vgl. Newton et al. 2013) oder zu einem veränderten Modalitätengebrauch führen. Patient:innen mit Primär Progressiver Aphasie zeigten bspw. weniger non-verbale Kommunikation bei der digitalen im Vergleich zur analogen Abnahme des Szenario-Tests (Nobis-Bosch et al. 2020; Gauch et al. 2023). Insgesamt sollten die digitalen Diagnostikinstrumente entsprechend der Bedürfnisse und Fähigkeiten der Nutzenden ausgewählt werden (Ehlert und Lüdtke 2023).

In der sprachtherapeutischen Therapie für Kinder und Erwachsene zeigen internationale Studien, dass digitale Versorgungsformen, insbesondere Teletherapie, wirksam sind. Videotherapie erzielt bei Sprach-, Sprech- und Stimmstörungen (z. B. Aphasie, Parkinson, Dysphagie; Coleman et al. 2015; Rangarathnam et al. 2015; Theodoros et al. 2019; Weidner und Lowman 2020), Stottern (McGill et al. 2019), Autismus-Spektrum-Störungen (Sutherland et al. 2018) sowie Sprach- und Sprechstörungen bei Kindern (4–12 Jahre) (Wales et al. 2017) vergleichbare Ergebnisse wie Face-to-Face-Therapie. Patient:innen in ländlichen Regionen profitieren von Videotherapie durch verbesserten Zugang zur Versorgung, da weite Distanzen und unzureichender Nahverkehr überwunden werden können (Rangarathnam et al. 2015; Wales et al. 2017). Zudem sparen Patient:innen und Therapeut:innen durch den Wegfall von Fahrtzeiten Ressourcen, was die Organisation erleichtert, und die Therapiebereitschaft steigert (Sutherland et al. 2018; Theodoros et al. 2019). Patient:innen und Angehörige zeigen eine hohe Zufriedenheit mit teletherapeutischen Angeboten, insbesondere hinsichtlich Audio-Video-Qualität, Plattformnutzung, Therapiemethoden und Symptomreduktion (Coleman et al. 2015; Rangarathnam et al. 2015; Wales et al. 2017; Sutherland et al. 2018; McGill et al. 2019; Theodoros et al. 2019; Weidner und Lowman 2020). Auch Therapeut:innen zeigen eine hohe Akzeptanz, die jedoch von technischen, organisatorischen sowie sprachlichen, kognitiven und sozialen Faktoren der Patient:innen abhängt (McGill et al. 2019). Neben der Umsetzung von Teletherapie können auch alltägliche Technologien spezifisch therapeutisch eingesetzt werden, indem sie bspw. multimodale Kommunikation unterstützen. Digitale Bilder auf dem Smartphone, Tablet oder Laptop können Menschen mit Kommunikationseinschränkungen in die Lage versetzen, sich besser auszudrücken, z. B. indem sie tägliche Aktivitäten abbilden (Mahmud et al. 2013). Technologie ermöglicht es auch, die eigene Stimme aufzeichnen und bei Bedarf abhören zu können. Hoover und Carney (2014) zeigten, dass eine Person mit Aphasie, die ihre zuvor aufgezeichnete Stimme als Unterstützung nutzte, in der Lage war, wichtige biografische Informationen selbstständig mitzuteilen. Diese Beispiele zeigen, dass funktionelle Technologie Chancen bietet, Menschen mit Beeinträchtigungen in Sprache und Kommunikation in ihrer sozialen Teilhabe und ihrem Selbstmanagement zu unterstützen.

In diesem Kapitel soll insbesondere auf die Entwicklung adäquater technischer Lösungen in der Sprachtherapie eingegangen werden. Um eine hohe Akzeptanz seitens der Nutzenden zu erreichen, erscheint ein partizipatives Vorgehen in einem transdisziplinären Setting sinnvoll. Hierfür wird zunächst die transdisziplinäre, partizipative Technologieentwicklung definiert, und es werden mögliche Vorgehensweisen vorgestellt. Anschließend sollen anhand ausgewählter Projekte zur Entwicklung digitaler Lösungen in der Sprachtherapie Konfliktlinien wie auch mögliche

Lösungen bei der transdisziplinären Beteiligung von Nutzergruppen, insbesondere Patient:innen mit kommunikativen Einschränkungen, aufgezeigt werden.

## 18.2 Transdisziplinäre partizipative Technologieentwicklung

Wie im vorherigen Abschnitt dargestellt wurde, gibt es im Bereich der Sprachtherapie zahlreiche Möglichkeiten Technologien einzusetzen. Menschen mit neurogen bedingten Sprach- und Sprechstörungen zeigen unabhängig von ihrem Alter Interesse an der Nutzung von Technologien für die Rehabilitation (Munsell et al. 2020). Die Nutzung von Technologie ist weniger vom Alter als von den Umgebungsfaktoren, wie der Wohnlage und dem damit verbundenen Zugang zu gesundheitlichen Angeboten beeinflusst. Gleichzeitig variiert die Akzeptanz für bestehende Technologien stark (Pugliese et al. 2019; Kearns et al. 2021; Leinweber et al. 2023). Die Akzeptanz neuer Technologien resultiert aus einem mehrstufigen, komplexen Entscheidungsprozess, welcher zu jedem Zeitpunkt zu einem Nutzungsabbruch führen kann (Hastall et al. 2017). Langfristig führt dies zu einer limitierten Nutzung und einer fehlgeschlagenen Implementierung der Technologie in die Gesellschaft und Versorgung. Van den Broek et al. (2010) betonen, dass die meisten Technologien aufgrund fehlender Einbindung und Berücksichtigung von Nutzerbedürfnissen und Wünschen ihre Wirkung verfehlen. Um dem entgegenzuwirken hat in den vergangenen Jahren die Beteiligung von Nutzergruppen an Forschungs- und Entwicklungsprojekten stark an Relevanz gewonnen. Das stetig wachsende Interesse an partizipativer Technologieentwicklung wird durch eine systematische Übersichtsarbeit (Marsilio et al. 2021) verdeutlicht, die aufzeigt, dass von allen Publikationen zum Themengebiet der Koproduktion und Ko-Kreation im Gesundheitswesen zwischen 1987 und 2020 69,5 % innerhalb der letzten vier Jahre publiziert wurden.

### 18.2.1 Partizipative Technologieentwicklung

Partizipative Technologieentwicklung ist ein Ansatz, bei dem nicht-wissenschaftliche Akteur:innen aktiv in den Entwicklungsprozess von Technologien eingebunden werden. Im internationalen Raum existiert eine Vielzahl an Ansätzen und Begriffen, die parallel und teilweise auch überschneidend verwendet werden (Fischer et al. 2020). Hierzu zählen Ansätze, wie das User-Centered Design (Duque et al. 2019), Human-Centered Design (Flood et al. 2021), Participatory Design (Merkel und Kucharski 2019), Co-Design (Vargas et al. 2022) und Co-Creation (Sanders und Stappers 2008). Für diese Ansätze liegt meist keine einheitliche Definition vor, und sie sind nicht immer trennscharf voneinander zu unterscheiden. Alle eint aber, Endnutzende als Expert:innen ihrer Erfahrungen und ihres Alltags in die Entwicklung einzubinden (Fischer et al. 2020). Mit partizipativer Technologieentwicklung werden unterschiedliche Ziele verfolgt. Das offensichtlichste und meist genannte Ziel beinhaltet, Technologien zu schaffen, die auf die Bedürfnisse und Kontexte der Nutzenden abgestimmt sind. Dadurch sollen die Akzeptanz und Nutzbarkeit der

Technologie gesteigert werden, was sich langfristig positiv auf die Implementierung der Technologie auswirkt (Cornet et al. 2020). Neben diesem primär materiellen Ziel, identifizierten Fischer et al. (2020) noch weiche und normative Motivatoren, die mit partizipativer Technologieentwicklung verfolgt wurden. Als weiche Motivatoren sind das prozessbezogene voneinander Lernen und Verstehen der jeweiligen Situation sowie der Erhalt von Feedback zu Prototypen zu nennen. Normative Motivatoren bezeichnen Faktoren, die sich auf die eingebundenen Personen beziehen und darauf abzielen, einen positiven Einfluss auf deren Leben oder Lebensqualität zu nehmen. Dieser Einfluss auf individueller Ebene kann sich bei den eingebundenen Personen bspw. in Form von neuen sozialen Beziehungen, Wissenszuwachs (Duque et al. 2019), Erleben positiver Emotionen (Eftring und Frennert 2016) und gesteigertem Selbstvertrauen sowie Selbstwirksamkeit (Lee et al. 2017; Maaß und Buchmüller 2018) zeigen. Dieser Anspruch steht häufig im Zusammenhang mit dem Konstrukt *Empowerment*, das einen Prozess bezeichnet, durch den Menschen zu Handlungsfähigkeit ermächtigt werden (Rappaport 1987). Die Grundidee von Empowerment besteht darin, die Macht und Kontrolle von Einzelpersonen und Gemeinschaften zu stärken, damit sie ihr Leben und ihre Gesundheit selbst beeinflussen können (Schulz et al. 1995). Partizipative Technologieentwicklung verfolgt damit eine doppelte Zielsetzung. Auf der einen Seite wird mittels besserer Implementierung von Technologien ein praktischer Nutzen angestrebt. Auf der anderen Seite soll eine Steigerung der Teilhabe der Zielgruppe zum einen durch die verbesserte Technologie, zum anderen durch die Mitbestimmung im Entwicklungsprozess selbst erreicht werden.

Der Einbezug potenzieller Nutzenden kann bei partizipativer Technologieentwicklung in Art und Ausmaß variieren. Es existieren in der partizipativen Forschung mehrere Modelle zur Unterscheidung verschiedener Partizipationsgrade. Die ursprünglichste ist die sogenannte Leiter der Partizipation nach Arnstein (1969). Sie unterscheidet acht Abstufungen von Bürgerbeteiligung auf drei Ebenen: *Nicht-Partizipation*, *symbolische Partizipation* (Tokenism) und *Bürgermacht*. Aus dem Bereich der partizipativen Gesundheitsforschung existiert eine angepasste Matrix von Wright et al. (2010). Diese unterscheidet in neun Abstufungen *Nicht-Partizipation* (Instrumentalisierung, Anweisung), *Vorstufen der Partizipation* (Information, Anhörung, Einbeziehung), *Partizipation* (Mitbestimmung, Teilweise Entscheidungskompetenz, Entscheidungsmacht) und die höchste Stufe, die *weit über Partizipation hinaus* (Selbstorganisation) geht. Es existieren international und national noch weitere Modelle zur Partizipation, die ähnliche oder gröbere Aufteilungen vornehmen (Farin-Glattacker et al. 2014; Smits et al. 2020). Gemein haben diese Modelle miteinander, dass sie anzeigen, dass es für Partizipation einen Übertrag von Macht braucht, meist in Form von Entscheidungsmacht. Aus diesem Grund werden davor liegende Stufen, bei denen potenzielle Nutzende zwar bspw. angehört werden, die endgültige Entscheidung jedoch bei den Entwickler:innen oder Forschenden liegt, auch als Scheinpartizipation (Tokenism) bezeichnet (Arnstein 1969). Zu beachten ist jedoch auch die Kritik an den Stufenmodellen der Partizipation. Aufgrund ihrer modellhaften Struktur brechen sie Partizipation auf eine hierarchische

Struktur herunter, welche die Vielfalt und Komplexität von Beteiligungsprozessen nicht vollständig erfasst und in der Anwendung unflexibel ist (Laskey und Nicholls 2019; Romariz Peixoto et al. 2022). So gestaltet sich der Übertrag auf andere Anwendungsbereiche und moderne Forschungs- sowie Entwicklungskontexte teilweise schwierig, da reale Partizipationsprozesse vielfältig und dynamisch ablaufen sowie von verschiedenen Faktoren (kulturell, sozial, politisch, Machtverhältnisse) beeinflusst werden. Gleichzeitig können sie als Orientierung in der Planung von partizipativen Projekten und in der Betrachtung sowie Reflexion von ebendiesen herangezogen werden (Brütt 2020).

Neben der Ausprägung der Partizipation kann auch ihr Zeitpunkt variieren. Ein Technologieentwicklungsprozess besteht aus verschiedenen, teilweise sich iterativ wiederholenden, Phasen. Der Prozess kann grob in folgende Phasen aufgeteilt werden: (1) Ideenfindung, (2) Design- und Entwicklungsphase, (3) Testen von Prototypen und (4) Verbreitung (Merkel und Kucharski 2019). Übersichtsarbeiten ergaben, dass in partizipativen Technologieentwicklungen potenzielle Nutzende meistens in einzelnen Phasen eingebunden wurden (Fischer et al. 2022), mit der Tendenz zu den Phasen (2) und (3) (Merkel und Kucharski 2019). Je nach Zeitpunkt der Einbindung variiert die Zielsetzung. Während ein früher Einbezug dazu dient, die Bedürfnisse zu identifizieren, zielt ein späterer Einbezug stärker auf die Optimierung und Akzeptanz der entwickelten Technologie ab (van Calis et al. 2023). Letztlich hängen die Art und der Zeitpunkt der Partizipation auch von zeitlichen, finanziellen und personellen Ressourcen der nicht-wissenschaftlichen Akteur:innen wie auch der Projektdurchführenden ab. Die Umsetzung partizipativer Technologieentwicklung ist anspruchsvoll und voraussetzungsreich. Die doppelte Zielsetzung kann zu einem Dilemma zwischen normativem Anspruch (z. B. Teilhabe steigern, Empowerment ermöglichen) und praktischer Machbarkeit führen (Levelink und Brütt 2024).

### 18.2.2 Transdisziplinarität

Zusätzlich zum Expertenwissen der Nutzenden benötigt es für partizipative Technologieentwicklungen auch unterschiedliche fachliche Disziplinen. Meist bestehen die Projektverbünde aus Vertreter:innen der Technik- und Informationswissenschaften, kleinen oder mittelständischen Unternehmen sowie Vertreter:innen der Gesundheits- und Sozialwissenschaften. Die letzte Gruppe übernimmt häufig die Verantwortung für die Beteiligung der Nutzenden. Die Integration von Wissen aus Natur-, Sozial- und Gesundheitswissenschaften, sowie die Einbeziehung nicht-akademischer Akteur:innen und deren praktischen Wissens wird als Transdisziplinarität definiert (Van Bewer 2017). Die Zusammenarbeit dieser verschiedenen Fachbereiche ermöglicht die Bearbeitung komplexer Fragestellungen, die von den einzelnen Disziplinen jeweils nicht beantwortet werden könnten. Hierfür werden Methoden, Theorien und Perspektiven verschiedener Disziplinen kombiniert. Während transdisziplinäre Zusammenarbeit einerseits für partizipative Technologieentwicklungen notwendig zu sein scheint, so ist sie gleichzeitig aufgrund ihrer Komplexität auch herausfordernd.

Mit verschiedenen Disziplinen gehen auch unterschiedliche Denkweisen, Wissens- und Kommunikationsformen einher. Diese Unterschiede können die transdisziplinäre Zusammenarbeit erschweren (Liu et al. 2020). Bei der Verwendung derselben Wörter können unterschiedliche Hintergründe und Konzepte gemeint sein. Um diese Unterschiede aufzudecken und die gemeinsamen Inhalte abzustimmen, braucht es eine ausführliche und offene Kommunikation. Erschwert wird diese durch Wissensgrenzen und implizites Wissen (Wannenmacher 2020). Als implizites Wissen zählen Erfahrungswissen, Routinen und Traditionen, die von den Handelnden schwer definiert werden können und eher in Situationsbeschreibungen oder beobachtetem Handeln erkennbar werden (Meuser und Nagel 2009). Für die Sprachtherapie kann bspw. das *aktive Zuhören* als wichtige Kommunikationsregel innerhalb der Therapie, als implizites Wissen genannt werden. Alle beteiligten Disziplinen müssen sich bewusst machen, welches Wissen von ihrer Seite relevant ist, und wie es mit den jeweils anderen geteilt werden kann. Da implizites Wissen unausgesprochen, meist mit Routinen und Alltagswissen verknüpft ist, kann es helfen, kreative Methoden anzuwenden, um solches Wissen aufzudecken (Kuutti und Bannon 2014). Entsprechend ihrer jeweiligen Expertisen übernehmen die Disziplinen im Entwicklungsprozess unterschiedliche Aufgabenbereiche und Verantwortlichkeiten. Innerhalb dieser Aufgabenbereiche werden jeweils individuelle Ziele verfolgt. Diese Ziele gilt es innerhalb des gesamten Projektverbundes transparent zu kommunizieren, um mögliche Interessenkonflikte offenzulegen. Denn, wenn wissenschaftliche, praktische und wirtschaftliche Interessen nicht übereinstimmen (Saxenian 1996), kann dies Spannungen erzeugen, was die Zusammenarbeit zusätzlich erschwert. Für eine erfolgreiche transdisziplinäre Zusammenarbeit braucht es daher Transparenz von Interessen und Zielen der Beteiligten sowie sichere Kommunikationsräume und offene, gleichberechtigte Diskussionen. Dies ist aufgrund der unterschiedlichen disziplinären Hintergründe, Projektpositionen und gegebenenfalls -hierarchien eine durchaus herausfordernde Aufgabe (Endter und Fischer 2023), für die von Anfang an zeitliche Ressourcen und gegebenenfalls Strukturen mitgedacht werden sollten.

### 18.2.3 Partizipative Technologieentwicklung mit Menschen mit Sprach- und Sprechstörungen

So wie es ausführlicher Vorbereitung und eines gewissen Aufwands bedarf, die unterschiedlichen Disziplinen erfolgreich zusammenarbeiten zu lassen, ist auch ein aufmerksamer Blick auf die Zielgruppe unabdingbar, die in ein Entwicklungsprojekt eingebunden werden soll. Allen Beteiligten sollte der Zweck der Teilnahme deutlich sein, also welche Expertise die potenziellen Nutzenden in den Entwicklungsprozess einbringen können. Gleichzeitig gilt es auch zu hinterfragen, welche Setting-spezifischen Voraussetzungen die Zielgruppe benötigt, um diese Expertise einbringen zu können. Insbesondere vulnerablen Personengruppen kann aufgrund persönlicher Einschränkungen oder struktureller Benachteiligung die Teilhabe in Forschungs- und Entwicklungsprojekte erschwert werden (Mulvale et al. 2019).

Um von partizipativen Prozessen niemanden auszuschließen, sollten sie dynamisch und flexibel an die Bedürfnisse der Zielgruppe angepasst werden können. Hierzu zählt auch, den Zeitpunkt und das Ausmaß der Partizipation begründet zu wählen und gegebenenfalls flexibel anzupassen. Hierfür sollte jeweils der Schutz vor Belastung und Überforderung gegen das Risiko einer Ausgrenzung oder Stigmatisierung abgewogen werden (Köppen et al. 2020).

Das Besondere an der Entwicklung von Technologien für die Sprachtherapie ist, dass es sich bei den nicht-wissenschaftlichen Akteur:innen neben den Sprachtherapeut:innen um Menschen mit einer Beeinträchtigung der Sprache (z. B. Menschen mit Aphasie) und/oder des Sprechens (z. B. Menschen mit Dysarthrie) handeln kann. Um in Entwicklungsprojekten Wissen zu teilen und Innovation zu ermöglichen, ist die Kommunikation zwischen Entwickler:innen und der Zielgruppe eine wichtige Komponente (Daly Lynn et al. 2016). Aus diesem Grund werden Kommunikationsstörungen teilweise als Ausschlusskriterium für partizipative Projekte angesehen (Singh et al. 2024). Es gibt jedoch Arbeiten, die zeigen, dass Menschen mit Sprach- und Sprechstörungen erfolgreich in Forschungs- und Entwicklungsprojekte eingebunden werden können. Singh et al. (2024) identifizieren mögliche Strategien zur Überwindung von Einschränkungen bei der Einbeziehung von Menschen mit Kommunikationsstörungen. Dazu gehören der Einschluss von Sprachtherapeut:innen, die Verwendung von generativen Werkzeugen zur Ermöglichung von Partizipation (z. B. Lego Serious Play, Videos, Mapping-Methoden) sowie die Bestimmung und Bewertung von Kommunikationsprofilen, um individuell auf sie eingehen zu können. Diese Strategien finden sich auch in partizipativen Projekten mit Menschen mit Kommunikationsstörungen wieder. Der Beteiligungsprozess wird in der Regel von oder mit Unterstützung von Sprachtherapeut:innen durchgeführt, und sowohl gesprochenes als auch geschriebenes Material wird an die sprachlichen Fähigkeiten der beteiligten Personen angepasst (Avramović et al. 2023; Spelter et al. 2023; Anemaat et al. 2024). Außerdem hat sich der Einsatz von Visualisierungstechniken zur Verbesserung des Verständnisses und der Konzentration als vorteilhaft erwiesen (Avramović et al. 2023; Spelter et al. 2023; Pierce et al. 2025). Darüber hinaus besteht Konsens darüber, dass ausreichend Zeit und Ressourcen bereitgestellt werden sollten, um auf die kommunikativen Bedürfnisse von Personen mit Kommunikationsstörungen einzugehen, sei es durch zusätzliche Schulungen oder Unterstützungsangebote für sie (Anemaat et al. 2024), die Organisation von Einzelsitzungen (Spelter et al. 2023) oder die Möglichkeit, die eigenen Aussagen in Form eines Member Checkings zu bestätigen (Avramović et al. 2023). Member Checking ist eine Technik, die in der qualitativen Forschung eingesetzt wird, um die Glaubwürdigkeit und Zuverlässigkeit der Ergebnisse zu erhöhen (Birt et al. 2016). Dabei werden Daten, Interpretationen oder Ergebnisse mit den Teilnehmenden geteilt, um ihre Genauigkeit zu überprüfen und sicherzustellen, dass sie mit den Erfahrungen der Teilnehmenden übereinstimmen. Dieser Prozess ermöglicht es den Teilnehmenden, die Schlussfolgerungen der Forschenden zu bestätigen, zu klären oder in Frage zu stellen, und fördert so einen kollaborativen Ansatz zur Datenvalidierung. Die Teilnahme von Menschen mit Kommunikationsstörungen an Forschungs- und Entwicklungsprojekten ist möglich sowie wichtig, erfordert aber spezifische Anpassungen.

### 18.2.4 Spannungsfelder innerhalb der transdisziplinären partizipativen Technologieentwicklung

Transdisziplinäre partizipative Technologieentwicklung ist anspruchsvoll und komplex. Zahlreiche Faktoren (z. B. Zeit, Finanzen, Innovationsstreben) beeinflussen die Planung und Durchführung. Innerhalb der transdisziplinären partizipativen Technologieentwicklung ergeben sich aus diesen Einflussfaktoren verschiedene Spannungsfelder, die im Folgenden skizziert und an ausgewählten Projekten aus der Sprachtherapie verdeutlicht werden sollen.

In der Zusammenarbeit wird deutlich, dass Disziplinen divergierende Perspektiven auf den Forschungsschwerpunkt haben. Während Sozial- und Gesundheitswissenschaften oft den Menschen und dessen Bedürfnisse in den Mittelpunkt stellen, fokussieren technische Disziplinen auf die Technologie, deren Möglichkeiten und Grenzen. Neben möglichen Differenzen in der Zusammenarbeit, können hierdurch auch Synergien geschaffen werden, die für eine Technologieentwicklung meist sogar notwendig sind. Gleichzeitig entsteht ein Spannungsfeld in Bezug auf den Forschungsschwerpunkt, wenn dieser nicht für alle Beteiligten übereinstimmt. Dieses erste Spannungsfeld wird hier als *Forschung mit Menschen versus Forschung mit Technologie* bezeichnet.

Die treibende Kraft hinter Technologieentwicklungsprojekten ist der Anspruch, mit technologischer Innovation bestehende Probleme, Missstände oder ungünstige Ausgangslagen zu verbessern. Für die finanzielle Förderung entsprechender Projekte müssen ebendiese Ausgangslage und der Handlungsbedarf sowie die angestrebte Innovationshöhe ausführlich beschrieben werden. Jedoch kann in Abhängigkeit von den Fähigkeiten und Bedürfnissen der Zielgruppe eine Lösung mit geringerer Innovationshöhe sinnvoll sein. In diesem Fall entsteht ein Spannungsfeld zwischen *Innovation versus Bedürfnisorientierung*.

Der Anspruch an die Partizipation innerhalb eines Forschungs- und Entwicklungsprojektes kann aufgrund möglicher normativer Ziele (Teilhabe steigern, Empowerment ermöglichen) sehr hoch ausfallen. Gleichzeitig wird die Partizipation innerhalb einer Technologieentwicklung durch Faktoren, wie Zeit, finanzielle sowie personelle Ressourcen, Politik und Kultur beeinflusst. In diesem Zusammenhang entsteht ein Spannungsfeld zwischen *Anspruch versus Realität von Partizipation*, bei welchem ein Kompromiss zwischen idealen Ansprüchen und praktischen Einschränkungen gefunden werden muss.

Bei transdisziplinärer Zusammenarbeit fallen, neben Unterschieden in Perspektiven und Denkweisen, auch variierende Arbeitsstrukturen und -kulturen auf. Technologieentwicklung verläuft häufig iterativ und praxisorientiert mit einem starken Fokus auf Prototyping, also der Entwicklung verschiedener Zwischenlösungen und ihrer Anpassung. Dies erfordert eine hohe Agilität innerhalb des gesamten Prozesses. Forschung hingegen folgt oft einem strukturierten, methodischen Ansatz, der auf Reproduzierbarkeit und Validität abzielt. Je nach Auswertung und Analyse braucht es innerhalb des agilen Vorgehens Zeit, bis die Ergebnisse nutzbar aufbereitet sind. Diese Unterschiede zeigen sich im Spannungsfeld *Agilität versus wissenschaftlichen Anspruch*.

## 18.3 Anwendungsbeispiele aus Projekten

Die im vorangegangenen Abschnitt beschriebenen Spannungsfelder werden in diesem Abschnitt anhand konkreter Projekte näher erläutert. Erfahrungen aus transdisziplinären, partizipativen Technologieentwicklungsprojekten innerhalb der Sprach- und Sprechtherapie am Gesundheitscampus Göttingen und der Katholischen Hochschule Mainz (KH Mainz) dienen als Praxisbeispiele, um typische Spannungsfelder zu skizzieren. Nachfolgend werden die jeweiligen Projekte kurz vorgestellt, bevor anschließend jeweils ein Spannungsfeld projektbezogen erläutert wird. Die Zuordnung der Spannungsfelder zu den Projekten erfolgte aufgrund der jeweiligen Dominanz eines Konflikts im Entwicklungsprozess, bedeutet jedoch nicht, dass nicht mehrere Spannungsfelder in einem Projekt präsent waren.

### 18.3.1 ISi-Speech – Forschung mit Menschen versus Forschung mit Technologie

Das Verbundprojekt *Individualisierte Spracherkennung in der Rehabilitation für Menschen mit Beeinträchtigung in der Sprechverständlichkeit (ISi-Speech)* (FKZ: 16SV7374) wurde vom Bundesministerium für Bildung und Forschung im Rahmen der Maßnahme *KMU-innovativ* von 2015 bis 2018 gefördert. Ziel war die Entwicklung eines digitalen Rehabilitationssystems für Menschen mit neurogenen Sprechstörungen (Dysarthrie). Das Konsortium bestand aus der SpeechCare GmbH als Koordinator, der Hochschule für Gesundheit Bochum (hsg), der Technischen Universität (TU) Dortmund, der Linguwerk GmbH und dem Fraunhofer-Institut für Digitale Medientechnologie (IDMT). Die Deutsche Parkinsonvereinigung e. V. (dPV) fungierte als assoziierter Partner. Die transdisziplinäre Zusammenarbeit umfasste die Fachbereiche Sprachtherapie, Psychologie, Linguistik, Sprachtechnologie, Signalverarbeitung, Informatik und Mediendesign. Die Projektpartner verfolgten folgende Schwerpunkte:

- hsg: Entwicklung eines Trainings- und Feedbackverfahrens für sprachtherapeutische Übungen auf mobilen Geräten.
- TU Dortmund: Integration von Motivationsmodellen und Analyse der Nutzerbewertungen zur Förderung einer nachhaltigen Anwendung.
- Fraunhofer IDMT und Linguwerk GmbH: Entwicklung eines Spracherkennungssystems für gestörte Sprache.
- SpeechCare GmbH: Konzeption einer integrierten Trainingsapplikation basierend auf den entwickelten Technologien.
- dPV: kontinuierliche Einbindung der Nutzenden.

Die transdisziplinäre Expertise sollte sicherstellen, dass das zu entwickelnde System hohe Qualitätsstandards erfüllte und der Einsatz der Technologie die zeitlich begrenzte Sprachtherapie effektiv ergänzte. Das Projekt strebte ursprünglich die Stufe der *Partizipation* nach Wright et al. (2010) an. Regelmäßige Workshops und

Konsultationen sollten es den Nutzenden ermöglichen, Feedback zu geben, das in die Verfeinerung des Systems einfloss (Heitplatz et al. 2019). Somit sollten die Stufen Mitbestimmung, teilweise Entscheidungskompetenz und Entscheidungsmacht nach Wright et al. (2010) berücksichtigt werden.

Das Projekt ISi-Speech zeigt das Spannungsfeld *Forschung mit Menschen versus Forschung mit Technologie* auf. Heitplatz et al. (2025) betrachteten sowohl die partizipativen als auch die ethischen Dimensionen des ISi-Speech-Projekts und stellten die Förderfaktoren als auch die Herausforderungen bei der Entwicklung nutzerzentrierter Technologie heraus. Im Projekt zeigte sich, dass der Einfluss der Nutzenden auf Entscheidungsprozesse in der Technologieentwicklung nach den Anfangsphasen des Projekts deutlich abnahm (Heitplatz et al. 2025). So wurden die Bedarfe der Nutzenden in ersten Workshops durch Aufgabenstellungen, Ad-hoc-Fragebögen und semi-strukturierte Interviews erfasst, die technische Umsetzung dieser formulierten Bedarfe konnten aber systembedingt nur eingeschränkt umgesetzt werden. Die weitere Einbindung der Zielgruppe erfolgte nach dem Modell von Wright et al. (2010) auf den Vorstufen der Partizipation. Zugleich konnte eine erfolgreiche Durchführung der Workshops nur mit hohem Personalaufwand durch eine 1:1-Begleitung bei der Systemnutzung sichergestellt werden. Forschung mit vulnerablen Personengruppen, wie im ISi-Speech Projekt, zeigte einmal mehr damit verbundene ethische Herausforderungen: Wie viele Systemtestungen sind Menschen mit Kommunikationsbeeinträchtigungen zumutbar? Das Spannungsfeld zwischen wissenschaftlichem Anspruch an die Durchführung des Technologieentwicklungsprojektes (z. B. Aufgaben, Beobachtung, Interviews) und dem notwendigen Schutz vulnerabler Gruppen (z. B. Abbruch bei Überlastung, Verständnissicherung) blieb bestehen. Aufgrund dessen wurde für die weitere Betrachtung das Modell zur ethischen Evaluation sozio-technischer Arrangements (MEESTAR) von Manzeschke et al. (2013) einbezogen. Das MEESTAR-Modell berücksichtigt sieben ethische Dimensionen: (1) Fürsorge, (2) Selbstbestimmung, (3) Sicherheit, (4) Gerechtigkeit, (5) Privatheit, (6) Teilhabe und (7) Selbstverständnis auf drei Analyseebenen (individuell, organisational und gesellschaftlich). Ziel ist es, durch dieses Modell eine ethische Sensibilität im Umgang mit Technologien zu fördern und durch die Berücksichtigung verschiedener Perspektiven eine fundierte Entscheidungsfindung zu ermöglichen (Leinweber und Schulz 2019). Dem folgend, betraf das Spannungsfeld vor allem die Dimensionen Selbstbestimmung (Einbindung der dPV als Interessensvertretung) und Datenschutz (Speicherung und Übermittlung von Trainingsdaten an Sprachtherapeut:innen). Daher wurde das Projekt auf Stufe 2 des MEESTAR-Modells (Manzeschke et al. 2013; Weber et al. 2015) eingestuft. Dies beinhaltete den Hinweis auf ethische Sensibilität unter Berücksichtigung des Einsatzes der Technologie in der Praxis (Heitplatz et al. 2025). Aufgrund der Einstufung in das MEESTAR-Modell und der absehbaren Herausforderung hinsichtlich der Speicherung und Übermittlung von Trainingsdaten an Sprachtherapeut:innen, wurde eine *Datenschutz-Arbeitsgruppe* eingerichtet, die Ergebnisse aus regelmäßigen Diskussionen zu Datenschutzfragen dokumentierte. Hinsichtlich der Einschätzung der Dimension Selbstbestimmung war die Einbindung der dPV mit der Frage verbunden, ob eine Organisation die individuellen und gesellschaftlichen Interessen angemessen vertreten könne. Dieses Spannungsfeld wurde durch direkte Konsultationen mit Betroffenen und Diskussionen mit Vertreter:innen der Organisation behandelt (Heitplatz et al. 2025).

Zusammenfassend ermöglichte das ISi-Speech-Projekt eine Verbesserung der Sprechverständlichkeit der Nutzenden sowie die Bereitstellung erweiterter Therapiebausteine für Therapeut:innen, um Behandlungen individuell anzupassen. Gleichzeitig macht das Projekt deutlich, wie wichtig es ist, die regelmäßige Einbindung der Nutzenden durch User-Workshop-Angebote mit den praktischen Herausforderungen, wie Zeit- und Ressourcenbeschränkungen aufgrund intensiverer Kommunikation und Begleitung der Menschen mit Kommunikationsstörungen, in Einklang zu bringen. Die gewonnenen Erkenntnisse aus dem Projekt betonen die Relevanz einer kontinuierlichen ethischen Reflexion und flexibler partizipativer Ansätze (Wechsel zwischen den Stufen der Partizipation nach Wright et al. 2010) in der Technologieentwicklung. Entscheidend ist, dass digitalisierte Formen der Sprachtherapie für Menschen mit Kommunikationsstörungen effizient, effektiv und ressourcenschonend sind, ohne die Würde oder Autonomie der Betroffenen zu beeinträchtigen (Leinweber und Schulz 2019). Es bedarf einer transparenten Kommunikation, um Betroffene und ihre Angehörigen als vulnerable Zielgruppe umfassend zu informieren und aufzuklären, so dass einer Einwilligung für einen Einsatz digitaler Technologien im Entwicklungsprozess nichts entgegensteht (Mühlhaus und Hastall 2017).

### 18.3.2 TELL – Innovation versus Bedürfnisorientierung

Das Projekt *Konzeption und Entwicklung einer Plattform zur Telediagnostik und Teletherapie bei neurogenen Sprachstörungen – teletherapeutisches lebensgeschichtliches Erzählen zur Steigerung von Lebensqualität (TELL)* wurde von 2020 bis 2023 vom Bundesministerium für Bildung und Forschung (BMBF, FKZ 01 IS 19 039) in der Förderlinie *KMU innovativ* gefördert. Beteiligt waren im Verbund die POLAVIS GmbH mit der RELIMENTRICS GmbH, die Hochschule für angewandte Wissenschaft und Kunst (HAWK) – Hildesheim/Holzminden/Göttingen und die KH Mainz. Ziel war die Entwicklung einer Internetplattform zur Unterstützung von Therapieorganisation, Diagnostik und partizipationsorientierter Therapie in der Sprachtherapie. Als Anwendungsfall wurden Menschen mit Aphasien herangezogen, da die Betroffenen einerseits eine besondere Vulnerabilität im Bereich der Teilhabe zeigen und andererseits spezifische Anforderungen an eine Technik-assistierte Intervention stellen und somit zur Verbesserung der gängigen Lösungen beitragen können.

Innerhalb des Therapiemanagements wurde die Automatisierung und Vereinfachung administrativer Vorgänge, wie etwa eine vereinfachte Terminvergabe, angestrebt. Im Bereich der Diagnostik sollten zunächst erste Testverfahren, wie der Szenario-Test (Nobis-Bosch et al. 2020), digitalisiert und per Videokonferenz durchgeführt werden. Im Mittelpunkt stand die Entwicklung einer angepassten Bedienoberfläche für die Plattform, insbesondere für das Videokonferenzsystem, so dass

Menschen mit Aphasie hier möglichst autonom an Therapien teilnehmen konnten. Erprobt wurde die digitale Umsetzung der biographisch-narrativen Maßnahme *narraktiv* (Corsten et al. 2015) zur Verbesserung von Lebensqualität bei Aphasie. Hierbei sollen durch den Austausch lebensgeschichtlicher Erzählungen im Einzel- und Gruppensetting Krankheitsverarbeitungsprozesse angestoßen werden, die zu einem positiverem Selbstbild und einer gesteigerten Lebensqualität führen. Im Anschluss an einen iterativen Entwicklungsprozess konnte in einem Vor- und Nach-Test-Design für sechs Menschen mit Aphasie, die an fünf Einzelsitzungen basierend auf *narraktiv* teilnahmen, eine gute Durchführbarkeit, Benutzerfreundlichkeit und große Akzeptanz für Maßnahme sowie Technik gezeigt werden. Für drei Teilnehmende konnte vom Vor- zum Nachtest eine signifikante Steigerung der Lebensqualität mit der Stroke and Aphasia Quality of Life Scale-39g (SAQOL-39g; Hilari et al. 2009; Breitenstein et al. 2025) gemessen werden (Gauch et al. 2026).

Die partizipative Beteiligung der verschiedenen Nutzergruppen in die Entwicklung reichte von Vorstufen der Partizipation, wie Anhörung und Einbeziehung, bis hin zu Partizipation in Form von Mitbestimmung (Wright et al. 2010). Zur Identifikation von Bedürfnissen und zur Optimierung der Plattform wurden die Nutzenden sowohl in die Design- und Entwicklungsphase als auch in die Testung von Demonstratoren einbezogen. Es zeigte sich, dass die Betroffenen für die Plattform ein schlankes Design und eine übersichtliche Anzahl an Funktionen bevorzugten (Spelter et al. 2022). Die Therapeut:innen betonten, dass sie für das Patientenmanagement digitalisierte Fassungen standardisierter Tests, vorgefertigte Textpassagen für Berichte, Erinnerungsfunktionen etc. als sinnvoll erachten würden. Dem gegenüber standen für die beteiligten Unternehmen Lösungen wie Testverfahren zur KI-gestützten Emotionserkennung zur Messung von Lebensqualität im Vordergrund. Hier zeigt sich ein klassischer Konflikt zwischen *Innovation und Bedürfnisorientierung* bzw. zwischen *bahnbrechenden/radikalen versus nachhaltigen/inkrementellen Innovationen* (vgl. Henderson und Clark 1990). Während die Bedürfnisse der Nutzenden die Erweiterung bzw. Verbesserung bestehender Produkte erforderten, lag der Fokus der Unternehmen auf der Entwicklung eines radikal neuen Diagnostiktools. Eng verbunden mit der Innovationshöhe sind auch die wirtschaftlichen Erfolgsaussichten. Als Lösung bot sich eine Neudefinition der Projektziele und eine Differenzierung zwischen unmittelbaren und langfristigen Zielen an. So wurde aufgrund der Komplexität der verschiedenen Ansprüche verbunden mit einer schwierig zu ermittelnden wirtschaftlichen Marktbewertung für das Online-Therapietool die Weiterentwicklung hin zu einem marktreifen Produkt eher als langfristiges Ziel über das Projekt hinaus eingestuft. Es braucht bspw. mehr Daten, um die KI-gestützte Diagnostik umsetzen zu können. Die Wirtschaftlichkeit einer Lösung mit geringerer Innovationshöhe kann sich auch aus dem Transfer der Plattform auf andere Nutzergruppen ergeben, die zukünftig untersucht werden müssen. Eine Verwertung kann aber durch Anwendung des im Projekt erstellten Anforderungskatalogs für derartige Systeme bei der Auswahl und Arbeit mit bestehenden, datenschutzkonformen Videokonferenzsystemen unmittelbar erfolgen. Auch für die Umsetzung digitaler Biographiearbeit bei Aphasie wurden Erkenntnisse gewonnen. So profitieren Teilnehmende bspw. davon, unmittelbar eigene Fotos von ihrem technischen Endgerät hochzuladen und zu zeigen. Zur vereinfachten Kommunikation können Teilnehmende in der Videokonferenz den anderen Gruppenmitgliedern ihr persönliches Wohnumfeld zeigen. So kann ein Einblick in die private Situation ohne komplexe verbale Erklärung gegeben werden. Z. B. kann ein Hobby erklärt werden, indem der dafür nötige Gegenstand, wie ein Musikinstrument, in die Kamera gehalten wird.

### 18.3.3 PeerPAL – Anspruch versus Realität von Partizipation

Das Verbundprojekt *Peer-to-Peer-Unterstützung: Digitale Vernetzung bei Aphasie zur Steigerung der Lebensqualität – (PeerPAL)* wurde in der Fördermaßnahme *Forschung an Fachhochschulen – FH-Sozial* des BMBF (FKZ 13FH077SA8/13FH077SB8) gefördert. Der Verbund setzte sich zusammen aus der Ostbayerischen Technischen Hochschule (OTH) Regensburg und der KH Mainz. Es sollte eine Software (smartphone-basierte App) zur autonomen digitalen und analogen Vernetzung von Menschen mit Aphasie entwickelt und erprobt werden, um durch den Austausch die Lebensqualität und das psychische Wohlbefinden der Betroffenen zu steigern. In einem iterativen, nutzerzentrierten Prozess in sechs aufeinanderfolgenden Fokusgruppentreffen wurde gemeinsam mit vier Menschen mit Aphasie ein Klickdummy der PeerPAL-App kontinuierlich (weiter)entwickelt. Die partizipative Beteiligung erstreckte sich wiederum von den Partizipationsvorstufen Anhörung und Einbeziehung bis hin zu partizipativer Mitbestimmung (Wright et al. 20210). Während der Design- und Entwicklungsphase und der ersten Pilotierung der App sollten Bedürfnisse der Nutzenden etwa zu Funktionen der App und Verbesserungspotenziale für die Lösung identifiziert werden. Neben einem klassischen Chat beinhaltete die App auch die Möglichkeit, Aktivitäten zu planen und andere Nutzende dazu einzuladen. Entsprechend der ersten Rückmeldung der Teilnehmenden wurde eine intuitive Bedienoberfläche mit Symbolunterstützung konzipiert. Weiterhin wurde eine Erinnerungsfunktion für anstehende Aktivitäten und Termine implementiert, und die Auswahl an Emojis wurde zur besseren Übersichtlichkeit reduziert. Zusätzlich wurde eine Schulung zur Nutzung der App entwickelt (Kurfeß et al. 2022, 2023). Im Anschluss an eine Machbarkeitsstudie (Feasibility Study) wurden Schulungskonzept und App unter Berücksichtigung der Rückmeldungen der Teilnehmenden erneut überarbeitet. Insbesondere wurden Fehler (Bugs) in der App bearbeitet. Dem Wunsch nach der Nutzung von Sprachnachrichten konnte aber nicht nachgekommen werden. In einer Interventionsstudie im Prätest-Posttest-Wartekontrollgruppendesign mit einer Follow-up-Untersuchung nach drei Monaten konnten 49 Personen rekrutiert werden, 24 in der Wartekontrollgruppe und 25 in der Interventionsgruppe. Dieses Design erlaubte es, dass die Teilnehmenden der Wartegruppe nach dreimonatiger Wartezeit ebenfalls die App nutzen konnten. Für die Gesamtgruppe aller Nutzenden zeigte sich eine signifikante und stabile Verbesserung der Lebensqualität gemessen mit der SAQOL-39g (Hilari et al. 2009). In der Wartephase der Wartekontrollgruppe kam es zu keinen signifikanten Veränderungen (Kurfess et al. 2025), was darauf hinweist, dass die Verbesserungen während der Interventionsphase therapiespezifisch waren. In Interviews nach der Intervention bewerteten die Teilnehmenden die App und den Austausch mit Personen, die dasselbe durchmachen (Peers), sehr positiv, auch wenn der zukünftige Gebrauch vor allem davon abhängig gemacht wurde, dass mehr Menschen mit Aphasie die App nutzen würden. Subjektiv wurde eine verbesserte Lebensqualität verbunden mit einem positiveren Selbstbild wahrgenommen (Nickel et al. 2025).

Am Projekt PeerPAL kann der Konflikt zwischen *Anspruch an die Partizipation und der tatsächlichen Umsetzung* unter den gegebenen Bedingungen gut illustriert werden. Während eine möglichst frühe Einbindung und ein hoher Partizipationsgrad der Patient:innen angestrebt wurden (vgl. Abschn. 18.2.1), wurde aufgrund der Logik der Beantragung von Drittmitteln und der Notwendigkeit eines vorliegenden Ethikvotums vor dem Beginn der Arbeit mit Patient:innen die frühe Einbindung der zukünftig Nutzenden bereits eingeschränkt. So standen Studiendesign und die Festlegung auf eine App als Lösung zur Unterstützung von Peer Support bereits fest, bevor die partizipative Forschung beginnen konnte. Dieses Vorgehen ist der beschriebenen Forschungslogik inhärent. Beim Partizipationsgrad wurde die Entscheidungskompetenz nicht an die Teilnehmenden übergeben, was vor allem in den zeitlichen und ökonomischen Ressourcen des Projekts begründet lag. Es konnten aber Ebenen, wie Einbeziehung und Mitbestimmung entsprechend des Modells von Wright et al. (2010) erreicht werden. Bspw. kam der Wunsch auf, mögliche Aktivitäten, die in der App für analoge Treffen gepostet werden können, ganz genau in vorgegebenen Feldern beschreiben zu können, etwa beim Rad fahren Angaben zu Kilometern, Wegbeschaffenheit und Höhenmetern (Kurfeß et al. 2022). Wegen technischer Beschränkungen wurde als Kompromiss mit den Teilnehmenden lediglich ein Freifeld eingefügt, in dem bei Bedarf weitere Angaben gemacht werden können. Angesichts der Ziele oder Motivatoren für die Teilnehmenden im Entwicklungsprozess sollten neben materiellen und weichen Motivatoren auch normative Motivatoren, wie ein gesteigertes Empowerment, erreicht werden (vgl. Abschn. 18.2.1). Hier ist aber zu bedenken, dass die Teilnehmenden der Fokusgruppen die App selbst später nicht erproben konnten, was die Erfahrung von Selbstermächtigung beschränkt haben könnte (Giordano et al. 2025a). Dennoch können Gefühle, wie ein erhöhtes Kompetenzerleben, die Besinnung auf bestehende Interessen und Fähigkeiten etc. aufgetreten sein, was aber nicht weiter untersucht wurde. Insgesamt konnte ein für die Zielgruppe ansprechendes und für sie nutzbares Tool entwickelt werden, mit dem die beabsichtigte Wirksamkeit erreicht wurde.

### 18.3.4 HiSSS – Agilität versus wissenschaftlichen Anspruch

Das Projekt *Hybride und interaktive Sprach- und Sprechtherapie nach Schlaganfall (HiSSS)* war ein vom BMBF gefördertes Verbundprojekt (FKZ: 16SV8841), der zwei mittelständischen Unternehmen SpeechCare GmbH (Verbundleitung) und bitnamic, der Abteilung für Hör-, Sprach- und Audiotechnologie des Fraunhofer IDMT und der HAWK Göttingen. Gesamtziel des Projektes war die Entwicklung eines technikgestützten, interaktiven Therapiesystems zum hybriden Einsatz, analog und in Präsenz, in der Sprachtherapie nach Schlaganfall. So sollte das System langfristig eine hohe Therapiefrequenz unterstützen und das Eigentraining durch neue Technologien, wie automatisierte Spracherkennung und Analyse von Mimik, optimieren. Das Projekt war in zwei Phasen untergliedert, die sich in der Nutzereinbindung unterschieden. Die erste Phase widmete sich der Konzeption des angestrebten Systems mit einer ausführlichen Anforderungsanalyse. In der Analyse wurden durch eine Literaturrecherche und ergänzende Fokusgruppen mit Personen mit Sprach- und Sprechstörungen, wie auch Sprachtherapeut:innen, die Bedürfnisse der Nutzungsgruppe identifiziert (Giordano et al. 2023). In der zweiten Projektphase wurden Prototypen entwickelt und pilotiert. Hier wurden die nicht-wissenschaftlichen Co-Forschenden in Co-Creation-Workshops eingebunden. Über zwei Jahre fanden in Abständen von drei bis vier Monaten Workshops sowohl mit Personen mit Sprach- und Sprechstörungen wie auch mit Sprachtherapeut:innen statt. Durch die Co-Creation wurde ein kollaboratives Arbeiten in einer auf Gegenseitigkeit beruhenden Partnerschaft angestrebt (Vargas et al. 2022), inklusive offener Kommunikation und gegenseitiger Anerkennung des Fachwissens. So sollte ermöglicht werden, dass alle Personen einen sinnvollen Beitrag zum Entwicklungsprozess leisten können (Halvorsrud et al. 2021). Darüber hinaus zielten die Bemühungen auf eine gegenseitige Wertschöpfung ab, um sicherzustellen, dass die Technologie selbst davon profitierte, während gleichzeitig alle Beteiligten ermächtigt würden, ihre Kenntnisse, Fähigkeiten und Perspektiven in den Prozess einzubringen und dadurch Empowerment zu erleben (Cowdell et al. 2022). Die partizipative Beteiligung erstreckte sich dementsprechend von Vorstufen der Partizipation (Anhörung und Einbeziehung) bis hin zu partizipativer Mitbestimmung und partieller Entscheidungskompetenz (Wright et al. 2010).

Am Beispiel des Forschungsprojektes HiSSS kann das Spannungsfeld *Agilität versus wissenschaftlichen Anspruch* verdeutlicht werden. Dieses Spannungsfeld entstand durch die unterschiedlichen Arbeitsweisen und -strukturen, die bei der transdisziplinären Technologieentwicklung aufeinandertrafen und die Zusammenarbeit vor Herausforderungen stellten. Innerhalb des Forschungsprojektes HiSSS zeigte sich das Spannungsfeld in beiden Projektphasen. Für die initiale Anforderungsanalyse sollte von wissenschaftlicher Seite eine systematische Literaturrecherche mit qualitativer Datenerhebung kombiniert werden. Daher wurden ein Interview mit einer Person mit einer neurogenen Sprachstörung sowie eine Fokusgruppe mit Sprachtherapeut:innen durchgeführt (Giordano et al. 2023). Durch dieses Vorgehen sollte die Technik von Beginn an nah an den Bedürfnissen der Zielgruppe ausgerichtet sein, was langfristig die Nutzung positiv beeinflussen sollte. Da sowohl die Literaturrecherche als auch die Erhebung qualitativer Daten zahlreiche Schritte umfassten, war ein Zeitraum von sechs Monaten eingeplant. Parallel dazu, sowie darüber hinaus, sollte das nutzerzentrierte Systemdesign bearbeitet werden. Durch die Parallelität dieser Methoden kam im transdisziplinären Austausch die Frage auf, was von technischer Seite bearbeitet werden könne, ohne später im Konflikt zu der Anforderungsanalyse zu stehen. Einerseits sollte die Anforderungsanalyse Grundlage für die Entwicklung sein, andererseits fand sie parallel zur Entwicklung statt. Bei der Synchronisation dieser beiden Prozesse brauchte es einen regelmäßigen Austausch zwischen den Konsortialpartnern und eine gut geplante technische Entwicklung, die von Anfang an darauf ausgelegt war, Anforderungen der Nutzenden berücksichtigen zu können und agil einzubauen.

Bei der weiteren Entwicklung und Pilotierung von Prototypen wurden im Abstand von drei bis vier Monaten die Co-Creation-Workshops von dem wissenschaftlichen Konsortialpartner organisiert (Giordano et al. 2025b). Mit dem angestrebten Zyklus wurde jeweils ausreichend Vor- und Nachbereitungszeit für die Workshops eingeplant. Darüber hinaus konnte zwischen den Workshops die technische Entwicklung fortgeführt werden, aus der sich stets neue Inhalte für die Co-Creation-Workshops ergaben. Während die nicht-wissenschaftlichen Co-Forschenden auch bereit gewesen wären, häufiger und kurzfristiger an Workshops teilzunehmen, was die technischen Partner:innen des Konsortiums gut in ihre agile Arbeitsweise hätten einbinden können, stellte dies die wissenschaftliche Seite vor Herausforderungen. Die technischen Partner:innen favorisierten eine zeitnahe und spezifische Rückmeldung durch die Zielgruppe, für die Wissenschaftler:innen bedeutete ein derartig agiles Vorgehen jedoch die Abnahme zeitlicher Ressourcen für die Vor- und Nachbereitung eines Workshops, was die langfristige Zeitplanung erschwerte. Reduzierte zeitliche Kapazitäten erschwerten auch die Erfüllung wissenschaftlicher Anforderungen, in Bezug auf Vorbereitung, Durchführung und Dissemination der wissenschaftlichen Daten.

Abschließend entstand innerhalb des Projekts ein Systemdemonstrator, der im sprachtherapeutischen Versorgungskontext anhand seiner Benutzerfreundlichkeit (Usability) und Auswirkung auf Adhärenz evaluiert wurde. Es wurde deutlich, dass bei der transdisziplinären partizipativen Technologieentwicklung unterschiedliche Arbeitsweisen aufeinandertreffen und kombiniert werden müssen. Zukünftig braucht es Konzepte zur erfolgreichen Kombination agiler Technologieentwicklung und der wissenschaftlichen Begleitung und Untersuchung ebendieser.

## 18.4 Schlussfolgerungen

Die herausgearbeiteten Spannungsfelder *Forschung mit Menschen versus Forschung mit Technologie*, *Innovation versus Bedürfnisorientierung*, *Anspruch versus Realität von Partizipation* und *Agilität versus wissenschaftlichen Anspruch* konnten an ausgewählten Projekten aufgezeigt werden. Dabei wird die Komplexität transdisziplinär partizipativer Technologieentwicklung ersichtlich. Deutlich wird, dass die Spannungsfelder insbesondere auf organisationaler Ebene entstehen. Wissenschafts-/Forschungsorientierte Institutionen wie Hochschulen zielen insbesondere auf Erkenntnisgewinn ab, während technisch orientierte Organisationen ein wirtschaftliches oder stärker innovationsgetriebenes Interesse aufweisen. Die dargestellten Spannungsfelder sind somit stark kontextabhängig und entstehen in Abhängigkeit von der Zusammensetzung des Projektkonsortiums. So kann in der Zusammenarbeit zwischen kleinen und mittleren Unternehmen (KMU) mit wissenschaftlichen Partnern ein Widerstreit der Interessen bei der Ausrichtung nach Innovation versus Bedürfnisorientierung entstehen. Während im Projekt TELL eben dieser Konflikt bearbeitet werden musste, zeigte sich für ein Projekt wie

PeerPAL, in der die Technologieentwicklung an der Hochschule stattfand, diese Herausforderung in geringerem Maße. Hier traten eher Beschränkungen in den Ressourcen und den technischen Umsetzungsmöglichkeiten in den Vordergrund und machten Anpassungen im Partizipationsgrad der Teilnehmenden erforderlich. Auch die nachhaltige Entwicklung kann ohne Unternehmensbeteiligung schwieriger sein. In der Forschungslogik angelegt ist die Herausforderung zwischen Agilität und wissenschaftlichem Anspruch eine Balance zu finden, indem bspw. von Beginn an mit größter Flexibilität geplant wird, wie das Projekt HiSSS zeigt. Die verschiedenen Konflikte bzw. Herausforderungen fordern im Entwicklungsprozess einen konstruktiven Umgang. Transdisziplinarität stellt sich dabei gleichzeitig als Voraussetzung und als Barriere partizipativer Technologieentwicklung heraus.

Einschränkend muss erwähnt werden, dass sich die beschriebenen Erkenntnisse auf vier ausgewählte Projekte beziehen. Gleichzeitig hatten die Autor:innen aufgrund ihrer Position in den Projekten einen umfassenden Einblick in das Vorgehen. Weiterhin beschreiben Schaller und Fischer (2024) vergleichbare Spannungsfelder mit Blick auf die Partizipative Technikentwicklung in der Pflege. Zukünftig gilt es, Spannungsfelder und Lösungsansätze systematisch zu erfassen bzw. zu entwickeln.

Im vorliegenden Beitrag wird deutlich, dass es struktureller Veränderungen bedarf, die zeitliche und kommunikative Ressourcen schaffen, um transdisziplinär Ziele und Arbeitsweisen zu entwickeln, die eine optimale Partizipation ermöglichen. Es braucht bereits zu Beginn sowie im Verlauf eines transdisziplinären partizipativen Technologieentwicklungsprojektes eine ausführliche Auseinandersetzung aller Beteiligten mit ethischen und rechtlichen Aspekten. Hierfür können unterstützende Tools, wie z. B. von ELSI-SAT Health & Care[1]eingesetzt werden. Die Tools regen dazu an, zahlreiche Aspekte, wie zentrale Werte oder wirtschaftliche Verwertungen eines Projektes gemeinsam als Konsortium zu hinterfragen und auszuarbeiten.

Zudem sollte frühzeitig eine ausführliche Auseinandersetzung mit partizipativen Methoden stattfinden, sowohl mit den Grundlagen und theoretischen Hintergründen, wie auch mit dem direkten Übertrag auf das angestrebte Projekt. Die Förderung von Weiterbildungen in partizipativen Methoden sowie die externe Begleitung intensiver Reflexionsprozesse sollten in der Drittmittelförderung und -beantragung berücksichtigt werden.

Trotz der identifizierten Spannungsfelder bieten transdisziplinäre partizipative Technologieentwicklungsprojekte die Möglichkeit, nachhaltige und bedarfsspezifische technische Innovationen zu kreieren. Gleichzeitig haben sie das Potenzial, vulnerablen Personengruppen, wie Menschen mit Sprach- und Sprechstörungen, Mitsprache und -gestaltung zu ermöglichen und darüber hinaus auch auf normativer Ebene einen prägenden Einfluss zu haben.

**Hinweis** Bei der Erstellung dieses Beitrags wurde scienceOS genutzt, um die sprachliche Qualität zu optimieren.

[1] s. https://www.elsi-sat-health-and-care.de (Zugegriffen: 25.01.2026)

## Literatur

Anemaat LN, Palmer VJ, Copland DA, Binge G, Druery K, Druery J, Mainstone K, Aisthorpe B, Mainstone P, Burton B, Wallace SJ (2024) Understanding experiences, unmet needs and priorities related to post-stroke aphasia care: stage one of an experience-based co-design project. Bmj Open 14:e81680. https://doi.org/10.1136/bmjopen-2023-081680

Arnstein SR (1969) A ladder of citizen participation. J Am Inst Plann 35:216–224. https://doi.org/10.1080/01944366908977225

Avramović P, Rietdijk R, Kenny B, Power E, Togher L (2023) Developing a digital health intervention for conversation skills after brain injury (convers-ABI-lity) using a collaborative approach: mixed methods study. J Med Internet Res 25:e45240. https://doi.org/10.2196/45240

Birt L, Scott S, Cavers D, Campbell C, Walter F (2016) Member checking: a tool to enhance trustworthiness or merely a nod to validation? Qual Health Res 26:1802–1811. https://doi.org/10.1177/1049732316654870

Breitenstein C, Hilari K, Baumgaertner A, Grewe T, Flöel A, Ziegler W, Martus P, Ringelstein EB, Huber W, Häusler KG, Brühl S, Willmes K, FCET2EC Study Group. (2025) Psychometric properties of the German Stroke and Aphasia Quality of Life Scale 39 generic version. Eur J Phys Rehabil Med 61:425

Brütt L (2020) Partizipative Versorgungsforschung: Nicht nur über, sondern mit Patienten forschen. In: Versorgungsforschung-Methoden und Ziele, S 26–33

Coleman JJ, Frymark T, Franceschini NM, Theodoros DG (2015) Assessment and treatment of cognition and communication skills in adults with acquired brain injury via telepractice: a systematic review. Am J Speech Language Pathol 24:295–315. https://doi.org/10.1044/2015_AJSLP-14-0028

Cornet VP, Toscos T, Bolchini D, Rohani Ghahari R, Ahmed R, Daley C, Mirro MJ, Holden RJ (2020) Untold stories in user-centered design of mobile health: practical challenges and strategies learned from the design and evaluation of an app for older adults with heart failure. JMIR Mhealth Uhealth 8:e17703. https://doi.org/10.2196/17703

Corsten S, Schimpf EJ, Konradi J, Keilmann A, Hardering F (2015) The participants' perspective: how biographic-narrative intervention influences identity negotiation and quality of life in aphasia. INT J LANG COMMUN DISORD 50:788–800. https://doi.org/10.1111/1460-6984.12173

Cowdell F, Dyson J, Sykes M, Dam R, Pendleton R (2022) How and how well have older people been engaged in healthcare intervention design, development or delivery using co-methodologies: A scoping review with narrative summary. Health Social Care Comm 30:776–798. https://doi.org/10.1111/hsc.13199

Daly Lynn JM, Armstrong E, Martin S (2016) User centred design and validation during the development of domestic brain computer interface applications for people with acquired brain injury and therapists: a multi-stakeholder approach. Jnl of Assistive Technologies 10:67–78. https://doi.org/10.1108/JAT-01-2016-0002

Dekhtyar M, Braun EJ, Billot A, Foo L, Kiran S (2020) Videoconference administration of the western aphasia battery-revised: feasibility and validity. Am J Speech-language Pathol 29:673–687. https://doi.org/10.1044/2019_AJSLP-19-00023

Duque E, Fonseca G, Vieira H, Gontijo G, Ishitani L (2019) A systematic literature review on user centered design and participatory design with older people. In: Guimaraes RL, Saibel SCA, de Santana VF, Kronbauer A (Hrsg) Proceedings of the 18th Brazilian Symposium on Human Factors in Computing Systems. ACM. https://doi.org/10.1145/3357155.3358471

Eftring H, Frennert S (2016) Design sozialer Assistenzroboter für ältere Menschen [Designing a social and assistive robot for seniors]. Z Gerontol Geriatr 49:274–281. https://doi.org/10.1007/s00391-016-1064-7

Ehlert H, Lüdtke U (2023) Künstliche Intelligenz (KI) in der Logopädie. Forum Logopädie 37:6–11

Endter C, Fischer F (2023) Interdisziplinarität und Partizipation als Voraussetzungen nachhaltiger Technologieentwicklung im Gesundheitsbereich. In: Hartung S, Wihofszky P (Hrsg) Springer Reference Pflege – Therapie – Gesundheit. Gesundheit und Nachhaltigkeit. Springer, Berlin Heidelberg. https://doi.org/10.1007/978-3-662-64954-1_51-1

Farin-Glattacker E, Kirschning S, Meyer T, Buschmann-Steinhage R (2014) Partizipation an der Forschung–eine Matrix zur Orientierung. https://dgrw-online.de/wp-content/uploads/matrix_ef_1.pdf. Zugegriffen: 21. Nov. 2025

Fergadiotis G, Swiderski A, Hula WD (2019) Predicting confrontation naming item difficulty. Aphasiology 33:689–709. https://doi.org/10.1080/02687038.2018.1495310

Fischer B, Peine A, Östlund B (2020) The importance of user involvement: a systematic review of involving older users in technology design. Gerontologist 60:e513–e523. https://doi.org/10.1093/geront/gnz163

Fischer F, Boscher C, Kämmer J, Reimann D, Endter C (2022) Status quo des Verständnisses und Einsatzes von Partizipation und Co-Creation in der gesundheits- und pflegebezogenen Technikentwicklung: Ergebnisse eines systematischen Reviews. In: Das Gesundheitswesen, Soziale Gesundheit neu denken: Herausforderungen für Sozialmedizin und medizinische Soziologie in der digitalen Spätmoderne Gemeinsame Jahrestagung der DGSMP und der DGMS. Thieme. https://doi.org/10.1055/s-0042-1753563

Flood M, Ennis M, Ludlow A, Sweeney FF, Holton A, Morgan S, Clarke C, Carroll P, Mellon L, Boland F, Mohamed S, De Brún A, Hanratty M, Moriarty F (2021) Research methods from human-centered design: potential applications in pharmacy and health services research. Res Soc Adm Pharm 17:2036–2043

Gauch M, Corsten S, Geschke K, Heinrich I, Leinweber J, Spelter B (2023) Differences of modality use between telepractice and face-to-face administration of the scenario-test in persons with dementia-related speech disorder. Brain Sci. https://doi.org/10.3390/brainsci13020204

Gauch M, Plath A, Diehlmann L, Heinrich I, Leinweber J, Spelter B, Corsten S (2026) Piloting the transfer of an individual biographic-narrative intervention into a teletherapeutic setting: a feasibility study. Aphasiology, 1–26. https://doi.org/10.1080/02687038.2025.2606331

Giordano K, Wonschik M, Leinweber J (2023) Building an online platform for speech and language therapy in Germany: users needs and requirements. In: Antona M, Stephanidis C (Hrsg) Universal access in human-computer interaction. Lecture Notes in Computer Science, Bd 14021. Springer. https://doi.org/10.1007/978-3-031-35897-5_39

Giordano K, Baumgärtner A, Corsten S (2025a) Influence of User Involvement on the Personal Empowerment of Participants. Activities Adapt Aging. https://doi.org/10.1080/01924788.2025.2454172

Giordano K, Wonschik M, Leinweber J (2025b) The involvement of individuals with speech and language impairments in research: insights from a co-creation process. Res Involv Engagem 11:91

Halvorsrud K, Kucharska J, Adlington K, Rüdell K, Brown Hajdukova E, Nazroo J, Haarmans M, Rhodes J, Bhui K (2021) Identifying evidence of effectiveness in the co-creation of research: a systematic review and meta-analysis of the international healthcare literature. J Public Health (Berl) 43:197–208. https://doi.org/10.1093/pubmed/fdz126

Hansa J, Hansen H (2025) User-centered qualitative evaluation of a fully immersive, head-mounted virtual reality application prototype to facilitate real-life transfer in voice therapy. Int J Speech Lang Pathol. https://doi.org/10.1080/17549507.2025.2473075

Hastall MR, Dockweiler C, Mühlhaus J (2017) Achieving end user acceptance: building blocks for an evidence-based user-centered framework for health technology development and assessment. In: Antona M, Stephanidis C (Hrsg) Universal access in human–computer interaction. Human and technological environments. Lecture Notes in Computer Science, Bd 10279. Springer. https://doi.org/10.1007/978-3-319-58700-4_2

Heitplatz V, Leinweber J, Frieg H, Bilda K, Ritterfeld U (2019) Konzepte zur Nutzer*inneneinbindung am Beispiel der Entwicklung einer digitalen Anwendung zum Training der Sprechverständlichkeit (ISi-Speech). In: Posenau A, Deiters W, Sommer S (Hrsg) Nutzerorientierte Gesundheitstechnologien. Hogrefe

Heitplatz V, Dirks S, Pelka B, Baumann L, Schulz AC, Wilkens L, York J (2025) Developing technologies in an ethical and participatory approach. Guidelines for participatory technology design with people with disabilities. Interact Comput. https://doi.org/10.1093/iwc/iwaf012

Henderson RM, Clark KB (1990) Architectural innovation: the reconfiguration of existing product technologies and the failure of established firms. Adm Sci Q 35:9. https://doi.org/10.2307/2393549

Hilari K, Lamping DL, Smith SC, Northcott S, Lamb A, Marshall J (2009) Psychometric properties of the Stroke and Aphasia Quality of Life Scale (SAQOL-39) in a generic stroke population. Clin Rehabil 23:544–557. https://doi.org/10.1177/0269215508101729

Hoover EL, Carney A (2014) Integrating the iPad into an intensive, comprehensive aphasia program. Semin Speech Lang 35:25–37. https://doi.org/10.1055/s-0033-1362990

Kearns Á, Kelly H, Pitt I (2021) Self-reported feedback in ICT-delivered aphasia rehabilitation: a literature review. Disabil Rehabil 43:1193–1207. https://doi.org/10.1080/09638288.2019.1655803

Köppen M, Schmidt K, Tiefenthaler S (2020) Mit vulnerablen Gruppen forschen – ein Forschungsprozessmodell als Reflexionshilfe für partizipative Projekte. In: Hartung S, Wihofszky P, Wright MT (Hrsg) Partizipative Forschung. Springer, Wiesbaden. https://doi.org/10.1007/978-3-658-30361-7_2

Kurfeß C, Lauer N, Knieriemen M, Kreiter D, Corsten S (2022) Gut vernetzt ist halb befreundet!? Partizipative Entwicklung eines Smartphone-basierten sozialen Netzwerks für Menschen mit Aphasie. Forum Logopädie 36:6–11

Kurfeß C, Corsten S, Nickel MT, Knieriemen M, Kreiter D, Lauer N (2023) Peer-to-peer support: digital networking in aphasia to improve quality of life (PeerPAL). Front Commun 8:1187233. https://doi.org/10.3389/fcomm.2023.1187233

Kurfeß C, Corsten S, Nickel M, Kreiter D, Lauer N (2025) Improving health-related quality of life for people with aphasia through peer support using the digital network PeerPAL. Aphasiology. https://doi.org/10.1080/02687038.2025.2505641

Kuutti K, Bannon LJ (2014) The turn to practice in HCI. In: Jones M, Palanque P, Schmidt A, Grossman T (Hrsg) Proceedings of the SIGCHI Conference on Human Factors in Computing Systems. ACM. https://doi.org/10.1145/2556288.2557111

Laskey AB, Nicholls W (2019) Jumping off the ladder. J Am Plan Assoc 85:348–362. https://doi.org/10.1080/01944363.2019.1618729

Lee HR, Šabanović S, Chang WL, Nagata S, Piatt J, Bennett C, Hakken D (2017) Steps toward participatory design of social robots. In: Mutlu B, Tscheligi M, Weiss A, Young JE (Hrsg) Proceedings of the 2017 ACM/IEEE International Conference on Human-Robot Interaction. ACM. https://doi.org/10.1145/2909824.3020237

Leinweber J, Barthel M (2022) Digital Health-Leistungen als Motor einer verbesserten Gesundheitsversorgung. Sprache Stimme Gehör 46:19–27

Leinweber J, Dockweiler C (2020) Perspektiven der Digitalisierung in der Logopädie/Sprachtherapie. Forum Logopädie 34:6–9

Leinweber J, Schulz K (2019) Digitalisierung in der Aphasietherapie – eine ethische Betrachtung. Aphasie Verwandte Gebiete 2:34–41

Leinweber J, Alber B, Barthel M, Whillier AS, Wittmar S, Borgetto B, Starke A (2023) Technology use in speech and language therapy: digital participation succeeds through acceptance and use of technology. Front Commun 8:1176827. https://doi.org/10.3389/fcomm.2023.1176827

Levelink M, Brütt AL (2024) Partizipative Forschung: Einführung und Abgrenzung zur partizipativen Technikentwicklung. In: Kernebeck S, Fischer F (Hrsg) Partizipative Technikentwicklung im Sozial- und Gesundheitswesen. Hogrefe

Liu F, Lu Y, Wang P (2020) Why knowledge sharing in scientific research teams is difficult to sustain: an interpretation from the interactive perspective of knowledge hiding behavior. Front Psychol 11:537833. https://doi.org/10.3389/fpsyg.2020.537833

Maaß S, Buchmüller S (2018) The crucial role of cultural probes in participatory design for and with older adults. i-com 17:119–135. https://doi.org/10.1515/icom-2018-0015

Mahmud AA, Limpens Y, Martens JB (2013) Expressing through digital photographs: an assistive tool for persons with aphasia. Univers Access Inf Soc 12:309–326. https://doi.org/10.1007/s10209-012-0286-8

Manzeschke A, Weber K, Rother E, Fangerau H (2013) Ethische Fragen im Bereich Altersgerechter Assistenzsysteme: Ergebnisse der Studie. https://www.interaktive-technologien.de/service/publikationen/ethische-fragen-im-bereich-altersgerechter-assistenzsysteme. Zugegriffen: 21. Nov. 2025

Marsilio M, Fusco F, Gheduzzi E, Guglielmetti C (2021) Co-production performance evaluation in Healthcare. A systematic review of methods, tools and metrics. IJERPH. https://doi.org/10.3390/ijerph18073336

McGill M, Noureal N, Siegel J (2019) Telepractice treatment of stuttering: a systematic review. Telemedicine J E-health 25:359–368. https://doi.org/10.1089/tmj.2017.0319

McKechnie J, Ahmed B, Gutierrez-Osuna R, Monroe P, McCabe P, Ballard KJ (2018) Automated speech analysis tools for children's speech production: a systematic literature review. Int J Speech Lang Pathol 20:583–598. https://doi.org/10.1080/17549507.2018.1477991

Merkel S, Kucharski A (2019) Participatory design in gerontechnology: a systematic literature review. Gerontologist 59:e16–e25. https://doi.org/10.1093/geront/gny034

Meuser M, Nagel U (2009) Das Experteninterview – konzeptionelle Grundlagen und methodische Anlage. In: Pickel S, Pickel G, Lauth HJ, Jahn D (Hrsg) Methoden der vergleichenden Politik- und Sozialwissenschaft. VS. https://doi.org/10.1007/978-3-531-91826-6_23

Mühlhaus J, Hastall MR (2017) Ethisch, rechtliche und soziale Implikationen technikbasierter Anwendungen. In: Bilda K, Mühlhaus J, Ritterfeld U (Hrsg) Neue Technologien in der Sprachtherapie. Thieme

Mulvale G, Moll S, Miatello A, Robert G, Larkin M, Palmer VJ, Powell A, Gable C, Girling M (2019) Codesigning health and other public services with vulnerable and disadvantaged populations: Insights from an international collaboration. Health Expect 22:284–297. https://doi.org/10.1111/hex.12864

Munsell M, Oliveira E, Saxena S, Godlove J, Kiran S (2020) Closing the digital divide in speech, language, and cognitive therapy: cohort study of the factors associated with technology usage for rehabilitation. J Med Internet Res 22:e16286. https://doi.org/10.2196/16286

Newton C, Acres K, Bruce C (2013) A comparison of computerized and paper-based language tests with adults with aphasia. Am J Speech Lang Pathol 22:185–197. https://doi.org/10.1044/1058-0360(2012/12-0027)

Nickel M, Lauer N, Kreiter D, Kurfeß C, Corsten S (2025) Peer-to-peer support in aphasia: the participants' perspective on a digital network (PeerPAL). J Interact Res Commun Disord 16:43–81

Nobis-Bosch R, Bruehl S, Krzok F, Jakob H (2020) Szenario-Test: Testung Verbaler und Non-Verbaler Aspekte Aphasischer Kommunikation. Prolog

Pierce JE, Hill AJ, Wong D, Pitt R, Rose ML (2025) Adapting a group-based, multimodal aphasia treatment for telehealth – co-design of M-MAT Tele. Disability and rehabilitation. Assist Technol 20:239–246. https://doi.org/10.1080/17483107.2024.2366423

Pugliese M, Ramsay T, Shamloul R, Mallet K, Zakutney L, Corbett D, Dukelow S, Stotts G, Shamy M, Wilson K, Guerinet J, Dowlatshahi D (2019) RecoverNow: A mobile tablet-based therapy platform for early stroke rehabilitation. PLoS ONE 14:e210725. https://doi.org/10.1371/journal.pone.0210725

Rangarathnam B, Gilroy H, McCullough GH (2015) Do patients treated for voice therapy with Telepractice show similar changes in voice outcome measures as patients treated face-to-face? EBP Briefs 11:1–6

Rappaport J (1987) Terms of empowerment/exemplars of prevention: toward a theory of community psychology. Am J Community Psychol 15:121–148. https://doi.org/10.1007/bf00919275

Ritterfeld U, Hastall MR (2017) Begrifflichkeiten, Systematik, Akzeptanzfaktoren und Innovationen. In: Bilda K, Mühlhaus J, Ritterfeld U (Hrsg) Neue Technologien in der Sprachtherapie. Thieme

Romariz Peixoto L, Rectem L, Pouleur JA (2022) Citizen participation in architecture and Urban planning confronted with Arnstein's ladder: four experiments into popular neighbourhoods of Hainaut demonstrate another hierarchy. Architecture 2:114–134. https://doi.org/10.3390/architecture2010007

Sanders EBN, Stappers PJ (2008) Co-creation and the new landscapes of design. CoDesign 4:5–18. https://doi.org/10.1080/15710880701875068

Saxenian A (1996) Regional advantage: culture and competition in Silicon Valley and route 128. University Press

Schaller M, Fischer F (2024) Partizipative Technikentwicklung mit pflegenden Angehörigen zwischen Solutionismus und Humanismus – Ein Essay. Spiritual Care 13:285–289. https://doi.org/10.1515/spircare-2024-0034

Schulz AJ, Israel BA, Zimmerman MA, Checkoway BN (1995) Empowerment as a multi-level construct: perceived control at the individual, organizational and community levels. Health Educ Res 10:309–327. https://doi.org/10.1093/her/10.3.309

Singh H, Benn N, Fung A, Kokorelias KM, Martyniuk J, Nelson MLA, Colquhoun H, Cameron JI, Munce S, Saragosa M, Godhwani K, Khan A, Yoo PY, Kuluski K (2024) Co-design for stroke intervention development: Results of a scoping review. PLoS ONE 19:e297162. https://doi.org/10.1371/journal.pone.0297162

Smits DW, van Meeteren K, Klem M, Alsem M, Ketelaar M (2020) Designing a tool to support patient and public involvement in research projects: the Involvement Matrix. Res Involv Engagem 6:30. https://doi.org/10.1186/s40900-020-00188-4

Spelter B, Corsten S, Diehlmann L, Plath A, Leinweber J (2022) The user-centred design in the development of a platform for Teletherapy for people with aphasia. In: Antona M, Stephanidis C (Hrsg) Universal access in human-computer interaction. Novel design approaches and technologies. Lecture Notes in Computer Science, Bd 13308. Springer. https://doi.org/10.1007/978-3-031-05028-2_23

Spelter B, Corsten S, Diehlmann L, Gauch M, Hoffmann M, Karstens S, Plath A, Leinweber J (2023) Modification of the brief measure of technology commitment for people with aphasia. In: Antona M, Stephanidis C (Hrsg) Universal access in human-computer interaction. Lecture Notes in Computer Science, Bd 14020. Springer. https://doi.org/10.1007/978-3-031-35681-0_33

Sutherland R, Trembath D, Roberts J (2018) Telehealth and autism: a systematic search and review of the literature. Int J Speech Lang Pathol 20:324–336. https://doi.org/10.1080/17549507.2018.1465123

Theodoros D, Aldridge D, Hill AJ, Russell T (2019) Technology-enabled management of communication and swallowing disorders in Parkinson's disease: a systematic scoping review. Intl J Lang Comm Disor 54:170–188. https://doi.org/10.1111/1460-6984.12400

Van Bewer V (2017) Transdisciplinarity in health care: a concept analysis. Nurs Forum 52:339–347

van Calis JFE, Bevelander KE, van der Cruijsen AWC, Leusink GL, Naaldenberg J (2023) Toward inclusive approaches in the design, development, and implementation of ehealth in the intellectual disability sector: scoping review. J Med Internet Res 25:e45819. https://doi.org/10.2196/45819

van den Broek G, Cavallo F, Wehrmann C (2010) AALIANCE ambient assisted living roadmap, 6. Aufl. IOS Press

Vargas C, Whelan J, Brimblecombe J, Allender S (2022) Co-creation, co-design, co-production for public health – a perspective on definition and distinctions. Public Health Res Pract. https://doi.org/10.17061/phrp3222211

Wales D, Skinner L, Hayman M (2017) The efficacy of telehealth-delivered speech and language intervention for primary school-age children: a systematic review. Int J Telerehab 9:55–70. https://doi.org/10.5195/ijt.2017.6219

Wall KJ, Cumming TB, Koenig ST, Pelecanos AM, Copland DA (2018) Using technology to overcome the language barrier: the Cognitive Assessment for Aphasia App. Disabil Rehabil 40:1333–1344. https://doi.org/10.1080/09638288.2017.1294210

Wannenmacher D (2020) Obstacles and levers of interdisciplinary collaborative work. The case of ALLIBEAS. Knowl Manag Res Pract 18:110–119. https://doi.org/10.1080/14778238.2019.1701960

Weber K, Frommeld D, Manzeschke A, Fangerau H (2015) Technisierung des Alltags: Beitrag für ein gutes Leben? Franz Steiner Verlag

Weidner K, Lowman J (2020) Telepractice for adult speech-language pathology services: a systematic review. Perspect Asha Special Interest Groups 5:326–338. https://doi.org/10.1044/2019_PERSP-19-00146

WHO (2021) Global strategy on digital health 2020–2025. World Health Organization (WHO). https://www.who.int/docs/default-source/documents/gs4dhdaa2a9f352b0445bafbc79ca799dce4d.pdf. Zugegriffen: 21. Nov. 2025

Wright MT, von Unger H, Block M (2010) Partizipation der Zielgruppe in der Gesundheitsförderung und Prävention. In: Wright MT (Hrsg) Partizipative Qualitätsentwicklung in der Gesundheitsförderung und Prävention. Huber

# Hallo, wie kann ich helfen? Anwendungsfelder und Zukunftsperspektiven von Conversational Agents im Krankenhauskontext

19

Rene Rathmann, Aylin Bozkurt, Anna Kaindl, Alexander Piazza und Ritam Garg

**Zusammenfassung**

Ziel dieses Kapitels ist es, einen umfassenden Überblick über den Einsatz von Conversational Agents im Krankenhauskontext zu geben und deren in der Forschung identifizierten Potenziale in spezifischen Anwendungsbereichen darzustellen. Auf Grundlage eines qualitativen Studiendesigns mit systematischer Literaturdurchsicht wurden neun relevante Anwendungsfelder näher untersucht. Die Ergebnisse zeigen, dass Conversational Agents klinische, administrative und edukative Prozesse unterstützen, Patient:innen entlang des gesamten Versorgungspfads begleiten und das medizinische Personal entlasten können. Während beim Einsatz von Conversational Agents in vielen Bereichen bisher der funktionale Nutzen im Vordergrund steht, erfordert ihr Einsatz im direkten Patientenumfeld ein stärker individualisiertes und auf den jeweiligen Anwendungskontext angepasstes Design. Unterschiedliche Typen von Conversational Agents weisen spezifische Stärken auf: So werden Chatbots vermehrt für strukturierte Informationsprozesse, soziale Roboter für emotionale Unterstützung, Sprachassistenten für Monitoring und Nachsorge sowie digitale Avatare für Schulungen und sensitive Screenings eingesetzt. Trotz der aufgezeigten Potenziale bestehen Herausforderungen hinsichtlich des Datenschutzes und der

R. Rathmann · A. Bozkurt · A. Kaindl · A. Piazza (✉) · R. Garg
Hochschule Ansbach - Campus Rothenburg, Ansbach, Deutschland
E-Mail: rene.rathmann@hs-ansbach.de

A. Bozkurt
E-Mail: a.bozkurt17741@hs-ansbach.de

A. Kaindl
E-Mail: anna.kaindl@hs-ansbach.de

A. Piazza
E-Mail: alexander.piazza@hs-ansbach.de

R. Garg
E-Mail: ritam.garg@hs-ansbach.de



S. D'Onofrio, C. Russ (Hrsg.), *Digital HealthTech*, Edition HMD,
https://doi.org/10.1007/978-3-658-51795-3_19

IT-Infrastruktur. Eine erfolgreiche Implementierung setzt eine kontextspezifische Anpassung, ein systematisches Interaktionsdesign sowie ein begleitendes Implementierungsmanagement voraus. Die Studie in diesem Kapitel betont die Notwendigkeit weiterer Forschung zu Nutzerbedürfnissen, Sicherheitsaspekten und langfristiger Integration. Insgesamt liefert sie eine fundierte Grundlage für Praxis und Forschung und unterstreicht das Potenzial von Conversational Agents für die patientenzentrierte Krankenhausversorgung.

**Schlüsselwörter**

Conversational Agents · Gesundheitsanwendungen · Krankenhaus · Künstliche Intelligenz · Literaturübersicht · Patientenversorgung

## 19.1 Neue Chancen für die klinische Versorgung

Das heutige Gesundheitssystem steht vor tiefgreifenden strukturellen Herausforderungen: Ein anhaltender Mangel an Personal und finanziellen Ressourcen bringt Krankenhäuser und medizinische Einrichtungen zunehmend an ihre Belastungsgrenzen. Eine Situation, die durch die COVID-19-Pandemie und den zunehmenden Fachkräftemangel zusätzlich verschärft wurde. Die Folgen sind vielerorts spürbar: Zeitdruck in der Versorgung, längere Wartezeiten und eine eingeschränkte Qualität in der Patientenkommunikation und -betreuung (Kelly et al. 2019; Nowrouzi-Kia et al. 2023). Studien zeigen, dass unterbesetzte Kliniken häufig Schwierigkeiten haben, eine angemessene und zeitnahe Versorgung sicherzustellen. Dies führt nicht nur zu einer Überlastung des medizinischen Personals, sondern auch zu einem Rückgang der Versorgungsqualität insgesamt (Kelly et al. 2019; Nyashanu et al. 2020; Rangachari und Woods 2020). Besonders gravierend sind die Auswirkungen in Bereichen mit hoher Versorgungsdichte wie Notaufnahmen und Intensivstationen. Hier kann die enorme Arbeitsbelastung bei Mitarbeitenden zu erheblichen physischen und psychischen Belastungen führen (Rangachari und Woods 2020; Schmitt et al. 2021).

Gleichzeitig eröffnen technologische Fortschritte, insbesondere im Bereich der Künstlichen Intelligenz (KI) und Robotik, vielversprechende Perspektiven, um dem bestehenden Druck im Gesundheitswesen entgegenzuwirken. Conversational Agents (CAs), etwa in Form von generativen KI-Chatbots oder sozialen Robotern, werden zunehmend im Krankenhauskontext eingesetzt, um Versorgungsprozesse zu unterstützen und vorhandene Ressourcen gezielter einzusetzen (Lujak et al. 2017; Narayanan et al. 2022). Sie können beispielsweise bei der Patientenüberwachung, der Dokumentation sowie in der direkten Kommunikation mit Patient:innen entlastend wirken. Auf diese Weise gewinnen Pflege und Fachpersonal Zeit, um sich auf komplexere Aufgaben zu konzentrieren (Lujak et al. 2017; Narayanan et al. 2022). Der Einsatz von CAs hat sich insbesondere bei der Übernahme routinemäßiger Tätigkeiten als vielversprechend erwiesen, da sie die Arbeitsbelastung in der Pflege

**Tab. 19.1** Übersicht verschiedener Typen von Conversational Agents (eigene Tabelle)

| Parameter | Chatbots | Sprachassistenten | Digitale Avatare | Soziale Roboter |
|---|---|---|---|---|
| Inputmodalität | Text | Sprache | Sprache, Text, Mimik, Gestik | Sprache, Berührung, Gestik |
| Outputmodalität | Text | Sprache | Sprache, Text, Mimik, Gestik | Sprache, Mimik, Gestik |
| Verkörperung | Nicht verkörpert | Nicht verkörpert oder als statisches Sprachgerät | Virtuell verkörpert | Physisch verkörpert |
| Endgeräte | Webseiten und Mobilgeräte | Intelligente Lautsprecher und Mobilgeräte | Stationäre Displays und Terminals | Physische Roboter |
| Soziale Präsenz | Sehr gering, nur funktionale Präsenz | Gering, rein akustische Präsenz | Mittel, visuelle und akustische Präsenz | Hoch, physische und akustische Präsenz |

deutlich senken und die betriebliche Effizienz steigern können (Narayanan et al. 2022). Zudem ermöglichen intelligente Technologien in zahlreichen Fällen Kosteneinsparungen, wodurch die verfügbaren finanziellen Ressourcen wirtschaftlicher eingesetzt werden können (Mlinaric et al. 2023). CAs sind computerbasierte Systeme, die darauf ausgelegt sind, menschliche Kommunikation über geschriebene oder gesprochene Sprache oder nonverbale Kommunikationsformen zu simulieren und Nutzer:innen durch interaktive Kommunikation in Echtzeit zu unterstützen (Car et al. 2020; Miles et al. 2021). Der Begriff CAs umfasst verschiedene technische Systeme, darunter Chatbots, Sprachassistenten, soziale Roboter und digitale Avatare (s. Tab. 19.1). Diese unterscheiden sich in der Art der Kommunikation sowie im Nutzungserlebnis (Vaidyam et al. 2019). *Chatbots* zählen zu den bekanntesten Vertretern von CAs. Sie simulieren Gespräche über Texteingabe, können regelbasiert oder KI-gestützt arbeiten und bieten durch eine dialogische Interaktion eine niederschwellige Unterstützung (Araujo 2018; Miles et al. 2021). *Sprachassistenten* nutzen Spracherkennung, um eine sprachgesteuerte, freihändige Interaktion mit Geräten zu ermöglichen, etwa über Systeme wie Amazon Alexa oder Apple Siri. Sie erhöhen die Zugänglichkeit und den Bedienkomfort im Alltag (Porcheron et al. 2017; De Cock et al. 2020). Anders als reine Text- oder Sprachassistenten verfügen *Digitale Avatare* über eine visuelle Gestalt, häufig in Form einer computergenerierten Figur, die es Nutzer:innen ermöglicht innerhalb einer virtuellen Umgebung durch Sprache, Mimik, Gestik oder Text mit ihnen zu interagieren und dadurch ein personalisiertes, immersives Nutzungserlebnis schaffen (Wollny et al. 2021; Mack et al. 2023). Im Gegensatz dazu agieren *soziale Roboter*[1] in der physischen Welt. Sie besitzen durch ihren materiellen, oft menschen- oder tierähnlichen Körper eine physische Präsenz und sind speziell darauf ausgelegt, in sozialen Interaktionen mit Menschen zu kommunizieren (Clark et al. 2019; Vaidyam et al. 2019).

[1] Kap. 20 behandelt soziale Roboter als Unterstützung für ältere Menschen in häuslicher und institutioneller Pflege.

Angesichts des zunehmenden Handlungsdrucks in der medizinischen Versorgung sowie der rasanten Entwicklung KI-basierter Sprachsysteme liefert das vorliegende Review einen dringend benötigten Überblick, der sowohl praktische Implementierungsprozesse unterstützt als auch gezielte Impulse für zukünftige Forschung setzt. Zwar liegen bereits zahlreiche systematische Übersichtsarbeiten zu CAs im Gesundheitswesen vor, jedoch fehlt bislang ein Review, das den Einsatzkontext im Krankenhaus abdeckt. Bestehende Reviews adressieren entweder den Gesundheitsbereich insgesamt, und sind deshalb wenig auf das Krankenhaus fokussiert (Laranjo et al. 2018; Montenegro et al. 2019; De Cock et al. 2020; Car et al. 2020; Cevasco et al. 2024), oder konzentrieren sich auf spezifische Erkrankungen und Anwendungsfelder, etwa im Bereich der psychischen Gesundheit (Russo et al. 2019; Gaffney et al. 2019; Bérubé et al. 2021; Lima et al. 2022; Catania et al. 2023; Li et al. 2023; Jabir et al. 2024), im Umgang mit chronischen Erkrankungen (Schachner et al. 2020; Griffin et al. 2021; Sawad et al. 2022) oder im Bereich der Patientenedukation (Passanante et al. 2023). Weitere Arbeiten beschränken sich auf bestimmte Typen von CAs, wie Chatbots und generative KI (Boucher et al. 2021; Aggarwal et al. 2023; Mohammad et al. 2023; Sallam 2023) oder soziale Roboter (Hung 2019; Huang et al. 2023; Ragno et al. 2023). Auch Reviews mit Fokus auf die Anwendung in der Klinik existieren, adressieren jedoch nur einzelne Fachbereiche oder Anwendungsgebiete innerhalb des Krankenhauses, wie die Onkologie (Xu et al. 2021), Notaufnahmen (Preiksaitis et al. 2024; Ventura et al. 2024), die Pädiatrie (Moerman et al. 2019; Littler et al. 2021; Hudson et al. 2023), Pflegekontexte (Papadopoulos et al. 2018) oder die Psychiatrie (Vagnetti et al. 2024). Bislang liegt keine Übersichtsarbeit vor, die den Einsatz von CAs im Krankenhauskontext differenziert nach Anwendungssituationen untersucht. Damit fehlt eine wichtige wissenschaftliche Aufarbeitung des Themas. Ein systematisches Literatur-Review ist essenziell, um bestehende Forschungsergebnisse zu bündeln, Anwendungsbereiche strukturiert zu erfassen und gleichzeitig eine fundierte, evidenzbasierte Implementierung in der klinischen Praxis zu fördern. Ziel der vorliegenden Arbeit ist es, durch diese systematische Vorgehensweise einen umfassenden Überblick über den Einsatz von CAs im Krankenhauskontext zu gewinnen. Dabei steht folgende zentrale Forschungsfrage im Fokus: *Welche Erkenntnisse liefert die aktuelle Forschung über das Einsatzpotenzial von Conversational Agents in spezifischen Anwendungsbereichen im Krankenhausumfeld?*

## 19.2 Vom Begriffschaos zur strukturierten Literaturlandschaft

Für das vorliegende Literatur-Review wurde ein systematischer Ansatz gewählt, um relevante wissenschaftliche Publikationen zum Einsatz von CAs im Krankenhauskontext zu identifizieren, kritisch zu analysieren und zusammenzufassen. Dabei wurde den Empfehlungen von vom Brocke et al. (2015) gefolgt, die eine Checkliste mit Leitlinien zur Verbesserung des Literaturrechercheprozesses im Bereich der Wirtschaftsinformatik bereitstellen.

### 19.2.1 Auf Studiensuche

Für die Literaturrecherche wurden zunächst Suchanfragen erstellt, um eine Liste potenziell relevanter Literatur zu erhalten. Da für Conversational Agents und ihre Subtypen bislang keine standardisierte Nomenklatur existiert, die als Grundlage für die Suchbegriffe dienen könnte, wurde ein systematischer Ansatz entwickelt, um eine möglichst vollständige Liste relevanter Suchbegriffe zu erlangen. Zunächst wurde in der PubMed Datenbank nach Übersichtsarbeiten zu Conversational Agents sowie deren Subtypen wie Chatbots, Sprachassistenten, digitalen Avataren und sozialen Robotern im Gesundheitsbereich gesucht. Vierzehn geeignete Übersichtsarbeiten, die ihre Suchstrategien und verwendeten Suchbegriffe offenlegten, wurden identifiziert (Laranjo et al. 2018; Russo et al. 2018; Montenegro et al. 2019; Car et al. 2020; Schachner et al. 2020; Bérubé et al. 2021; Lima et al. 2022; Sawad et al. 2022; Catania et al. 2023; Passanante et al. 2023; Cevasco et al. 2024; Jabir et al. 2024). Aus diesen Arbeiten wurden 222 Suchbegriffe extrahiert, redundante Begriffe entfernt und sowohl Singular als auch Pluralformen aufgenommen. Dadurch entstand eine bereinigte Liste mit 150 Begriffen. Da diese Liste für eine vollständige Datenbanksuche zu umfangreich war, wurde ein Filterverfahren eingesetzt, um Begriffe mit Relevanz für den Krankenhauskontext auszuwählen. Hierzu führte ein Python Programm automatisierte Suchanfragen im Format *Suchbegriff* AND *hospital* in PubMed durch. Auf Grundlage dieser Analyse wurden jene Begriffe ausgewählt, die jeweils mindestens zwei Treffer in der Studienlage erzielten. Dies führte zu einer finalen Liste von 48 relevanten Suchbegriffen, die typische Bezeichnungen für Conversational Agents und ihre Subtypen wie *Chatbot*, *Virtual Assistant*, *Intelligent Agent* und *Social Robot* umfasst. Ergänzend wurde in Abstimmung mit den Autor:innen sowie einer externen Fachperson eine zweite Begriffsliste erstellt, die den Einsatz im Krankenhauskontext abbildet. Diese umfasst die sechs Begriffe *hospital*, *hospitals*, *hospitalized*, *hospitalization*, *emergency department* und *triage*. Anschließend wurden die Suchanfragen mithilfe logischer Operatoren so aufgebaut, dass Studien identifiziert werden, die im Titel oder Abstract mindestens einen Begriff aus beiden Listen enthalten, also sowohl einen Suchbegriff zu Conversational Agents als auch einen krankenhausbezogenen Begriff. Die Literaturrecherche wurde in vier wissenschaftlichen Datenbanken durchgeführt: PubMed, AIS eLibrary, ACM Digital Library und ScienceDirect. Die Suchsyntax wurde jeweils an die spezifischen Anforderungen der einzelnen Plattformen angepasst.

### 19.2.2 Studienauswahl mit klaren Kriterien

Die Auswahl der Studien erfolgte anhand klar definierter Einschluss- und Ausschlusskriterien. Eingeschlossen wurden ausschließlich Arbeiten, die (1) in einem klinischen oder klinisch simulierten Umfeld durchgeführt wurden, etwa in der prästationären Versorgung, ambulanten Behandlung, stationären Rehabilitation, psychiatrischen Versorgung oder Notaufnahme, und (2) den Einsatz eines CAs untersuchten, der autonom mit Patient:innen oder medizinischem Personal interagiert.

Darüber hinaus mussten (3) reale Nutzungsinteraktionen systematisch evaluiert worden sein, beispielsweise im Rahmen von klinischen Studien, Beobachtungen, Fallstudien, experimentellen Settings oder Studien mit Patientenfeedback. Weiterhin wurden nur Studien berücksichtigt, die (4) in englischer Sprache verfasst sind, (5) als wissenschaftlicher Zeitschriftenartikel oder peer-reviewter Konferenzbeitrag publiziert wurden und (6) im Zeitraum von 2014 bis 2024 erschienen sind. Diese zeitliche Eingrenzung wurde gewählt, da mit der Markteinführung von Amazon Alexa im November 2014 ein technologischer Wendepunkt erreicht wurde, der die breite gesellschaftliche Verbreitung und Anwendung von CAs einleitete. Nicht berücksichtigt wurden Studien, die (1) außerhalb des Krankenhauskontexts angesiedelt sind, etwa in der Gesundheitsprävention, der Altenpflege, in Online-Gesundheitsdiensten oder in der häuslichen Versorgung. Ebenfalls ausgeschlossen wurden Arbeiten, in denen (2) der eingesetzte CA nicht autonom agierte, beispielsweise im Rahmen eines Wizard-of-Oz-Ansatzes, bei dem die Systemausgaben des CAs vorübergehend durch eine menschliche Person gesteuert werden. Ausgeschlossen wurden außerdem Studien, in denen (3) keine Echtzeitinteraktion mit dem CA stattfand, etwa bei der Analyse vergangener Sprachnachrichten oder ausschließlich retrospektiver Materialien. Schließlich wurden auch Studien ausgeschlossen, (4) die keine reale Anwendung des CAs beinhalteten, wie etwa Befragungsstudien, Co-Design-Prozesse oder Konzeptstudien ohne praktische Evaluation.

Die Auswahl der Literatur sowie die Datenextraktion wurden in einem mehrstufigen, systematischen Verfahren umgesetzt. (1) Zunächst wurden die Suchanfragen in den ausgewählten wissenschaftlichen Datenbanken durchgeführt und die Ergebnisse in ein Literaturverwaltungsprogramm exportiert. (2) Im Anschluss wurden doppelte Einträge entfernt. (3) In einer Vorauswahlphase wurden alle Titel und Abstracts geprüft, wobei Studien ausgeschlossen wurden, welche die Auswahlkriterien offensichtlich nicht erfüllten. (4) Anschließend wurden die übrigen Artikel heruntergeladen, falls sie verfügbar waren. (5) In einer zweiten Sichtung erfolgte eine detaillierte Volltextprüfung der verbleibenden Arbeiten auf Grundlage der zuvor definierten Einschluss- und Ausschlusskriterien. (5) Aus den final eingeschlossenen Studien wurden anschließend die relevanten Artikeldaten extrahiert.

### 19.2.3 Die Essenz der Recherche

Die initiale Recherche in den vier ausgewählten wissenschaftlichen Datenbanken ergab insgesamt 516 Treffer (ACM Digital Library: 81, AIS eLibrary: 8, PubMed: 198, ScienceDirect: 229). Nach dem Entfernen von Duplikaten verblieben 410 einzigartige Einträge. In der ersten Sichtung auf Basis von Titel und Abstract wurden 269 Studien ausgeschlossen und 141 Studien für die weitere Analyse berücksichtigt. Von diesen konnten 124 Artikel im Volltext heruntergeladen werden. Nach der zweiten Sichtung anhand der Volltexte erfüllten schließlich 66 Studien alle Einschlusskriterien und wurden in die Analyse aufgenommen.

## 19.3 Vielfältige Einsatzmöglichkeiten im Krankenhausumfeld

Die analysierten Studien verdeutlichen, dass CAs im Krankenhauskontext ein breites Spektrum an Anwendungsfeldern abdecken können und dabei unterschiedliche Bedarfe entlang der Versorgungskette adressieren. Die Einsatzbereiche reichen von administrativen Aufgaben wie Terminbuchungen und Patientenregistrierungen über die frühzeitige Erkennung gesundheitlicher Risiken bis hin zur Unterstützung bei Diagnostik, Behandlungsentscheidungen und dem kontinuierlichen Gesundheitsmonitoring. Darüber hinaus kommen CAs in der Patientenedukation, der ambulanten Nachsorge sowie zur emotionalen Unterstützung zum Einsatz und leisten damit Beiträge zur Förderung der Selbstversorgung und des Wohlbefindens von Patient:innen. Einzelne Anwendungen finden sich zudem in der psychotherapeutischen Begleitung sowie in der Schulung von Fachpersonal. Ein Großteil der Anwendungen kam im Krankenhaus zum Einsatz, vor allem auf Krankenstationen, in Notaufnahmen sowie in Schulungs-, Warte- und Behandlungsbereichen. Daneben betrachteten einige Studien den Einsatz von CAs im häuslichen Umfeld, entweder vor einer stationären Behandlung oder im Rahmen der Nachsorge. In Tab. 19.2

**Tab. 19.2** Übersicht über die in die Analyse einbezogenen Studien (eigene Tabelle)

| Anwendungsfeld | Beschreibung | Chatbot | Sprach-assistent | Digitaler Avatar | Sozialer Roboter | Studien-anzahl |
|---|---|---|---|---|---|---|
| Administration | Beantwortung von Fragen, Patientenregistrierung, Terminbuchung, Wegfindung | 4 | 1 | 0 | 4 | 9 |
| Screening | Frühzeitige Erkennung gesundheitlicher, sozialer oder kognitiver Risiken | 2 | 0 | 3 | 1 | 6 |
| Diagnose- und Entscheidungs-unterstützung | Unterstützung bei Diagnostik, Behandlungsplanung und medizinischer Triage | 8 | 0 | 0 | 0 | 8 |
| Monitoring | Kontinuierliche digitale Erfassung von Gesundheitsdaten zur frühzeitigen Erkennung von Auffälligkeiten | 7 | 3 | 1 | 3 | 14 |
| Patientenedukation und Gesundheits-förderung | Wissensvermittlung, für informierte Gesundheitsentscheidungen und zur Förderung von gesundheits-relevantem Verhalten | 4 | 0 | 2 | 3 | 9 |
| Ambulante Nachsorge | Begleitung von Patient:innen nach einem stationären Aufenthalt und Stärkung der Selbstversorgung | 6 | 3 | 2 | 2 | 13 |
| Emotionale Unterstützung | Vermittlung von emotionaler Stabilität und Sicherheit in vulnerablen Situationen | 1 | 1 | 0 | 13 | 15 |
| Psychotherapie | Unterstützung bei psychotherapeutischen Behandlungen | 1 | 0 | 0 | 1 | 2 |
| Personalschulung | Schulung kommunikativer und emotionaler Kompetenzen | 1 | 0 | 4 | 0 | 5 |

werden die identifizierten Anwendungsfelder und deren spezifische Einsatzmöglichkeiten systematisch dargestellt.

### 19.3.1 Administration

CAs können als Ansprechkontakte eingesetzt werden, um allgemeine Fragen zu beantworten, neue Patient:innen zu registrieren, die Terminbuchung zu übernehmen oder bei der Wegfindung im Krankenhaus zu unterstützen. Dabei entlasten sie das Personal bei Routineaufgaben und unterstützen Besucher:innen und Patient:innen vor und während des Klinikaufenthaltes (Parekh und Lim 2020; Soraa und Fostervold 2021; Buzzi et al. 2024).

Daniel et al. (2022) erprobten den Einsatz eines KI-gestützten, textbasierten Chatbots, der über das Krankenhaus-Intranet rund um die Uhr wiederkehrende Fragen des Pflegepersonals zur Verabreichung von Medikamenten und zur Organisation der Krankenhausapotheke beantwortete. Die Studie nutzte einen Chatbot, der auf einer pharmakologisch validierten Wissensbasis basiert. Pflegekräfte formulierten ihre Frage zu einem Medikament in einem Chatfenster, worauf der Chatbot bei Bedarf weitere kontextuelle Informationen zum Medikament abfragte, dabei jedoch keine individuellen Patientendaten wie Alter oder Geschlecht verarbeitete. Das System wurde von Krankenhauspflegekräften als hilfreich und zuverlässig bewertet (Daniel et al. 2022). In Franco et al. (2023) wurden sprachaktivierte intelligente Lautsprecher in der Notaufnahme eingesetzt, um eine zusätzliche kontaktreduzierende Kommunikationsmöglichkeit zwischen Patient:innen und dem Krankenhauspersonal zu schaffen. Die Geräte ermöglichten eine direkte Sprach- und Videoverbindung zu den Arbeitsstationen, sodass Mitarbeitende Routineanfragen beantworten oder kurze Rückfragen klären konnten, ohne den Patientenraum betreten zu müssen. Damit entstand ein ergänzender Kommunikationskanal, der insbesondere während der COVID-19-Pandemie zur Reduktion unnötiger Kontakte und zur Verbesserung der Arbeitsabläufe beitrug. Zu den größten Bedenken der Studienteilnehmer:innen zählten jedoch Datenschutzaspekte, die in künftigen Studien gezielt aufgegriffen werden sollten (Franco et al. 2023). In der Studie von Buzzi et al. (2024) wurde ein webbasiertes Chatbot-System entwickelt, auf das Patient:innen über eine einfach gestaltete webbasierte Benutzeroberfläche zugreifen und den Chatbot per Text- oder Spracheingabe über ein Mikrofon steuern konnten. Der Chatbot verarbeitete frei formulierte Fragen und generierte mithilfe von ChatGPT kurze, gezielte Antworten, die speziell für Menschen mit geringen digitalen Fähigkeiten oder Nutzer:innen von Bildschirmvorleseprogrammen (Screen-Reader) optimiert wurden. Die Studienergebnisse zeigen positive Reaktionen der Nutzer:innen auf die Hilfstechnologie (Buzzi et al. 2024).

Ein zentraler Aspekt bei der Gestaltung von CAs in der Administration besteht darin, die Interaktion so zu gestalten, dass Patient:innen den Anweisungen des CAs folgen und den unterstützten Prozessschritt erfolgreich abschließen können (Kim et al. 2015). In der Studie von Kim et al. (2015) wurde in einem simulierten Krankenhausumfeld ein Modell vorgeschlagen, das drei Schlüsselfaktoren definiert, welche die Compliance der Nutzer:innen, also deren Bereitschaft, den Empfehlungen des Roboters zu folgen, beeinflussen: Das Aufgabenverständnis, die Interaktionsdauer und die sogenannte Homophilie, also die wahrgenommene Ähnlichkeit zwischen Nutzer:innen und Roboter in Bezug auf Merkmale wie Alter oder Geschlecht. Die Teilnehmer:innen agierten dabei als betreuende Angehörige und sollten mit Unterstützung eines humanoiden Roboters an einem Verschreibungs- bzw. Registrierungskiosk ein Rezept für eine:n Patient:in erhalten. Die Ergebnisse deuten darauf hin, dass Nutzer:innen weniger bereit sind, den Anweisungen des Roboters zu folgen, je länger die Interaktion dauert und je mehr Vorwissen sie über die Aufgabe besitzen, wobei diese Befunde aufgrund der kleinen Stichprobe und des experimentellen Settings einer weiteren Validierung bedürfen (Kim et al. 2015). Die Studie von Jayaraman et al. (2024) untersuchte drei konkrete Anwendungsfälle sozialer Roboter, die den Teilnehmer:innen in Form animierter Szenarien gezeigt wurden: Ein Check-in-Roboter im Krankenhaus-Wartebereich, ein Mobilitätsunterstützungs-Roboter im Patientenzimmer sowie ein Roboter zur neurorehabilitativen Unterstützung im häuslichen Umfeld. Die Mensch-Roboter-Interaktion wurde jeweils als direkte, dialog- bzw. aufgabenorientierte Unterstützung dargestellt, beispielsweise durch das Erheben sehr persönlicher Anamnesedaten im Wartezimmer oder Speichern sensibler emotionaler Informationen während der häuslichen Reha. Die Ergebnisse zeigen, dass Patient:innen den potenziellen Nutzen dieser Roboterszenarien stets gegen wahrgenommene Datenschutz- und Privatsphäre-Risiken abwägen, wobei insbesondere der Einsatz im häuslichen Umfeld aufgrund der höheren Informationssensibilität als besonders datenschutzkritisch bewertet wurde (Jayaraman et al. 2024). Um den für Patient:innen häufig belastenden Aufenthalt im Wartebereich auch auf sozialer Ebene zu unterstützen, wurden sozial assistive Roboter (SAR) wie der Krankenhausrezeptionist ViCA erprobt, der um Bildanalysefähigkeiten erweitert wurde: Der Roboter konnte sichtbare Dinge im Wartebereich lokalisieren und visuelle Hinweise wie Kleidung oder mitgeführte Gegenstände der Patient:innen erkennen und als Gesprächsanlass nutzen. Diese Kombination aus Sprachdialog und visueller Szenenanalyse ist für den Krankenhauskontext relevant, weil sie den häufig belastenden Aufenthalt im Wartebereich sozial unterstützend und informativer gestaltet und zugleich zeigt, wie visuelle Daten künftig auch für weiterführende klinische Anwendungen (z. B. Navigation oder situationsangepasste Unterstützung) genutzt werden können (Pantazopoulos et al. 2021).

Ein weiterer in Studien betrachteter administrativer Einsatz von CAs liegt im Bereich der Unterstützung bei der Gestaltung und Durchführung von wissenschaftlichen Studien im Krankenhaus. Guckenberger et al. (2023) untersuchten, ob der Einsatz von CAs wie ChatGPT die Qualität der Studien von weniger erfahrenen Forscher:innen auf das Niveau erfahrener Wissenschaftler:innen heben kann. In der Untersuchung übernahmen Fachärzt:innen für Strahlentherapie unterschiedliche Aufgaben wie Literaturarbeit und Datenanalyse. Das Ergebnis zeigte, dass ChatGPT die fehlende Erfahrung und Kompetenzen nicht ausgleichen konnte und die weniger erfahrenen Wissenschaftler:innen teilweise auch fälschlicherweise inkorrekten KI-generierten Inhalten vertrauten (Guckenberger et al. 2023).

## 19.3.2 Screening

Screening im Krankenhauskontext dient der frühzeitigen Erkennung gesundheitlicher, sozialer oder kognitiver Risiken, wie Substanzgebrauchsstörungen, soziale Belastungen oder familiäre Krankheitsrisiken, die im klinischen Alltag häufig übersehen werden (Wang et al. 2015; Auriacombe et al. 2018; Langevin et al. 2022). Durch den Einsatz digitaler Systeme, darunter vorrangig Chatbots, soziale Roboter oder Avatare, kann das Screening nicht nur systematisiert und effizienter gestaltet, sondern auch die Belastung des medizinischen Personals verringert werden (Langevin et al. 2022; Joshi et al. 2024).

Auriacombe et al. (2018) untersuchten den Einsatz eines digitalen Avatars zur Erkennung von Tabak- und Alkoholgebrauchsstörungen bei Patient:innen, die bislang keine medizinische Hilfe für diese Problematik in Anspruch genommen hatten. Der Avatar stellte dabei zunächst Fragen zum Alkohol- und Tabakkonsum und führte anschließend eine Befragung anhand standardisierter Screeningfragen durch, wobei die Nutzereingabe über eine Tablet-Schnittstelle erfolgte. Die Studie zeigte, dass der Gesprächsagent von den Nutzer:innen als akzeptabel und geeignet wahrgenommen wurde. Dimeff et al. (2020) verfolgten einen ähnlichen Ansatz im Bereich der psychischen Gesundheit: Ein digitaler Avatar wurde in der Notaufnahme zur Suizidrisikobewertung eingesetzt. Der Avatar führte das Gespräch auf Grundlage des standardisierten Fragebogens zur Suizid-Risikobewertung (Collaborative Assessment and Management of Suicidality – Suicide Status Interview, CAMS-SSI), wobei die Patient:innen ihre Antworten per Tastatureingabe übermittelten. Die Ergebnisse belegten eine hohe Akzeptanz sowohl bei Patient:innen als auch beim medizinischen Personal. Das System wurde als effizient, sicher und hilfreich für die Verbesserung der Versorgung suizidaler Patient:innen bewertet. Die Studie verdeutlicht, dass digitale Avatare in sensiblen Bereichen wie Sucht und Suizidrisiko erfolgreich eingesetzt werden können (Dimeff et al. 2020).

Ein weiterer Einsatzbereich im Screening wurde von Joshi et al. (2024) untersucht, die einen sozialen Roboter zur kognitiven Überwachung und Delirium-Einschätzung auf Intensivstationen erprobten. Da sich Delirium-Patient:innen häufig weder verbal noch physisch verständigen können, wurde ein BCI-Headset (Brain-Computer Interface) verwendet, das Gehirnwellen-Daten und mentale Befehle erfasste, auf die der soziale Roboter reagierte, um die Interaktion zu steuern. Die Einschätzung des Zustands der Patient:innen erfolge dabei anhand des etablierten CAM-ICU-Scores (Confusion Assessment Method for the Intensive Care Unit). Die Ergebnisse der Pilotstudie zeigen eine hohe Benutzerfreundlichkeit und technische Machbarkeit und unterstreichen das Potenzial von sozialen Robotern auch in hochkomplexen medizinischen Umgebungen (Joshi et al. 2024). Langevin et al. (2022) adressierten in ihrer Studie soziale Determinanten der Gesundheit z. B. Substanzkonsum, finanzielle Belastung oder Wohnungsunsicherheit und zeigten damit eine erweiterte Dimension des Screenings auf. Die sozialen Bedürfnisse der Patient:innen wurden anhand eines vorgefertigten Dialogs erfasst, der auf den Fragen etablierter Screening-Tools basiert. Die Antworten konnten über vorgegebene Optionen auf einem Tablet eingegeben werden, während die Fragen des Chatbots zusätzlich über Kopfhörer als Sprachausgabe wiedergegeben wurden. Die Studie zeigte, dass Chatbots effektiv zur Erfassung sozialer Bedürfnisse in der Notaufnahme eingesetzt werden können. Die Patient:innen empfanden den Chatbot als effizient und benutzerfreundlich, wünschten sich jedoch mehr Transparenz zur Datennutzung und zusätzliche Unterstützung beim Zugang zu Hilfsangeboten (Langevin et al. 2022). Nazareth et al. (2021) nutzten einen Chatbot, um Patient:innen mit einem hohen Risiko für erbliche Krebs-Syndrome zu identifizieren. Der Chatbot nutzte ein vorgefertigtes Gesprächsprotokoll, das von genetischen Berater:innen entwickelt wurde, und bot zugleich die Möglichkeit, eigene Fragen zu stellen. Die Patient:innen konnten ihre Antworten textbasiert über Tablet, Smartphone oder Computer entweder aus vordefinierten Optionen auswählen oder als Freitext eingeben. Die Nutzer:innen bewerteten den Chatbot zur automatisierten Erfassung von Familienanamnese in routinemäßigen Frauengesundheitsuntersuchungen als hilfreich und akzeptabel (Nazareth et al. 2021). Eine vergleichbare Herangehensweise verfolgten Wang et al. (2015), die mit einem digitalen Avatar Informationen zur familiären Gesundheitsgeschichte sammelten, um chronische Erkrankungen frühzeitig zu erkennen. Zur Erfassung der Gesundheitsdaten stellte der Avatar skriptbasierte Fragen, die von Expert:innen aus den Bereichen Gesundheit, IT und genetische Beratung entwickelt wurden. Die Nutzer:innen beantworteten die vom Avatar per Sprachausgabe präsentierten Fragen, indem sie auf einem Tablet vorformulierte Auswahlmöglichkeiten per Touchscreen auswählten. Die anschließende Evaluation zeigte eine hohe Akzeptanz und Verständlichkeit des Systems bei den Nutzer:innen. Beide Studien belegen, dass Chatbots und digitale Avatare erfolgreich zur Erhebung komplexer Familienanamnese eingesetzt werden können und damit das Screening in Präventions- und Routinemedizin unterstützen (Wang et al. 2015; Nazareth et al. 2021).

### 19.3.3 Diagnose- und Entscheidungsunterstützung

CAs finden zunehmend Anwendung in der Diagnostik, Behandlungsplanung und medizinischen Triage, also der priorisierten Einstufung und Versorgung von Patient:innen je nach Dringlichkeit. In diesem Anwendungsgebiet können sie dazu beitragen, Hochrisikopatient:innen frühzeitig zu identifizieren, Ressourcen effizient einzusetzen und Diagnose- und Behandlungsfehler zu minimieren (Barash et al. 2023; Paslı et al. 2024).

Seit den frühen 2020er-Jahren hat die Entwicklung sogenannter Beratungs-Chatbots deutlich zugenommen, um Patient:innen frühzeitig und noch vor dem Besuch im Krankenhaus medizinische Ratschläge zu geben und gleichzeitig den Zugang zur Versorgung zu erleichtern (Yang et al. 2024). Eine zentrale Rolle spielt dabei die Fähigkeit der Systeme, Patientenanliegen zu priorisieren und geeignete Behandlungspfade zu empfehlen. Ein Konzept, das Ghosh et al. (2018) durch die Entwicklung eines personalisierten, Chat-basierten Gesundheitsassistenten aufgegriffen haben. Die Interaktion mit den Patient:innen erfolgte textbasiert über eine natürlichsprachliche, offene Symptomerfassung, bei der der Chatbot frei formulierte Nutzereingaben verarbeitete und daraus relevante medizinische Entitäten extrahierte und auf Abhängigkeiten prüfte. Darauf aufbauend nutzte das System einen medizinischen Wissensgraphen, um mittels kombinierter daten- und regelbasierter Verfahren eine strukturierte Vorabschätzung potenzieller gesundheitlicher Zustände zu generieren. In Tests mit klinischen Fallbeispielen erzielte das System eine hohe Präzision und erkannte alle Notfall-Patient:innen korrekt (Ghosh et al. 2018). Yang et al. (2024) untersuchten die Benutzerfreundlichkeit ihres Beratungs-Chatbots in chinesischen Krankenhäusern. Hierbei zeigte sich, dass sowohl die Anzahl verfügbarer Funktionen als auch menschliche Eigenschaften des Chatbots wie beispielsweise das Vergeben von Spitznamen oder die Verwendung eines Avatar-Bildes die Benutzerfreundlichkeit signifikant beeinflussten (Yang et al. 2024). Einen vergleichbaren Ansatz verfolgten Morales et al. (2021) in Brasilien während der COVID-19-Pandemie: Ihre KI-gestützte Telemedizinplattform konnte Symptome validieren, nach Schweregrad kategorisieren und Empfehlungen zur weiteren Versorgung geben. Die Interaktion erfolgte textbasiert über einen Chatbot, der als Webanwendung zugänglich war, wobei die Symptome über strukturierte Abfragen in einem Entscheidungsbaum-Algorithmus erfasst und anschließend in Schweregrad-Kategorien eingeordnet wurden (Morales et al. 2021). Auch Hautz et al. (2021) entwickelten ein Online-Triage-Tool und analysierten dieses im Einsatz während der COVID-19-Pandemie in der Schweiz. Über einen textbasierten Chatbot konnten die Patient:innen ihre Angaben eingeben, welche anschließend regelbasiert entsprechend den Empfehlungen des Schweizer Bundesamts für Gesundheit ausgewertet wurden, um die Testdringlichkeit und Weiterleitung zu bestimmen. Die Studienergebnisse zeigten eine Entlastung des Gesundheitssystems und eine hohe Akzeptanz beim medizinischen Fachpersonal. Beide Studien legen nahe, dass die Systeme an lokale Anforderungen angepasst werden sollten, um effektiv zur Entlastung der Gesundheitssysteme beizutragen und unnötige Arzt- und Krankenhausbesuche zu verhindern (Hautz et al. 2021; Morales et al. 2021).

Auch im Bereich der Triage in der Notaufnahme, sowie der gezielten Weiterleitung an geeignete Diagnosestellen, zeigen aktuelle Studien das Potenzial von Chatbots zur klinischen Entscheidungsunterstützung. Ayoub et al. (2023) analysierten ChatGPT hinsichtlich der Fähigkeit zur Triage, differenzialdiagnostischen Einschätzung und Behandlungsplanung in simulierten Patientenszenarien, die verschiedene Altersgruppen und typische klinische Präsentationen wie Atemwegsbeschwerden, Kopfschmerzen, neurologische Symptome und Brust- oder Bauchschmerzen umfassten. Die durch Fachärzt:innen bewerteten Ergebnisse zeigten eine hohe Genauigkeit insbesondere bei der differenzialdiagnostischen Analyse und den initialen Behandlungsplänen. Anwendungsnäher untersuchten Paslı et al. (2024) in einer groß angelegten Studie die Leistungsfähigkeit von GPT-4 bei der Triage in einer realen Notaufnahmesituation. Die Vorhersagen von GPT-4, basierend auf denselben Informationen wie jene des medizinischen Triage-Teams, wiesen eine hohe Übereinstimmung mit den Einschätzungen eines erfahrenen Facharztes für Notfallmedizin auf, welcher im Rahmen der Studie als Goldstandard betrachtet wurde. Ergänzend zeigt die Untersuchung von Barash et al. (2023), dass ChatGPT auch bei der Auswahl bildgebender Verfahren in der Notaufnahme eine hohe Übereinstimmung mit etablierten Leitlinien aufweist und als Entscheidungsunterstützung dienen kann, um unangemessene bildgebende Untersuchungen zu reduzieren. Die von GPT-4 generierten Radiologie-Überweisungen wurden von Fachradiolog:innen hinsichtlich Klarheit, klinischer Relevanz und diagnostischer Einschätzung durchweg positiv bewertet (Barash et al. 2023). Während sich diese Studien vor allem auf die Genauigkeit der Chatbots fokussieren, richten van der Waa et al. (2021) den Blick auf ethische Aspekte in der Zusammenarbeit zwischen Nutzer:innen und einem chatbasierten Entscheidungsunterstützungs-Agenten. In moralisch komplexen Triage-Szenarien zeigte sich, dass Fachkräfte sich weniger verantwortlich fühlten, wenn Entscheidungen autonom durch einen digitalen Agenten getroffen wurden. Deshalb empfehlen die Autor:innen, die Mensch-Agent-Interaktion so zu gestalten, dass sie sinnvolle menschliche Kontrolle ermöglicht, Verantwortung fördert und Entscheidungsprozesse durch kontextangepasste Erklärungen nachvollziehbar macht (van der Waa et al. 2021).

### 19.3.4 Monitoring

Der Einsatz von CAs zur digitalen Erfassung von Gesundheitsdaten rückt auch im Bereich des Monitorings immer stärker in den Fokus der Forschung. Dadurch sollen Symptome, Vitalwerte oder von Patient:innen berichtete Gesundheitsdaten kontinuierlich erhoben, Auffälligkeiten frühzeitig erkannt und eine engere Betreuung auch außerhalb der stationären Versorgung ermöglicht werden (Chen et al. 2024). Besonders häufig wurden CAs in der Onkologie (Huang et al. 2023; Chen et al. 2024), bei älteren Patient:innen (Boumans et al. 2018; Piau et al. 2019), im Rahmen von COVID-19-Nachsorge (Bermúdez et al. 2021; Morales et al. 2021; Islam und Chaudhry 2023) oder bei spezifischen Reha-Anwendungen (Seregni et al. 2021) eingesetzt. Die verwendeten Technologien reichten von klassischen Chatbots über sprachgesteuerte Systeme bis hin zu sozialen Robotern mit Touchscreen und mimischer Interaktion.

Chen et al. (2024) setzten in ihrer Studie einen auf ChatGPT basierenden Chatbot für Patientinnen mit gutartigen Brusttumoren ein, um beispielsweise Rückfragen zu deren Wohlbefinden vor oder nach dem chirurgischen Eingriff zu stellen. Dabei verglichen sie die Leistungsfähigkeit des Chatbots mit regelbasierten Systemen. Patientinnen konnten durch eine Kombination aus Freitexteingabe und Auswahl von Antwortoptionen mit dem Chatbot interagieren. Die Ergebnisse deuten darauf hin, dass KI-basierte Chatbots im Vergleich zu regelbasierten Systemen eine intensivere Interaktion ermöglichen, was sich in längeren Dialogzeiten und höheren Antwortquoten widerspiegelt (Chen et al. 2024). Auch im klinisch anspruchsvollen Kontext des Symptommonitorings zeigen Chatbots vielversprechende Potenziale: Huang et al. (2023) verwendeten im Rahmen ihrer Studien einen Chatbot, der Freitexteingaben nutzte, um therapiebegleitende Symptome während einer Chemotherapie zu erfassen. Die Studie zeigte, dass der Chatbot von Krebspatient:innen als hilfreich wahrgenommen wurde und mithilfe des Systems ungeplante Krankenhausaufenthalte und Notaufnahme-Besuche reduziert werden können (Huang et al. 2023). Zu ähnlichen Erkenntnissen kommen auch Morales et al. (2021), die den Einsatz eines webbasierten KI-Chatbots zur Bewertung von Symptomen und Ableitung weiterführender Empfehlungen in ihrer Machbarkeitsstudie erprobten. Die Studienergebnisse zeigen, dass KI-basierte textuelle Interaktionsformen eine sinnvolle Ergänzung im klinischen Versorgungspfad darstellen können, insbesondere angesichts begrenzter personeller Ressourcen (Morales et al. 2021). Larkin et al. (2023) entwickelten einen Tablet-basierten Chatbot, der suizidalen Patient:innen in Notaufnahmen bei der Erstellung eines personalisierten Sicherheitsplans unterstützte, indem er geeignete Bewältigungsstrategien, professionelle Unterstützungsmöglichkeiten sowie weitere Hilfsangebote bereitstellte. Die hohe Akzeptanz sowie die Qualität der Ergebnisse im Vergleich zu traditionellen Verfahren unterstreichen das Potenzial von Chatbots in zeitkritischen und ressourcenlimitierten Umgebungen (Larkin et al. 2023). Ergänzend hierzu zeigen Moulik und Chatterjee (2021), dass Chatbots auch im häuslichen Umfeld ein breites Monitoring leisten können. Der textbasierte Chatbot interagierte mehrfach wöchentlich mit Patient:innen und konnte Daten aus vernetzten Geräten wie einer Bluetooth-fähigen Waage in ein individuelles Gesundheitsdashboard übertragen. Bei auffälligen Vitalwerten fragte er zudem gezielt nach möglichen Ursachen (Moulik und Chatterjee 2021).

Neben textbasierten Systemen wurden auch sprachgesteuerte Assistenzsysteme im Monitoring erprobt: Bermúdez et al. (2021) nutzen einen KI-gestützten Sprachassistenten, der COVID-19-Patient:innen in regelmäßigen Intervallen telefonisch kontaktierte, um sich anhand von fünf Ja-/Nein-Fragen nach deren Gesundheitszustand zu erkundigen. Die Studienergebnisse belegen eine hohe Patientenzufriedenheit und zeigen, dass Sprachassistenten eine effektive Möglichkeit bieten, Gesundheitszustände aus der Distanz zu überwachen (Bermúdez et al. 2021). Ebenso zeigten Islam und Chaudhry (2023), dass webbasierte Sprachassistenten durch die Kombination verbaler und visueller Informationen einen zusätzlichen Mehrwert bieten können, indem sie den Zugang zu gesundheitsrelevanten Informationen erleichtern und damit das Monitoring von COVID-19-Patient:innen nach ihrer Entlassung unterstützen.

Ein weiterer Bereich der Forschung widmet sich sozialen Robotern, die Monitoring-Aufgaben durch physische Präsenz und multimodale Kommunikation unterstützen: Boumans et al. (2018) zeigten, dass ein sozialer Roboter zuverlässig die Schmerzintensität bei Patient:innen erfragen und bei erhöhten Werten Pflegekräfte benachrichtigen konnte. Die Interaktionen wurden von den Patient:innen akzeptiert, was die Alltagstauglichkeit solcher Systeme unterstreicht (Boumans et al. 2018). In einer ähnlichen Studie untersuchten van der Putte et al. (2019) den Einsatz sozialer Roboter zur automatisierten Erhebung medizinischer Fragebögen zu Gedächtnis, Schlaf oder Schmerzen. Dabei wurden die Antwortoptionen zwar vorgeben, jedoch ermöglichte die Kombination aus Sprachdialog, Gestik und Display des Roboters eine vielseitige Interaktionsform. Die moderat positive Bewertung durch Patient:innen und Pflegekräfte weist darauf hin, dass soziale Roboter insbesondere dort Potenziale entfalten können, wo physische Präsenz und empathisch wirkende Interaktion relevant sind (van der Putte et al. 2019).

Insgesamt zeigen die vorgestellten Studien, dass CAs in vielfältigen Ausprägungen, von KI-basierten Chatbots über Sprachassistenten bis hin zu sozialen Robotern, ein breites Spektrum an Monitoring-Funktionen abdecken können. Die Evidenz deutet darauf hin, dass diese Systeme sowohl im ambulanten als auch im stationären Bereich einen Beitrag zur Entlastung des Gesundheitswesens leisten, indem sie Prozesse automatisieren, Patient:innen kontinuierlich begleiten und frühzeitig auf veränderte Gesundheitszustände reagieren.

### 19.3.5 Patientenedukation und Gesundheitsförderung

Patientenedukation vermittelt Patient:innen das nötige Wissen, um informierte Gesundheitsentscheidungen zu treffen, während Gesundheitsförderung gezielt gesundheitsrelevantes Verhalten wie beispielsweise Präventionsmaßnahmen zur Händehygiene unterstützt (McIntosh et al. 2022; Worlikar et al. 2022). Da medizinische Informationen zunehmend komplex und schwer verständlich sind, gewinnen digitale, personalisierte Ansätze wie CAs an Relevanz, um Patient:innen zeit- und ortsunabhängig zu unterstützen und die Gesundheitskompetenz zu stärken (Steimetz et al. 2024; Tawfik et al. 2023).

Die Studie von McIntosh et al. (2022) zeigte, dass der Einsatz eines humanoiden Roboters im Eingangsbereich eines Krankenhauses effektiv zur Vermittlung von Präventionswissen über Influenza beiträgt. Dabei stellte der Roboter den Teilnehmer:innen Wissensfragen zur Grippeerkrankung, auf die sie über das integrierte Touch-Display antworten konnten, und gab anschließend die korrekten Informationen zurück. Die Interaktion mit dem Roboter führte bei den Teilnehmer:innen unmittelbar zu einem Wissenszuwachs und einer positiven Einstellungsänderung, was auf das Potenzial sozialer Roboter im präventiven Gesundheitsbereich hinweist (McIntosh et al. 2022). Ein ähnliches Ergebnis wurde von Worlikar et al. (2022) erzielt, die zeigten, dass Hinweise eines humanoiden Roboters die Einhaltung der Händehygiene von Krankenhausbesucher:innen und Patient:innen signifikant steigerte. Der Roboter interagierte gezielt mit Personen in seinem Sichtfeld, sprach mit ihnen, unterstützte die Kommunikation durch Gesten und zeigte über ein integriertes Tablet ein Schulungsvideo zur Händehygiene. Während McIntosh et al. (2022) und Worlikar et al. (2022) auf breitere Präventionsthemen fokussierten, untersuchten Lozano-Mosos et al. (2023) den gezielten Wissenserwerb bei einer spezifischen Patientengruppe. Ein Roboter wurde so programmiert, dass er zunächst eine kurze Einführung gab, anschließend gezielt Wissen zu Ernährung und Katheterpflege an Kinder vermittelte und diese aktiv einbezog, indem sie seine Bewegungen nachahmen und so mit ihm interagieren konnten. Die Studie zeigte, dass das Verständnis krebskranker Kinder für Ernährung und Katheterpflege durch den Einsatz eines sozialen Roboters nachweislich verbessert werden konnte (Lozano-Mosos et al. 2023). Ergänzend hierzu verdeutlichen Seregni et al. (2021) und Shamekhi et al. (2016) in ihren Studien das Potenzial digitaler Avatare im Bereich der Rehabilitations- und Selbstmanagementunterstützung. Seregni et al. (2021) entwickelten eine interaktive Plattform für Patient:innen mit neurologischen Erkrankungen, die hinsichtlich Motivation und Benutzerfreundlichkeit positiv bewertet wurde. Eingesetzt wurde dabei ein sprachbasierter virtueller Avatar, der im Rahmen der Feldstudie über eine kontrollierte VR-Umgebung Coaching und personalisierte motorische und kognitive Rehabilitationsprogramme in Form von funktionellen Trainingsspielen bereitstellte. Die Studienergebnisse verdeutlichen, dass eine stärkere Individualisierung und die Integration alltagsnaher Inhalte notwendig sind, um eine passgenaue Anpassung zu gewährleisten (Seregni et al. 2021). Shamekhi et al. (2016) betonten zudem die Akzeptanz digitaler Avatare zur Unterstützung beim Selbstmanagement für Patient:innen mit Rückenmarksverletzungen. Der in der Studie verwendete Avatar wurde über einen Touchscreen-Computer dargestellt, wobei die Patient:innen durch die Wahl von Optionen auf dem Touch-Display zwischen drei Gesprächsthemen auswählen konnten. Zusätzlich wurden Audioaufnahmen mit Erfahrungsberichten anderer Patient:innen integriert, um die Vermittlung sensibler Inhalte zu unterstützen. Die Studienergebnisse zeigen, dass multimediale Inhalte und persönliche Erfahrungsberichte besonders wirksam bei der Vermittlung sensibler Themen sind (Shamekhi et al. 2016).

Neben Robotern und digitalen Avataren wurde auch der Einsatz textbasierter Chatbots zur Patientenaufklärung untersucht. Tawfik et al. (2023) zeigten, dass ein Chatbot Patientinnen mit Brustkrebs gezielt bei der Selbstpflege unterstützen und deren Handlungskompetenz fördern kann. Der Chatbot, der auf einem regelbasierten System basierte und die Eingabe von Freitextfragen ermöglichte, erwies sich als zugänglich und kosteneffizient und bot durch personalisierte Informationen Vorteile gegenüber standardisierten Pflegeansätzen. Auch Steimetz et al. (2024) bestätigten die Eignung von Chatbots zur Vereinfachung komplexer medizinischer Inhalte am Beispiel von Pathologieberichten. Konkret wurde im Rahmen einer Querschnittsstudie untersucht, ob die Modelle GPT-4 und Bard verwendet werden können, um pathologische Berichte in einfachen Worten für Patient:innen zu erklären. Die Chatbot-Ausgaben wurden anschließend auf Verständlichkeit und medizinische Genauigkeit überprüft, wobei gelegentliche Ungenauigkeiten und Halluzinationen auftraten. Taylor et al. (2024) unterstrichen diese Problematik: Trotz hoher Zufriedenheit unter den befragten Chirurg:innen bei der Beantwortung von Patientenfragen zur Knieendoprothetik durch ChatGPT, blieben Risiken im Hinblick auf fehlenden Kontext und potenzielle Verzerrungen bestehen (Taylor et al. 2024). Die Bedeutung einer fachlichen Begleitung wird auch von Xompero et al. (2024) betont, die mit ihrem auf GPT-4 basierenden Chatbot im Bereich der Augenheilkunde eine hohe Benutzerfreundlichkeit und Zufriedenheit bei den Patient:innen feststellten, jedoch ebenfalls einen hybriden Ansatz empfehlen, bei dem KI-gestützte Systeme die ärztliche Beratung ergänzen, nicht ersetzen.

### 19.3.6 Ambulante Nachsorge

Auch in der ambulanten Nachsorge gewinnen CAs zunehmend an Bedeutung und bieten dabei eine flexible, kosteneffiziente und personalisierbare Ergänzung zur klassischen Nachsorge. Sie ermöglichen es, Patient:innen nach einem stationären Aufenthalt aus der Ferne zu begleiten, Versorgungslücken zu schließen und die Selbstversorgung zu stärken (Huang et al. 2023; Tawfik et al. 2023). Der Übergang von pädiatrischer zu erwachsener Versorgung ist oft mit Qualitätseinbußen verbunden (Beaudry et al. 2019), ebenso wie die Rückkehr in den Alltag nach onkologischen oder neurologischen Erkrankungen (Shamekhi et al. 2016; Seregni et al. 2021).

Zur Unterstützung des Selbstmanagements wurden in mehreren Studien textbasierte Chatbots eingesetzt, die Patient:innen mit personalisierten Informationen, Erinnerungen und psychologischer Unterstützung versorgen. Besonders in der onkologischen Versorgung zeigten diese Systeme vielversprechende Ergebnisse: Der Chatbot von Tawfik et al. (2023) half Brustkrebspatientinnen, ihre Nebenwirkungen während der Chemotherapie zu bewältigen und durch die Möglichkeit von Freitexteingaben ihr Selbstpflegeverhalten kosteneffizient und niedrigschwellig zu verbessern. Ähnlich wirkungsvoll war das System von Huang et al. (2023), das bei Patientinnen mit gynäkologischen Malignomen eine Reduktion ungeplanter Klinikaufenthalte nach ihrer Chemotherapie erreichte. Der Chatbot wurde in den Facebook-Messenger integriert und interagierte täglich mit den Patientinnen, um sich nach ihrem Zustand zu erkundigen und Rückfragen zu Symptomen zu stellen. Auch bei Patient:innen mit Herzinsuffizienz (Moulik und Chatterjee 2021) und bei Frauen nach der Entbindung (Suharwardy et al. 2023) förderten Chatbots, welche als App-Anwendung bereitgestellt wurden, das Gesundheitsverhalten und zeigten eine positive Wirkung auf die psychische Belastung der Patient:innen. In beiden Studien erfolgte die Interaktion mit dem Chatbot durch eine Kombination aus Freitexteingaben und vordefinierten Antwortoptionen. Der Chatbot von Moulik und Chatterjee (2021) diente vorrangig als Heimüberwachungssystem, das mit Geräten wie beispielsweise einer Bluetooth-fähigen Waage verbunden werden konnte. Das System wurde darauf programmiert mehrmals wöchentlich mit den Patient:innen zu interagieren mit dem Ziel ein Dashboard mit individuellen Gesundheitsdaten zu aktualisieren und sich nach möglichen Gründen für beispielsweise schlechte Vitalwerte zu erkundigen. Suharwardy et al. (2023) stellten ihren Chatbot bereit, um Patient:innen bei der Bewältigung von Stimmungsschwankungen und Angstzuständen zu unterstützen. In der Studie von Beaudry et al. (2019) wurde ein Chatbot konzipiert, der Teenagern mit chronischen Erkrankungen wöchentlich SMS-Nachrichten schickte, um sich nach ihrer Gesundheitsversorgung zu erkundigen und Tipps und Hilfestellungen zu bieten. Die Jugendlichen konnten über vordefinierte Antwortoptionen mit dem Chatbot interagieren und bewerteten diesen im Rahmen der Studie als geeigneten Kommunikationskanal für den Übergang in die Erwachsenenversorgung (Beaudry et al. 2019). Auch in der orthopädischen Nachsorge nach Gelenkersatz-Operationen zeigte ein mehrsprachiger SMS-Chatbot das Potenzial, Wiederaufnahmen zu reduzieren und sprachliche Barrieren in der Versorgung zu verringern. Neben automatisierten Textnachrichten versandte der Chatbot vor und nach Operationen zusätzlich Therapievideos und personalisierte Videonachrichten von Chirurg:innen und ermöglichte es den Patient:innen durch Freitexteingaben auch gezielte Fragen zu stellen (Rainey et al. 2023).

Für die strukturierte Überwachung und Nachverfolgung nach der Entlassung von Patient:innen aus dem Krankenhaus kamen insbesondere Sprachassistenten zum Einsatz. Bermúdez et al. (2021) und Islam und Chaudhry (2023) zeigten, dass sprachgesteuerte Systeme COVID-19-Patient:innen zuverlässig durch die Phase nach der Entlassung begleiteten, sie über Symptome und Notfallverhalten informierten und bei Bedarf gezielte Interventionen einleiteten. Während der Sprachassistent in der Studie von Bermúdez et al. (2021) Spracherkennung und KI-gestützte Dialoge nutzte, um in regelmäßigen Abständen Telefongespräche mit Patient:innen zu führen, wurde der Sprachassistent in der Veröffentlichung von Islam und Chaudhry (2023) als webbasierte Anwendung programmiert, in der sowohl verbale als auch visuelle Informationen bereitgestellt wurden. In beiden Studien wurde betont, dass die Patient:innen sich betreut fühlten und das System als niedrigschwellige Alternative zu direkten Arztkontakten akzeptierten (Bermúdez et al. 2021; Islam und Chaudhry 2023). Auch nach Kataraktoperationen demonstrierte ein eingesetzter Sprachassistent, der im Rahmen von Telefonanrufen bereitgestellt wurde, eine hohe Genauigkeit bei der Identifikation von Komplikationen. Der Sprachassistent wurde durch den Vergleich mit ärztlichen Einschätzungen validiert und trug durch die integrierte vordefinierte Entscheidungslogik zur Effizienzsteigerung in der augenchirurgischen Nachsorge bei (Meinert et al. 2024).

Im Bereich der Rehabilitations- und Verhaltensunterstützung kamen vor allem digitale Avatare und humanoide Roboter zum Einsatz. Shamekhi et al. (2016) zeigten, dass ein Avatar erfolgreich als virtueller Coach nach Rückenmarksverletzungen und zur Förderung von Selbstmanagement eingesetzt werden kann. Der digitale Avatar wurde als animierter 3D-Charakter auf einem Touchscreen-Computer bereitgestellt und ermöglichte Patient:innen die Interaktion über die Auswahl von Antwortoptionen auf dem Display, während der Avatar über Sprache und nonverbale Verhaltensweisen kommunizieren konnte. In der neurologischen Rehabilitation beschrieben Patient:innen den Avatar-basierten Rehabilitationscoach als motivierend und hilfreich für motorische und kognitive Fortschritte (Shamekhi et al. 2016). Ergänzend demonstrierten Meyns et al. (2019), dass humanoide Roboter in Kombination mit Musik die Bewegungsmotivation bei Kindern mit und ohne onkologische Erkrankungen steigern konnten. Der Roboter agierte dabei vorrangig als Übungsleiter, um den Kindern vordefinierte Anweisungen für Bewegungsübungen zu geben. Die Studie von Jayaraman et al. (2024) untersuchte die Wahrnehmung von Robotern in unterschiedlichen Anwendungsszenarien: Die Ergebnisse zeigen, dass nicht primär das technische Design oder die menschenähnliche Erscheinung der Roboter, sondern der konkrete Anwendungskontext die Wahrnehmung von Datenschutz und Nutzen maßgeblich beeinflusste. In der häuslichen Nachsorge wurden die höchsten Nutzenbewertungen, jedoch auch die größten Datenschutzbedenken geäußert (Jayaraman et al. 2024).

### 19.3.7 Emotionale Unterstützung

Der Anwendungsfall der emotionalen Unterstützung beschreibt den gezielten Einsatz von CAs, um Patient:innen in vulnerablen Situationen, etwa vor Operationen, bei langen Klinikaufenthalten oder während akuter Belastungsphasen, emotionale Stabilität und Sicherheit zu vermitteln. Gerade bei Kindern oder älteren Menschen können CAs als ergänzende Maßnahme dienen, um emotionale Zuwendung zuverlässig und skalierbar bereitzustellen (Ferrari et al. 2023; Chua et al. 2024). Besonders in der Notaufnahme oder bei kommunikationseingeschränkten Personen wie Menschen mit Demenz fehlen kontinuierliche Begleitstrukturen. CAs bieten hier das Potenzial, empathische Gespräche, kognitive Anregung und stabilisierende Rituale kontinuierlich bereitzustellen (Hung 2019). Eine Auswertung aktueller Studien zeigt unterschiedliche technische und inhaltliche Ansätze:

In Chua et al. (2024) wurde ein regelbasierter Chatbot entwickelt, der auf Freitexteingaben von Eltern anhand erkannter Schlüsselbegriffe passende textbasierte Antworten liefert und dabei sowohl gesundheitsbezogene Bildungsinhalte als auch psychosoziale Unterstützung während der Schwangerschaft und im Wochenbett bereitstellt. Die Studienergebnisse zeigen, dass Eltern das Angebot insgesamt als hilfreich und informativ einschätzten (Chua et al. 2024). Ferrari et al. (2023) und Hudson et al. (2023) untersuchten den Einsatz sozialer Roboter zur Angstreduktion bei Kindern. Während die Studie von Hudson et al. (2023) zeigte, dass soziale Roboter grundsätzlich als vielversprechendes Hilfsmittel angesehen werden, um Kinder beim Legen von Infusionen oder bei Blutabnahmen abzulenken, erprobte die Studie von Ferrari et al. (2023) den Einsatz eines sozialen Roboters im Krankenhausumfeld. Der im Rahmen der Studie eingesetzte stofftierähnliche Roboter reagierte auf Berührungen der Kinder und konnte durch Geräusche oder Bewegungen Emotionen ausdrücken. Die Studienergebnisse zeigen, dass die Kinder auf die vom Roboter initiierten Interaktionen reagierten und diese das Potenzial haben, Kinder von Stress und Angst abzulenken (Ferrari et al. 2023). Auch Hung (2019) evaluierte den Einsatz eines tierähnlichen sozialen Roboters, wobei die Forscherin den Fokus auf ältere Patient:innen mit Demenz legte. Die Studienergebnisse zeigen, dass der Einsatz des sozialen Roboters half, die psychosozialen Bedürfnisse der Patient:innen, darunter vorrangig deren Zugehörigkeitsgefühl und Wohlbefinden zu stärken (Hung 2019).

### 19.3.8 Psychotherapie

Weitere aktuelle Studien untersuchen den Einsatz von CAs im psychotherapeutischen Kontext: Die Studie von Hudson und Lewis (2020) befasste sich mit dem Einsatz sozialer Roboter für Kinder mit Autismus zur Unterstützung beim Erwerb neuer Fähigkeiten. In einer dreistufigen experimentellen Interventionsstudie wurden fünf unterschiedliche dinghafte oder tierähnliche Roboter als potenzielle Verstärker mit anderen bekannten Stimuli wie beispielsweise einem Buch oder Tablet verglichen, wobei darauf geachtet wurde, ob das Kind durch Berührung oder Ansprache mit einem Objekt interagierte. Die Ergebnisse zeigen, dass mehrere Roboter als motivierende Elemente infrage kommen, jedoch keine eindeutigen Empfehlungen für bestimmte Autismus-Profile oder Robotertypen abgeleitet werden konnten (Hudson und Lewis 2020). Während sich Hudson und Lewis (2020) auf die Förderung von Entwicklungsprozessen konzentrieren, adressiert die Studie von Larkin et al. (2023) die akute psychische Krisensituation suizidaler Patient:innen in Notaufnahmen. Es wurde ein Chatbot entwickelt, der die Erstellung eines individuellen Sicherheitsplans unterstützt, wobei drei Bereitstellungsformen (selbstverwaltet, von medizinischem Personal verwaltet oder von einem Telemedizin-Anbieter betreut) verglichen wurden. Der Chatbot war über eine Tablet-Applikation zugänglich und ermöglichte eine Interaktion mittels Freitexteingabe, um potenzielle Warnsignale suizidaler Krisen sowie geeignete Bewältigungsstrategien, professionelle Unterstützungsmöglichkeiten und weitere Hilfsangebote zu identifizieren. Die Ergebnisse zeigten eine hohe Akzeptanz und Qualität der Sicherheitspläne in allen Gruppen, wobei die selbstverwaltete Nutzung besonders effizient war. Dies deutet darauf hin, dass digitale Lösungen wie Chatbots auch in ressourcenarmen, zeitkritischen Umgebungen eine wirksame Intervention ermöglichen können (Larkin et al. 2023).

### 19.3.9 Personalschulung

Besonders digitale Avatare und Chatbots gewinnen zunehmend an Bedeutung in der Schulung medizinischen Personals. Insbesondere in der Psychiatrie, Notfallmedizin und Medizinpädagogik werden digitale Avatare zur Schulung kommunikativer und emotionaler Kompetenzen eingesetzt. Moore et al. (2022) entwickelten einen Virtual-Reality-(VR)-basierten Avatar zur verbalen Deeskalation, den klinisches Personal nutzen konnte, um zu üben, in herausfordernden Gesprächssituationen Ruhe zu bewahren. Das Klinikpersonal konnte durch die Nutzung eines VR-Headsets verbal mit dem digitalen Avatar kommunizieren und lernen, wie beispielsweise mitfühlende Antworten zu einem verringerten Aggressionsniveau des Avatars, der auf bestimmte Schlüsselwörter reagierte, führen können. Die Machbarkeitsstudie wurde unter Kliniker:innen gut aufgenommen, jedoch zeigten sich in der Spracherkennung noch Optimierungsbedarfe (Moore et al. 2022). Auch Brunges und Hughes (2020) nutzten digitale Avatare, um die Teamkommunikation im Operationssaal zu verbessern. In ihrer Studie entwickelten sie eine Simulationsumgebung für Klinikpersonal, in der perioperative Schulungssitzungen durchgeführt werden konnten, um kommunikative Kompetenzen wie das Ansprechen von Patientensicherheitsbedenken zu trainieren. Dabei setzten sie einen Avatar ein, der über ein großformatiges Display in eine realitätsnahe Umgebung, wie beispielsweise einen nachgestellten Operationssaal, integriert war (Brunges und Hughes 2020). Diese Anwendungen basieren meist auf regelbasierten Dialogmodellen in immersiven VR-Umgebungen und zeigen eine hohe Akzeptanz bei den Teilnehmer:innen. Chatbots kommen vorrangig in der medizinischen Bildung zum Einsatz. Sie unterstützen Studierende beim selbstgesteuerten Lernen und in der Prüfungsvorbereitung. Zhao et al. (2022) zeigten, dass ein Chatbot eingesetzt werden kann, um Schüler:innen im Pflegeberuf auf klinische Begegnungen vorzubereiten und deren Anamnese-Fähigkeiten zu verbessern. Die Anwendung war auf mobilen Endgeräten nutzbar und in die App WeChat integriert, wodurch die Nutzer:innen per Spracheingabe oder Tastatur Fragen stellen konnten, auf die der Chatbot textbasiert antwortete (Zhao et al. 2022).

## 19.4 Auf dem Weg zu patientenenzentrierten digitalen Assistenten

Ziel dieser Studie war es, das Einsatzpotenzial von CAs im Krankenhauskontext zu untersuchen. Dazu wurde eine systematische Literaturrecherche konzipiert und durchgeführt. Von den ursprünglich 141 Artikeln, die für dieses Kapitel ausgewählt wurden, wurden nach einem strengen Verfahren zur Sicherstellung der Relevanz schließlich 66 Beiträge einbezogen. Nach einer systematischen Durchsicht dieser relevanten Studien wurde der Fokus auf folgende neun Bereiche der Krankenhausversorgung gelegt, in denen die Rolle der CAs näher analysiert wurde: Administration, Screening, Diagnose- und Entscheidungsunterstützung, Monitoring, Patientenedukation und Gesundheitsförderung, Ambulante Nachsorge, Emotionale Unterstützung, Psychotherapie und Personalschulung. Die bisherige Forschung hat den Einfluss und das Potenzial von CAs, insbesondere von Chatbots, Sprachassistenten, digitalen Avataren und sozialen Robotern, bei angemessener Implementierung im Gesundheitsumfeld umfassend aufgezeigt. Trotz der Tatsache, dass CAs weder in der populären akademischen noch in der praktischen Literatur eine breite Akzeptanz gefunden haben, legen die Erkenntnisse nahe, dass CAs nicht nur eine gezieltere und patientenorientierte Betreuung ermöglichen, sondern auch zur Optimierung des gesamten Patientenversorgungsprozesses beitragen können. Diese Studie unterstreicht die vielversprechenden Möglichkeiten von CAs, die dabei sind, die Interaktion zwischen Patient:innen und medizinischem Personal nachhaltig zu verändern. CAs entwickeln sich zunehmend zu unterstützenden Systemen, die das Gesundheitspersonal entlasten und dabei eine qualitativ hochwertige Versorgung sicherstellen. Sie helfen nicht nur, unterstützende Strukturen und automatisierte Abläufe, beispielsweise bei administrativen Routinetätigkeiten, zu etablieren, sondern fördern auch den Dialog mit Patient:innen, indem sie beispielsweise Informationen zu Maßnahmen der Vor- oder Nachsorge vermitteln.

### 19.4.1 Potenziale entlang des gesamten Versorgungspfads

Die Nutzung von CAs eröffnet entlang des gesamten Versorgungspfads vielfältige Potenziale, indem sie sowohl klinische, administrative als auch edukative Prozesse unterstützen und Patient:innen in verschiedenen Phasen der Gesundheitsversorgung begleiten. CAs können Triage- und Screeningprozesse effizienter gestalten, indem sie Risikopatient:innen frühzeitig erkennen und gesundheitliche Risiken entsprechend erfassen. Darüber hinaus unterstützen sie administrative Prozesse, indem sie bei der Terminvergabe, Registrierung, Wegfindung oder der Beantwortung wiederkehrender Fragen entlastend für Patient:innen und Personal eingesetzt werden. Ebenso erleichtern sie im stationären Bereich den Überwachungsprozess durch kontinuierliche Datenerfassung und helfen, Komplikationen frühzeitig zu erkennen. In der Literatur wird zudem darauf hingewiesen, dass CAs in der Lage sind, vulnerablen Gruppen emotionalen Beistand zu leisten und so das Gesundheitspersonal zu entlasten, indem sie ein Umfeld der gemeinsamen Verantwortung schaffen. In der Patientenedukation fördern und verbessern CAs das allgemeine Verständnis für medizinische Informationen und gesundheitsbewusstes Verhalten. Sie stärken die Selbstfürsorge in der postoperativen Versorgung und ermöglichen die Aufrechterhaltung regelmäßiger Kontakte mit der Klinik, indem sie Patient:innen in der ambulanten Nachsorge nach der Entlassung digital begleiten und damit Versorgungslücken im Übergang schließen. Darüber hinaus zeigen Studien den erfolgreichen Einsatz von CAs zur Schulung von medizinischem Personal und im psychotherapeutischen Kontext, mit positiven Ergebnissen in Bezug auf Akzeptanz und Praxistauglichkeit. Insgesamt zeigen die Ergebnisse dieser Studie, dass CAs das Potenzial haben, die Krankenhausversorgung in verschiedenen Phasen zu unterstützen, Prozesse zu optimieren und die Patientenzentrierung zu fördern. Ihr routinemäßiger Einsatz im Krankenhausalltag befindet sich jedoch noch in einem Explorationsstadium und bedarf weiterer Forschung, Erprobung und Integration.

Die Analyse der Studienverteilung nach Anwendungsfeld weist auf ein differenziertes Nutzungsmuster hin. Textbasierte Chatbots werden vor allem in der Diagnose- und Entscheidungsunterstützung, im Monitoring und in der ambulanten Nachsorge eingesetzt, wo primär strukturierte Informationen verarbeitet und skaliert werden. Soziale Roboter kommen besonders häufig im Bereich der emotionalen Unterstützung zum Einsatz, beispielsweise zur Angstreduktion bei Kindern oder zur Stabilisierung älterer Patient:innen. Darüber hinaus werden sie häufig in Szenarien der Gesundheitsförderung und beim Monitoring eingesetzt, in denen physische Präsenz, Gestik und Mimik für die Interaktion bedeutsam sind. Digitale Avatare werden vor allem bei sensiblen Screenings sowie in der Schulung von medizinischem Personal genutzt, während Sprachassistenten überwiegend dort eingesetzt werden, wo eine freihändige, niedrigschwellige Interaktion im Vordergrund steht, wie beispielsweise im Monitoring und in der ambulanten Nachsorge. Insgesamt deuten diese Befunde auf voneinander abgrenzbare, aufgabenspezifische Einsatzschwerpunkte der verschiedenen CA-Typen hin, anstatt auf einen universell einsetzbaren Allzweck-Typ.

### 19.4.2 Offene Fragen auf dem Weg zur Integration

Trotz des positiven Ausblicks zeigten die Ergebnisse auch sektorübergreifende Herausforderungen aktueller Studien für den erfolgreichen Einsatz von CAs: Insbesondere kleine Stichprobengrößen, kurze Studiendauern und der bisher vorherrschende Fokus auf Machbarkeitsstudien schränken die Robustheit der bisherigen Forschung ein. Zudem fehlt es an Längsschnittstudien, so dass die Daten über die Integration von CAs in den Krankenhausalltag bestenfalls reflektierend sind. Die analysierten Studien zeigen, dass die kulturelle und sprachliche Anpassung von CAs sowie deren Anpassung an spezifische Versorgungssituationen entscheidend ist, um ihre Akzeptanz und Wirksamkeit zu steigern. Datenschutz, technische Beschränkungen (insbesondere in Bezug auf Spracherkennung und Genauigkeit), Anforderungen an IT-Infrastruktur und IT-Sicherheit sowie organisationale Faktoren wie Unternehmenskultur bleiben zentrale Hindernisse für eine breite Implementierung. Werden

CAs zielgerichtet und zielgruppenspezifisch unter Berücksichtigung technischer, interkultureller und emotionaler Anforderungen eingesetzt, können sie langfristig einen wertvollen Beitrag zur Verbesserung der Versorgungsqualität und zur Stärkung der Patientenzentriertheit im Krankenhaus leisten.

### 19.4.3 Erkenntnisse für den klinischen Alltag

Diese Studie stellt zentrale Erkenntnisse für Praktiker:innen heraus, insbesondere im Hinblick auf die Rolle von CAs im Krankenhauskontext. Sie verdeutlicht unter anderem die vielversprechenden Potenziale des Sprachmodells GPT-4 und der darauf aufbauenden Chatbots wie ChatGPT, die bereits mit hoher Genauigkeit in Bereichen wie der Triage, der Erstellung radiologischer Überweisungen, der Vereinfachung von Berichten in der Patientenaufklärung und weiteren Anwendungsfeldern eingesetzt wurden. Zugleich stehen diese Potenziale jedoch in einem spannungsreichen Verhältnis zu datenschutzrechtlichen Herausforderungen: Da die Datenverarbeitung den rechtlichen Bestimmungen am Sitz des Anbieters unterliegt, ergeben sich insbesondere bei sensiblen Gesundheitsdaten erhebliche Bedenken hinsichtlich Compliance (z. B. DSGVO), Datenhoheit und Patientenschutz. Eine unkritische Nutzung erscheint vor diesem Hintergrund problematisch und erfordert strenge Prüfungen von Datensicherheit, Serverstandorten und rechtlichen Rahmenbedingungen. Ebenso werden CAs als vielversprechende Ressource zur Bewältigung des zunehmenden Personalmangels im Gesundheitswesen betrachtet, da sie administrative Routineaufgaben übernehmen, Screeningprozesse systematisieren, das Monitoring von Patient:innen unterstützen und durch automatisierte Patientenedukation sowie digitale Nachsorge und emotionale Unterstützung das klinische Personal entlasten können. Des Weiteren bieten insbesondere sprachbasierte Assistenzsysteme und digitale Avatare die Möglichkeit, Patient:innen mit besonderen Bedürfnissen wie Sehschwäche, Legasthenie oder geringer digitaler Kompetenz sinnvolle Informationen über ihren Krankenhausaufenthalt bereitzustellen, da die Orientierung in einer neuen Umgebung für diese Zielgruppe besonders herausfordernd sein kann.

Trotz des erheblichen Potenzials von CAs ist bei ihrer Implementierung Vorsicht geboten. Die Ergebnisse betonen zwar die vielversprechenden Einsatzmöglichkeiten von CAs, doch fehlen bislang umfassende empirische Langzeitstudien. Neben Datenschutz und Vertraulichkeit müssen CAs in robuste IT-Sicherheitsarchitekturen eingebettet werden, die Cyberangriffe, Manipulationen und unbefugte Zugriffe erschweren, insbesondere wenn sensible Patientendaten verarbeitet werden. Damit verbunden sind Fragen des Datenmanagements: Es muss transparent geregelt sein, aus welchen Quellen die Daten stammen, wer die Datenhoheit besitzt und wie Trainings-, Aktualisierungs- und Löschprozesse der zugrunde liegenden Modelle organisiert werden, um Steuerung, Qualität und Verantwortlichkeiten zu sichern. Ein weiterer kritischer Aspekt ist die Erklärbarkeit von CAs: Sowohl Fachpersonal als auch Patient:innen müssen nachvollziehen können, auf welcher Datenbasis, mit welchen Unsicherheiten und nach welchen Entscheidungslogiken die Antworten zustande kommen. Insbesondere bei KI-gestützten Systemen im klinischen Kontext sind verständliche Erklärungen zentral, um Vertrauen zu stärken, Fehlinterpretationen zu vermeiden und informierte Entscheidungen zu ermöglichen.

Es wird empfohlen, CAs so zu entwickeln, dass sie an die spezifischen Bedürfnisse der Patient:innen oder des medizinischen Fachpersonals sowie an den jeweiligen Anwendungskontext angepasst sind. Dazu gehört eine bewusste Entscheidung über das Systemdesign und die Wahl zwischen regelbasierten und KI-gestützten Ansätzen sowie zwischen text-, sprach- oder multimodalen Interaktionen. Diese Designentscheidungen beeinflussen nicht nur die technische Komplexität und den Wartungsaufwand, sondern auch die Zugänglichkeit, Akzeptanz und Fehlertoleranz im klinischen Alltag. Institutionen sollten von einem universellen Einsatz von CAs absehen, da insbesondere komplexe und kritische Fälle eine sensible, individuelle Betreuung erfordern, welche standardisierte CAs, die auf eine breite Zielgruppe ausgelegt sind, möglicherweise nicht in ausreichendem Maß leisten können. Zudem sollten Praktiker:innen den kulturellen Kontext berücksichtigen, da dieser das Verständnis komplexer Sachverhalte durch CAs beeinflussen kann. Auch die Gestaltung der Kommunikation spielt eine zentrale Rolle und sollte bei der Umsetzung von CAs berücksichtigt werden. Interaktionen müssen so gestaltet werden, dass sie durch klar und prägnant formulierte Aussagen eindeutig und barrierearm sind, beispielsweise durch einfache Sprache, geeignete Dialogstrukturen und die Unterstützung von Screen-Readern oder anderen Hilfstechnologien. Abschließend zeigen die Ergebnisse, dass CAs in enger Zusammenarbeit mit medizinischem Fachpersonal eingesetzt werden müssen, um eine verantwortungsvolle Arbeitsumgebung zu schaffen, in der automatisierte Empfehlungen geprüft und eingeordnet werden können. Schließlich erfordert die Einführung von CAs ein aktives Change-Management, das Schulung und Bewusstseinsbildung einschließt. Nur wenn medizinisches Personal und Patient:innen den Nutzen, die Funktionsweise und die Grenzen dieser Systeme verstehen, können CAs sinnvoll in bestehende Arbeitsabläufe integriert werden. Fortlaufende Weiterbildung, klare Verantwortlichkeiten und offene Kommunikation über Chancen und Risiken sind hierfür zentrale Voraussetzungen.

Nach bestem Wissen der Autor:innen ist diese Studie die erste ihrer Art, welche die Rolle von CAs im Krankenhauskontext in verschiedenen Anwendungsbereichen behandelt und damit die Bedeutung eines kontextspezifischen Ansatzes für die Implementierung von CAs hervorhebt. Ausgehend von der vorhandenen Literatur zeigt die Studie zudem, dass zentrale Designfaktoren von CAs, wie Erklärbarkeit, Sicherheit und Interaktionsgestaltung, stärker in den Fokus rücken sollten, um ihre Akzeptanz im Krankenhauskontext zu fördern. Darüber hinaus fasst diese Studie durch die Einbeziehung einer systematischen Überprüfung der bestehenden Forschung den Standpunkt zu einer spezifischen kontextbezogenen Forschungsfrage zusammen, mit dem Ziel, Praktiker:innen, Forscher:innen und Patient:innen fundierter zu informieren und deren Wissen über das Einsatzpotenzial von CAs zu erweitern. Schließlich trägt diese Studie zur wachsenden Zahl an Belegen für die Anwendbarkeit von CAs im Gesundheitswesen bei.

### 19.4.4 Wo weiteres Wissen nötig ist

Die Ergebnisse dieser Studie sind unter Berücksichtigung der Einschränkungen des Forschungsrahmens zu betrachten. Die Studie basiert ausschließlich auf einer Literaturübersicht, wodurch die Perspektiven von Praktiker:innen fehlen, die diese Befunde bestätigen oder relativieren könnten. Zudem lag der Fokus auf einem kontextspezifischen Beitrag zur Rolle von CAs im Krankenhausumfeld, sodass Studien zu Testfällen, initialen Implementierungen oder komplexen kulturellen Kontexten, in denen der Einsatz von CAs noch wenig verbreitet ist, unberücksichtigt blieben.

Weitere Forschung ist erforderlich, um die Ergebnisse dieser Studie zu verifizieren und zu vertiefen. Spezialisierte Krankenhäuser benötigen möglicherweise für unterschiedliche Versorgungsbereiche angepasste CAs, da eine einheitliche Lösung nicht für alle Einsatzfelder geeignet ist. Zukünftige Studien sollten daher die Anwendbarkeit von CAs in spezifischen Kontexten, die Auswirkungen kultureller und umweltbedingter Faktoren sowie die Anpassung an unterschiedliche kognitive Voraussetzungen der Nutzer:innen genauer untersuchen. Ebenso ist zu klären, für welche Aufgaben bestimmte CAs besonders effizient sind und inwiefern sie sich durch Nutzungsdaten sinnvoll weiterentwickeln können. Ein zentraler, bislang wenig empirisch beleuchteter Aspekt betrifft den Vergleich zwischen regelbasierten und KI-gestützten CAs. Zukünftige Forschung sollte systematisch untersuchen, in welchen Einsatzbereichen der Mehrwert KI-basierter Systeme den zusätzlichen Aufwand und die Risiken tatsächlich rechtfertigt und in welchen Szenarien schlankere, regelbasierte Lösungen ausreichen. Dabei erscheint eine differenzierte Aufgabenverteilung naheliegend, etwa KI-gestützte Systeme für komplexe, dynamische Dialoge und regelbasierte Ansätze für klar strukturierte, standardisierte Abläufe. Darüber hinaus stellt sich die Frage, wie sich Risiken von Sprachmodellen, wie Halluzinationen, Fehlinformationen, datenschutzrechtliche Probleme oder ethische Verzerrungen praktikabel minimieren lassen, ohne ihre Vorteile weitgehend einzuschränken. Hier besteht Bedarf an Untersuchungen zu technischen Schutzmechanismen, zu geeigneten organisatorischen Rahmenbedingungen mit klarer menschlicher Kontrolle sowie zu rechtlichen und ethischen Leitlinien für den klinischen Einsatz. Eine solche Forschungsperspektive kann dazu beitragen, verantwortungsvolle hybride Modelle zu entwickeln, in denen KI-gestützte CAs sicher und sinnvoll in bestehende Versorgungsstrukturen eingebettet werden.

**Hinweis** Um sprachliche und grammatikalische Aspekte zu optimieren und die Lesbarkeit zu erhöhen, wurde ChatGPT für die Überarbeitung des Kapitels verwendet.

## Literatur


Aggarwal A, Tam CC, Wu D, Li X, Qiao S (2023) Artificial intelligence–based Chatbots for promoting health behavioral changes: systematic review. J Med Internet Res 25:e40789. https://doi.org/10.2196/40789

Araujo T (2018) Living up to the chatbot hype: the influence of anthropomorphic design cues and communicative agency framing on conversational agent and company perceptions. Comput Human Behav 85:183–189. https://doi.org/10.1016/j.chb.2018.03.051

Auriacombe M, Moriceau S, Serre F, Denis C, Micoulaud-Franchi J-A, de Sevin E, Bonhomme E, Bioulac S, Fatseas M, Philip P (2018) Development and validation of a virtual agent to screen tobacco and alcohol use disorders. Drug Alcohol Depend 193:1–6. https://doi.org/10.1016/j.drugalcdep.2018.08.025

Ayoub M, Ballout AA, Zayek RA, Ayoub NF (2023) Mind + machine: ChatGPT as a basic clinical decisions support tool. Cureus 15:e43690. https://doi.org/10.7759/cureus.43690

Barash Y, Klang E, Konen E, Sorin V (2023) ChatGPT-4 assistance in optimizing emergency department radiology referrals and imaging selection. J Am Coll Radiol 20:998–1003. https://doi.org/10.1016/j.jacr.2023.06.009

Beaudry J, Consigli A, Clark C, Robinson KJ (2019) Getting ready for adult healthcare: Designing a chatbot to coach adolescents with special health needs through the transitions of care. J Pediatr Nurs 49:85–91. https://doi.org/10.1016/j.pedn.2019.09.004

Bermúdez GI, González Manso M, Sánchez E, Rodríguez Hita A (2021) Usefulness and acceptance of telephone monitoring by a virtual assistant for patients with COVID-19 following discharge. Rev Clin Esp 221(8):464–467

Bérubé C, Schachner T, Keller R, Fleisch E, Wangenheim FV, Barata F, Kowatch T (2021) Voice-based conversational agents for the prevention and management of chronic and mental health conditions: Systematic literature review. J Med Internet Res 23(3):e25933

Bin Sawad A, Narayan B, Alnefaie A, Maqbool A, Mckie I, Smith J, Yuksel B, Puthal D, Prasad M, Kocaballi AB (2022) A systematic review on Healthcare artificial intelligent conversational agents for chronic conditions. Sensors 22(7):2625

Boucher EM, Harake NR, Ward HE, Stoeckl SE, Vargas J, Minkel J, Parks AC, Zilca R (2021) Artificially intelligent chatbots in digital mental health interventions: a review. Expert Rev Med Devices 18:37–49. https://doi.org/10.1080/17434440.2021.2013200

Boumans R, Van Meulen F, Hindriks K, Neerincx M, Rikkert OMGM (2018) Do you have pain? A robot who cares. In: ACM/IEEE International Conference on Human-Robot Interaction. IEEE Computer Society, S 371

Brunges M, Hughes TE (2020) Using virtual human technology in perioperative team training simulations. Aorn J 111:617–626. https://doi.org/10.1002/aorn.13046

Buzzi M, Grassini E, Leporini B (2024) A Chatbot-based Assistive technology to get information on a clinical environment. In: ACM International Conference Proceeding Series. Association for Computing Machinery, S 504–509

Car LT, Dhinagaran DA, Kyaw BM, Kowatsch T, Joty S, Theng Y-L, Atun R (2020) Conversational agents in health care: Scoping review and conceptual analysis. J Med Internet Res 22(8):e17158

Catania F, Spitale M, Garzotto F (2023) Conversational agents in therapeutic interventions for neurodevelopmental disorders: a survey. ACM Comput Surv 55(10):1–34. https://doi.org/10.1145/3564269

Cevasco KE, Morrison Brown RE, Woldeselassie R, Kaplan S (2024) Patient engagement with conversational agents in health applications 2016–2022: a systematic review and meta-analysis. J Med Syst 48(1):40. https://doi.org/10.1007/s10916-024-02059-x

Chen Z, Wang Q, Sun Y, Cai H, Lu X (2024) Chat-ePRO: development and pilot study of an electronic patient-reported outcomes system based on ChatGPT. J Biomed Inform 154:104651. https://doi.org/10.1016/j.jbi.2024.104651

Chua JYX, Choolani M, Chee CYI, Yi H, Chan YH, Lalor JG, Chong YS, Shorey S (2024) Parents' perceptions of their parenting journeys and a mobile app intervention (Parentbot-A digital

Healthcare assistant): qualitative process evaluation. J Med Internet Res 26:e56894. https://doi.org/10.2196/56894

Clark L, Pantidi N, Cooney O, Doyle P, Garaialde D, Edwards J, Spillane B, Murad C, Munteanu C, Wade V, Cowan BR (2019) What makes a good conversation? Challenges in designing truly conversational agents. In: Conference on Human Factors in Computing Systems – Proceedings. Association for Computing Machinery, S 1–12

Daniel T, de Chevigny A, Champrigaud A, Valette J, Sitbon M, Jardin M, Chevalier D, Renet S (2022) Answering hospital Caregivers' questions at any time: proof-of-concept study of an artificial intelligence–based Chatbot in a French hospital. JMIR Hum Factors 9(4):e39102. https://doi.org/10.2196/39102

De Cock C, Milne-Ives M, Van Velthoven MH, Alturkistani A, Lam C, Meinert E (2020) Effectiveness of conversational agents (virtual assistants) in health care: Protocol for a systematic review. JMIR Res Protoc 9(3):e16934. https://doi.org/10.2196/16934

Dimeff LA, Jobes DA, Chalker SA, Piehl BM, Lobo Duvivier L, Lok BC, Zalake MS, Chung J, Koerner K (2020) A novel engagement of suicidality in the emergency department: Virtual Collaborative Assessment and Management of Suicidality. Gen Hosp Psychiatry 63:119–126. https://doi.org/10.1016/j.genhosppsych.2018.05.005

Ferrari OI, Zhang F, Braam AA, van Gurp JAM, Broz F, Barakova EI (2023) Design of child-robot interactions for comfort and distraction from post-operative pain and distress. In: ACM/IEEE International Conference on Human-Robot Interaction. IEEE Computer Society, S 686–690

Franco J, Solad Y, Venkatesh AK, Van Tonder R, Solod A, Stachowiak T, Hsiao AL, Sangal RB (2023) Exploratory descriptive analysis of smart speaker utilization in the emergency department during the COVID-19 pandemic. J Emerg Med 64:506–512. https://doi.org/10.1016/j.jemermed.2023.01.004

Gaffney H, Mansell W, Tai S (2019) Conversational agents in the treatment of mental health problems: mixed-method systematic review. JMIR Ment Health 6:e14166. https://doi.org/10.2196/14166

Ghosh S, Bhatia S, Bhatia A (2018) Quro: facilitating user symptom check using a personalised chatbot-oriented dialogue system. Stud Health Technol Inform 252:51–56

Griffin AC, Xing Z, Khairat S, Wang Y, Bailey S, Arguello J, Chung AE (2021) Conversational agents for chronic disease self-management: a systematic review. AMIA Annu Symp Proc 2020:504

Guckenberger M, Andratschke N, Ahmadsei M, Christ SM, Heusel AE, Kamal S, Kroese TE, Looman EL, Reichl S, Vlaskou Badra E, von der Grün J, Willmann J, Tanadini-Lang S, Mayinger M (2023) Potential of ChatGPT in facilitating research in radiation oncology? Radiother Oncol 188:109894. https://doi.org/10.1016/j.radonc.2023.109894

Hautz WE, Exadaktylos A, Sauter TC (2021) Online forward triage during the COVID-19 outbreak. Emerg Med J 38:106–108. https://doi.org/10.1136/emermed-2020-209792

Huang MY, Weng CS, Kuo HL, Su YC (2023) Using a chatbot to reduce emergency department visits and unscheduled hospitalizations among patients with gynecologic malignancies during chemotherapy: A retrospective cohort study. Heliyon. https://doi.org/10.1016/j.heliyon.2023.e15798

Hudson C, Lewis L (2020) Social robots as reinforcementin applied behavior analysis. In: ACM/IEEE International Conference on Human-Robot Interaction. IEEE Computer Society, S 266–268

Hudson S, Nishat F, Stinson J, Litwin S, Zeller F, Wiles B, Foster ME, Ali S (2023) Perspectives of healthcare providers to inform the design of an AI-enhanced social robot in the pediatric emergency department. Children 10(9):1511. https://doi.org/10.3390/children10091511

Hung L (2019) Exploring the perception of patients with dementia about a social robot paro, in a hospital setting. Innov Aging 15:582. https://doi.org/10.1016/j.jalz.2019.06.1251

Islam A, Chaudhry BM (2023) Design validation of a relational agent by COVID-19 patients: mixed methods study. JMIR Hum Factors 10:e42740. https://doi.org/10.2196/42740

Jabir AI, Lin X, Martinengo L, Sharp G, Leng Y-L, Car TL (2024) Attrition in conversational agent-delivered mental health interventions: systematic review and meta-analysis. J Med Internet Res 26:e48168

Jayaraman S, Phillips EK, Church D, Riek LD (2024) Privacy and utility perceptions of social robots in healthcare. Comput Hum Behav Artif Humans 2:100039. https://doi.org/10.1016/j.chbah.2023.100039

Joshi A, Baillie L, Bettosi C (2024) A robot-administered ICU confusion assessment with brain-computer interface control. In: Companion of the 2024 ACM/IEEE International Conference on Human-Robot Interaction, S 583–587

Kelly CJ, Karthikesalingam A, Suleyman M, Corrado G, King D (2019) Key challenges for delivering clinical impact with artificial intelligence. BMC Med 17(1):195

Kim E, Lee JS, Choi S, Kwon O (2015) Human compliance with task-oriented dialog in social robot interaction. In: ACM/IEEE International Conference on Human-Robot Interaction. IEEE Computer Society, S 3–4

Langevin R, Berry ABL, Zhang J, Fockele CE, Anderson L, Hsieh D, Hartzler A, Duber HC, Hsieh G (2022) Implementation fidelity of Chatbot screening for social needs: acceptability, feasibility, appropriateness. Appl Clin Inform 14:374–391. https://doi.org/10.1055/a-2035-5342

Laranjo L, Dunn AG, Tong HL, Kocaballi AB, Chen J, Bashir R, Surian D, Gallego B, Magrabi F, Lau AYS, Coiera E (2018) Conversational agents in healthcare: a systematic review. J Am Med Inform Assoc 25:1248–1258

Larkin C, Tulu B, Djamasbi S, Garner R, Varzgani F, Siddique M, Pietro J, Boudreaux ED (2023) Comparing the acceptability and quality of intervention modalities for suicidality in the emergency department: randomized feasibility trial. JMIR Ment Health 10(1):e49783. https://doi.org/10.2196/49783

Li H, Zhang R, Lee YC, Kraut RE, Mohr DC (2023) Systematic review and meta-analysis of AI-based conversational agents for promoting mental health and well-being. Npj Digit Med 6(1):236

Lima MR, Wairagkar M, Gupta M, Rodriguez y Baena F, Barnaghi P, Sharp DJ (2022) Conversational affective social robots for ageing and dementia support. IEEE Trans Cogn Dev Syst 14:1378–1397. https://doi.org/10.1109/TCDS.2021.3115228

Littler BKM, Alessa T, Dimitri P, Smith C, de Witte L (2021) Reducing negative emotions in children using social robots: systematic review. Arch Dis Child 106:1095–1101

Lozano-Mosos JS, Hernández LJ, Colina-Matiz S, Muñoz-Vargas PT (2023) Education by a social robot on nutrition and catheter care in pediatric oncology patients. Support Care Cancer 31(12):693. https://doi.org/10.1007/s00520-023-08168-6

Lujak M, Bouraqadi N, Doniec A, Fabresse L, Fleury A, Karami A, Lozenguez G (2017) Towards robots-assisted ambient intelligence. In: European Conference on Multi-Agent Systems. Springer, Cham, S 490–497

Mack K, Hsu RCL, Monroy-Hernández A, Smith BA, Liu F (2023) Towards inclusive avatars: disability representation in avatar platforms. In: Conference on Human Factors in Computing Systems – Proceedings. Association for Computing Machinery,

McIntosh C, Elvin A, Smyth W, Birks M, Nagle C (2022) Health promotion, health literacy and vaccine hesitancy: the role of humanoid robots. Inquiry. https://doi.org/10.1177/00469580221078515

Meinert E, Milne-Ives M, Lim E, Higham A, Boege S, de Pennington N, Bajre M, Mole G, Normando E, Yue K (2024) Accuracy and safety of an autonomous artificial intelligence clinical assistant conducting telemedicine follow-up assessment for cataract surgery. EClinicalmedicine. https://doi.org/10.1016/j.eclinm.2024.102692

Meyns P, van der Spank J, Capiau H, De Cock L, Van Steirteghem EV, Van der Looven R, Van Waelvelde H (2019) Do a humanoid robot and music increase the motivation to perform physical activity? A quasi-experimental cohort in typical developing children and preliminary findings in hospitalized children in neutropenia. Int J Hum Comput Stud 122:90–102. https://doi.org/10.1016/j.ijhcs.2018.07.010

Miles O, West R, Nadarzynski T (2021) Health chatbots acceptability moderated by perceived stigma and severity: A cross-sectional survey. Digit Health. https://doi.org/10.1177/20552076211063012

Mlinaric M, Bonham JR, Kožich V, Kölker S, Majek O, Battelino T, Drole Torkar A, Koracin V, Perko D, Remex ZI, Repic Lampret B, Scarpa M, Schielen PCJI, Zetterström RH, Groselj U (2023) Newborn screening in a pandemic – lessons learned. Int J Neonatal Screen 9(2):21

Moerman CJ, van der Heide L, Heerink M (2019) Social robots to support children's well-being under medical treatment: a systematic state-of-the-art review. J Child Health Care 23:596–612. https://doi.org/10.1177/1367493518803031

Mohammad B, Supti T, Alzubaidi M, Shah H, Alam T, Shah Z, Househ M (2023) The pros and cons of using ChatGPT in medical education: a scoping review. Stud Health Technol Inform 305:644–647. https://doi.org/10.3233/SHTI230580

Montenegro JLZ, da Costa CA, da Rosa Righi R (2019) Survey of conversational agents in health. Expert Syst Appl 129:56–67

Moore N, Ahmadpour N, Brown M, Poronnik P, Davids J (2022) Designing virtual reality-based conversational agents to train clinicians in verbal de-escalation skills: exploratory usability study. JMIR Serious Games 10(3):e38669. https://doi.org/10.2196/38669

Morales HMP, Guedes M, Silva JS, Massuda A (2021) COVID-19 in Brazil – preliminary analysis of response supported by artificial intelligence in municipalities. Front Digit Health 3:648585. https://doi.org/10.3389/fdgth.2021.648585

Moulik S, Chatterjee S (2021) DIL-a proof of concept study to show the efficacy of conversational agents for heart failure patients. Journal of Strategic Innovation and Sustainability 16(3):58-73

Narayanan KL, Krishnan RS, Son LH, Tung NT, Golden JE, Robinson YH, Kumar R, Gerogiannis VC (2022) Fuzzy guided autonomous nursing robot through wireless beacon network. Multimed Tools Appl 81:3297–3325. https://doi.org/10.1007/s11042-021-11264-6

Nazareth S, Hayward L, Simmons E, Snir M, Hatchell KE, Rojahn S, Slotnick RN, Nussbaum RL (2021) Hereditary cancer risk using a genetic Chatbot before routine care visits. Obstet Gynecol Clin North Am. https://doi.org/10.1097/aog.0000000000004596

Nowrouzi-Kia B, Gohar B, Sithamparanathan G, Sun RY, Casole J (2023) Workplace mental health characteristics of the indigenous workforce in Canada: a descriptive study. Work 74:129–136. https://doi.org/10.3233/WOR-210927

Nyashanu M, Pfende F, Ekpenyong M (2020) Exploring the challenges faced by frontline workers in health and social care amid the COVID-19 pandemic: experiences of frontline workers in the English Midlands region, UK. J Interprof Care 34(5):655–661. https://doi.org/10.1080/13561820.2020.1792425

Pantazopoulos G, Bruyere J, Nikandrou M, Boissier T, Hemanthage S, Sachish BK, Shah V, Dondrup C, Lemon O (2021) Vica: Combining visual, social, and task-oriented conversational ai in a healthcare setting. In: Proceedings of the International Conference on Multimodal Interaction 2021, S 71–79

Papadopoulos I, Koulouglioti C, Ali S (2018) Views of nurses and other health and social care workers on the use of assistive humanoid and animal-like robots in health and social care: a scoping review. Contemp Nurse 54:425–442

Parekh S, Lim JC (2020) Receptivity & interaction of social robots in hospitals. In: ACM/IEEE International Conference on Human-Robot Interaction. IEEE Computer Society, S 389–391

Paslı S, Şahin AS, Beşer MF, Topçuoğlu H, Yadigaroğlu M, İmamoğlu M (2024) Assessing the precision of artificial intelligence in emergency department triage decisions: insights from a study with ChatGPT. Am J Emerg Med 78:170–175. https://doi.org/10.1016/j.ajem.2024.01.037

Passanante A, Pertwee E, Lin L, Lee KY, Wu JT, Larson HJ (2023) Conversational AI and vaccine communication: systematic review of the evidence. J Med Internet Res 25:e42758

Piau A, Crissey R, Brechemier D, Balardy L, Nourhashemi F (2019) A smartphone Chatbot application to optimize monitoring of older patients with cancer. Int J Med Inform 128:18–23. https://doi.org/10.1016/j.ijmedinf.2019.05.013

Porcheron M, Fischer JE, McGregor M, Borwn B, Luger E, Candello H, O'Hara K (2017) Talking with conversational agents in collaborative action. In: CSCW 2017 – Companion of the 2017 ACM Conference on Computer Supported Cooperative Work and Social Computing. Association for Computing Machinery, S 431–436

Preiksaitis C, Ashenburg N, Bunney G, Chu A, Kabeer R, Riley F, Ribeira R, Rose C (2024) The role of large language models in transforming emergency medicine: scoping review. JMIR Med Inform 12:e53787. https://doi.org/10.2196/53787

Ragno L, Barboni A, Vannetti F, Amici C, Cusano N (2023) Application of social robots in Healthcare: review on characteristics, requirements, technical solutions. Sensors 23(15):6820. https://doi.org/10.3390/S23156820

Rainey JP, Blackburn BE, McCutcheon CL, Kenyon CM, Campbell KJ, Anderson LA, Gililland JM (2023) A multilingual Chatbot can effectively engage Arthroplasty patients who have limited English proficiency. J Arthroplast 38:78–83. https://doi.org/10.1016/j.arth.2023.04.014

Rangachari P, Woods JL (2020) Preserving organizational resilience, patient safety, and staff retention during covid-19 requires a holistic consideration of the psychological safety of healthcare workers. Int J Environ Res Public Health 17:1–12

Russo A, D'Onofrio G, Gangemi A, Giuliani F, Mongiovi M, Ricciardi F, Greco F, Cavallo F, Dario P, Sancarlo D, Presutti V, Greco A (2018) Dialogue systems and conversational agents for patients with dementia: the human-robot interaction. Rejuvenation Res 22:109–120. https://doi.org/10.1089/rej.2018.2075

Sallam M (2023) ChatGPT utility in healthcare education, research, and practice: systematic review on the promising perspectives and valid concerns. Healthcare 11(6):887. https://doi.org/10.3390/HEALTHCARE11060887

Schachner T, Keller R, Wangenheim FV (2020) Artificial intelligence-based conversational agents for chronic conditions: systematic literature review. J Med Internet Res 22(9):e20701

Schmitt N, Mattern E, Cignacco E, Seliger G, König-Bachmann M, Striebich S, Ayerle GM (2021) Effects of the Covid-19 pandemic on maternity staff in 2020 – a scoping review. BMC Health Serv Res 21(1):1364. https://doi.org/10.1186/s12913-021-07377-1

Seregni A, Tricomi E, Tropea P, Del Pino R, Gómez-Esteban JC, Gabilondo I, Diez-Cirarda M, Schlieter H, Gand K, Corbo M (2021) Virtual coaching for rehabilitation: the participatory design experience of the vcare project. Front Public Health 9:748307. https://doi.org/10.3389/fpubh.2021.748307

Shamekhi A, Trinh H, Bickmore TW, DeAngelis TR, Ellis T, Houlihan BV, Latham NK (2016) A virtual self-care coach for individuals with spinal cord injury. In: ASSETS 2016 – Proceedings of the 18th International ACM SIGACCESS Conference on Computers and Accessibility. Association for Computing Machinery, S 327–328

Soraa RA, Fostervold ME (2021) Social domestication of service robots: the secret lives of Automated Guided Vehicles (AGVs) at a Norwegian hospital. Int J Hum Comput Stud 152:102627

Steimetz E, Minkowitz J, Gabutan EC, Ngichabe J, Attia H, Hershkop M, Ozay F, Hanna MG, Gupta R (2024) Use of artificial intelligence Chatbots in interpretation of pathology reports. JAMA Netw Open 7:e2412767. https://doi.org/10.1001/jamanetworkopen.2024.12767

Suharwardy S, Ramachandran M, Leonard SA, Gunaseelan A, Lyell DJ, Darcy A, Robinson A, Judy A (2023) Feasibility and impact of a mental health chatbot on postpartum mental health: a randomized controlled trial. AJOG Glob Reports 3(3):100165. https://doi.org/10.1016/j.xagr.2023.100165

Tawfik E, Ghallab E, Moustafa A (2023) A nurse versus a chatbot – the effect of an empowerment program on chemotherapy-related side effects and the self-care behaviors of women living with breast Cancer: a randomized controlled trial. BMC Nurs 22(1):102. https://doi.org/10.1186/s12912-023-01243-7

Taylor WL, Cheng R, Weinblatt AI, Bergstein V, Long WJ (2024) An artificial intelligence Chatbot is an accurate and useful Online patient resource prior to total knee Arthroplasty. J Arthroplast 39:358–362. https://doi.org/10.1016/j.arth.2024.02.005

Vagnetti R, Di Nuovo A, Mazza M, Valenti M (2024) Social robots: a promising tool to support people with autism. A systematic review of recent research and critical analysis from the clinical perspective. Rev J Autism Dev Disord 13(1):202–226

Vaidyam AN, Wisniewski H, Halamka JD, Kashavan MS, Torous JB (2019) Chatbots and conversational agents in mental health: a review of the psychiatric landscape. Can J Psychiatry 64:456–464

van der Putte D, Boumans R, Neerincx M, Rikkert OM, de Mul M (2019) A social robot for autonomous health data acquisition among hospitalized patients: an exploratory field study. 14th ACM/IEEE International Conference on Human-Robot Interaction, S 658–659. https://doi.org/10.1109/HRI.2019.8673280

van der Waa J, Verdult S, van den Bosch K, van Diggelen J, Haije T, van der Stigchel B, Cocu I (2021) Moral decision making in human-agent teams: human control and the role of explanations. Front Robot Ai 8:640647. https://doi.org/10.3389/frobt.2021.640647

Ventura CAI, Denton EE, David JA (2024) Artificial intelligence in emergency trauma care: a preliminary scoping review. Med Devices: Evid Res 17:191–211

vom Brocke J, Simons A, Riemer K, Niehaves B, Plattfaut R, Cleven A (2015) Standing on the shoulders of giants: challenges and recommendations of literature search in information systems research. Commun Assoc Inf Syst 37:205–224. https://doi.org/10.17705/1cais.03709

Wang C, Bickmore T, Bowen DJ, Norkunas T, Campion M, Cabral H, Winter M, Paasche-Orlow M (2015) Acceptability and feasibility of a virtual counselor (VICKY) to collect family health histories. Genet Med 17:822–830. https://doi.org/10.1038/gim.2014.198

Wollny S, Schneider J, Di Mitri D, Weidlich J, Rittberger M, Drachsler H (2021) Are we there yet? – A systematic literature review on Chatbots in education. Front Artif Intell 4:654924

Worlikar H, Vadhiraj VV, Murray A, O'Connell J, Connolly C, Walsh JC, O'Keefe DTO (2022) Is it feasible to use a humanoid robot to promote hand hygiene adherence in a hospital setting? Infect Prev Pract 4(1):100188. https://doi.org/10.1016/j.infpip.2021.100188

Xompero C, Benettayeb W, Souied EH, Mehanna C-J (2024) Pilot study evaluating the usability of MonŒil, a ChatGPT-based education tool in ophthalmology. Ajo Int 1:100032. https://doi.org/10.1016/j.ajoint.2024.100032

Xu L, Sanders L, Li K, Chow JCL (2021) Chatbot for health care and oncology applications using artificial intelligence and machine learning: systematic review. JMIR Cancer 7(4):e27850. https://doi.org/10.2196/27850

Yang Y, Liu S, Lei P, Huang Z, Liu L, Tan Y (2024) Assessing usability of intelligent guidance chatbots in Chinese hospitals: cross-sectional study. Digit Health. https://doi.org/10.1177/20552076241260504

Zhao J, He H, Du J, Liu Y, Li Z, You L, Li K (2022) The effects of using virtual patients on the history-taking ability of nursing interns: a non-randomized controlled study. Nurse Educ Pract 59:103289. https://doi.org/10.1016/j.nepr.2022.103289

# 20 Robotik in der Pflege: Übersicht, Potenziale und Kritik

Sabina Misoch

**Zusammenfassung**

Das Kapitel untersucht, wie Robotik ältere Menschen zu Hause oder in Institutionen unterstützen und Pflegekräfte entlasten kann. Ausgangspunkt ist der Wunsch der Senior:innen, möglichst lange selbstbestimmt zuhause zu leben (Ageing in Place). Doch welche Aufgaben können robotische Systeme realistisch übernehmen? Die Mensch-Roboter-Interaktion bewegt sich im Spannungsfeld zwischen maschineller Autonomie und menschlicher Kontrolle: Roboter müssen eigenständig agieren, aber gleichzeitig berechenbar und vertrauenswürdig bleiben, um Akzeptanz zu finden. Der Beitrag bietet eine Übersicht zu Einsatzfeldern und Robotertypen, die von Alltagsassistenz, Gesundheitsmonitoring und Mobilitätshilfen über emotionale Begleitung bis zur Entlastung in stationären Einrichtungen reichen. Dazu zählen Assistenz-, Therapie- und soziale Roboter sowie Telepräsenz- und Sicherheitsroboter. Eine Einordnung der Herausforderungen zeigt, dass neben Datenschutz und Haftungsfragen auch technische Zuverlässigkeit und Kosten eine Rolle spielen. Besonders betont wird die Gefahr, dass Automatisierung menschliche Nähe verdrängt. Akzeptanz hängt dabei nicht nur von der Funktionalität ab, sondern auch von Werten, Benutzerfreundlichkeit und emotionaler Passung. Die Potenziale der Robotik liegen in mehr Selbstständigkeit für ältere Menschen, der Entlastung bei körperlich belastenden Pflegeaufgaben, höherer Prozessqualität und besserer Prävention. Für eine verantwortungsvolle Umsetzung sind partizipative Entwicklung in Living Labs, klare ethisch-rechtliche Rahmen und gezielte Schulungen des Pflegepersonals entscheidend. Der Beitrag plädiert dafür, dass Robotik die Pflege ergänzen, nicht ersetzen soll, um eine humane und würdevolle Betreuung zu bewahren.

S. Misoch (✉)
Institut Alter, Berner Fachhochschule, Bern, Schweiz
E-Mail: sabina.misoch@bfh.ch



S. D'Onofrio, C. Russ (Hrsg.), *Digital HealthTech*, Edition HMD,
https://doi.org/10.1007/978-3-658-51795-3_20

**Schlüsselwörter**

Ageing in Place · Autonomie · Fachkräftemangel · Mensch-Roboter-Interaktion · Pflege · Roboter · Robotik

## 20.1 Demografischer Wandel und seine Auswirkungen auf die Pflege

Der demografische Wandel führt in vielen Industrieländern weltweit zu einer rasch alternden Gesellschaft. In den meisten europäischen Ländern wird ein signifikanter Anstieg der Über-65-Jährigen erwartet, während gleichzeitig die Zahl der Erwerbstätigen sinkt. Weltweit wird sich die Anzahl älterer Menschen bis 2050 nahezu verdoppeln (WHO 2025), wobei die am stärksten wachsende Gruppe die der Hochaltrigen ist, d. h. der 80-Jährigen und älter, welche die größte Wahrscheinlichkeit für einen möglichen Pflegebedarf haben.

Diese Entwicklung stellt die Gesundheitssysteme und insbesondere den Pflegebereich – sei dieser ambulant oder stationär – vor große Herausforderungen. Ein Mangel an Pflegefachkräften ist bereits heute in den meisten vom demographischen Wandel betroffenen Ländern spürbar, und die Tendenz ist steigend. Zudem ist davon auszugehen, dass die Pflegekosten weiter ansteigen werden, was eine erhebliche zusätzliche Belastung für die Sozialsysteme in diesen Ländern mit sich bringt. Die dadurch entstehenden finanziellen Aufwendungen müssen von einer zunehmend kleineren Zahl erwerbstätiger Personen getragen werden, wodurch die Tragfähigkeit der bestehenden Finanzierungssysteme zunehmend unter Druck gerät.

Angesichts dieser Herausforderungen rücken technische Lösungen zunehmend in den Fokus, insbesondere auch die Robotik. Robotische Systeme versprechen, dem Fachkräftemangel entgegenwirken zu können, indem sie z. B. Dokumentationsaufgaben autonom übernehmen oder Pflegekräfte bei Bring- und Holdienste entlasten können. Dadurch bleibt mehr Zeit für die Betreuung und Pflege der Patient:innen oder Bewohnenden einer Pflegeeinrichtung (qualitative Verbesserung), während gleichzeitig Kosten eingespart werden können.

Dies wirft jedoch grundlegende Fragen auf: Wie realistisch ist diese Vorstellung? Welche Roboter werden bereits im Bereich der Pflege und Unterstützung eingesetzt und mit welchen Ergebnissen? Und welche möglichen Konsequenzen hat der Einsatz von Robotern in einem so sensiblen Bereich wie der Pflege? Es wird in diesem Beitrag erörtert und kritisch hinterfragt, welche Rolle Roboter für Menschen im Alter und deren Pflege- und Unterstützungspersonen zu leisten vermögen, auf welchem Stand wir uns aktuell befinden und welche Entwicklungen hier für die Zukunft zu erwarten sind.

## 20.2 Roboter: eine Definition

Ein Roboter kann gemäß der International Federation of Robotics (IFR) als *„ein automatisch gesteuertes, rekonfigurierbares, mehrzweckfähiges manipulierendes Gerät, das entweder stationär oder mobil ist und für den Einsatz in automatisierten Systemen programmierbar ist"*[1] definiert werden. Nach der International Organization for Standardization (ISO) wird ein Roboter als *„programmierbarer, autonomer Mechanismus zur Fortbewegung, Manipulation oder Positionierung"*[2] definiert. Autonomie wird hier als die Fähigkeit verstanden, beabsichtigte Aufgaben auf Grundlage des aktuellen Zustands und der Sensorik ohne menschliches Eingreifen oder Zutun auszuführen (ISO 2021).

Moderne wissenschaftliche Definitionen gehen aber über diesen Ansatz hinaus. So beschreiben Siciliano und Khatib (2016) einen Roboter als ein künstliches System, das in der Lage ist, physische Objekte in seiner Umgebung wahrzunehmen, zu interpretieren und durch gezielte Aktionen zu beeinflussen. Dabei wird besonders betont, dass ein Roboter ein integriertes System aus Sensorik, Aktorik und kognitiver Steuerung ist, d. h. dass es sich um ein System handelt, das Umweltdaten erfasst (Sensorik), Befehle in Bewegung (Aktorik) umsetzt sowie die intelligente Verarbeitung dieser Informationen zur Entscheidungsfindung und Handlungsplanung (kognitive Steuerung) umfasst. Diese Definition beinhaltet damit nicht nur mechanische Fähigkeiten, sondern auch die zunehmende Bedeutung von künstlicher Intelligenz (KI) und damit autonomer Entscheidungsfindung und komplexer Interaktion mit Menschen: *„In fortschrittlichen Robotersystemen wird KI eingesetzt, um Roboter zu entwickeln, die wahrnehmen, Schlussfolgerungen ziehen und in komplexen Umgebungen autonom handeln können"* (Soori et al. 2023, S. 55).

In den nachfolgenden Ausführungen wird unter einem Roboter eine autonome oder teilautonome Maschine verstanden, die programmiert wird, um bestimmte Aufgaben auszuführen und die typischerweise aus mehreren Grundkomponenten besteht:

(a) Einer mechanischen Struktur (physische Bestandteile),
(b) Sensoren zur Umwelterfassung,
(c) Aktoren zur Bewegung und Interaktion mit der Umgebung,
(d) einer Recheneinheit zur Steuerung sowie
(e) einer Software, die das Verhalten des Roboters vorgibt.

Ein Roboter wird damit als komplexes System verstanden, welches technische, informatische und zunehmend auch kognitive Komponenten in sich vereint und in zahlreichen Lebens- und Arbeitsbereichen eine immer größere Rolle spielen wird.

[1] Übersetzt aus https://ifr.org/standardisation (Zugegriffen: 17.12.2025)
[2] Übersetzt aus https://www.iso.org/obp/ui/en/#iso:std:iso:8373:ed-3:v1:en (Zugegriffen: 17.12.2025)

## 20.3 Mensch-Roboter-Interaktion

Der Einsatz von Robotern bedeutet immer, dass Menschen – seien es die älteren Menschen selbst oder Personen der ambulanten oder stationären Pflege – mit einem robotischen System in irgendeiner Form interagieren müssen, um dieses adäquat zu navigieren und zu bedienen. Diese Interaktion des Menschen mit dem technischen System wird als Mensch-Computer-Interaktion (Human-Computer Interaction, HCI) bezeichnet. Ursprünglich bezeichnete HCI die Entwicklung und Gestaltung von Benutzeroberflächen für das Design der Schnittstelle zwischen Mensch und Computer (Carroll 2009): Inzwischen bezieht sich HCI auch auf die Interaktion des Menschen mit physischen, programmierten und komplexeren Systemen wie unter anderem Robotern, und diese Interaktion wird unter dem Begriff Human-Robot Interaction (HRI) wissenschaftlich erforscht. Die Verbindung von Robotik und HRI bildet ein dynamisches Spannungsfeld, da Roboter nicht mehr nur Werkzeuge sind, sondern zunehmend als eigenständige Akteure auftreten, die mit Menschen kommunizieren, kooperieren und interagieren.

Dieses Spannungsfeld ergibt sich aus dem Miteinander menschlichen Handelns (Kontrolle, Handlungsträgerschaft) und maschineller Autonomie. Auf der einen Seite sollen Roboter in der Lage sein, Aufgaben selbstständig und effizient zu erledigen. Auf der anderen Seite ist es entscheidend, dass ihr *Handeln* für Menschen nachvollziehbar und vorhersehbar bleibt, um Vertrauen in die Technologie aufzubauen. Dieses Vertrauen ist zentral für die Akzeptanz von Robotern, vor allem in sensiblen Bereichen wie der Pflege und Unterstützung von Menschen im Alter.

Die Art und Weise, wie Roboter gestaltet und programmiert werden, hat einen direkten Einfluss darauf, wie sie vom Menschen wahrgenommen werden – als hilfreiche Partner oder als potenzielle Bedrohung. Dabei unterliegt auch das *Handeln* der Roboter einem grundlegenden Wandel: Bislang wurde unter Handeln das intentionale Verhalten, d. h. das mit einem subjektiven Sinn verbundene Tun von Menschen verstanden (z. B. nach Max Weber). Wenn daher programmierte Maschinen Tätigkeiten ausüben, so ist dies ein *verlängertes* Handeln des Menschen, da menschlich intendiert. Bei stetig intelligent werdenden Systemen, die selbstlernend Tätigkeiten ausführen, wird nun zunehmend die Handlungsträgerschaft, die eigentlich nur dem menschlichen Tun (weil bewusst, autonom und selbstbestimmt) zukommt, einer Maschine zugeschrieben. Inwiefern dies Sinn macht, wird zu diskutieren sein.

Die HRI (s. hierzu u. a. Bartneck et al. 2024) lässt sich grob in drei Typen unterteilen: *Koexistenz*, *Kooperation* und *Kollaboration*. Bei der Koexistenz arbeiten Mensch und Roboter zwar im selben Raum, jedoch ohne direkte Interaktion miteinander (z. B. ein Reinigungsroboter in einer Institution, der den Boden wischt und Personen ausweicht, aber nicht mit diesen interagiert). In der Kooperation führen beide Parteien Aufgaben parallel aus, jedoch ohne echte Abstimmung oder gemeinsame Verantwortung (z. B. ein Service-Roboter der Essen bringt, das aber dann von Pflegefachkräften verteilt wird). Die höchste Form der Interaktion ist die Kollaboration, bei der Mensch und Roboter eng zusammenarbeiten, sich gegenseitig wahrnehmen und flexibel aufeinander reagieren (z. B. wenn ein Roboter einer Person beim Aufstehen hilft). Diese Form stellt besonders hohe Anforderungen an die technische und gestalterische Umsetzung und ist beim vorliegenden Bereich der Unterstützung von Menschen im Alter oder für die Unterstützung des Pflegepersonals im ambulanten oder stationären Setting von Bedeutung.

## 20.4 Einsatzbereiche für Robotik

Betrachten wir Roboter als programmierbare Maschinen vor dem Hintergrund des demographischen Wandels, dem Wunsch der Senior:innen nach Autonomie und Selbstbestimmung, dem Trend des Älterwerdens am gewohnten Ort, dem sogenannten *Ageing in Place* (Pani-Harreman et al. 2021), und des zunehmenden Fachkräftemangels, so stellt sich die Frage, inwieweit robotische Systeme hier geeignete Unterstützung schaffen können.

Zu unterscheiden sind dabei vier zentrale Einsatzbereiche (s. Abb. 20.1):

1. Unterstützung und/oder Service für zu Hause lebende ältere Menschen (Ageing in Place)
2. Unterstützung der ambulanten Pflegefachpersonen (Spitex o. ä.) oder informellen Pflege (Pflege z. B. durch An- und Zugehörige) bei älteren Menschen zu Hause (Ageing in Place)
3. Unterstützung und/oder Service für in Institutionen lebende ältere Menschen (Alters- und Pflegeheime)
4. Unterstützung der Pflegefachpersonen in stationären Institutionen (Alters- und Pflegeheime)

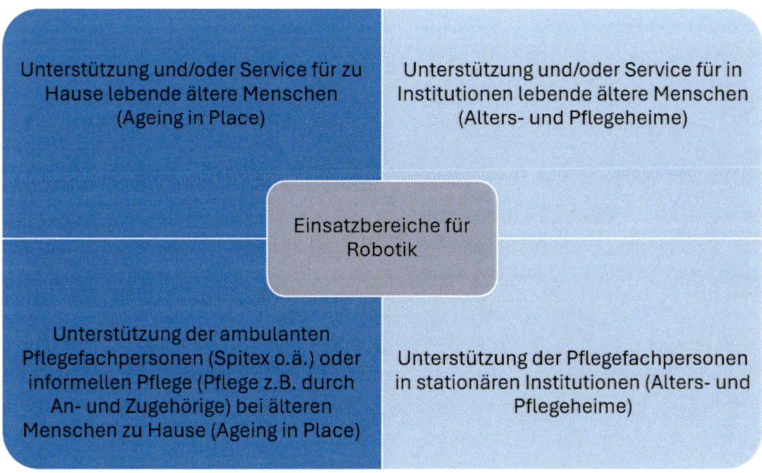


**Abb. 20.1** Einsatzbereiche für Robotik (eigene Abbildung)

Diese möglichen Einsatzbereiche sind sehr vielgestaltig und erfordern unterschiedliche Roboter-Typen, die je nach konkretem Einsatzbereich spezifische Anforderungen erfüllen müssen.

### 20.4.1 Einsatzbereiche zur Unterstützung des Ageing in Place

Die heutige Generation von Senior:innen hat vornehmlich den Wunsch, auch im Alter so lange wie möglich in ihrem angestammten Zuhause zu bleiben. Dies hängt damit zusammen, dass Menschen im Alter ihre Unabhängigkeit und Autonomie behalten wollen und es vorziehen, in ihrer vertrauten Umgebung alt zu werden. Dieses Konzept wird als *Ageing in Place* bezeichnet (Pani-Harreman et al. 2021) und gewinnt im Hinblick auf die *Lebensphase Alter* aktuell zunehmend an Relevanz.

Betrachten wir die Möglichkeiten einer robotischen Unterstützung für Menschen im Alter, die weiterhin in ihrem angestammten Zuhause leben, so zeichnen sich hier vor allem folgende Einsatzbereiche ab:

(1) *Alltagsunterstützung*: Hier sind mögliche Unterstützungsbereiche das Erinnern an Medikamenteneinnahmen, Termine oder Zeitpunkte für das Trinken oder Essen, aber auch das Motivieren für Tätigkeiten wie einen Spaziergang oder einfache Sportübungen. Weitere Unterstützung können Roboter im Haushalt leisten, indem sie Haushaltsarbeiten ausführen (Staubsaugen, Wischen, usw.) oder Lebensmittel bestellen.
(2) *Assistenz und Service*: Roboter unterstützen in der Kommunikation durch Assistenz beim Telefonieren oder bei Videocalls, sie erinnern an Termine (ebenfalls als Alltagsunterstützung) oder sorgen selbst im Bereich Unterhaltung für Spiele, Fernsehen oder ähnliche Aktivitäten. Weiter sind Serviceaufgaben wie das Reichen eines Glases Wasser, die Unterstützung beim Kochen und Essen oder das Vorlesen von Texten (Geräteanleitung, Zeitung, usw.) mögliche Einsatzbereiche.
(3) *Gesundheit und Pflege*: Hier können vielfältige Aktivitäten robotisch gut unterstützt werden, so etwa das Messen von Vitalparametern (Blutdruck, Puls, Temperatur, usw.) oder die Sturzerkennung mit automatischem Notruf. Weiter unterstützen Roboter bei Aufgaben der ambulanten Pflege (Anziehen, Aufstehen, usw.). Über Videocalls mit Ärzt:innen (Telemedizin) können Spezialist:innen den Senior:innen auch in physischen und kognitiven Trainings Unterstützung gewähren.
(4) *Mobilitätsunterstützung*: Im Bereich der Förderung und Unterstützung der Fortbewegung können Roboter hilfreich sein, indem sie z. B. als smarter Rollator/Rollstühle fungieren und so die Mobilität der älteren Menschen weiterhin ermöglichen. Des Weiteren ist auch der Einsatz von Exoskeletten möglich (am Körper tragbare robotische Systeme, die z. B. muskuläre Unterstützung leisten), die ihrerseits dann auch die Mobilität der älteren Menschen unterstützen.
(5) *Roboter zur emotionalen Unterstützung*: Im Bereich der emotionalen Unterstützung und zur Förderung des Wohlbefindens können z. B. Roboter in Tierform

eingesetzt werden, die Menschen im Alter in ihrem Alltag begleiten. Der Einsatz dieser Tierroboter, die als Serious Toys bezeichnet werden (häufig Katze oder Hund, wie z. B. Joy for all) zeigt in Studien viele positive Effekte, die ansonsten mit der Interaktion und emotionalen Bindung zwischen Menschen und lebendigen Haustieren verbunden sind, wie Unterhaltung, Entlastung, Kommunikation, Unterstützung und Freude (Heerink et al. 2012; Ihamäki und Heljakka 2024).

### 20.4.2 Einsatzbereiche von Robotik für die Unterstützung in Alters- und Pflegeheimen

Für Alters- und Pflegeinstitutionen und die darin lebenden Menschen im Alter können Roboter verschiedene Tätigkeiten und Funktionen übernehmen oder bei unterschiedlichen Aufgaben unterstützen. Dabei können folgende Einsatzfelder unterschieden werden:

(1) *Assistenz und Entlastung des Pflegepersonals*: Zu erwähnen sind Einsatzbereiche wie die Unterstützung beim Heben von Personen (Exoskelett oder Heberoboter), das Transportieren von Wäsche oder Unterlagen von einem Ort zum anderen, Messung von Vitalparametern und deren Übermittlung an die Pflege, aber auch das Vorbereiten von Medikamenten, das Reichen von Getränken und Essen oder das Waschen von Bewohnenden.
(2) *Unterhalt der Infrastruktur*: Roboter können insbesondere für Reinigungsaufgaben zum Putzen und zum Desinfizieren (UV-Reinigungsroboter) der Infrastruktur der Institutionen (Räume, Garten, Pools usw.) genutzt werden.
(3) *Roboter zur Unterhaltung, Aktivierung und zur Steigerung des psychischen Wohlbefindens*: Roboter können eingesetzt werden, um Interaktionen zwischen den Bewohnenden anzuregen, Gespräche mit den Bewohnenden zu führen, Unterhaltung zu leisten (Witze erzählen, Lieder singen, Musik abspielen) oder auch gezielt kognitive Trainings durchzuführen (Rätselspiele, usw.). Tierähnliche Roboter können eingesetzt werden, um positive Emotionen zu wecken und das Wohlbefinden zu steigern. Auch für Menschen mit Demenz gibt es hier robotische Systeme, die z. B. der Aktivierung der Betroffenen dienen oder auch zur Entspannung oder zur Reduktion von Einsamkeit beitragen (z. B. die Robbe PARO oder andere tierähnliche Roboter wie Joy for all).
(4) *Assistenz für ältere Menschen in deren Alltag*: Auch in Institutionen können Roboter die Bewohnenden in ihrem Alltag unterstützen, so durch die Erinnerung an die Einnahme von Medikamenten, an Termine oder daran, ausreichend zu trinken oder etwas zu essen. Sie können Bewohnende in den Speisesaal begleiten oder auch als Sicherheitssystem eingesetzt werden, in dem sie Stürze erkennen und automatisch die Pflegefachkraft alarmieren. Dadurch können Roboter zur Autonomie und Selbständigkeit von Menschen im Alter in Institutionen positiv beitragen.

Derzeit gibt es besonders viele Roboter in den Bereichen Assistenz, Service, Unterhaltung und Aktivierung, da dieser Bereich mit den aktuellen technischen Möglichkeiten der Robotik verwirklicht werden kann, während die Entwicklung von Robotern zur Unterstützung bei komplexeren Bewegungsabläufen (wie z. B. Körperpflege) noch in Entwicklung ist. Diese Anwendungsbereiche werden sich im Rahmen der aktuell durch KI beschleunigten Entwicklungen im Bereich Robotik sehr schnell ausweiten.

## 20.5 Systematische Übersicht über Robotertypen

Aus den vorstehenden Ausführungen wird deutlich, dass der Einsatz der Robotik bei der Unterstützung der Menschen im Alter oder des Pflegepersonals auf der einen Seite sehr vielfältig ist, auf der anderen Seite aber auch hohe Anforderungen erfüllen muss, um von den Betroffenen selbst, aber auch aus gesellschaftlicher Sicht die notwendige Akzeptanz zu erfahren. Eine entsprechende Diskussion erfordert daher eine differenzierte Beurteilung der Anforderungen an diese Robotiksysteme, da sie in sehr unterschiedlicher Art und Weise in das Leben und die Arbeit der betroffenen Personen hineinwirken.

In diesem Sinne werden in der Tab. 20.1 einige zentrale Einsatzbereiche der Robotik aufgelistet, systematisiert und die entsprechenden Anforderungen aus sozialwissenschaftlicher Sicht aufgelistet.

**Tab. 20.1** Systematische Übersicht über Roboter (eigene Tabelle)

| Robotertyp | Interaktionstyp | Einsatzfeld | Typische Funktionen | Roboterbeispiele |
|---|---|---|---|---|
| *Assistenz- und Serviceroboter* | Kooperation und Kollaboration | Diese Roboter helfen älteren Menschen bei der Ausführung und Bewältigung der alltäglichen Aufgaben und fördern ihre Selbstständigkeit durch die Unterstützung der ADLs (Activities of Daily Living) | – Ess- und Trinkhilfen oder Transport von Essen und Trinken<br>– Unterstützung beim Gehen (z. B. Rollator mit Navigationssystem)<br>– Erinnerungen an Medikamenteneinnahme<br>– Haushaltsaufgaben (z. B. Staubsaugen, Lichtsteuerung) | Care-O-bot, Robbie, Giraff+, Lio. Helpmate, Cruzr |
| *Soziale Roboter, Interaktionsroboter oder Companion Robot (Begleitroboter)* | Kollaboration | Soziale Roboter dienen der emotionalen und sozialen Unterstützung von Menschen, indem sie mit diesen kommunizieren und interagieren | – Gespräche führen, Fragen beantworten<br>– Als soziales Gegenüber fungieren<br>– Vorschlagen von Aktivitäten (z. B. „Magst Du einen Spaziergang machen“)<br>– Musik oder Videos abspielen<br>– Kognitives Training<br>– Einsamkeit reduzieren und Stimmung verbessern (z. B. durch Tierroboter, die gestreichelt werden und darauf reagieren können) | Pepper, Buddy, ElliQ, Jibo, Romi, Lovot, Joy for all, Cruzr, Temi |
| *Therapieroboter* | Kooperation und Kollaboration | Therapieroboter sind Spezialroboter zur Unterstützung bei kognitiver, emotionaler oder motorischer Therapie – oft bei Menschen mit Demenz (MmD) oder Depression | – Förderung von Kommunikation und Gedächtnis<br>– Beruhigende Wirkung bei Unruhe<br>– Kognitives Training für MmD<br>– Animierung zu Bewegung oder Spielen | PARO, NAO |
| *Pflegeassistenzroboter für Pflegepersonal* | Kollaboration | Dies sind Roboter, die Pflegekräfte physisch entlasten und bei Routinearbeiten unterstützen | – Heben und Umlagern von Pflegebedürftigen<br>– Transport von Medikamenten oder Wäsche<br>– Unterstützung bei Dokumentation | RIBA (Hebehilfe), Robear, Exoskelette, Care-O-Bot, Lio, HOBBIT, STRANDS |
| *Pflegeroboter im engeren Sinn* | Kollaboration | Pflegeroboter im engeren Sinn können autonom Aktivitäten der Grundpflege übernehmen oder hierbei unterstützen | – Waschen des Körpers<br>– Unterstützung beim Anziehen | Waschroboter Cody, die japanische Roboterbadewanne HRIB |

**Tab. 20.1** (Fortsetzung)

| Robotertyp | Interaktionstyp | Einsatzfeld | Typische Funktionen | Roboterbeispiele |
|---|---|---|---|---|
| *Telepräsenz-roboter* | Koexistenz | Darunter sind Roboter mit Bildschirm und Kamera zu verstehen, die eine Kommunikation über Distanz ermöglichen (z. B. zwischen älteren Menschen, ihren Angehörigen und/oder Ärzt:innen (Telemedizin)) | – Videotelefonie<br>– Fernberatung durch Ärzt:innen oder Therapeut:innen<br>– Virtuelle Begleitung bei Arztbesuchen oder Tagesaktivitäten | Temi, Double 3, Giraff, Vigo, Telenoid |
| *Überwachungs- und Sicherheits-roboter* | Koexistenz | Dies sind Roboter oder Sensorsysteme, die zur Überwachung des Gesundheitszustands und zur Erhöhung der Sicherheit von älteren Menschen eingesetzt werden | – Sturzerkennung<br>– Überwachung der Vitalparameter<br>– Automatische Notrufauslösung bei Inaktivität oder Unregelmäßigkeiten oder bei einem Sturz | Giraff, bereits bestehende Robotersysteme in Kombination mit KI |

## 20.6 Chancen und Herausforderungen des Einsatzes der Robotik für Menschen im Alter

Die Kooperation oder Kollaboration von Menschen und Robotern vor allem mit Blick auf den Einsatzbereich für ältere Menschen oder in Altersheimen bringt eine Vielzahl von Chancen, aber auch komplexer Herausforderungen mit sich, die technologische, ethische, soziale, organisatorische oder juristische Dimensionen betreffen. Die beiden folgenden Abschnitte beleuchten zunächst die Chancen sowie die Herausforderungen des Robotereinsatzes für Menschen im Alter. Eine systematische Übersicht dazu bietet Tab. 20.2, welche nachfolgend die Aspekte spezifisch nach Robotertypen gegenüberstellt.

### 20.6.1 Chancen des Robotereinsatzes

Die vorstehenden Ausführungen zeigen das breite Potenzial des Einsatzes von Robotern, die folgendermaßen hinsichtlich ihres Potenzials zusammengefasst werden können:

***Erhöhte Selbstständigkeit der Menschen im Alter***
Roboter können es älteren Menschen mit und ohne Pflegebedarf ermöglichen, durch ihre Unterstützungs- und Serviceleistungen länger selbstbestimmt zu leben (van Wynsberghe 2013), sei dies zu Hause (Ageing in Place) oder in Institutionen, wenn das robotische System sie adäquat bei ihren Alltagshandlungen (ADLs) zu unterstützen vermag.

***Entlastung des Pflegepersonals***
Roboter können in Institutionen repetitive oder physisch belastende Aufgaben übernehmen, wie z. B. das Transportieren von Unterlagen oder Wäsche, aber auch das Sortieren der Medikamente. Dies reduziert das Risiko von Berufskrankheiten (z. B. durch Hebeunterstützung), entlastet Pflegekräfte von zeitintensiven, repetitiven Tätigkeiten und gibt ihnen dadurch mehr Zeit für zwischenmenschliche Zuwendung (Ziai et al. 2020).

***Erhöhung der Sicherheit***
Robotische Assistenzsysteme können einen Beitrag für die Erhöhung der Sicherheit leisten, indem sie beispielsweise Stürze zuverlässig detektieren und automatisch Hilfe rufen oder durch kontinuierliches Monitoring von Vitalparametern frühzeitig auf gesundheitliche Veränderungen hinweisen (Chen et al. 2020). Insbesondere kognitive Assistenzsysteme mit KI-Komponenten können so einen präventiven Beitrag zur Gesundheitsversorgung leisten.

***Soziale Interaktion, Aktivierung und Steigerung des Wohlbefindens***
Sozial assistierende Roboter oder Therapieroboter (z. B. Paro oder Joy for all) werden bereits erfolgreich eingesetzt. Studien zeigen, dass solche Roboter positive

**Tab. 20.2** Übersicht der Robotertypen und deren Chancen und Herausforderungen (eigene Tabelle)

| Robotertyp | Chancen | Herausforderungen | Praxisbeispiele | Kritische Aspekte |
|---|---|---|---|---|
| *Alltagsunterstützende Roboter (Assistenzroboter)* | – Fördern Selbstständigkeit und Autonomie<br>– Entlasten im Alltag | – Eingeschränkte Funktion bei komplexen Aufgaben<br>– Teils hohe Kosten | – Care-O-bot<br>– Robbie<br>– Temi | – Datenschutz bei Kamera- und Sprachsteuerung<br>– Bedienbarkeit für Senior:innen |
| *Soziale Roboter/Interaktionsroboter* | – Reduzieren Einsamkeit<br>– Aktivieren kognitiv und emotional | – Ersetzen keinen menschlichen Kontakt<br>– Gefahr emotionaler „Täuschung" | – Pepper<br>– ElliQ<br>– Buddy<br>– Cruzr | – Ethik: Mensch-Roboter-Beziehung<br>– Datenschutz bei Spracherkennung |
| *Therapieroboter und Tierroboter* | – Unterstützung bei Demenz, Depression, Rehabilitation<br>– Fördern Aktivität<br>– Tragen zum Wohlbefinden und Entspannung bei<br>– Reduzieren Einsamkeit | – Wirkung nicht bei allen nachweisbar<br>– z. T. kostenintensiv | – Paro<br>– NAO<br>– Joy for all | – Akzeptanz bei Pflegepersonal<br>– Mangelnde Langzeitstudien |
| *Pflegeassistenzroboter (für Pflegepersonal)* | – Entlasten bei körperlicher Arbeit<br>– Reduzieren Krankheiten | – Teuer, platzintensiv<br>– Erfordern Schulung | – RIBA<br>– Robear<br>– Cruzr<br>– Exoskelette | – Datenschutz bei Dokumentation<br>– Vertrauen und Akzeptanz im Team und bei Senior:innen |
| *Pflegeroboter* | – Übernehmen pflegerische Tätigkeiten<br>– Entlasten Pflegepersonal | – Teuer, platzintensiv<br>– Erfordern Schulung | – Cody<br>– HRIB | – Akzeptanz bei relevanten Zielgruppen<br>– Ethische Implikationen |
| *Telepräsenzroboter* | – Kontakt zu Angehörigen und Ärzt:innen<br>– Soziale Teilhabe trotz Isolation | – Technische Hürden<br>– Internet erforderlich | – Temi<br>– Giraff<br>– Double 3 | – Datenschutz bei Video/Audio<br>– Rechtliche Fragen bei Telemedizin |
| *Überwachungs- und Sicherheitsroboter* | – Früherkennung von Notfällen<br>– Beruhigung für Angehörige | – Risiko der Überwachung<br>– Fehlalarme möglich | – Giraff<br>– Sensorbasierte Systeme<br>– Smart-Home-Integration | – Erhöhte Datenschutzanforderungen<br>– Zustimmung der Bewohner:innen nötig |

Effekte auf Stimmung, soziale Interaktion und das emotionale Wohlbefinden älterer Menschen haben können (Wada und Shibata 2007; Ihamäki und Heljakka 2024). Sie können auch Vereinsamung entgegenwirken, indem sie aktivieren, unterhalten, zum Gespräch anregen oder zur sozialen Aktivität (z. B. dem kommunikativen Austausch mit anderen) motivieren (Bemelmans et al. 2012).

***Kognitive Stimulation und Unterstützung***
Kognitive Assistenzroboter können ältere Menschen bei der Orientierung im Tagesablauf unterstützen, etwa durch Terminerinnerungen oder Navigationshilfen im häuslichen Umfeld. Anwendungen in diesem Bereich zeigen positive Effekte auf die Aufrechterhaltung kognitiver Fähigkeiten und der Alltagskompetenz (Klein et al. 2016).

***Steigerung von Effizienz und Qualität***
Roboter arbeiten als programmierte Maschinen gleichbleibend präzise und sind dadurch ermüdungsfrei und nicht ablenkbar. Ihr Einsatz kann damit helfen, Fehler z. B. in der Medikamentengabe oder im Ablaufplan zu vermeiden.

***Wirtschaftliche Aspekte***
Aktuell werden technische Lösungen wie auch robotische Systeme gesucht, um einen Beitrag zur Lösung des schwerwiegenden Fachkräftemangels zu finden. Langfristig könnten Roboter überdies helfen, die Kosten zu reduzieren und Versorgungslücken zu überbrücken, insbesondere in ländlichen Regionen (Kersting 2020).

### 20.6.2 Kritikpunkte und Herausforderungen des Robotereinsatzes

Die vorstehenden Ausführungen verdeutlichen nicht nur die Chancen, sondern auch zentrale Kritikpunkte und Herausforderungen des Robotereinsatzes, die sich wie folgt zusammenfassen lassen:

***Verlust menschlicher Nähe, mögliche Reduktion von menschlichem Kontakt***
Ein häufig genannter Kritikpunkt ist die mögliche Substitution menschlicher Beziehungen durch Maschinen. Wenn pflegerische oder soziale Aufgaben zunehmend von Robotern übernommen werden, besteht das Risiko, dass zwischenmenschliche Interaktionen – insbesondere das Gespräch und die emotionale Zuwendung – abnehmen (Sharkey und Sharkey 2012). Studien zeigen, dass soziale Isolation bei älteren Menschen stark mit depressiven Symptomen, kognitivem Abbau und einer erhöhten Mortalität korreliert (Cacioppo und Cacioppo 2014). Der Einsatz von Robotern darf daher nicht als Ersatz, sondern als Ergänzung menschlicher Fürsorge verstanden werden.

***Akzeptanzprobleme und Herausforderung des kollaborativen Miteinanders***
Viele Pflegebedürftige und Pflegekräfte begegnen Robotern mit Skepsis oder Ablehnung vor Technologien (Nomura et al. 2006), aber auch Faktoren wie geringe

Technikaffinität, sensorische Einschränkungen (z. B. Hör- oder Sehverminderung) und kognitive Defizite können dazu führen, dass Roboter abgelehnt oder nicht sinnvoll genutzt werden (Heerink et al. 2010). Eine zu technikzentrierte Gestaltung birgt zudem die Gefahr, dass ältere Menschen sich bevormundet oder überfordert fühlen und Studien zeigten, dass ältere Menschen häufig Roboter bevorzugen, die menschähnlich sind (Misoch 2024). Weitere Herausforderungen liegen in der Gestaltung und Programmierung der Roboter, so dass diese z. B. gesprochene Sprache (möglichst auch Dialekte), Gestik, Mimik oder Berührungen erkennen und angemessen darauf reagieren können. Hierzu ist die Entwicklung fortschrittlicher Sensorik und der Einsatz von KI notwendig, ebenso ein tiefes Verständnis menschlicher Kommunikationsmuster, Gestiken und Mimiken sowie der damit verbundenen Emotionen, um ein gutes kooperatives oder kollaboratives Miteinander von Mensch und Maschine zu ermöglichen.

***Datenschutz und Überwachung, Verlust der Privatsphäre***
Roboter, insbesondere solche mit Kameras und KI-gestützter Überwachung, erheben und verarbeiten eine Vielzahl sensibler Daten. Dies wirft erhebliche datenschutzrechtliche und ethische Fragen auf – etwa zur informierten Einwilligung, zur Datensicherheit und zur möglichen Überwachung. Gerade in häuslichen oder pflegebedürftigen Situationen ist die Grenze zwischen Hilfe und Eingriff in die Privatsphäre besonders sensibel (Sparrow und Sparrow 2006). Ohne klare rechtliche Rahmen droht hier eventuell ein Missbrauch sensibler Informationen (Tistarelli et al. 2015).

***Technische Fehler, Fehlfunktionen und Fragen der Handlungsträgerschaft***
Robotische Systeme sind fehleranfällig, besonders im komplexen und unstrukturierten Umfeld von Pflegeeinrichtungen oder privaten Wohnungen. Fehlfunktionen, Ausfälle oder falsche Entscheidungen – etwa bei der Erkennung von Stürzen – können gravierende Folgen nach sich ziehen. Eine hohe Zuverlässigkeit und Robustheit sowie ständige Verfügbarkeit sind in der Pflege unverzichtbar (Broadbent et al. 2009). Dies bedeutet, dass Roboter so gestaltet und eingesetzt werden müssen, dass den Menschen zu keinem Zeitpunkt körperlicher Schaden zugefügt wird und dass sich diese sicher fühlen, wenn sie mit Robotern interagieren. Aber nicht nur physische Verletzungen sollten vermieden werden, sondern auch emotionale Irritationen, wenn etwa durch menschenähnliches Aussehen und Verhalten des Roboters falsche Erwartungen geweckt werden, wie z. B. nach Empathie oder Nähe, die vom Roboter nicht erfüllt werden können. Auch die Frage der Handlungsträgerschaft (Agency) ist hier relevant: Inwieweit ist der Roboter ein System, das selbst handelt und Entscheidungen trifft (z. B. dass ein Roboter auf Basis von Sensorinformationen, KI oder Lernalgorithmen selbst über den Weg entscheidet)? Wie lässt sich diese Vorstellung der Handlungsträgerschaft vom Akteursbegriff abgrenzen? (z. B. Koolwaay 2018; Rammert 2003). Und wer haftet, wenn der Roboter einen Fehler macht? Zudem sind bei komplexen technischen Systemen Wartung, Updates, Zugang zum Internet oder andere Faktoren unabdingbar, was zusätzlichen organisatorischen und personellen Aufwand bedeutet.

***Rechtliche und ethische Implikationen***
Neben der Einhaltung des Datenschutzes wirft die Zurechenbarkeit der Verantwortung bei robotischen, autonomen Systemen juristische und ethische Fragen auf (Lin et al. 2012), weil die bestehenden Haftungsmodelle an ihre Grenzen stoßen, wenn autonome Systeme eigenständig Entscheidungen treffen, ohne dass ein menschlicher Akteur unmittelbar eingreift (Beck 2016). Wer trägt die Verantwortung, wenn ein Pflegeroboter einen Fehler macht? Wie wird die Würde der älteren Menschen gewahrt, insbesondere bei sensiblen Aufgaben wie der Intimpflege oder Medikamentengabe und wer übernimmt hierfür die Verantwortung?

***Herausforderung beim Einsatz der Robotik und Menschenwürde***
Der Robotereinsatz in der Pflege darf nicht dazu führen, dass pflegebedürftige Menschen entmenschlicht oder ihrer Autonomie beraubt werden. Art. 7 EMRK (Europäische Menschenrechtskonvention) und Artikel 7 der schweizerischen Bundesverfassung (BV) garantiert die Achtung und den Schutz der Menschenwürde. Diese Bestimmung ist sowohl ein justiziables Grundrecht als auch ein Verfassungsprinzip. Eine Verletzung der Menschenwürde liegt dann vor, wenn eine Person zum bloßen Objekt staatlichen oder in diesem Fall technischen Handelns gemacht wird.

***Kostenproblematik***
Der Erwerb und Betrieb robotischer Assistenzsysteme ist aktuell noch mit sehr hohen Investitionskosten verbunden, weil sie erst in niedriger Stückzahl hergestellt werden. Damit können Roboter nur in ökonomisch starken Privathaushalten oder Altersinstitutionen zur Verfügung stehen, wodurch sich bestehende soziale Ungleichheiten verstärken könnten (Sharkey 2014). Eine flächendeckende Versorgung auf Basis entsprechender Konzepte der Finanzierung ist in den meisten Ländern, insbesondere im ambulanten Bereich, aktuell noch nicht vorhanden.

***Veränderungen des Berufsbildes der Pflege und Anpassung der Curricula***
Der zunehmende Einsatz von Technik und auch von Robotern für ältere Menschen kann das Berufsbild der Pflege nachhaltig verändern. Tätigkeiten werden in Zukunft stärker technikzentriert und standardisiert, was einerseits zu Entlastung der Pflege führen kann, andererseits aber auch das Risiko birgt, dass emotionale und soziale Aspekte der Pflege eventuell zunehmend in den Hintergrund treten (van Wynsberghe 2013). Dadurch wird sich auch das Berufsbild der Pflege nachhaltig verändern und die Aus- und Weiterbildung der Pflege(fach)personen muss Technik und technische Kompetenzen zukünftig stärker berücksichtigen.

## 20.7 Ausblick

### 20.7.1 Zukunftsperspektiven der Robotik in der Pflege

Fortschritte in der KI und Sensorik machen Roboter zunehmend lern- und anpassungsfähig und werden den Einsatz von Robotern für Menschen im Alter beschleunigen. So könnten zukünftig z. B. integrierte Systeme aus Robotik, Telemedizin und

Sensortechnologien umfassende Versorgungslösungen bieten (Dautenhahn 2007) und dabei sowohl ältere Menschen im Ageing in Place adäquat unterstützen als auch die Pflegefachpersonen entlasten sowie die Sicherheit und Autonomie in Institutionen erhöhen. Hybride Modelle, in denen robotische Systeme Pflegepersonal punktuell unterstützen und kollaborativ mit diesem zusammenarbeiten, scheinen zukunftsweisend zu sein. Schulung und Weiterbildung von Pflegekräften im Umgang mit diesen Technologien und Systemen werden elementar sein (Ziai et al. 2020), um diese Systeme zielführend einzusetzen.

Dabei ist es zentral, dass die Technik dem Menschen dient und diesen nicht substituiert. Um dies sicherzustellen, sind bei interdisziplinären Forschungsprojekten der Einbezug der verschiedenen Nutzergruppen unabdinglich, damit Technologien entwickelt werden, die von den Akteur:innen gewünscht werden und nicht nur das technisch Mögliche entwickelt wird. Damit kann auch die notwendige öffentliche Diskussion über dieses Thema auf der Grundlage objektiver Daten geführt und klare ethische Leitlinien ausgearbeitet werden.

### 20.7.2 Internationale Perspektiven und Technikakzeptanz

In den letzten Jahren ist die Forschung rund um robotische Systeme zur Unterstützung älterer Menschen und der Einsatz von Robotern in der Pflege international stark gewachsen (Übersicht z. B. bei Asgharian et al. 2022; Sawik et al. 2023). So wird, um dies nur beispielhaft zu nennen, in Japan derzeit ein humanoider Roboter entwickelt (AIREC,), der Patient:innen heben oder aktiv beim Anziehen unterstützen kann (Miyake et al. o. J.). In anderen internationalen Projekten werden verschiedene Roboter für die Aktivierung und Unterhaltung in Altersheimen eingesetzt mit positiven Effekten für die Bewohnenden und das Pflegepersonal (Übersicht hierzu bei Kang und Kim 2024). In den USA werden seit der Covid-Pandemie verbreitet Tierroboter eingesetzt, die lebende Haustiere imitieren und damit die positiven Effekte der Mensch-Tier-Interaktion (Entspannung, Wohlbefinden, Reduktion von Einsamkeit) bei den älteren Menschen hervorrufen sollen. In skandinavischen Ländern werden Roboter in Krankenhäusern und Institutionen (Robotik mit Telepräsenz) getestet aber auch das Thema Robotik für das Ageing in Place ist wichtiges Forschungsthema (Cesta et al. 2016).

Es zeigt sich bei den Studien in den verschiedenen Ländern, dass zunehmend nicht nur die Frage nach technisch geeigneten Systemen, sondern auch nach einem adäquaten und sozial akzeptierten Einsatz von Robotern gestellt wird. Diese Tendenz ist zu begrüßen, da immer deutlicher wird, dass der Erfolg und der Nutzen von technischen Systemen (wie z. B. Robotern) nicht von deren objektiven Eigenschaften, sondern davon abhängen, dass diese Systeme von den relevanten Nutzergruppen akzeptiert werden (Übersicht u. a. bei He et al. 2022) – eine Tatsache, die bereits in der Forschung zur Technikakzeptanz (TAM (Technology Acceptance Model); siehe hierzu u. a. Misoch et al. 2016) deutlich gezeigt werden konnte. So hängt die Akzeptanz von Technologien entscheidend von den Faktoren Nutzungsabsicht, sozialer Einfluss, Einstellung, Benutzerfreundlichkeit, wahrgenommene Nützlichkeit, wahrgenommenes Vergnügen und Vertrauen ab. Beim Einsatz von Robotik kommen für die Akzeptanz nun weitere zusätzliche Faktoren zum Tragen, wie die Vereinbarkeit des Robotikeinsatzes mit moralischen oder instrumentellen Werten (Turja et al. 2020). Dies führt zu weitaus komplexeren Modellen der Technikakzeptanz beim Einsatz von Robotik für ältere Menschen zu Hause oder im Pflegekontext, da es hier auch um die Kompatibilität zwischen dem Einsatz von Robotern und persönlichen und gesellschaftlich-moralischen Werten geht.

### 20.7.3 Bildung und Qualifizierung im Umgang mit Pflegerobotik

Der zukünftig erfolgreiche Einsatz von Robotik in der Pflege erfordert eine umfassende Anpassung der Aus- und Weiterbildungsinhalte, um Pflege(fach)personal in die Lage zu versetzen, Roboter sachgerecht, sicher und verantwortungsvoll in ihren Berufsalltag zu integrieren.

Dieses beinhaltet zum einen die Erweiterung digitaler und technischer Kompetenzen. Pflegefachkräfte müssen verstehen, wie Roboter funktionieren und auch, wie diese sicher bedient und sinnvoll eingesetzt werden können. Dazu zählen Kenntnisse über Schnittstellen, Sicherheitssysteme, Wartung sowie ethische und rechtliche Rahmenbedingungen. Fort- und Weiterbildungen im Bereich Technologien sind damit kein optionaler Zusatz, sondern eine unverzichtbare Kernkompetenz für die Pflegeausbildung der Zukunft.

Der zunehmende Einsatz von Technologien in der Pflege und auch der Einsatz von Robotiksystemen wird zu einer Neudefinition des Berufsbildes führen: Pflegekräfte übernehmen zunehmend die Rolle von Technologieanwender:innen, die technische Systeme nicht nur bedienen, sondern auch in komplexe Pflegeprozesse integrieren und mitgestalten müssen, so dass Pflegekräfte künftig *„die Rolle des ‚Technologie-Coaches' oder des:der ‚Anwenderexpert:in'"* einnehmen werden (Nieder 2020, S. 112). Diese Entwicklung erfordert zum einen, wie bereits erwähnt, eine systematische Anpassung von Curricula und Qualifizierungsprofilen, die auf die veränderten Anforderungen des Pflegeberufs reagieren, aber zum anderen auch eine Anpassung des Berufsbildes und des Selbstverständnisses der Pflegefachpersonen, das eine stärkere Integration von Technologien und deren Potenzial in den Pflegealltag voraussetzt. Neue Curricula und Berufsbilder sind damit unumgänglich, um einen kompetenten, zielführenden und sozial verträglichen Einsatz von Robotik in der Pflege zu fördern.

### 20.7.4 Empfehlungen für Politik und Praxis

Für eine nachhaltige Integration der Robotik zur Unterstützung des Ageing in Place und auch in der ambulanten und stationären Pflegepraxis sind, neben der kompetenten Ausbildung der Pflegefachpersonen, politische Rahmenbedingungen von entscheidender Bedeutung. Dazu gehören Förderprogramme für die Anschaffung technologischer Innovationen, klare ethische Richtlinien und Datenschutzregelungen für deren Einsatz sowie eine nationale Digitalisierungsstrategie, die all diese Entwicklung unterstützt und rahmt.

In der Praxis der Technologieentwicklung empfiehlt sich ein partizipativer Ansatz: Für die Entwicklung robotischer Systeme zur Unterstützung des Lebens älterer Menschen zu Hause oder in Institutionen ist es substanziell, alle relevanten Nutzergruppen in diesen Prozess eng einzubinden. Mögliche strukturelle Ansätze, die dies berücksichtigen, sind so genannte *Living Labs*, in denen sowohl die älteren Personen als auch Angehörige, ambulante Pflege oder Institutionen und deren Personal in die Entwicklung und Praxistestung von neuen Systemen eingebunden werden (Misoch et al. 2018a; Lehmann et al. 2020; Lehmann et al. 2021; Ruf et al. 2023). Das Living Lab wird dabei wie folgt definiert: „*... ein Netzwerk von Haushalten (natürliche Lebensumgebungen) älterer Erwachsener, in denen [...] technische Assistenzsysteme oder Dienstleistungen direkt von Endnutzer:innen getestet werden. Ältere Erwachsene testen [...] Technologien in ihrem Alltag und in ‚natürlichen' Lebensumgebungen: Dazu gehören private Haushalte, betreute Wohnungen, Pflegeheime usw. Der Living-Lab-Ansatz steht damit im Gegensatz zu klassischen Kurzzeittests unter Laborbedingungen und setzt auf Langzeittests und ‚Real-Life-Testing'.*" (Misoch et al. 2018b, S. 423 (übersetzt)). Diese Testungen von technischen Innovationen in der realen, natürlichen Wohn-/Lebensumwelt der Teilnehmenden gemeinsam mit allen relevanten Nutzergruppen können sicherstellen, dass bedarfsgerechte Lösungen entwickelt werden, die dann auch von den relevanten Nutzergruppen akzeptiert werden.

## 20.8 Schlussbetrachtung

Der Einsatz von Robotern für Ageing in Place oder in der Pflege bietet vielversprechende Möglichkeiten, um dem demografischen Wandel und dem Fachkräftemangel zu begegnen. Die Vorteile liegen in der Entlastung des Personals, der Effizienzsteigerung und der Förderung der Selbstständigkeit und Autonomie von Menschen im Alter. Die Zukunft der Pflege wird in einem Spannungsfeld zwischen Mensch und Maschine gestaltet werden. Roboter können und werden zukünftig die Pflege in ausgewählten Bereichen sinnvoll ergänzen, dürfen aber nicht zur Rationalisierung um jeden Preis führen. Das Leitbild einer humanen, würdevollen Pflege muss im Zentrum aller technologischen Entwicklungen für die Zukunft stehen.

Damit zeigt sich, dass die Integration der Robotik in das Leben und die Pflege von Menschen im Alter herausfordernd ist: Fragen der Funktionalität und Sicherheit, der Haftung bei Fehlfunktionen, ethische Fragen, Datenschutz, Fragen der Akzeptanz und die Wahrung der Menschlichkeit in der Pflege müssen ernst genommen werden. Roboter können Pflege ergänzen und unterstützen, aber nicht ersetzen. Entscheidend wird es sein, wie Gesellschaft, Politik und Pflegepraxis gemeinsam einen verantwortungsvollen, sinnvollen und sozial akzeptierten Einsatz von Robotern in der Zukunft gestalten.

## Literatur

Asgharian P, Panchea AM, Ferland F (2022) A review on the use of mobile service robots in elderly care. Robotics 11(6):127

Bartneck C, Belpaeme T, Eyssel F, Kanda T, Keijsers M, Šabanović S (2024) Human-robot interaction: an introduction. Cambridge University Press

Beck S (2016) Autonome Systeme und das Recht. JuristenZeitung 71(1):1–9

Bemelmans R, Gelderblom GJ, Jonker P, de Witte L (2012) Socially assistive robots in elderly care: A systematic review into effects and effectiveness. J Am Med Dir Assoc 13(2):114–120

Broadbent E, Stafford R, MacDonald B (2009) Acceptance of healthcare robots for the older population: Review and future directions. Int J of Soc Robotics 1(4):319–320

Cacioppo JT, Cacioppo S (2014) Social relationships and health: The toxic effects of perceived social isolation. Social & Personality Psych 8(2):58–72

Carroll JM (2009) Human computer interaction (HCI). In: Encyclopedia of Human-Computer Interaction. The Interaction Design Foundation, Aarhus

Cesta A, Cortellessa G, Orlandini A, Tiberio L (2016) Long-term evaluation of a Telepresence robot for the elderly: methodology and ecological case study. Int J of Soc Robotics 8:421–441. https://doi.org/10.1007/s12369-016-0337-z

Chen TL, Bhattacharjee T, Beer JM, Kemp CC (2020) Older adults' and clinicians' perspectives on a robotic lift system for safer, more independent transfers. Hum Factors 62(2):236–250

Dautenhahn K (2007) Socially intelligent robots: dimensions of human-robot interaction. Philos Trans Royal Soc B 362(1480):679–704

He Y, He Q, Liu Q (2022) Technology acceptance in socially assistive robots: scoping review of models, measurement, and influencing factors. J Healthc Eng 2022(1):6334732

Heerink M, Kröse B, Evers V, Wielinga B (2010) Assessing acceptance of assistive social agent technology by older adults: the Almere model. Int J of Soc Robotics 2(4):361–375

Heerink M, Diaz M, Albo-Canals J, Angulo C, Barco A, Casacuberta J, Garriga C (2012) A field study with primary school children on perception of social presence and interactive behavior with a pet robot. In: Proc. ROMAN. https://doi.org/10.1109/ROMAN.2012.6343887

Ihamäki P, Heljakka K (2024) Robot pets as „serious toys"-activating social and emotional experiences of elderly people. Inf Syst Front 26(1):25–39

ISO (2021) Robotics – Vocabulary. Online Browsing Platform (OBP), International Organization of Standardization (ISO). https://www.iso.org/obp/ui/en/#iso:std:iso:8373:ed-3:v1:en. Zugegriffen: 17. Dez. 2025

Kang MH, Kim S (2024) Research trends in entertainment robots: A comprehensive review of the literature from 1998 to 2024. Digit Bus. https://doi.org/10.1016/j.digbus.2024.100102

Kersting M (2020) Überlegungen zum Einsatz von Robotern in der Pflege. Ethik Medizin 32(1):45–57

Klein B, Mogles N, van Wissen A (2016) Intelligent mobile support for therapy adherence and behavior change. J Biomed Inform 63:282–294

Koolwaay J (2018) Die soziale Welt der Roboter: interaktive Maschinen und ihre Verbindung zum Menschen. transcript

Lehmann S, Ruf E, Misoch S (2020) Older adults testing assistive technologies in Living Labs – Guidelines. In: Ziefle M, Guldemon N, Maciasek L (Hrsg) Tagungsband: ICT4AWE – International Conference on Information and Communication Technologies for Ageing Well and e-Health. Springer, Berlin, S 82–92

Lehmann S, Ruf E, Hämmerle V, Pauli C, Misoch S (2021) Techniktestungen mit älteren Personen im realen Living Lab: Herausforderungen und Erfahrungen. Grenzüberschreitende Reallabore für Assistenztechnik-Beiträge zum Usability Day, 19, S 18–28

Lin P, Abney K, Bekey G (2012) Robot ethics: the ethical and social implications of robotics. MIT Press

Misoch S (2024) The use of robots for older adults in Switzerland. J Soc Instrum Control Eng 63(9):576–581

Misoch S, Pauli C, Ruf E (2016) Technikakzeptanzmodelle: Theorieübersicht und kritische Würdigung mit Fokus auf ältere Nutzer/innen (60+). In: Weidner R (Hrsg) Technische Unterstützungssysteme, die die Menschen wirklich wollen Konferenzband, Hamburg, S 107–115
Misoch S, Meienberger B, Pauli C, Lehmann S, Wörwag S (2018a) Allgemeines Modell der IKOA AAL-Living Labs. In: Kempter G, Hämmerle I (Hrsg) Beiträge zum Usability Day XV. Umgebungsunterstütztes Leben Tagungsband. Pabst Science Publishers, Lengerich, S 76–82
Misoch S, Lehmann S, Pauli C, Hämmerle V, Guggenbühl U, Konstantas D (2018b) Living Lab 65+–Participatory testing of technical assistance systems in the natural home environment of senior citizens. In: ENoLL–European Network of Living Labs (Hrsg) Research and Innovation Conference Proceedings, S 422–431
Miyake T, Wang Y, Ogata T, Sugano S (o. J.) AIREC: use cases of AI-driven robot for embracement and nursing caring tasks
Nieder A (2020) Pflege trifft Technik: Neue Rollen und Kompetenzen in der Pflegeausbildung. Pflege Perspekt 2:110–115
Nomura T, Suzuki T, Kanda T, Kato K (2006) Measurement of anxiety toward robots. In: ROMAN 2006 – The 15th IEEE International Symposium on Robot and Human Interactive Communication. IEEE, S 372–377
Pani-Harreman KE, Bours GJ, Zander I, Kempen GI, van Duren JM (2021) Definitions, key themes and aspects of 'ageing in place': a scoping review. Ageing Soc 41(9):2026–2059
Rammert W (2003) Technik in Aktion: verteiltes Handeln in soziotechnischen Konstellationen
Ruf E, Lehmann S, Misoch S (2023) Nachhaltiger Einsatz robotischer Lösungen im Alter. In: D'Onofrio S, Meinhardt S (Hrsg) Robotik in der Wirtschaftsinformatik. Springer, Wiesbaden, S 247–278
Sawik B, Tobis S, Baum E, Suwalska A, Kropińska S, Stachnik K, Pérez-Bernabeu E, Cildoz M, Agustin A, Wieczorowska-Tobis K (2023) Robots for elderly care: review, multi-criteria optimization model and qualitative case study. Healthcare 11(9):1286 (MDPI)
Sharkey A (2014) Robots and human dignity: a consideration of the effects of robot care on the dignity of older people. Ethics Inf Technol 16(1):63–75
Sharkey A, Sharkey N (2012) Granny and the robots: ethical issues in robot care for the elderly. Ethics Inf Technol 14(1):27–40
Siciliano B, Khatib O (2016) Springer handbook of robotics. Springer, Cham. https://doi.org/10.1007/978-3-319-32552-1
Soori M, Arezoo B, Dastres R (2023) Artificial intelligence, machine learning and deep learning in advanced robotics, a review. Cogn Robotics 3:54–70
Sparrow R, Sparrow L (2006) In the hands of machines? The future of aged care. Mind Mach 16(2):141–161
Tistarelli M, Nixon MS, Chellappa R (2015) Handbook of remote biometrics. For surveillance and security. Springer, London
Turja T, Aaltonen I, Taipale S, Oksanen A (2020) Robot acceptance model for care (RAM-care): a principled approach to the intention to use care robots. Inf Manag. https://doi.org/10.1016/j.im.2019.103220
Wada K, Shibata T (2007) Living with seal robots – Its sociopsychological and physiological influences on the elderly at a care house. IEEE Trans Robotics 23(5):972–980
WHO (2025) Ageing and health. World Health Organization (WHO). https://www.who.int/newsroom/fact-sheets/detail/ageing-and-health (Erstellt: 1. Okt. 2025). Zugegriffen: 17. Dez. 2025
van Wynsberghe A (2013) Designing robots for care: care centered value-sensitive design. Sci Eng Ethics 19(2):407–433
Ziai M, Röhricht H, Wingenfeld K, Heinze F (2020) Robotik in der Pflege: Akzeptanz und Anwendungsfelder. PflWiss 22(3):119–126

# Designanforderungen für wertorientierte soziale Roboter in der Altenpflege

21

Stephan Vonschallen, Nadine Hitz, Vivienne Jia Zhong und Theresa Schmiedel

**Zusammenfassung**

In Anbetracht unserer alternden Gesellschaft und der gleichzeitigen Überlastung des Gesundheitswesens haben soziale Roboter großes Potenzial, um das Pflegepersonal zu entlasten und das Wohlbefinden von Pflegebedürftigen zu verbessern. Einsatzgebiete, die in den letzten Jahren verstärkt beforscht wurden, reichen von der Unterhaltung durch einen robotischen Begleiter bis hin zur physischen Unterstützung. Sowohl aus Sicht des Gesundheitswesens als auch aus Sicht der Pflegeempfänger:innen spielt das Aufrechterhalten grundlegender moralischer Werte eine zentrale Rolle für deren Wohlbefinden. Ein potenzieller Anwendungsfall sozialer Roboter – die unterstützte Nahrungsaufnahme – wurde vor diesem Hintergrund noch kaum beleuchtet. Die vorliegende Studie zielt durch einen Value-Sensitive-Design-(VSD)-Ansatz darauf ab, Voraussetzungen für einen verantwortungsvollen Einsatz sozialer Roboter für die unterstützte Nahrungsaufnahme in der Altenpflege zu identifizieren. Durch Stakeholder-Interviews und Szenarioanalysen wurden drei zentrale Werte identifiziert: *Sicherheit*, *Würde* und *Fürsorge*, die zu neun Normen und 34 Designanforderungen für den verantwortungsvollen Robotereinsatz führten. Die Studie leistet dabei inhaltlich und methodisch einen wertvollen Beitrag zur Entwicklung sozialer Roboter in der

S. Vonschallen (✉) · T. Schmiedel
Institut für Wirtschaftsinformatik, ZHAW School of Management and Law, Winterthur, Schweiz
E-Mail: stephan.vonschallen@zhaw.ch

T. Schmiedel
E-Mail: theresa.schmiedel@zhaw.ch

N. Hitz
FHNW Fachhochschule Nordwestschweiz, Basel, Schweiz
E-Mail: nadine.hitz@hotmail.com

V. J. Zhong
Institut für Wirtschaftsinformatik, FHNW Fachhochschule Nordwestschweiz, Basel, Schweiz
E-Mail: viviennejia.zhong@fhnw.ch



S. D'Onofrio, C. Russ (Hrsg.), *Digital HealthTech*, Edition HMD,
https://doi.org/10.1007/978-3-658-51795-3_21

Altenpflege, die mit menschenzentrierten Werten und sozialen Normen im Einklang stehen.

**Schlüsselwörter**

Altenpflege · Roboterethik · Soziale Roboter · Unterstützte Nahrungsaufnahme · Value Sensitive Design

## 21.1 Robotik in der Altenpflege

In der Altenpflege gewinnen soziale Roboter zunehmend an Bedeutung (David et al. 2022; Ranisch und Haltaufderheide 2025). Angesichts demografischer Veränderungen, insbesondere in westlichen Gesellschaften, wird eine steigende Anzahl älterer Menschen mit einer sinkenden Zahl an Pflegekräften konfrontiert sein (Dixon 2021). Um den Bedürfnissen einer alternden Bevölkerung gerecht zu werden, könnte der Einsatz sozialer Roboter eine unterstützende Rolle spielen (Mertens et al. 2011).

In vielen Pflegepraktiken gibt es nicht nur Anforderungen an die physische Unterstützung älterer Menschen, wie beispielsweise Gehhilfen, sondern auch an soziale Interaktionen, die das emotionale Wohlbefinden der Pflegebedürftigen sicherstellen. Soziale Roboter könnten beide Anforderungen erfüllen, indem sie sowohl verbales und nonverbales Verhalten der Nutzer:innen verstehen als auch angemessen darauf reagieren. Studien konnten zeigen, dass soziale Roboter die Stimmung von Pflegebedürftigen heben (Nariai et al. 2021) und die Kommunikation fördern konnten (Mucchiani et al. 2021; Bradwell et al. 2021; Dinesen et al. 2022) sowie gleichzeitig Pflegekräfte entlasteten, indem sie Routineaufgaben übernahmen und neue Formen der Interaktion zwischen Pflegebedürftigen und Pflegepersonal ermöglichten (Paluch und Müller 2022; Gasteiger et al. 2022, 2023). Gerade im Gesundheitswesen ist es entscheidend, dass diese kommunikativen Fähigkeiten zuverlässig und verantwortungsvoll eingesetzt werden (Soljacic et al. 2024). Insbesondere wenn Roboter Pflegebedürftige physisch unterstützen, wie beispielsweise bei der Nahrungsaufnahme, ist eine soziale Intelligenz der Systeme unerlässlich. So muss ein Roboter bei der unterstützten Nahrungsaufnahme seine Geschwindigkeit anpassen und erkennen können, wann Pflegeempfänger:innen genug gegessen haben. Fehler in solchen Szenarien – sei es in der Kommunikation oder der Handhabung von Objekten – können schwerwiegende Konsequenzen haben.

Neben praktischen Aspekten bestehen auch ethische Herausforderungen beim Einsatz von Pflegerobotern, wie manipulatives Verhalten des Roboters (Chan und Muralidharan 2024; Ranisch und Haltaufderheide 2025), Datenschutzprobleme (Elendu et al. 2023) oder Bedenken bezüglich sozialer Isolation, wenn der Kontakt mit Robotern den menschlichen Kontakt überwiegt (Lederman und Jecker 2023; Chan und Muralidharan 2024). Dies unterstreicht die essenzielle Bedeutung der Entwicklung verantwortungsvoller sozialer Roboter, die im Einklang mit menschlichen Werten handeln, also moralischen und ethischen Prinzipien, die Individuen oder Organisationen anstreben oder bewahren möchten. Ein solches wertorientiertes Design erfordert, dass relevante Werte der Stakeholder (z. B. Pflegefachkräfte und Pflegebedürftige) in konkrete Designanforderungen übersetzt werden (Van De Poel 2013). Obwohl bereits Forschung zu ethischem Design sozialer Roboter in der Altenpflege existiert (Yuan et al. 2023; Poulsen et al. 2025), wurden solche Designanforderungen eher allgemein gehalten. Werte und Anforderungen für spezifische Anwendungsfälle, wie soziale Pflegeroboter zur Unterstützung bei der Nahrungsaufnahme, wurden bisher kaum untersucht.

Derzeit können existierende soziale Roboter aufgrund ihrer eingeschränkten Fähigkeit, Objekte zu manipulieren und auf Feedback zu reagieren, noch nicht zuverlässig in Kontexten der Unterstützung bei der Nahrungsaufnahme eingesetzt werden. Zwar existieren Roboterarme, die grundlegende Unterstützungsfunktionen bei der Nahrungsaufnahme übernehmen können (z. B. iEat von Assistive Innovations, my spoon von Robots.nu), sie weisen jedoch nicht die entscheidenden Vorteile sozialer Roboter auf. Letztere können kommunizieren, auf die Bedürfnisse der Patient:innen reagieren, Feedback einholen und dadurch mehr Vertrauen bei sensiblen Aufgaben schaffen (Rossi et al. 2020). Darüber hinaus können soziale Roboter weitere Anwendungsbereiche abdecken, wie emotionale Unterstützung durch soziale Interaktionen (Khosla et al. 2013; Sawik et al. 2023) oder die Steigerung der Therapie-Motivation der Pflegebedürftigen (Liu et al. 2022; Vonschallen et al. 2025).

Angesichts der raschen Fortschritte in Künstlicher Intelligenz (KI) und Robotik erscheinen solche Anwendungen zukünftig realistisch (Lempe et al. 2025). Um sicherzustellen, dass Roboter für die Nahrungsaufnahme sozial verantwortungsvoll handeln, ist das Ziel dieser qualitativen Studie, relevante Werte und Normen für das Design solcher sozialen Roboter zu identifizieren und daraus Designanforderungen für Forschende und Roboterhersteller abzuleiten.

## 21.2 Pflegeroboter und moralische Werte

Pflegeroboter sind Roboter, die in privaten Haushalten, Krankenhäusern oder anderen Gesundheitseinrichtungen eingesetzt werden, um schutzbedürftige Menschen zu unterstützen (Vallor 2011). Sie können für Aufgaben, wie unterstützende Pflege, Überwachung des Gesundheitszustands von Pflegeempfänger:innen sowie soziale Fürsorge oder das Leisten von Gesellschaft, eingesetzt werden (Sharkey und Sharkey 2012). Um diese Aufgaben zu erfüllen, verfügen Pflegeroboter über motorische und sensorische Fähigkeiten, die von planarer Fortbewegung bis hin zur Erkennung von Sprache und Emotionen reichen. Der soziale Kontext, das Profil der Nutzer:innen und die spezifischen Aufgaben der Roboter sind bei deren Anwendung im Pflegebereich entscheidend und müssen berücksichtigt werden (Van Wynsberghe 2013).[1]

[1] Eine Übersicht möglicher Robotertypen und ihrer Eigenschaften in der Pflege für ältere Menschen findet sich in Kap. 20 dieser Ausgabe der Edition HMD.

Tronto (1993) hat Pflegepraktiken als einen Prozess mit vier Phasen konzeptualisiert und dabei vier relevante moralische Elemente identifiziert: *Aufmerksamkeit*, *Verantwortung*, *Kompetenz* und *Resonanz* (Tronto 1993). Erstens muss eine Pflegekraft *Aufmerksamkeit* zeigen, um die Bedürfnisse der Pflegeempfänger:innen zu erkennen und eine verantwortungsvolle und nutzerzentrierte Pflege zu gewährleisten. Im Kontext der Nahrungsaufnahme könnte dies das Erkennen von Hunger oder Sättigung des:der Pflegeempfänger:in bedeuten. Zweitens muss die Pflegekraft *Verantwortung* für die Erfüllung der Bedürfnisse des:der Pflegeempfänger:in übernehmen. Im Zusammenhang mit der Nahrungsaufnahme bedeutet dies, die Aufgabe der Unterstützung bei der Nahrungsaufnahme anzunehmen. Drittens benötigt die Pflegekraft die *Kompetenz*, um die Aufgaben im Sinne der Bedürfnisse des:der Pflegeempfänger:in verantwortungsvoll durchzuführen, wie beispielsweise das Füttern. Schließlich trägt auch der:die Pflegeempfänger:in für den Erfolg der Pflege bei. *Resonanz*, also die Fähigkeit des:der Pflegeempfänger:in Reaktionen zu zeigen und Rückmeldungen zu geben, ist in diesem Zusammenhang entscheidend, damit der:die Pflegeempfänger:in die Pflegekraft durch die Artikulation seiner Bedürfnisse anleiten kann. Dieses moralische Element zeigt, dass der:die Pflegeempfänger:in eine aktive Rolle in der Pflegepraxis einnimmt, anstatt eine passive, verletzlichere Position zu haben.

Pflegepraktiken sind daher nicht einfach eine Reihe von Aufgaben, sondern komplexe Praktiken, die in einem wertebeladenen Umfeld und innerhalb einer dynamischen Beziehung zwischen Pflegekraft und Pflegeempfänger:innen stattfinden (Van Wynsberghe 2013). Da Pflegeroboter kein angeborenes oder sozialisiertes Verständnis für moralische Werte besitzen, müssen diese Werte in ihr Design integriert werden, um sicherzustellen, dass Roboter ihre Aufgaben verantwortungsvoll ausführen. Diese Werte sind besonders in der Altenpflege wichtig, wo Roboter mit schutzbedürftigen Menschen interagieren, insbesondere bei potenziell physisch riskanten und moralisch komplexen Aufgaben, wie der Unterstützung bei der Nahrungsaufnahme. Die Untersuchung eines verantwortungsvollen Interaktionsdesigns von Pflegerobotern für die Altenpflege ist daher ein dringliches Thema.

## 21.3 Wertorientierte Methodik

*Value Sensitive Design* (VSD; wertsensitives Design) (Friedman et al. 2013) befasst sich mit menschlichen Werten als Treiber in technologischen Designprozessen. VSD wurde im Bereich der Informationssystemgestaltung und der Mensch-Computer-Interaktion entwickelt und ist eine nützliche Methodik, um menschliche Werte für soziale Roboter zu etablieren (Schmiedel et al. 2023). Damit kann ethisches und verantwortungsvolles Verhalten von sozialen Robotern ermöglicht werden. VSD legt großen Wert auf Stakeholder, also alle Personen oder Einheiten, die von einer Technologie betroffen sind (Friedman und Hendry 2019). Durch die Verwendung des breiten Begriffs *Stakeholder* betont das VSD-Rahmenwerk, dass nicht nur Nutzer:innen berücksichtigt werden, die direkt mit einer bestimmten Technologie interagieren, sondern auch Individuen oder Gruppen, die indirekt von der Technologie

| | |
|---|---|
| **Wert** | Moralische oder ethische Grundprinzipien, die Stakeholder im Bezug auf Technologien haben.<br>Beispiel: Sicherheit |
| **Normen** | Konkrete Handlungsrichtlinien, die sich aus den Werten ableiten<br>Beispiel: Stürze von Pflegebedürftigen vermeiden |
| **Design-anforderungen** | Technische oder funktionale Spezifikationen, die bei der Entwicklung einer Technologie umgesetzt werden müssen.<br>Beispiel: Einbau von Sensoren zur Erkennung von Schwankungen bei Pflegebedürftigen |

**Abb. 21.1** Wertehierarchie (in Anlehnung an Van de Poel (2013))

betroffen sind. Der Fokus auf Stakeholder verdeutlicht, dass VSD eine wechselseitige Haltung gegenüber Technologie und menschlichen Werten einnimmt (Friedman und Hendry 2019). Das bedeutet, dass Werkzeuge und Technologien von Individuen oder Gruppen geformt werden, wenn sie gestaltet und implementiert werden, und umgekehrt menschliche Erfahrungen und Gesellschaft prägen.

Unsere Studie hat drei Ziele, die sich anhand der Wertehierarchie von Van de Poel (2013) einteilen lassen (s. Abb. 21.1): Erstens sollen relevante Werte für Roboter, die in der Altenpflege bei der Nahrungsaufnahme unterstützen, im Kontext eines Pflegeheims, identifiziert werden. Zweitens sollen diese Werte durch Normen spezifiziert werden, die als Ziele oder Vorgaben Eigenschaften und Fähigkeiten der Roboter definieren. Drittens sollen konkrete Designanforderungen entwickelt werden, die Normen in umsetzbare technische oder funktionale Spezifikationen übersetzen. Die Wertehierarchie ermöglicht eine systematische Übersetzung von Werten in greifbare technische Lösungen für die verantwortungsvolle Gestaltung von Pflegerobotern (Van De Poel 2013).

### 21.3.1 Stakeholder Analyse

Basierend auf dem VSD-Ansatz wurde zunächst eine Stakeholder-Analyse durchgeführt, um relevante Anspruchsgruppen für den Einsatz von Robotern zur Unterstützung bei der Nahrungsaufnahme in Pflegeheimen zu bestimmen (Friedman und Hendry 2019). Für unsere Analyse untersuchten wir theoretisch den Kontext der Altenpflege und der Unterstützung bei der Nahrungsaufnahme. Außerdem zogen wir Expert:innen in der Altenpflege zur Konsultation hinzu. Nach Friedman und Hendry (2019) unterschieden wir die identifizierten Stakeholder in direkte und indirekte Stakeholder:

Die direkten Stakeholder sind die Pflegeempfänger:innen – also Bewohnende des Pflegeheims – die Hilfe beim Essen benötigen, sowie Pflegekräfte, die diese Unterstützung aktuell leisten. Beide Gruppen sind direkt vom Einsatz des Roboters betroffen: Die Bewohnenden als Nutzer:innen des Roboters und die Pflegekräfte zur Überwachung und Leitung des Systems.

Indirekte Stakeholder umfassen Besuchende (z. B. Angehörige), andere Bewohnende, die keine Unterstützung beim Essen benötigen, sowie weiteres Personal, z. B. Servicekräfte. Diese beeinflussen die Pflegepraxis indirekt, da sie anwesend sein können, während der Roboter eingesetzt wird. Sie könnten unter Umständen auch unterstützende Tätigkeiten ausführen, wie die Essensvorbereitung, oder Aufgaben des Roboters übernehmen. Beispielsweise könnten Angehörige darauf bestehen, die Pflegeempfänger:innen selbst zu unterstützen. Im Falle von anderen Bewohnenden besteht auch die Chance, dass diese zukünftig direkte Unterstützung bei der Nahrungsaufnahme beanspruchen werden.

### 21.3.2 Wertorientierte Interviews

Um Werte, Normen und Designanforderungen zu identifizieren, wurden elf wertorientierte, halbstrukturierte Interviews im Sommer 2023 in drei Pflegeheimen der deutschsprachigen Schweiz durchgeführt. Tab. 21.1 gibt einen Überblick über die Interviewteilnehmenden.

Als Erstes wurde ein Prä-Interview mit einer professionellen Pflegekraft durchgeführt, um detaillierte Informationen über die Pflegepraxis zu gewinnen, in die der Designprozess eingebettet ist (Z1). Dies diente hauptsächlich zur Entwicklung von Szenarien, welche die Pflegepraktik mit und ohne Roboter darstellen, was nach van Wynsberghe (2013) zentral für die kontextsensitive Anwendung von VSD im Pflegebereich ist. Basierend auf dem Prä-Interview und Konsultationen von weiteren Expert:innen entwickelten wir ein Verständnis für die Pflegepraxis der unterstützten Nahrungsaufnahme und erstellten jeweils ein Szenario mit und ohne Roboterunterstützung.

**Tab. 21.1** Übersicht der Interviewteilnehmenden (eigene Tabelle)

| Stakeholder | Profil | Alter | Code |
|---|---|---|---|
| Pflegepersonal | Professionelle Pflegefachkraft | 20 Jahre | Z1 |
| Pflegepersonal | Pflegefachkraft in Ausbildung | 18 Jahre | Z2 |
| Pflegepersonal | Pflegefachkraft in Ausbildung | 20 Jahre | Z3 |
| Andere Bewohnende | Eigenständige Nahrungsaufnahme möglich | 94 Jahre | Z4 |
| Andere Bewohnende | Eigenständige Nahrungsaufnahme möglich | 100 Jahre | Z5 |
| Angehörige | Ehepartnerin eines Bewohners, der Unterstützung bei der Nahrungsaufnahme braucht | 75 Jahre | Z6 |
| Angehörige | Tochter eines Bewohners, der Unterstützung bei der Nahrungsaufnahme braucht | 60 Jahre | A1 |
| Pflegepersonal | Professionelle Pflegefachkraft und Gebietsleitung | 26 Jahre | S1 |
| Andere Bewohnende | Eigenständige Nahrungsaufnahme möglich | 89 Jahre | S2 |
| Pflegepersonal | Professionelle Pflegefachkraft und Physiotherapeut | 51 Jahre | S3 |
| Bewohnende | Bewohnerin, die Nahrungsaufnahme benötigt | 80 Jahre | O4/S4 |

*Notiz: Die Buchstaben A, S und Z im Interview-Code beziehen sich auf unterschiedliche Alterspflegezentren.*

Nach der Verfeinerung des Interviewleitfadens und der Erstellung der ersten Version der Pflegepraxis-Szenarien wurden zehn weitere Interviews durchgeführt. Diese Interviews bestanden aus zwei Teilen: Im ersten Teil wurden die Interviewten zu der ihnen bekannten Pflegepraxis der Unterstützung bei der Nahrungsaufnahme befragt (Szenario ohne Roboterunterstützung). Im zweiten Teil wurde der potenzielle Einsatz eines Roboters in die Diskussion eingebracht (Szenario mit Roboterunterstützung). Dabei wurde Bezug auf Werte genommen, welche den Teilnehmenden im Rahmen des Szenarios wichtig sind. Für jeden Wert wurden Handlungsempfehlungen diskutiert, um diese Werte einzuhalten (Normen). Weiter wurden spezifische Designanforderungen diskutiert, die nötig sind, damit der Roboter die Normen einhalten kann. Alle Interviews wurden von demselben Mitglied des Forschungsteams persönlich durchgeführt und dauerten zwischen 20 und 50 min. Zusätzlich zu den Interviews wurde eine direkte Beobachtung der Unterstützung bei der Nahrungsaufnahme durchgeführt (O4). Die bei der Nahrungsaufnahme unterstützte Person war eine Bewohnerin mit leichten kognitiven Einschränkungen, die von sich selbst, dem Pflegepersonal und Angehörigen als fit für die Studienteilnahme eingestuft wurde, und später ebenfalls ein Interview gab (S4).

Wir verwendeten wertorientiertes Codieren für die Analyse von qualitativ erhobenen Daten (Friedman und Hendry 2019). Diese Methode ordnete die Aussagen aus den geführten Stakeholder-Interviews sowie die Erkenntnisse aus der direkten Beobachtung nach Werten ein. Zunächst wurden die identifizierten Werte spezifiziert und anschließend in Normen sowie konkrete Designanforderungen übersetzt. Dieser Ansatz folgte der Wertehierarchie (Van De Poel 2013). Die Kategorienbildung und Codierung wurde von einem Mitglied des Forschungsteams vorgenommen, wobei kontinuierliche Diskussionen im Forschungsteam stattfanden, um Diskurs und Abstimmung sicherzustellen. Im Gegensatz zu einigen qualitativen Forschungsmethoden, welche die Berechnung der Inter-Coder-Reliabilität empfehlen (z. B. Mayring und Fenzl 2014), priorisierte unser Ansatz die Konsensfindung durch Diskurs während des gesamten Forschungsprozesses, wie es auch andere Forschende vorschlagen (Braun und Clarke 2013). Im Verlauf dieses Prozesses wurden zunächst zehn Werte identifiziert, die anschließend auf drei zentrale Kernwerte reduziert wurden, um überlappende Konstrukte zu vermeiden.

## 21.4 Szenario der Roboter-unterstützten Nahrungsaufnahme

Das Pflege-Szenario mit Roboter wurde bei der Durchführung der wertorientierten Interviews laufend diskutiert und verfeinert. Es stellt den werteingebetteten Einsatz sozialen Roboter bei der unterstützten Nahrungsaufnahme dar, so wie sie von Angehörigen, Bewohnenden und Pflegepersonal gewünscht ist. Das Szenario dient als Grundlage für ein wertorientiertes Design des Roboters, indem es Rollen definiert und erforderliche Tätigkeiten für diese Rollen darstellt. Nach der Durchführung aller Interviews, wurde das finale Szenario zur Roboter-unterstützten Nahrungsaufnahme wie folgt definiert:

Zunächst übernimmt die Pflegekraft vorbereitende Aufgaben. Sie bestellt und bereitet das Essen entsprechend den individuellen Vorlieben der Bewohnenden vor. Danach begleitet die Pflegekraft den:die Bewohner:in in den Gemeinschaftsraum, setzt ihn:sie an einen Tisch und platziert den Roboter daneben. Alternativ kann der Roboter auch direkt ins Zimmer des:der Bewohner:in gebracht werden. Die Pflegekraft sorgt dafür, dass der:die Bewohner:in aufrecht sitzt, legt eine Serviette um und serviert das Essen. Sie informiert den:die Bewohner:in über die Bestandteile der Mahlzeit und startet den Roboter.

Der Roboter übernimmt anschließend die Verantwortung für die eigentliche Unterstützung bei der Nahrungsaufnahme. Er schneidet das Essen (falls nötig), platziert es auf einem Löffel oder einer Gabel, informiert den:die Bewohner:in, welcher Teil der Mahlzeit als nächstes serviert wird, und führt das Essen in einem angemessenen Tempo sowie mit passendem Abstand und Winkel zum Mund. Falls erforderlich, gibt der Roboter Anweisungen zum Öffnen des Mundes. Er beobachtet, ob der:die Bewohner:in kaut und schluckt, und wiederholt die Schritte, sobald der Bissen geschluckt wurde. Dabei reagiert der Roboter aufmerksam, indem er das Wohlbefinden und die Präferenzen des:der Bewohner:in beobachtet, erfragt und entsprechend reagiert. Er verarbeitet die verbale und nonverbale Kommunikation des:der Bewohner:in, wie Gesichtsausdrücke und Körpersprache, um zu entscheiden, was als nächstes serviert werden soll, wann die Unterstützung beendet werden sollte oder wie die Geschwindigkeit angepasst werden kann.

Aus Sicherheitsgründen erkennt der Roboter schnell und zuverlässig Anzeichen für Verschlucken und alarmiert in einem solchen Fall eine Pflegekraft, die dann Erste Hilfe leistet. Falls sich der Roboter im Zimmer des:der Bewohner:in befindet, überwacht eine Pflegekraft gelegentlich die Sitzung entweder durch Fernzugriff auf die Live-Aufzeichnung des Roboters oder durch einen persönlichen Besuch. Der Roboter beendet die Sitzung, wenn der:die Bewohner:in nicht mehr essen möchte oder die Mahlzeit abgeschlossen ist, und ruft die Pflegekraft, die das Wohlbefinden überprüft. Sollte das Essen nicht nach dem Geschmack des:der Bewohner:in gewesen sein, kann die Pflegekraft eine Alternative organisieren. Abschließend wird der Roboter gestoppt, und falls nötig, begleitet die Pflegekraft den:die Bewohner:in zurück in sein:ihr Zimmer.

## 21.5 Drei zentrale Werte der Roboter-unterstützten Nahrungsaufnahme

Unsere Ergebnisse zeigen, dass ein verantwortungsvoller Einsatz nur möglich ist, wenn die Aufgaben von Robotern zur Unterstützung bei der Nahrungsaufnahme mit der gleichen Kompetenz wie bei menschlichen Pflegekräften ausgeführt werden. Dafür muss der Roboter relevante Werte verkörpern und in der Lage sein, auf soziale Situationen sicher und ethisch zu reagieren. Zur Gestaltung zukünftiger Roboter für die Unterstützung bei der Nahrungsaufnahme wurden mit dem VSD-Ansatz drei zentrale Werte identifiziert: *Fürsorge*, *Würde* und *Sicherheit*.

### 21.5.1 Fürsorge

*Fürsorge* umfasst das Verständnis für die Situation anderer und das Engagement für ihr Wohlbefinden (Van Wynsberghe 2013; Rider et al. 2014). Im Kontext eines Roboters, welcher bei der Unterstützung der Nahrungsaufnahme eingesetzt wird, bedeutet Fürsorge, dass die Bedürfnisse der Bewohnenden wahrgenommen werden und Verständnis für ihre individuellen Umstände gezeigt wird.

Die Ergebnisse unserer wertorientierten Interviews zeigen, dass Fürsorge bei der unterstützten Nahrungsaufnahme sowohl durch verbale als auch nonverbale Kommunikation ausgedrückt werden kann. Verbale Kommunikation umfasst beispielsweise, die Bewohnenden über die Art der Speisen sowie deren Temperatur zu informieren (Z3, S1, O4). Eine Pflegekraft betonte, dass solche Inputs besonders für Bewohnende mit Demenz wichtig sind, während Personen in kognitiv gutem Zustand diese Informationen oft eigenständig verarbeiten können (S1). Eine weitere Pflegekraft wies darauf hin, dass sehbeeinträchtigte Bewohnende detaillierte Informationen benötigen (Z3). Neben dem Informieren geben Pflegekräfte Anweisungen zum Kauen und Schlucken; für Bewohnende mit Demenz ist mitunter wiederholte Anleitung notwendig (S1). Im Gegensatz dazu können Bewohnende in kognitiv gutem Zustand auch klare Anweisungen an die Pflegekraft geben (S3), wie zum Beispiel verbale Aufforderungen, das Tempo der Nahrungsaufnahme anzupassen. Verbale Fürsorge zeigt sich ebenfalls durch Nachfragen, ob beispielsweise die Geschwindigkeit der Unterstützung angenehm ist (Z1), ob das Essen schmeckt (Z1, O4), ob das Kauen gut funktioniert (O4) oder ob die Bewohnenden etwas trinken möchten (O4). Diese Erkenntnisse verdeutlichen, dass ein Roboter, der bei der Nahrungsaufnahme hilft, sowohl sprechen als auch zuhören können muss, um die Rolle der Pflegekraft zu übernehmen. Viele Interviewte hoben die Bedeutung klarer Kommunikation hervor (S1, S3, Z6, Z3, Z1). Eine befragte Person betonte die Wichtigkeit, Wünsche äußern zu können (Z4), was beispielsweise die Zubereitungsart des Essens betrifft. Während einer direkten Beobachtung fragte eine Pflegekraft nicht nur nach dem Essen, sondern auch, ob der Raum zu hell sei oder der:die Bewohnende sich noch wohlfühle (O4). Es wurde auch hervorgehoben, dass zu viel Kommunikation, besonders bei Demenz, verwirrend sein kann (S1). Gleichzeitig bevorzugen Bewohnende in gutem kognitivem Zustand oft Gespräche über persönliche Themen (Z3, S3). Angehörige betonten, dass ein Roboter auch auf emotionale Bedürfnisse wie Sorgen oder Ängste eingehen sollte, hatten jedoch Zweifel an der Fähigkeit eines Roboters, eine emotionale Bindung aufzubauen (A1).

Pflegekräfte achten zudem stark auf nonverbale Hinweise, insbesondere wenn Bewohnende sich aufgrund von Demenz oder Sprachbarrieren nicht verbal ausdrücken können (Z2, Z3, S1). Es ist daher essenziell, Gesichtsausdrücke und Gesten aufmerksam zu beobachten (Z3). Bewohnende drücken Aufforderungen nach weniger Nahrung oder eine langsamere Unterstützung durch Geräusche (Z1), das Wegschieben des Tellers, das Behalten von Speisen im Mund, Kopfschütteln oder das Wegdrehen aus (Z2, S1). Sie können auch mit Handzeichen die Geschwindigkeit anpassen, sich zurücklehnen (Z3), oder den Mund geschlossen halten (Z3). Zwei Pflegekräfte betonten, dass der Blickkontakt wichtig ist, um zu erkennen, ob die

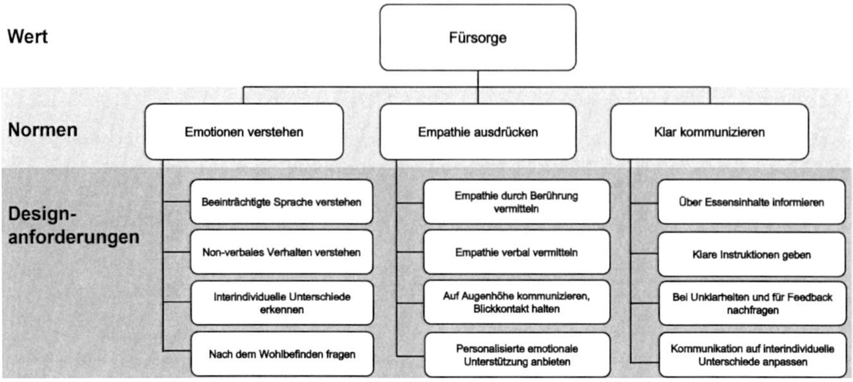


**Abb. 21.2** Wertehierarchie für Fürsorge (eigene Abbildung)

Speisen den Bewohnenden schmecken oder sie noch hungrig sind, insbesondere wenn sie den Blickkontakt abbrechen (Z2, Z3).

Abb. 21.2 zeigt, wie Fürsorge in den Prozess der Unterstützung bei der Nahrungsaufnahme integriert werden kann. Drei Normen wurden identifiziert: *Emotionen verstehen*, *Empathie ausdrücken* und *klar kommunizieren*. Emotionen zu verstehen, erfordert die Fähigkeit, Verhalten richtig zu interpretieren, insbesondere bei Bewohnenden mit körperlichen oder kognitiven Einschränkungen (Tronto 1993). Empathie kann verbal durch Interesse und Blickkontakt sowie physisch, z. B. durch Berührung, ausgedrückt werden. Klare Kommunikation vermittelt ein Gefühl von Sicherheit und Wertschätzung, insbesondere durch Informationen und Anleitungen, welche auf individuelle Bedürfnisse abgestimmt sind.

## 21.5.2 Sicherheit

*Sicherheit* im Rahmen dieser Studie bezieht sich auf den Schutz des körperlichen und mentalen Wohlbefindens der Bewohnenden (Akalin et al. 2023). Ziel ist es, dass die Bewohnenden während der Unterstützung bei der Nahrungsaufnahme weder körperlichen Schaden noch mentale Belastung erfahren. Alle Interviewten betonten proaktiv, dass die sichere und verantwortungsvolle Nutzung des Roboters von größter Bedeutung ist.

Das primäre Sicherheitsrisiko bei der Nahrungsaufnahme ist die Gefahr des Verschluckens. Verschiedene Maßnahmen sollen dieses Risiko mindern. Ein zentraler Ansatz ist die Anpassung der Konsistenz der Speisen an die Schluckfähigkeit der Bewohnenden, insbesondere bei Dysphagie – einer Erkrankung, die das Schlucken beeinträchtigt (Z3, S1). Pflegekräfte entscheiden, ob ausschließlich weiche Nahrung serviert wird, die Mahlzeit teilweise oder vollständig püriert wird (häufig das Fleisch) oder die Konsistenz an individuelle Bedürfnisse angepasst wird (S1, S3). Während die Verantwortung für diesen vorbereitenden Schritt bei den Pflegekräften liegt, muss der Roboter in der Lage sein, mit Speisen unterschiedlicher Konsistenzen umzugehen.

Auch bei der Nahrungsaufnahme reduzieren Pflegekräfte das Risiko des Verschluckens, indem sie Speisen in kleine Stücke schneiden, wie eine Pflegekraft erläuterte (Z1). Eine befragte Person schlug vor, dass der Roboter große Portionen vermeiden und die Bissen an die Schluckkapazität der Bewohnenden anpassen sollte (Z4). Eine weitere Vorsichtsmaßnahme besteht darin, Essen und Getränke nicht gleichzeitig zu mischen (S3), eine Anforderung, die auch der Roboter erfüllen sollte. Die Geschwindigkeit spielt ebenfalls eine wichtige Rolle: Pflegekräfte sorgen dafür, dass die Bewohnenden ausreichend Zeit zum Kauen und Schlucken haben (Z1, Z2, Z3). Dies ist besonders bei Bewohnenden mit Dysphagie (Z3) und Demenz wichtig, die oft mehr Zeit benötigen (S3). Pflegekräfte beobachten Mund- und Halsbewegungen, um den Fortschritt beim Kauen und Schlucken einzuschätzen (Z2, S3), und fragen gegebenenfalls nach, ob die Geschwindigkeit angenehm ist, oder geben verbale Anleitungen zum Kauen und Schlucken (Z1).

Die richtige Sitzhaltung ist ein weiterer wichtiger Sicherheitsaspekt. Bewohnende sollten aufrecht sitzen, um das Risiko des Verschluckens zu verringern (Z1, S3). Diese Aufgabe bleibt in der Verantwortung der Pflegekraft, aber während der Nahrungsaufnahme sollte der Roboter die Haltung überwachen. Wenn der:die Bewohnende einsinkt, sollte der Roboter eine Pflegekraft alarmieren, um sowohl das Verschlucken als auch potenzielle Sturzgefahren zu vermeiden (Z1, Z3).

Stressreduktion senkt ebenfalls das Risiko des Verschluckens. Pflegekräfte sitzen auf Augenhöhe mit den Bewohnenden (Z1, Z2, S3) und vermeiden hastige oder abrupte Bewegungen (Z2). Eine Pflegekraft merkte an, dass Bewohnende mit Demenz besonders empfindlich auf Hektik reagieren und schnell abschalten können (S3). Der Roboter sollte diese Praktiken nachahmen, indem er die Geschwindigkeit anpasst (Z2, S1), verbale Anweisungen oder Ermutigungen gibt (Z4), auf Augenhöhe bleibt und sich sanft bewegt. Der Roboter sollte zudem bis zum Abschluss der Sitzung bei den Bewohnenden bleiben.

Um den Fokus der Bewohnenden auf Kauen und Schlucken zu unterstützen, schaffen Pflegekräfte eine ruhige Umgebung. Dazu gehört das Ausschalten von Fernsehern und Radios oder die Reduzierung von Hintergrundgeräuschen (Z2, S3). Diese Praxis ist besonders für Bewohnende mit Demenz hilfreich (S3). Der Roboter sollte daher so gestaltet sein, dass er leise arbeitet und die Bewohnenden während der Nahrungsaufnahme nicht ablenkt.

Ein weiterer wesentlicher Sicherheitsaspekt ist die Bereitstellung von Erster Hilfe im Falle eines Verschluckens. In solchen Notfällen müssen Pflegekräfte schnell handeln, um die Atemwege freizumachen (Z1). Maßnahmen umfassen das Ermutigen zum Husten, Klopfen auf den Rücken, das Heimlich-Manöver (Z2), das Anpassen der Sitzhaltung oder das Heben der Arme (S3). Eine Pflegekraft löst im Notfall den Alarmknopf im Raum aus, um weitere Unterstützung zu holen (S3). Ausgebildete Fachkräfte sind während der Mahlzeiten immer anwesend, oft im Gemeinschaftsraum, da sie die Hauptverantwortung tragen (S1, Z3).

Viele Interviewte äußerten Bedenken hinsichtlich der Fähigkeit eines Roboters, angemessen auf Verschlucken zu reagieren. Im vorgeschlagenen Szenario über-

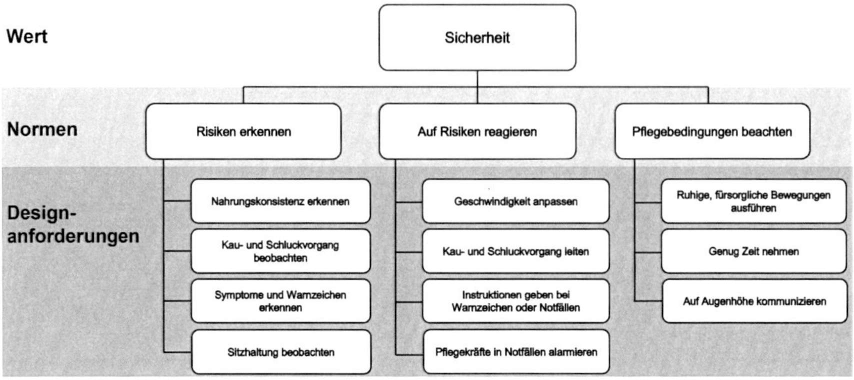


**Abb. 21.3** Wertehierarchie für Sicherheit (eigene Abbildung)

nimmt der Roboter daher nur eine Teilrolle in der Ersten Hilfe: Er muss Anzeichen des Verschluckens, wie Husten, Atemnot oder Hautverfärbungen, erkennen und sofort Alarm schlagen, um eine Pflegekraft zu rufen. In der Zwischenzeit könnte der Roboter verbale Anweisungen geben, wie das Sitzen in aufrechter Position, das Heben der Arme oder das Ermutigen zum Husten, um den Schaden zu minimieren, bis Hilfe eintrifft.

Abb. 21.3 zeigt die Wertehierarchie für *Sicherheit* bei der Unterstützung der Nahrungsaufnahme. Drei zentrale Normen wurden identifiziert: *Risiken erkennen, auf Risiken reagieren* und *Pflegebedingungen beachten.* Risiken zu erkennen bedeutet, dass der Roboter Gefahren während der Nahrungsaufnahme erkennen muss, wie die Konsistenz der Speisen oder die Überwachung des Kau- und Schluckvorgangs sowie der Sitzhaltung, um Verschlucken zu verhindern. Auf solche Risiken zu reagieren erfordert, dass der Roboter schnell handelt, wenn Gefahren auftreten, z. B. durch Anpassung der Geschwindigkeit, verbale Anleitungen oder das Alarmieren von Pflegekräften in Notfällen. Pflegebedingungen zu beachten betont die Bedeutung einer ruhigen und angenehmen Umgebung durch sanfte Bewegungen, angemessenes Tempo und respektvolle Kommunikation. Gemeinsam tragen diese Normen dazu bei, das körperliche und emotionale Wohlbefinden der Bewohnenden zu gewährleisten.

### 21.5.3 Würde

*Würde* bedeutet, mit Ehre und Respekt behandelt zu werden (Sharkey 2014). Im Kontext der Unterstützung bei der Nahrungsaufnahme ist es besonders wichtig, die Würde älterer Bewohnenden zu wahren, da sie oft verletzlich und von Pflegekräften abhängig sind. Essen ist nicht nur eine grundlegende Lebensaktivität, sondern auch ein soziales Erlebnis (Van Der Heijden und Wiggins 2025). Pflegekräfte sollten daher sowohl soziale Gepflogenheiten als auch individuelle Vorlieben respektieren, um den Bewohnenden das Gefühl zu geben, selbstständig und ohne Scham oder Unbehagen aufgrund ihrer Einschränkungen zu essen.

Mehrere Interviewaussagen betonten die Bedeutung von Ästhetik. Zwei Pflegekräfte erwähnten, dass die Präsentation des Tellers ansprechend sein sollte (Z1, S1). Auch die Technik des Roboters bei der Nahrungsaufnahme ist von Bedeutung. Aussagen aus den Interviews verdeutlichen, dass die Unterstützung die Art und Weise nachahmen sollte, wie Bewohnende früher selbst gegessen haben. Eine Pflegekraft schlug vor, dass der Roboter das Essen stückweise direkt am Tisch schneiden sollte, nachdem jeder Bissen geschluckt wurde (Z1, S3). Eine weitere Pflegekraft erwähnte, dass sie Speisen nicht mischt und das Besteck zwischen den Bissen am Tellerrand ablegt (S3). Der Roboter sollte ebenfalls solche sozialen Etiketten einhalten und nicht „wie ein Baby füttern", etwa indem er den Mund mit dem Löffel abwischt (Z1).

Im Szenario bleibt die Verantwortung für die Ästhetik und die Information über die Mahlzeit bei der Pflegekraft. Der Roboter muss jedoch das Besteck effektiv einsetzen können, z. B. beim Schneiden, Aufladen, Anreichen und Ablegen. Außerdem sollte er individuelle Vorlieben berücksichtigen, wie die Wahl eines großen oder kleinen Löffels oder das Mischen von Speisen auf dem Löffel. Dabei muss der Roboter den Mund der Bewohnenden präzise erkennen und den Löffel an die richtige Position führen, ohne die Person zu berühren (Z1, Z2).

Bewohnende, die mit der Tatsache, dass sie nicht mehr selbstständig essen können, unwohl sind, könnten sich hilflos oder beschämt fühlen (Z1, Z2). Einige ziehen es vor, in ihrem Zimmer zu essen, um nicht von anderen gesehen zu werden (Z1). In diesem Fall kann die Unterstützung durch ein robotisches System entlastend wirken, da die beschämende Hilflosigkeit vor anderen Menschen weitgehend umgangen werden kann. Andererseits kann auch, genau umgekehrt, die Nutzung eines solchen Systems entfremdend wirken: Eine Person erklärte, dass es für sie sehr unangenehm wäre, wenn andere sehen würden, wie sie unterstützt wird (S2). Beim Einsatz eines Roboters äußerte sie die Sorge, wie in einer Kaspermännchen-Vorführung zu wirken, und fürchtete, dass andere sie anstarren oder Kommentare abgeben könnten (S2). Der Roboter sollte den sogenannten *Anziehungseffekts* erkennen und keine Aufmerksamkeit erregen, die unerwünscht ist. Diese Einblicke verdeutlichen die Notwendigkeit, stark auf individuelle Präferenzen eingehen zu können.

Ein zentraler Aspekt der Wahrung von Würde ist die Achtung der Autonomie der Bewohnenden. Zwei Pflegekräfte betonten, dass persönliche Vorlieben bei der Bestellung des Essens berücksichtigt werden (S1, S3). Der Roboter sollte zudem Alternativen anbieten können, wenn Bewohnende unzufrieden sind, und sie fragen, ob und wann sie weiteressen möchten (Z2, Z3). Entscheidungen der Bewohnenden, z. B. nicht zu essen, sollten stets respektiert werden (S3). Der Roboter könnte zwar gesunde Ernährung fördern, muss jedoch auch akzeptieren, wenn persönliche Präferenzen vorgezogen werden, unabhängig von gesundheitlichen Aspekten (Z4).

Abb. 21.4 fasst die Wertehierarchie für *Würde* zusammen, mit den zugrunde liegenden Normen *Verstöße gegen soziale Etikette vermeiden*, *soziale Bedürfnisse respektieren* und *Autonomie respektieren*. Verstöße gegen soziale Etikette zu vermeiden konzentriert sich darauf, dass der Roboter Situationen erkennen und ver-

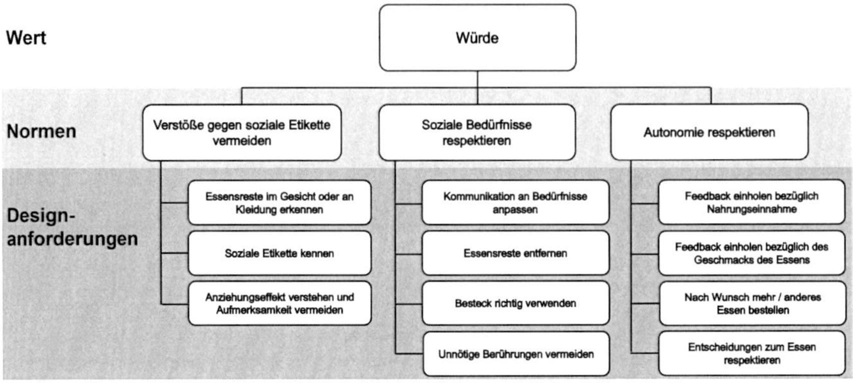


**Abb. 21.4** Wertehierarchie für Würde (eigene Abbildung)

meiden kann, welche die Würde der Bewohnenden beeinträchtigen könnten. Dies umfasst das Erkennen von Essensresten im Gesicht oder an der Kleidung und das Verständnis sozialer Signale, um Verhaltensweisen zu vermeiden, die zu Verlegenheit führen könnten. Darüber hinaus sollte der Roboter sich des sogenannten *Anziehungseffekts* bewusst sein, um sicherzustellen, dass seine Handlungen keine unerwünschte Aufmerksamkeit auf die Bewohnenden lenken. Die Norm, soziale Bedürfnisse zu respektieren betont die Rolle des Roboters bei der Aufrechterhaltung sozial angemessener Interaktionen während der Unterstützung bei der Nahrungsaufnahme. Dazu gehört, die Kommunikationsebene an die Präferenzen der Bewohnenden anzupassen, Besteck bei komplexen Aufgaben richtig zu verwenden und Essensreste zu entfernen, wenn nötig. Der Roboter sollte außerdem unnötigen physischen Kontakt vermeiden, es sei denn, dieser wird ausdrücklich gewünscht, um Komfort und Respekt für persönliche Grenzen zu gewährleisten. Zu guter Letzt sollte der Roboter Autonomie respektieren, um den Bewohnenden Kontrolle über ihre Erfahrung zu geben. Dies beinhaltet das Fragen, welche Speisen als nächstes serviert werden sollen, das Anpassen von Gewürzpräferenzen und das Anbieten von Alternativen, wenn die Bewohnenden mit dem Essen unzufrieden sind. Der Roboter muss die Entscheidungen der Bewohnenden respektieren, ob sie die Mahlzeit fortsetzen oder abbrechen möchten oder welche Anpassungen bei der Unterstützung vorgenommen werden sollen.

## 21.6 Diskussion

Mithilfe des VSD-Ansatzes wurden drei zentrale Werte identifiziert, die für die Stakeholder in der Praxis der Unterstützung bei der Nahrungsaufnahme mit Pflegerobotern relevant sind: *Fürsorge*, *Sicherheit* und *Würde*.

*Fürsorge* wird auch in anderen Studien als wichtiger Faktor für wertorientiertes Design erwähnt (Zhou et al. 2022). In Mensch-Roboter-Interaktionen spielt die Fähigkeit des Roboters, Fürsorge auszudrücken, eine wichtige Rolle (Lewandowska-

Tomaszczyk und Wilson 2016). Empathische und adaptive Roboter fördern beispielsweise Vertrauen, indem sie emotionale Hinweise wie Gesichtsausdrücke und Stimmmodulation nutzen und ihr Verhalten auf Grundlage von Rückmeldungen der Nutzer:innen anpassen (Breazeal 2003; Park und Whang 2022).

Auch die Wichtigkeit von *Sicherheit* wird in der Forschung zu verantwortungsvollem Design und sozialen Robotern immer wieder betont (Salem et al. 2015; Seshadri et al. 2019; Umbrello et al. 2021). Designprinzipien wie Robustheit, schnelle Reaktionszeiten und Kontextbewusstsein sind entscheidend, um die Sicherheit in Roboterarchitekturen zu verbessern, insbesondere bei Anwendungen, die eine enge Zusammenarbeit zwischen Mensch und Roboter erfordern (Giuliani et al. 2010).

In Bezug auf den identifizierten Wert *Würde* stehen unsere Ergebnisse im Einklang mit der Forschung zu sozialen Robotern im Alterspflegekontext (Salem et al. 2015). Studien zeigen, dass Roboter, welche die Autonomie menschlicher Nutzer:innen respektieren – etwa durch das Einholen von Zustimmung vor einer Handlung – positivere Einstellungen hervorrufen (Hancock et al. 2011). Zudem legt die Forschung nahe, dass der Interaktionskontext die Kooperationsbereitschaft der Nutzer:innen beeinflusst und somit entscheidend für die Gestaltung von Robotern ist, welche die Würde der Interaktionspartner respektieren (Lemaignan et al. 2017).

Um sicherzustellen, dass das Design von sozialen Robotern die Werte *Fürsorge*, *Würde* und *Sicherheit* wahrnimmt, haben wir diese Werte mit Hilfe der Wertehierarchie nach Van de Poel (2013) in Normen und Designanforderungen spezifiziert. Insgesamt wurden neun Normen und 34 Designanforderungen vorgeschlagen. Zu den Anforderungen gehören die Fähigkeit des Roboters, Notfälle zu erkennen und darauf zu reagieren, angemessene Tischmanieren zu wahren, die Kommunikation an individuelle Bedürfnisse anzupassen und emotionale Unterstützung zu bieten. Personalisierung ist diesbezüglich wichtig, auch da sich die Bedürfnisse der Bewohnenden, insbesondere bei Demenz oder Dysphagie, im Laufe der Zeit verändern können. In anderen Studien konnte gezeigt werden, dass Personalisierung dabei helfen kann, Vertrauen und Akzeptanz bei Nutzer:innen aufzubauen (Ham 2021; Gasteiger et al. 2023).

Die identifizierten Normen weisen starke Überschneidungen mit den moralischen Elementen nach Tronto (1993) auf. *Aufmerksamkeit* ist nötig, um Emotionen zu verstehen, soziale Bedürfnisse zu respektieren und um Risiken zu erkennen. *Verantwortung* wahrzunehmen ist wichtig, um auf Risiken angemessen zu reagieren. Außerdem ist es bedeutsam, Verantwortlichkeiten zwischen Pflegekräften und dem Roboter klar darzustellen. *Kompetenz* ist wichtig, damit der Roboter Pflegebedingungen beachtet. Darüber hinaus erfordert der Roboter aber auch soziale Kompetenz, um Empathie ausdrücken zu können, klar kommunizieren zu können, und die Autonomie der Pflegebedürftigen zu respektieren. Während das moralische Element *Resonanz* nicht direkt den Roboter betrifft, ist es für die Pflegebedürftigen zentral, um ihre Bedürfnisse verbal oder nonverbal zu kommunizieren und den Roboter anzuleiten. Während unsere identifizierten Normen spezifische Handlungsrichtlinien an den Roboter für die unterstützte Nahrungsaufnahme darstellen, sind Tronto's moralische Elemente eher allgemeine Anforderungen an die Pflegepraxis, die allerdings immer auch ergänzend betrachtet werden sollten (Van Wynsberghe 2013).

### 21.6.1 Werteinterkonnektivität

Im VSD-Ansatz ist es essenziell, Werte nicht isoliert, sondern in ihrer Beziehung zueinander zu betrachten. Während einige Werte sich gegenseitig ergänzen und stärken können, können auch Spannungen entstehen. Ein Beispiel hierfür ist ein möglicher Konflikt zwischen *Sicherheit* und *Würde* (Goodwin et al. 2018). Wie bereits erörtert, ist es wichtig, dass Bewohnende die Autonomie haben, selbst zu entscheiden, wie und was sie essen möchten. In einigen Fällen müssen sie jedoch die Entscheidungen der Pflegekraft akzeptieren. Der Roboter sollte demnach keine Anweisungen von Bewohnenden ausführen, die ihre Sicherheit ernsthaft gefährden könnten, beispielsweise die Bitte um nicht pürierte Nahrung bei einer Schluckstörung. Auch kann eine sicherheitsbasierte Intervention – etwa das Anhalten der Nahrungsaufnahme bei vermuteter Erstickungsgefahr – aus Sicht der betroffenen Person als Eingriff in die eigene Entscheidungsfreiheit empfunden werden. In solchen Fällen stellt sich die Frage, wie konkurrierende Werte im Robotersystem dynamisch und kontextsensitiv priorisiert werden können, ohne dabei pauschale oder entmündigende Entscheidungen zu treffen. Die Entwicklung transparenter Entscheidungslogiken und erklärbarer KI-Systeme wäre hier ein wichtiger nächster Schritt.

*Fürsorge* und *Würde* können sich hingegen gegenseitig verstärken (Seshadri et al. 2019). Wenn Pflegekräfte sich über die reine Unterstützung bei der Nahrungsaufnahme hinaus um die emotionalen und physischen Bedürfnisse der Bewohnenden kümmern, erkennen sie die sozialen Aspekte des Essens an und wahren deren Würde als soziale Wesen. Das Respektieren der Würde der Bewohnenden kann wiederum als Ausdruck von Fürsorge gesehen werden, da ihre individuellen Bedürfnisse berücksichtigt werden.

Bestimmte Aspekte von Fürsorge und Sicherheit ergänzen sich ebenfalls, insbesondere im Hinblick auf die Sicherheitsnorm *Pflegebedingungen beachten.* Sich Zeit zu nehmen, mit den Bewohnenden auf Augenhöhe zu kommunizieren, Trost durch Berührung zu spenden und andere mitfühlende Gesten fördern Ruhe, was das Risiko des Verschluckens verringern kann. Deshalb ist die Designanforderung *Kommunikation auf Augenhöhe* sowohl für Sicherheit als auch für Fürsorge von entscheidender Bedeutung. Zusammenfassend illustriert Abb. 21.5 mögliche Verstärkungen und Spannungen zwischen den Werten.

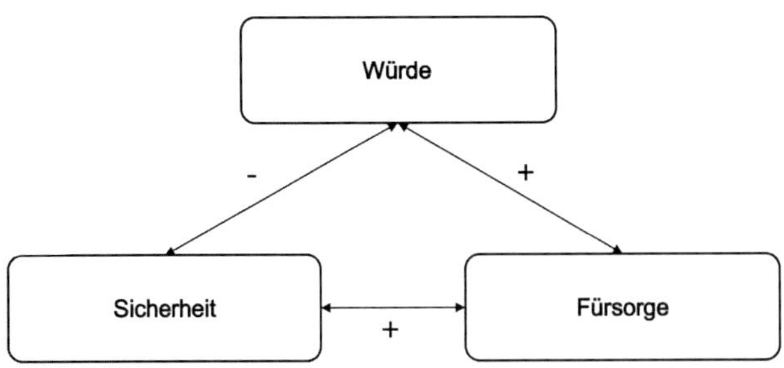


**Abb. 21.5** Verstärkungen und Spannungen zwischen den identifizierten Werten (eigene Abbildung)

### 21.6.2 Bedenken sozialer Isolation

Die vorliegende Studie zeigt, dass der Einsatz von robotischer Unterstützung bei der Nahrungsaufnahme für Pflegebedürftige, die sich aufgrund ihrer Hilfsbedürftigkeit schämen oder sich entwürdigt fühlen, entlastend wirken kann. Insbesondere wenn der Verzicht auf menschliche Hilfe als Möglichkeit wahrgenommen wird, Kontrolle zurückzugewinnen, kann ein solcher Roboter Autonomie und Selbstwertgefühl stärken. Gleichzeitig wirft dieses Szenario Befürchtungen auf, dass der Einsatz von Robotern den Kontakt zu anderen Menschen beeinträchtigen könnte (Lederman und Jecker 2023; Chan und Muralidharan 2024). So könnte das Zurückziehen ins private Zimmer zwar die emotionale Belastung mindern, jedoch auch soziale Isolation verstärken – insbesondere, wenn die gemeinsame Mahlzeit ein wichtiges soziales Ritual darstellt. Hier zeigt sich ein Spannungsverhältnis zwischen Würde und sozialer Teilhabe. Es bleibt zu untersuchen, ob die durch den Roboter gewonnene Unabhängigkeit den potenziellen Verlust sozialer Interaktion ausgleichen kann – oder ob dies langfristig negative Konsequenzen im Sinne einer Vereinsamung hat. Die Antwort auf diese Frage dürfte stark von individuellen Präferenzen sowie vom sozialen und institutionellen Kontext abhängen. Wichtig ist daher ein flexibles und sensibles Design, das unterschiedliche Bedürfnisse berücksichtigt und eine bewusste Entscheidung über den Ort und Modus der Essensunterstützung ermöglicht – sei es im privaten Raum oder als sozial eingebettete Aktivität.

### 21.6.3 Limitationen und Ausblick

Diese Studie ist eine der ersten, die Werte für Roboter zur Unterstützung bei der Nahrungsaufnahme mithilfe von VSD untersucht. Sie hat einen explorativen Charakter und dient in erster Linie dazu, sowohl inhaltlich als auch methodisch einen Beitrag für die zukünftige Gestaltung sozialer Roboter im Pflegekontext zu liefern.

Die Studie umfasst weder die Entwicklung noch die Erprobung eines Roboters, sondern fokussiert auf die Entwicklung von Designanforderungen von Robotern im Pflegekontext. In einem nächsten Schritt müssen die vorgeschlagenen Designanforderungen durch Studien zur Mensch-Roboter-Interaktion validiert werden, um deren Akzeptanz und Ausrichtung an Kernwerten wie *Sicherheit*, *Würde* und *Fürsorge* zu bewerten. Eine Herausforderung diesbezüglich liegt in der aktuell mangelnden Verfügbarkeit adäquater Technologie. Entsprechende empirische Studien sind daher auf eine zeitnahe Weiterentwicklung robotischer Systeme angewiesen, welche die erforderlichen physischen und sozialen Fähigkeiten abdecken können.

Eine weitere Hauptlimitation der Studie ist, dass nur eine Person an den Interviews teilgenommen hat, welche unterstützte Nahrungsaufnahme beanspruchte. Die Herausforderung bei der Suche nach potenziellen Interviewteilnehmenden bestand in der hohen Komorbidität von kognitiven Einschränkungen, was viele Interviews aus praktischer und ethischer Sicht verhinderte. Stattdessen wurden vermehrt Angehörige und Therapiepersonal befragt, welche die Bewohnenden mit unterstützter Nahrungsaufnahme gut kannten. Für die Zukunft wäre es nötig, Pflegebedürftige stärker in den Designprozess einzubinden, beispielsweise mittels Demonstrationen von Roboter-Fähigkeiten (Ostrowski et al. 2021).

Die Kontextabhängigkeit unserer Ergebnisse ist bedeutsam – sowohl aus kultureller als auch aus individueller Sicht. Da sich die Ergebnisse auf Pflegeeinrichtungen in der deutschsprachigen Schweiz beschränken, sollte in zukünftigen Studien untersucht werden, inwiefern sich Wertvorstellungen von Stakeholdern in anderen Ländern von diesen Werten unterscheiden. Aus individueller Sicht können sich die Bedürfnisse der Bewohnenden in stationären Langzeiteinrichtungen im Laufe der Zeit stark verändern (Di Napoli et al. 2023). Beispielsweise kann ein kognitiver Abbau bei Demenz das Bedürfnis nach Fürsorge verstärken (Bickford et al. 2019), während Dysphagie die Sicherheitsanforderungen erhöht (Mira et al. 2022). Diesbezüglich sollten auch Langzeitstudien durchgeführt werden, welche die Wertorientierung von pflegebedürftigen Personen mit verschiedenen Krankheitsbildern im Laufe der Zeit erfassen.

Bedenken hinsichtlich einer Entmenschlichung der Pflege stellen eine Barriere für den Einsatz sozialer Roboter dar (Lederman und Jecker 2023; Chan und Muralidharan 2024). Es besteht die Angst bei Pflegepersonal, von Robotern ersetzt zu werden, und bei Patient:innen, menschlichen Kontakt zu verlieren. Soziale Roboter sollten daher menschlichen Kontakt nicht ersetzen, sondern Fähigkeiten fördern, um diesen aufrechtzuerhalten (Söderberg und Melin Emilsson 2022). Entsprechend sollten sie so eingebettet werden, dass sie einerseits Pflegekräfte entlasten und andererseits Pflegebedürftige in ihrem Autonomiebedarf unterstützen, um Kapazitäten für soziale Interaktionen zwischen Patient:innen und Pflegekräften zu schaffen.

Nicht zuletzt ist auch die Perspektive des Pflegepersonals kritisch zu beleuchten. Obwohl soziale Roboter eine Entlastung versprechen, können sie gleichzeitig neue Anforderungen und Belastungen mit sich bringen – etwa durch Schulungsbedarfe, technische Wartung, Verantwortung im Umgang mit Systemausfällen oder ethische Konflikte im Umgang mit Robotern (Nguyen und Saito 2025). Ob soziale Roboter in der Pflege langfristig als Hilfe oder als zusätzliche Belastung wahrgenommen werden, ist daher eine empirisch zu klärende Frage.

Insgesamt macht die kritische Reflexion deutlich, dass werteorientiertes Design kein abgeschlossenes Ziel, sondern ein fortlaufender Prozess ist. Die Umsetzung wertegeleiteter Technikgestaltung erfordert nicht nur interdisziplinäre Zusammenarbeit, sondern auch Offenheit für Ambivalenzen, Zielkonflikte und Kontextabhängigkeit. Nur durch kontinuierliche Evaluation und partizipative Weiterentwicklung kann sichergestellt werden, dass Pflegeroboter tatsächlich zum Wohle aller Beteiligten beitragen.

**Hinweis** Bei der Erstellung dieses Beitrags kam ChatGPT für Übersetzungszwecke zum Einsatz, wobei die Übersetzung danach menschlich überprüft und umfassend angepasst wurde.

## Literatur


Akalin N, Kiselev A, Kristoffersson A, Loutfi A (2023) A taxonomy of factors influencing perceived safety in human–robot interaction. Int J of Soc Robotics 15:1993–2004. https://doi.org/10.1007/s12369-023-01027-8

Bickford B, Daley S, Sleater G, Hebditch M, Banerjee S (2019) Understanding compassion for people with dementia in medical and nursing students. BMC Med Educ 19:35. https://doi.org/10.1186/s12909-019-1460-y

Bradwell HL, Edwards K, Shenton D, Winnington R, Thill S, Jones RB (2021) User-centered design of companion robot pets involving care home resident-robot interactions and focus groups with residents, staff, and family: Qualitative study. JMIR Rehabil Assist Technol 8:e30337. https://doi.org/10.2196/30337

Braun V, Clarke V (2013) Successful qualitative research: a practical guide for beginners. SAGE

Breazeal C (2003) Toward sociable robots. Rob Auton Syst 42:167–175. https://doi.org/10.1016/S0921-8890(02)00373-1

Chan HY, Muralidharan A (2024) Care robots for the elderly: legal, ethical considerations and regulatory strategies. In: Naim N (Hrsg) Developments in intellectual property strategy. Springer, Cham, S 129–156

David D, Thérouanne P, Milhabet I (2022) The acceptability of social robots: a scoping review of the recent literature. Comput Human Behav 137:107419. https://doi.org/10.1016/j.chb.2022.107419

Di Napoli C, Ercolano G, Rossi S (2023) Personalized home-care support for the elderly: a field experience with a social robot at home. User Model User-Adap Inter 33:405–440. https://doi.org/10.1007/s11257-022-09333-y

Dinesen B, Hansen HK, Grønborg GB, Dyrvig A-K, Dalskov Leisted S, Stenstrup H, Skov Schacksen C, Oestergaard C (2022) Use of a social robot (LOVOT) for persons with dementia: exploratory study. JMIR Rehabil Assist Technol 9:e36505. https://doi.org/10.2196/36505

Dixon A (2021) The United Nations decade of healthy ageing requires concerted global action. Nat Aging 1:2–2. https://doi.org/10.1038/s43587-020-00011-5

Elendu C, Amaechi DC, Elendu TC, Jingwa K, Okoye O, John O, Ladele J, Farah A, Alimi H (2023) Ethical implications of AI and robotics in healthcare: a review. Medicine 102:e36671. https://doi.org/10.1097/MD.0000000000036671

Friedman B, Hendry DG (2019) Value sensitive design: shaping technology with moral imagination. MIT Press

Friedman B, Kahn PH, Borning A, Huldtgren A (2013) Value sensitive design and information systems. In: Doorn N, Schuurbiers D, Van De Poel Gorman IME (Hrsg) Early engagement and new technologies: opening up the laboratory. Springer Netherlands, Dordrecht, S 55–95

Gasteiger N, Ahn HS, Lee C, Lim J, MacDonald BA, Kim GH, Broadbent E (2022) Participatory design, development, and testing of assistive health robots with older adults: an international four-year project. ACM Trans Human-robot Interact 11:1–19. https://doi.org/10.1145/3533726

Gasteiger N, Hellou M, Ahn HS (2023) Factors for personalization and localization to optimize human–robot interaction: a literature review. Int J of Soc Robotics 15:689–701. https://doi.org/10.1007/s12369-021-00811-8

Giuliani M, Lenz C, Müller T, Rickert M, Knoll A (2010) Design principles for safety in human-robot interaction. Int J of Soc Robotics 2:253–274. https://doi.org/10.1007/s12369-010-0052-0

Goodwin D, Mesman J, Verkerk M, Grant S (2018) Dynamics of dignity and safety: a discussion. BMJ Qual Saf 27:488–491. https://doi.org/10.1136/bmjqs-2017-007159

Ham J (2021) Influencing robot influence: personalization of persuasive robots. Interact Stud 22:464–487. https://doi.org/10.1075/is.00012.ham

Hancock PA, Billings DR, Schaefer KE, Chen JYC, de Visser EJ, Parasuraman R (2011) A meta-analysis of factors affecting trust in human-robot interaction. Hum Factors 53:517–527. https://doi.org/10.1177/0018720811417254

Khosla R, Chu M-T, Nguyen K (2013) Enhancing emotional wellbeing of elderly using assistive social robots in Australia. In: 2013 International Conference on Biometrics and Kansei Engineering. IEEE, Tokyo, S 41–46

Lederman Z, Jecker NS (2023) Social robots to fend off loneliness? ken 33:249–276. https://doi.org/10.1353/ken.2023.a917929

Lemaignan S, Warnier M, Sisbot EA, Clodic A, Alami R (2017) Artificial cognition for social human–robot interaction: an implementation. Artif Intell 247:45–69. https://doi.org/10.1016/j.artint.2016.07.002

Lempe PN, Guinemer C, Fürstenau D, Dressler C, Balzer F, Schaaf T (2025) Health care social robots in the age of generative AI: protocol for a scoping review. JMIR Res Protoc 14:e63017. https://doi.org/10.2196/63017

Lewandowska-Tomaszczyk B, Wilson PA (2016) Compassion, empathy and sympathy expression features in affective robotics. In: 2016 7th IEEE International Conference on Cognitive Infocommunications (CogInfoCom). IEEE, Wroclaw, S 65–70

Liu B, Tetteroo D, Markopoulos P (2022) A systematic review of experimental work on persuasive social robots. Int J of Soc Robotics 14:1339–1378. https://doi.org/10.1007/s12369-022-00870-5

Mayring P, Fenzl T (2014) Qualitative Inhaltsanalyse. In: Baur N, Blasius J (Hrsg) Handbuch Methoden der empirischen Sozialforschung. Springer VS, Wiesbaden

Mertens A, Reiser U, Brenken B, Lüdtke M, Hägele M, Verl A, Brandl C, Schlick C (2011) Assistive robots in eldercare and daily living: automation of individual services for senior citizens. In: Jeschke S, Liu H, Schilberg D (Hrsg) Intelligent robotics and applications. Springer, Berlin, Heidelberg, S 542–552

Mira A, Gonçalves R, Rodrigues IT (2022) Dysphagia in Alzheimer's disease: a systematic review. Dement neuropsychol 16:261–269. https://doi.org/10.1590/1980-5764-dn-2021-0073

Mucchiani C, Cacchione P, Johnson M, Mead R, Yim M (2021) Deployment of a socially assistive robot for assessment of COVID-19 symptoms and exposure at an elder care setting. In: 2021 30th IEEE International Conference on Robot & Human Interactive Communication (RO-MAN). IEEE, Vancouver, S 1189–1195

Nariai T, Itai S, Kojima H (2021) Evaluating effectiveness of robot-assisted recreation for older adults by speech analysis. In: 2021 IEEE 3rd Global Conference on Life Sciences and Technologies (LifeTech). IEEE, Nara, S 240–243

Nguyen NC, Saito M (2025) Issues in applications of nursing care robots, and in the training of care workers in their use in Japan. Front Med 12:1459015. https://doi.org/10.3389/fmed.2025.1459015

Ostrowski AK, Breazeal C, Park HW (2021) Long-term co-design guidelines: Empowering older adults as co-designers of social robots. In: 2021 30th IEEE International Conference on Robot & Human Interactive Communication (RO-MAN). IEEE, Vancouver, S 1165–1172

Paluch R, Müller C (2022) „That's something for children": an ethnographic study of attitudes and practices of care attendants and nursing home residents towards robotic pets. Proc Acm Human-computer Interact 6:1–35. https://doi.org/10.1145/3492850

Park S, Whang M (2022) Empathy in human–robot interaction: designing for social robots. Int J Environ Res Public Health 19:1889. https://doi.org/10.3390/ijerph19031889

Poulsen A, Burmeister OK, Greig J, Ulhaq A, Tien D (2025) Value sensitive design of social robots: enhancing the lives of LGBT+ older adults. Int J of Soc Robotics 17:147–162. https://doi.org/10.1007/s12369-024-01201-6

Ranisch R, Haltaufderheide J (2025) Rapid integration of LLMs in healthcare raises ethical concerns: an investigation into deceptive patterns in social robots. Digit Soc 4:7. https://doi.org/10.1007/s44206-025-00161-2

Rider EA, Kurtz S, Slade D, Longmaid HE III, Ho M-J, Kwok-hung Pun J, Eggins S, Branch WT Jr. (2014) The international charter for human values in healthcare: an interprofessional global collaboration to enhance values and communication in healthcare. Patient Educ Couns 96:273–280. https://doi.org/10.1016/j.pec.2014.06.017

Rossi A, Dautenhahn K, Koay LK, Walters ML (2020) How social robots influence people's trust in critical situations. In: 2020 29th IEEE International Conference on Robot and Human Interactive Communication (RO-MAN). IEEE, Naples, S 1020–1025

Salem M, Lakatos G, Amirabdollahian F, Dautenhahn K (2015) Towards safe and trustworthy social robots: ethical challenges and practical issues. In: Tapus A, André E, Martin J-C, Ferland F, Ammi M (Hrsg) Social robotics. Springer, Cham, S 584–593

Sawik B, Tobis S, Baum E, Suwalska A, Kropinska S, Stachnik K, Pérez-Bernabeu E, Cildoz M, Agustin A, Wieczorowska-Tobis K (2023) Robots for elderly care: Review, multi-criteria optimization model and qualitative case study. Healthcare 11:1286. https://doi.org/10.3390/healthcare11091286

Schmiedel T, Zhong VJ, Eyssel F (2023) Towards a wave approach for value sensitive design in social robotics. In: Companion of the 2023 ACM/IEEE International Conference on Human-Robot Interaction. ACM, Stockholm, S 592–596

Seshadri P, Joslyn CH, Hynes MM, Reid T (2019) Compassionate design: considerations that impact the users' dignity, empowerment and sense of security. Des Sci 5:e21. https://doi.org/10.1017/dsj.2019.18

Sharkey A (2014) Robots and human dignity: a consideration of the effects of robot care on the dignity of older people. Ethics Inf Technol 16:63–75. https://doi.org/10.1007/s10676-014-9338-5

Sharkey A, Sharkey N (2012) Granny and the robots: ethical issues in robot care for the elderly. Ethics Inf Technol 14:27–40. https://doi.org/10.1007/s10676-010-9234-6

Söderberg M, Melin Emilsson U (2022) Older people's strategies for meaningful social interactions in the context of eldercare services. J Soc Work Pract 36:73–85. https://doi.org/10.1080/02650533.2021.1934820

Soljacic F, Law T, Chita-Tegmark M, Scheutz M (2024) Robots in healthcare as envisioned by care professionals. Intell Serv Robotics 17:685–701. https://doi.org/10.1007/s11370-024-00523-8

Tronto JC (1993) Moral boundaries: a political argument for an ethic of care, 1. Aufl. Psychology Press

Umbrello S, Capasso M, Balistreri M, Pirni A, Merende F (2021) Value sensitive design to achieve the UN SDGs with AI: a case of elderly care robots. Minds Mach 31:395–419. https://doi.org/10.1007/s11023-021-09561-y

Vallor S (2011) Carebots and caregivers: sustaining the ethical ideal of care in the twenty-first century. Philos Technol 24:251–268. https://doi.org/10.1007/s13347-011-0015-x

Van De Poel I (2013) Translating values into design requirements. In: Michelfelder DP, McCarthy N, Goldberg DE (Hrsg) Philosophy and engineering: reflections on practice, principles and process. Springer, Dordrecht, S 253–266

Van Wynsberghe A (2013) Designing robots for care: care centered value-sensitive design. Sci Eng Ethics 19:407–433. https://doi.org/10.1007/s11948-011-9343-6

Van Der Heijden A, Wiggins S (2025) Interaction as the foundation for eating practices in shared mealtimes. Appetite 205:107585. https://doi.org/10.1016/j.appet.2024.107585

Vonschallen S, Zumthor E, Simon M, Schmiedel T, Eyssel F (2025) Knowledge-based design requirements for persuasive generative social robots in eldercare. Naples

Yuan S, Coghlan S, Lederman R, Waycott J (2023) Ethical design of social robots in aged care: a literature review using an ethics of care perspective. Int J of Soc Robotics 15:1637–1654. https://doi.org/10.1007/s12369-023-01053-6

Zhou Y, Sun Y, Xu Y, Yuan H (2022) Study on value-based design of healthcare facilities: based on review of the literature in the USA and Japan. Front Public Health 10:883241. https://doi.org/10.3389/fpubh.2022.883241

# 22 Virtuelle Realität und dialogorientierte Künstliche Intelligenz: Innovationen in der Patientenedukation bei chronischen Krankheiten

Elke Brucker-Kley, Thomas Keller, Stephan Segerer, Christian Scherer und Alexandre de Spindler

**Zusammenfassung**

Dieser Beitrag fasst die Erkenntnisse eines angewandten Forschungsprojekts zusammen, in dessen Rahmen ein innovativer Prototyp zur Patientenedukation entwickelt und evaluiert wurde. Das Projekt reagiert auf den wachsenden Bedarf an digitalen Bildungsinstrumenten für chronisch kranke Patient:innen, die kontinuierliche Unterstützung benötigen, um ihre Erkrankung erfolgreich zu managen. Zielgruppe der präsentierten Lösung sind Patient:innen mit einer chronischen Nierenerkrankung (Chronic Kidney Disease, CKD). CKD stellt eine wachsende gesundheitliche Herausforderung dar, deren weltweite Prävalenz zunimmt. Effektive Patientenedukation trägt nachweislich dazu bei, den Verlust der Nierenfunktion bei CKD-Patient:innen zu verlangsamen. Im Mittelpunkt des Projekts steht eine prototypische Anwendung, die Avatare in immersiver virtueller Realität (VR) mit einem Sprachmodell der Künstlichen Intelligenz (KI) kombiniert. Der Beitrag beschreibt die Lösungsarchitektur sowie Erkenntnisse aus dem nutzerzentrierten, iterativen Entwicklungs- und Evaluationsprozess in enger

E. Brucker-Kley (✉) · T. Keller · C. Scherer
Institut für Wirtschaftsinformatik, Fachstelle People & Technology, ZHAW School of Management and Law, Winterthur, Schweiz
E-Mail: brck@zhaw.ch

T. Keller
E-Mail: kell@zhaw.ch

C. Scherer
E-Mail: shhc@zhaw.ch

S. Segerer
Kantonsspital Aarau, Aarau, Schweiz
E-Mail: stephan.segerer@ksa.ch

A. de Spindler
Institut für Wirtschaftsinformatik, Fachstelle Informationssysteme und Technologien, ZHAW School of Management and Law, Winterthur, Schweiz
E-Mail: desa@zhaw.ch



S. D'Onofrio, C. Russ (Hrsg.), *Digital HealthTech*, Edition HMD,
https://doi.org/10.1007/978-3-658-51795-3_22

Zusammenarbeit mit Fachärzt:innen und Patient:innen. Der resultierende Prototyp ermöglicht es CKD-Patient:innen, einen virtuellen Beratungsraum sowie einen beratenden Avatar auszuwählen und ein interaktives Beratungsgespräch mit dem KI-gestützten Avatar über SGLT-2-Hemmer (Sodium-Glucose Linked Transporter 2), eine neue Medikamentengruppe für CKD, zu führen. In einer User-Experience-Studie mit ambulanten nephrologischen Patient:innen in einem Schweizer Kantonsspital wurden Kriterien zur Benutzerakzeptanz sowie visuelle, interaktive, verbale und non-verbale Gestaltungsparameter untersucht.

**Schlüsselwörter**

Avatar · Dialogsystem · Generative Künstliche Intelligenz · Konversationsagent · Mensch-Maschine-Interaktion · Patientenedukation · User Experience · Virtuelle Realität

## 22.1 Patientenaufklärung im digitalen Zeitalter

Mehr als 30 Jahre nachdem der Science-Fiction-Autor Neil Stephenson den Begriff *Metaverse* (Stephenson 1992) geprägt hat, ist die Vision, unsere sozialen Interaktionen in die virtuelle Realität zu verlagern, machbar geworden. Avatare, unterstützt durch fortschrittliche Sprachmodelle, ermöglichen die Simulation einer menschenähnlichen zwischenmenschlichen Kommunikation mit verbalen und nonverbalen Elementen in der virtuellen Realität. Aber können wir uns vorstellen, eine intelligente Maschine, die von einem Avatar verkörpert wird, um Rat zu fragen? Gerade im medizinischen Kontext gewinnt diese Frage an Relevanz, da die Interaktion mit virtuellen, KI-gestützten Gesprächspartnern neue Möglichkeiten der Beratung und Unterstützung eröffnet.

Chronisch kranke Patient:innen haben einen hohen Beratungsbedarf, da sie kontinuierliche medizinische Unterstützung und Aufklärung benötigen, um ihren Krankheitsverlauf zu verstehen und effektiv zu steuern (Narva et al. 2016). Dies gilt auch für Patient:innen mit chronischer Nierenerkrankung (Chronic Kidney Disease, CKD). Die Sterblichkeit infolge chronischer Nierenerkrankungen ist von 813.000 im Jahr 2000 auf 1,3 Mio. im Jahr 2019 gestiegen, was CKD zur drittgrößten Todesursache weltweit macht (WHO 2024). Chronische Niereninsuffizienz ist nach wie vor nicht heilbar. Der beste Weg, die Situation von CKD-Patient:innen zu verbessern und gleichzeitig die Behandlungskosten zu senken, besteht darin, das Fortschreiten des Nierenfunktionsverlustes zu verlangsamen und das terminale Nierenversagen so lange wie möglich hinauszuzögern (Martin 2017). Die Forschung hat gezeigt, dass Patientenaufklärung das Fortschreiten der Krankheit positiv beeinflussen und im Falle von CKD die Notwendigkeit einer Dialyse hinauszögern und die Überlebenszeit verlängern kann (Wright Nunes et al. 2011; Narva et al. 2016). Nationale Programme, z. B. der *National Strategic Action Plan for Kidney Disease* in Australien, und CKD-Versorgungsrichtlinien empfehlen daher einheitlich Patientenaufklärung als wichtigen Bestandteil der Versorgung (Lewis et al. 2010; Kidney

Health Australia 2020). Der Bedarf an Patientenaufklärung wächst mit zunehmender Komplexität der Therapie und der Notwendigkeit, Behandlungsentscheidungen aktiv mitzutragen.

Angesichts der steigenden Zahl von CKD-Patient:innen und des Mangels an medizinischem Fachpersonal ist der Einsatz digitaler Lösungen für die Patientenaufklärung und -schulung weit verbreitet. Ein systematisches Review von Studien liefert Belege dafür, dass E-Health-Interventionen relevante Ergebnisse wie das Management der Natriumzufuhr und des Flüssigkeitsmanagements bei CKD-Patient:innen verbessern können (Stevenson et al. 2019). Mobile Apps oder Chatbots zur Verbesserung der Gesundheitskompetenz oder zur Herbeiführung von Verhaltensänderungen haben sich als wirksame Interventionen und Ergänzungen zur traditionellen Patientenaufklärung erwiesen (Laranjo et al. 2018; Milne-Ives et al. 2020). Mit der kommerziellen Verfügbarkeit von All-in-One-Headsets für die nicht rechnergebundene Nutzung von Virtual Reality (VR) werden die visuellen und interaktiven Fähigkeiten dieser Technologie eingesetzt, um komplexe medizinische Sachverhalte verständlich zu machen und praktische Fähigkeiten zu trainieren, wie z. B. die Durchführung einer Peritonealdialyse, bei der das Bauchfell als Filter dient und Patient:innen selbstständig zu Hause die Dialysatlösung über einen dauerhaft eingesetzten Katheter mehrmals täglich ein- und auslassen (Goldsmith et al. 2023; Weltenmacher o. J.).

Neben dieser auf die Schulung und Visualisierung komplexer Handlungsabläufe ausgerichteten Anwendung von VR bietet sich für die Patientenaufklärung der Einsatz sozialer VR an. Dabei kommen Avatare zum Einsatz, die digitalen Interventionen die Qualitäten zwischenmenschlicher Kommunikation hinzufügen. Eine Interaktion mit einem Avatar, der die verbalen Fähigkeiten eines Chatbots mit Gestik, Mimik und Körpersprache kombiniert, gibt Patient:innen das Gefühl sozialer Kopräsenz in einem dreidimensionalen virtuellen Raum (Mennecke et al. 2010). Wenn die verbalen Fähigkeiten dieser Avatare nicht durch traditionelle regelbasierte Frage-Antwort-Chatbots, sondern durch Künstliche Intelligenz (KI) – konkret in Form moderner Sprachmodelle wie Generative Pre-trained Transformer (GPT) – unterstützt werden, können sie ein natürliches Gesprächserlebnis schaffen. Beratungsavatare in VR können so zu affektiven Companions werden, die in der Lage sind, sich an die individuellen Situationen und Emotionen ihres menschlichen Gegenübers anzupassen (Hasan et al. 2023). Eine Reihe von EU-Projekten, bei denen Avatare für Interventionen in 2D-Desktop-basierter VR eingesetzt wurden (z. B. *Council of Coaches*[1], *Personal Assistant for healthy Lifestyle (PAL)*[2]), haben begonnen, ihren ursprünglichen 2D-Fokus auf immersive VR und Augmented Reality (AR) auszuweiten (z. B. *Aria Valuspa*[3]). Obwohl sich ihre Forschung nicht auf vollständig immersive VR, sondern auch auf desktopbasierte VR bezieht, bestätigen Wonggom et al. (2019) in ihrer Metastudie, dass Avatar-basierte Technologie-Interventionen für chronisch kranke Patient:innen einen positiven Effekt auf

[1] s. https://council-of-coaches.eu (Zugegriffen: 29.01.2026)
[2] s. https://cordis.europa.eu/project/id/643783/results/de (Zugegriffen: 29.01.2026)
[3] s. https://aria-agent.eu (Zugegriffen: 29.01.2026)

Wissenserwerb, Selbstpflegeverhalten und Selbstwirksamkeit haben können. Diese Einschätzungen und begrenzten Pilotstudien werden durch Studien unterstützt, die Belege für die Wirksamkeit von VR bei der Behandlung von psychischen Störungen wie Essstörungen (Ferrer-Garcia et al. 2018) und Angststörungen (Felnhofer et al. 2018; Suso-Ribera et al. 2018; Tardif et al. 2018) liefern. Die systematische Übersichtsarbeit von Valmaggia et al. (2016) zur Wirksamkeit von immersiver VR für therapeutische Interventionen ergab bereits 1180 Artikel, die zwischen 2012 und 2015 veröffentlicht wurden, darunter 24 kontrollierte Studien, die das Potenzial von immersiven VR-Interventionen bestätigen, was durch die Arbeiten von Riva et al. (2016) und Wiederhold und Riva (2019) weiter bestätigt wurde. Neuere Studien deuten darauf hin, dass verkörperte Gesprächsagenten in VR Fähigkeiten zum Aufbau von Beziehungen auf der Grundlage qualitativ hochwertiger Gespräche bieten sollten, um Nähe und emotionale Unterstützung zu ermöglichen (Loveys et al. 2022; Sestino and D'Angelo 2023).

Diese Ergebnisse motivieren die weitere Erforschung des Potenzials von KI-basierten verkörperten Gesprächsagenten in VR für die Patientenaufklärung. Doch sind Patient:innen bereit, sich auf diese völlig neue Form der Mensch-Maschine-Interaktion einzulassen? Und wie sollte eine solche Beratung mit einem VR-Companion gestaltet sein, damit sie erfolgreich ist, d. h., dass die Patient:innen VR-basierte Beratung als nutzbar und nützlich empfinden und das Gesundheitspersonal sie als Erleichterung in ihrem klinischen Alltag betrachten?

## 22.2 Forschungsrahmen und Vorgehen

Um die Akzeptanz eines VR-Companions für chronisch kranke Patient:innen zu evaluieren, wurde ein Prototyp mit dem Arbeitstitel *RealCo* entwickelt und es wurde 2024 eine Pilotstudie mit 15 ambulanten Patient:innen der Nephrologie in einem Kantonsspital in der Schweiz durchgeführt. Das Vorgehen folgte einem iterativen Design-, Implementierungs- und Evaluationsprozess im Sinne des Design-Science-Research-Paradigmas (Hevner et al. 2004). In diesem Rahmen fungierte der Prototyp als zentrales Forschungsartefakt, das in iterativen Zyklen aus Problemdefinition, konzeptioneller Fundierung und empirischer Überprüfung weiterentwickelt wurde, um praxisrelevante und wissenschaftlich fundierte Erkenntnisse zu gewinnen. Das Projekt wurde von der Schweizerischen Agentur für Innovationsförderung, *Innosuisse*, im Rahmen des Flagship-Programms *SHIFT – Smart Hospital: Integrated Frameworks, Tools & Solutions*[4] gefördert.

Zu Beginn des angewandten Forschungsprojekts wurde in Zusammenarbeit mit den Nephrolog:innen des Kantonsspitals ein relevanter Anwendungsfall für die VR-basierte Patientenedukation ausgewählt. Der Anwendungsfall konzentriert sich auf die Patienteninformation über die Medikamentengruppe der Natrium-Glukose-Co-Transporter 2 (Sodium-Glucose Linked Transporter 2, SGLT-2) Inhibitoren. Seit 2019 haben klinische Studien gezeigt, dass SGLT-2-Hemmer, die ursprünglich für

[4] s. https://future.hospital (Zugegriffen: 29.01.2026)

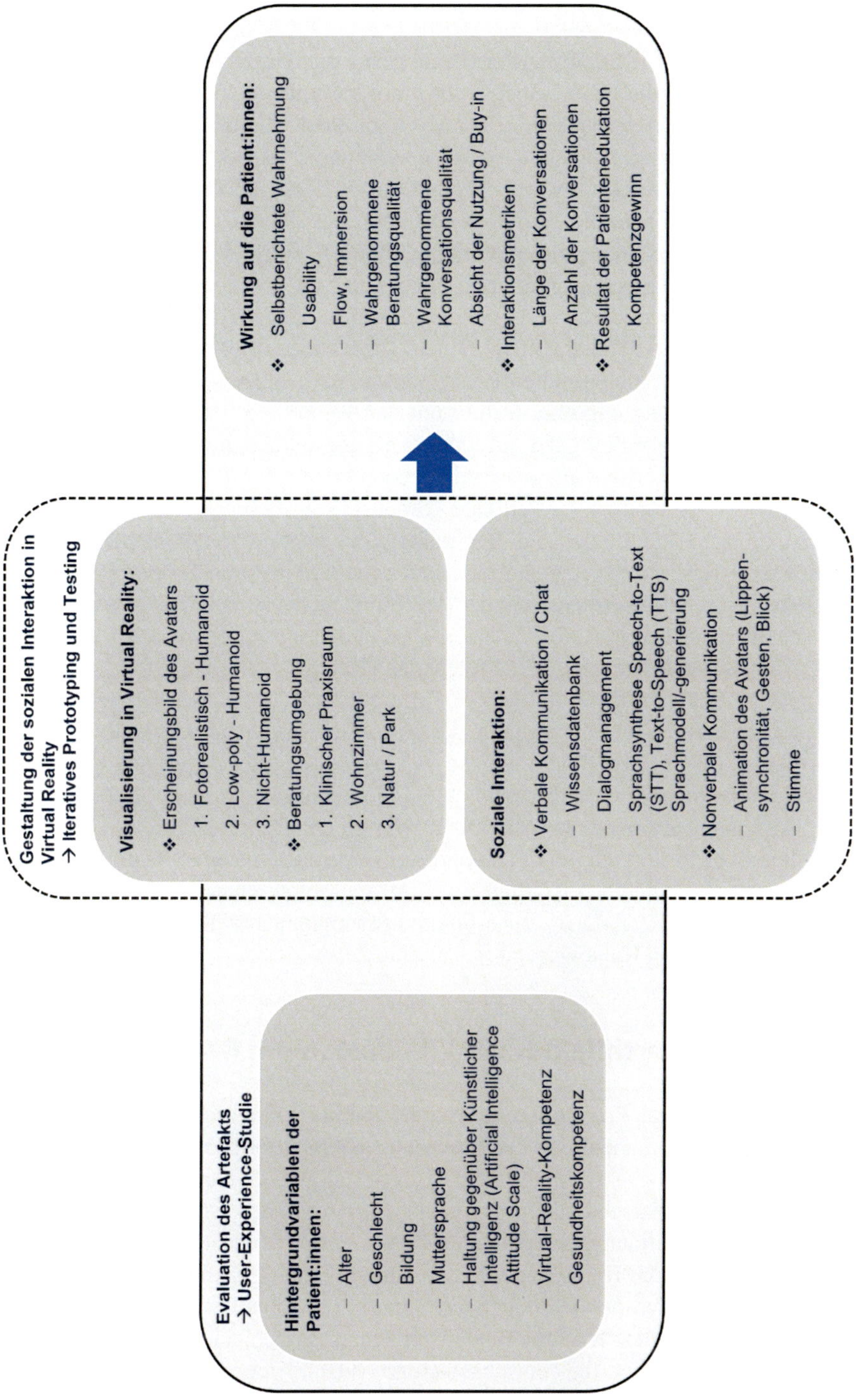


**Abb. 22.1** Forschungsrahmen (eigene Abbildung)

die Diabetesbehandlung entwickelt wurden, auch den Verlust der Nierenfunktion verlangsamen (Heerspink et al. 2020). Damit sind SGLT-2-Hemmer für eine große Zahl von CKD-Patient:innen relevant geworden. Da die Patienteninformation in erster Linie auf die Diabetesbehandlung ausgerichtet ist, sind Nephrolog:innen gefordert, dieses Wissen über SGLT-2-Hemmer einer heterogenen Patientengruppe im persönlichen Gespräch effektiv zu vermitteln (Maddox et al. 2022). Der im Rahmen des Projekts entwickelte und zu evaluierende Prototyp zielt darauf ab, CKD-Patient:innen, die Wirkungsweise und die Nebenwirkungen von SGLT-2-Hemmern in einer dialogbasierten Intervention zu vermitteln. Abb. 22.1 skizziert den theoretischen Forschungsrahmen, der auf dem von Broadbent et al. (2018) vorgeschlagenen Roboter-Patienten-Kommunikationsmodell basiert, das von Loveys et al. (2020, 2022) auf soziale Interaktionen mit Avataren in VR erweitert und an die Anforderungen des angewandten Forschungsprojekts angepasst wurde. Im Fokus des iterativen Prototyping und Testing mit den Nephrolog:innen des Kantonsspitals stand die Ausgestaltung der virtuellen Beratungsumgebung und des beratenden Avatars sowie die Umsetzung und fortlaufende Optimierung der verbalen und nonverbalen Kommunikation (s. vertikale Dimension in Abb. 22.1). Die qualitative Feldstudie mit Patient:innen der Nephrologie des Kantonsspitals diente der Evaluation der User Experience (s. horizontale Dimension in Abb. 22.1), wobei sowohl die selbstberichtete Wahrnehmung der Patient:innen, als auch Interaktionsmetriken auf der Basis der Konversationsdaten erhoben und ausgewertet wurden.

Das Projekt gliederte sich in die folgenden Phasen:

(I) Analyse zu Stand und Struktur der persönlichen Patientenedukationsgespräche zu SGLT-2-Hemmern anhand von Protokollen der Nephrolog:innen und Experteninterviews; Umsetzung in ein Storyboard (s. Abschn. 22.3.1) und eine Wissensdatenbank (s. Abschn. 22.3.2) für den Prototypen
(II) Iteratives Prototyping und Testing des Konversationsagenten (Conversational Agent, CA) und der VR-Umgebung mit Nephrolog:innen (s. Abschn. 22.3)
(III) Kontrollierte User-Experience-Studie mit ambulanten CKD-Patient:innen im teilnehmenden Kantonsspital (s. Abschn. 22.4)

## 22.3 Lösungsarchitektur des VR-Companions RealCo

Der VR-Companion *RealCo* wurde in der VR-Entwicklungsumgebung Unity für das *Meta Quest 3* Standalone-VR-Headset als Zielplattform implementiert. Unity war als Entwicklungsumgebung für das Projekt gesetzt, da diese Grafik-Engine in der umsetzenden Forschungsgruppe etabliert und mit der kostenfreien Lizenz für Forschungs- und Bildungseinrichtungen im wissenschaftlichen Umfeld weiter verbreitet ist als z. B. das Konkurrenzprodukt Unreal. Das Interaktionskonzept ist controllerfrei und basiert ausschließlich auf Sprache und Handtracking. Mit Blick auf die Feldstudie in einem Kantonsspital in der deutschsprachigen Schweiz, wurde der Prototyp ausschließlich für deutschsprachige Nutzende entwickelt, wobei das der Lösung zugrunde liegende generative Sprachmodell Mehrsprachigkeit ermöglichen

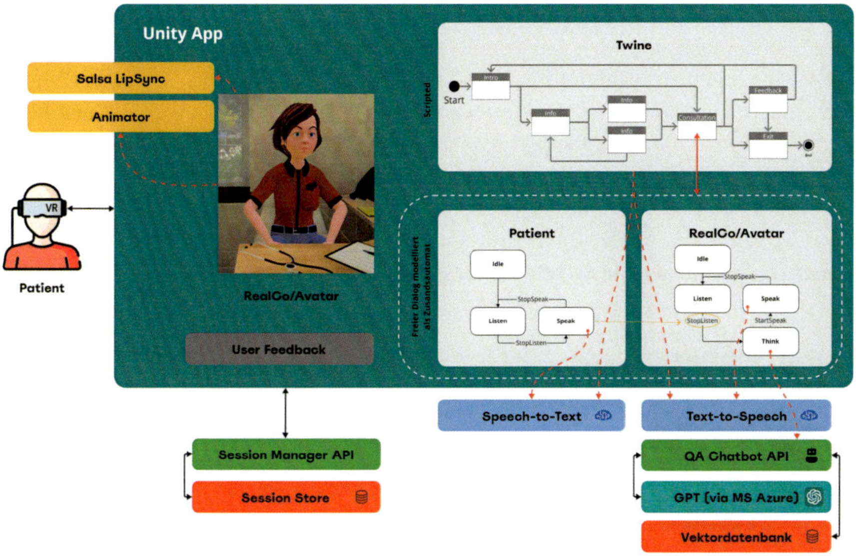


**Abb. 22.2** Lösungsarchitektur *RealCo* (eigene Abbildung)

würde. Abb. 22.2 präsentiert die Bausteine der zugrundeliegenden Architektur und illustriert, wie der:die Patient:in mit einem VR-Headset mit dem animierten Avatar in einen Dialog treten kann, der durch die grau hinterlegten Elemente des Dialogsystems sowie verschiedene externe Schnittstellen (z. B. Microsoft Azure Speech-to-Text/Text-to-Speech), ein beliebig austauschbares Sprachmodell (in diesem Fall GPT über die Schweizer Cloud von Microsoft Azure) und eine Wissensdatenbank (Vektordatenbank via LangChain-Schnittstelle) realisiert wird. Die Elemente werden in den nachfolgenden Abschnitten beschrieben.

## 22.3.1 Struktur der dialogbasierten Intervention

Die allgemeinen Elemente und der Ablauf der Beratungsgespräche werden – ausgehend von der Analyse des Status-quo der persönlichen Patientenedukationsgespräche zu SGLT-2-Hemmern – in einem multilinearen Storyboard mit Twine[5] definiert, einem Open-Source-Tool zur Erstellung interaktiver, nichtlinearer Erzählungen. Das vom Forschungsteam im Rahmen verschiedener Projekte entwickelte Software-Paket TwineAudioPlayer basiert auf dem Unity-Plugin Cradle[6], das zum Importieren und Abspielen von Twine-Geschichten in Unity verwendet wird. Der TwineAudioPlayer fügt die Fähigkeit hinzu, Dialoge in Form von Sprache von sogenannten Non-Player-Characters (NPCs), zur Laufzeit in VR zu synthetisieren

[5] s. https://twinery.org (Zugegriffen: 29.01.2026)
[6] s. https://github.com/daterre/Cradle/blob/master/README.md (Zugegriffen: 30.01.2026)

und als Audio auszugeben. Auf dieser Grundlage können Fachpersonen in Twine Gesprächsinhalte, die zwingend durchlaufen werden müssen, skripten, d. h. Wort für Wort vorgeben, während Laufzeitmakros innerhalb einer Passage einer Twine-Geschichte zur Laufzeit aufgerufen werden, um das dynamische verbale und nonverbale Verhalten des beratenden Avatars zu steuern.

Auf der Grundlage der Analyse der persönlichen Beratungsgespräche mit Nephrolog:innen und den Anforderungen des allgemeinen Forschungsdesigns wurden die folgenden Phasen der Intervention identifiziert und im Twine-Editor als Storyboard (s. Abb. 22.3) umgesetzt:

- *Login und Einführung*: Der:die Patient:in meldet sich mit einem numerischen PIN an, wird von einer körperlosen Moderationsstimme begrüßt und erhält vor jeder Sitzung ein kurzes Tutorial zur Anpassung des VR-Headsets und zur Interaktion in VR mit der Stimme und den Händen. Der:die Patient:in kann in der

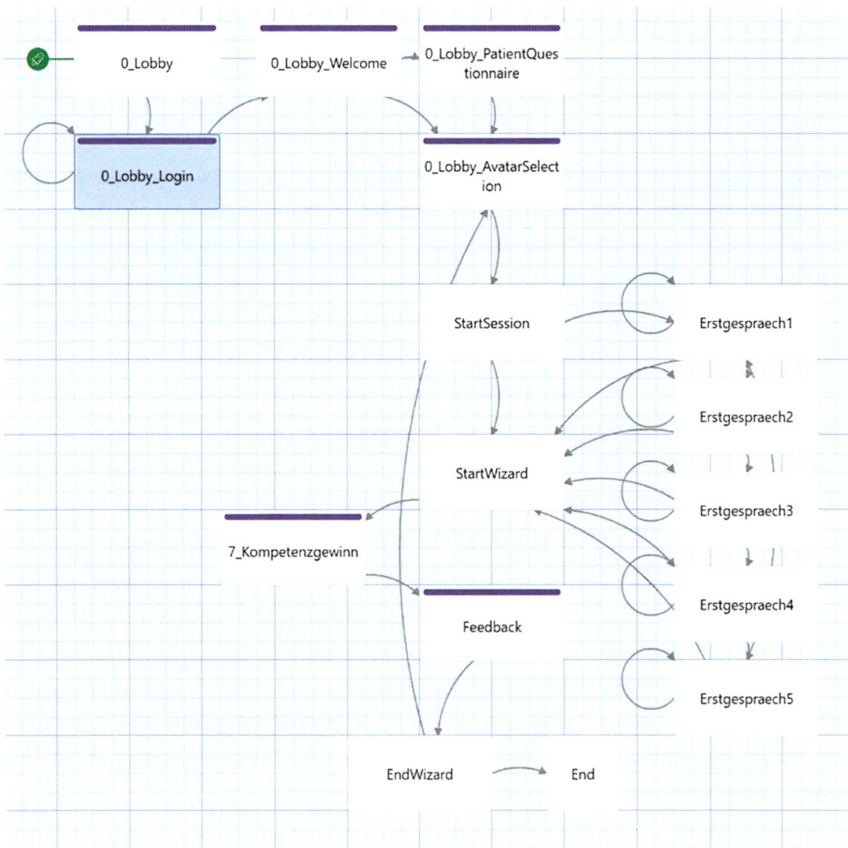


**Abb. 22.3** Storyboard des Beratungsgesprächs im Twine-Editor (eigene Abbildung)

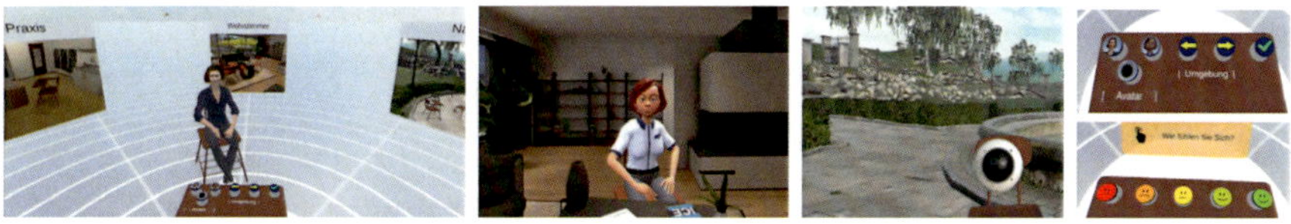


**Abb. 22.4** Selektion von Avatar und Raum sowie Interaktives Panel für Feedback in der VR-Beratungsumgebung (eigene Abbildung)

ersten Sitzung den realen Vornamen oder Alias nennen, der als Variable hinterlegt wird und in allen Sessions für eine persönliche Ansprache genutzt wird. Eine Integration mit der Patientenakte, um den Dialog auf der Grundlage weiterer Informationen zusätzlich zu personalisieren, war nicht Gegenstand des Projekts.

- *Umfrage*: Nur in der ersten Sitzung findet mithilfe eines interaktiven Panels (s. erstes Bild von rechts in Abb. 22.4), das die Patient:innen mit den virtuellen Händen bedienen, eine Umfrage zur Ermittlung der Hintergrundvariablen der Patient:innen, wie. z. B. Haltung gegenüber KI, Berufsbildung und Vorkenntnisse zu VR, statt.
- *Wahl von Raum und Avatar*: Im nächsten Schritt wählt der:die Patient:in den Avatar und den Beratungsraum. Um Erkenntnisse zum gewünschten Grad der Menschenähnlichkeit zu gewinnen, stehen drei verschiedene Versionen des Avatars zur Wahl: ein fotorealistischer humanoider weiblicher Avatar (s. erstes Bild von links in Abb. 22.4), ein cartoonhafter low-poly humanoider weiblicher Avatar (s. zweites Bild von links in Abb. 22.4) und ein Avatar in Form einer roboterähnlichen Kugel mit stilisiertem Mund und Augen (s. drittes Bild von links in Abb. 22.4). Sowohl der Avatar als auch der Beratungsraum (Praxisraum, Wohnzimmer oder Park) können bei jeder Sitzung neu gewählt werden.
- *Begrüßung*: Der Dialog startet mit der Begrüßung durch den gewählten *RealCo*-Avatar und *Small Talk* in einem freien Dialog basierend auf dem Dialogsystem (in jeder Sitzung).
- *Erstinformation*: Anschließend leitet der Avatar zum Thema SGLT-2-Hemmer über und der:die Patient:in erhält grundlegende Erstinformationen über SGLT-2-Hemmer, die von den Nephrolog:innen formuliert und im Twine-Storyboard geskriptet hinterlegt sind. Die Erstinformationen zur Funktionsweise und den Nebenwirkungen des Medikaments werden vom Avatar in fünf kurzen thematischen Blöcken präsentiert und der:die Patient:in kann am Ende jeden Blocks in einem freien Dialog Fragen stellen. Mit Ausnahme des ersten Blocks des Erstgesprächs, in dem der:die Patient:in ein virtuelles Tablet greift und ein animiertes Video zur Funktionsweise von SGLT-2 Hemmern abspielen kann, das der Avatar kommentiert, erfolgen die Erklärungen rein verbal, lippensynchron vorgetragen und mit animierter Gestik des Avatars (s. Abschn. 22.3.2). Die Erstinformationen kann der:die Patient:in in nachfolgenden Sitzungen erneut aufrufen oder überspringen.
- *Fragen und Antworten*: Im Anschluss an die Erstinformation oder direkt nach der Begrüßung stellt der:die Patient:in Fragen zu SGLT-2-Hemmern, die von *RealCo*

beantwortet werden. In diesem freien Dialog, der vom Dialogsystem kontrolliert wird (s. Abschn. 22.3.2), hat der:die Patient:in die Freiheit vom Thema SGLT-2-Hemmer abzuweichen.
- *Ende*: Das Dialogsystem detektiert regelbasiert ausgehend vom Konversationsverhalten das Ende des Gesprächs. Wenn der:die Patient:in per Knopfdruck auf dem erscheinenden interaktiven Panel bestätigt, dass das Gespräch beendet ist, leitet der Avatar zur abschließenden Befragung über.
- *Kompetenzprüfung*: *RealCo* stellt am Ende jeder Sitzung eine Frage zu SGLT-2-Inhibitoren, die auf der Gesprächshistorie basiert, um die erworbene Kompetenz zu überprüfen und gibt Feedback zur Qualität der Antwort. Die Frage ist nicht explizit als Test angekündigt oder deklariert, sondern wird vom Avatar in die Verabschiedung eingeflochten („*Danke für das Gespräch. Nun werde ich Ihnen noch eine Frage stellen, um zu schauen, ob Sie mich gut verstanden haben …*“)
- *User-Experience-Umfrage*: Das Patientenfeedback zum Erlebnis und zur Dialogqualität wird in einer interaktiven Umfrage am Ende jeder VR-Sitzung über das interaktive Panel erfasst (s. Abschn. 22.3.3).

### 22.3.2 Dialogsystem – verbale und non-verbale Kommunikation

Zusätzlich zum geskripteten Gespräch in Twine, das zur Laufzeit mithilfe der Text-to-Speech-(TTS)-Funktion von Microsoft Azure Cognitive Services in eine Sprachausgabe für den VR-Companion umgewandelt wird, werden weitere, eigens entwickelte Laufzeitmakros in Twine verwendet, um dynamische Unterhaltungen zu initiieren und zu verwalten. Diese werden durch eine GPT-Schnittstelle unterstützt, die über Microsoft Azure OpenAI (Schweizer Cloud) eingebunden ist (Microsoft o. J.a). Während des Prototypings und der ersten Testserie der Pilotstudie kam zunächst das Sprachmodell GPT-3.5 zum Einsatz; im finalen Prototypen wurde ab der zweiten Testserie auf das Sprachmodell GPT-4o (omni) umgestellt, um die Antwortzeiten des beratenden Avatars zu optimieren (Microsoft o. J.b). Der dynamische Dialog zwischen Patient:in und *RealCo* wird im Dialogsystem als endliche Zustandsmaschine (Finite State Machine, FSM) modelliert, welche die verbale Interaktion und die Animationen des Avatars steuert, indem sie die Zustände des Dialogs und die Übergänge zwischen diesen Zuständen definiert:

- Leerlauf (*idle*): Dialog ist nicht aktiv.
- Zuhören (*listen*): Patient:in spricht und der Input wird über die Speech-to-Text-(STT)-Schnittstelle von Sprache in Text umgewandelt.
- Denken (*think*): Über die Schnittstelle zum Sprachmodell wird der Patienteninput encodiert und eine Antwort wird decodiert. Falls sich die Antwort aufgrund reduzierter Internetgeschwindigkeit oder schwankender Verarbeitungszeiten des über die Schnittstelle aufgerufenen Sprachmodells verzögert, erscheint ein sich drehender Diamant über dem Kopf des Avatars, der den Patient:innen signalisiert, dass eine Antwort in Arbeit ist. So wird verhindert, dass bei unüblich langen Antwortzeiten, der:die Patient:in die Frage wiederholt.

- Sprechen (*speak*): Die generierte Antwort wird über die TTS-Schnittstelle in Sprache umgewandelt, die der Avatar lippensynchron und gestikulierend wiedergibt.

Die LangChain-Schnittstelle, ein Framework zur Orchestrierung großer Sprachmodelle, wird verwendet, um validiertes medizinisches Wissen zu SGLT-2-Hemmern in einer Vektordatenbank zu hinterlegen und bei Bedarf abzurufen (Alto 2024). Eine Vektordatenbank speichert Textinhalte in Form sogenannter Embeddings – semantischer Vektorrepräsentationen –, die es ermöglichen, inhaltlich ähnliche Informationen anhand ihrer numerischen Nähe im Vektorraum effizient zu identifizieren und abzurufen. Die Inhalte dieser erweiterbaren Wissensdatenbank stammen aus einem Vorprojekt mit der Nephrologie des Kantonsspitals, das auf die Entwicklung eines regelbasierten Watson-Chatbots zur patientenzentrierten Beratung zu SGLT-2-Hemmern ausgerichtet war. Ist eine relevante Information im LangChain-Vektorspeicher vorhanden, wird sie extrahiert und als kontextbezogene Eingabeaufforderung (Prompt) an die GPT-API übergeben. Das Sprachmodell generiert daraufhin eine Antwort, die sowohl fachlich korrekt als auch konversationsgerecht formuliert ist.

Die Sprachausgabe (Text-to-Speech) für den VR-Companion sowie die Spracherkennung (Speech-to-Text) für die Spracheingaben der Patient:innen erfolgen über Microsoft Azure Cognitive Services. Die Middleware Salsa[7], ein Unity-Plugin, synchronisiert die Lippenbewegungen und Gesichtsanimationen des virtuellen Avatars mit der generierten Sprachausgabe. Die Animationen des Avatars werden durch den in Unity integrierten Animator-Controller dynamisch erzeugt, wobei die jeweils passenden Bewegungs- und Ausdruckssequenzen entsprechend den Zuständen der Finite-State-Machine (Leerlauf, Zuhören, Sprechen, Denken) in Echtzeit gesteuert und synchronisiert werden.

### 22.3.3 Session-Management und User-Feedback

Die Session-Manager-Schnittstelle steuert die Kommunikation zwischen der VR-Applikation und dem Backend-Session-Manager-Server. Benutzer- und Sitzungsdaten einschließlich aller Konversationen (= Äußerungen der Benutzer:innen und Antworten des Avatars einschließlich Zeitstempel) werden im Session-Manager-Backend protokolliert, das Datenanfragen entgegennimmt und in einer MongoDB-Datenbank speichert. Benutzer:innen und Umfragen werden ebenfalls im Session-Manager-Backend erstellt und gespeichert. Die dokumentenorientierte NoSQL-Datenbank MongoDB wurde gewählt, da sie Konversationsdaten mit verschachtelten Strukturen (z. B. Benutzeräußerungen, Avatarantworten und Zeitstempel) in JSON-Dokumenten (Java Script Object Notation) natürlich abbilden kann, eine flexible Schemaanpassung erlaubt und effizientes Schreiben und Abfragen großer Mengen von Sitzungsdaten unterstützt.

[7] s. https://crazyminnowstudio.com/unity-3d (Zugegriffen: 30.01.2026)

Die einmalige Erhebung der demographischen Daten zu Beginn der VR-Sitzung sowie die Likert-Skala zur Bewertung des Benutzererlebnisses und der Qualität des Gesprächs wird durch ein einblendbares interaktives Panel mit Tasten und Stimmungssymbolen umgesetzt, welche die Patient:innen mit natürlichen Handgesten drücken können (s. viertes Bild von links in Abb. 22.4). So kann das User-Feedback zeitnah innerhalb der VR-Erfahrung mit den im nachfolgenden Abschn. 22.4.1 aufgeführten Skalen erfasst werden.

## 22.4 Pilotstudie

Zwischen März und Dezember 2024 wurde der finale Prototyp im Rahmen einer kontrollierten User-Experience-Studie in der Nephrologie eines Schweizer Kantonsspitals evaluiert[8]. Ziel dieser Pilotstudie war es, erste Erkenntnisse zur Wirkung und Akzeptanz der virtuellen Beratung durch den Avatar zu gewinnen. Das Studiendesign mit drei Testserien und einem kleinen Sample von 10–12 ambulanten CKD-Patient:innen war örtlich und zeitlich in die regulären ambulanten Kontrolltermine im Spital eingebettet, sodass mögliche Rückfragen oder Unsicherheiten im Anschluss an die VR-Sitzungen durch das nephrologische Fachpersonal kompetent adressiert werden konnten. Feedback und Nutzungsdaten wurden sowohl qualitativ als auch quantitativ ausgewertet, um Stärken und Schwächen des Prototyps sichtbar zu machen und diesen fortlaufend zu optimieren, jedoch ohne Anspruch auf statistische Auswertung aufgrund der begrenzten Stichprobengröße. Das Studienprotokoll und die Resultate werden in den nachfolgenden Abschnitten beschrieben.

### 22.4.1 Durchführung der Pilotstudie

Insgesamt wurden 27 VR-Beratungen in drei Testserien durchgeführt. Das Studiendesign mit drei Testserien wurde gewählt, um zum einen eine Gewöhnung der Teilnehmenden an das Medium VR zu ermöglichen und zum anderen Neuheitseffekte zu kontrollieren, die eine erstmalige Nutzungserfahrung überlagern und damit die Bewertung verzerren können. Darüber hinaus ermöglichten die Zeitfenster zwischen den drei Testserien, den Prototypen basierend auf den Feedbacks der Patient:innen zur User Experience zu optimieren. Die VR-Sitzungen fanden im Rahmen der regulären ambulanten Sprechstundenbesuche im Kantonsspital in Be-

[8] Die vom Kantonsspital Aarau bei der Ethikkommission Nordwest- und Zentralschweiz (EKNZ) beantragte Zuständigkeitsabklärung führte zum Entscheid der EKNZ, dass die Pilotstudie nicht unter das Schweizerische Humanforschungsgesetz (HFG) fällt und somit keine ethische Bewilligung benötigt. Alle Patient:innen haben vor ihrer Teilnahme an der Pilotstudie schriftlich ihr Einverständnis gegeben. Die Einwilligung (Informed Consent) beinhaltete eine umfassende Erklärung der Ziele und Verfahren der Studie und informierte über die Freiwilligkeit der Teilnahme sowie die Möglichkeit des Rücktritts. Die Vertraulichkeit und Anonymität der Teilnehmenden wurde während des gesamten Forschungsprozesses in Übereinstimmung mit den Richtlinien der Deklaration von Helsinki streng gewahrt.

gleitung der Forschenden mit einem *Meta Quest 3* Standalone-VR-Headset statt. Im Vorfeld der Pilotstudie wurden Pre-Tests mit zwei ambulanten Patient:innen der Nephrologie durchgeführt, um die Usability des Prototyps sowie das Studienprotokoll zu testen und zu optimieren. Konkrete Optimierungsmaßnahmen betrafen den Neigungswinkel des Panels für die Auswahl des Avatars und das Feedback, dessen Knöpfe ein:e Patient:in flach auf dem Tisch nur mit Mühe bedienen konnte sowie die Intensität der Gesten des beratenden Avatars, die als unnatürlich empfunden wurden.

Die auswertbare Stichprobe umfasste insgesamt neun Patient:innen ($N = 9$), davon sieben männlich und zwei weiblich. Die initiale Rekrutierung durch das Kantonsspital erfolgte in Testserie 1 mit 15 Probanden, wobei in Testserie 2 noch 12 Probanden einbezogen werden konnten. Der Rückgang der Probandenzahl auf die finale Stichprobe von neun Personen war einkalkuliert und auf organisatorische Gründe, insbesondere Veränderungen im ambulanten Untersuchungszyklus, in den die Tests eingebunden waren, sowie auf Veränderungen im Krankheitsverlauf zurückzuführen. Die in Tab. 22.1 dargestellten deskriptiven Kennwerte beziehen sich auf Patient:innen, die alle drei Testserien (TS1–TS3) im Verlauf der Pilotstudie vollständig durchlaufen haben. Alle Teilnehmenden gaben Deutsch als Muttersprache an und verfügten über einen Abschluss auf tertiärem Bildungsniveau, entweder in Form einer Berufsbildung oder eines Fachabschlusses (z. B. Diplom einer Höheren Fachschule). Die Mehrheit der Teilnehmenden hatte vor der Studie keine Erfahrung mit VR; nur zwei Personen teilten mit, ein VR-Headset einmal genutzt zu haben. Alle Teilnehmenden gaben an, über kein Vorwissen mit der Medikamentengruppe der SGLT-2-Hemmer zu verfügen. Die Einstellung der Probanden gegenüber KI wurde einmalig im Rahmen der ersten VR-Sitzung mit den vier Aussagen der Artificial Intelligence Attitude Scale (AIAS-4) erhoben (Grassini 2023):

- *„Ich denke, dass KI mein Leben verbessern wird."*
- *„Ich denke, dass KI die Arbeitswelt verbessern wird."*
- *„Ich denke, dass ich zukünftig KI-Technologien nutzen werde."*
- *„Ich denke, dass KI positiv für die Menschheit und die Gesellschaft ist."*

Der Medianwert von 16 weist darauf hin, dass die Teilnehmenden insgesamt eine eher positive Einstellung gegenüber KI in dieser Vorbefragung hatten. Die Patient Empowerment Scale (Bulsara et al. 2006), der Patient-Doctor-Relationship-Questionnaire (Van der Feltz-Cornelis et al. 2004) und der Health-Literacy-Questionnaire (Osborne et al. 2013) wurden herangezogen, um vier Fragen zur Gesundheits-

**Tab. 22.1** Charakteristiken der Stichprobe der Pilotstudie ($N = 9$) (eigene Tabelle)

| Variable | Median | Minimum | Maximum |
|---|---|---|---|
| Alter (in Jahren) | 73 | 58 | 79 |
| Einstellung zu KI (AIAS-4; Skala 1–5, 4 Items; max. Score 20) | 16 | 10 | 18 |
| Gesundheitskompetenz (Skala 1–5, 4 Items; max. Score 20) | 18 | 14 | 20 |

kompetenz, speziell zum Umgang mit Gesundheitsinformationen und -beratungen, zu erfassen:

- *„Ich habe ausreichend Informationen, um mit meiner Nierenerkrankung zurecht zu kommen."*
- *„Ich suche im Internet oder Broschüren nach Informationen zu meiner Nierenerkrankung und deren Behandlung."*
- *„Ärzt:innen und Pflegefachpersonen nehmen sich genügend Zeit, um meine Fragen zu meiner Nierenerkrankung zu beantworten."*
- *„Auf Arztgespräche bereite ich mich vor und komme mit konkreten Fragen."*

Der Medianwert von 18 lässt darauf schließen, dass die Patient:innen ihre Gesundheitskompetenz insgesamt als hoch einschätzen und sich gut informiert fühlen.

Die gewählten Skalen wurden pragmatisch reduziert, da sie primär dazu dienten, als Hintergrundvariablen grundlegende Unterschiede in Einstellungen und Kompetenzen der Patient:innen zu erfassen und damit die Reaktionen auf die VR-Beratung einordnen zu können, ohne den Erhebungsaufwand im klinischen Umfeld unnötig zu erhöhen. Eine statistische Auswertung potenzieller Zusammenhänge zwischen diesen Hintergrundvariablen und der Akzeptanz der VR-Beratung wurde nicht vorgenommen, da es sich um eine qualitativ angelegte Pilotstudie mit explorativem Charakter und einer begrenzten Stichprobengröße handelte, die keine inferenzstatistischen Analysen vorsah.

Alle Sitzungsdaten und Konversationen wurden in einer Backend-Datenbank gespeichert. User-Experience-Feedback wurden interaktiv innerhalb der VR-Erfahrung direkt nach dem Ende des Gesprächs gesammelt. Die Probanden gaben ihre Bewertungen über eine fünfstufige Likert-Skala ab, indem sie interaktive Schaltflächen mit Emoticons mittels natürlicher Handgesten auswählten. Um die Länge der VR-Sitzungen durch die Befragung nicht unverhältnismäßig zu verlängern, wurden die Items der Skalen zu einem pragmatischen Set von 17 Fragen reduziert:

Die verbale Qualität des Dialogs mit dem beratenden Avatar wurden mit sieben ausgewählten Items aus der Chatbot-Usability-Skala (Borsci et al. 2022; Feine et al. 2020) erhoben: *Nützlichkeit* (im Sinne eines besseren Verständnisses zum Beratungsinhalt), *Kompetenz* des beratenden Avatars, *Relevanz der Antworten*, *Verständlichkeit der Antworten*, *Länge der Antworten*, *Latenz der Antworten* und *Freude am Dialog*.

Die wahrgenommene pragmatische, hedonische und visuelle Qualität der User Experience wurde mit zehn ausgewählten Items aus etablierten Fragebögen zur Messung der Faktoren *Usability* (Benutzung des VR-Headsets, Interaktion mit Stimme und Händen), *Flow* (Zeit vergessen), *Soziale Präsenz* (Gefühl, mit dem Avatar im selben Raum zu sein), *Player Body* (Stimmigkeit des eigenen virtuellen Körpers), *Nutzungsbereitschaft* (Bereitschaft, die VR-Beratung in Zukunft wieder zu nutzen) und zur *audiovisuellen Qualität* (Stimmigkeit von Aussehen, Stimme und Gestik des Avatars, Stimmigkeit des Raums) bewertet (Witmer und Singer 1998; Heutte und Fenouillet 2010; Barnett et al. 2019). In einer abschließenden Sequenz der VR-Sitzung konnten die Patient:innen freies Feedback zu Aspekten der VR-Beratung aussprechen, die sie gestört oder die ihnen besonders gefallen haben, sowie Ideen und Bedenken äußern. Diese Aussagen wurden über die Sprachsynthese-Schnittstelle in Text umgewandelt, im Session-Manager-Backend gespeichert und vom Forschungsteam nach Abschluss jeder Testserie im Team manuell ausgewertet und für die Optimierung des Prototyps für die nachfolgende Testserie sondiert und priorisiert.

Quantitative Interaktionsmetriken, konkret die Anzahl und Länge der Gesprächsanteile (Turns) der Probanden und des Avatars im Dialog sowie die Gesamtlänge der Sitzung, wurden auf der Grundlage der im Session-Management-Backend des Prototyps gespeicherten Sitzungsdaten ausgewertet.

### 22.4.2 Resultate der Pilotstudie

Insgesamt zeigen die Ergebnisse eine hohe Nutzerakzeptanz: In der dritten Testrunde erklärten 100 % der Teilnehmenden, die VR-Beratung erneut nutzen zu wollen (91 % in Testserie 1). Die Erhebung der Usability und wahrgenommenen User Experience ergab in allen drei Testserien ein positives Bild (s. Abb. 22.5). Trotz des hohen Durchschnittsalters der Teilnehmenden (69 Jahre) traten keine Usability-Probleme auf. Die VR-Headsets (*Usability Headset*) und die controllerfreie Interaktion mit der Stimme und den virtuellen Händen (*Usability Interaction*) erzielten durch-

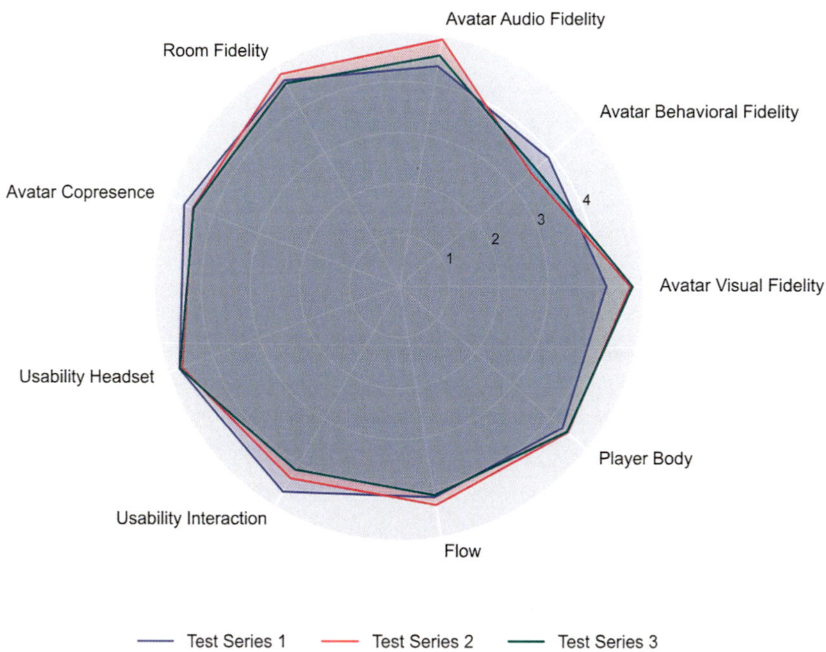


**Abb. 22.5** Bewertung der Usability und User Experience (eigene Abbildung)

gängig in allen drei Testserien Usability-Bewertungen zwischen 4 und 5 auf einer 5-Punkte-Likert-Skala; keine Sitzung musste vorzeitig abgebrochen werden. Die audiovisuelle Qualität der Avatare, d. h. die Stimmigkeit des Aussehens und der Stimme des Avatars (*Avatar Visual Fidelity, Avatar Audio Fidelity*) und der Beratungsräume (*Room Fidelity*) wurden durchgehend positiv bewertet, wenngleich Einschränkungen bei der Natürlichkeit der Gestik der Avatare (*Behavioral Fidelity*) bemängelt wurden. Die Ergebnisse deuten auch darauf hin, dass die immersiven Qualitäten der VR-Erfahrung überzeugten: Die Patient:innen nahmen den *Flow*, d. h. den Zustand fokussierter Vertiefung und des zeitweisen Vergessens der realen Umgebung und der Zeit, deutlich wahr, ebenso die soziale Präsenz, d. h. das Gefühl mit dem beratenden Avatar im selben Raum zu sein (*Avatar Copresence*). Auch die Stimmigkeit des eigenen virtuellen Körpers (*Player Body*) wurde positiv bewertet.

Auch die Kompetenz des beratenden Avatars (*chat_competent*) sowie die Relevanz (*chat_relevance*), Länge (*chat_answerLength*) und Verständlichkeit (*chat_understandable*) der Antworten des beratenden Avatars wurden positiv bewertet (s. Abb. 22.6). Probleme mit der Latenz der Antworten (*chat_latency*) in Testserie 1 konnten durch den Wechsel des Sprachmodells von GPT-3.5 auf GPT-4o gelöst werden. Die hedonische Qualität, d. h. die wahrgenommene Freude am Dialog mit dem Avatar (*chat_joyful*), war in der dritten Testserie geringer als in den ersten beiden Testserien, was auf einen nachlassenden Neuheitseffekt hindeuten kann.

Herausforderungen zeigen sich im zurückhaltenden Engagement der Probanden im Dialog. Die Gesprächsanteile der Patient:innen (*player turns*) konnten im

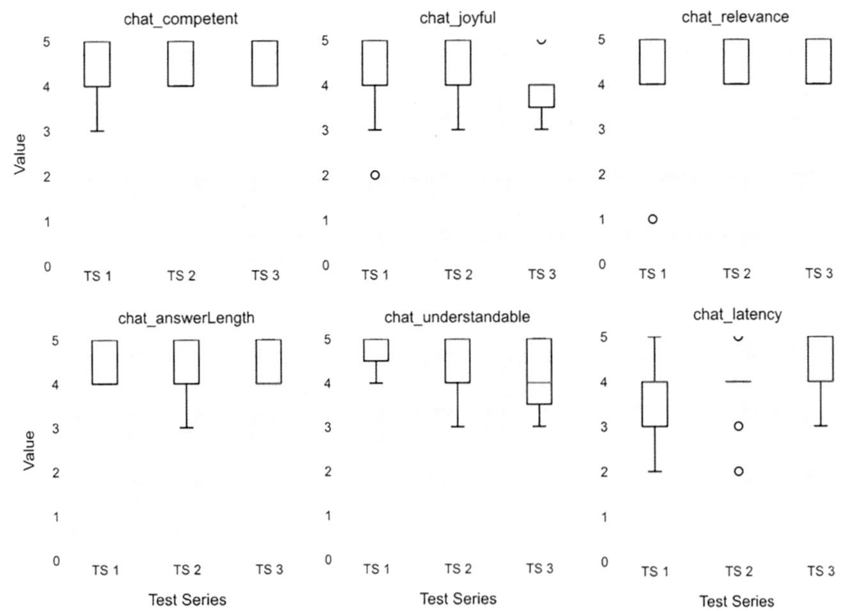


**Abb. 22.6** Bewertung der Dialogqualität (eigene Abbildung)

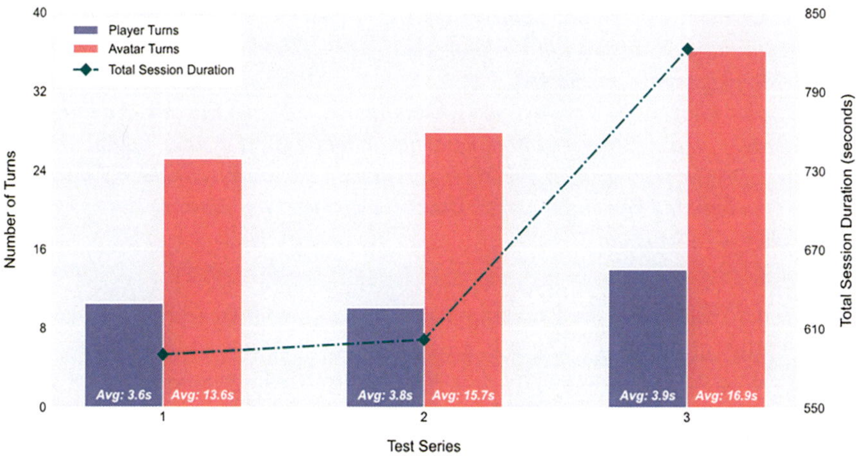


**Abb. 22.7** Dialogbeteiligung im Verlauf der drei Testserien (eigene Abbildung)

Verlauf der drei Testserien nicht wesentlich gesteigert werden. Optimierungen des Prompts, mit dem Ziel die Probanden zu aktivieren, resultierten primär in höheren Gesprächsanteilen des beratenden Avatars (*avatar turns*) (s. Abb. 22.7). Dass der Avatar sowohl hinsichtlich der Gesprächsdauer als auch der Anzahl der Gesprächsanteile überwiegt, lässt sich dadurch erklären, dass die interaktiven Sequenzen des Erstgesprächs in monologartige Erklärphasen übergehen können, wenn Patient:innen die angebotenen Möglichkeiten zur aktiven Nachfrage nicht nutzen.

Die Erhebung des Wissenszuwachses erfolgte anhand einer individuellen Frage zu SGLT-2-Hemmern, die am Ende jeder Sitzung vom Avatar auf Basis der Gesprächshistorie generiert wurde. Die Antworten wurden nach inhaltlicher Korrektheit kategorisiert (s. Tab. 22.2). Nachfolgend eine beispielhafte Sequenz eines solchen Dialogs zur Überprüfung des Gesprächsinhalts. Im Verlauf dieser Beratung hatte der:die Patient:in dem beratenden Avatar *RealCo* unter anderem eine Frage zu Wechselwirkungen mit entwässernden Medikamenten gestellt. Die Antwort des:der Patient:in bei der Prüfung des Kompetenzgewinns deckt sich inhaltlich mit der Antwort des Avatars im Gesprächsverlauf und wurde für die Auswertung als vollständig korrekt eingestuft. Teilweise korrekte Antworten werden vom Avatar als solche deklariert und die Antwort wird vervollständigt (z. B. *RealCo: „Fast richtig ...* “).

**Tab. 22.2** Kompetenzgewinn (eigene Tabelle)

| *Kompetenzgewinn*: Bewertung der Antworten der Probanden auf die Frage am Ende des Dialogs | *Prozent der Antworten* ($N = 27$) |
|---|---|
| Korrekt | 63,0 % |
| Falsch | 14,8 % |
| Teilweise korrekt | 18,5 % |
| Keine Antwort | 3,7 % |

*RealCo: „Darf ich Ihnen noch eine Frage stellen, um zu schauen, ob Sie mich gut verstanden haben? Was ist die Wirkung von SGLT-2-Hemmern, wenn sie entwässernde Medikamente einnehmen?“*
*Patient: „Sie können die Entwässerung beeinflussen. Es muss mit dem Arzt besprochen werden, ob die bisherigen Medikamente anders dosiert werden müssen.“*
*RealCo: „Das ist korrekt, SGLT-2-Hemmer können den harntreibenden Effekt von entwässernden Medikamenten verstärken und es ist wichtig, dies mit Ihrem Arzt zu besprechen. Gut gemacht!“*

In 63 % der Fälle gaben die Patient:innen korrekte Antworten, 18,5 % wurden teilweise korrekt beantwortet. Diese Ergebnisse deuten auf eine unmittelbare kognitive Wirkung der VR-Intervention hin, wobei eine abschließende Bewertung des Kompetenzgewinns ohne Vergleich zu anderen Formen der Patientenedukation und angesichts der geringen Stichprobengröße nur eingeschränkt möglich ist.

## 22.5 Fazit und Ausblick

Die Resultate der Pilotstudie deuten darauf hin, dass KI-gestützte Konversationssysteme in VR das Potenzial haben, standardisierbare Patientenedukation zu unterstützen und Fachpersonal zu entlasten.

Obwohl die Stichprobe Patient:innen im Altersbereich von 58 bis 79 Jahren und nahezu ohne VR-Vorkenntnisse umfasste, zeigten sich in der Pilotstudie keine Usability-Probleme. Daraus lässt sich ableiten, dass ein intuitives, controllerfreies Interaktionskonzept, das auf Spracheingaben und Handtracking setzt, richtungsführend für den Einsatz in der Patientenedukation, aber auch für andere Anwendungsfälle im Gesundheitsbereich mit älteren Zielgruppen ist. Die audiovisuelle Qualität der Avatare und der Beratungsumgebung wurde – mit Ausnahme der Gestik der Avatare – sehr positiv beurteilt. Die Patient:innen schätzten insbesondere die Möglichkeit Avatare und Raum zu wählen, wobei sich klare Präferenzen für die humanoiden Avatare und die nicht-klinischen Beratungsumgebungen (Wohnzimmer und Natur) zeigten.

Auch wenn diese Pilotstudie, unter laborartigen Bedingungen im Rahmen der ambulanten Sprechstunde eines Spitals, eng begleitet von Forschenden auf positive Resonanz bei den Patient:innen und dem an der Entwicklung beteiligten Gesundheitspersonal stieß, lassen sich die Fragen nach der Akzeptanz und insbesondere nach der Wirkung der KI-basierten VR-Beratung nicht abschließend beantworten. Weiterführende longitudinale Feldstudien mit größeren Stichproben und Vergleiche mit aktiven Kontrollgruppen, die andere Formen der Patientenedukation nutzen, sind notwendig, wobei der im Rahmen des Projekts erstellte parametrisierbare Prototyp inklusive Session-Management-Backend als Ausgangspunkt dienen kann. Die bereits implementierte Möglichkeit, Parameter wie Avatar-Gestalt, Beratungsraum oder Sprachmodell flexibel zu variieren, schafft eine Grundlage für Experimente, die untersuchen, wie spezifische Gestaltungskriterien – etwa Realismusgrad oder

Geschlecht des Avatars – die Wahrnehmung und Wirkung der KI-basierten Beratung in VR beeinflussen. Eine vergleichende Evaluation mit aktiven Kontrollgruppen, z. B. mit KI-basierten Beratungen mit Avataren im 2D-Format via Smartphone, Tablet oder Desktop, mit rein text- oder stimmbasierten Dialogsystemen oder mit nicht personalisierten digitalen Informationsformaten (z. B. Videos, digitalen Broschüren oder Webseiten), könnte Aufschluss über den effektiven Mehrwert der sozialen Ko-Präsenz mit einem virtuellen Avatar für die Patientenedukation liefern. Eine technische Erweiterung des Prototyps in Richtung Multi-Device-Rendering über offene Standards wie WebGL (Web Graphics Library) oder WebXR (Web Extended Reality), mit denen sich 3D-VR-Inhalte in 2D z. B. für ein Smartphone darstellen lassen, können nicht nur plattformübergreifende vergleichende Forschungsdesigns unterstützen, sondern die Zugänglichkeit zu einer virtuellen Beratung im Alltag erhöhen. Zugänglichkeit und damit Skalierbarkeit der Lösung könnten zudem durch die Implementierung und Erprobung von Mehrsprachigkeit und Barrierefreiheit in einem sprachregionenübergreifenden und inklusiven Studiendesign überprüft werden.

Weiterhin sind longitudinale Studiendesigns mit großen Stichproben erforderlich, um die Integrierbarkeit unter realen Bedingungen im klinischen Alltag sowie mittel- und langfristige Wirkungen auf Kompetenzgewinn, Therapieadhärenz und Selbstwirksamkeit zu validieren. Vertiefte qualitative Forschung zur Auswirkung einer KI-basierten Beratung auf die Ärzt:in-Patient:in-Kommunikation im Kontext eines hybriden Modells ist über den VR-Kontext hinaus relevant. Obwohl das Gesundheitspersonal der Nephrologie im Pilotspital intensiv an der Entwicklung des Dialogsystems und des Prototyps beteiligt war und die Ergebnisse der Pilotstudie vorgestellt und diskutiert wurden, war die systematische Auswertung der Perspektive des Gesundheitspersonals und der Wirkung der VR-Beratung auf die Qualität der Gespräche zwischen Ärzt:innen und Patient:innen nicht Gegenstand der Pilotstudie. Somit bleibt offen, zu welchen Zeitpunkten im klinischen Beratungskontext – etwa im Vorfeld oder zur Nachbereitung eines Erstgesprächs mit einer Gesundheitsfachperson – und mit welcher Frequenz eine virtuelle Patientenedukation für chronisch erkrankte Patient:innen und das Gesundheitspersonal den größten Mehrwert erzielen kann.

Trotz dieser methodischen Limitationen zeigt das Projekt konkrete Entwicklungsfelder für die zukünftige Gestaltung der Patientenedukation in VR auf. Eine zentrale Herausforderung der Pilotstudie bestand darin, die Patient:innen aktiv in den Dialog zu involvieren. Aus der Forschung ist bekannt, dass Kontextsensitivität und Adaptivität Schlüssel zum Engagement der Nutzenden in der Interaktion mit Dialogsystemen darstellen (Loveys et al. 2020; Kocaballi et al. 2022). Wenn Patient:innen diesen Kontext im Dialog nicht oder nur eingeschränkt offenbaren oder Kontextinformationen – wie etwa Informationen zum Krankheitsverlauf oder den Medikamentenplan – nicht präsent haben, fehlt die Grundlage, das Gespräch adaptiver zu gestalten. Eine Strategie den fehlenden Kontext zu ergänzen, ist die Einbindung externer Datenquellen. Die Integration individueller Gesundheitsdaten war aus Komplexitätsgründen nicht Gegenstand der Pilotstudie, obwohl das Nutzenpotenzial Informationen aus der Patientenakte für einen adaptiven Dialog zu nutzen offensichtlich ist. Voraussetzung für die Überprüfung dieses Mehrwerts ist eine Lösungsarchitektur, die den hohen Anforderungen an Informationssicherheit, Datenschutzkonformität und Interoperabilität im Gesundheitswesen gerecht wird und insbesondere die Abhängigkeit von Schnittstellen zu lokal oder remote gehosteten Sprachmodellen sowie zu sicherheitskritischen Diensten wie der Sprachsynthese bei sensiblen Anwendungsfällen im klinischen Kontext angemessen berücksichtigt (Russ et al. 2023). Auch die dynamische Erkennung nicht expliziter persönlicher Präferenzen und situativer Befindlichkeiten der Patient:innen könnten die Gesprächsqualität und somit auch das Engagement der Patient:innen im Dialog steigern. Ein vielversprechender Ansatz zur Bewältigung dieser Herausforderungen ist das PROMISE-Framework (Prompt-Orchestrating Model-driven Interaction State Engineering), das durch modellbasierte Zustandsautomaten eine strukturierte und kontrollierbare Orchestrierung komplexer sprachbasierter Interaktionen ermöglicht (Heierli et al. 2025; Wu et al. 2024). Im Unterschied zu Prompt-Optimierung oder Frameworks wie LangChain, die in diesem Projekt zur Anwendung gelangten, erlaubt PROMISE eine explizite Modellierung verschachtelter Gesprächsverläufe, inklusive Zustandsübergängen, individueller Trigger und Aufrufen von Datenquellen. Aktuelle Ansätze der in diesem Projekt involvierten Forschungsgruppen verfolgen diesen Weg, um die Wirksamkeit verhaltensbeeinflussender dialogbasierter Interventionen unter anderem im Gesundheitskontext zu erhöhen (Wu et al. 2025).

Ein weiteres Entwicklungsfeld betrifft die Natürlichkeit der nonverbalen Kommunikation des beratenden Avatars. Für den Prototypen in der Pilotstudie kamen randomisierte Animationen für die verschiedenen Zustände des Avatars (*idle, listen, think, speak*) zum Einsatz, d. h. ein Set an unterschiedlichen passenden Animationen für den jeweiligen Zustand wurde zufällig orchestriert, um die Gesten nicht monoton wirken zu lassen. Die Tatsache, dass die Mehrzahl der Probanden die Gestik trotz Anpassungen der Intensität und Vielfalt als unnatürlich und teilweise irritierend wahrnahm, motiviert neueste Forschung zur kontextsensitiven Synthese von Gestik und Sprache. Es gibt vielversprechende experimentelle Ansätze wie TRiMM oder GestureLSM, die auf der Grundlage multimodaler generativer Modelle eine semantisch und prosodisch kohärente Echtzeit-Synthese von Gestik und Sprache ermöglichen und so für natürliche, sprechbegleitende Gesten sorgen, die sich dynamisch an Inhalt, Rhythmus und Affekt der gesprochenen Sprache anpassen (Guo et al. 2025; Liu et al. 2025).

Über diesen konkreten Anwendungsfall der Patientenedukation hinaus lässt sich festhalten, dass der Dialog mit einer verkörperten KI im virtuellen Raum ein neuartiges Paradigma der Mensch-Maschine-Kommunikation markiert, das den Fokus von vordefinierten, unterstützenden Interaktionen hin zum Aufbau einer wechselseitigen Beziehung verlagert. Im Vergleich zur klassischen Suche nach Gesundheitsinformationen oder zu textbasierten Chatbots eröffnet die KI-basierte Beratung in Gestalt von Avataren neue Möglichkeiten der personalisierten Interaktion und emotionalen Unterstützung, die zu zunehmend affektiven Companions, insbesondere für chronisch erkrankte Personen, werden könnten. Gleichzeitig werfen solch komplexe Systeme grundlegende Fragen zu Vertrauen, Abhängigkeit und den verschwimmenden Grenzen zwischen menschlichen Beziehungen und sozialen Interaktionen mit Maschinen auf. Die Studie trägt dazu bei, dieses junge Forschungsfeld weiter zu erschließen, und zeigt an einem konkret umgesetzten Beispiel, dass das Gesundheitswesen ein besonders relevantes, aber auch anspruchsvolles Anwendungsfeld mit großem Potenzial und erheblichem Entwicklungsbedarf für funktional ausgereifte und sichere Lösungen darstellt.

## Literatur


Alto V (2024) Building LLM powered applications, first edition: create intelligent apps and agents with large language models. Packt, Publishing Ltd (https://github.com/PacktPublishing/Building-LLM-Powered-Applications)

Barnett M, Parsons T, Moore J (2019) Measuring rapport in neuropsychological assessment: the Barnett Rapport Questionnaire. Appl Neuropsychol Adult 28:1–8. https://doi.org/10.1080/23279095.2019.1663523

Borsci S, Malizia A, Schmettow M, van der Helde F, Tariverdiyeva G, Balaji D, Chamberlain A (2022) The Chatbot usability scale: the design and pilot of a usability scale for interaction with AI-based conversational agents. Pers Ubiquit Comput 26(1):95–119. https://doi.org/10.1007/s00779-021-01582-9

Broadbent E, Johanson D, Shah J (2018) A new model to enhance robot-patient communication: applying insights from the medical world. In: Ge SS, Cabibihan J-J, Salichs MA, Broadbent E, He H, Wagner AR, Castro-González Á (Hrsg) Social robotics. Springer, Cham, S 308–317

Bulsara C, Styles I, Ward AM, Bulsara M (2006) The psychometrics of developing the patient empowerment scale. J Psychosoc Oncol 24:1–16. https://doi.org/10.1300/J077v24n02_01

Feine J, Morana S, Maedche A (2020) Designing interactive Chatbot development systems. ICIS 2020 Proceedings, S 9 (https://aisel.aisnet.org/icis2020/is_workplace_fow/is_workplace_fow/9)

Felnhofer A, Hlavacs H, Beutl L, Kryspin-Exner I, Kothgassner OD (2018) Physical presence, social presence, and anxiety in participants with social anxiety disorder during virtual cue exposure. Cyberpsychology Behav Soc Netw 22:46–50. https://doi.org/10.1089/cyber.2018.0221

Ferrer-Garcia M, Pla-Sanjuanelo J, Dakanalis A, Vilalta-Abella F, Riva G, Fernandez-Aranda F, Forcano L, Riesco N, Sánchez I, Clerici M, Ribas-Sabaté J, Andreu-Gracia A, Escandón-Nagel N, Gomez-Tricio O, Tena V, Gutiérrez-Maldonado J (2018) A randomized trial of virtual reality-based cue exposure second-level therapy and cognitive behavior second-level therapy for bulimia nervosa and binge-eating disorder: outcome at six-month followup. Cyberpsychology Behav Soc Netw 22:60–68. https://doi.org/10.1089/cyber.2017.0675

Goldsmith DM, Flash S, Holdnack J, Brennan PF (2023) Designing Immersive virtual reality environments for supporting patients at home: translating input from home care nurse experts to design requirements. Comput Informatics Nurs 41:142. https://doi.org/10.1097/CIN.0000000000000895

Grassini S (2023) Development and validation of the AI attitude scale (AIAS-4): a brief measure of general attitude toward artificial intelligence. Front Psychol 14:1191628. https://doi.org/10.3389/fpsyg.2023.1191628

Guo Y, Li T, Lyu X, Chen J, Wang Z, Xiao S, Chen Y, He Y, Li H, Zhang F (2025) TRiMM: transformer-based rich motion matching for real-time multi-modal interaction in digital humans. arXiv:2506.01077

Hasan M, Ozel C, Potter S, Hoque E (2023) SAPIEN: affective virtual agents powered by large language models. In: 2023 11th International Conference on Affective Computing and Intelligent Interaction Workshops and Demos (ACIIW), S 1–3

Heerspink HJL, Stefánsson BV, Correa-Rotter R, Chertow GM, Greene T, Hou F-F, Mann JFE (2020) Dapagliflozin in patients with chronic kidney disease. N Engl J Med 383:1436–1446. https://doi.org/10.1056/NEJMoa2024816

Heierli J, Gavagnin E, Wu W, Händler-Schuster D, Dolata M, Schwabe G, de Spindler A (2025) From conversation to agent: LLM-driven design of structured healthcare agents. 15th International Conference on Current and Future Trends of Information and Communication Technologies in Healthcare (ICTH), Istanbul. Elsevier, S 269–276. https://doi.org/10.1016/j.procs.2025.10.205

Heutte J, Fenouillet F (2010) Propositions pour une mesure de l'expérience optimale (état de Flow) en contexte éducatif. Actes du 26e congrès international d'actualité de la recherche en éducation et en formation (AREF) 2010.

Hevner M, Park R (2004) Design science in information systems research. MISQ 28:75

Kidney Health Australia (2020) The National Strategic Action Plan for Kidney Disease. Commonwealth of Australia by the Department of Health. https://www.health.gov.au/resources/publications/national-strategic-action-plan-for-kidney-disease?language=en. Zugegriffen: 29. Jan. 2026

Kocaballi AB, Sezgin E, Clark L, Carroll JM, Huang Y, Huh-Yoo J, Kim J, Kocielnik R, Lee Y-C, Mamykina L, Mitchell EG, Moore RJ, Murali P, Mynatt ED, Park SY, Pasta A, Richards D, Silva LM, Smriti D, Spillane B, Zhang Z, Zubatiy T (2022) Design and evaluation challenges of conversational agents in health care and well-being: selective review study. J Med Internet Res 24:e38525. https://doi.org/10.2196/38525

Laranjo L, Dunn AG, Tong HL, Kocaballi AB, Chen J, Bashir R, Surian D, Gallego B, Magrabi F, Lau AYS, Coiera E (2018) Conversational agents in healthcare: a systematic review. J Am Med Inform Assoc 25:1248–1258. https://doi.org/10.1093/jamia/ocy072

Lewis AL, Stabler KA, Welch JL (2010) Perceived informational needs, problems, or concerns among patients with stage 4 chronic kidney disease. Nephrol Nurs J 37:143–148 (quiz 149)

Liu P, Song L, Huang J, Liu H, Yu C (2025) GestureLSM: latent shortcut based co-speech gesture generation with spatial-temporal modeling. arXiv:2501.18898

Loveys K, Sebaratnam G, Sagar M, Broadbent E (2020) The effect of design features on relationship quality with embodied conversational agents: a systematic review. Int J of Soc Robotics 12:1293–1312. https://doi.org/10.1007/s12369-020-00680-7

Loveys K, Hiko C, Sagar M, Zhang X, Broadbent E (2022) "I felt her company": a qualitative study on factors affecting closeness and emotional support seeking with an embodied conversational agent. Int J Hum Comput Stud 160:102771. https://doi.org/10.1016/j.ijhcs.2021.102771

Maddox T, Chmielewski C, Fitzpatrick T (2022) Virtual reality in chronic kidney disease education and training. Nephrol Nurs J 49(4):329–381. https://doi.org/10.37526/1526-744X.2022.49.4.329

Martin P-Y (2017) Fortschritte in der Nephrologie: Vorteilhaft für Patienten und Kosten. Schweizerische Ärztezeitung 98:1484–1486. https://doi.org/10.4414/saez.2017.06160

Mennecke BE, Triplett JL, Hassall LM, Conde ZJ (2010) Embodied social presence theory. In: 2010 43rd Hawaii International Conference on System Sciences, S 1–10

Microsoft Was ist der Sprachdienst? Learn. Microsoft. https://learn.microsoft.com/de-de/azure/ai-services/speech-service/overview. Zugegriffen: 30. Jan. 2026

Microsoft Azure OpenAI in Microsoft Foundry Models REST API reference – Azure OpenAI. https://learn.microsoft.com/en-us/azure/ai-foundry/openai/reference?view=foundry-classic. Zugegriffen: 30. Jan. 2026 (Learn. Microsoft)

Milne-Ives M, Lam C, De Cock C, Van Velthoven MH, Meinert E (2020) Mobile Apps for health behavior change in physical activity, diet, drug and alcohol use, and mental health: systematic review. JMIR Mhealth Uhealth 8:e17046. https://doi.org/10.2196/17046

Narva AS, Norton JM, Boulware LE (2016) Educating patients about CKD: the path to self-management and patient-centered care. Clin J Am Soc Nephrol 11:694–703. https://doi.org/10.2215/CJN.07680715

Osborne RH, Batterham RW, Elsworth GR, Hawkings M, Buchbinder R (2013) The grounded psychometric development and initial validation of the Health Literacy Questionnaire (HLQ). Bmc Public Health 13:1–17. https://doi.org/10.1186/1471-2458-13-658

Riva G, Baños RM, Botella C, Mantovani F, Gaggioli A (2016) Transforming experience: the potential of augmented reality and virtual reality for enhancing personal and clinical change. Front Psychiatry. https://doi.org/10.3389/fpsyt.2016.00164

Russ C, Stalder P, Steinwendner J, Pimentel T, Kavakopoulos J (2023) Anforderungen an eine iPaaS Cloud Lösung zum sicheren Betrieb von Gesundheitsdaten in Schweizer Spitälern. HMD 60:1047–1061. https://doi.org/10.1365/s40702-023-01011-w

Sestino A, D'Angelo A (2023) My doctor is an avatar! The effect of anthropomorphism and emotional receptivity on individuals' intention to use digital-based healthcare services. Technol Forecast Soc Change 191:122505. https://doi.org/10.1016/j.techfore.2023.122505

Stephenson N (1992) Snow crash. Bantam Books, New York

Stevenson JK, Campbell ZC, Webster AC, Chow CK, Tong A, Craig JC, Campbell KL, Lee VWS (2019) eHealth interventions for people with chronic kidney disease. Cochrane Database Syst Rev 8:CD12379. https://doi.org/10.1002/14651858.CD012379.pub2

Suso-Ribera C, Fernández-Álvarez J, García-Palacios A, Hoffmann HG, Bretón-López J, Baños RM, Quero S, Botella C (2018) Virtual reality, augmented reality, and in vivo exposure therapy: a preliminary comparison of treatment efficacy in small animal phobia. Cyberpsychology Behav Soc Netw 22:31–38. https://doi.org/10.1089/cyber.2017.0672

Tardif N, Therrien C-É, Bouchard S (2018) Re-examining psychological mechanisms underlying virtual reality-based exposure for spider phobia. Cyberpsychology Behav Soc Netw 22:39–45. https://doi.org/10.1089/cyber.2017.0711

Valmaggia LR, Latif L, Kempton MJ, Rus-Calafell M (2016) Virtual reality in the psychological treatment for mental health problems: An systematic review of recent evidence. Psychiatry Res 236:189–195. https://doi.org/10.1016/j.psychres.2016.01.015

Van der Feltz-Cornelis CM, Van Oppen P, Van Marwijk HWJ, De Beurs E, Van Dyck R (2004) A patient-doctor relationship questionnaire (PDRQ-9) in primary care: development and psychometric evaluation. Gen Hosp Psychiatry 26:115–120. https://doi.org/10.1016/j.genhosppsych.2003.08.010

Weltenmacher (o. J.) Dialyse Orientierung. Weltenmacher. https://weltenmacher.de/en/products/dialysis-orientation/. Zugegriffen: 28. Mai 2024

WHO (2024) The top 10 causes of death. World Health Organization (WHO). https://www.who.int/news-room/fact-sheets/detail/the-top-10-causes-of-death (Erstellt: 7. Aug. 2024). Zugegriffen: 30. Jan. 2026

Wiederhold BK, Riva G (2019) Virtual reality therapy: emerging topics and future challenges. Cyberpsychology Behav Soc Netw 22:3–6. https://doi.org/10.1089/cyber.2018.29136.bkw

Witmer BG, Singer MJ (1998) Measuring presence in virtual environments: a presence questionnaire. Presence: Teleoperators & Virtual Environments 7:225–240. https://doi.org/10.1162/105474698565686

Wonggom P, Kourbelis C, Newman P, Du H, Clark RA (2019) Effectiveness of avatar-based technology in patient education for improving chronic disease knowledge and self-care behavior: a systematic review. JBI Database System Rev Implement Rep 17:1101–1129. https://doi.org/10.11124/JBISRIR-2017-003905

Wright Nunes JA, Wallston KA, Eden SK, Shintani AK, Ikizler TA, Cavanaugh KL (2011) Associations among perceived and objective disease knowledge and satisfaction with physician communication in patients with chronic kidney disease. Kidney Int 80:1344–1351. https://doi.org/10.1038/ki.2011.240

Wu W, Heierli J, Meisterhans M, Moser A, Färber A, Dolata M, Gavagnin E, de Spindler A, Schwabe G (2024) PROMISE: a framework for developing complex conversational interactions (technical report). arXiv. https://doi.org/10.48550/arXiv.2312.03699

Wu W, Dolata M, de Spindler A, Schwabe G (2025) Persuasive prompting: the case of digital health. ECIS 2025 Proceedings, S 10 (https://aisel.aisnet.org/ecis2025/health_it/health_it/10)

# Virtual-Reality-Interventionen für Jugendliche mit Borderline-Persönlichkeitsstörung

23

Tom Ulmer, Matthias Baldauf, Stephan Kupferschmid, Franziska Pfannerstill, Thomas Probst, Winfried Schlee und Dario Staehelin

**Zusammenfassung**

In Deutschland, Österreich und der Schweiz steigen psychische und verhaltensbezogene Störungen bei Jugendlichen deutlich an, während in der Kinder- und Jugendpsychiatrie erhebliche Versorgungslücken bestehen. Digitale Interventionen, insbesondere Virtual Reality (VR), eröffnen neue Möglichkeiten flexibler, ortsunabhängiger Behandlung. VR ermöglicht es, Lern- und Trainingsprozesse in einer sicheren, kontrollierten Umgebung erlebbar zu machen. Dieser Beitrag untersucht, wie zentrale Fertigkeiten der Dialektisch-Behavioralen Therapie (DBT) – Achtsamkeit, Emotionsregulation, Stresstoleranz und zwischenmenschliche Effektivität – in immersive VR-Prototypen übertragen und klinisch nutzbar gemacht werden können. Aufbauend auf narrativen Literaturanalysen wurde

T. Ulmer (✉) · M. Baldauf · W. Schlee · D. Staehelin
IPM - Institut für Informations- und Prozessmanagement, OST - Ostschweizer Fachhochschule, St. Gallen, Schweiz
E-Mail: tom.ulmer@ost.ch

M. Baldauf
E-Mail: matthias.baldauf@ost.ch

W. Schlee
E-Mail: winfried.schlee@ost.ch

D. Staehelin
E-Mail: dario.staehelin@ost.ch

S. Kupferschmid
Privatklinik Meiringen, Thun, Schweiz
E-Mail: stephan.kupferschmid@privatklinik-meiringen.ch

F. Pfannerstill · T. Probst
Fachbereich Psychologie, Abteilung für Psychotherapieforschung, Universität Salzburg, Salzburg, Österreich
E-Mail: franziska.pfannerstill@plus.ac.at

T. Probst
E-Mail: thomas.probst@plus.ac.at



S. D'Onofrio, C. Russ (Hrsg.), *Digital HealthTech*, Edition HMD,
https://doi.org/10.1007/978-3-658-51795-3_23

ein interdisziplinärer Entwicklungsprozess gestaltet, der Workshops, Hackathons und Rapid-Prototyping-Phasen miteinander verknüpft. Klinikpersonal, VR-Expert:innen, Therapeut:innen und Studierende entwickelten gemeinsam Low- und High-Fidelity-Prototypen, die um intuitive Gestensteuerung und Biofeedback-Integration erweitert wurden. Erste Evaluationen mit Therapeut:innen, VR-Expert:innen und Jugendlichen zeigten eine hohe Akzeptanz sowie positive Effekte auf Präsenz, Konzentration und motivationale Beteiligung. Die Ergebnisse legen nahe, dass VR-gestützte DBT-Fertigkeiten-Trainings die Therapie um interaktive und emotional immersive Komponenten erweitern können, ohne den klinischen Kern der DBT zu verändern. Technische Optimierungen (z. B. Teleportation, Vignettierung) steigern die Verträglichkeit, während Gamification-Elemente die Adhärenz fördern. Perspektivisch wird die Wirksamkeit im Rahmen einer randomisiert-kontrollierten Studie untersucht. Der Beitrag liefert somit erste empirische Grundlagen für den Einsatz VR-basierter Fertigkeitstrainings in der psychotherapeutischen Versorgung von Jugendlichen mit Borderline-Persönlichkeitsstörung. Fokus liegt auf Anwendungsfälle in der Schweiz, doch die Ergebnisse sind auf Deutschland und Österreich übertragbar.

**Schlüsselwörter**

Achtsamkeit · Borderline-Persönlichkeitsstörung · Design Science Research · Dialektisch-Behaviorale Therapie · Digitale Intervention · Emotionsregulation · Evaluation · Prototyp · Psychotherapie · Virtual Reality

## 23.1 Digitale Interventionen in der Psychotherapie

Psychische Erkrankungen und Verhaltensstörungen haben unter Jugendlichen und jungen Erwachsenen[1] in Deutschland, Österreich und der Schweiz in den letzten Jahren stark zugenommen. Besonders auffällig ist dabei der Anstieg von komplexen Störungsbildern wie der *Borderline-Persönlichkeitsstörung* (BPS), die sich häufig durch ausgeprägte Schwierigkeiten in der Emotionsregulation, Instabilität des Selbstbilds und problematischen zwischenmenschlichen Beziehungen äußert. In Deutschland stellten psychische Erkrankungen und Verhaltensstörungen im Jahr 2022 die zweithäufigste Ursache für stationäre Krankenhausbehandlungen von 10- bis 17-Jährigen dar; 19 % aller stationären Fälle wurden deswegen behandelt (Destatis 2024). Gleichzeitig besteht weiterhin ein erheblicher Versorgungsmangel in der Kinder- und Jugendpsychiatrie, was zu langen Wartezeiten und unzureichenden Behandlungsmöglichkeiten führt. Dieser Mangel ist vor allem auf einen ausgepräg-

[1] Im Beitrag werden unter Jugendlichen Personen im Alter von 10–17 Jahren und unter jungen Erwachsenen 18–25-Jährige verstanden, in Anlehnung an gängige entwicklungspsychologische und gesundheitswissenschaftliche Definitionen. Der Fokus liegt auf Jugendlichen; die dargestellten Befunde und Interventionen sind jedoch in Teilen auch für junge Erwachsene relevant, sofern vergleichbare entwicklungspsychologische Merkmale vorliegen.

ten Fachkräftemangel, unzureichende stationäre und ambulante Kapazitäten sowie auf die deutlich gestiegene Nachfrage nach Behandlungsplätzen zurückzuführen (Sevecke et al. 2022; DAK Gesundheit 2023; Peter et al. 2023; BFH 2023).

Digitale Interventionen gelten in diesem Zusammenhang zunehmend als vielversprechende Alternative oder Ergänzung zu klassischen Therapieformen wie ambulanter Psychotherapie. Während konventionelle Therapie durch personelle und räumliche Kapazitäten limitiert ist, bieten digitale Technologien mehrere Vorteile: Sie ermöglichen ortsunabhängigen Zugang, reduzieren Wartezeiten, erlauben flexiblere Trainingsfrequenzen und können standardisierte Interventionen skalierbar bereitstellen. Insbesondere Virtual Reality (VR) eröffnet therapeutische Möglichkeiten, die in klassischen Settings nicht realisierbar sind: kontrollierte emotionale Expositionen in realitätsnahen, aber sicheren Umgebungen, wiederholbares Training sozialer Situationen ohne reale Konsequenzen sowie objektive Erfassung von Verhaltensreaktionen (Wiederhold und Riva 2019). Erste wissenschaftliche Erkenntnisse zeigen, dass VR-basierte Interventionen bei Angststörungen, Depression und posttraumatischen Belastungsstörungen wirksam sind und konventionellen Expositionsverfahren gleichwertig sein können (Fodor et al. 2018; Carl et al. 2019). Dennoch existieren bisher kaum belastbare Evidenzen für die tatsächliche klinische Implementierung solcher Technologien, insbesondere in der psychiatrischen Versorgung von Jugendlichen und jungen Erwachsenen mit BPS. Zudem fordert sowohl die Forschung als auch die klinische Praxis klarere, weniger komplexe und besser standardisierte Interventionen, die sich gut skalieren und somit breiter und ressourcenschonender im Gesundheitssystem einsetzen lassen (Chanen et al. 2022).

Während Augmented Reality (AR) und Mixed Reality (MR) die reale Umgebung lediglich um digitale Elemente ergänzen und dadurch näher am Alltagserleben der Betroffenen liegen, bietet immersive VR den entscheidenden Vorteil einer vollständig kontrollierten und reizreduzierten Umgebung. Gerade für das Training von Achtsamkeit, Emotionsregulation und Mentalisieren, die zentrale therapeutische Ziele bei BPS darstellen, ist ein vollständig immersiver Rahmen vorteilhaft (Navarro-Haro et al. 2019). VR ermöglicht ein intensiveres emotionales Erleben, präzisere Steuerbarkeit der emotionalen Reize und eine fokussiertere therapeutische Intervention, was sowohl für die Akzeptanz als auch für die Wirksamkeit der Intervention entscheidend sein kann. Diese kontrollierte Immersion unterstützt Jugendliche dabei, sich ganz auf die Therapieinhalte zu konzentrieren und neue Verhaltensweisen in einer sicheren Umgebung auszuprobieren, was nach aktuellem Forschungsstand zu einer nachhaltigen Verbesserung der therapeutischen Ergebnisse beitragen kann (Cebolla et al. 2019).

Der vorliegende Beitrag hat das Ziel, den bislang vollzogenen Entwicklungsprozess, die Anwendung und erste Evaluationsresultate von VR-Prototypen für Jugendliche mit BPS vorzustellen. Die Untersuchungen fanden in enger Kooperation mit der psychiatrischen Privatklinik Meiringen (Schweiz) statt, die ihr Behandlungsangebot gezielt durch den Einsatz von immersiven VR-Technologien erweitert, um die Versorgungssituation für psychische Erkrankungen zu verbessern. Etablierte klinische Methoden der *Dialektisch-Behavioralen Therapie* (DBT) sollen dabei wirksam und patientengerecht in VR-Umgebungen übertragen werden. Dieser innovative

Ansatz kann einen wesentlichen Beitrag zur Diskussion leisten, wie immersive Technologien sinnvoll und nachhaltig in der psychiatrischen Praxis implementiert werden können, um bestehende Versorgungslücken effektiv zu adressieren.

## 23.2 Theoretischer Hintergrund

Dieser Abschnitt erläutert die zentralen theoretischen Grundlagen, die das Konzept des Projekts tragen. Zunächst wird die BPS als klinischer Ausgangspunkt beschrieben, gefolgt von einer Einführung in die DBT als etablierte Behandlungsmethode. Abschließend werden die grundlegenden Prinzipien immersiver VR und deren potenzielle therapeutische Nutzung dargestellt. Zusammen bilden diese drei Bereiche die fachliche und technologische Basis für die im weiteren Verlauf dargestellte Entwicklung und Evaluation der VR-Prototypen.

### 23.2.1 Borderline-Persönlichkeitsstörung bei Jugendlichen

Die BPS ist eine komplexe psychische Erkrankung, gekennzeichnet durch starke Instabilität in Emotionen, zwischenmenschlichen Beziehungen und im Selbstbild sowie durch ausgeprägte Impulsivität. Emotionale Dysregulation zeigt sich in raschen Stimmungswechseln, etwa, wenn minimale Kritik intensive Verzweiflung oder Wutausbrüche auslöst, chronischen Leeregefühlen und Schwierigkeiten, Anspannungszustände zu modulieren. Selbstschädigendes Verhalten umfasst nichtsuizidale Selbstverletzungen (z. B. Schneiden, Verbrennen), Substanzmissbrauch, Essanfälle oder rücksichtsloses Fahren. Beziehungen sind oft von raschem Wechsel zwischen Idealisierung („Du bist der einzige Mensch, der mich versteht") und Entwertung („Ich hasse dich") geprägt, begleitet von intensiven Verlassenheitsängsten und Identitätsunsicherheit.

Die Diagnose erfolgt klinisch anhand operationalisierter Kriterien (DSM-5[2]: mindestens 5 von 9 Kriterien; ICD-10[3]: Persönlichkeitsstörung mit Borderline-Muster), idealerweise gestützt durch strukturierte Interviews wie SCID-5-PD (Structured Clinical Interview for DSM-5) oder DIB-R (Revised Diagnostic In-

[2] Das *Diagnostic and Statistical Manual of Mental Disorders* (DSM-5) ist das von der American Psychiatric Association herausgegebene Klassifikationssystem psychischer Störungen mit operationalisierten diagnostischen Kriterien. Die aktuelle Textrevision (DSM-5-TR) enthält inhaltliche Präzisierungen, ohne die Kernkriterien der Borderline-Persönlichkeitsstörung wesentlich zu verändern (American Psychiatric Association o. J.).

[3] Die *International Classification of Diseases* (ICD-10) ist die von der World Health Organization (WHO) herausgegebene internationale Krankheitsklassifikation und bildet weltweit eine zentrale Grundlage für Diagnostik und Gesundheitsstatistik. Die Borderline-Persönlichkeitsstörung wird darin als emotional instabile Persönlichkeitsstörung vom Borderline-Typ klassifiziert (WHO o. J.). Die neuere *International Classification of Diseases* (ICD-11) der WHO führt einen dimensionalen Ansatz zur Diagnostik von Persönlichkeitsstörungen ein und ersetzt kategoriale Subtypen durch Schweregrad- und Merkmalsdimensionen. Aufgrund der derzeit noch begrenzten klinischen Verbreitung wird im vorliegenden Beitrag weiterhin auf ICD-10 Bezug genommen.

terview for Borderlines). Während die Diagnose bei Jugendlichen lange kontrovers diskutiert wurde, belegen Studien ihre Validität bereits ab dem frühen Jugendalter (Guilé et al. 2018). Die Prävalenz liegt bei Jugendlichen (12–17 Jahre) in der Allgemeinbevölkerung bei ca. 3 %, in klinischen Kontexten bei 11–22 % und bei suizidalen Jugendlichen bei bis zu 78 % (Chanen et al. 2022; Kaess et al. 2014). Bei jungen Erwachsenen (18–25 Jahre) zeigen sich vergleichbare Raten von 2–3 %, wobei Übergänge (Schulabschluss, Ausbildung, Ablösung vom Elternhaus) besondere Belastungen darstellen.

Entwicklungspsychologisch sind mehrere Faktoren zentral: Temperamentsmerkmale wie hohe negative Affektivität und geringe Frustrationstoleranz, frühe Bindungserfahrungen wie inkonsistente oder unsichere Bindungsmuster durch elterliche Unberechenbarkeit oder emotionale Vernachlässigung, sowie traumatische Erlebnisse (körperliche/sexuelle Misshandlung, Vernachlässigung), die sich in 40–70 % der Fälle finden (Bellino und Bozzatello 2022). Das biosoziale Modell integriert diese Aspekte: Biologische Vulnerabilität für emotionale Dysregulation trifft auf ein invalidierendes Umfeld, das emotionale Erfahrungen bagatellisiert oder bestraft, wodurch adaptive Regulationsfertigkeiten nicht erlernt werden.

Die Adoleszenz bietet aufgrund neurobiologischer Plastizität, insbesondere der präfrontalen Hirnreifung, ein günstiges Zeitfenster für Interventionen, während unbehandelte Verläufe zu Chronifizierung und erhöhter Suizidalität führen (Biskin 2015). Die Fertigkeiten der DBT fokussieren auf vier Kernmodule: *Achtsamkeit*, *Emotionsregulation*, *Stresstoleranz* und *zwischenmenschliche Effektivität*. Ihre modulare Struktur eignet sich besonders für technologiegestützte Implementierungen, einschließlich VR-basierter Interventionen.

### 23.2.2 Dialektisch-Behaviorale Therapie

Für die Behandlung der BPS existieren mehrere evidenzbasierte therapeutische Ansätze, darunter die übertragungsfokussierte Psychotherapie (Transference-Focused Psychotherapy, TFP; Yeomans et al. 2015), die Mentalisierungsbasierte Therapie (Mentalization-Based Treatment, MBT; Bateman und Fonagy 2004) und die Schematherapie (Arntz und Van Genderen 2020). Die *Dialektisch-Behaviorale Therapie* (DBT) nach Linehan (1993) gilt jedoch als die am besten evaluierte und wirksamste Methode, insbesondere zur Reduktion von Selbstverletzungen und Suizidalität (Storebø et al. 2020), weshalb sie im Fokus dieses Beitrags steht. DBT kombiniert Verhaltenstherapie, Achtsamkeitspraktiken aus der Zen-Tradition und dialektische Philosophie (Linehan 1993; Chapman 2006). Der Begriff *dialektisch* bezieht sich auf die zentrale therapeutische Haltung, scheinbare Gegensätze zu integrieren: Akzeptanz des aktuellen Zustands bei gleichzeitiger aktiver Veränderung problematischer Verhaltensmuster. Praktisch erfolgt dies über ein intensives Fertigkeitentraining (im klinischen Sprachgebrauch häufig als *Skills* bezeichnet), das maladaptive Bewältigungsstrategien – etwa selbstverletzendes Verhalten zur Spannungsreduktion – durch funktionalere Fertigkeiten ersetzt, beispielsweise den Einsatz von Kältereizen (Eiswürfel, kaltes Wasser) oder intensiver körperlicher Betätigung zur Emotionsregulation (May et al. 2016).

Zahlreiche randomisiert-kontrollierte Studien belegen, dass DBT Selbstverletzungen, Suizidalität und emotional-instabile Verhaltensweisen signifikant reduziert (Linehan et al. 2006; Probst et al. 2018; Storebø et al. 2020). Für Jugendliche wurde die DBT als DBT-A (Dialectical Behavior Therapy for Adolescents) adaptiert, um Entwicklungsbesonderheiten und familiäre Dynamiken stärker zu integrieren. Die klassische Jahresbehandlung von 52 Wochen wurde auf 16–20 Wochen verkürzt, bei gleichzeitig höherer Sitzungsfrequenz. Ergänzend wurden Mehrfamilien-Fertigkeiten-Gruppen und regelmäßige Familientreffen implementiert, in denen Eltern aktiv an der Fertigkeitsvermittlung teilnehmen (Miller et al. 2006; Kaess und Brunner 2016).

Im Zentrum der DBT-A stehen vier Kernmodule, die altersgerecht über Alltagsszenarien vermittelt werden:

- *Achtsamkeit*: Bewusstes, nicht-wertendes Wahrnehmen von Gedanken, Emotionen und Körperempfindungen im gegenwärtigen Moment, etwa durch fokussierte Atemübungen oder Body-Scans
- *Emotionsregulation*: Identifikation und Benennung von Emotionen, Verständnis ihrer Funktion sowie Anwendung adaptiver Strategien zur Affektmodulation (z. B. entgegengesetztes Handeln bei dysfunktionalen Handlungsimpulsen)
- *Stresstoleranz*: Bewältigung akuter Krisen ohne selbstschädigendes Verhalten durch Fertigkeiten wie Ablenkung, Selbstberuhigung oder radikale Akzeptanz unveränderlicher Situationen
- *Zwischenmenschliche Effektivität*: Durchsetzung eigener Bedürfnisse und Grenzen bei gleichzeitiger Pflege von Beziehungen, etwa durch Training assertiver Kommunikation und Konfliktlösestrategien

Hinzu kommt bei DBT-A das Modul *Walking the Middle Path*, das Familien Perspektivwechsel, dialektisches Denken und Konfliktlösung vermittelt und damit auch die Mentalisierungsfähigkeit stärkt – ein entscheidender Faktor, da Mentalisierungsdefizite die Borderline-Symptomatik bei Jugendlichen verschärfen (Fleischhaker et al. 2011; Bevington et al. 2013). Im Vergleich zur üblichen ambulanten Behandlung führt DBT-A zu nachhaltig geringeren Raten selbstverletzenden Verhaltens, Suizidalität und Hospitalisierungen sowie langfristiger Reduktion depressiver Symptome (Kaess und Brunner 2016).

### 23.2.3 Grundlagen und Potenzial immersiver Virtual Reality in der Psychotherapie

*Virtual Reality* (VR) bezeichnet eine computergenerierte, dreidimensionale Umgebung, die durch Head-Mounted Displays (VR-Brillen) wahrgenommen wird. Der Begriff *immersiv* beschreibt das Ausmaß, in dem Nutzer:innen sensorisch von der virtuellen Umgebung umschlossen werden und sich von der physischen Realität abgekoppelt fühlen. Zentraler Wirkmechanismus ist die Präsenz, das subjektive

Gefühl, tatsächlich in der virtuellen Umgebung anwesend zu sein, die zu emotionaler und physiologischer Aktivierung vergleichbar mit realen Situationen führt, bei gleichzeitig kontrollierter und sicherer therapeutischer Umgebung (Slater und Sanchez-Vives 2016; Cipresso et al. 2018).

Therapeutische Vorteile umfassen gezielte emotionale Expositionen, interaktives Erlernen neuer Verhaltensweisen ohne reale Risiken sowie beliebige Wiederholbarkeit komplexer sozialer Szenarien. Meta-Analysen belegen signifikante Effekte bei Angststörungen, Phobien, posttraumatischen Belastungsstörungen und sozialen Ängsten, wobei VR-Therapie konventionellen Expositionsverfahren gleichwertig ist (Fodor et al. 2018; Carl et al. 2019). Neuere Studien zeigen erfolgreiche Anwendungen bei Depression, Essstörungen und Substanzstörungen (Segawa et al. 2020; Baghaei et al. 2021). Technologische Fortschritte der letzten Jahre, etwa höhere Bildauflösung, verbessertes Motion-Tracking, haptisches Feedback und kostengünstigere Hardware, haben die klinische Praktikabilität und Akzeptanz von VR-Systemen erheblich gesteigert (Freeman et al. 2022; Riches et al. 2023). Dennoch ist der Einsatz von VR in der psychotherapeutischen Versorgung bislang gering verbreitet. Aktuelle Befunde zeigen, dass insbesondere Defizite in Wissen und Ausbildung, finanzielle Einschränkungen sowie mangelnde intrinsische Motivation auf Seiten der Therapeut:innen die Implementierung behindern (Felnhofer et al. 2025). Für Jugendliche dokumentieren aktuelle Studien besonders hohe Akzeptanz und positive Effekte bei sozialen Ängsten (Zeng et al. 2025).

Für Jugendliche mit BPS könnte VR signifikante Vorteile bei der Vermittlung von DBT-Fertigkeiten wie Achtsamkeit, Emotionsregulation und zwischenmenschlicher Effektivität bieten. Pilotstudien mit erwachsenen BPS-Patient:innen zeigen, dass VR-basierte Achtsamkeitsübungen unmittelbare Reduktionen impulsiver Verhaltenstendenzen und negativer Affekte bewirken (Navarro-Haro et al. 2016, 2019). Neuere Arbeiten bestätigen effektives Training sozialer Fertigkeiten und Stresstoleranz in VR, da Patient:innen realitätsnahe Konfliktsituationen risikofrei durchspielen und alternative Verhaltensweisen unmittelbar erproben können (Ke et al. 2022). Bei Jugendlichen könnten immersive VR-Ansätze abstrakte DBT-Konzepte anschaulich und erfahrungsorientiert vermitteln und damit Therapietreue verbessern. Allerdings existieren keine kontrollierten Studien spezifisch zu VR-Interventionen bei Jugendlichen mit BPS – weitere Forschung ist erforderlich, um Wirksamkeit, Sicherheit und praktische Implementierbarkeit systematisch zu evaluieren (Antonovics et al. 2024; Zeng et al. 2025).

## 23.3 Methodisches Vorgehen

Dieser Abschnitt beschreibt das methodische Vorgehen zur Entwicklung und Evaluation der VR-basierten DBT-Intervention. Das Forschungsdesign orientiert sich an der *Design Science Research Methodology* (DSRM; nach Hevner et al. 2004 und Peffers et al. 2007), einem etablierten Vorgehensmodell zur systematischen Entwicklung, Implementierung und Evaluation innovativer IT-Artefakte im organisationalen und gesellschaftlichen Kontext.

Im Folgenden werden zunächst das zugrunde liegende Forschungsdesign und die daraus abgeleiteten Forschungsfragen vorgestellt. Anschließend werden die Artefaktentwicklung und Evaluationslogik im Design Cycle beschrieben. Darauf folgen das Forschungsumfeld und die ethischen Rahmenbedingungen der durchgeführten Arbeiten, bevor der Konzeptions- und Entwicklungsprozess der VR-Prototypen im Detail dargestellt wird.

### 23.3.1 Forschungsdesign und Vorgehensmodell

Für dieses Forschungsvorhaben wurde die DSRM nach Hevner et al. (2004) und Peffers et al. (2007) als methodischer Rahmen gewählt. DSRM eignet sich insbesondere für Projekte, die durch die Gestaltung eines innovativen Artefakts (hier: eine VR-gestützte Therapieanwendung) eine praxisrelevante Problemstellung adressieren und gleichzeitig einen wissenschaftlichen Beitrag leisten. DSRM ist keine starre Abfolge von Schritten, sondern ein iterativer Prozess, der durch drei zentrale Zyklen strukturiert wird, die in diesem Projekt wie folgt berücksichtigt wurden:

1. *Relevance Cycle*: Dieser Zyklus verbindet das Forschungsvorhaben mit dem Praxiskontext. Das Problem – die Notwendigkeit effektiver, motivierender und zugänglicher Therapieansätze für Jugendliche mit BPS – und die Anforderungen an eine Lösung werden in enger Kooperation mit klinischen Expert:innen der Privatklinik Meiringen erarbeitet. Das Ziel ist die Entwicklung eines Artefakts, das einen konkreten Nutzen im therapeutischen Alltag stiftet.
2. *Rigor Cycle*: Dieser Zyklus stellt sicher, dass das Forschungsvorhaben auf einer soliden wissenschaftlichen Grundlage basiert. Die Konzeption des VR-Artefakts stützt sich auf etablierte Theorien und Befunde der DBT (Linehan 1993), der Emotionsregulation und der Wirksamkeit von VR-Interventionen in der Psychotherapie. Die Evaluation des Artefakts erfolgt mittels anerkannter wissenschaftlicher Methoden.
3. *Design Cycle*: Dieser Zyklus bildet den Kern des Forschungsprozesses. In iterativen Schleifen wird das Artefakt entworfen, prototypisch implementiert und evaluiert. Die Erkenntnisse aus jeder Evaluation fließen direkt in die nächste Entwurfsphase ein, um das Artefakt schrittweise zu verbessern und an die Anforderungen anzupassen.

Abb. 23.1 visualisiert das DSRM-Vorgehensmodell im Kontext dieses Projekts und zeigt, wie die einzelnen Entwicklungsphasen im zentralen Design Cycle verortet sind.

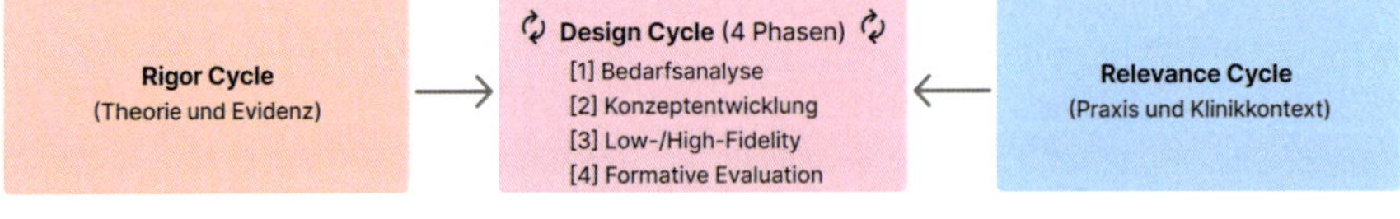


**Abb. 23.1** DSRM-Vorgehensmodell in Anlehnung an Hevner et al. (2004), adaptiert für das vorliegende Projekt (eigene Darstellung)

Basierend auf diesem methodischen Rahmen formulieren wir die folgenden zentralen Forschungsfragen (FF):

*FF 1: Lassen sich klinisch bewährte DBT-Methoden wirksam in eine immersive VR-Umgebung transferieren?*
*FF 2: Wie akzeptieren Jugendliche mit BPS eine VR-basierte Intervention?*
*FF 3: Wie stehen Therapeut:innen diesem innovativen Therapieansatz gegenüber, insbesondere bezüglich Vorurteile und möglicher Bedenken?*
*FF 4: Kann die VR-basierte Intervention dazu beitragen, klinische Ziele (wie verbesserte Emotionsregulation und Achtsamkeit) zu erreichen?*
*FF 5: Können Wirksamkeit und therapeutischer Nutzen der herkömmlichen DBT-Interventionen durch VR-basierte Interventionen erhalten oder sogar verbessert werden?*

### 23.3.2 Artefaktentwicklung und Evaluation im Design Cycle

Die Entwicklung und Evaluation der VR-Prototypen erfolgte in vier iterativen Phasen, die den Kern des Design Cycle bilden.

Tab. 23.1 gibt einen Überblick über die vier Entwicklungsphasen (Bedarfsanalyse und Anforderungsdefinition, Konzeption und Low-Fidelity-Prototyping, Implementierung und High-Fidelity-Prototyping und Formative Evaluation) inklusive der jeweils angewandten Methoden und beteiligten Gruppen (Forscherteam, Klinikpersonal, Studierende, Psychotherapeut:innen, VR-Expert:innen). Die Arbeiten fanden im Rahmen von Forschungsprojekten an der OST – Ostschweizer Fachhochschule und der Paris Lodron Universität Salzburg statt. Die Privatklinik Meiringen agierte als zentraler Praxispartner und stellte klinisches Fachwissen zur Verfügung.

**Tab. 23.1** Überblick über die Phasen des Design Cycle (eigene Tabelle)

| Phase | Inhalt (Ziel) | Methodisches Vorgehen | Beteiligte Stakeholder |
|---|---|---|---|
| Phase 1: Bedarfsanalyse und Anforderungsdefinition | Literaturrecherche zu DBT-Fertigkeiten, Definition klinischer Anforderungen | Explorative/narrative Literaturrecherche, halbstrukturierte Experteninterviews | Forschungsteam, Klinikleitung, DBT-Therapeut:innen |
| Phase 2: Konzeption und Low-Fidelity-Prototyping | Ableitung transferierbarer DBT-Elemente (v. a. Achtsamkeit, Emotionsregulation, Mentalisieren) | Workshops, Hackathons, Konzeptreviews (partizipatives Design) | Studierende, Psychotherapeut:innen, VR-Expert:innen |
| Phase 3: Implementierung und High-Fidelity-Prototyping | Erstellung von Szenarien (Storyboards, Mockups), Umsetzung als funktionale VR-Anwendungen | Storyboarding, Szenarientests, agile Entwicklung | Studierende, VR-Expert:innen, Therapeut:innen, Forschungsteam |
| Phase 4: Formative Evaluation der Prototypen | Iterative Bewertung der Prototypen (Usability, Relevanz, Machbarkeit, Nutzererlebnis) | (Siehe Tab. 23.2) | (Siehe Tab. 23.2) |

***Phase 1: Bedarfsanalyse und Anforderungsdefinition*** In dieser initialen Phase wurden klinische Bedürfnisse und technische Anforderungen spezifiziert. Eine systematische Literaturrecherche identifizierte den wissenschaftlichen Kenntnisstand (Rigor Cycle). Parallel dazu wurden halbstrukturierte Experteninterviews ($n=4$ DBT-Therapeut:innen) geführt, um tiefgehende Praxiseinblicke zu gewinnen. Die transkribierten Interviews wurden mittels qualitativer Inhaltsanalyse (Mayring und Fenzl 2019) ausgewertet, um zentrale Anforderungen an die VR-Intervention abzuleiten.

***Phase 2: Konzeption und Low-Fidelity-Prototyping*** Basierend auf den Anforderungen (Phase 1) wurden Ideen in Low-Fidelity-Prototypen (z. B. Skizzen) überführt. Zur schnellen Ideenfindung dienten zwei mehrtägige Hackathons (d. h. intensive, kollaborative Workshops verteilt über mehrere Tage). Interdisziplinäre Teams aus Forschenden, Studierenden (Informatik, Digital Design, Psychologie) und VR-Expert:innen übernahmen die konzeptionelle Leitung (Forschende/Expert:innen) und die technische Umsetzung (Studierende).

***Phase 3: Implementierung und High-Fidelity-Prototyping*** Die vielversprechendsten Konzepte (Phase 2) wurden zu funktionalen High-Fidelity-Prototypen weiterentwickelt. Die Implementierung erfolgte mittels agiler Entwicklungsmethoden in enger Abstimmung mit dem Forscherteam, um eine flexible Anpassung basierend auf kontinuierlichem Feedback zu ermöglichen.

***Phase 4: Formative Evaluation der Prototypen*** Die Evaluation der High-Fidelity-Prototypen (Phase 4) erfolgte formativ, d. h. begleitend zur Entwicklung, um frühzeitig Verbesserungspotenziale zu identifizieren. Tab. 23.2 gibt einen Überblick über die Evaluationsschwerpunkte, die eingesetzten Datenerhebungsmethoden und die zentralen formativen Ergebnisse, die direkt in die nächste Design-Iteration flossen.

Die in Tab. 23.2 aufgeführten Methoden wurden wie folgt angewendet:

- *Usability und Akzeptanz sowie Nutzererlebnis*: Die Benutzerfreundlichkeit wurde mittels Think-Aloud-Tests ($n=3$ Jugendliche, 16–18 Jahre, ohne BPS-Diagnose) evaluiert, bei denen Testpersonen ihre Interaktionen verbalisierten. Dies lieferte direkte Einblicke in Nutzungshürden. Ergänzend wurde die standardisierte System Usability Scale (SUS) (Brooke 1996) bei den Therapeut:innen eingesetzt. Die SUS ist ein standardisiertes, zehnschrittiges Bewertungsinstrument zur Erfassung der wahrgenommenen Benutzerfreundlichkeit technischer Systeme.
- *Inhaltliche Relevanz und therapeutisches Potenzial*: Zur Prüfung der klinischen Validität dienten Fokusgruppen ($n=6$ DBT-Therapeut:innen). Diese moderierten Gruppendiskussionen wurden aufgezeichnet und qualitativ ausgewertet, um vielfältige Perspektiven zu sammeln.
- *Technisches Feedback*: Die technische Umsetzbarkeit und Immersion (Präsenz) wurden durch Einzelinterviews mit zwei externen VR-Expert:innen (Entwickler:in, Forscher:in) als Gutachter:innen beurteilt.

**Tab. 23.2** Evaluationsfokus und formative Ergebnisse (eigene Tabelle)

| Evaluationsfokus | Methode (Datenerhebung) | Zielgruppe | Zentrale formative Ergebnisse (Auszug) |
|---|---|---|---|
| Usability und Akzeptanz | Halbstrukturierte Experteninterviews, System Usability Scale (SUS), Thinking-Aloud-Tests | Therapeut:innen, Jugendliche (ohne BPS) | Hohe Offenheit, vereinzelt Skepsis gegenüber Kontrollverlust und Überstimulation, Notwendigkeit der Usability-Verbesserung |
| Inhaltliche Relevanz | Gruppendiskussion, DBT-Fachreview | Therapeut:innen | Bestätigung für Achtsamkeits- und Emotionsregulationsmodule, kritische Anmerkungen zu Mentalisierungssequenzen |
| Technische Machbarkeit | Expertenfeedback (VR-Entwickler:innen); iterative Tests | VR-Expert:innen | Grundsätzliche Machbarkeit bestätigt, Empfehlungen bzgl. Zugänglichkeit für VR-Neulinge |
| Nutzererlebnis | Unstrukturierte Fokusgruppeninterviews; Thinking-Aloud-Tests | Jugendliche (ohne BPS) | Positive Resonanz auf Immersion und „Spaßfaktor"; Kritik an ablenkenden Elementen (Gamification) |

Die Ergebnisse dieser formativen Evaluationen flossen direkt in die Weiterentwicklung der Prototypen ein und dienten zugleich als Grundlage für die Planung der nachfolgenden klinischen Studie.

Abb. 23.2 zeigt die konkrete Umsetzung des in Abb. 23.1 dargestellten DSRM-Vorgehensmodells. Sie veranschaulicht den Ablauf der vier Entwicklungsphasen im Design Cycle sowie die iterativen Feedbackschleifen zwischen Konzeption, Prototyping und Evaluation.

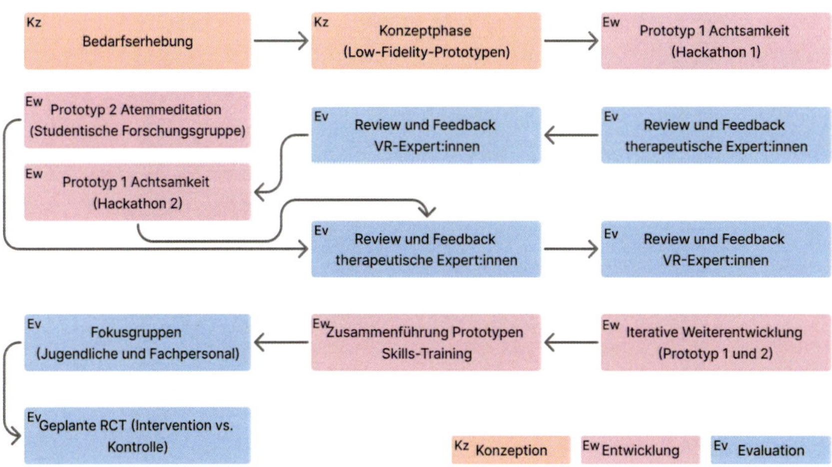


**Abb. 23.2** Flussdiagramm für Studiendesign und Prototypenentwicklung (eigene Abbildung)

### 23.3.3 Konzeptions- und Entwicklungsprozess der VR-Prototypen

Im Rahmen dieser Untersuchungen wurden mehrere VR-Prototypen konzipiert und schrittweise entwickelt, um zentrale Elemente der DBT für Jugendliche mit BPS in ein immersives, nutzerzentriertes Format zu übertragen. Die Entwicklung erfolgte iterativ, praxisnah und interdisziplinär. Der Prozess umfasste Phasen der Konzeption, Prototyping, Evaluation und Optimierung, angelehnt an die DSRM.

***Konzeptionelle Grundlage*** Die Identifikation geeigneter DBT-Elemente und Übungsszenarien basierte auf narrativen Literaturrecherchen zu DBT, VR-Therapie und Biofeedback. Diese Methode wurde gewählt, um aktuelle wissenschaftliche und praxisnahe Erkenntnisse flexibel zusammenzuführen und daraus zentrale Designprinzipien (Realitätsnähe, emotionale Sicherheit, Selbstwirksamkeit) sowie therapeutische Zielsetzungen (Achtsamkeit, Emotionsregulation, Spannungsre-

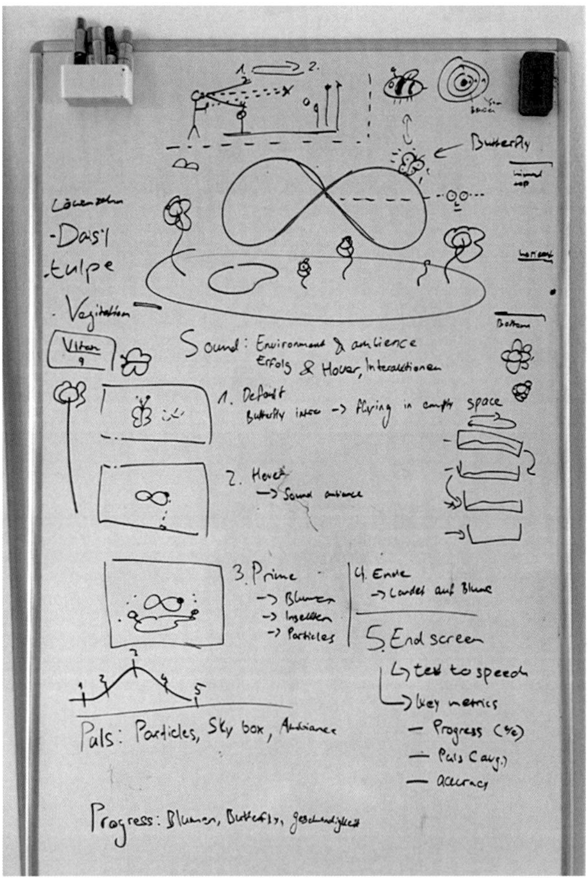


**Abb. 23.3** Konzeptphase Prototyp 1 (eigene Abbildung)

duktion) abzuleiten. Ergänzend wurden in Kurzinterviews mit Fachpersonen aus psychiatrischen Institutionen der Ostschweiz klinische Bedarfe und Anwendungsszenarien validiert.

***Iterativer Entwicklungsprozess*** Die Umsetzung erfolgte in mehreren Iterationen mit zunehmender Komplexität – von Low-Fidelity-Prototypen (Paper-Prototypes, Wireframes, Mockups) bis zu funktionsfähigen High-Fidelity-VR-Prototypen. Zwei Hackathons dienten als Kreativ- und Entwicklungsphasen:

- *28./29.09.2024, Zürich*: 6 Studierende aus den Studiengängen Informatik, Digital Design, Product Design & Management; Ziel: Ideengenerierung und erste interaktive Umsetzungen.
- *26./27.10.2024, Zürich*: selbe Teilnehmende, Verfeinerung und Weiterentwicklung der erfolgversprechendsten Konzepte auf Basis des Feedbacks aus der ersten Runde.

Abb. 23.3 zeigt eine Ideenskizze mit dem Mechanismus von Prototyp 1 (*Achtsamkeit*): Nutzer:innen folgen einem Schmetterling entlang einer liegenden Acht, um rhythmische, körperzentrierte Aufmerksamkeit zu fördern.

Abb. 23.4 und 23.5 illustrieren Biofeedback-Elemente, die physiologische Parameter (z. B. Herzrate) visualisieren und die Selbstregulationsfähigkeit stärken. Die Beschreibung des Prototyps 1 folgt im Abschn. 23.4.1.

***Klinische Kooperation und Evaluation*** Parallel entwickelte eine Studierendengruppe des Masterstudiengangs Wirtschaftsinformatik in Kooperation mit der Psychiatrischen Privatklinik Meiringen über zwei Semester Prototyp 2 (*Entspannung und Emotionsregulation*). Die immersive Umgebung kombiniert geführte Atemmeditation, naturnahe Szenen und akustische Reize zur Aktivierung des Parasym-

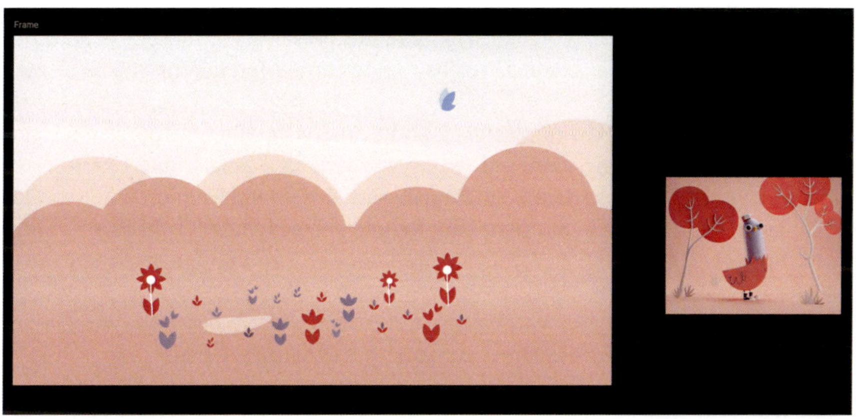


**Abb. 23.4** Iterationen im Screendesign Prototyp 1, Hintergrund und dynamische Elemente (eigene Abbildung)

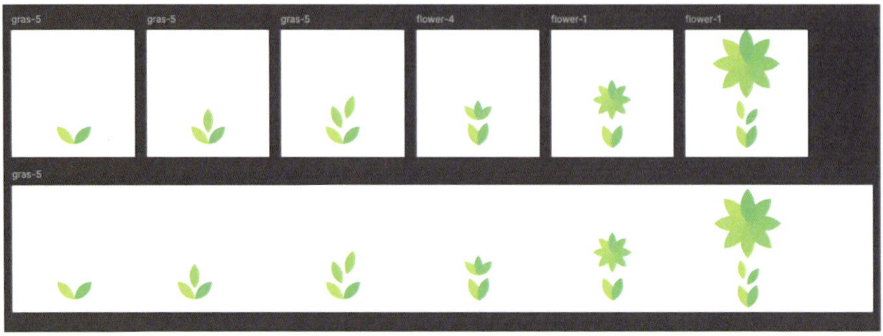


**Abb. 23.5** Iterationen im Screendesign Prototyp 1, Pflanzenwachstum für Biofeedback (eigene Abbildung)

pathikus (d. h. den Körper in einen Zustand der Ruhe zu bringen) und Reduktion von Stresssymptomen. Die Evaluation erfolgte durch therapeutisches Personal der Klinik sowie externe Fachpersonen aus der Ostschweiz mittels semistrukturierter Interviews und der SUS.

***Ergänzende Initiativen*** Ergänzend fanden Rapid-Prototyping-Workshops zur schnellen Ideenfindung von VR-Übungsszenarien statt. Dabei entstanden kleinere Anwendungen zu spezifischen DBT-Fertigkeiten (z. B. *Stresstoleranz/Resilienz*, *Achtsames Wahrnehmen*), die als Testfelder für visuelle Stimuli und Interaktionsmechanismen dienten.

## 23.4 Ergebnisse: VR-Prototypen

Auf Grundlage des beschriebenen Entwicklungsprozesses entstanden mehrere funktionsfähige VR-Prototypen, die unterschiedliche therapeutische Schwerpunkte der DBT adressieren. Die folgenden Abschnitte präsentieren diese Artefakte im Detail, wobei jeweils Zielsetzung, Aufbau und zentrale Interaktionsmechanismen erläutert werden.

Prototyp 1 fokussiert auf Achtsamkeit und Körperwahrnehmung durch eine Biofeedback-gestützte Übung, während Prototyp 2 auf Entspannung und Emotionsregulation mittels geführter Atemmeditation abzielt. Ergänzend werden weitere prototypische Umsetzungen vorgestellt, die im Rahmen begleitender Rapid-Prototyping-Workshops entstanden und als Grundlage für künftige VR-Therapieansätze dienen.

### 23.4.1 Prototyp 1: Achtsamkeitsübung mit Biofeedback

Aufbauend auf den Ergebnissen der Bedarfsanalyse mit DBT-erfahrenem Fachpersonal der Privatklinik Meiringen (PZJE – Psychiatrisches Zentrum für junge Erwachsene) wurde ein interaktives VR-Szenario zur Förderung von Achtsamkeit und Körperwahrnehmung konzipiert. Die Entwicklung erfolgte im Rahmen der im Abschn. 3.4 beschriebenen Hackathon-Iterationen. Ziel war es, die im DBT-Modul *Achtsamkeit* trainierte Fokussierung auf den gegenwärtigen Moment in eine immersive VR-Erfahrung zu übertragen.

Nach einer Bedarfsanalyse mit DBT-erfahrenem Fachpersonal des PZJE wurde ein interaktives VR-Szenario zur Förderung von Achtsamkeit konzipiert. Der Prototyp wurde im ersten Hackathon initial umgesetzt und nach Review durch VR-Expert:innen im zweiten Hackathon technisch und didaktisch verfeinert.

Das Konzept sieht vor, dass Nutzer:innen mit fließenden Handbewegungen einem virtuellen Schmetterling folgen, der sich auf einer vordefinierten Flugbahn bewegt (s. Abb. 23.3). Die Genauigkeit der Bewegung wird in Echtzeit bewertet: zum einen explizit durch einen Score im peripheren Sichtfeld (zur Minimierung kognitiver Ablenkung), zum anderen implizit durch das visuelle Wachstum von Flora innerhalb der Szenerie. Die Integration von Biofeedback erfolgt über Daten von Herzfrequenz (HF) und Herzratenvariabilität (HRV), um eine Rückmeldung über den physiologischen Zustand der Nutzer:innen zu geben. Zwei Sensortypen standen zur Verfügung: ein Brustgurt mit Einkanal-Elektrokardiogramm (EKG) zur HF- und HRV-Erfassung sowie ein Unterarmsensor mit Photoplethysmographie (PPG) zur HF-Erfassung. Letzterer zeigte eine höhere Akzeptanz bei Befragungen und im Anwendungskontext, da keine Entkleidung erforderlich war. Die zur Erfassung von HF und HRV eingesetzten Sensoren wurden kabellos über Bluetooth Low Energy (BLE) an die VR-Anwendung angebunden. So war eine Latenz von unter 100 ms gewährleistet und die Bewegungsfreiheit im virtuellen Raum blieb vollständig erhalten, während gleichzeitig eine zuverlässige Übertragung der physiologischen Daten für das Biofeedback sichergestellt wurde. Getestet wurde mit Sensoren der Marken Polar (Polar H10 und Polar Verity Sense) und Decathlon (Bluethooth HRM Belt).

Die Evaluation dieses Prototyps erfolgte in mehreren iterativen Feedbackschleifen: Studierendengruppen der OST – Ostschweizer Fachhochschule sowie therapeutisches Fachpersonal führten wiederholte Testläufe durch und gaben qualitative Rückmeldungen, die mithilfe einer inhaltlich-thematischen Analyse strukturiert ausgewertet wurden. Ähnliche Aussagen wurden zu übergeordneten Themenbereichen zusammengefasst, um Muster in der Wahrnehmung und Nutzung zu identifizieren. Erste explorative Fokusgruppeninterviews mit Jugendlichen ohne BPS-Diagnose ergänzten die informelle Einschätzung hinsichtlich Akzeptanz, Nutzererlebnis und emotionaler Wirkung. Abb. 23.6 zeigt einen Screenshot des Prototyp 1 mit Informationen zur aktuellen HF, dem Punktescore basierend auf dem akkuraten Verfolgen der Flugbahn des Schmetterlings und der verstrichenen Zeit in der Runde. Der Hintergrund und die Blumen reagieren auf Veränderungen der HF und HRV und ergänzen damit die Biofeedback-Komponenten.

Aktuell wird Prototyp 1 zudem im Rahmen von Studierendenprojekten und Masterarbeiten an der Universität Salzburg weiter evaluiert. Die dortigen Studierenden übernehmen zentrale Rollen in der kontinuierlichen Weiterentwicklung, indem sie in Zusammenarbeit mit dem Entwicklungsteam Optimierungen vorschlagen und neue Funktionen testen. Die bisherigen Ergebnisse belegen das hohe Potenzial der Anwendung für eine niedrigschwellige Integration in DBT-orientierte Settings.

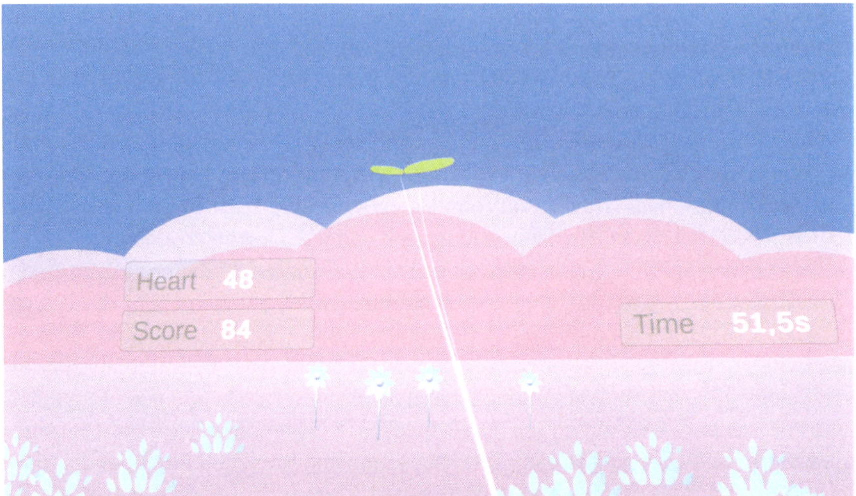


**Abb. 23.6** Prototyp 1 mit Biofeedback-Integration (eigene Abbildung)

### 23.4.2 Prototyp 2: Atemmeditation in naturnaher Umgebung

Aufbauend auf den Erkenntnissen des Konzeptionsprozesses und in Kooperation mit dem PZJE wurde ein VR-Prototyp zur Förderung von Emotionsregulation entwickelt. Die Anwendung greift Elemente des DBT-Moduls *Stresstoleranz und Emotionsregulation* auf und kombiniert sie mit naturbasierten Entspannungsszenarien, um Anspannung und Stressreaktionen zu reduzieren.

Der zweite Prototyp fokussierte auf die Vermittlung einer Atemübung innerhalb einer atmosphärischen, beruhigenden VR-Szenerie (s. Abb. 23.7). Die virtuelle Umgebung integriert Naturmotive (Wald, Wiesen, Wasserfall, Berge) und akustische Elemente (Vogelstimmen, Wasserrauschen), die durch einen ruhigen visuellen Erkundungspfad ergänzt werden. Nutzer:innen orientieren sich entlang eines vorgegebenen Pfads bis zur Entdeckung einer Schatzkiste, die eine geführte Atemmeditation enthält (s. Abb. 23.8). Die Atemübung folgt einem langsamen, rhythmischen Atemmuster (z. B. 4 s Einatmen – 2 s Halten – 6 s Ausatmen), das durch einen visuellen Atempacer in Form einer pulsierenden Sphäre angeleitet wird. Diese rhythmische Atmung zielt auf eine Aktivierung des Parasympathikus ab, wodurch physiologische Stressreaktionen reduziert und vegetative Symptome (z. B. Herzfrequenz, Muskelanspannung) beruhigt werden.

Im Kontext des Fertigkeiten-Trainings bei BPS unterstützt die Übung die Selbstwahrnehmung und Emotionsregulation: Patient:innen lernen, in emotional belastenden Momenten über bewusste Atemkontrolle Anspannung abzubauen und den Fokus auf körperliche Empfindungen zu richten. Durch die immersive VR-Umgebung werden Ablenkungen reduziert, was die Konzentration auf den eigenen Atem erleichtert, und eine stärkere Körperzentrierung ermöglicht. Ziel ist es, den Aufmerksamkeitsfokus von der äußeren Wahrnehmung schrittweise zur inneren

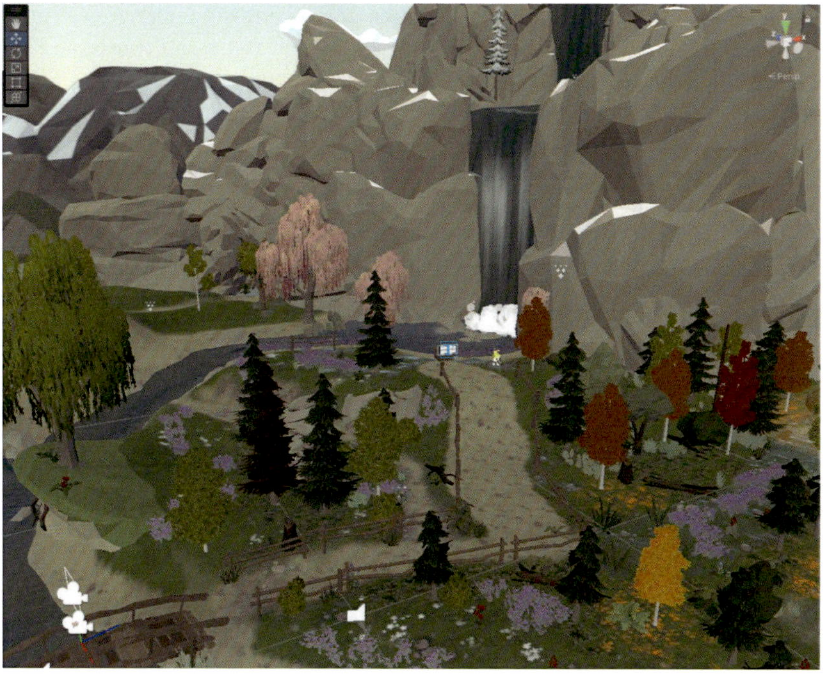

**Abb. 23.7** Überblick über die Szenerie aus Prototyp 2 (eigene Abbildung)

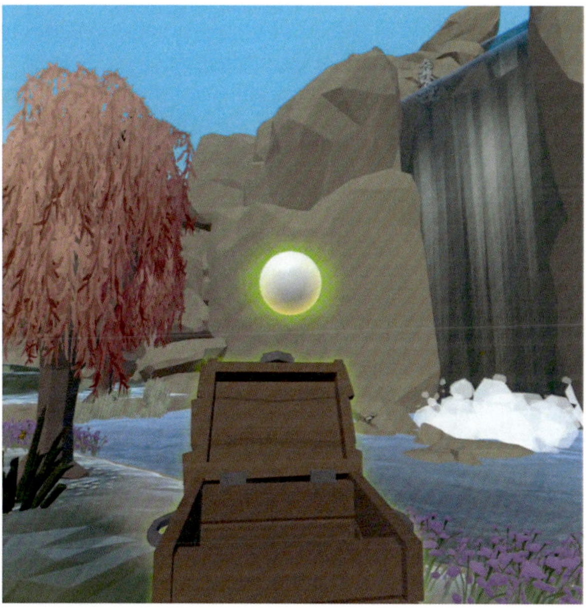

**Abb. 23.8** Atemmeditation aus Prototyp 2 mit visuellem Atempacer zur Aktivierung des Parasympathikus (eigene Abbildung)

Selbstwahrnehmung und Emotionsregulation zu lenken. Ein integrierter visueller Atempacer in Form einer pulsierenden Sphäre unterstützt diesen Prozess.

Zur Evaluation dieses Prototyps wurden semistrukturierte Interviews mit Therapeut:innen der psychiatrischen Klinik sowie mit VR-Expert:innen durchgeführt. Zusätzlich wurde die SUS in zwei Iterationen erhoben. Die Ergebnisse beider Erhebungsformen wurden systematisch analysiert und in die Weiterentwicklung integriert. Besonders hervorgehobene Stärken lagen in der beruhigenden Wirkung der Umgebung und der intuitiven Nutzerführung. Identifizierte Schwächen betrafen vor allem das Onboarding (insbesondere die Formulierung des therapeutischen Ziels), das Interaktionsdesign beim Öffnen der Schatztruhe sowie technische Aspekte wie auftretende Bewegungsübelkeit (Motion Sickness) aufgrund fehlender Teleportation.

Zur Reduktion von Bewegungsübelkeit wurden evidenzbasierte Maßnahmen implementiert, die sich an den in der Literatur beschriebenen Wirkprinzipien orientieren (Fernandes und Feiner 2016; Boletsis und Cedergren 2019):

- *Teleport-Funktion*: Anstelle einer kontinuierlichen Fortbewegung wird der:die Nutzer:in durch Point-und-Click an die gewünschte Position *versetzt*. So entfallen störende visuelle Bewegungsparallaxen, die oft zu Übelkeit führen.
- *Snap-Turns*: Drehbewegungen erfolgen nicht fließend, sondern in festen, kleinen Winkelschritten (z. B. 30° pro Klick). Dadurch minimiert sich das Unwohlsein, das durch langsam rotierende Kameraperspektiven ausgelöst wird.
- *Vignettierung*: Während der Bewegung werden die Bildränder abgedunkelt, wodurch das periphere Sichtfeld eingeschränkt wird. Dieser Abblendeffekt reduziert die Wahrnehmung von optischem Flimmern und sorgt für einen stabileren Eindruck, ohne die zentrale Sicht zu beeinträchtigen.
- *Framerate-Management*: Durch Optimierung von Grafikeinstellungen und Level-Streaming wurde sichergestellt, dass die Bildwiederholrate konstant über 90 Bilder pro Sekunde (Frames Per Second, FPS) verbleibt. Eine hohe und stabile Framerate ist essenziell, um Latenzen zu vermeiden und das Risiko für Bewegungsübelkeit zu verringern.

Mit diesen technischen Anpassungen ließ sich das Wohlbefinden der Nutzer:innen erheblich steigern, wodurch die Nutzung des VR-Prototyps auch für sensible Proband:innen besser verträglich wurde.

### 23.4.3 Weitere Prototypen

Parallel zu den beiden Hackathons wurden in kompakten Workshops mit kleinen Gruppen aus VR-Expert:innen weitere Prototypen entwickelt, um die künftige Test-Suite auf DBT-Kernfertigkeiten auszudehnen (Achtsamkeit, Fokussierung, Emotionsregulation). Die Ideen basierten auf konsolidierten Inputs des Klinikpersonals zu bestehenden Fertigkeiten-Trainings und wurden in interdisziplinären Workshops von VR-Spezialist:innen und Psycholog:innen zunächst auf technische Machbarkeit und therapeutisches Potenzial geprüft. Anschließend entstanden im Rapid-Prototyping funktionale VR-Apps, die aufgrund von zumeist besserer Benutzerfreundlichkeit (Usability) auf Handtracking setzten, um die Bedienung durch natürliche Gesten zu ermöglichen und das Erlernen von Controllern zu umgehen (Voigt-Antons et al. 2020; Mitre-Ortiz et al. 2023).

Zu den in diesen Sessions entwickelten Varianten gehören unter anderem eine Balancing-Übung, bei der eine tellerförmige Plattform per Hand stabilisiert werden muss, während gleichzeitig ein Ball mittig positioniert wird (s. Abb. 23.9). Die Herausforderung besteht darin, die Balance so präzise zu steuern, dass der Ball nicht über den Rand rollt – eine Übung, die Feinmotorik, Aufmerksamkeitsfokussierung und ruhige Bewegungssteuerung trainiert.

Eine weitere Umsetzung ist die Wegfindungs-Übung, bei der ein halbtransparenter Torus (*Donut*) einen Ball enthält, den die Nutzer:innen mit der Hand oder dem Controller entlang eines kreisförmigen Pfades bewegen müssen, ohne die Innenfläche des Torus zu berühren (s. Abb. 23.10). Diese Übung fördert Hand-Augen-Koordination, anhaltende Konzentration und ein Feingefühl für kontrollierte Bewegungsabläufe.

Beide Übungen sind keine reinen *Geschicklichkeitsspiele*, sondern transportieren auf spielerische Weise essenzielle DBT-Fertigkeiten. Sie adressieren Achtsamkeit, Emotionsregulation, Stresstoleranz, Selbstwirksamkeit und mentale Selbstkontrolle – Kompetenzen, die bei Jugendlichen mit BPS besonders gestärkt werden müssen. Durch die VR-Umsetzung wird dabei der Transfer in realitätsnahe Übungssi-

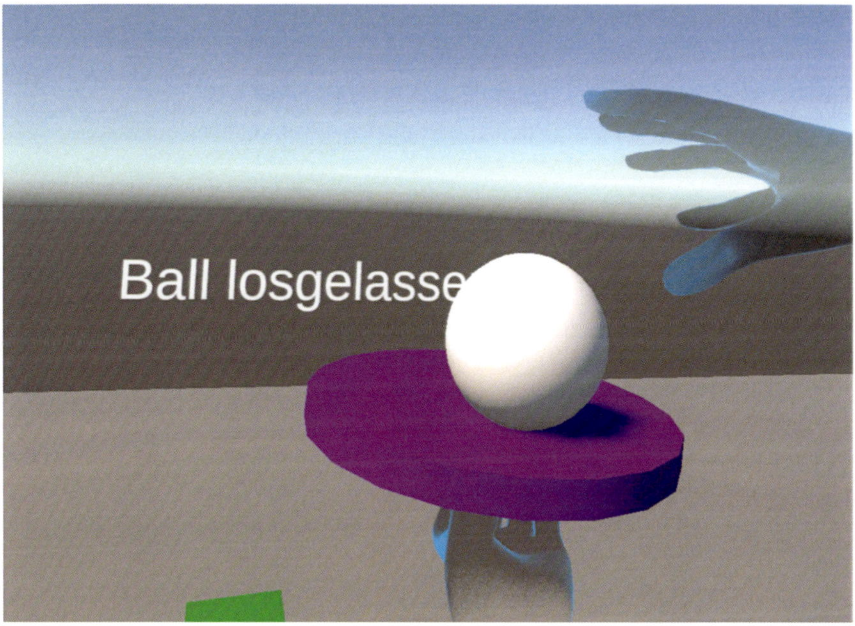


**Abb. 23.9** Balancing-Prototyp mit Handtracking (eigene Abbildung)

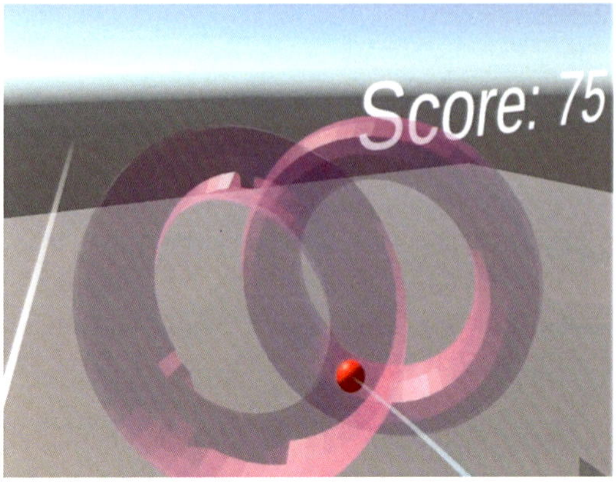


**Abb. 23.10** Wegfindungs-Prototyp mit Torus (eigene Abbildung)

tuationen erleichtert und die Motivation, sich auf die therapeutischen Inhalte einzulassen, spürbar erhöht. Gamification-Elemente wie Punktestände, Fortschrittsbalken und Belohnungsmechaniken steigern die Akzeptanz der VR-Übungen und fördern durch sichtbare Erfolgserlebnisse die Therapieadhärenz, indem sie Nutzer:innen motivieren, kontinuierlich am eigenen Fortschritt zu arbeiten (Fleming et al. 2017).

Die Expert:innen bewerteten alle entworfenen Varianten hinsichtlich ihrer Eignung für das Fertigkeiten-Training und identifizierten jene Prototypen mit dem größten Potenzial für Motivation und therapeutische Wirksamkeit. Diese ausgewählten Übungen werden im nächsten Schritt zu einem modularen VR-Skill-Set zusammengeführt. Eine formale Evaluation steht noch aus; sie wird eine Kombination aus SUS sowie qualitativen Interviews mit Jugendlichen (mit und ohne BPS) und Therapeut:innen umfassen. Auf Basis dieser Ergebnisse werden die Prototypen final verfeinert und in die geplante randomisiert-kontrollierten Studie (Randomized Controlled Trial, RCT) mit Interventions- und Kontrollgruppe übernommen.

## 23.5 Evaluation: Setup und vorläufige Ergebnisse

Ziel der Evaluation war es, die technische Machbarkeit, Benutzerfreundlichkeit und wahrgenommene therapeutische Relevanz der entwickelten VR-Prototypen in einem frühen Entwicklungsstadium zu untersuchen.

Da sich die Prototypen in Aufbau und Interaktionsgrad deutlich unterscheiden, erfolgte die Datenerhebung in zwei unterschiedlichen Evaluationssträngen:

(1) Eine quantitative Anforderungsbewertung für Prototyp 1 und
(2) eine qualitativ-explorative Evaluation für Prototyp 2, einschließlich Usability-Messung mittels SUS.

Weitere, ergänzende Prototypen wurden bislang nur explorativ in der Entwicklungsphase getestet.

**Tab. 23.3** Zuordnung und Informationen zu den befragten Expert:innen (eigene Tabelle)

| Kürzel | Beruf/Rolle | Institution/Kontext |
|---|---|---|
| A | Diplom-Psychologe, Familientherapeut | Kantonale Gesundheitsförderung und Beratung |
| B | Diplom-Psychologin, Beraterin | Kantonale Gesundheitsförderung und Beratung |
| C | Leitende Psychologin, Dozentin für Psychologie | Psychiatrische Privatklinik, Fachhochschule |
| D | Leiter Psychosoziale Beratung und Intervention | Psychosozialer Dienst |
| E | Sozialarbeiter | Psychiatrie |
| F | Stationsleiter psychiatrische Jugendstation | Universitäre Psychiatrische Dienste |

### 23.5.1 Stichprobe und Auswahl der Expert:innen

Die Teilnehmenden der Evaluation wurden gezielt aus dem klinischen und akademischen Netzwerk der Projektpartner rekrutiert.

Die Bewertung der technischen Anforderungen (Prototyp 1) erfolgte durch fünf Therapeut:innen ($n = 5$), die über die Privatklinik Meiringen und die Paris Lodron Universität Salzburg kontaktiert wurden. Die Teilnahme war freiwillig und erfolgte aus einem vorab informierten Pool.

Die Experteninterviews zu Prototyp 2 wurden mit sechs Fachpersonen (A–F) aus der Ostschweiz durchgeführt, die aus einem erweiterten Pool von 26 Personen ausgewählt wurden. Alle Befragten verfügten über eine höhere Ausbildung im psychotherapeutischen Bereich und arbeiteten zum Zeitpunkt der Erhebung mit Jugendlichen mit BPS-Symptomatik oder hatten damit Berufserfahrung.

Zudem besaßen alle Teilnehmenden zumindest Grundkenntnisse oder eigene Erfahrungen mit VR-Technologien. Tab. 23.3 listet die sechs Expert:innen mit Kürzel und beruflichem Kontext.

### 23.5.2 Bewertung technischer Anforderungen (Prototyp 1)

Zur Erfassung zentraler Entwicklungsanforderungen wurden die vier Dimensionen *Softwareaspekte*, *Benutzerfreundlichkeit*, *technische Infrastruktur* und *Sicherheitsaspekte* erfasst. Diese Kategorien resultierten aus einem Brainstorming- und Priorisierungsworkshop mit Therapeut:innen der Privatklinik Meiringen und spiegeln klinisch relevante Aspekte einer VR-Implementierung wider. Jede Dimension wurde auf einer fünfstufigen Likert-Skala von 1 („nicht wichtig") bis 5 („sehr wichtig") bewertet. Die Entscheidung für eine fünfstufige Skala beruhte auf ihrer Übersichtlichkeit und der geringen Stichprobengröße, wodurch eine differenzierte, aber handhabbare Einschätzung ermöglicht wurde.

Die Ergebnisse ($n = 5$) zeigten eine deutliche Priorisierung der Benutzerfreundlichkeit ($M = 4{,}80$, $SD = 0{,}45$) und der technischen Infrastruktur ($M = 4{,}40$, $SD = 0{,}55$), gefolgt von Sicherheitsaspekten ($M = 4{,}20$, $SD = 0{,}84$) und Software-

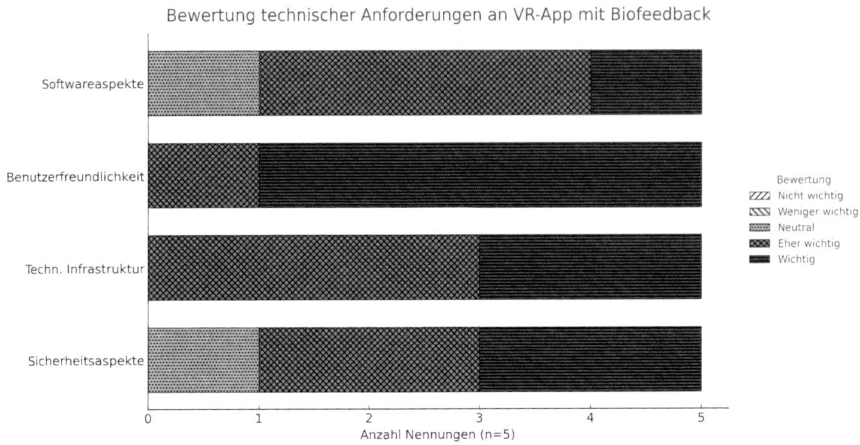


**Abb. 23.11** Bewertung technischer Anforderungen an VR-App mit Biofeedback (eigene Abbildung)

aspekten (M = 4,00, SD = 0,71). Abb. 23.11 zeigt die Häufigkeitsverteilung der Bewertungen. Etwa 80 % der Teilnehmenden stuften die Benutzerfreundlichkeit als „wichtig“ oder „sehr wichtig“ ein. Damit wird die Relevanz einer stabilen, intuitiven und kliniknahen Bedienbarkeit deutlich, während Sicherheits- und Softwarefragen ebenfalls als hoch, aber weniger homogen bewertet wurden.

### 23.5.3 Qualitative Evaluation (Prototyp 2)

Zur Einschätzung der klinischen Relevanz, Einsatzmöglichkeiten und Weiterentwicklungspotenziale von Prototyp 2 wurden sechs halbstrukturierte Experteninterviews geführt.

Die Analyse erfolgte themenzentriert entlang der Forschungsfragen und mittels qualitativer Inhaltsanalyse.

***Sinnhaftigkeit und Potenzial*** Fünf der sechs Expert:innen bewerteten den Einsatz von VR-Achtsamkeitsübungen grundsätzlich positiv. Hervorgehoben wurden die Fokussierung, Immersion und Motivationssteigerung durch multisensorische Erlebnisse. Gleichzeitig wurde betont, dass VR keine „Flucht“ aus der Realität fördern dürfe, sondern therapeutisch klar eingebettet werden müsse (C, D, E).

***Stärken und Akzeptanz*** Die Kombination aus Naturszene und Atemübung wurde als beruhigend, nachvollziehbar und besonders geeignet für Jugendliche beschrieben (B, E, F). Mehrere Befragte sahen darin ein niedrigschwelliges Einstiegsformat, das Hemmschwellen für Achtsamkeitspraxis senke (A, C). „*Alles, was hilft, [...] ist sinnvoll.*“ (A)

***Verbesserungspotenziale*** Kritisch angemerkt wurde der Mangel an Individualisierung (z. B. Auswahl der Umgebung oder Übungsvarianten) sowie der fehlende Transfer in den Alltag (A, C, D, E). „*Der Transfer ins Real Life ist nicht immer gegeben*" (A). „*Wie mache ich ohne VR-Brille meine Achtsamkeitsübung?*" (D). Empfohlen wurden adaptive Schwierigkeitsgrade, Gamification-Elemente und eine stärkere therapeutische Begleitung (D, E, F). „*Mit VR kann man in seine eigene Welt abdriften*" (D).

***Nutzungsbereitschaft*** Drei Expert:innen befürworteten eine Integration in die Therapie (B, D, F), zwei sahen den Einsatz primär im Selbsttraining (C, E), eine Person äußerte Vorbehalte (A). Als Bedingungen für den Einsatz wurden eine einfache Handhabung, niedrige Kosten und eine klare Einbettung in bestehende DBT-Settings genannt (A, F).

***Gesamtbewertung*** VR wurde als kontrollierbare, sichere Lernumgebung angesehen, die fokussierte Aufmerksamkeit und Emotionsregulation fördern kann, zugleich aber Anforderungen an Supervision, Notfallprotokolle und Patientensensibilität stellt.

### 23.5.4 Usability-Bewertung (Prototyp 2)

Nach der ersten Entwicklungsphase und Integration des Expertenfeedbacks wurde die Benutzerfreundlichkeit mithilfe der SUS erhoben. An der ersten Erhebung nahmen sieben Personen ($n = 7$) aus einem Pool von VR-Expert:innen und Therapeut:innen teil. Sie bewerteten die Anwendung mit einem Mittelwert von M = 76,43 (SD = 10,39), was dem Prädikat *Good* entspricht. Nach weiteren Optimierungen im Onboarding und Interaktionsdesign wurde eine zweite Befragung mit drei verbliebenen Expert:innen ($n = 3$) durchgeführt, die einen Mittelwert von M = 85,00 (SD = 5,00) und damit das Prädikat *Excellent* ergab. Abb. 23.12 zeigt die Verteilung der SUS-Scores. Aufgrund der kleinen Stichprobe sind die Ergebnisse als explorativ zu interpretieren, bestätigen jedoch die hohe Usability-Akzeptanz insbesondere nach Design-Optimierungen.

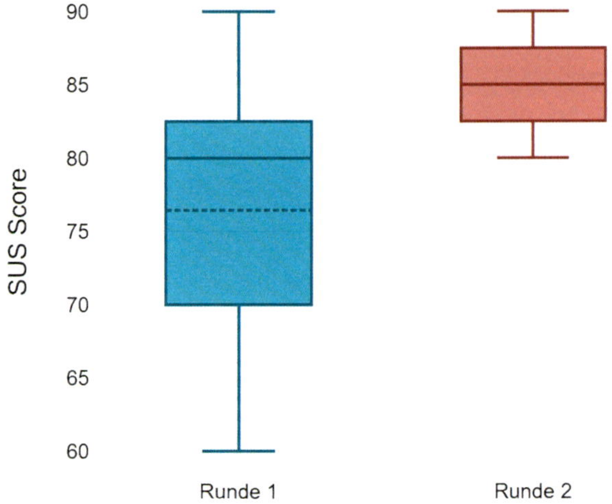


**Abb. 23.12** Boxplot für Ergebnisse der Benutzerfreundlichkeits-Evaluation (eigene Abbildung)

### 23.5.5 Weitere Prototypen (explorative Tests)

Die in Rapid-Prototyping-Workshops entstandenen zusätzlichen VR-Konzepte wurden bislang nicht formell evaluiert. Sie dienten zur Erprobung einzelner Interaktions- und Bedienungskonzepte (z. B. Hand-Tracking-Genauigkeit, Navigation, Reaktionsverzögerung). Diese Explorationsphasen erfolgten in enger Abstimmung zwischen VR-Expert:innen und Klinikpersonal und bildeten die Grundlage für spätere technische Verbesserungen.

### 23.5.6 Zusammenfassung der Evaluationsergebnisse

Die Ergebnisse der Evaluation weisen auf eine hohe Akzeptanz und eine positive Einschätzung der therapeutischen Relevanz der VR-basierten Interventionen im DBT-Kontext hin. Die Priorisierung von Benutzerfreundlichkeit und technischer Stabilität unterstreicht die Bedeutung anwenderfreundlicher, robuster Systeme für den klinischen Einsatz. Die qualitative Analyse verdeutlicht das Potenzial von VR-Umgebungen, Achtsamkeit und Emotionsregulation durch immersive Erfahrungen zu unterstützen, erfordert aber eine klare therapeutische Rahmung und adaptive Elemente, um Individualisierung und Transfer in den Alltag zu sichern. Die bisherigen Befunde liefern damit eine belastbare Grundlage für die geplante randomisiert-kontrollierte Wirksamkeitsstudie.

## 23.6 Diskussion

Die Ergebnisse der vorliegenden Untersuchung zeigen, dass sich die im Rahmen der DBT bewährten Methoden grundsätzlich erfolgreich in immersive VR-Umgebungen übertragen lassen (*FF 1*). Sowohl Prototyp 1 (Achtsamkeitsübung mit Biofeedback) als auch Prototyp 2 (Atemmeditation in einer Naturszene) wurden von Therapeut:innen als therapeutisch sinnvoll und methodisch anschlussfähig an die DBT-Module *Achtsamkeit*, *Stresstoleranz* und *Emotionsregulation* eingeschätzt. Durch die Echtzeit-Rückmeldung physiologischer Parameter sowie das immersive, multisensorische Setting werden zentrale Lernziele der DBT – Aufmerksamkeitslenkung, Selbstwahrnehmung und Emotionsregulation – erlebbar und damit leichter trainierbar.

Hinsichtlich der Akzeptanz (*FF 2*) deuten erste explorative Rückmeldungen sowohl von Jugendlichen ohne BPS-Diagnose als auch von Fachpersonen auf eine positive Grundhaltung gegenüber VR-basierten Übungen hin. Jugendliche beschrieben die Anwendungen als motivierend, beruhigend und leicht verständlich, während Therapeut:innen das Potenzial zur Steigerung der Trainingsmotivation hervorhoben. Gleichwohl wird betont, dass eine altersgerechte, intuitive Gestaltung und klare therapeutische Einbettung entscheidend für die Akzeptanz und Nachhaltigkeit sind.

Das therapeutische Personal bewertete den Ansatz insgesamt offen und interessiert (*FF 3*). Vorbehalte bezogen sich vor allem auf technische Stabilität, potenzielle Motion-Sickness-Effekte sowie den anfänglichen Schulungsaufwand. Gleichzeitig wurde die Entlastung durch standardisierte, reproduzierbare Trainingsszenarien hervorgehoben. Somit kann VR als Ergänzung, nicht als Ersatz, der therapeutischen Beziehung verstanden werden – mit Potenzial, einzelne Übungsphasen zu strukturieren und Therapieressourcen gezielter einzusetzen.

Bezüglich der Erreichung klinischer Ziele (*FF 4*) zeigen die qualitativen Befunde, dass VR-Interventionen die Fokussierung und emotionale Selbstregulation fördern können. Insbesondere die Kombination aus sensorischer Rückmeldung und geführter Achtsamkeitsübung wurde als wirksam eingeschätzt, um die Wahrnehmung körperlicher Zustände zu verbessern – ein zentrales Ziel in der Behandlung von BPS. Empirische Belege aus einer Patientenstichprobe liegen allerdings noch nicht vor, weshalb diese Befunde als hypothesengenerierend zu verstehen sind.

Ob die Wirksamkeit herkömmlicher DBT-Interventionen durch VR erhalten oder gar verbessert werden kann (*FF 5*), lässt sich zum jetzigen Zeitpunkt nicht abschließend beurteilen. Die bisherigen Evaluationen deuten darauf hin, dass VR die Motivation und Selbstwirksamkeitserfahrung steigern könnte, indem sie Lerninhalte anschaulicher und emotional zugänglicher vermittelt. Eine direkte Wirksamkeitsprüfung im Vergleich zu klassischen DBT-Trainings bleibt jedoch Gegenstand zukünftiger Studien.

In Bezug auf die praktische Relevanz ist zu betonen, dass VR-basierte Interventionen einen Beitrag zur Entlastung überlasteter klinischer Strukturen leisten können. Durch standardisierte Module lassen sich bestimmte Therapieelemente, etwa Entspannungs- oder Achtsamkeitstrainings, teilautomatisiert durchführen und außerhalb regulärer Sitzungen fortsetzen. Dies kann den hohen Betreuungsdruck in der Jugendpsychiatrie verringern und die Kontinuität der Behandlung zwischen ambulanten und stationären Phasen verbessern. Zugleich ist darauf hinzuweisen, dass der initiale technische und personelle Aufwand (Einrichtung, Schulung, Support) den kurzfristigen Nutzen teilweise kompensieren kann. Die tatsächliche Entlastungswirkung muss daher in künftigen Implementationsstudien empirisch überprüft werden.

Die Evaluation basiert überwiegend auf Rückmeldungen von Therapeut:innen und VR-Expert:innen; eine systematische Untersuchung mit Jugendlichen mit diagnostizierter BPS wurde noch nicht durchgeführt. Damit lassen sich gegenwärtig keine Aussagen über klinische Wirksamkeit, emotionale Reaktionen oder potenzielle Risiken (z. B. Überstimulation) treffen. Die kleinen Stichproben und der explorative Charakter der Datenerhebung schränken die Generalisierbarkeit ein. Ferner erfolgte keine standardisierte Messung physiologischer oder psychometrischer Parameter, wodurch Effekte nur indirekt erschließbar sind. Diese Punkte werden im geplanten Studiendesign (RCT) gezielt adressiert.

## 23.7 Fazit und Ausblick

Die Studie belegt, dass interdisziplinär entwickelte, VR-basierte DBT-Prototypen einen innovativen Beitrag zur Weiterentwicklung psychotherapeutischer Interventionen leisten können. Die eigentliche Innovation besteht in der systematischen Modulation von DBT-Fertigkeiten innerhalb einer immersiven, interaktiven Umgebung:

(1) Die therapeutischen Prinzipien der DBT werden digital transformiert, ohne ihren klinischen Kern zu verlieren.
(2) Biofeedback und VR-Interaktion ermöglichen ein unmittelbares, körperlich erfahrbares Training von Achtsamkeit und Emotionsregulation.
(3) Das modulare Design erlaubt perspektivisch eine adaptive, personalisierte Förderung einzelner Fertigkeiten.

Damit adressiert die vorgestellte Lösung ein zentrales Versorgungsproblem der Jugendpsychiatrie in der DACH-Region: den Mangel an zeit- und ortsunabhängigen, evidenzbasierten Therapieangeboten für Jugendliche mit BPS-Symptomatik. VR-basierte Trainingsmodule können, in Ergänzung zu herkömmlichen DBT-Settings, Wartezeiten überbrücken, Übungsphasen standardisieren und die Therapieadhärenz fördern. Durch telemedizinische Anbindung könnten sie perspektivisch auch ländliche Regionen in Deutschland, Österreich und der Schweiz erreichen und damit zur Reduktion regionaler Versorgungsunterschiede beitragen.

Aufbauend auf den vorliegenden Ergebnissen wird die Weiterentwicklung der Prototypen künftig partizipativ erfolgen. Neben therapeutischem Fachpersonal sollen Jugendliche mit und ohne BPS systematisch in den Designprozess einbezogen werden. Fokusgruppen dienen dabei als zentrales Instrument, um Bedürfnisse, Akzeptanzfaktoren und wahrgenommene Barrieren zu erfassen und altersgerechte Designentscheidungen abzuleiten.

Langfristig ist geplant, die bestehenden Prototypen zu einem modularen Set an VR-basierten DBT-Fertigkeiten-Trainings auszubauen und deren Wirksamkeit im Rahmen einer RCT in Kooperation mit der Privatklinik Meiringen zu evaluieren. Das Studiendesign kombiniert qualitative und quantitative Methoden zur Erfassung von Akzeptanz, Nutzbarkeit, Emotionsregulation und Achtsamkeit.

Weitere Forschungsschwerpunkte liegen auf der Individualisierung und Adaptivität der VR-Module, etwa durch Systeme, die in Echtzeit den Schwierigkeitsgrad oder die Stimulusintensität an physiologische Stressindikatoren anpassen. Parallel werden AR- und MR-Ansätze in den Vergleich einbezogen, um den Transfer therapeutischer Fertigkeiten in reale Alltagssituationen zu verbessern.

Schließlich ist eine umfassende Implementations- und Ethikforschung erforderlich, um Aspekte wie Wirtschaftlichkeit, Schulungsbedarf, Datenschutz und Notfallprotokolle zu klären. Ziel ist eine nachhaltige Integration der Technologie in den klinischen Alltag der DACH-Region.

Langfristig sollen Follow-up-Studien über mehrere Monate Aufschluss darüber geben, inwieweit VR-gestützte Fertigkeiten-Trainings nachhaltige Verbesserungen in Emotionsregulation, Achtsamkeit und Therapieadhärenz bewirken und so einen evidenzbasierten Beitrag zur modernen Jugendpsychiatrie leisten.

**Danksagung** Die Autor:innen danken den Teilnehmenden der beiden Hackathons in Zürich unter der Leitung und Organisation von Unicorn Labs für ihre engagierte Mitwirkung und kreativen Beiträge zur Entwicklung von *Prototyp 1*. Ein besonderer Dank gilt den Studierenden Jonas Bucher, Beda Diggelmann, Nathalie Kern und Maria Näf für ihre wertvolle Mitarbeit bei der Konzeption und Umsetzung von *Prototyp 2* sowie ihren Beiträgen zur Evaluation. Ebenso danken wir den Studierenden der Paris Lodron Universität Salzburg für ihre Unterstützung bei der Evaluation der Prototypen und ihre konstruktiven Rückmeldungen, die zur Weiterentwicklung des Projekts beigetragen haben.

**Hinweis** Bei der Überarbeitung dieses Artikels kam punktuell ChatGPT zum Einsatz, um die sprachliche Qualität zu optimieren.

## Literatur

American Psychiatric Association (o. J.) DSM-5-TR: Diagnostic and statistical manual of mental disorders, 5. Aufl. APA Publishing (https://www.psychiatry.org/psychiatrists/practice/dsm Zugegriffen: 04.02.2026)

Antonovics E, Boitsios G, Saliba T (2024) Use of virtual reality in children in a broad range of medical settings: A systematic narrative review of recent meta-analyses. Clin Exp Pediatr 67(6):274–282. https://doi.org/10.3345/cep.2023.00388

Arntz A, Van Genderen H (2020) Schema therapy for borderline personality disorder. Wiley

Baghaei N, Chitale V, Hlasnik A, Stemmet L, Liang H-N, Porter R (2021) Virtual reality for supporting the treatment of depression and anxiety: scoping review. JMIR Ment Health 8(9):e29681. https://doi.org/10.2196/29681

Bateman A, Fonagy P (2004) Psychotherapy for borderline personality disorder: Mentalization-based treatment. Oxford University Press

Bellino S, Bozzatello P (2022) Editorial: Borderline Personality Disorders in Adolescents: Clinical Challenges and Recent Advances. Front Psychiatry. https://doi.org/10.3389/fpsyt.2022.854833

Bevington D, Fuggle P, Fonag YP, Target M, Asen E (2013) Innovations in Practice: Adolescent Mentalization-Based Integrative Therapy (AMBIT) – a new integrated approach to working with the most hard to reach adolescents with severe complex mental health needs. Child Adoles Ment Health 18(1):46–51. https://doi.org/10.1111/j.1475-3588.2012.00666.x

BFH (2023) Wie steht es um die psychische Gesundheit in der Schweiz? Berner Fachhochschule (BFH). News + Storys. https://www.bfh.ch/de/aktuell/storys/mental-health-in-der-schweiz (Erstellt: 30. Nov. 2023). Zugegriffen: 7. Juni 2025

Biskin RS (2015) The Lifetime Course of Borderline Personality Disorder. Can J Psychiatry 60(7):303–308. https://doi.org/10.1177/070674371506000702

Boletsis C, Cedergren JE (2019) VR Locomotion in the New Era of Virtual Reality: An Empirical Comparison of Prevalent Techniques. Adv Human-computer Interact 2019(1):7420781. https://doi.org/10.1155/2019/7420781

Brooke J (1996) SUS: A "Quick and Dirty" Usability Scale. In: Usability evaluation in industry. CRC Press,

Carl E, Stein AT, Levihn-Coon A, Pogue JR, Rothbaum B, Emmelkamp P, Asmundson GJG, Carlbring P, Powers MB (2019) Virtual reality exposure therapy for anxiety and related disorders: A meta-analysis of randomized controlled trials. J Anxiety Disord 61:27–36. https://doi.org/10.1016/j.janxdis.2018.08.003

Cebolla A, Herrero R, Ventura S, Miragall M, Bellosta-Batalla M, Llorens R, Baños RM (2019) Putting Oneself in the Body of Others: A Pilot Study on the Efficacy of an Embodied Virtual Reality System to Generate Self-Compassion. Front Psychol 10:1521. https://doi.org/10.3389/fpsyg.2019.01521

Chanen AM, Sharp C, Nicol K, Kaess M (2022) Early Intervention for Personality Disorder. FOC 20(4):402–408. https://doi.org/10.1176/appi.focus.20220062

Chapman AL (2006) Dialectical Behavior Therapy. Psychiatry 3(9):62–68

Cipresso P, Giglioli IAC, Raya MA, Riva G (2018) The past, present, and future of virtual and augmented reality research: a network and cluster analysis of the literature. Front Psychol. https://doi.org/10.3389/fpsyg.2018.02086

DAK Gesundheit (2023) Psychische Erkrankungen bei Jugendlichen bleiben auf hohem Niveau. https://www.dak.de/presse/bundesthemen/kinder-jugendgesundheit/psychische-erkrankungen-bei-jugendlichen-bleiben-auf-hohem-niveau_54000 (Erstellt: 14. Nov. 2023). Zugegriffen: 19. Aug. 2025

Destatis (2024) Psychische Erkrankungen waren 2022 die Ursache für 19 % der Krankenhausbehandlungen von 10- bis 17-Jährigen. Zahl der Woche Nr. 32 vom 6. August 2024. https://www.destatis.de/DE/Presse/Pressemitteilungen/Zahl-der-Woche/2024/PD24_32_p002.html (Erstellt: 6. Aug. 2024). Zugegriffen: 19. Aug. 2025

Felnhofer A, Pfannerstill F, Gänsler L, Kothgassner OD, Humer E, Büttner J, Probst T (2025) Barriers to adopting therapeutic virtual reality: The perspective of clinical psychologists and psychotherapists. Front Psychiatry. https://doi.org/10.3389/fpsyt.2025.1549090

Fernandes AS, Feiner SK (2016) Combating VR sickness through subtle dynamic field-of-view modification. 2016 IEEE Symposium on 3D User Interfaces (3DUI), S 201–210. https://doi.org/10.1109/3DUI.2016.7460053

Fleischhaker C, Böhme R, Sixt B, Brück C, Schneider C, Schulz E (2011) Dialectical Behavioral Therapy for Adolescents (DBT-A): A clinical Trial for Patients with suicidal and self-injurious Behavior and Borderline Symptoms with a one-year Follow-up. Child Adolesc Psychiatry Ment Health 5:3. https://doi.org/10.1186/1753-2000-5-3

Fleming TM, Bavin L, Stasiak K, Hermansson-Webb E, Merry SN, Cheek C, Lucassen M, Lau HM, Pollmuller B, Hetrick S (2017) Serious games and Gamification for mental health: current status and promising directions. Front Psychiatry. https://doi.org/10.3389/fpsyt.2016.00215

Fodor LA, Coteţ CD, Cuijpers P, Szamoskozi SDD, Criste IA (2018) The effectiveness of virtual reality based interventions for symptoms of anxiety and depression: A meta-analysis. Sci Rep 8(1):10323. https://doi.org/10.1038/s41598-018-28113-6

Freeman D, Lambe S, Kabir T, Petit A, Rosebrock L, Yu L-M, Dudley R, Chapman K, Morrison A, O'Regan E, Aynsworth C, Jones J, Murphy E, Powling R, Galal U, Grabey J, Rovira A, Martin J, Hollis C, Clark DM, Waite F (2022) Automated virtual reality therapy to treat agoraphobic avoidance and distress in patients with psychosis (gameChange): A multicentre, parallel-group, single-blind, randomised, controlled trial in England with mediation and moderation analyses. Lancet Psychiatry 9(5):375–388. https://doi.org/10.1016/S2215-0366(22)00060-8

Guilé JM, Boissel L, Alaux-Cantin S, de La Rivière SG (2018) Borderline personality disorder in adolescents: Prevalence, diagnosis, and treatment strategies. AHMT 9:199–210. https://doi.org/10.2147/AHMT.S156565

Hevner AR, March ST, Park J, Ram S (2004) Design science in information systems research. MISQ 28(1):75–105. https://doi.org/10.2307/25148625

Kaess M, Brunner R (2016) Borderline-Persönlichkeitsstörungen im Jugendalter: Früherkennung und Frühintervention. Kohlhammer

Kaess M, Brunner R, Chanen A (2014) Borderline Personality Disorder in Adolescence. Pediatrics. https://doi.org/10.1542/peds.2013-3677

Ke F, Moon J, Sokolikj Z (2022) Virtual Reality–Based Social Skills Training for Children With Autism Spectrum Disorder. J Spec Educ Technol 37(1):49–62. https://doi.org/10.1177/0162643420945603

Linehan M (1993) Cognitive-behavioral treatment of borderline personality disorder. Guilford

Linehan MM, Comtois KA, Murray AM, Brown MZ, Gallop RJ, Heard HL, Korslund KE, Tutek DA, Reynolds SK, Lindenboim N (2006) Two-year randomized controlled trial and follow-up of dialectical behavior therapy vs therapy by experts for suicidal behaviors and borderline personality disorder. Arch Gen Psychiatry 63(7):757–766

May JM, Richardi TM, Barth KS (2016) Dialectical behavior therapy as treatment for borderline personality disorder. Ment Health Clin 6(2):62–67. https://doi.org/10.9740/mhc.2016.03.62

Mayring P, Fenzl T (2019) Qualitative Inhaltsanalyse. In: Baur N, Blasius J (Hrsg) Handbuch Methoden der empirischen Sozialforschung. Springer VS, Wiesbaden, S 633–648. https://doi.org/10.1007/978-3-658-21308-4_42

Miller AL, Rathus JH, Linehan MM (2006) Dialectical Behavior Therapy with Suicidal Adolescents. Guilford

Mitre-Ortiz A, Muñoz-Arteaga J, Cardona-Reyes H (2023) Developing a model to evaluate and improve user experience with hand motions in virtual reality environments. Univers Access Inf Soc 22(3):825–839. https://doi.org/10.1007/s10209-022-00882-y

Navarro-Haro MV, Hoffman HG, Garcia-Palacios A, Sampaio M, Alhalabi W, Hall K, Linehan M (2016) The Use of Virtual Reality to Facilitate Mindfulness Skills Training in Dialectical Behavioral Therapy for Borderline Personality Disorder: A Case Study. Front Psychol. https://doi.org/10.3389/fpsyg.2016.01573

Navarro-Haro MV, Modrego-Alarcón M, Hoffman HG, López-Montoyo A, Navarro-Gil M, Montero-Marin J, García-Palacios A, Borao L, García-Campayo J (2019) Evaluation of a Mindfulness-Based Intervention With and Without Virtual Reality Dialectical Behavior Therapy® Mindfulness Skills Training for the Treatment of Generalized Anxiety Disorder in Primary Care: A Pilot Study. Front Psychol. https://doi.org/10.3389/fpsyg.2019.00055

Peffers K, Tuunanen T, Rothenberger MA, Chatterjee S (2007) A Design Science Research Methodology for Information Systems Research. J Manag Inf Syst 24(3):45–77. https://doi.org/10.2753/MIS0742-1222240302

Peter C, Tuch A, Schuler D (2023) Psychische Gesundheit – Erhebung Herbst 2022. Wie geht es der Bevölkerung in der Schweiz? Sucht sie sich bei psychischen Problemen Hilfe? Obsan Bericht 03/2023. Schweizerisches Gesundheitsobservatorium, Neuchâtel

Probst T, Decker V, Kießling E, Meyer S, Bofinger C, Niklewski G, Mühlberger A, Pieh C (2018) Suicidal Ideation and Skill Use During In-patient Dialectical Behavior Therapy for Borderline Personality Disorder. A Diary Card Study. Front Psychiatry. https://doi.org/10.3389/fpsyt.2018.00152

Riches S, Jeyarajaguru P, Taylor L, Fialho C, Little J, Ahmed L, O'Brien A, van Driel C, Veling W, Valmaggia L (2023) Virtual reality relaxation for people with mental health conditions: A systematic review. Soc Psychiatry Psychiatr Epidemiol 58(7):989–1007. https://doi.org/10.1007/s00127-022-02417-5

Segawa T, Baudry T, Bourla A, Blanc J-V, Peretti C-S, Mouchabac S, Ferreri F (2020) Virtual Reality (VR) in Assessment and Treatment of Addictive Disorders: A Systematic Review. Front Neurosci. https://doi.org/10.3389/fnins.2019.01409

Sevecke K, Wenter A, Haid-Stecher N, Fuchs M, Böge I (2022) Die psychische Gesundheit unserer Kinder und Jugendlichen und deren Behandlungsmöglichkeiten im Drei-Länder-Vergleich (Ö, D, CH) unter Berücksichtigung der Veränderungen durch die COVID-19-Pandemie. Neuropsychiatr 36(4):192–201. https://doi.org/10.1007/s40211-022-00438-9

Slater M, Sanchez-Vives MV (2016) Enhancing Our Lives with Immersive Virtual Reality. Front Robotics Ai. https://doi.org/10.3389/frobt.2016.00074

Storebø O, Stoffers-Winterling J, Völlm B, Kongerslev MT, Mattivi J, Jørgensen M, Faltinsen E, Todorovac A, Sales C, Callesen H, Lieb K, Simonsen E (2020) Psychological therapies for people with borderline personality disorder (Review). Cochrane Database Syst Rev. https://doi.org/10.1002/14651858.CD012955.pub2

Voigt-Antons J-N, Kojic T, Ali D, Möller S (2020) Influence of Hand Tracking as a Way of Interaction in Virtual Reality on User Experience. 2020 Twelfth International Conference on Quality of Multimedia Experience (QoMEX), S 1–4. https://doi.org/10.1109/QoMEX48832.2020.9123085

WHO ICD-10: International statistical classification of diseases and related health problems (10th rev.). WHO Press. https://icd.who.int/browse10. Zugegriffen: 4. Febr. 2026

Wiederhold B, Riva G (2019) Virtual Reality Therapy: Emerging Topics and Future Challenges. Cyberpsychology Behav Soc Netw 22:3–6. https://doi.org/10.1089/cyber.2018.29136.bkw

Yeomans FE, Clarkin JF, Kernberg OF (2015) Transference-focused psychotherapy for borderline personality disorder: A clinical guide. American Psychiatric Pub

Zeng W, Xu J, Yu J, Chu X (2025) Effectiveness of virtual reality therapy in the treatment of anxiety disorders in adolescents and adults: A systematic review and meta-analysis of randomized controlled trials. Front Psychiatry. https://doi.org/10.3389/fpsyt.2025.1553290

# Wearables in der Patientenversorgung: Vernetzt, personalisiert, durchgängig

24

Samuel Wehrli, Dominik Kunz, Ayla Durrer, Sven Hirsch, Maren Leifke, Bianca Hölz, Jens Eckstein, Joris Kirchberger, Guido Perrot, Cornelia Gujer, Susanne Suter, Stéphanie van der Lely, Krisztina Schmitz-Grosz, Noëlle Moser- van der Geest und Lukas Geissmann

S. Wehrli (✉) · D. Kunz · A. Durrer · S. Hirsch
Institute of Computational Life Sciences (ICLS), Research Centre for Computational Health, ZHAW School of Life Sciences and Facility Management, Wädenswil, Schweiz
E-Mail: samuel.wehrli@zhaw.ch

D. Kunz
E-Mail: dominik.kunz@zhaw.ch

A. Durrer
E-Mail: durreayl@students.zhaw.ch

S. Hirsch
E-Mail: sven.hirsch@zhaw.ch

M. Leifke · B. Hölz
Digitalisierung & ICT, Innovation Management, Universitätsspital Basel (USB), Basel, Schweiz
E-Mail: maren.leifke@usb.ch

B. Hölz
E-Mail: bianca.hoelz@usb.ch

J. Eckstein
Innere Medizin, Universitätsspital Basel (USB), Basel, Schweiz
E-Mail: jens.eckstein@usb.ch

J. Kirchberger · G. Perrot
Medizinische Direktion Pflege/MTT, Universitätsspital Basel (USB), Basel, Schweiz
E-Mail: joris.kirchberger@usb.ch

G. Perrot
E-Mail: guido.perrot@usb.ch

C. Gujer · S. Suter
Hochschule für Informatik, Institut für Data Science, FHNW Fachhochschule Nordwestschweiz, Windisch, Schweiz
E-Mail: cornelia.gujer@fhnw.ch

S. Suter
E-Mail: susanne.suter@fhnw.ch



S. D'Onofrio, C. Russ (Hrsg.), *Digital HealthTech*, Edition HMD,
https://doi.org/10.1007/978-3-658-51795-3_24

**Zusammenfassung**

Wearables ermöglichen die kontinuierliche und automatisierte Erfassung wichtiger Vitalparameter und eröffnen dadurch neue Möglichkeiten für die Patientenversorgung. Sie können das Patientenmonitoring und die Früherkennung von Komplikationen verbessern sowie die Mobilität von Patient:innen aktiv fördern. Im Kontext einer nachgelagerten, häuslichen Betreuung (Hospital@Home), können Wearables die telemedizinische Begleitung zu einer datengestützten Versorgung ergänzen. Damit dieses Potenzial jedoch im klinischen Alltag wirksam werden kann, müssen bestimmte Voraussetzungen erfüllt sein. Neben den Chancen von Wearables im Krankenhaus werden daher die technischen und organisatorischen Anforderungen für eine erfolgreiche Integration beleuchtet: Dazu gehören die nahtlose Einbettung in bestehende klinische Arbeitsabläufe, der Aufbau einer robusten IT-Infrastruktur (Smart Hospital) sowie die strikte Einhaltung von Datenschutz- und Sicherheitsstandards. Zudem wird der klinische Nutzen wie eine erhöhte Patientensicherheit und die Entlastung des medizinischen Personals hervorgehoben. Als Fallstudie wird das interdisziplinäre SHIFT-Projekt vorgestellt, das zeigt, wie Wearable-Technologien in der Praxis erprobt werden und welche Erkenntnisse daraus für die zukünftige Gestaltung der Patientenversorgung gewonnen werden können.

**Schlüsselwörter**

Hospital@Home · Hospital in Motion · Patientenmonitoring · Sensoren · Smart Hospital · Tragbare Technologien · Wearables

## 24.1 Neue Wege der Patientenversorgung

Die moderne Patientenversorgung im Krankenhaus steht vor erheblichen Herausforderungen. Aktuell prognostiziert die Weltgesundheitsorganisation (World Health Organization, WHO) einen Mangel von 4,5 Mio. Pflegekräften bis zum Jahr 2030 (WHO 2025). Die Überwachung von Vitalparametern und die Förderung der Patientenmobilität sind zentrale Aufgaben, bei denen traditionelle manuelle Prozesse

S. van der Lely · K. Schmitz-Grosz
Telemedicine Center, Medgate AG, Allschwil, Schweiz
E-Mail: stephanie.vanderlely@medgate.ch

K. Schmitz-Grosz
E-Mail: krisztina.schmitz-grosz@medgate.ch

N. Moser- van der Geest · L. Geissmann
Leitwert AG, Zürich, Schweiz
E-Mail: noelle.moser@leitwert.ch

L. Geissmann
E-Mail: lukas.geissmann@leitwert.ch

angesichts knapper werdender Ressourcen und Personalkapazitäten an ihre Grenzen stoßen, was das Risiko übersehener Verschlechterungen erhöht und die Potenziale zur aktiven Genesungsförderung einschränkt. In einer Studie von Redfern et al. (2019) wurde festgestellt, dass bei bis zu 44 % der Patient:innen mit hohem Pflegebedarf verpasste oder verspätete Beobachtungen auftraten, was auf einen Mangel an Pflegepersonal zurückzuführen ist.

In diesem Kontext eröffnen tragbare Sensortechnologien (Wearables) ein innovatives Potenzial. Sie ermöglichen die kontinuierliche, automatisierte Erfassung physiologischer Daten und Bewegungsaktivitäten bereits im Krankenhaus und direkt am:an der Patient:in. Damit schaffen sie eine datenbasierte Grundlage, um klinische Entscheidungen zu unterstützen, Risiken frühzeitig zu erkennen und Versorgungsprozesse effizienter zu gestalten. Durch die zunehmende Popularität von Smartwatches und digitalen Armbändern sind Patient:innen oft schon vor einem Aufenthalt im Krankenhaus mit Wearables vertraut. Wie in Abb. 24.1 dargestellt, könnten Patient:innen gleich beim Eintritt ins Krankenhaus ein klinisch zertifiziertes Wearable erhalten. Indem dieses Wearable nach der Entlassung weitertragen wird, bietet sich die Möglichkeit, eine monitorisierte Nachsorge nahtlos in den häuslichen Alltag zu verlängern (Hospital@Home). Diese Vision einer durchgängigen, sensorbasierten Betreuung schafft neue Chancen für eine vernetzte, präventive und personalisierte Versorgung – vom stationären Aufenthalt bis in die häusliche Umgebung.

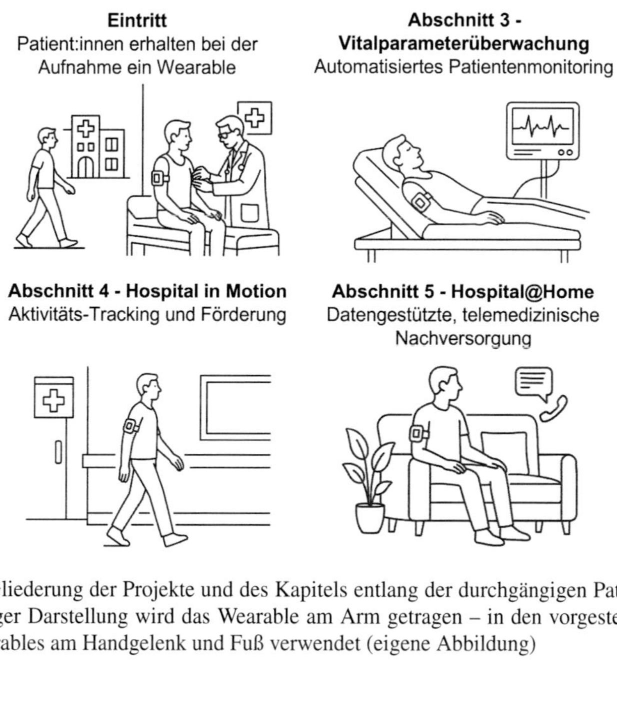


**Abb. 24.1** Gliederung der Projekte und des Kapitels entlang der durchgängigen Patientenversorgung. In obiger Darstellung wird das Wearable am Arm getragen – in den vorgestellten Studien wurden Wearables am Handgelenk und Fuß verwendet (eigene Abbildung)

Die in diesem Kapitel vorgestellten Projekte knüpfen an diese Vision an und basieren auf dem von Innosuisse geförderten Flagship-Projekt SHIFT (*Smart Hospital – Integrated Framework, Tools & Solutions*[1]). SHIFT untersucht unterschiedlichste Aspekte rund um das Krankenhaus der Zukunft und insbesondere, wie dessen Strukturen und Prozesse nahtlos in das häusliche Umfeld übergehen können. Dabei steht das Potenzial von Sensoren und ihr Beitrag zur Digitalisierung in der gesamten Versorgungskette – vom stationären Aufenthalt bis ins Home-Setting – im Fokus. In SHIFT wurden zu diesem Thema drei Teilprojekte realisiert. Nach dem einführenden Abschn. 24.2 rund um Wearables gliedern sie das Kapitel: In einem ersten Projekt (s. Abschn. 24.3) wurde das Potenzial von Wearables in Bezug auf das klassische Vitalparameter-basierte Patientenmonitoring evaluiert. Das Projekt ist eine Zusammenarbeit zwischen dem Universitätsspital Basel (USB, klinischer Forschungspartner), der Zürcher Hochschule für Angewandte Wissenschaften (ZHAW, technischer Forschungspartner) und der Leitwert AG (Umsetzungspartner). Das Projekt Hospital in Motion (s. Abschn. 24.4) rund um das Aktivitätsmonitoring von Patient:innen wurde in der gleichen Projektkonstellation umgesetzt. Das dritte Projekt, Hospital@Home (s. Abschn. 24.5), mit Fokus auf die Nachsorge wurde mit dem USB als klinischem Forschungspartner, der Fachhochschule Nordwestschweiz (FHNW) als technischem Forschungspartner und Medgate (Umsetzungspartner) realisiert.

## 24.2 Wearables im klinischen Kontext

Um das volle Potenzial von Wearables auszuschöpfen, müssen geeignete Geräte validiert, eine Infrastruktur etabliert, die Daten in klinische Abläufe integriert und die Datensicherheit gewährleistet werden. Im Rahmen der SHIFT-Studie wurde eine Lösung entwickelt, die auf der am USB vorhandenen Infrastruktur basiert und auf der Medical IoMT-Plattform (Internet of Medical Things) der Leitwert AG aufbaut.

### 24.2.1 Sensorbasierte Datenerfassung an Patient:innen

Die Messungen von Wearables basieren auf verschiedenen Sensortechnologien. Im Folgenden gehen wir auf die Photoplethysmographie (PPG) zur Messung der Pulswelle, sowie Accelerometer- und Gyroskopsensoren für Bewegungsmessungen ein. PPG nutzt Leuchtdioden (Light-Emitting Diode, LED), um Veränderungen des Blutvolumens im mikrovaskulären Gewebe zu messen, indem sie die vom Gewebe absorbierte oder reflektierte Lichtmenge registriert. Diese Lichtmenge variiert je nach Blutvolumen und Hämoglobinkonzentration. Grünes oder infrarotes Licht wird häufig verwendet, da deren Wellenlängen das Gewebe unterschiedlich tief durchdringen. Die Herzfrequenz ist der zuverlässigste mit PPG erfasste Vitalparameter, da die dominanten Oszillationen der PPG-Signale – konkret die periodische

[1] s. https://future.hospital (Zugegriffen: 01.05.2025)

Kontraktion und Relaxation des Herzens – direkt den Puls abbilden. Andere Vitalparameter wie Atemfrequenz und Blutdruck werden jedoch nicht direkt in PPG-Signale übersetzt. Stattdessen führen sie zu Modulationen – also rhythmische oder dynamische Veränderungen – des Pulses und der gemessenen PPG-Oszillationen (Meredith et al. 2012). Daher ist die PPG-basierte Messung von Atemfrequenz oder Blutdruck subtil und entsprechend störungsanfällig, insbesondere auf Bewegungsartefakte. Die stete Entwicklung von Algorithmen zielt darauf ab, solche Störungen bestmöglich herauszufiltern (Kim und Baek 2023). Beim Design von Wearables variiert die Anordnung der LEDs für PPG-Messung von Gerät zu Gerät. Daher lassen sich Kalibrationen – d. h. die Anpassung eines Geräts an einen bekannten Referenzstandard zur Sicherstellung der Messgenauigkeit – nur eingeschränkt übertragen, wodurch eine individuelle Validierung jedes Geräts erforderlich ist.

Bewegungsmessungen basieren auf Beschleunigungssensoren (Accelerometer) und Drehratensensoren (Gyroskope) und sind zentrale Bestandteile vieler Wearables. Gyroskope messen die Winkelgeschwindigkeit um drei Raumachsen und ermöglichen so die Erfassung von Drehbewegungen des Körpers. In Kombination mit Beschleunigungssensoren lassen sich Bewegungsrichtung, -geschwindigkeit und -muster bestimmen. Diese Daten liefern wichtige Informationen zur Gang- und Haltungsanalyse, zur Erkennung von Stürzen sowie zur Überwachung der Mobilität im Alltag. Die Sensoren werden üblicherweise an Fußknöcheln, an den Oberschenkeln, am Handgelenk oder am Rücken platziert – je nach Fragestellung und Messziel. Um Aktivitäten wie Liegen, Sitzen, Gehen etc. zu klassifizieren, kommen Algorithmen des maschinellen Lernens (Machine Learning) zum Einsatz. Eine Herausforderung ist die zuverlässige Interpretation bei langsamen oder unregelmäßigen Bewegungen, wie sie etwa bei bettlägerigen oder geschwächten Patient:innen im klinischen Alltag häufig vorkommen. Zudem ändern sich die Sensorsignale, wenn sich die Position des Wearables am Körper verschiebt.

Im Gegensatz zur nach außen offener optischer PPG-Sensorik, sind Bewegungssensoren geschlossene und klar spezifizierte elektronische Bauteile (Inertial Measurement Units, IMU). Entsprechend lassen sich Resultate einfacher von einem Gerät auf eine anderes übertragen, wenn es an der gleichen Messposition am Körper angebracht wird.

### 24.2.2 Infrastruktur für Wearables

Um das oben aufgezeigte Potenzial von Wearables im klinischen Kontext zu realisieren, braucht es mehr als nur die Geräte selbst: Die Integration tragbarer Sensoren in den Krankenhausbetrieb setzt eine technologische Infrastruktur voraus, die auf dem sogenannten *Internet of Medical Things* (IoMT) basiert (Akoh Atadoga et al. 2024; Taherdoost 2024). Dabei handelt es sich um ein Netzwerk vernetzter Sensoren, Geräte und Systeme, welches eine kontinuierliche Erfassung, Übertragung und Analyse von Gesundheitsdaten in Echtzeit ermöglicht (Huang et al. 2023). Wearables sind ein zentraler Bestandteil dieses Ökosystems und schaffen neue Möglichkeiten für eine vorausschauende, datengestützte Patientenversorgung (Jafleh et al.

2024). Wearable-generierte Informationen wie Lagewechsel und Stürze sind in vielen klinischen Situationen entscheidungsrelevant (Gharghan und Hashim 2024). Damit diese Daten nutzbar werden, müssen alle Anwendungen innerhalb einer gemeinsamen IoMT-Architektur betrieben werden, sodass sie gebündelt, ausgewertet und in klinische Entscheidungsprozesse integriert werden können (Abdulmalek et al. 2022). Voraussetzung dafür ist eine zuverlässige, drahtlose Anbindung, wie beispielsweise Bluetooth, sowie eine Server-basierte Verarbeitung (auf Servern im Krankenhaus oder in der Cloud), die KI-gestützte Auswertungen und automatisierte Benachrichtigungen ermöglicht.

Damit ein solches System sowohl im Krankenhaus als auch beim Übergang in die Versorgung zu Hause zuverlässig funktioniert, sind bestimmte infrastrukturelle Voraussetzungen zu erfüllen. Zentral ist eine durchgängige drahtlose Konnektivität, die auch in komplexen, klinischen Umgebungen eine sichere, stabile und verzögerungsarme Datenübertragung ermöglicht – unabhängig davon, wo sich Patient:innen oder Geräte gerade befinden (Li et al. 2024). Darüber hinaus braucht es eine IT-Architektur, die unterschiedlichste Sensoren und Geräte nahtlos integrieren kann. Während einige Anbieter auf End-to-End-Lösungen setzen – bei denen Hardware, Software und Datenanalyse aus einer Hand kommen – stehen diesen geschlossenen Systemen zunehmend dem Wunsch nach device-agnostischen Plattformen gegenüber, die verschiedene Gerätehersteller und Datentypen interoperabel zusammenführen können. Letztere bieten mehr Flexibilität und Skalierbarkeit, insbesondere wenn sich klinische Anforderungen oder Technologien rasch weiterentwickeln.

### 24.2.3 Klinischer Nutzen durch gezielte Darstellung

Damit Wearables tatsächlich einen Mehrwert schaffen, müssen die daraus gewonnenen Daten für die Endnutzer:innen – insbesondere Gesundheitsfachpersonen – verständlich, zugänglich und handlungsrelevant sein. Rohdaten allein sind im klinischen Betrieb kaum nutzbar. Vielmehr braucht es eine intelligente Aufbereitung, die es ermöglicht, auf einen Blick zu erkennen, ob eine Veränderung relevant ist. Zudem sollten bei Bedarf automatisierte Benachrichtigungen und Alarmierungen implementiert werden. Entscheidend ist dabei nicht nur die technische Umsetzung, sondern auch die konsequente Orientierung an den tatsächlichen Arbeitsabläufen und Informationsbedürfnissen der Nutzer:innen. Die Akzeptanz solcher Systeme hängt wesentlich von ihrer Gebrauchstauglichkeit ab. Im klinischen Alltag ist eine einfache und intuitive Bedienung häufig wichtiger als technische Detailtiefe. Damit ein System tatsächlich genutzt wird, müssen seine Informationen nahtlos in bestehende Prozesse und IT-Strukturen integriert sein – ohne zusätzliche Hürden oder Medienbrüche. Auch die Gestaltung von Benachrichtigungen erfordert besondere Sorgfalt: Warnungen sollten gezielt, kontextsensitiv und in angemessener Häufigkeit erfolgen, um Überlastung und Alarmmüdigkeit zu vermeiden.

### 24.2.4 Umgang mit Gesundheitsdaten

Die zunehmende Verbreitung von datengesteuerten Technologien im Gesundheitswesen erfordert eine hohe Verantwortung, sensible Gesundheitsdaten wirksam zu schützen. Gerade im Kontext kontinuierlicher Überwachung durch Wearables und IoMT-Geräte stellt sich die Frage nach Datenschutz, Datensicherheit und dem verantwortungsvollen Umgang mit personenbezogenen Informationen mit besonderer Dringlichkeit. Patient:innen müssen darauf vertrauen können, dass ihre Daten sicher verarbeitet und ihre Privatsphäre jederzeit gewahrt wird – unabhängig davon, wo und wie die Daten erhoben werden. Dieses Vertrauen ist nicht nur eine rechtliche Anforderung, sondern die Voraussetzung dafür, dass digitale Lösungen überhaupt akzeptiert und in die klinische Versorgung integriert werden können. Datenschutz ist damit keine Randbedingung, sondern ein integraler Bestandteil von IoMT-Systemen.

Vertrauen setzt nicht nur technische Sicherheit voraus, sondern auch klare Regeln zum Dateneigentum. Mit dem Einsatz tragbarer Technologien und IoMT-Systeme im Gesundheitswesen stellt sich zunehmend die Frage, wem die generierten Gesundheitsdaten gehören. Während Patientendaten traditionell innerhalb von Gesundheitseinrichtungen erhoben und verwaltet wurden, entstehen heute große Datenmengen außerhalb des klinischen Umfelds – kontinuierlich, mobil und häufig auf Plattformen Dritter. Die Grenzen zwischen Gerät, Krankenhaus, Anbieter und Patient:in verschwimmen zusehends. Die konkrete Umsetzung bestehender Datenschutzrichtlinien in diesem Kontext ist eine Herausforderung. Es muss sichergestellt werden, dass Patient:innen die Hoheit über ihre Daten behalten – inklusive der Möglichkeit, zu bestimmen, wer Zugriff hat, wie die Daten verwendet werden und ob dieser Zugriff widerrufen werden kann.

Der Schutz der Privatsphäre beginnt jedoch nicht erst mit der rechtlichen Eigentumsfrage, sondern in der technischen Umsetzung: Durchgehende Datenverschlüsselung, sowohl bei der Übertragung als auch im Ruhezustand, bildet dabei ebenso eine Grundlage wie differenzierte Zugriffskontrollen und das Prinzip des geringstmöglichen Zugriffs. Ergänzend dazu tragen regelmäßige Sicherheitsaudits und, wo möglich, die Anonymisierung personenbezogener Daten dazu bei, Risiken zu minimieren und Vertrauen zu stärken. All diese Maßnahmen sind nicht nur Teil regulatorischer Anforderungen, sondern eine zentrale Voraussetzung für die nachhaltige Integration digitaler Gesundheitslösungen.

## 24.3 Vitalparameterüberwachung

### 24.3.1 Vitalparameterüberwachung im klinischen Alltag

Die Vitalparameterüberwachung ist ein etablierter Bestandteil im klinischen Alltag, um den allgemeinen Gesundheitszustand und den Fortschritt der Genesung eines:einer Patient:in zu beurteilen. Zu den Vitalparametern, die in klinischen Einrichtungen routinemäßig gemessen werden, zählen Körpertemperatur (°C), Blutdruck (mmHg), Herzfrequenz (/min), Atemfrequenz (/min), Sauerstoffsättigung (%) und Bewusstseinszustand (wach: ja/nein). Diese Informationen sind von entscheidender Bedeutung für die Einteilung der Patientenbetreuung, die Vorhersage des Gesundheitszustands und die Behandlungsentscheidungen (Elliott und Coventry 2012). Auf einer gewöhnlichen, stationären Abteilung erfolgt die Messung der Vitalparameter typischerweise dreimal täglich bzw. alle vier bis sechs Stunden, was aber je nach Region und Ressourcen unterschiedlich gehandhabt wird. Bei schwerkranken Patient:innen ist eine Überwachung in kürzeren Zeitabständen erforderlich bzw. mündet in ein kontinuierliches Monitoring auf einer Intensivstation.

Die herkömmlichen Messungen sind arbeitsintensive Prozesse, bei denen das Pflegepersonal die Vitaldaten manuell erfasst und dokumentiert. Dieser Arbeitsschritt dauert mit Unterbrechungen bis zu 4,3 min pro Patient:in (Ullah et al. 2022) und weist eine allgemeine Fehlerquote von bis zu 20 % auf (Fieler et al. 2013). Die klinisch sehr relevante Atemfrequenz wird oft nicht gemessen, da sie von der Pflege durch Beobachtung des:der Patient:in zeitaufwendig gezählt werden muss (Elliott 2016). Eine weitere Herausforderung der klassischen Vitalparameterüberwachung ist die unterschiedliche Interpretation durch verschiedene Fachpersonen. Dieser subjektive Ansatz kann die Erkennung einer Verschlechterung des Zustands aufgrund der Ad-hoc-Interpretation einzelner Messungen und der unterschiedlichen klinischen Beurteilung verzögern (Brekke et al. 2019).

Die kommenden Abschnitte zeigen auf, wie Frühwarnsysteme die Vitalparameterüberwachung standardisieren und damit den Weg zur Digitalisierung ebnen. Und dass alle Voraussetzung für einen nutzenstiftenden Einsatz in der Patientenversorgung gegeben sind.

### 24.3.2 Vom Einzelparameter zum Gesamtscore: Der NEWS als klinischer Standard

Um die Vitalparameterüberwachung zu standardisieren, wurden physiologische Scoring-Systeme entwickelt, wie beispielsweise der *National Early Warning Score* (NEWS). Diese Frühwarn-Systeme kombinieren einzelne Vitalparameter-Messungen zu einem einzigen Score, um Patient:innen mit erhöhtem Risiko einer klinischen Verschlechterung in den kommenden 24 h zu identifizieren. Der NEWS ist ein manuelles, Stift-und-Papier-Tool und integriert Daten von sechs Vitalparametern und einer Beurteilung des Bewusstseins zu einem Score, wobei höhere Werte ein höheres Risiko anzeigen (Fu et al. 2020). Jedem Parameter wird eine

**Tab. 24.1** Parameter und Punktebewertung des National Early Warning Score (NEWS) (aus dem Englischen übersetzt und angepasst nach Royal College of Physicians (2012))

| Punkte Vitalparameter | 3 | 2 | 1 | 0 | 1 | 2 | 3 |
|---|---|---|---|---|---|---|---|
| Körpertemperatur (°C) | ≤ 35,0 | – | 35,1–36,0 | 36,1–38,0 | 38,1–39,0 | ≥ 39,1 | – |
| Blutdruck (mmHg) | ≤ 90 | 91–100 | 101–110 | 111–219 | – | – | ≥ 220 |
| Herzfrequenz (Schläge/Minute) | ≤ 40 | – | 41–50 | 51–90 | 91–110 | 111–130 | ≥ 131 |
| Atemfrequenz (Atemzüge/Minute) | ≤ 8 | – | 9–11 | 12–20 | – | 21–24 | ≥ 25 |
| Sauerstoff-sättigung (%) | ≤ 91 | 92–93 | 94–95 | ≥ 96 | – | – | – |
| Beatmung mit Sauerstoff | – | Ja | – | Nein | – | – | – |
| Bewusstsein (AVPU-System) | – | – | – | A | – | – | V, P oder U |

Die Punktwerte zeigen, wie stark die gemessenen Vitalparameter vom physiologischen Normalbereich abweichen: 0 = normal, 1–3 = zunehmende Abweichung
Die Bewusstseinslage wird nach dem AVPU-System beurteilt: Alert = wach, Voice = reagiert auf Ansprache, Pain = reagiert auf Schmerzreiz, Unresponsive = nicht ansprechbar

Punktzahl zwischen 0 und 3 zugewiesen, um die Abweichung der Messung von vordefinierten Normalwerten zu bestimmen (s. Tab. 24.1). Die so ermittelten Werte werden zu einem Gesamt-NEWS-Score zusammengefasst, der den klinischen Risikograd bestimmt, welcher beim Überschreiten eines (Stations-abhängigen) Grenzwertes eine Eskalation der Versorgung auslöst.

Im Vergleich zu traditionellen Methoden bietet NEWS eine standardisierte Methode zur Risikoeinschätzung von Patient:innen, was zu einer Reduktion von Variabilität und Subjektivität führt. Darüber hinaus ermöglicht NEWS eine transparentere und konsistentere Kommunikation zwischen Pflegekräften und Ärzt:innen, was wiederum eine frühere Detektion von Verschlechterungen ermöglicht (Alam et al. 2014). Dennoch bestehen bei der Implementierung weiterhin Herausforderungen. Insbesondere besteht die Tendenz, die systematische Dokumentation bei vermeintlich stabilen Patient:innen zu vernachlässigen, was die Zuverlässigkeit des Verfahrens in Frage stellt. Schließlich kann eine auf NEWS-basierte Eskalation der Versorgung zu einer Steigerung der Arbeitsbelastung führen, was wiederum das Risiko von Alarm-Überlastung (Alarm Fatigue) erhöhen kann (vgl. Kolic et al. 2015). In der Praxis kommt heutzutage die weiterentwickelte Version des Scores (NEWS2) zum Einsatz.

### 24.3.3 Digitalisierung der Vitalzeichenüberwachung

Der NEWS kann als Grundlage zur Digitalisierung der Patientenüberwachung verstanden werden, da er einen standardisierten Rahmen für die Bewertung der Vitalparameter bietet. Der summarische Score stellt einen einfachen Algorithmus dar, welcher anhand einer Vielzahl von Messungen das Risiko einer Verschlechterung des Patientenzustandes in den nächsten 24 h quantitativ voraussagt. Mittels Digitalisierung und Wearables kann dieser Ansatz in mehrere Richtungen weitergedacht werden:

- *Automation und Kontinuität*: Mit Wearables können manuelle Messungen durch sensorbasierte Messungen automatisiert werden. Dies ermöglicht das kontinuierliche Messen von Vitalparametern, was einen erheblichen Vorteil gegenüber den traditionellen punktuellen Messungen darstellt. Idealerweise sollten Vitalparameter, insbesondere Herz- und Atemfrequenz, im Ruhezustand gemessen werden. Messungen im Schlaf wären bestens geeignet, sind aber bei manuellen Messungen aufgrund der Notwendigkeit, den:die Patient:in aufzuwecken, nicht möglich. Selbst bei der klassischen Pflegevisite am:an der liegenden Patient:in können Herz- und Atemfrequenz durch vorherige Aktivität erhöht sein. Die kontinuierliche Messung bietet hier den entscheidenden Vorteil, dass die Ruhewerte besser erfasst werden können.
- *Algorithmen und Trends*: Modelle des maschinellen Lernens ermöglichen die Entwicklung leistungsfähigerer Algorithmen als die summarische Aggregation von Einzelmessungen im NEWS. Insbesondere können diese Modelle die gesamte Historie der Messungen berücksichtigen und Veränderungen für eine verbesserte Vorhersage nutzen. Während der herkömmliche NEWS für alle Patient:innen gleich ist, ermöglichen moderne Algorithmen eine individualisierte Bewertung der Vitalparameter basierend auf der Datenhistorie. So wird beispielsweise nicht mehr nur die absolute Herzfrequenz bewertet, sondern deren Änderung im Vergleich zu einem früheren Referenzwert. Darüber hinaus können Algorithmen auch weitere individuelle Risikofaktoren wie Alter oder Krankheitskategorie berücksichtigen.

### 24.3.4 Machbarkeit eines automatisierten kontinuierlichen Monitorings

Im Rahmen des SHIFT-Projektes haben wir die Machbarkeit des kontinuierlichen Einsatzes von Wearables zur Überwachung von Vitalparametern und zur Erkennung einer klinischen Verschlechterung analysiert. Obwohl ein vollständig integriertes System noch nicht in der klinischen Routineversorgung eingesetzt wird, haben unsere Pilotstudien Schlüsselkomponenten evaluiert.

***Technische und klinische Machbarkeit*** Die SHIFT-Pilotstudie von Reichl et al. (2024) untersuchte die technische Machbarkeit der kontinuierlichen Überwachung von Patient:innen mithilfe von Wearables. Zwei der sechs benötigten NEWS-Parameter – Herzfrequenz (HF) und Atemfrequenz (AF) – wurden mit der Corsano CardioWatch erfasst – einem dezenten Armband ohne Display, welches HF und AF erfasst und per Bluetooth via verteilte Gateways an das Datenerfassungssystem übermittelt. Die übrigen Parameter (Sauerstoffsättigung, Blutdruck, Temperatur und Bewusstseinszustand) wurden manuell erfasst und aus dem klinischen Informationssystem des Krankenhauses abgerufen. Danach wurde der NEWS2-Score auf zwei Arten berechnet: einmal mit den vollständigen manuellen Daten und einmal mit einer Kombination aus manuellen und automatischen Daten (HF + AF). Beim anschließenden Vergleich konnte eine substanzielle Übereinstimmung der NEWS2-Daten gezeigt werden (Cohen's Kappa-Statistik von 0,76).

Darüber hinaus ergab die Studie weitere Erkenntnisse: Erstens erwies sich die gesamte technische Kette von Wearable-Messung, drahtloser Datenübertragung und Datenerfassung als in einem klinischen System umsetzbar und lieferte kontinuierliche Messdaten. Zweitens wurde die Herzfrequenz *zuverlässig* (hohe Übereinstimmung zu Referenzmessungen und geringe Messvarianz) gemessen, mit einem 95%-Konfidenzintervall von etwa ±9 Schlägen pro Minute bei Pulswerten zwischen 50 und 110 Schlägen pro Minute. Drittens wurde die Atemfrequenz *unzuverlässig* (erhöhte Messunsicherheit und eingeschränkte Übereinstimmung mit Referenzmessungen) gemessen, mit einem 95%-Konfidenzintervall von ±8 Schlägen pro Minute bei Messwerten zwischen 10 und 25 Schlägen pro Minute.

***Klinische Machbarkeit*** Die Multicenter-Studie von Akel et al. (2021) stellte ein maschinell lernendes Modell vor, das ausschließlich Alter sowie aktuelle Werte und Trends von Atem- und Herzfrequenz (AF, HF) nutzt, um klinische Verschlechterungen vorherzusagen. Basierend auf 556.848 stationären Aufnahmen aus fünf Krankenhäusern sagte das Modell eine ungeplante Intensivverlegung oder den Tod innerhalb von 24 h voraus. Im Vergleich zu NEWS zeigte sich, dass das komplexere, aber auf einem reduzierten Input (HF, AF, Alter) basierende maschinell lernende Modell dem NEWS, basierend auf allen Vitalparametern (s. Tab. 24.1), ebenbürtig bis überlegen war. Im Rahmen von SHIFT haben wir diesen Ansatz anhand von retrospektiven Daten aus dem USB überprüft und konnten eine ähnliche Performance von maschinell lernenden Modellen aufzeigen. Diese Ergebnisse verdeutlichen den prognostischen Wert der Verwendung weniger Vitalparameter, dafür über mehrere Zeitpunkte, um eine ähnliche Sensitivität (d. h. tatsächlich auftretende klinische Verschlechterungen richtig zu erkennen) und Spezifität (d. h. richtigerweise keinen Alarm bei nicht klinischen Verschlechterungen auszulösen) wie der aktuelle Status Quo der Vitalparametermessung zu erreichen.

***Organisatorische Umsetzung und Patientenzufriedenheit*** Die SHIFT-Pilotstudie von Reichl et al. (2024) zeigte eine hohe Akzeptanz des tragbaren Monitorings bei den Patient:innen. Mehr als 60 % der Teilnehmenden fühlten sich unter ständiger Überwachung sicherer und erklärten sich bereit, das Gerät zu Hause zu verwenden, wenn es ihnen verschrieben würde. Die Patient:innen schätzten das nichtinvasive Design und nannten Vorteile wie Zeitersparnis, schnellere Erkennung von

Verschlechterungen und geringere Belastung des Personals. Gleichzeitig wurden Bedenken in Bezug auf Datensicherheit und Datenschutz geäußert.

Zusammenfassend zeigen die Ergebnisse unserer Pilotstudien und die begleitende Literatur die grundlegende technische und operative Machbarkeit eines kontinuierlichen Monitorings mit tragbaren Geräten in der Akutversorgung.

### 24.3.5 Limitationen und Ausblick

Aus technischer Sicht besteht bei der Wearable-basierten Vitalparametermessung noch erhebliches Verbesserungspotenzial. Derzeit ist die Herzfrequenz das einzige Vitalzeichen, das routinemäßig und zuverlässig von tragbaren Geräten überwacht wird (Link 2024). Wearables, welche die Atemfrequenz oder den Blutdruck messen, sind zwar bereits auf dem Markt, müssen jedoch noch klinisch validiert werden. Darüber hinaus stellen Bewegungsartefakte derzeit eine wesentliche Herausforderung dar. Mit dem Fortschritt der Wearable-Technologie ist jedoch davon auszugehen, dass diese Probleme künftig reduziert werden. Die Zuverlässigkeit der Technologie wird sich weiter verbessern, sodass sie im klinischen Kontext validiert werden kann. Auch die Integration neuer Technologien in bestehende Arbeitsabläufe stellt eine erhebliche Herausforderung dar. Wie oben ausgeführt, muss insbesondere der Datenschutz gewährleistet werden. Erschwerend kommt hinzu, dass die Einführung neuer Systeme einen beträchtlichen Initialaufwand erfordert – insbesondere im Pflegebereich, der chronisch unter knappen personellen Ressourcen leidet.

Perspektivisch ist davon auszugehen, dass die stetige Verbesserung der Wearable-Technologie deren Vorteile so weit steigert, dass die Einführung trotz anfänglicher Hürden zunehmend attraktiv wird. Die im Rahmen von SHIFT gezeigten Machbarkeiten leisten dabei einen wichtigen Beitrag, um die Wearable-basierte Vitalparametermessung langfristig in der klinischen Patientenversorgung zu etablieren.

## 24.4 Hospital in Motion

### 24.4.1 Beeinträchtigungen durch körperliche Inaktivität

Die ausgeprägte körperliche Inaktivität älterer Patient:innen ist ein wesentliches Problem in der Akutversorgung: Sie verbringen mehr als 96 % ihrer Zeit liegend oder sitzend (Brown et al. 2009; Mudge et al. 2016). In der Schweiz wurden bei hospitalisierten älteren Menschen durchschnittlich nur 603 Schritte pro Tag gemessen (Tommasini et al. 2022). Diese Immobilität trägt wesentlich zu sogenannten krankenhausassoziierten Beeinträchtigungen (Hospital-Associated Disability, HAD) bei, einer häufigen und klinisch relevanten Komplikation. Darunter versteht man funktionelle Einschränkungen, die während eines Krankenhausaufenthaltes auftreten und vor allem den Verlust der Selbstständigkeit bei alltäglichen Aktivitäten betreffen (Covinsky et al. 2011; Loyd et al. 2020). Etwa ein Drittel der hospitalisierten Personen ab 65 Jahren entwickelt solche Verschlechterungen (Hoogerduijn et al. 2007). Damit verbunden sind längere Krankenhausaufenthalte und ein erhöhtes Rehospitalisierungsrisiko (Brown et al. 2004; Boyd et al. 2009). Angesichts des demografischen Wandels ist mit einer weiteren Zunahme der Hospitalisierungen älterer Menschen zu rechnen. In der Schweiz betrifft dies bereits heute knapp die Hälfte der jährlich rund eine Million hospitalisierten Personen. Mit dem höheren Alter geht häufig das gleichzeitige Vorliegen mehrerer chronischer Erkrankungen einher, wodurch die Zahl multimorbider Patient:innen mit komplexem Behandlungsbedarf stetig zunimmt. Dies stellt das Gesundheitssystem vor neue Herausforderungen und erfordert angepasste Versorgungsstrategien, um funktionellen Abbau zu verhindern und eine nachhaltige Erholung zu fördern (Bundesamt für Statistik 2021).

HAD ist Ausdruck struktureller Versorgungsdefizite und erfordert angesichts des demografischen Wandels neue Strategien zur gezielten Mobilitätsförderung. Kliniktaugliche Wearables ermöglichen eine objektive und kontinuierliche Erfassung der Mobilität, unterstützen die frühzeitige Identifikation von Bewegungsmangel und fördern datengestützte Interventionen, um funktionellen Verlusten systematisch vorzubeugen. Um dieser Problematik wirkungsvoll zu begegnen, sind strukturierte, alltagsnahe und technologiegestützte Ansätze zur Bewegungsförderung erforderlich. Das Konzept *Hospital in Motion* verfolgt diesen Ansatz, in dem es praxisnahe und technologiegestützte Maßnahmen zur Förderung der Patientenmobilität im Krankenhausalltag umsetzt.

### 24.4.2 Der Mobilitätsplan als Instrument zur strukturierten Bewegungsförderung

Ein strukturiertes und alltagsnahes Instrument zur Visualisierung und Steuerung von Mobilität ist der Mobilitätsplan, wie er im Rahmen der *Hospital-in-Motion*-Initiative der Arbeitsgruppe *Interessengemeinschaft Physiotherapie Rehabilitation Akutspital* (IGPTR-A[2]) entwickelt wurde und aktuell in Schweizer Spitälern eingesetzt wird. Der Mobilitätsplan basiert auf einem Stufenmodell, das die alltägliche Mobilität von Patient:innen im Krankenhaus in acht aufeinander aufbauende Aktivitätsniveaus unterteilt – von *im Bett liegen* (Stufe 1) bis hin zu *Treppen steigen* (Stufe 8). Patient:innen legen gemeinsam mit der Physiotherapie ein Tagesziel fest, welches auf dem Plan eingetragen wird. Jede erreichte Aktivität wird mit einem Strich dokumentiert, wobei eine nachvollziehbare Übersicht über Fortschritte und Mobilitätsmuster (s. Abb. 24.2) entsteht.

Diese visuelle Zielsetzung und Verlaufskontrolle fördert nicht nur die Eigenverantwortung der Patient:innen, sondern dient auch als niederschwellige Kommunikationshilfe für das interprofessionelle Team. Der Mobilitätsplan dient dabei nicht nur der strukturierten Förderung von Mobilität, sondern steht exemplarisch für ei-

[2] s. https://www.igptr.ch/igptr-a/hospital-in-motion/ (Zugegriffen: 01.05.2025)

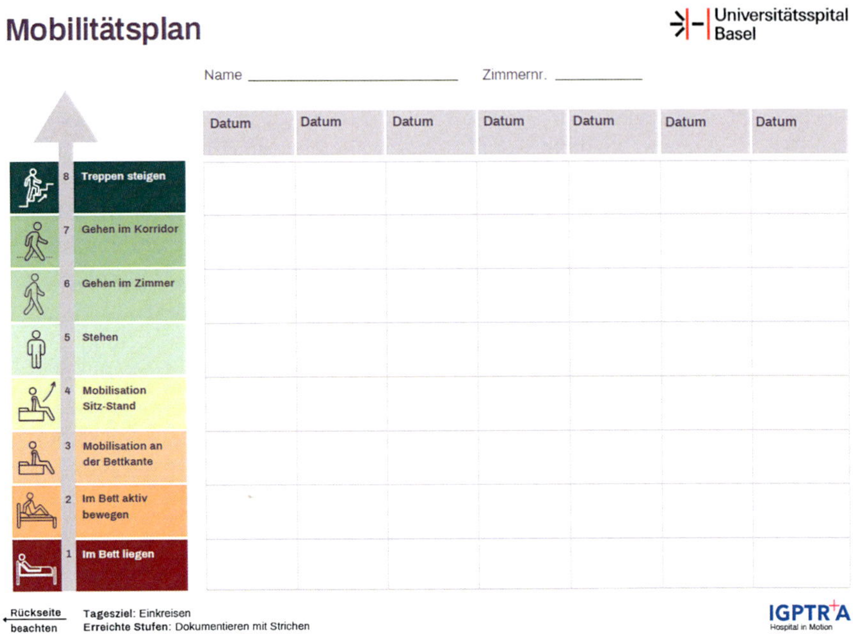


**Abb. 24.2** Mobilitätsplan der IGPTR-A (Bildquelle: IGPTR-A)

nen kulturverändernden Ansatz im Akutkrankenhaus: Er macht Mobilität sichtbar, schafft gemeinsame Zielsetzungen und fördert eine teamübergreifende Verantwortung für Bewegung.

### 24.4.3 Von der Papierlösung zur digitalen Mobilitätserfassung

Um den etablierten Mobilitätsplan weiterzuentwickeln und seinen Nutzen zu steigern, liegt ein nächster Schritt in der digitalen Ergänzung mit Wearables oder einer App-basierten Schnittstelle. Eine solche Kombination ermöglicht nicht nur eine objektive Erfassung von kontinuierlichen Bewegungsdaten, sondern schafft auch neue Möglichkeiten der Visualisierung, Kommunikation und Steuerung im klinischen Alltag – ein klarer Mehrgewinn für alle Beteiligten.

Typischerweise sind Wearables mit Beschleunigungs- und Drehratensensoren (Accelerometer und Gyroskop, s. Abschn. 24.2.1) ausgerüstet, welche charakteristische Bewegungsmuster von Liegen, Sitzen oder Gehen zuverlässig aufzeigen. Damit sind Wearables nicht nur für die Vitalparameterüberwachung geeignet, sondern auch für das Aktivitätsmonitoring. Ein weiterer Vorteil liegt in der hohen Nutzerakzeptanz, da viele Patient:innen bereits im Alltag Erfahrung mit Fitness-Trackern wie Fitbit® oder Apple Watch® gesammelt haben, was die Integration von Wearables im klinischen Umfeld begünstigt. Allerdings stoßen handelsübliche Geräte an ihre Grenzen, da sie primär auf gesunde Nutzer:innen ausgelegt sind. Insbesondere bei älteren Menschen mit reduziertem Bewegungsausmaß oder verändertem Gangbild liefern sie häufig unzureichende oder fehlerhafte Daten (Kooner et al. 2024). Die systematische Erfassung von Alltagsbewegung im Krankenhaus erfordert demnach spezialisierte Lösungen, die an die Bedürfnisse geriatrischer Patient:innen angepasst sind. Im Rahmen von Hospital in Motion arbeiteten wir an der Entwicklung einer solchen Lösung: Eine klinisch validierte, benutzerfreundliche und auf ältere Patient:innen zugeschnittene Anwendung, welche vom medizinischen Fachpersonal unkompliziert genutzt werden kann.

In einem ersten Schritt wurde eine Pilotstudie durchgeführt, um einen Algorithmus zur Erkennung von sechs verschiedenen körperlichen Aktivitäten bei Patient:innen mit gesundheitlichen Einschränkungen zu entwickeln. Ziel war es, eine Klassifikationsgenauigkeit von mindestens 80 % zu erreichen und gleichzeitig die optimale Trageposition des Aktivitätssensors (Handgelenk, Fußgelenk oder Oberschenkel) zu bestimmen (Kirchberger et al. 2024). Die Studie mit 40 Patient:innen zeigte, dass das Fußgelenk die beste Sensorplatzierung hinsichtlich Tragekomfort und Messgenauigkeit darstellt. Eine weitere Erkenntnis war die Notwendigkeit, den Algorithmus robuster zu gestalten, indem das Modell mit vielfältigeren Bewegungsdaten trainiert wird. In einer anschließenden Optimierungs- und Validierungsphase konnte eine Genauigkeit von 89,5 % erreicht werden, womit das ursprüngliche Ziel deutlich übertroffen wurde. Diese hohe Präzision wurde allein auf Basis von Accelerometer-Daten erzielt und konnte mit zwei verschiedenen Wearables repliziert werden. In einer abschließenden Studie wurde die Praxistauglichkeit der Lösung im Akutkrankenhaus unter realen Bedingungen untersucht. Im Fokus standen dabei der zeitliche Mehraufwand für das medizinische Personal, der Tragekomfort, das Handling sowie die Datenqualität. Die Ergebnisse zeigten, dass der Tragekomfort von den meisten Patient:innen positiv bewertet wurde. Hinsichtlich der Datenqualität wurde deutlich, dass bei einigen Patient:innen aufgrund bestimmter Alltagsaktivitäten fälschlicherweise kurze Treppensteigepisoden erkannt wurden. Besonders bei immobilen Patient:innen wirkte sich dieser Sonderfall nachteilig auf die Nutzererfahrung aus. Die daraus gewonnenen Erkenntnisse ermöglichten eine weitere Optimierung des Systems in Bezug auf die Anforderungen des klinischen Alltags.

### 24.4.4 Ein kliniknahes Interface zur Bewegungsförderung von Patient:innen

Ein zentraler Bestandteil von SHIFT ist die enge interdisziplinäre Zusammenarbeit zwischen Krankenhauspersonal, Forschung und Umsetzungspartnern. Ziel von Hospital in Motion war es darum, nicht nur eine funktionale Aktivitätserfassung zu realisieren, sondern auch eine benutzerfreundliche Oberfläche zu gestalten, welche nahtlos in den klinischen Alltag integriert werden kann. Ziel war es, eine Darstellung zu schaffen, die sowohl eine schnelle Übersicht über relevante Informationen bietet als auch gezielte Einblicke in die individuelle Patientensituation erlaubt. Um diese Anforderungen realitätsnah abzubilden, wurden mit Pflegefachpersonen, Phy-

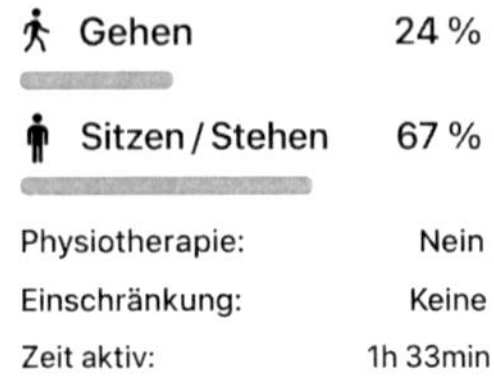


**Abb. 24.3** Übersichtsansicht mit Informationen bezüglich Tageszielen und Behandlungsstatus (eigene Abbildung)

siotherapeut:innen und ärztlichen Fachpersonen umfassende Workshops, Interviews und Nutzertests durchgeführt. Dieser partizipative Entwicklungsprozess stellte sicher, dass die Benutzeroberfläche den spezifischen Bedürfnisse und zeitlichen Einschränkungen des klinischen Alltags berücksichtigt.

Ein mögliches Interface besteht somit aus komplementären Ansichten:

- *Übersichtsansicht*: Eine Kachelansicht (s. Abb. 24.3) zeigt alle Patient:innen mit relevanten Informationen wie Aktivitätsziel, bisherigem Fortschritt, Batteriestatus des Sensors und aktuellem Mobilitätsniveau. Diese Ansicht ermöglicht eine rasche Orientierung, um Prioritäten im Stationsalltag zu setzen.
- *Detailansicht*: Für jede:n Patient:in lässt sich eine vertiefte Ansicht aufrufen, in der Aktivitätsdaten, Verlauf der Zielerreichung sowie den individuellen Mobilitätsplan der vergangenen Tage visualisiert werden. Das Fachpersonal kann daraus Rückschlüsse auf Motivation und Selbstständigkeit der Patient:innen ziehen, zielgerichtete Entscheidungen treffen und die Mobilisierungsmaßnahmen entsprechend anpassen.
- *Zielmanagement*: Die Benutzeroberfläche ermöglicht das Festlegen individueller Aktivitätsziele auf Basis des jeweiligen Mobilitätsplans und unterstützt somit eine personalisierte Therapieplanung.

Neben dem Fachpersonal spielt auch die aktive Einbindung der Patient:innen eine entscheidende Rolle in der erfolgreichen Bewegungsförderung. In einem nächsten Entwicklungsschritt soll daher eine separate, patientenfreundliche Oberfläche konzipiert werden. Ziel wird sein, durch ein klar strukturiertes und verständliches Design eine niederschwellige Möglichkeit zur Selbstkontrolle der persönlichen Aktivitätsziele zu schaffen.

### 24.4.5 Mehr Bewegung, weniger Kosten: Klinischer und wirtschaftlicher Nutzen

Das SHIFT-Projekt *Hospital in Motion* zeigt, dass der Einsatz von Wearables zur kontinuierlichen Bewegungsüberwachung von Patient:innen im klinischen Alltag möglich und praktikabel ist. Aufbauend auf diesen Ergebnissen besteht das Potenzial, künftig Behandlungsergebnisse zu verbessern, Gesundheitskosten zu senken und Versorgungslücken durch frühzeitige Interventionen nachhaltig zu schließen. Die Förderung der körperlichen Aktivität während des Krankenhausaufenthalts bringt nicht nur gesundheitliche, sondern auch bedeutende wirtschaftliche Vorteile mit sich. Im Jahr 2022 beliefen sich die Betriebsausgaben der Schweizer Spitäler auf 33 Mrd. Franken, bei durchschnittlichen Kosten von rund 2500 CHF pro Patient:in und Tag in der Akutversorgung (Bundesamt für Statistik 2023). Forschungsergebnisse belegen zudem, dass eine Erhöhung der körperlichen Aktivität um 50 % den durchschnittlichen Krankenhausaufenthalt um 6 % verkürzen könnte – mit Einsparungen in Millionenhöhe (McCullagh et al. 2016). Neben den finanziellen Einsparungen verbessert regelmäßige körperliche Aktivität im Krankenhaus auch die funktionelle Leistungsfähigkeit und reduziert das Risiko für Komplikationen wie z. B. HAD (Rezaei-Shahsavarloo et al. 2020; Scheerman et al. 2021).

Unsere Erkenntnisse im Rahmen von SHIFT bestätigen die praktische Umsetzbarkeit des Einsatzes tragbarer Aktivitätssensoren zur Echtzeitüberwachung der Patientenmobilität. Die kontinuierliche, objektive Erfassung der körperlichen Aktivität lieferte wertvolle Grundlagen für die gezielte Anpassung von Bewegungszielen und physiotherapeutischen Empfehlungen. Der erfolgreiche Einsatz solcher Systeme hängt wesentlich von der Integration in die klinische Routine, der Unterstützung durch das Personal und der aktiven Einbindung der Patient:innen ab. Krankenhäuser sollten erwägen, dieses Modell umfassender zu implementieren, unterstützt durch digitale Werkzeuge wie Aktivitäts-Apps, die Fortschritte visualisieren und die Motivation fördern (van Grootel et al. 2023). Ein kultureller Wandel in der Krankenhausorganisation ist dabei entscheidend: Körperliche Aktivität muss als klinischer Standard und nicht als freiwillige Zusatzintervention betrachtet werden.

## 24.5 Hospital@Home

### 24.5.1 Hospital@Home als alternatives Versorgungsmodell

Hospital@Home beschreibt ein Versorgungsmodell, bei dem medizinische Untersuchungen und Behandlungen, die typischerweise im Krankenhaus stattfinden, im häuslichen Umfeld der Patient:innen durchgeführt werden. Multidisziplinäre Teams arbeiten zusammen und halten, oft unterstützt durch telemedizinische Technologien, den Kontakt zu den Patient:innen und ihren Familien aufrecht (Scharf 2024), um die Versorgung während der gesamten Behandlung und den Übergang zurück zur Primärversorgung sicherzustellen. Ziel ist es, eine qualitativ gleichwertige, sichere und patientenzentrierte Betreuung zu ermöglichen, welche die Übergänge in die Primärversorgung verbessert und im Idealfall Krankenhausaufenthalte reduziert. Die Kombination von Hospital@Home mit Wearable-basiertem Monitoring bietet das Potenzial, Vitalparameter kontinuierlich zu erfassen und so eine engmaschigere Beobachtung des Gesundheitszustands zu ermöglichen.

### 24.5.2 Aktueller Stand

Studien zeigen, dass Hospital@Home-Modelle mit der Qualität der stationären Versorgung mithalten und an unterschiedliche Patientenbedürfnisse, Diagnosetypen und Pflegeintensitäten angepasst werden können (Cryer et al. 2012; Leong et al. 2021). Dabei erhöht sich nachweislich die Patientenzufriedenheit, insbesondere bei älteren Menschen, die über besseren Schlaf, mehr Komfort und mehr Mobilität berichten (Leong et al. 2021; Isakov et al. 2024; Truong und Siu 2024). Zudem treten weniger Komplikationen wie beispielsweise Delir auf (Caplan et al. 2006; Isaia et al. 2009; Caplan et al. 1999).

Die Swiss Hospital at Home Society[3] unterscheidet drei Modelltypen, die jeweils auf unterschiedliche Patientenbedürfnisse ausgerichtet sind:

(1) *Akutmedizin zu Hause*: Eine Krankenhaus-äquivalente, akutmedizinische, pflegerische und ärztliche Betreuung geeigneter Patient:innen direkt im häuslichen Umfeld.
(2) *Frühzeitige Entlassung aus dem Krankenhaus*: Die Patient:innen verlassen das Krankenhaus frühzeitig und erhalten die notwendige, ergänzende ärztliche und pflegerische Betreuung zu Hause.
(3) *Home Monitoring*: Die telemedizinische Fernüberwachung des Gesundheitszustands der Patient:innen zu Hause unter Einbezug von Technologie.

In der Schweiz wird Hospital@Home in verschiedenen Pilotprojekten getestet. Beispiele setzen die Klinik Arlesheim[4], das Spital Zollikerberg[5] und die Klinik Hirslanden[6] ein Modell des *Typs 1* um. Das Universitätsspital Basel verfolgt im Rahmen der SHIFT-Studie in Zusammenarbeit mit der Telemedizinfirma Medgate AG ein Modell des *Typs 3*, bei dem Hospital@Home mit telemedizinischer Betreuung kombiniert wird.

Hospital@Home hat als Methode zur Verbesserung der Gesundheitsversorgung und zur Verringerung der Belastung des Gesundheitssystems weltweit an Interesse gewonnen. Das Modell wird seit Jahren in den USA, Kanada, Großbritannien und Australien eingesetzt und zeigt, dass eine Akutversorgung zu Hause möglich ist (Baruch et al. 2019; Truong und Siu 2024).

### 24.5.3 Hospital@Home-Pilotstudie mit telemedizinischer Betreuung: Prozess und Erkenntnisse

Die SHIFT-Hospital@Home-Pilotstudie untersuchte den Einsatz von Telemedizin und Technologie (Typ 3), um den Übergang von der stationären zur häuslichen

[3] s. https://shahs.ch/arbeitsbereich-gesundheitskonzept (Zugegriffen: 01.05.2025)
[4] s. https://www.klinik-arlesheim.ch/unser-angebot/medizin/701-hospital-at-home (Zugegriffen: 01.05.2025)
[5] s. https://spitalzollikerberg.ch/de/fachbereiche/visit (Zugegriffen: 01.05.2025)
[6] s. https://hospitalathome.ch (Zugegriffen: 01.05.2025)

Regelversorgung sicherer, patientenfreundlicher und kosteneffizienter zu gestalten (clinicaltrials.gov: NCT05617560). Telemedizinisch geschulte Ärzt:innen unterstützten Studienpatient:innen für max. 10 Tage nach Austritt aus dem Krankenhaus, indem sie den Zustand der Patient:innen im Rahmen von Telekonsultationen überwachten, rund um die Uhr als medizinische Ansprechpersonen fungierten, die Behandlung bei Bedarf individuell anpassten, und die Patient:innen falls nötig rehospitalisierten. Nach abgeschlossener telemedizinischer Betreuung wurden die Patient:innen in der Regel zurück in die Regelversorgung überwiesen (s. Abb. 24.4).

Um die Implementierung und Auswirkungen der telemedizinischen Behandlungen in der Pilotstudie zu analysieren, wurden Patientenbefragungen durchgeführt (Weldring und Smith 2013). Diese erfassten die Lebensqualität sowie die Zufriedenheit, Erfahrungen und die wahrgenommene Qualität der Versorgung durch Telemedizin. Zudem wurden die involvierten Krankenhausärzt:innen, Telemediziner:innen und Hausärzt:innen befragt, um deren Perspektiven und Erfahrungen mit der Nutzung von Telemedizin zu verstehen, sowie Einblicke in Herausforderungen und Erfolge bei der Implementierung zu erhalten. Zur Erfassung von Veränderungen wurden die Befragungen vor als auch nach der Implementierung durchgeführt.

Auf Grundlage der in der Pilotstudie praktisch erprobten medizinischen Behandlungsabläufe und -prozesse sowie der daraus gewonnenen Erkenntnisse aus der Pilotstudie wurden folgende Rückschlüsse gezogen:

- *Integration von Telemedizin*: Die Einbindung telemedizinischer Angebote in die reguläre Versorgung hat das Potenzial den Zugang zu medizinischer Betreuung zu erleichtern.
- *Aufklärung der Patient:innen*: Informationskampagnen helfen, um Betroffene über die Möglichkeiten und Grenzen der Telemedizin aufzuklären, sowie Bedenken auszuräumen. Eine technische Affinität der Betroffenen ist notwendig, um von der telemedizinischen poststationären Behandlung profitieren zu können.
- *Zeitfenster Erstkontaktaufnahme*: Die Frage, wann Patient:innen nach dem Austritt telemedizinisch kontaktiert werden sollen, ist zentral für die Qualität der Nachbetreuung im Rahmen von Hospital@Home. Klare, praxistaugliche Zeitfenster für die Erstkontaktaufnahme sind ein zentraler Bestandteil telemedizinischer Modelle und sollten versorgungsgruppenspezifisch angepasst werden. Eine frühzeitige Kontaktaufnahme unterstützt eine sichere Rückkehr nach Hause, klärt allfällige Unsicherheiten und gewährleistet einen reibungslosen Übergang in die häusliche Umgebung.
- *Technologische Infrastruktur*: Eine leistungsfähige technologische Infrastruktur mit stabilem und zeitnahem Datenfluss ist entscheidend für den Erfolg von Hospital@Home-Modellen. Sie ermöglicht eine reibungslose und kontinuierliche Kommunikation zwischen Patient:innen und Fachpersonal sowie unter allen Behandelnden – auch über verschiedene Standorte und Institutionen hinweg. Ein effizienter und datenschutzkonformer Zugang zu aktuellen medizinischen Daten ist für das telemedizinische Fachpersonal hilfreich, um zeitnah medizinische Entscheidungen treffen und eine koordinierte Versorgung sicherstellen zu können.

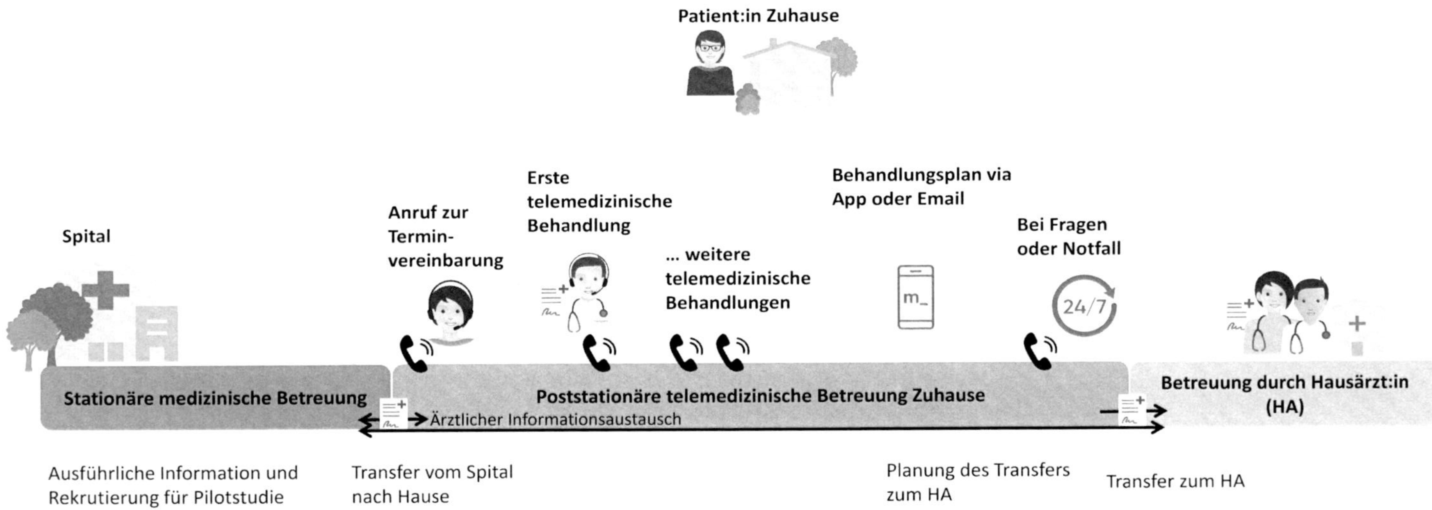


**Abb. 24.4** Kontinuierliche Betreuung während der SHIFT-Hospital@Home-Pilotstudie – Telemedizinische Betreuung von Patient:innen nach der Entlassung aus dem Spital bis zur Übernahme durch die Hausarztpraxis (eigene Abbildung, Medgate 2025)

- *Geeignete Versorgungsgruppen*: Die telemedizinische Übergangsversorgung ist besonders geeignet für Personen nach stabil verlaufenden Notfällen oder geplanten, nicht-stationären Eingriffen wie etwa ambulanten Operationen.
- *Telemedizin als Brücke zur Regelversorgung*: Die telemedizinische Nachbetreuung im Rahmen von Hospital@Home kann eine wirksame Zwischenstufe der Versorgung darstellen, insbesondere in der sensiblen Phase nach der Entlassung. Sie schließt kurzfristige Versorgungslücken, sichert die kontinuierliche Beobachtung des Gesundheitszustands und ermöglicht ein rasches Eingreifen bei potenziellen Komplikationen. Langfristig ergänzt sie somit die bereits etablierte Primärversorgung optimal. Um einen nachhaltigen Erfolg sicherzustellen, ist eine strukturierte Rückführung der Patient:innen in bestehende hausärztliche Versorgungsmodelle essenziell. Telemedizin fungiert somit als verbindendes Element zwischen akutstationärer Behandlung und regulärer ambulanter Versorgung.
- *Kompetenzförderung im Umgang mit Telemedizin*: Regelmäßige Schulungen für Ärzt:innen und Pflegefachkräfte fördern den sicheren und effektiven Umgang mit digitalen Tools und tragen wesentlich dazu bei, das Potenzial telemedizinischer Anwendungen in der Versorgung optimal auszuschöpfen.
- *Klinische Erhebungsinstrumente*: Patient-Reported Outcome Measures (PROMs) erfassen die von Patient:innen selbst berichteten gesundheitlichen Ergebnisse, während Patient-Reported Experience Measures (PREMs) ihre Erfahrungen mit der Versorgung widerspiegeln. Falls solche Instrumente eingesetzt werden, müssen sie sorgfältig für die jeweilige Patientengruppe ausgewählt und an das spezifische Versorgungsumfeld angepasst werden.

### 24.5.4 Wearables im Hospital@Home-Setting: Machbarkeit

Im Hospital@Home-Setting bilden Wearables einen zentralen technologischen Baustein, um die kontinuierliche Erfassung und Bewertung des Gesundheitszustands im häuslichen Umfeld zu ermöglichen. Sie erfassen essenzielle Vitalparametern wie Herzfrequenz, Atemfrequenz, Temperatur oder auch Körpergewicht (Pandit et al. 2024) und schaffen damit die Grundlage für eine datengetriebene, personalisierte Nachsorge. Durch ihre Integration kann die Versorgung nicht nur ergänzt, sondern qualitativ erweitert werden: Wearables ermöglichen die kontinuierliche Fernüberwachung von Vitalparametern und unterstützen damit eine datenbasierte und evidenzorientierte telemedizinische Entscheidungsfindung. Damit tragen Wearables dazu bei, Hospital@Home als integralen Bestandteil einer vernetzten und digitalen Gesundheitsversorgung zu etablieren.

Die Einbindung von Wearables in Behandlungsprozesse bringt zentrale Fragen zur praktischen Ausgestaltung mit sich: Ist eine kontinuierliche, automatisierte Datenerfassung sinnvoll oder reichen punktuelle Messungen im Rahmen der telemedizinischen Betreuung aus? Ebenso entscheidend sind eine zuverlässige, sichere und datenschutzkonforme Datenübertragung (Isakov et al. 2024) sowie die Festlegung des Einsatzszenarios, ob das System primär der regelmäßigen Verlaufskontrolle dient oder bei kritischen Veränderungen über definierte Schwellenwerte automatisierte Warnmeldungen generieren soll.

In der Pilotstudie wurde eine datenschutzkonforme technische Lösung zur Integration und Evaluation von Wearables in der häuslichen Versorgung entwickelt. Das entwickelte Protokoll ermöglichte die Erprobung technologischer Aspekte im Rahmen einer kleinen Patientengruppe. Die Umsetzung verlief erfolgreich und bestätigte die technische Machbarkeit sowie den praktischen Nutzen des entwickelten Ansatzes und der zugrunde liegenden Prozesse. Eine Anwendung der Wearables im medizinischen Kontext war weder vorgesehen noch wurde sie umgesetzt. Dennoch konnte mit dem Protokoll gezeigt werden, dass die Kombination aus Hospital@Home und Wearable-Monitoring technisch realisierbar ist und dass es Potenzial hat, künftig als fester Bestandteil telemedizinisch gestützter Versorgungskonzepte zu dienen. Zur Validierung und Optimierung des entwickelten Prozesses ist eine weiterführende Testung in größer angelegten Folgeprojekten erforderlich.

## 24.6 Fazit

Mit den oben erwähnten Projekten haben wir einen Beitrag zur Vision eines durchgängigen, Wearable-basiertes Monitorings geleistet: In Bezug auf die klassischen Vitalparameterüberwachung wurde aufgezeigt, dass die wesentlichen Voraussetzungen für eine Digitalisierung und Automatisierung dieses Prozesses gegeben sind. Die Genauigkeit der Sensoren stellen allerdings noch eine Herausforderung dar. Darüber hinaus haben die Studien rund um Hospital in Motion gezeigt, dass ein Aktivitätsmonitoring synergetisch mit einer ähnlichen Infrastruktur realisiert werden kann – mit erheblichem Förderungspotenzial für die Genesung bzw. der Reduktion von Komplikationen. Beide Ansätze hängen insbesondere von der Verfügbarkeit geeigneter, nach medizinischen Standards zertifizierter Sensoren ab. Schließlich zeigte die Pilotstudie Hospital@Home, dass Telemedizin eine sinnvolle Brücke zur Regelversorgung nach dem Krankenhausaustritt darstellen kann und der Einsatz von Wearables auch in diesem Kontext technisch und datenschutzkonform machbar ist.

Damit ein durchgängiges, Wearable-basiertes Monitoring Realität wird, braucht es weitere Fortschritte in drei Bereichen:

(1) Zuverlässigkeit und Umfang der gemessenen Parameter müssen erhöht und klinisch validiert werden.
(2) Neue Technologien sind schrittweise in den Krankenhausbetrieb zu integrieren – mit klar beschriebenen Abläufen, Schulungen und wenigen, belastbaren Kennzahlen – und so gestaltet, dass sie dem anspruchsvollen Arbeitsumfeld im Krankenhaus gerecht werden.
(3) Der wirtschaftliche Nutzen ist aufzuzeigen und Vergütungsmodelle sind bei Bedarf anzupassen.

Auch wenn bis zur flächendeckenden Einführung noch beträchtliche Hürden zu überwinden sind, sind wir überzeugt, dass der durchgängige Einsatz von Wearables das Patientenmonitoring der Zukunft prägen wird: Patient:innen erhalten bei der Aufnahme ins Krankenhaus ein Wearable. Dieses überwacht Vitalparameter, alarmiert bei Bedarf Fachpersonen und gibt zugleich motivierendes Feedback zu genesungsfördernder Aktivität. Wearables unterstützen zudem die häusliche Nachbetreuung sowie die Regelversorgung nahtlos und machen die Grenze zwischen klinischer und häuslicher Betreuung durchlässiger. Dadurch steigt die Patientensicherheit, das Personal wird entlastet und die Gesundheitsversorgung wird insgesamt proaktiver, personalisierter und effizienter.

## Literatur


Abdulmalek S, Nasir A, Jabbar WA, Almuhaya MAM, Bairagi AK, Khan Md A-M, Kee S-H (2022) IoT-based healthcare-monitoring system towards improving quality of life: a review. Healthcare 10(10):1993. https://doi.org/10.3390/healthcare10101993

Akel MA, Carey KA, Winslow CJ, Churpek MM, Edelson DP (2021) Less is more: Detecting clinical deterioration in the hospital with machine learning using only age, heart rate, and respiratory rate. Resuscitation. https://doi.org/10.1016/j.resuscitation.2021.08.024

Alam N, Hobbelink EL, van Tienhoven AJ, van de Ven PM, Jansma EP, Nanayakkara PWB (2014) The impact of the use of the early warning score (EWS) on patient outcomes: a systematic review. Resuscitation 85(5):587–594. https://doi.org/10.1016/j.resuscitation.2014.01.013

Atadoga A, Omaghomi TT, Elufioye OA, Odilibe IP, Daraojimba AI, Owolabi OR (2024) Internet of Things (IoT) in healthcare: a systematic review of use cases and benefits. Int J Sci Res Arch 11(1):1511–1517. https://doi.org/10.30574/ijsra.2024.11.1.0243

Baruch L, Borow M, Wapner L, Feldman Z (2019) Home hospitalization worldwide and in Israel. Isr Med Assoc J 21(8):565–567

Boyd CM, Landefeld CS, Counsell SR, Palmer RM, Fortinsky RH, Kresevic D, Burant C, Covinsky KE (2009) Recovery of activities of daily living in older adults after hospitalization for acute medical illness. J Am Geriatr Soc 56(12):2171–2179. https://doi.org/10.1111/j.1532-5415.2008.02023.x

Brekke IJ, Puntervoll LH, Pedersen PB, Kellett J, Brabrand M (2019) The value of vital sign trends in predicting and monitoring clinical deterioration: A systematic review. PLoS ONE 14(1):e210875. https://doi.org/10.1371/journal.pone.0210875

Brown CJ, Friedkin RJ, Inouye SK (2004) Prevalence and outcomes of low mobility in hospitalized older patients. J Am Geriatr Soc 52(8):1263–1270. https://doi.org/10.1111/j.1532-5415.2004.52354.x

Brown CJ, Redden DT, Flood KL, Allman RM (2009) The underrecognized epidemic of low mobility during hospitalization of older adults. J Am Geriatr Soc 57(9):1660–1665. https://doi.org/10.1111/j.1532-5415.2009.02393.x

Bundesamt für Statistik (2021) Personen mit einer hohen Anzahl Hospitalisierungstage. Medizinsiche Statistik der Krankenhäuser, 2017–2019. BFS Aktuell. Eidgenössisches Departement des Innern (EDI) – Bundesamt für Statistik. https://dam-api.bfs.admin.ch/hub/api/dam/assets/16324078/master

Bundesamt für Statistik (2023) Statistiken der Spitalbetriebe 2022. Eidgenössisches Departement des Innern (EDI) – Bundesamt für Statistik. https://www.bfs.admin.ch/news/de/2023-0168 (Erstellt: 20. Nov. 2023). Zugegriffen: 1. Febr. 2026

Caplan GA, Ward JA, Brennan NJ, Coconis J, Board N, Brown A (1999) Hospital in the home: a randomised controlled trial. Med J Aust 170(4):156–160. https://doi.org/10.5694/j.1326-5377.1999.tb127711.x

Caplan GA, Coconis J, Board N, Sayers A, Woods J (2006) Does home treatment affect delirium? A randomised controlled trial of rehabilitation of elderly and care at home or usual treatment (The REACH-OUT trial). Age Ageing 35(1):53–60. https://doi.org/10.1093/ageing/afi206

Covinsky KE, Pierluissi E, Johnston CB (2011) Hospitalization-Associated Disability. JAMA 306(16):1782–1793. https://doi.org/10.1001/jama.2011.1556

Cryer L, Shannon SB, Van Amsterdam M, Leff B (2012) Costs for 'hospital at home' patients were 19 percent lower, with equal or better outcomes compared to similar inpatients. Health Aff 31(6):1237–1243. https://doi.org/10.1377/hlthaff.2011.1132

Elliott M (2016) Why is Respiratory Rate the Neglected Vital Sign? A Narrative Review. Int Arch Nurs Health Care. https://doi.org/10.23937/2469-5823/1510050

Elliott M, Coventry A (2012) Critical care: the eight vital signs of patient monitoring. Br J Nurs 21(10):621–625. https://doi.org/10.12968/bjon.2012.21.10.621

Fieler V, Jaglowski T, Richards K (2013) Eliminating Errors in Vital Signs Documentation. Comput Informatics Nurs 31(9):422–427. https://doi.org/10.1097/01.NCN.0000432125.61526.27

Fu L-H, Schwartz J, Moy A, Knaplund C, Kang M-J, Schnock KO, Garcia JP, Jia H, Dykes PC, Cato K, Albers D, Rossetti SC (2020) Development and validation of early warning score system: A systematic literature review. J Biomed Inform 105:103410. https://doi.org/10.1016/j.jbi.2020.103410

Gharghan SK, Hashim HA (2024) A comprehensive review of elderly fall detection using wireless communication and artificial intelligence techniques. Measurement 226:114186. https://doi.org/10.1016/j.measurement.2024.114186

Hoogerduijn JG, Schuurmans MJ, Duijnstee MSH, De Rooij SE, Grypdonck MFH (2007) A systematic review of predictors and screening instruments to identify older hospitalized patients at risk for functional decline. J Clin Nurs 16(1):46–57. https://doi.org/10.1111/j.1365-2702.2006.01579.x

Huang C, Wang J, Wang S, Zhang Y (2023) Internet of medical things: a systematic review. Neurocomputing 557:126719. https://doi.org/10.1016/j.neucom.2023.126719

Isaia G, Astengo MA, Tibaldi V, Zanocchi M, Bardelli B, Obialero R, Tizzani A, Bo M, Moiraghi C, Molaschi M, Ricauda NA (2009) Delirium in elderly home-treated patients: a prospective study with 6-month follow-up. AGE 31(2):109–117. https://doi.org/10.1007/s11357-009-9086-3

Isakov T-M, Härkönen H, Atkova I, Wan F, Vesty G, Hyvämäki P, Jansson M (2024) From challenges to opportunities: Digital transformation in hospital-at-home care. Int J Med Inform 192:105644. https://doi.org/10.1016/j.ijmedinf.2024.105644

Jafleh EA, Alnaqbi FA, Almaeeni HA, Faqeeh S, Alzaabi MA, Al Zaman K (2024) The role of wearable devices in chronic disease monitoring and patient care: a comprehensive review. Cureus. https://doi.org/10.7759/cureus.68921

Kim KB, Baek HJ (2023) Photoplethysmography in wearable devices: a comprehensive review of technological advances, current challenges, and future directions. Electronics 12(13):2923. https://doi.org/10.3390/electronics12132923

Kirchberger J, Kunz D, Perrot G, Hirsch S, Leifke M, Hölz B, Geissmann L, Käch M, Wehrli S, Eckstein J (2024) An explorative study on movement detection using activity sensors in acute care hospital patients. Sci Rep 15:19941. https://doi.org/10.1038/s41598-025-04340-6

Kolic I, Crane S, McCartney S, Perkins Z, Taylor A (2015) Factors affecting response to National Early Warning Score (NEWS). Resuscitation 90:85–90. https://doi.org/10.1016/j.resuscitation.2015.02.009

Kooner P, Baskaran S, Gibbs V, Wein S, Dimentberg R, Albers A (2024) Commercially available activity monitors such as the Fitbit Charge and Apple Watch show poor validity in patients with gait aids after total knee arthroplasty. J Orthop Surg Res 19(1):404. https://doi.org/10.1186/s13018-024-04892-9

Leong MQ, Lim CW, Lai YF (2021) Comparison of Hospital-at-Home models: a systematic review of reviews. Bmj Open 11(1):e43285. https://doi.org/10.1136/bmjopen-2020-043285

Li C, Wang J, Wang S, Zhang Y (2024) A review of IoT applications in healthcare. Neurocomputing 565:127017. https://doi.org/10.1016/j.neucom.2023.127017

Link MS (2024) Accuracy of wearable monitors for assessment of heart rate during rest and exercise. NEJM J Watch. https://doi.org/10.1056/NEJM-JW.NA57288

Loyd C, Markland AD, Zhang Y, Fowler M, Harper S, Wright NC, Carter CS, Buford TW, Smith CH, Kennedy R, Brown CJ (2020) Prevalence of hospital-associated disability in older adults: a meta-analysis. J Am Med Dir Assoc 21(4):455–461.e5. https://doi.org/10.1016/j.jamda.2019.09.015

McCullagh R, Brady NM, Dillon C, Horgan NF, Timmons S (2016) A review of the accuracy and utility of motion sensors to measure physical activity of frail, older hospitalized patients. J Aging Phys Act. https://doi.org/10.1123/japa.2014-0190

Meredith DJ, Clifton D, Charlton P, Brooks J, Pugh CW, Tarassenko L (2012) Photoplethysmographic derivation of respiratory rate: a review of relevant physiology. J Med Eng Technol 36(1):1–7. https://doi.org/10.3109/03091902.2011.638965

Mudge AM, McRae P, McHugh K, Griffin L, Hitchen A, Miller MD (2016) How active are hospitalized older patients? A systematic review. J Hosp Med 11(4):289–291. https://doi.org/10.1002/jhm.2536

Pandit JA, Pawelek JB, Leff B, Topol EJ (2024) The hospital at home in the USA: current status and future prospects. Npj Digit Med 7(1):48. https://doi.org/10.1038/s41746-024-01040-9

Redfern OC, Griffiths P, Maruotti A, Recio Saucedo A, Smith GB (2019) The association between nurse staffing levels and the timeliness of vital signs monitoring: a retrospective observational study in the UK. BMJ Open 9(9):e32157. https://doi.org/10.1136/bmjopen-2019-032157

Reichl JJ, Leifke M, Wehrli S, Kunz D, Geissmann L, Broisch S, Illien M, Wellauer D, von Dach N, Diener S, Manser V, Herren V, Angerer A, Hirsch S, Hölz B, Eckstein J (2024) Pilot study for the development of an automatically generated and wearable-based early warning system for the detection of deterioration of hospitalized patients of an acute care hospital. Arch Public Health 82(1):179. https://doi.org/10.1186/s13690-024-01409-y

Rezaei-Shahsavarloo Z, Atashzadeh-Shoorideh F, Gobbens RJJ, Ebadi A, Ghaedamini Harouni G (2020) The impact of interventions on management of frailty in hospitalized frail older adults: a systematic review and meta-analysis. BMC Geriatr. https://doi.org/10.1186/s12877-020-01935-8

Royal College of Physicians (2012) National Early Warning Score (NEWS): Standardising the assessment of acute-illness severity in the NHS. Report of a working party. Royal College of Physicians. London

Scharf R (2024) Hospital@Home: Spitalpflege einmal anders – nämlich zu Hause. Universimed. https://www.universimed.com/ch/article/allgemeine-innere-medizin/hospital-home-spitalpflege-377177 (Erstellt: 11. Apr. 2024). Zugegriffen: 1. Febr. 2026

Scheerman K, Schoenmakers AHC, Meskers CGM, Maier AB (2021) Physical, motivational and environmental factors influencing physical activity promotion during hospitalization: Older patients' perspective. Geriatr Nurs. https://doi.org/10.1016/j.gerinurse.2021.02.013

Taherdoost H (2024) Wearable Healthcare and Continuous Vital Sign Monitoring with IoT Integration. CMC 81(1):79–104. https://doi.org/10.32604/cmc.2024.054378

Tommasini F, Meyer M, Bordier L, Dériaz O, Büla C (2022) Steps parameters of elderly patients hospitalised for an acute medical illness in a Swiss University Hospital: An observational pilot study. Swiss Med Wkly 152:40012. https://doi.org/10.57187/smw.2022.40012

Truong T-T, Siu AL (2024) The evolving practice of hospital at home in the United States. Annu Rev Med 75(1):391–399. https://doi.org/10.1146/annurev-med-051022-042210

Ullah E, Albrett J, Khan O, Matthews C, Perry I, GholamHosseini H, Lu J (2022) Workload involved in vital signs-based monitoring & responding to deteriorating patients: a single site experience from a regional new zealand hospital. Heliyon. https://doi.org/10.1016/j.heliyon.2022.e10955

van Grootel JWM, Bor P, Netjes JA, Veenhof C, Valkenet K (2023) Improving physical activity in hospitalized patients: the preliminary effectiveness of a goal-directed movement intervention. Clin Rehabil. https://doi.org/10.1177/02692155231189607

Weldring T, Smith SM (2013) Patient-Reported Outcomes (PROs) and Patient-Reported Outcome Measures (PROMs). Health Serv Insights 6:61–68. https://doi.org/10.4137/HSI.S11093

WHO (2025) Nursing and midwifery. World Health Organisation (WHO). https://www.who.int/news-room/fact-sheets/detail/nursing-and-midwifery (Erstellt: 17. Juli 2025). Zugegriffen: 1. Febr. 2026

# 25 Pflegereise durch EHDS-konforme Datenräume: Zwischen innovativer Versorgung für ältere Menschen und transdisziplinärer Forschung

Martin Gersch, Arthur Kari, Tim Schurig, Firdevs Ugur, Florian Lauf, Harald Wagener, Julia Rötzmeier-Keuper und Nancy Wünderlich

M. Gersch (✉)
Department Wirtschaftsinformatik, Freie Universität Berlin & Einstein Center Digital Future (ECDF), Berlin, Deutschland
E-Mail: martin.gersch@fu-berlin.de

A. Kari
Department Wirtschaftsinformatik, Freie Universität Berlin, Berlin, Deutschland
E-Mail: arthur.kari@fu-berlin.de

T. Schurig
Department Wirtschaftsinformatik, Freie Universität Berlin & Berliner Institut für Gesundheitsforschung in der Charité – Universitätsmedizin Berlin, Berlin, Deutschland
E-Mail: tim.schurig@fu-berlin.de

F. Ugur
Department Wirtschaftsinformatik, School of Business & Economics, Freie Universität Berlin, Berlin, Deutschland
E-Mail: firdevs.ugur@fu-berlin.de

F. Lauf
Healthcare | Personal Data Ecosystems, Fraunhofer-Institut für Software- und Systemtechnik ISST, Dortmund, Deutschland
E-Mail: florian.lauf@isst.fraunhofer.de

H. Wagener
AG Health Data im Zentrum für Digitale Gesundheit, Berliner Institut für Gesundheitsforschung in der Charité – Universitätsmedizin Berlin, Berlin, Deutschland
E-Mail: harald.wagener@bih-charite.de

J. Rötzmeier-Keuper · N. Wünderlich
Fachgebiet Digitale Märkte, Technische Universität Berlin, Berlin, Deutschland
E-Mail: roetzmeier-keuper@tu-berlin.de

N. Wünderlich
E-Mail: wuenderlich@tu-berlin.de



S. D'Onofrio, C. Russ (Hrsg.), *Digital HealthTech*, Edition HMD,
https://doi.org/10.1007/978-3-658-51795-3_25

**Zusammenfassung**

Am 26. März 2025 trat der European Health Data Space (EHDS) als erste branchenspezifische Datenraumgesetzgebung in Umsetzung der 2020 formulierten EU-Digitalstrategie in Kraft. Der EHDS reguliert als EU-Verordnung zentrale Eckpunkte einer zukünftigen europäischen Gesundheitsdatenökonomie, die bis 2029 in allen 27 EU-Mitgliedsstaaten umgesetzt werden muss. Durch die nun festgelegten Regeln für die Primär- und Sekundärdatennutzung von Gesundheitsdaten werden viele neue, zum Teil innovative datengetriebene Versorgungs- und Forschungsszenarien in Europa ermöglicht. Damit betritt Europa einen neuen Weg und setzt auf starke, gegebenenfalls sogar pfadbrechende Impulse im globalen Wettbewerb. Dieses Kapitel zeigt am Beispiel des mit Mitteln der Exzellenzstrategie des Bundes geförderten Forschungsprojekts CaringS, wie Datenräume Forschungsdatenkooperationen zwischen Forschung und innovativen Versorgungskonzepten für ältere Menschen ermöglichen. Gleichzeitig zeigt sich im Pflegebereich, dass die sektorenübergreifende Vernetzung bislang unzureichend gelingt. Fragmentierte Datenquellen, komplexe Strukturen und vielfältige Akteurskonstellationen erschweren die durchgängige Nutzung patienten- und versorgungsbezogener Daten. Hierbei können bekannte Plattformstrategien im Einklang mit europäischen Werten, wie Patientenzentrierung, Datensouveränität und Gemeinwohlorientierung, realisiert werden. Dabei wird deutlich, wie zusätzlicher individueller und gesellschaftlicher Mehrwert für die verschiedenen, an der Patient Journey beteiligten Akteur:innen generiert wird. Im Vergleich zu traditionellen Plattformstrategien kann der geschaffene Wert gerecht(er) zwischen den beteiligten Akteur:innen verteilt werden.

**Schlüsselwörter**

Bürgerzentriertheit · Datensouveränität · Europäische Gesundheitsdatenökonomie · European Health Data Space · Forschungsdatenkooperationen · Gemeinwohlorientierung · Partizipative Governance · Sektorenübergreifende Vernetzung · Verordnung zum Europäischen Gesundheitsdatenraum · Vertrauen

## 25.1 Verändernde europäische Rahmenbedingungen für digitale Infrastrukturen

Bisher fokussierte sich die Europäische Union (EU) auf die Einschränkung der Nutzung von persönlichen Gesundheitsdaten durch Dritte, wobei insbesondere internationale Unternehmen bei der Teilnahme an der europäischen Datenökonomie eingehegt werden sollten. Dieser Ansatz führte jedoch auch dazu, dass die Innovationskraft einer datengetriebenen Forschung und Entwicklung eher gehemmt wurde – auch für europäische Forschungseinrichtungen und Unternehmen. Mit der *European Health Data Space* (EHDS) Verordnung wird nun erstmals sektorspezifisch eine proaktive Gestaltung der europäischen Datenökonomie angestrebt, welche den

Datenzugriff für viele, insbesondere gemeinwohlorientierte Nutzungsszenarien öffnet und sich dabei explizit an europäischen Wertvorstellungen wie Patientenzentrierung, Datensouveränität und Gemeinwohlorientierung orientiert (Europäische Kommission o. J.; Schurig 2025).

Der EHDS wurde als EU-Verordnung verabschiedet und ist für alle Mitgliedstaaten rechtsverbindlich. Diese sind nun verpflichtet, innerhalb einer festgelegten Umsetzungsfrist die technischen und institutionellen Rahmenbedingungen zu schaffen, um nationale Dateninfrastrukturen im Einklang mit den EHDS-Vorgaben zu realisieren. Zu diesen Vorgaben gehört beispielsweise, dass alle datenhaltenden Organisationen in der EU ihre Gesundheitsdaten für gemeinwohlorientierte Zwecke teilen müssen (Kari et al. 2023a). Mit einer flächendeckenden operativen Umsetzung ist ab dem Jahr 2029 zu rechnen. Datenräume werden im EHDS jedoch weitgreifender als soziotechnisches Konzept verstanden, das über rein technische oder regulatorische Dimensionen hinausgeht (Hoeyer et al. 2024). Im Fokus steht der Aufbau föderierter, interoperabler Infrastrukturen, die durch offene Standards und Schnittstellen kontinuierlich neue Anwendungsmöglichkeiten für Forschung und Versorgung erschließen (Schurig et al. 2024). Das Projekt CaringS nimmt diese konzeptionellen Grundlagen auf und überträgt sie auf den Pflegebereich. Im Zentrum steht die Entwicklung der *Data Space Care Journey* (DSCJ), einer sektorübergreifenden Datenraumarchitektur, die eine verantwortungsvolle und bedarfsgerechte Nutzung von (Gesundheits-)Daten entlang der Versorgung ermöglichen soll.

Technisch gesehen sind Datenräume als offene, föderierte Plattformökosysteme konzipiert, in denen Daten nicht zentral gespeichert, sondern bei den ursprünglichen Datenhalter:innen verbleiben und nur bei Bedarf für konkrete Zwecke souverän ausgetauscht werden können (Kari et al. 2023a; Schurig et al. 2024). Dies erfolgt innerhalb sogenannter sicherer Verarbeitungsumgebungen (sVU), also technischer Infrastrukturen, die es autorisierten Akteur:innen ermöglichen, auf Daten zuzugreifen und diese zu analysieren, ohne dass diese die Umgebung verlassen oder weitergegeben werden. Durch standardisierte, maschinenlesbare Zugriffskontrollen wird sichergestellt, dass Dateneigner:innen festlegen können, wer auf welche Daten, zu welchem Zweck und für welchen Zeitraum zugreifen darf (Otto und Jarke 2019; Möller et al. 2024). So werden die europäischen Werte, wie die Datensouveränität der Bürger:innen, bereits *by Design* in der technischen Architektur des Datenraums verankert. Im Gesundheitsdatenraum bedeutet das, dass Patient:innen die Kontrolle über ihre Gesundheitsdaten erhalten und beispielsweise eine Klinik dazu autorisieren können, ausgewählte persönliche Daten rechtssicher für eine wissenschaftliche Studie bereitzustellen.

Im Gegensatz zu proprietären Plattformlösungen zeichnen sich Datenräume weiterhin durch eine *partizipative Governance* aus, in der die beteiligten Akteur:innen den entstehenden Datenraum gemeinsam betreiben sowie technische, rechtliche und organisatorische Rahmenbedingungen gestalten und weiterentwickeln können (Kari et al. 2025; Schurig et al. 2024). Damit begegnet die EU der entstandenen Machtkonzentration großer internationaler Plattformanbieter, die ihr Dateninfrastrukturangebot einsetzen, um persönliche Daten zu sammeln und diese für sich gewinnbringend zu nutzen – oftmals unter Missachtung der Rechte und Präferenzen der Bürger:innen (Gleiss et al. 2021).

Die Europäische Kommission beabsichtigt mit dem EHDS allerdings nicht den Aufbau einer vollständig neuen Dateninfrastruktur, sondern zielt auf die Vernetzung und Weiterentwicklung bestehender nationaler und internationaler Initiativen ab. In Deutschland zählen dazu unter anderem die Medizininformatik-Initiative (MII) und die geplante Telematikinfrastruktur 3.0 (TI 3.0), auf europäischer Ebene beispielsweise ELIXIR in Luxemburg (Gersch und Wessel 2023; Raab et al. 2023). In Österreich und der Schweiz existieren ähnliche Initiativen (Hussein et al. 2023; Daniore et al. 2024). Aufbauend auf der Digitalstrategie der EU (Europäische Kommission 2020) hat das Bundesministerium für Gesundheit im März 2023 eine nationale Digitalstrategie vorgestellt und durch gesetzgeberische Maßnahmen, wie das Digitalgesetz (DigiG), das Gesundheitsdatennutzungsgesetz (GDNG) sowie das Medizinforschungsgesetz (MFG), die regulatorischen Voraussetzungen für EHDS-konforme Datenräume geschaffen (BMG 2025). Weitere nationale Gesetzesinitiativen werden folgen, um den EHDS national umzusetzen und auf sukzessiv erkennbare Entwicklungen zu reagieren (*agiles regulieren*). Angrenzende Länder außerhalb der EU, die faktisch nicht an den EHDS gebunden sind, implementieren stellenweise ähnliche Initiativen, die sich am EHDS orientieren (Hussein et al. 2023).

Die Umsetzung der schrittweise in Kraft tretenden regulatorischen Vorgaben macht den parallelen Aufbau nationaler Dateninfrastrukturen erforderlich, die sich dynamisch an die Umsetzung des neuen regulatorischen Rahmens anpassen, auf bestehenden Infrastrukturen aufbauen und sich flexibel weiterentwickeln lassen. Der vorliegende Beitrag skizziert die derzeit entstehenden infrastrukturellen Grundlagen für die Entwicklung einer EHDS-konformen und souveränen Dateninfrastruktur am Beispiel des Forschungsprojekts CaringS.

## 25.2 Die technisch-regulatorische Infrastruktur einer europäischen Datenökonomie

Der zweite Abschnitt stellt die konzeptuellen Prinzipien föderierter Datenräume dar und zeigt, wie diese Prinzipien in eine technisch-regulatorische Architektur überführt werden. Diese Prinzipien und die daraus resultierende Architektur sollen die Grundlage für eine Datenökonomie werden, die auf europäischen Werten aufbaut.

### 25.2.1 Föderierte Datenräume als sichere Verarbeitungsumgebung

Im Gegensatz zu zentralisierten Plattformen, in denen Daten zusammengeführt und dauerhaft an einem Ort gespeichert werden, erfolgt die Zusammenführung von Gesundheitsdaten aus bislang isolierten Quellen in föderierten Datenräumen ausschließlich zweckgebunden, je nach Szenario pseudonymisiert oder anonymisiert und interoperabel über sVU – d. h. nur für einen konkreten, autorisierten Nutzungszweck und innerhalb eines festgelegten Zeitrahmens in einer sVU. Die integrierten Gesundheitsdaten können in einer sVU von autorisierten Nutzer:innen genutzt werden, ohne dass die Nutzer:innen direkten Zugriff auf diese Daten erhalten. Lediglich die Analyseergebnisse werden den Nutzer:innen bereitgestellt. Die konkrete Datennutzung wird dabei in einem Monitoringsystem protokolliert, sodass die rechtmäßige Verwendung von Daten sowie die Existenz potenzieller Lücken in der Informationssicherheit sowie die Aufdeckung potenzieller Risiken bis hin zur missbräuchlichen Nutzung auch im Nachhinein analysiert und bewertet werden können.

Dabei werden neben technischen Anforderungen auch institutionelle Innovationen erforderlich, um sicherzustellen, dass die sVU sowohl gemeinwohlorientierten Nutzen für Individuen und die Gesellschaft bieten als auch herstellerübergreifend offen gestaltet sind. Zum Beispiel stellt sich die Frage, wie ein großes Netzwerk aus konkurrierenden Unternehmen partizipativ die technische Infrastruktur eines Datenraums steuern kann. Dafür sind institutionelle Organisationsstrukturen und -mechanismen notwendig, um selbst die kleinen Akteur:innen gleichberechtigt einbeziehen zu können (Kari et al. 2025). Gleichzeitig soll die Datennutzung durch die Bürger:innen legitimiert werden – entweder durch eine individuelle Zustimmung oder durch einen gesellschaftlichen Konsens, dass ein Datennutzungsvorhaben dem Gemeinwohl dient. Versorgungsrelevante Forschungsvorhaben fallen beispielsweise laut dem EHDS explizit unter erwünschte Datennutzungsvorhaben, wohingegen die Personalisierung von Werbemaßnahmen auf Basis von persönlichen Gesundheitsdaten deutlich untersagt wird (Europäische Kommission o. J.). Auf nationaler Ebene erfolgen entsprechende detailliertere Abwägungen beispielsweise über Opt-out-Regelungen, die zwischen dem Schutz individueller Dateninteressen und dem öffentlichen Interesse abwägen.

### 25.2.2 Zentrale Gestaltungsprinzipien im EHDS-konformen Datenraum

Datenräume basieren auf modularen Plattformarchitekturen, die durch komplementäre Komponenten erweitert werden können (Yoo et al. 2010). Diese Struktur ermöglicht es, neue digitale Angebote innerhalb eines Datenraums zu entwickeln, indem bestehende Komponenten flexibel kombiniert oder wiederverwendet werden. Dadurch entstehen innovative Anwendungsmöglichkeiten, die über den ursprünglich vorgesehenen Zweck der Plattform hinausgehen und zusätzlichen Nutzen für Anwender:innen und Plattformbetreiber generieren. Dieses Prinzip wird als *Generativität* bezeichnet (Fürstenau et al. 2023). Da die komplementären Komponenten auf der technischen Infrastruktur der Plattform basieren und innerhalb des entstehenden Plattformökosystems angeboten werden, übernehmen sie zugleich die Gestaltungsprinzipien der zugrundeliegenden Plattformarchitektur (Yoo et al. 2010). Das ermöglicht es, innerhalb von Datenräumen Gestaltungsprinzipien für die Realisierung des EHDS festzulegen, in das Design der Architektur zu übersetzen und entsprechend zu implementieren, um die Interaktionen der Akteur:innen zu lenken. In CaringS leiteten die folgenden Gestaltungsprinzipien die Definition der gemeinsamen Vision, die weiterführend die Governance und technische Architektur beeinflusst: *Patientenzentrierung, Gemeinwohlorientierung, Transparenz* sowie *Intersektoralität und Interoperabilität*. In den folgenden Abschnitten wird konkretisiert, welche Implikationen diese Gestaltungsprinzipien haben.

#### 25.2.2.1 Patientenzentrierung

Ein zentrales Prinzip EHDS-konformer Datenräume ist die digitale Selbstbestimmung. Patient:innen erhalten über nutzerfreundliche Anwendungen, wie Data Wallet Apps, die Möglichkeit, einzusehen, wo ihre Gesundheitsdaten gespeichert sind, und zu steuern, wer auf welche persönlichen Informationen zugreifen darf (Von Scherenberg et al. 2024). Der Zugriff erfolgt auf Grundlage verschiedener Einwilligungsarten (bspw. nach Opt-In- und Opt-Out-Verfahren), die jederzeit angepasst oder widerrufen werden können. Somit kann die Kontrolle über die Nutzung personenbezogener Daten konsequent bei den Patient:innen belassen werden. Die erforderliche Zustimmung der Patient:innen setzt somit voraus, dass die Patient:innen in die vorausgehenden Versorgungsprozesse und nachfolgende Sekundärdatennutzung einbezogen werden. Wenn einzelne Individuen die Zustimmung aus beispielsweise gesundheitlichen Gründen nicht geben können, kann die Souveränität auf Angehörige übertragen werden. Statt Gesundheitsdaten einfach weiterzuverwenden, muss den Patient:innen ein klares Wertversprechen kommuniziert werden, das aus der Datennutzung hervorgeht.

#### 25.2.2.2 Gemeinwohlorientierung

Trotz der Stärkung der Datensouveränität, bleibt das Solidarprinzip[1] im EHDS von zentraler Bedeutung. Dies gilt gerade für Datennutzungsvorhaben, die ein hohes Volumen an Gesundheitsdaten erfordern, das möglicherweise nicht durch eine individuelle Zustimmung der Patient:innen erreicht werden kann, und dennoch ein öffentliches Interesse besteht, diese umzusetzen. Insbesondere bei älteren Menschen liegt oftmals eine geringere Digitalkompetenz vor (BMFSFJ 2020), was bereits eine Hürde in dem aktiven Management der Einwilligung darstellen kann. Dennoch können ihre Daten für Forschungsvorhaben zur Verbesserung in der Pflege genutzt werden: es gilt, einen Ausgleich zwischen der individuellen Kontrolle über Daten und dem gesellschaftlichen Interesse an der Nutzung aggregierter, anonymisierter oder pseudonymisierter Daten für Zwecke der Versorgung und Forschung zu schaffen. Rechtlich-institutionelle Strukturen wie Health Data Access Bodies (HDABs) im EHDS-Kontext, aber auch jegliche Formen von legitimierten Dateninstituten sowie zertifizierten Datentreuhändern (Data Trustees) unterstützen die gemeinwohlorientierte Umsetzung von Datenzugriffen ohne die aktive Zustimmung der Patient:innen (Busse et al. 2017).

---

[1] Vereinfacht ausgedrückt, besagt das Solidarprinzip der gesetzlichen Krankenversicherungen (GKVen), dass zu leistende Beiträge nach der finanziellen Leistungsfähigkeit der Versicherten bemessen werden, während bezogene Leistungen unabhängig von Alter, Gesundheitsrisiko oder Höhe der gezahlten Beiträge nach individuellem medizinischem Bedarf gewährt werden, wodurch soziale, generationelle und gesundheitsbezogene Risiken ausgeglichen werden sollen (Deppe und Burkhardt 2002; Gerlinger 2017).

#### 25.2.2.3 Transparenz als Vertrauensfaktor

Transparenz ist eine wesentliche Voraussetzung für das Vertrauen und schlussendlich die Akzeptanz datenbasierter Gesundheitsanwendungen (Scherenberg 2022). Insbesondere bei intersektoralen Datenräumen, wie sie in CaringS aufgebaut werden, müssen alle Beteiligten nachvollziehen können, wer auf welche Daten zugegriffen hat und zu welchem Zweck dies getan wurde. Technische Lösungen wie Audit Trails, Monitoringservices und weitere Sicherheitsmechanismen in Data Wallets ermöglichen eine solche Nachverfolgbarkeit. Ergänzend dazu übernehmen nationale Digital Health Authorities (DHA), vergleichbar mit einer Digital-Polizei, im EHDS-Kontext Aufgaben, u. a. die Einhaltung der Zugriffsregeln zu überwachen, Beschwerden entgegenzunehmen und mögliche Verstöße zu sanktionieren. Gerade hinsichtlich der Barrieren pflegebedürftiger Patient:innen gilt es, transparente Lösungen zu entwickeln, die Datenzugriffe nicht nur darstellen, sondern zusätzlich erklären und in einigen Fällen, falls gewünscht, autorisierte Angehörige einbeziehen.[2]

#### 25.2.2.4 Intersektoralität und Interoperabilität

Um die DSCJ vollständig datenbasiert abbilden zu können, müssen die einzelnen Komponenten des Datenraums interoperabel gestaltet sein, um sektorübergreifende Nutzungsszenarien, beispielsweise zwischen der Versorgung und Forschung, zu ermöglichen. Dazu zählt eine bedarfsgerechte Verknüpfung über Linked-Data-Konzepte und Interoperabilitätslösungen zwischen verschiedenen Datenquellen und -räumen (Otto und Burmann 2021). Linked-Data-Konzepte beinhalten Verfahren zur Verknüpfung strukturierter Daten nach standardisierten Identifikatoren. Mit Interoperabilitätslösungen sind technische und organisatorische Maßnahmen gemeint, die einen effektiven Austausch von Daten zwischen verschiedenen Akteur:innen ermöglichen. Diese Konzepte und Lösungen sind entscheidend für ein digitales Pflegeökosystem, das unterschiedliche Akteur:innen und Datenquellen entlang der Versorgungskette vernetzt. Nur wenn diese Bedingungen erfüllt sind, kann die DSCJ konstruiert und zur gezielten Verbesserung von Versorgungspfaden und individuellen Gesundheitsverläufen genutzt werden. In Deutschland ist die Gematik[3] maßgeblich für den Aufbau und die Umsetzung des EHDS verantwortlich, indem sie einheitliche Interoperabilitätstandards entwickelt, deren Umsetzung zertifiziert, Bedarfe koordiniert, und über Expertengremien, wie dem Interop Council, Prozesse zwischen beteiligten Akteur:innen harmonisiert und darüber hinaus bei der Entwicklung EU-weiter Datenqualitätstandards berät.

[2] Eine vertiefte Auseinandersetzung mit dem Thema Vertrauen in Datenräumen für Sekundärnutzung findet sich in Kap. 29 der aktuellen Ausgabe der Edition HMD.

[3] s. https://www.gematik.de/telematikinfrastruktur/iop (Zugegriffen: 26.08.2025)

### 25.2.3 Aktuelle Entwicklungen: Bausteine EHDS-konformer Infrastrukturen

Eine mögliche generisch-technische Grundlage für entstehende Gesundheitsdatenräume bieten domänenübergreifende Referenzarchitekturen wie Gaia-X[4] oder die International Data Spaces Association (IDSA)[5], die Prinzipien für den Aufbau föderierter, interoperabler und souveräner Infrastrukturen spezifizieren und open-access zur Verfügung stellen.

Konkret lassen sich mehrere zentrale Bausteine identifizieren, die in verschiedenen Umsetzungsprojekten eine tragende Rolle spielen, darunter auch im DSCJ von CaringS. Diese Infrastrukturbausteine ermöglichen den datenschutzkonformen Zugang zu persönlichen Gesundheitsdaten, ihre kontrollierte Weitergabe sowie eine regelbasierte Nutzung in Versorgung und Forschung. Diese generischen Bausteine können entsprechend weiterentwickelt werden, um konkrete Anwendungsfälle zu realisieren und spezifische Anforderungen einzelner Anwender:innen, beispielsweise eine einfachere Bedienung für pflegebedürftige Bevölkerungsgruppen, zu erfüllen. Tab. 25.1 fasst die elementaren Bausteine des Datenraums zusammen (in Anlehnung an Gersch et al. 2025, S. 238 ff.). Grundsätzlich ist denkbar, dass weitere Bausteine dazukommen. Alle Akteur:innen im Datenraum können die jeweiligen Bausteine anschließend so nutzen, wie es für ihre jeweiligen Anwendungsfälle und die damit verbundenen Transaktionen von Daten erforderlich ist. Das Konzept ähnelt einem Service-orientierten Ansatz mit modularem Aufbau, sodass auch zukünftige Use Cases integriert werden können.

Die Data Wallet App stellt ein wesentliches Element für den Aufbau eines bürgerzentrierten Gesundheitsdatenraums dar. Diese fungiert als Persönliches Informationsmanagement System (PIS) und ermöglicht es Nutzer:innen, verteilte Gesundheitsdaten einzusehen, deren Verwendung zu steuern und Einwilligungen zur Datenfreigabe zu erteilen oder zu widerrufen. Als digitale Schnittstelle bündelt sie damit sowohl die individuelle Datenkontrolle als auch den Zugang zu datenbasierten Diensten in Versorgung und Forschung. Bürger:innen können die Steuerung ihrer Daten eigenständig vornehmen oder auf Unterstützung durch vertrauenswürdige Intermediäre zurückgreifen. Hierfür wird das Einwilligungsmanagement genutzt. Neben institutionellen Lösungen, die derzeit im Rahmen gesetzlicher Krankenversicherungen entwickelt werden, kommen auch andere Vertrauensinstanzen infrage – etwa Angehörige, Freund:innen oder Patient:innen-Communities. Damit alle Akteur:innen, die beispielsweise Daten anfragen, geprüft werden können, stellt das Identitätsmanagement verifizierbare Identitäten bereit. Jede:r Akteur:in im Gesundheitswesen nutzt einen Konnektor, mit dem Daten gemäß der erteilten Einwilligungen bilateral ausgetauscht werden können. Damit die verteilten Datensätze für Forscher:innen und andere Nutzer:innen auffindbar sind, können datenhaltende Organisationen ihre Daten mithilfe von Metadaten in Metadatenkatalogen listen und beschreiben.

[4] s. https://gaia-x.eu/what-is-gaia-x (Zugegriffen: 26.02.2026)
[5] s. https://internationaldataspaces.org (Zugegriffen: 26.02.2026)

**Tab. 25.1** Infrastrukturbausteine, die für den Aufbau von Datenräumen erforderlich sind (in Anlehnung an Gersch et al. 2025, S. 238 ff.)

| Baustein | Beschreibung |
|---|---|
| Data Wallet App | Die Data Wallet App ist eine Anwendung, die auf den digitalen Endgeräten der Bürger:innen verfügbar ist und den individuellen Zugang zum Datenraum ermöglicht. Sie bietet Einsicht in sämtliche verfügbare personenbezogene Daten sowie die Möglichkeit, Zugriffsrechte für Dritte bedarfsgerecht und differenziert zu verwalten. Darüber hinaus erhalten Nutzer:innen einen Überblick über verfügbare ergänzende Dienste im Datenraum. |
| Einwilligungsmanagement | Das Einwilligungsmanagement verwaltet die Zustimmungserklärungen der Dateneigner:innen zur Nutzung und Weitergabe personenbezogener Daten. Basierend auf Regelwerken wie den IDSA-Regelklassen und der Open Digital Rights Language (ODRL) lassen sich Einwilligungsarten standardisiert beschreiben, interpretieren und technisch durchsetzen, wodurch eine interoperable Nutzung im Datenraum ermöglicht wird (Otto und Burmann 2021). |
| Konnektor | Der Konnektor dient als technische Schnittstelle für den bilateralen Datenaustausch zwischen Teilnehmer:innen eines Datenraums und stellt sicher, dass die festgelegten Austauschregeln korrekt umgesetzt werden. Grundlage bildet dabei eine Weiterentwicklung des offenen EDC-Connector (Eclipse-Dataspace-Components), der auf standardisierten Protokollen basiert und frei verfügbar ist (z. B. über Eclipse-edc[a]). |
| Metadatenkatalog | Der Metadatenkatalog bietet eine strukturierte Übersicht über die im Datenraum verfügbaren Datenquellen, Datenangebote, Dienste und Verzeichnisse. Datenraumteilnehmer:innen können diese genannten Dienstleistungen beim Metadatenkatalog listen lassen, sodass andere Akteur:innen diese auffinden können. |
| Identitätsmanagement | Das dezentrale Identitätsmanagement stellt verifizierte digitale Identitäten für natürliche Personen, Organisationen und zugehörige Rollen bereit. Dabei können auch bestehende Beziehungen, etwa durch Bevollmächtigungen, abgebildet werden. Zur Umsetzung werden etablierte Standards und Normen wie W3C Self-Sovereign Identity (SSI) und ISO/IEC X.509 verwendet. |

[a] s. https://github.com/eclipse-edc/Connector (Zugegriffen: 07.09.2025)

Zum Schutz der Privatsphäre erfolgt eine Weitergabe personenbezogener Daten grundsätzlich erst nach der Anonymisierung. Alternativ wird mit Compute-to-Data-Ansätzen gearbeitet, bei denen die Daten selbst das System nicht verlassen, in dem die Daten gespeichert werden. Stattdessen werden vorab definierte Analyseverfahren oder Algorithmen direkt zu den lokalen Daten der Nutzer:innen übertragen, um dort verarbeitet zu werden. Auf diese Weise lassen sich hohe Anforderungen an Datenschutz und Datensicherheit erfüllen, während gleichzeitig dezentrale Rechenkapazitäten effizient genutzt werden können. Für Nutzer:innen ohne eigene technische Infrastruktur übernehmen speziell ausgestaltete Datentreuhänder diese Funktion und ermöglichen somit eine breitere Teilhabe an datenbasierten Verfahren

(Lauf et al. 2023). Darüber hinaus kann die Data Wallet App auch zur Aktivierung und Beteiligung der Bürger:innen beitragen, etwa durch spielerische Elemente bei Umfragen oder durch monetäre Anreize für die Teilnahme an Langzeitstudien oder die kontrollierte Freigabe von Daten.

Die beschriebenen Infrastrukturbausteine schaffen die Grundlage für vielfältige datenbasierte Anwendungsszenarien in Versorgung und Forschung. Gleichzeitig gewährleisten sie die EHDS-Konformität. Im folgenden Abschnitt wird exemplarisch dargestellt, wie diese Bausteine im Fall der DSCJ von CaringS zusammenwirken.

## 25.3 Care Journeys durch Datenräume

Im folgenden Abschnitt wird dargestellt, wie sektorenübergreifende Datenräume dazu genutzt werden können, reale Versorgungspfade von Patient:innen in Care Journeys abzubilden, welche Herausforderungen dabei überwunden werden müssen und wie die DSCJ anhand einer beispielhaften transdisziplinären Zusammenarbeit im Projekt CaringS, als Teil eines verantwortungsvollen digitalen Pflegeökosystems gedacht wird.

### 25.3.1 Sektorenübergreifende Vernetzung in der Pflege

Die unter Abschn. 25.2.3 beschriebenen Komponenten bilden die technische Grundlage, um sektorenübergreifende Datenräume entlang realer Versorgungspfade zu etablieren. Gerade im Pflegebereich zeigt sich, wie dringend solche Lösungen benötigt werden: Hier treffen eine hohe Systemkomplexität, fragmentierte Datenquellen und vielfältige Akteurskonstellationen aufeinander. Um innovative, evidenzbasierte Versorgungskonzepte zu entwickeln, bedarf es einer besseren Verknüpfung und Nutzbarmachung patientenbezogener Daten über Sektorgrenzen hinweg.

Die ohnehin hohe Komplexität von Pflegesystemen wird durch die voranschreitende Digitalisierung von patientenbezogenen Daten, Pflegedokumentationen und Prozessen erhöht. Dem Ideal der patientenzentrierten Pflege, also der Berücksichtigung der sozialen Umwelt von Patient:innen, dem aktiven Zuhören und Informieren, so wie die Einbeziehung der Patient:innen in die Behandlung und Berücksichtigung ihrer Wünsche während der Gesundheitsversorgung (Epstein und Street 2011), kann durch die Verfügbarkeit von Daten besser entsprochen werden. So kann zum Beispiel ein Pflegeheim Informationen über die Art und Häufigkeit der sozialen Interaktionen eines:einer Demenzpatient:in an den:die behandelnden Ärzt:in weitergeben, der:die diese wiederum im Gespräch mit Patient:innen und Familie nutzen kann, um die Therapie an den individuellen Bedürfnissen auszurichten. In der praktischen Umsetzung stellt die Vernetzung und kooperative Nutzung von patientenbezogenen Daten jedoch eine Herausforderung dar, die innovativen Versorgungskonzepten im Weg stehen.

In jüngerer Literatur hat sich der Begriff der *Patient Journey* etabliert, um die Patientenzentrierung entlang ihres Weges durch das Gesundheitssystem hervorzuheben. Definiert als räumlich- und zeitlich verteilte Interaktionen von Pflegeempfänger:innen mit verschiedenen Versorgungseinrichtungen im Verlauf der Zeit ( Carayon und Wooldridge 2020), bildet die Patient Journey die vielfältigen Kontaktpunkte und die Übergänge zwischen verschiedenen Einrichtungen und Leistungserbringenden in der Gesundheitsversorgung ab (Gualandi et al. 2019). Die Erfahrungen der Pflegeempfänger:innen werden dabei von verschiedenen Akteur:innen geprägt, die ihrerseits immer nur einen begrenzten Ausschnitt der gesamten Patient Journey aktiv gestalten. Diese Fragmentiertheit hat zur Folge, dass ausschließlich die Pflegeempfänger:innen über alle Informationen ihrer Pflege- und Gesundheitsversorgung verfügen (Beleffi et al. 2021).

Eine Methode zur vollständigen Erfassung der Patient Journey und damit verbunden die Sichtbarmachung von tatsächlichen Pflegeprozessen sowie die Identifikation von Versorgungslücken, Engpässen und Ineffizienzen im Gesundheitssystem, ist das *Patient Journey Mapping* (Wolf und Kunz-Braun 2020). Die daraus abgeleitete Patient Journey Map visualisiert den Weg der Pflegeempfänger:innen, die Interaktionspunkte mit verschiedenen Akteur:innen, wie z. B. Ärzt:innen, Pflegekräfte, Therapeut:innen und andere Gesundheitsdienstleister:innen, die Übergänge zwischen verschiedenen Versorgungseinrichtungen, aber auch die emotionalen Erfahrungen im Verlauf der Interaktionen (Joseph et al. 2020). Um hier ein ganzheitliches Verständnis der Erfahrungen von Pflegeempfänger:innen zu erhalten, werden Daten aus verschiedenen Quellen, wie z. B. Beobachtungen, Fragebögen und halbstrukturierten Interviews integriert (Joseph et al. 2020). Gleichzeitig dienen diese Daten der Information der klinischen Praxis im Sinne eines lernenden Gesundheitssystems (Joseph et al. 2023). Die Verfügbarkeit und Zugänglichkeit von Gesundheitsdaten an verschiedenen Kontaktpunkten und die Integration zu einer ergänzenden Daten Journey sind dabei essenziell (Charles et al. 2025).

Eine beispielhafte Care Journey ist in Abb. 25.1 dargestellt. In diesem Beispiel ist ein:e Bewohner:in eines Pflegeheims im Zimmer gestürzt. Sofort registrieren die Sturzsensoren den Vorfall und senden eine Push-Nachricht an das mobile Endgerät des Pflegepersonals. Gleichzeitig wird der KI-gestützte Sprachassistent im Zimmer aktiviert, um die Ansprechbarkeit des:der Patient:in zu prüfen. Parallel übermittelt die Smartwatch des:der Bewohner:in aktuelle Vitaldaten wie Herzfrequenz und Puls an die Pflegekraft sowie an die Hausarztpraxis. Der Sprachassistent analysiert zusätzlich Reaktionsfähigkeit, Reaktionszeit und Sprache des:der Patient:in und trägt die Ergebnisse direkt in die Pflege- und Patientenakte ein. Als die Pflegekraft den:die Patient:in erreicht, hilft sie ihm:ihr beim Aufrichten und versorgt kleinere Verletzungen. Über ein Tablet ruft sie ein standardisiertes Protokoll auf, in dem bereits alle Sensordaten, Smartwatch-Werte und Analyseergebnisse gebündelt vorliegen, und ergänzt diese mit eigenen Messungen wie Blutdruck oder Schmerzintensität. Da eine weitere ärztliche Abklärung notwendig ist, wird eine Videokonsultation mit dem:der Hausärzt:in gestartet. Diese:r greift auf die gesammelten Informationen zu, spricht per Notfall-Videosprechstunde mit Patient:in und Pflegekraft und entscheidet schließlich über eine Einweisung ins Krankenhaus.

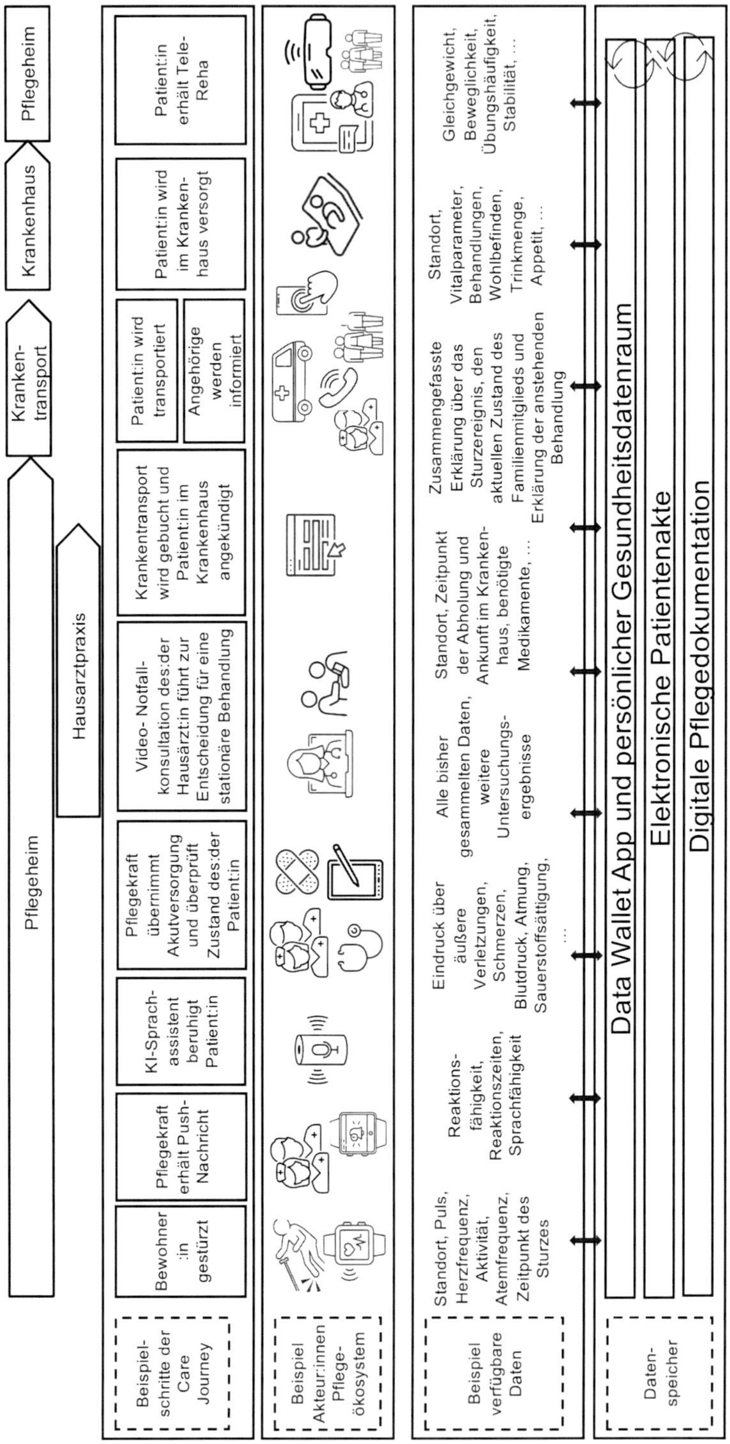


**Abb. 25.1** Beispielhafte Care Journey Map im Fall eines:einer gestürzten Bewohner:in (eigene Abbildung)

Über die Praxissoftware wird der Krankentransport digital gebucht und der:die Patient:in im Krankenhausportal angekündigt. Währenddessen informiert das Pflegepersonal die Angehörigen telefonisch. Zeitgleich erhalten diese über die Data Wallet App eine Zusammenfassung der Ereignisse, Informationen zum Zustand des Angehörigen sowie zu den geplanten Behandlungsschritten aus dem persönlichen Gesundheitsdatenraum. Mit der Ankunft im Krankenhaus werden die Angehörigen in der App zudem über den Aufenthaltsort informiert und bekommen fortan tägliche Updates zum Befinden ihres Familienmitglieds. Nach dem Krankenhausaufenthalt kehrt der:die Bewohner:in ins Pflegeheim zurück. Dort beginnt er:sie eine individuell anpassbare Tele-Reha, die er:sie mithilfe einer Virtual-Reality-Brille durchführt. Sensoren im Zimmer und in der Brille erkennen, ob die präventiven Maßnahmen – zum Beispiel zur Verbesserung des Gleichgewichts – erfolgreich sind, und passen die Übungen bei Bedarf automatisch an.

Diese beispielhafte Care Journey Map veranschaulicht den möglichen Ablauf einer Patient Journey. Sie zeigt die beteiligten Akteur:innen im digitalisierten Pflegeökosystem an den jeweiligen Kontaktpunkten, die dabei verfügbaren und benötigten Daten sowie die entsprechenden Datenquellen, die eine reibungslose Behandlung unterstützen sollen. Gleichzeitig kann sie als prototypischer Ablauf verstanden werden, der dabei hilft, Schnittstellenprobleme zu identifizieren, fehlende Prozessschritte sichtbar zu machen, zusätzliche Akteur:innen einzubeziehen oder Ineffizienzen im Gesamtablauf aufzudecken.

Die Digitalisierung im Gesundheitssystem bietet zahlreiche Ansätze zur Verbesserung der Zugänglichkeit und Durchlässigkeit der Versorgung. Online-Terminbuchungen, KI-gestützte personalisierte Behandlungspläne, oder Gesundheits-Apps sind dabei nur einige Beispiele für die Möglichkeiten der Patientenbeteiligung durch Technologieeinsatz (Bolz et al. 2024; Gersch 2022). Auch elektronische Gesundheitsakten und Telemedizin ermöglichen schnellere und einfachere Kommunikation zwischen Pflegeempfänger:innen und Anbietern (Bischoff 2016). Jedoch bleiben die einzelnen Anwendungen und die damit verbundenen Daten häufig isoliert voneinander und lassen die Potenziale der Vernetzung verschiedener Datenquellen zur integrierten Analyse entlang der Patient Journey ungenutzt. Auch die Gesundheitseinrichtungen agieren als Gatekeeper gegenüber anderen Institutionen oder der Forschung und erschweren den Datenaustausch entlang der Patient Journey, wodurch die kontinuierliche Innovation der Versorgung im Sinne der patientenzentrierten Pflege erschwert wird.

Um verfügbare Daten zum Vorteil der Pflegeempfänger:innen, aber auch zugunsten der Entwicklung evidenzbasierter, innovativer Versorgungskonzepte zu nutzen, ist ein Datenaustausch zwischen den verschiedenen Akteur:innen entlang der Patient Journey notwendig. So kann die Fragmentiertheit der Patient Journey durch eine integrierte DSCJ reduziert werden. Die Vernetzung von verschiedenen Akteur:innen und digitalen Technologien bildet ein digitales Pflegeökosystem, welches sektorenübergreifende Kooperationen erfordert. Insbesondere die Bereitstellung und aggregierte Nutzung von Gesundheitsdaten verschiedener Patient Journeys können die Erforschung innovativer Versorgungskonzepte evidenzbasiert stützen.

Vor diesem Hintergrund setzt das Projekt CaringS an, um auf Basis eines transdisziplinären Forschungsansatzes neue Wege für datenbasierte, verantwortungsvoll gestaltete Pflegeökosysteme zu erforschen.

### 25.3.2 CaringS als transdisziplinärer Forschungsansatz für verantwortungsvolle Innovationen

Das Projekt CaringS[6] setzt an dem Punkt an, dass innovative, digitalisierte Pflegesysteme für Pflegeempfänger:innen entlang der gesamten Patient Journey nutzenstiftend sein sollten, um in der Zukunft als Lösung für ein Gesundheitssystem zu wirken, das zunehmend unter dem Druck einer alternden Bevölkerung und gleichzeitigem Rückgang an Pflegekräften steht (Chen et al. 2023).

Zwar zeigt die Literatur das Potenzial verschiedener digitaler Technologien zur Innovation im Pflegesektor auf – etwa durch digitale Therapeutika, intelligente Betten, Roboterhaustiere, smarte Medikamentendosierer, KI-basierte Sprachassistenten oder Sturzsensoren (z. B. Fürstenau et al. 2023; Chen et al. 2023), jedoch gehen diese Technologien auch mit Risiken und Herausforderungen einher. Dazu zählen Bedenken hinsichtlich Kontrollverlust, Abhängigkeit, Datenschutz und möglichem Missbrauch (Jo et al. 2021). Diese betreffen nicht nur Pflegeempfänger:innen, sondern entfalten ihre Wirkung übergreifend auf verschiedene Akteursgruppen im Pflegeökosystem – darunter pflegende Angehörige, Pflegeeinrichtungen sowie medizinisches und pflegerisches Fachpersonal.

Eine ausgewogene Integration digitaler Technologien im Pflegeökosystem, die häufig nicht isoliert, sondern parallel zum Einsatz kommen, erfordert die systematische Erforschung ihrer wechselseitigen Wirkungen. So könnten in einem solchen digitalen Pflegeökosystem beispielsweise mobile Gesundheitsanwendungen mit intelligenten Pflegebetten kombiniert werden, um dem medizinischen und pflegerischen Fachpersonal differenzierte Einblicke in den komplexen Gebrechlichkeitszustand einer pflegebedürftigen Person zu ermöglichen. Darüber hinaus ließen sich diese Anwendungen mit maßgeschneiderten Bewegungsprogrammen verknüpfen, die über Online-Avatare oder soziale Roboter vermittelt werden. Dadurch würde nicht nur die pflegebedürftige Person selbst, sondern auch pflegende Angehörige gezielt unterstützt werden. Solche Beispiele verdeutlichen die vielschichtigen Wechselwirkungen, sowohl im Zusammenspiel der Technologien untereinander als auch in ihrer Interaktion mit den unterschiedlichen Akteursgruppen im Pflegekontext, die sich im Rahmen eines digitalen Pflegeökosystems ergeben. Daraus leitet sich die Notwendigkeit ab, die Konzeption, Umsetzung und Evaluation solcher Systeme in einem transdisziplinären Forschungsansatz zu verankern, der sowohl vielfältige wissenschaftliche Disziplinen als auch praxisorientierte Perspektiven integriert.

Das im Jahr 2024 gestartete Projekt CaringS greift diesen multiperspektivischen Ansatz auf und verfolgt das Ziel, das Potenzial moderner digitaler Technologien

[6] s. https://www.tu.berlin/dm/forschung/forschungsprojekte/carings (Zugegriffen: 23.05.2025)

für die Transformation des Lebens- und Pflegeumfelds älterer, pflegebedürftiger Menschen hin zu einem verantwortungsvoll gestalteten Pflegeökosystem zu erforschen. Ein multidisziplinäres Forschungsteam bündelt hierfür Expertise aus den Bereichen Konsumentenforschung, Dienstleistungsforschung, digitale Innovation, Wirtschaftsinformatik, strategisches Management und Nachhaltigkeit, Innovationsmanagement im Gesundheitswesen sowie der Intensivmedizin. Ergänzt wird das Konsortium durch Praxispartner aus dem Pflegebereich.

Ein zentraler Erfolgsfaktor für ein digitales Pflegeökosystems liegt in der Verfügbarkeit, Zugänglichkeit, Interoperabilität und Analysefähigkeit von Gesundheits- und Vitaldaten entlang der gesamten Patient Journey. Dabei werden ausgewählte Konzepte der Gaia-X-Initiative genutzt, die seit April 2025 im Rahmen von Health-X dataLOFT[7] als domänenspezifische Architekturbausteine für den Gesundheitsbereich entwickelt wurden. Health-X dient damit als praxisnahes Beispiel, wie Gaia-X-Prinzipien in der Gesundheitsdomäne konkretisiert werden können, und liefert Bausteine, die im Rahmen dieses Projektes adaptiert und weiterentwickelt werden.

Eine der größten Herausforderungen besteht derzeit darin, verlässliche, sektorenübergreifend nutzbare Daten bereitzustellen, etwa für Ärzt:innen im Krankenhaus, therapeutisches Fachpersonal während der Rehabilitation, Pflegekräfte in Seniorenheimen sowie für pflegende Angehörige im häuslichen Umfeld. Bislang lässt sich eine solche datenbasierte Patient Journey nur schwer abbilden, da es an standardisierten Schnittstellen, kontinuierlichen Informationsfluss und der Bereitschaft zur Datenfreigabe mangelt. In der empirischen Forschung ergeben sich daraus erhebliche Hürden, die ein umfassendes Verständnis kritischer Ereignisse erschweren, wie sie von den beteiligten Akteur:innen entlang der Versorgungskette erlebt werden.

### 25.3.3 Technische Realisation von Care Journeys durch Datenräume

Um die Gestaltungsprinzipien europäischer Datenräume technisch zu realisieren, bedarf es einer klar strukturierten, interoperablen Dateninfrastruktur, die auf sVU im Sinne des EHDS basiert und sowohl die Versorgung als auch die Forschung adressiert. Im Projekt CaringS wird diese Vision anhand eines konkreten Architekturmodells umgesetzt, das im Folgenden vorgestellt wird. Abb. 25.2 zeigt die konzeptionelle Architektur der DSCJ, wie sie im Rahmen des Projekts CaringS zur Realisierung sektorübergreifender Datenflüsse im Pflegekontext entworfen wird. Es wird verdeutlicht, wie verschiedene Akteur:innen, technische Dienste und Datenquellen über Konnektoren in ein gemeinsames Datenökosystem eingebunden werden. Grundlage hierfür sind die zu Beginn in Tab. 25.1 vorgestellten föderierten Datenraumkomponenten und sVU, die den kontrollierten Zugriff auf sensible Gesundheitsdaten ermöglichen, sowohl für die Versorgung als auch für Forschungszwecke.

[7] s. https://www.health-x.org/home (Zugegriffen: 29.05.2025)

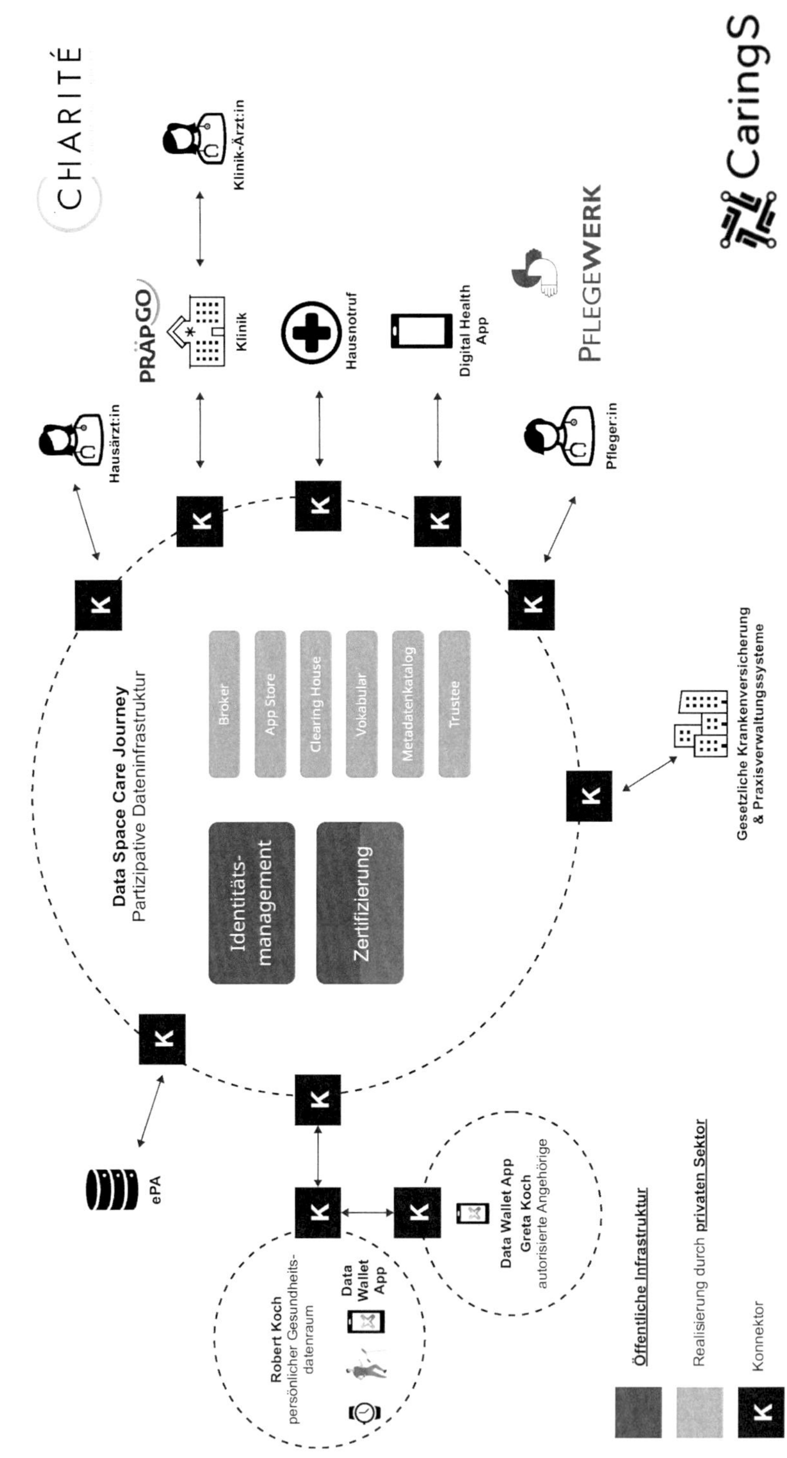


**Abb. 25.2** Architektur des Gesundheitsdatenraums für CaringS (eigene Abbildung)

Im Zentrum der Architektur steht die Infrastruktur der DSCJ, die technische und organisatorische Dienste kombiniert. Öffentlich verantwortete Bausteine wie Identitätsmanagement und Zertifizierung stellen sicher, dass nur vertrauenswürdige Akteur:innen und Komponenten innerhalb des Datenraumes miteinander agieren und damit Daten untereinander austauschen können. Ergänzend kommen privatwirtschaftlich-betriebene Komponenten wie Broker für die technische Vermittlung zwischen Anwendungen, App Stores für den Vertrieb von Anwendungen, Vokabulare für gemeinsame Standards, Clearing Houses für die Bündelung von Datentransaktionen oder Trustees zum Einsatz. Im Zusammenspiel gewährleisten sie Austausch, Nutzung und Nachvollziehbarkeit der Datentransaktionen.

Es wird dabei zwischen Akteur:innen aus der Versorgung, wie Hausärzt:innen, Kliniken, Pflegepersonal und Krankenversicherungen, und den Endnutzer:innen auf Seiten der Bürger:innen unterschieden. Letztere greifen über eine Data Wallet App auf ihre Gesundheitsdaten zu, verwalten Einwilligungen oder nutzen Anwendungen. Zusätzlich ist die elektronische Patientenakte (ePA) in die Architektur eingebunden. Sie ermöglicht es, bereits vorliegende Versorgungsdokumente in den Datenraum einzuspeisen und so für abgestimmte Behandlungs- sowie Forschungsprozesse nutzbar zu machen. Dabei wird der Zugriff auf personenbezogene Informationen nur unter der Bedingung einer vorherigen Pseudonymisierung, Anonymisierung oder durch privatsphäresicherstellende Compute-to-Data-Verfahren ermöglicht.

Besonders relevant für CaringS ist die gleichzeitige Nutzung der Infrastruktur für die Verarbeitung sowohl von Versorgungsdaten (z. B. Medikationspläne, Überleitungsprozesse und Dokumentationen) als auch von Forschungsdaten (z. B. Befragungen, Sensorik, klinische Studien). Für die Realisierung interoperabler Datenflüsse, auch aus der persönlichen ePA, spielen dabei konkrete Standards wie HL7 (Health Level 7) und FHIR (Fast Healthcare Interoperability Resources) eine zentrale Rolle, welche die Austauschbarkeit und semantische Verständlichkeit der Daten in einer harmonisierten Datenmodellierung gewährleisten (Stegemann 2024).[8] Ergänzend ist die EU-Empfehlung für ein Europäisches Austauschformat elektronischer Gesundheitsakten relevant, die eine Harmonisierung auf EU-Ebene fördert (Europäische Kommission 2019). Die vorgeschlagene Architektur schafft die technischen Voraussetzungen, um beide Datenarten über sektorale Grenzen hinweg sicher und nachvollziehbar anlass- und zweckbezogen zusammenzuführen und innerhalb von sVU auszuwerten. Ziel ist es, Versorgungsprozesse besser abzustimmen, evidenzbasierte Innovationen zu entwickeln und diese vertrauenswürdig und datenschutzkonform in die Praxis zu überführen.

[8] Standards und Profile im Gesundheitswesen werden in Kap. 10 dieser Ausgabe der Edition HMD näher vorgestellt.

### 25.3.4 Forschungsdatenkooperationen als Action Design Research

Die Umsetzung kooperativer, sektorenübergreifender Gesundheitsdatenräume erfordert ein methodisches Vorgehen, das technologische, organisatorische und gesellschaftliche Anforderungen simultan reflektiert und ggf. integriert. Im Projekt CaringS wird deshalb der Ansatz des Action Design Researchs (ADR) nach Sein et al. (2011) angewendet. Dieser zielt auf die Gestaltung praxistauglicher IT-Artefakte im realen Anwendungskontext ab und ermöglicht gleichzeitig die Ableitung von wissenschaftlichen Erkenntnissen, oft in Form von Gestaltungsprinzipien oder -theorien, indem das IT-Artefakt kontinuierlich Entwicklungs-, Interventions- und Evaluationszyklen durchläuft (Sein et al. 2011).

Im Zentrum steht hierbei der Aufbau einer Forschungsdatenkooperation, die den datenschutzkonformen und strukturierten Austausch von Gesundheitsdaten zwischen Versorgungsakteur:innen, Forschungseinrichtungen und weiteren beteiligten Organisationen ermöglicht. Die zugrunde liegende Datenraumarchitektur schafft technische Voraussetzungen für die Integration sowohl von Versorgungs- als auch von Forschungsdaten und deren sichere Analyse innerhalb geeigneter sVU.

Das Vorgehen orientiert sich an den vier Phasen des ADR-Ansatzes, wie in Abb. 25.3 dargestellt. In der ersten Phase werden gemeinsam mit Stakeholdern aus Versorgung, Wissenschaft und Technologie zentrale Herausforderungen identifiziert. Dazu gehören Fragen zu Datenhoheit, Einwilligungsprozessen, Interoperabilität oder dem Aufbau von Vertrauen in digitale Infrastrukturen. Das Verständnis des Problems erfolgt im Rahmen eines CaringS-Workshops sowie durch eine fundierte Analyse regulatorischer, organisatorischer und technischer Dokumente.

In der zweiten Phase entsteht ein Lösungskonzept in Form eines modularen Wegweisers, der Akteur:innen beim Aufbau des Datenraums für Forschungsdatenkooperationen unterstützt, ergänzt durch begleitende Artefakte wie Anforderungskataloge oder Checklisten.

Die Entwicklung erfolgt iterativ in mehreren Artefakt-Iterationen und wird durch Interviews und kollaboratives Feedback begleitet. Gestaltung und Evaluation sind dabei eng miteinander verknüpft und folgen typischen ADR-Zyklen, die eine enge Rückkopplung zwischen Anwendung und Weiterentwicklung ermöglichen.

Ein zentrales Element ist das interdisziplinäre Projektteam, das Fachkompetenz aus Wirtschaftsinformatik, Pflegewissenschaft, Gesundheitsmanagement und weiteren Disziplinen zusammenführt. Diese Vielfalt erlaubt es, technische, rechtliche und sozial-organisatorische Anforderungen ganzheitlich zu berücksichtigen. Die Umsetzung erfolgt in realweltlichen Anwendungskontexten, wodurch sowohl praxisnahe Lösungen entstehen als auch wissenschaftliche Erkenntnisse generiert werden. Ergebnisse aus der Entwicklung werden parallel in wissenschaftlichen Formaten reflektiert, veröffentlicht und weiterentwickelt.

In der dritten Phase werden die getroffenen Gestaltungsentscheidungen systematisch reflektiert und mit bestehenden Konzepten wie Datensouveränität, Vertrauen, Akzeptanz und Interoperabilität abgeglichen. Anschließend werden die daraus gewonnenen Erkenntnisse abstrahiert und in Form übertragbarer Gestaltungsprinzipien dokumentiert. Durch die Verbindung von praxisorientierter Entwicklung,

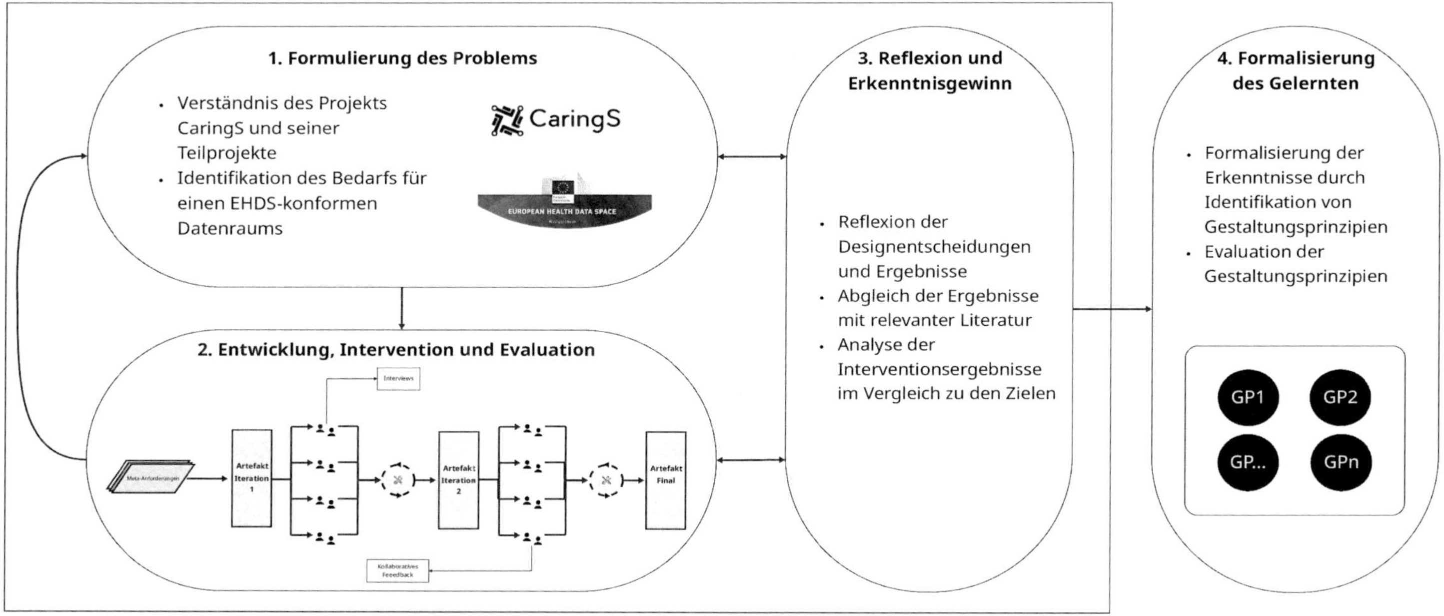


**Abb. 25.3** ADR-Prozess (in Anlehnung an Sein et al. (2011))

interdisziplinärer Zusammenarbeit und wissenschaftlicher Reflexion ermöglicht der ADR-Ansatz daher zusammenfassend die Realisierung tragfähiger, EHDS-konformer Datenräume. Er schafft einen doppelten Mehrwert: Technische Umsetzbarkeit für die Versorgung und wissenschaftliche Fundierung für die Forschung. Damit entsteht eine tragfähige Grundlage für nachhaltige, methodisch fundierte und verantwortungsvoll gestaltete Forschungsdatenkooperationen, von denen Wissenschaft, Wirtschaft und Gesellschaft gleichermaßen profitieren können.

Trotz der methodischen Stärke und praktischen Anschlussfähigkeit des ADR-Ansatzes bleibt die Umsetzung sektorenübergreifender Gesundheitsdatenräume in der Realität mit vielfältigen Herausforderungen verbunden. Diese betreffen nicht nur technische Aspekte, sondern auch regulatorische, organisatorische und soziale Voraussetzungen, die für eine nachhaltige Etablierung von DSCJ und Forschungsdatenkooperationen erfüllt sein müssen.

## 25.4 Alte Herausforderungen in neuen Gesundheitsdatenräumen und sich daraus ableitende nächste Schritte

Laufende und zukünftige Projekte im Gesundheitswesen, wie CaringS, die auf den neuen Datenrauminfrastrukturen aufsetzen und sich in den bestehenden nationalen und internationalen Versorgungsstrukturen etablieren wollen, haben zwar ein hohes Innovationspotenzial, werden jedoch auch auf Herausforderungen stoßen, die es zu überwinden gilt (Gersch 2022; Böhmann et al. 2025; Gersch et al. 2025).

### 25.4.1 Pfadbruch oder inkrementelle Evolution?

Auf nationaler Ebene sind der Aufbau und die kontinuierliche Weiterentwicklung von Infrastrukturen ein Prozess mit hohen spezifischen Investitionen sowie einer Neigung zur Pfadabhängigkeit (Gersch und Sydow 2017; Auschra und Gersch 2022). Die in Deutschland aktuell noch genutzte Telematikinfrastruktur (TI) stammt konzeptionell aus dem Jahr 2000 und basiert auf einer damals technisch aktuellen serviceorientierten Architektur. Einzelne hierfür erforderliche Komponenten, wie die TI-Konnektoren, entsprechen nicht mehr dem heutigen Stand der Technik, der sich durch die Herausbildung aktueller Plattformarchitekturen fundamental weiterentwickelt hat.

Bei der technischen Realisierung der europäischen Datenräume und der Umsetzung der EHDS-Regulierung (Kari et al. 2023b) kommt es zu einem notwendigen Wechsel des Technologie-Stacks, beispielsweise auf Basis der skizzierten Spezifikationen von Gaia-X. In diesem Sinne kann die Verabschiedung der EHDS-Verordnung als bewusster Bruch mit bisherigen nationalen Entwicklungspfaden verstanden werden, der im Sinne der Theorie der Pfadabhängigkeit notwendig erscheint, um bestehende Verfestigungen zu überwinden (Gersch und Sydow 2017; Auschra und Gersch 2022). Besonders in Bereichen mit hohem Digitalisierungs-

und Innovationsbedarf, wie der Pflege älterer Menschen, etwa entlang der Patient Journey, ist ein solcher Richtungswechsel eine zentrale Voraussetzung für den Aufbau interoperabler und zukunftsfähiger Dateninfrastrukturen.

### 25.4.2 Kritische Infrastrukturen, tragfähige Geschäftsmodelle und Public Private Partnerships

Die konkrete Realisierung einer EHDS-konformen Architektur ist derzeit noch offen und dessen Umsetzung wird einige Zeit benötigen. Projekte wie CaringS müssen sich somit auf eine Unsicherheit einstellen, die erfordert, dass die etablierten Lösungen flexibel bleiben. Die Optionen reichen von einer staatlich verantworteten Realisierung kritischer Bausteine bis hin zu privatwirtschaftlich geprägten Modellen, etwa nach dem Vorbild der dänischen Sundhed-Lösung (Raab et al. 2023). Dazwischen existieren Public Private Partnerships, in denen öffentliche und private Akteur:innen gemeinsam Komponenten bereitstellen und weiterentwickeln. Diese Kooperationsformen erscheinen insbesondere dort sinnvoll, wo sektorübergreifende Datenräume mit sehr unterschiedlichen Nutzungsperspektiven entstehen. Dies gilt zum Beispiel für den Pflegebereich, in dem pflegende Angehörige, Einrichtungen, Dienstleister und Forschungseinrichtungen gleichermaßen auf eine vernetzte Dateninfrastruktur angewiesen sind. Szenarien mit starkem gemeinwohlorientiertem Fokus, wie die Entwicklung und Evaluation digitaler Versorgungslösungen für ältere Menschen im Rahmen des Projekts CaringS, erfordern in der Regel eine stärkere politische Steuerung oder öffentliche Förderung, da nicht nur profitorientierte Ansätze von Relevanz sind. Gleichzeitig greifen alle Modelle auf kritische Basiskomponenten zurück, etwa im Bereich digitaler Identitäten, die europaweit regulatorisch abgesichert und interoperabel sein müssen (Degen und Teubner 2024).

### 25.4.3 Phasenspezifische Finanzierung während Aufbau, Skalierung und gemeinwohlorientiertem Betrieb

Auch Datenräume sind ökonomisch betrachtet Systeme, die erst bei Erreichen einer kritischen Masse ihre volle Wirkung entfalten können (Kilgus et al. 2024). Von der Entwicklung über den Aufbau bis zur Skalierung ergeben sich jeweils eigene Herausforderungen. Seit 2020 wurden auf europäischer wie nationaler Ebene erhebliche Mittel in konzeptionelle und technische Vorarbeiten investiert, beispielsweise im Rahmen von Gaia-X, EHDS oder der MII (Europäische Kommission 2020). Erste Pilotanwendungen, etwa zur sektorübergreifenden Nutzung von Versorgungs- und Forschungsdaten in der Pflege, führen zur Ausdifferenzierung notwendiger technischer und organisatorischer Komponenten. In der Aufbauphase ist ein zunehmender Mix öffentlicher und privater Finanzierung zu erwarten. Im Pflegebereich bedeutet dies zum Beispiel die Entwicklung und Implementierung digitaler Plattformen, die Versorgung, Angehörigenkommunikation und Forschung integrieren. Während erste Anwendungen durch privatwirtschaftliche Vorleistungen realisiert werden, bleibt die Förderung gemeinwohlorientierter Nutzungsszenarien, wie sie CaringS adressiert, eine öffentliche Aufgabe.

### 25.4.4 Empowerment für souveränes Handeln von Patient:innen

Datenräume sind nicht nur technische und organisatorische, sondern auch soziale Innovationen. Neben der technologischen Infrastruktur kommt es entscheidend darauf an, dass alle beteiligten Akteur:innen souverän und informiert in neuen Datenstrukturen agieren können (Abbas et al. 2024). Auch wenn der Umgang mit digitalen Anwendungen in vielen Lebensbereichen bereits etabliert ist, erleben insbesondere ältere Menschen oder deren Angehörige die neuen Optionen der Datensouveränität teilweise als überfordernd. Es ist daher zentral, dass neben geeigneten Informations- und Schulungsangeboten auch einfache Voreinstellungen, vertrauensbildende Maßnahmen und niedrigschwellige Unterstützungsmöglichkeiten vorgesehen sind. Im Pflegekontext kann die Möglichkeit, die eigene Data Wallet App mit betreuenden Angehörigen oder professionellen Pflegepersonen zu teilen, ein wichtiger Hebel für mehr Teilhabe und Selbstbestimmung sein, ohne dass die Souveränität der betroffenen Personen über ihre Gesundheitsdaten gefährdet wird.

## 25.5 Fazit

Die derzeit entstehenden europäischen Datenräume markieren einen strukturellen Wandel im Umgang mit Gesundheitsdaten. Ihre Ausgestaltung eröffnet die Chance, eine datengetriebene Gesundheitsversorgung zu entwickeln, die nicht ausschließlich auf kommerziellen Plattformlogiken aufbaut, sondern europäische Werte wie Patientenzentrierung, Datensouveränität und Gemeinwohlorientierung ins Zentrum stellt. Besonders im Bereich der Pflege älterer Menschen zeigen sich konkrete Anwendungsfelder, in denen sektorenübergreifende Datenräume evidenzbasiertes Lernen und kontinuierliche Verbesserung der Versorgung ermöglichen können.

Mit Projekten wie CaringS werden derzeit prototypisch Infrastrukturen erprobt, welche die sektorübergreifende Nutzung von Versorgungs- und Forschungsdaten datenschutzkonform ermöglichen. Die dort entwickelte Architektur zeigt, wie Primär (MyHealth@EU)- und Sekundärdaten (HealthData@EU) über sVU verknüpft und ausgewertet werden können, um bedarfsgerechte, verantwortungsvolle Innovationen zu entwickeln. Dabei entsteht ein digital unterstütztes Pflegeökosystem, das nicht nur technischen, sondern auch organisatorischen und ethischen Anforderungen gerecht wird.

Gleichzeitig zeigt sich, dass CaringS durch sein frühes Projektstadium noch limitiert ist, da derzeit vor allem konzeptionelle Grundlagen gelegt und erste Schritte des Wegweisers erprobt werden, während nachgelagerte Schritte des Wegweisers erst sukzessive umgesetzt und validiert werden. Auch die technische Ausgestaltung bleibt noch bewusst allgemein, wobei konkrete Implementierungsentscheidungen im weiteren Projektverlauf kontinuierlich erarbeitet werden.

Die proaktive Gestaltung einer EHDS-konformen Dateninfrastruktur bietet somit die Möglichkeit, die Potenziale digitaler Technologien für eine patientenzentrierte, gerechtere und wissenschaftlich fundierte Gesundheitsversorgung zu heben. Sie steht exemplarisch für eine neue Form der Forschungsdatenkooperation, die technologische Machbarkeit mit gesellschaftlicher Verantwortung verbindet. Europa beschreitet damit nicht nur regulatorisch, sondern auch infrastrukturell einen neuen Weg, der den Zugang zu Gesundheitsdaten strukturiert, absichert und zugleich neue Formen der Zusammenarbeit zwischen Forschung, Versorgung und Gesellschaft ermöglicht.

## Literatur

Abbas AE, van Velzen T, Ofe H, van de Kaa G, Zuiderwijk A, de Reuver M (2024) Beyond control over data: conceptualizing data sovereignty from a social contract perspective. Electron Markets 34(1):1–21. https://doi.org/10.1007/s12525-024-00695-2

Auschra C, Gersch M (2022) Theorie der Pfadabhängigkeit. Monit Versorgungsforsch 2022(3): 54–56

Beleffi E, Mosconi P, Sheridan S (2021) The patient journey. In: Textbook of patient safety and clinical risk management, S 117–127

Bischoff A (2016) Nutzen und Risiken der Telemedizin. MMW – Fortschritte Medizin 158:18–19. https://doi.org/10.1007/s15006-016-8250-9

BMFSFJ (2020) Achter Altersbericht. Ältere Menschen und Digitalisierung. Bundesministerium für Familie, Senioren, Frauen und Jugend. https://www.bmbfsfj.bund.de/resource/blob/159938/3970eecafb3c3c630e359379438c6108/achter-altersbericht-langfassung-data.pdf

BMG (2025) Digitalisierungsstrategie. Bundesministerium für Gesundheit. https://www.bundesgesundheitsministerium.de/themen/digitalisierung/digitalisierungsstrategie.html (Erstellt: 24. Nov. 2025). Zugegriffen: 10. Febr. 2026

Böhmann T, Roth A, Satzger G, Benz C, Beverungen D, Boes A, Breidbach C, Gersch M, Gudergan G, Hogreve J, Kurtz C, Langes B, Leimeister JM, Lewandowski T, Meiren T, Nägele R, Paluch S, Peters C, Poeppelbuss J, Robra-Bissantz S, Schultz C, Schumann JH, Wirtz J, Wünderlich NV (2025) Continuous value shaping: A boundary concept for innovating service innovation approaches. Electron Markets 35(1):27. https://doi.org/10.1007/s12525-025-00771-1

Bolz T, Zeng L, Hackenbracht M, Gnannt T (2024) Digital Patient Journey Mapping – Technologien und Touchpoints. In: O'Gorman S, Schuster G (Hrsg) Customer Centricity. Springer Gabler, Wiesbaden. https://doi.org/10.1007/978-3-658-42173-1_6

Busse R, Blümel M, Knieps F, Bärnighausen T (2017) Statutory health insurance in Germany: a health system shaped by 135 years of solidarity, self-governance, and competition. Lancet 390(10097):882–897. https://doi.org/10.1016/S0140-6736(17)31280-1

Carayon P, Wooldridge A (2020) Improving patient safety in the patient journey: contributions from human factors engineering. In: Smith AE (Hrsg) Women in industrial and systems engineering. Key advances and perspective in emerging topics, Women in engineering and science, Bd 12. Springer, Cham. https://doi.org/10.1007/978-3-030-11866-2_12

Charles C, Tulloch C, McNaughton M, Hosein P, Hambleton IR (2025) Data journey map: a process for co-creating data requirements for health care artificial intelligence. Revista Panam De Salud Pública 48:e107

Chen C, Ding S, Wang J (2023) Digital health for aging populations. Nat Med 29:1623–1630. https://doi.org/10.1038/s41591-023-02391-8

Daniore P, Zavattaro F, Gille F (2024) Public trust in a Swiss health data space. Zurich Open Repository and Archive, University of Zurich ZORA

Degen K, Teubner T (2024) Wallet wars or digital public infrastructure? Orchestrating a digital identity data ecosystem from a government perspective. Electron Markets 34(1):50. https://doi.org/10.1007/s12525-024-00731-1

Deppe H, Burkhardt W (2002) Solidarische Gesundheitspolitik. Alternativen zu Privatisierung und Zwei-Klassen-Medizin. VSA Verlag

Epstein RM, Street RL (2011) The values and value of patient-centered care. Ann Fam Med 9(2):100–103

Europäische Kommission (2019) Recommendation on a European Electronic Health Record exchange format. https://digital-strategy.ec.europa.eu/en/library/recommendation-european-electronic-health-record-exchange-format (Erstellt: 6. Febr. 2019). Zugegriffen: 19. Febr. 2026

Europäische Kommission (2020) Europäische Datenstrategie Die EU zum Vorbild für eine digitale Gesellschaft machen. https://commission.europa.eu/strategy-and-policy/priorities-2019-2024/europe-fit-digital-age/european-data-strategy_de. Zugegriffen: 2. Apr. 2024

Europäische Kommission (o. J.) Verordnung über den Europäischen Gesundheitsdatenraum (EHDS). https://health.ec.europa.eu/ehealth-digital-health-and-care/european-health-data-space-regulation-ehds_de. Zugegriffen: 23. Mai 2025

Fürstenau D, Gersch M, Schreiter S (2023) Digital Therapeutics (DTx). Bus Inf Syst Eng 65(3):349–360. https://doi.org/10.1007/s12599-023-00804-z

Gerlinger T (2017) Das Solidarprinzip in der gesetzlichen Krankenversicherung, Bundeszentrale für politische Bildung. https://www.bpb.de/themen/gesundheit/gesundheitspolitik/252233/das-solidarprinzip-in-der-gesetzlichen-krankenversicherung (Erstellt: 22. Sept. 2017). Zugegriffen: 28. Aug. 2025

Gersch M (2022) Digitalisierung im Gesundheitswesen. In: Roth S, Corsten H (Hrsg) Handbuch Digitalisierung. Vahlen, S 1015–1042

Gersch M, Sydow J (2017) Der Innovationsfonds aus Sicht der Innovationsforschung. In: Amelung V (Hrsg) Innovationsfonds: Impulse für das deutsche Gesundheitssystem. MWV,

Gersch M, Wessel L (2023) Digital transformation in health care: the role of professional practices. In: Kipping M, Kurosawa T, Westney DE (Hrsg) The Oxford handbook of industry dynamics. https://doi.org/10.1093/oxfordhb/9780190933463.013.19

Gersch M, Kari A, Schurig T, Lauf F, Wagener H (2025) Europäischer Gesundheitsdatenraum: Die zukünftige Ausgestaltung digitaler Infrastrukturen. In: Gemeinschaftsprojekt Gesundheit – Wie Value-Based Care das Gesundheitswesen neu erfindet. Medizinisch Wissenschaftliche Verlagsgesellschaft, S 235–244

Gleiss A, Kohlhagen M, Pousttchi K (2021) An apple a day–how the platform economy impacts value creation in the healthcare market. Electron Markets 31(4):849–876. https://doi.org/10.1007/s12525-021-00467-2

Gualandi R, Masella C, Viglione D, Tartaglini D (2019) Exploring the hospital patient journey: What does the patient experience? PLoS ONE 14(12):e224899. https://doi.org/10.1371/journal.pone.0224899

Hoeyer K, Green S, Martani A, Middleton A, Pinel C (2024) Health in data space: formative and experiential dimensions of cross-border health data sharing. Big Data Soc. https://doi.org/10.1177/20539517231224258

Hussein R, Sareban M, Treff G, Niebauer J (2023) Roadmap for aligning cardiovascular digital health in Austria with the European Health Data Space (EHDS) ecosystem. In: Telehealth ecosystems in practice. IOS Press, S 101–105

Jo TH, Ma JH, Cha SH (2021) Elderly perception on the internet of things-based integrated smart-home system. Sensors 21(4):1284

Joseph AL, Kushniruk AW, Borycki EM (2020) Patient journey mapping: current practices, challenges and future opportunities in healthcare. Knowl Manag E Learning 12(4):387–404. https://doi.org/10.34105/j.kmel.2020.12.021

Joseph AL, Monkman H, Kushniruk A, Quintana Y (2023) Exploring patient journey mapping and the learning health system: scoping review. JMIR Hum Factors. https://doi.org/10.2196/43966

Kari A, Schurig T, Gersch M (2023a) The emergence of a new European data economy: a systematic research agenda for health data spaces. J Serv Manag Res 7(4):176–198. https://doi.org/10.5771/2511-8676-2023-4

Kari A, Schurig T, Gersch M (2023b) European Health Data Space (EHDS), Gaia-X and Health-X dataLOFT. Freie Universität Berlin. https://doi.org/10.17169/refubium-41224

Kari A, Bellin P, Matzner M, Gersch M (2025) Governing the emergence of network-driven platform ecosystems. Electron Markets 35(1):4. https://doi.org/10.1007/s12525-024-00745-9

Kilgus T, Kari A, Gubser R, Dewey M, Gersch M, Fürstenau D (2024) Bridging the valley of death: balancing value creation and capture in health data sharing platforms. International Conference on Information Systems (ICIS 2024)

Lauf F, Scheider S, Friese J, Kilz S, Radic M, Burmann A (2023) Exploring design characteristics of data trustees in healthcare-taxonomy and archetypes. European Conference on Information Systems (ECIS 2023)

Möller F, Jussen I, Springer V, Gieß A, Schweihoff JC, Gelhaar J, Guggenberger T, Otto B (2024) Industrial data ecosystems and data spaces. Electron Markets 34(1):41. https://doi.org/10.1007/s12525-024-00724-0

Otto B, Burmann A (2021) European data infrastructures. Inform Spektrum 44(4):283–291. https://doi.org/10.1007/s00287-021-01386-4

Otto B, Jarke M (2019) Designing a multi-sided data platform: findings from the International Data Spaces case. Electron Markets 29(4):561–580. https://doi.org/10.1007/s12525-019-00362-x

Raab R, Küderle A, Zakreuskaya A, Stern A, Klucken J, Kaissis G, Rueckert D, Boll S, Eils R, Wagener H, Eskofier BM (2023) Federated electronic health records for the European Health Data Space. Lancet Digit Health 5(11):840–847. https://doi.org/10.1016/S2589-7500(23)00156-5

Scherenberg V (2022) Gesundheits-Apps. In: Bundeszentrale für gesundheitliche Aufklärung (BZgA) (Hrsg) Leitbegriffe der Gesundheitsförderung und Prävention: Glossar zu Konzepten, Strategien und Methoden. https://doi.org/10.17623/BZGA:Q4-i158-1.0

Schurig T (2025) Govern or be governed? How the European health data space regulation influences the governance of platforms. International Conference on Information Systems (ICIS 2025)

Schurig T, Kari A, Fürstenau D (2024) The symphony of orchestrated participatory data space governance: a systematic review. European Conference on Information Systems (ECIS 2024). (https://aisel.aisnet.org/ecis2024/track10_dmds_ecosystems/track10_dmds_ecosystems/9)

Sein MK, Henfridsson O, Purao S, Rossi M, Lindgren R (2011) Action design research. MISQ 37(1):37–56

Stegemann L (2024) Managing Interoperability of digital health platform ecosystems. Freie Universität Berlin. https://doi.org/10.17169/refubium-43934 (Doctoral Dissertation)

Von Scherenberg F, Hellmeier M, Otto B (2024) Data sovereignty in information systems. Electron Markets 34(1):1–11. https://doi.org/10.1007/s12525-024-00693-4

Wolf C, Kunz-Braun A (2020) Patient journey. In: Tunder R (Hrsg) Market Access Management für Pharma- und Medizinprodukte. Springer Gabler, Wiesbaden. https://doi.org/10.1007/978-3-658-26145-0_24

Yoo Y, Henfridsson O, Lyytinen K (2010) Research commentary – the new organizing logic of digital innovation: an agenda for information systems research. Inf Syst Res 21(4):724. https://doi.org/10.1287/isre.1100.0322

# Vernetzung von Akteur:innen mit digitalen Plattformen 26

Martin Staemmler

**Zusammenfassung**

Dieses Kapitel gibt einen Überblick zu Vernetzungslösungen im Gesundheitswesen. Einrichtungsintern bestimmen heutzutage sogenannte Kommunikationsserver, die als Vermittler zwischen unterschiedlichen IT-Systemen und Anwendungen dienen, das Bild. Einrichtungsübergreifend haben sich Teleradiologie, Telekardiologie und weitere Tele-Lösungen nahezu flächendeckend etabliert. Sie werden aufgrund ihrer Verbreitung vorgestellt, obwohl sie aufgrund der fehlenden eigenen Datenhaltung keine digitale Plattform darstellen. Erst eine Interoperabilitätsplattform (IOP), die auf eine Einrichtung oder eine Klinikgruppe begrenzt ist, oder eine einrichtungsübergreifend genutzte Gesundheitsdatenplattform (GDP) ermöglicht eine eigenständige Datenhaltung, die eine Gesamtsicht auf den Datenbestand von Patient:innen erlaubt. Dieser Beitrag betont, dass die Bereitschaft zur Zusammenarbeit die Grundlage für die Konzeption und Umsetzung digitaler Gesundheitslösungen bildet. Es behandelt zentrale Aspekte wie Interaktionsmuster, Topologien, IT-Systemanbindung an IOPs und GDPs, die Verwaltung von Patientenidentitäten sowie deren Architektur und Funktionen in einrichtungsinternen und -übergreifenden Kooperationen. Zudem wird die Rolle von Patientenportalen und Telemedizin-Lösungen im Kontext einer GDP erläutert. Praktische Beispiele veranschaulichen die Nutzung von IOPs und GDPs in regionalen Strukturen, während nationale und internationale Vernetzungslösungen, etwa im DACH-Raum oder mit dem European Health Data Space (EHDS), den Datenaustausch für grenzüberschreitende Behandlung und Forschung aufzeigen. Den Abschluss bildet eine Bewertung der regionalen, nationalen und internationalen Ansätze.

M. Staemmler (✉)
Fakultät ETI, Hochschule Stralsund, Stralsund, Deutschland
E-Mail: martin.staemmler@hochschule-stralsund.de

 
S. D'Onofrio, C. Russ (Hrsg.), *Digital HealthTech*, Edition HMD,
https://doi.org/10.1007/978-3-658-51795-3_26

**Schlüsselwörter**

Gesundheitsdatenplattform · Digitale Plattform · European Health Data Space · Interoperabilitätsplattform · Kommunikationsserver · Master Patient Index · Vernetzung

## 26.1 Vernetzung als Voraussetzung für die Kooperation im Gesundheitswesen

Interoperabilität und Standards bilden eine wesentliche, weitgehend technische Voraussetzung für einen Datenaustausch zwischen IT-Systemen im Gesundheitswesen, wie bereits in Kap. 9 und 10 dieser Ausgabe der Edition HMD erläutert. Allerdings erfordern Behandlungsprozesse zudem eine Kooperation zwischen den Beteiligten (Ärzt:innen, Pfleger:innen, Patient:innen, ...), die über den reinen Datenaustausch

**Tab. 26.1** Grundlegende Aspekte von Vernetzungslösungen (eigene Tabelle)

| Aspekt | Beschreibung |
|---|---|
| Bereitschaft | An erster Stelle ist die abgestimmte Bereitschaft der Beteiligten, sich in den gemeinschaftlichen Behandlungsprozess einzubringen, zu nennen. Ohne diese können technische, gut umgesetzte Vernetzungslösungen ihren Nutzen nur eingeschränkt oder gar nicht entfalten. |
| Strukturen zur Behandlung | Die Gesundheitsversorgung ist meist sektoral gegliedert und verfügt beispielsweise über den ambulanten und stationären Sektor, ggf. ergänzt um den Bereich für die Versorgung von pflegebedürftigen Personen. Zudem kann sie regional, föderal oder national aufgestellt sein und damit unterschiedliche Vorgaben für die Erbringung der Gesundheitsleistungen zur Folge haben. |
| Vielzahl an Beteiligten/ Stakeholder | Neben Patient:innen, Ärzt:innen und Pfleger:innen sind viele weitere Berufsgruppen beteiligt, wie z. B. der Sozialdienst, der Rettungsdienst, der Pflegedienst oder der Transportdienst. Ebenso Organisationen, wie etwa Praxen, Medizinische Versorgungszentren, Krankenhäuser, Rehabilitationseinrichtungen oder Pflegeheime. Für die genannten Mitarbeitenden in ihren jeweiligen Organisationen muss eine Vernetzung eine aufgabenangemessene Nutzbarkeit aufweisen und berechtigterweise ihre Arbeit erleichtern, um im beruflichen Alltag akzeptiert zu werden. |
| Rahmenbedingungen | Datenaustausch und Kooperation müssen grundsätzlich die Rechte der Betroffenen schützen. Sie unterliegen datenschutzrechtlichen Vorgaben, wie etwa den nationalen Datenschutzgesetzen, die auf der europäischen Datenschutzgrundverordnung (DSGVO)[a] basieren. Ebenso unterliegen sie der ISO/IEC 27000[b] oder der Network and Information Security Directive[c]. Dazu kommen Regelungen und Gesetze für die Gesundheitsversorgung und zum Datenaustausch, wie etwa zur Akte für alle der Telematikinfrastruktur (TI ePA, Deutschland), zur elektronischen Gesundheitsakte (ELGA, Österreich) oder zum elektronischen Patientendossier (EPD, Schweiz). |

[a] s. https://eur-lex.europa.eu/eli/reg/2016/679/oj?locale=de (Zugegriffen: 19.12.2025)
[b] s. https://www.iso.org/publication/PUB200270.html (Zugegriffen: 19.12.2025)
[c] s. https://eur-lex.europa.eu/legal-content/DE/TXT/HTML/?uri=CELEX:32022L2555&qid=1687253036177 (Zugegriffen: 19.12.2025)

hinausgeht. Eine Kooperation hat vielfältige Aspekte zu berücksichtigen, welche in Tab. 26.1 aufgelistet und beschrieben sind.

Zielsetzung dieses Kapitels ist es, Konzepte und Lösungen zur einrichtungsinternen und -übergreifenden Vernetzung vorzustellen. Ausgehend von einigen grundlegenden Eigenschaften präsentiert es Architekturen für die lokale, regionale, nationale und internationale Vernetzung und bewertet diese. Dabei werden die oben genannten Aspekte berücksichtigt, jedoch ohne eine detaillierte Betrachtung jeden Aspekts, da dies den Rahmen des Kapitels sprengen würde.

## 26.2 Grundlegende Eigenschaften von technischen Vernetzungslösungen

Vernetzung im Gesundheitswesen geht davon aus, dass mindestens zwei beteiligte IT-Systeme bzw. Organisationen interagieren. Dabei spielen Interaktionsmuster, die Topologie und Administrierbarkeit, die IT-System-Anbindung und -Integration und das Management von Patientenidentitäten eine zentrale Rolle.

### 26.2.1 Interaktionsmuster

Die meisten IT-Systeme nutzen das Interaktionsmuster „push“, d. h. eine Nachricht oder ein Datensatz wird aufgrund einer Regel bzw. eines Ereignisses von einem IT-System A an das IT-System B versandt (s. Abb. 26.1, links). Ein typisches Beispiel sind die HL7-Nachrichten mit Patientenstammdaten, Aufträgen oder Dokumenten. Ggf. erfolgt eine Bestätigung des Empfangs. Aus funktionaler Sicht, ist „push“ mit einem „senden an“ oder „speichern“ verbunden.

Im Gegensatz dazu erlaubt eine „pull“-Interaktion (s. Abb. 26.1, rechts) die Anfrage („request“) von dem IT-System A an das IT-System B. Die Bearbeitung der Anfrage führt zu einer Antwort („response“), die im Erfolgsfall das Ergebnis der Anfrage oder einen Fehler mitteilt. Funktional erlaubt „pull“ zusätzlich zum „push“ das Suchen und/oder Holen. Typische Beispiele sind IHE-Transaktionen für das Dokumentenmanagement, DICOM-Funktionen für das Bilddatenmanagement, die Nutzung der Funktionalität von FHIR-Ressourcen oder proprietäre Application Programming Interfaces (APIs).

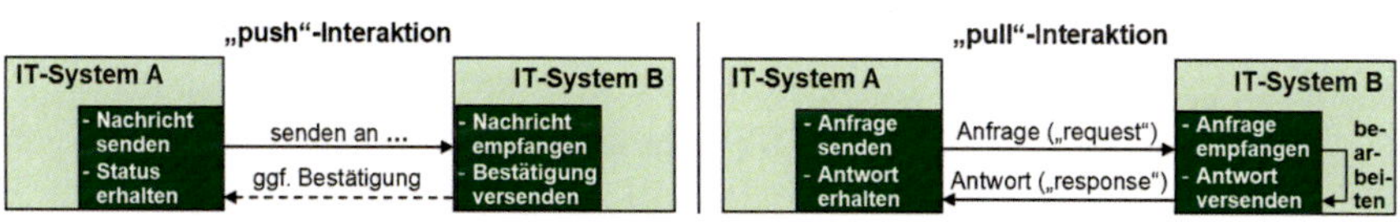


**Abb. 26.1** Interaktionsmuster (eigene Abbildung)

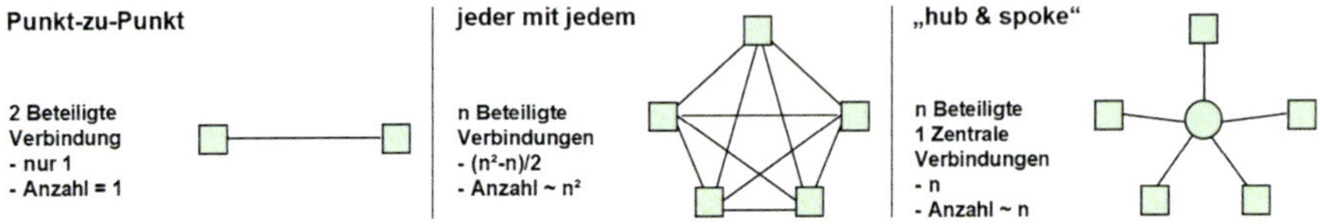


**Abb. 26.2** Skalierbarkeit von Topologien (eigene Abbildung)

## 26.2.2 Topologie und Administrierbarkeit

Abb. 26.2 zeigt drei unterschiedliche Topologien. Bei zwei beteiligten IT-Systemen ist eine einfache Punkt-zu-Punkt-Topologie mit unidirektionaler oder bidirektionaler Interaktion möglich (s. Abb. 26.2, links).

Eine größere Anzahl von IT-Systemen und einer beabsichtigten Vernetzung *jeder mit jedem* (s. Abb. 26.2, Mitte) demonstriert die fehlende Skalierbarkeit. Bereits bei fünf IT-Systemen sind zehn Verbindungen zu realisieren, bei 10 IT-Systemen wären es 45 Verbindungen. Dieser quadratischen Abhängigkeit ($\sim n^2$) kann durch die *hub & spoke*-Topologie mit einer Zentrale begegnet werden (s. Abb. 26.2, rechts). Die Anzahl der Verbindungen steigt proportional zur Anzahl der IT-Systeme. Die Zentrale gewährleistet Skalierbarkeit und ist mit einer vereinfachten Administration verbunden, da jede Änderung bei einem IT-System nur der Zentrale und nicht n-1 anderen IT-Systemen bekannt gemacht werden muss. Nachteilig ist jedoch der Aufwand für die Zentrale und das Risiko eines *Single-Point-of-Failure*, das allerdings durch eine geeignete, redundante Auslegung kompensiert werden kann. Erfahrungsgemäß sollte ab fünf beteiligten Einrichtungen die *hub & spoke*-Topologie mit einer Zentrale zum Einsatz kommen. Zudem unterscheiden sich die Topologien in Bezug auf die Übertragungszeiten: *Punkt-zu-Punkt* und *jeder mit jedem* nutzen eine direkte Verbindung, während *hub & spoke* den Weg über die Zentrale nehmen muss. Diese ist also mit ausreichender Bandbreite anzubinden.

## 26.2.3 IT-System-Anbindung und -Integration

Bereits in einer Einrichtung kommt eine Vielzahl von IT-Systemen zum Einsatz, die Informationen austauschen müssen, um Behandlungen zu unterstützen. So sind für ein Krankenhaus an erster Stelle das Krankenhausinformationssystem (KIS) und weitere wesentliche IT-Systeme für die Radiologie, das Labor, das Dokumentmanagement, die Intensivstation, die Operationsplanung, die Apotheke sowie die Küche zu nennen. Ergänzt wird diese Liste durch spezielle IT-Systeme für medizinische Fachgebiete, so dass je nach Größe der Einrichtung zwischen 30 bis 200 IT-Systeme vorliegen. Deren datentechnische und prozessuale Integration stellt in mehrfacher Hinsicht eine Herausforderung dar. Diese besteht nicht nur in der Anzahl, sondern vor allem darin, dass unterschiedliche Schnittstellen vorliegen, die oft nicht durchgängig standardkonform implementiert sind. Bei dieser Vielzahl der IT-Systeme sollte die Integration mit einer hub & spoke-Topologie erfolgen, allein auch um die Anzahl an Schnittstellen gering zu halten. Bei hub & spoke ist pro IT-System nur eine Schnittstelle zur zentralen Komponente notwendig.

Die Aufgabe der zentralen Komponente wird in manchen Einrichtungen durch das KIS realisiert, indem das KIS prozessual das Behandlungsgeschehen steuert und eine Gesamtsicht auf die Daten aus den einzelnen IT-Systemen bietet. Letzteres kann auch durch das Dokumentenmanagementsystem (DMS) übernommen werden. Dieses Vorgehen setzt voraus, dass für das KIS Schnittstellen zu den anderen IT-Systemen bestehen bzw. vom KIS-Hersteller angeboten werden. Die Praxis zeigt, dass damit die freie Auswahl von IT-Systemen eingeschränkt wird. Daher kommt meist ein sogenannter Kommunikationsserver zum Einsatz, der zwischen den IT-Systemen vermittelt, seine Funktion wird durch den englischen Begriff Enterprise Application Integration (EAI) klarer beschrieben. Der ebenfalls – meist in anderen Bereichen – benutzte Begriff Middleware geht auf die Anordnung in der Architektur ein, ohne jedoch Kommunikation oder Integration in den Vordergrund zu stellen.

Den Kommunikationsserver als zentrale Komponente zeigt Abb. 26.3, links. Seine vermittelnde Rolle erläutert Abb. 26.3, rechts für Nachrichten von IT-System A zu IT-System B. Nach dem Empfang einer Nachricht klärt der Kommunikationsserver ab, ob für diese Nachricht ein Vorgehen zur Bearbeitung konfiguriert wurde. Ist das der Fall, wird die Nachricht auf Erfüllung der formalen Vorgaben geprüft (*validiert*) und dann entsprechend der Konfiguration *transformiert*. Dies kann eine einfache unveränderte Weiterleitung sein oder die Bearbeitung von Inhalten der Nachricht, wie etwa die Änderung der Reihenfolge von Vorname und Nachname eines:einer Patient:in oder die Anpassung der Kennzeichnung des Geschlechts vom englischen „f“ (female) auf das deutsche „w“ (weiblich). Anschaulich stellt die Transformation eine Übersetzung zwischen Dialekten dar, d. h. selbst wenn beide IT-Systeme den gleichen Standard verwenden, ist die jeweilige Implementierung meist unterschiedlich. Danach wird die Nachricht an einen oder mehrere IT-Systeme in der Rolle als Empfänger versendet. Begleitend zu jedem Schritt erfolgen die Protokollierung und das Fehlermanagement. In großen Einrichtungen übernimmt der Kommunikationsserver die Übermittlung von mehr als eine Million Nachrichten täglich.

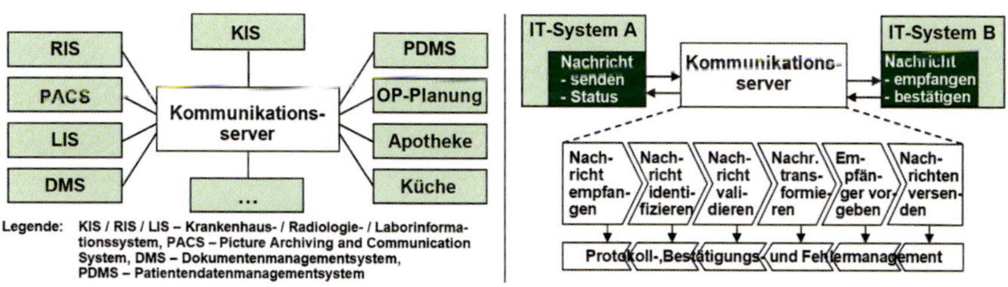


**Abb. 26.3** Kommunikationsserver als zentrale Komponente mit seiner Funktion (eigene Abbildung)

### 26.2.4 Management von Patientenidentitäten

Für die sichere und eindeutige Zuordnung von Daten zum:zur Patient:in werden bei der Anmeldung bzw. Aufnahme nicht nur die Patientenstammdaten erfasst, sondern auch eine eindeutige Patienten-ID vergeben, sofern der:die Patient:in nicht schon mal in Behandlung war und die vorhandene Patient-ID genutzt werden kann. In der Regel teilt das KIS den weiteren IT-Systemen die Patienten-ID und die Stammdaten mit, um eine wiederholte Eingabe zu vermeiden und Daten direkt zuordnen zu können. Diese einrichtungsbezogene Vergabe führt dazu, dass für jeden:jede Patient:in eine Vielzahl von Patienten-ID besteht, die jeweils nur in ihrem lokalen Kontext eindeutig sind. Obwohl in vielen Ländern für Patient:innen eine national eindeutige Patienten-ID (Deutschland: Krankenversicherungsnummer (KVNR), Österreich: Versicherungsnummer (VSNR) und bereichsspezifische Personenkennzeichen Gesundheit (bPK-GH), Schweiz: Electronic Patient Record – Sectorial Person Identification Number (EPR-SPID)) besteht, wird diese zwar oft in den Stammdaten erfasst, aber meist nicht zur lokalen Patientenidentifikation verwendet.

Im Ergebnis liegt damit einrichtungsbezogen eine eindeutige Patientenidentifikation vor. In der einrichtungsübergreifenden Sicht besteht jedoch die Notwendigkeit, diese lokalen Patienten-IDs übergeordnet zu verwalten, um in der Interaktion zwischen Einrichtungen die jeweils passende lokale Patienten-ID zu verwenden. Diese Aufgabe übernimmt ein so genannter Patient Identifier Cross-Reference Manager (PIX) bzw. ein Master Patient Index (MPI). Beide verwalten für Patient:innen die Stammdaten und eine Tabelle mit den lokalen Patienten-IDs. Zudem ordnen sie jedem:jeder Patient:in eine im Kontext des PIX/MPI eindeutige Master-ID zu (s. Abb. 26.4, links). Frau Kira Müller hat z. B. die Master-ID 4456892 erhalten und besitzt jeweilig lokale Patient-IDs in Einrichtung A, B und n.

Während der PIX eine neue Zuordnung einer lokalen Patienten-ID zu einem:einer bestehenden Patient:in nur bei exakt passenden Stammdaten vornimmt, beinhaltet der MPI ein konfigurierbares Regelwerk, um die Zuordnung auch bei etwa unterschiedlicher Schreibweise von Umlauten oder Buchstabendrehern vorzunehmen. Damit sind drei Ergebnisse in der Zuordnung möglich:

(1) MPI hat aufgrund erfüllter Regeln die Zuordnung vorgenommen,
(2) Zuordnung ist fraglich und bedarf manueller Klärung (sog. *Clearing*) oder
(3) MPI hat eine:n neue:n Patient:in erkannt und diese:n mit einer neuen Master-ID angelegt.

Für das manuelle Clearing kann ein MPI Mitarbeitende einer Einrichtung benachrichtigen, die dann in der Gegenüberstellung der Angaben des:der lokalen Patient:in und zum:zur bestehenden Patient:in eine Entscheidung zur Zuordnung treffen (s. Abb. 26.4, rechts). Erfahrungsgemäß ist das Clearing für 1–5 % der Patient:innen in einrichtungsübergreifenden Strukturen erforderlich. Idealerweise könnte bei der Verfügbarkeit einer nationalen oder europäischen eindeutigen Personenidentität der Aufwand deutlich reduziert werden. Aktivitäten wie die Gesundheits-ID in

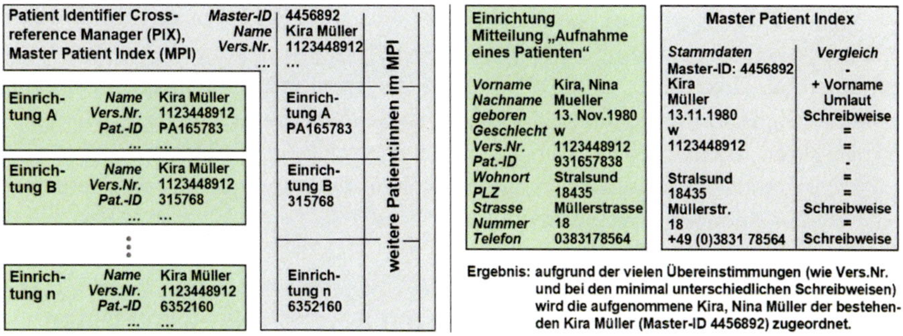


**Abb. 26.4** Aufbau von PIX und MPI sowie Beispiel zur MPI-Funktionalität (eigene Abbildung)

Deutschland (§ 291 Abs. 8, § 336 SGB V) nutzbar ab 2026 oder die Bereitstellung der europäischen Wallet für Digitale Identitäten (Amtsblatt der Europäischen Union 2024) ab 2027 sind dafür geeignete Ansätze.

## 26.3 Digitale Plattformen für die Vernetzung

Obwohl der in diesem Kapitel vorgestellte Kommunikationsserver als mögliche Vernetzungslösung dient, erfüllt er nicht die Kriterien einer Plattform, da ihm eine wesentliche Eigenschaft fehlt: die Fähigkeit zur Datenhaltung. Somit kann er nicht als vollständige Plattform betrachtet werden. Plattformen lassen sind bezüglich ihrer Eigenschaften als Interoperabilitätsplattform (IOP) bzw. Gesundheitsdatenplattform (GDP) definieren und charakterisieren (s. Tab. 26.2).

**Tab. 26.2** Definition und Eigenschaften von Interoperabilitätsplattformen und digitale Gesundheitsdatenplattformen (eigene Tabelle)

| Bezeichnung | Interoperabilitätsplattform (IOP) (Interoperability Platform) | Gesundheitsdatenplattform (GDP; Health Data Sharing Platform) |
|---|---|---|
| Reichweite | – Organisationsintern<br>– Einzelnes Krankenhaus oder mehrere Krankenhäuser einer Klinikgruppe | – Organisationsübergreifend<br>– Unterschiedliche Organisationen, die miteinander kooperieren wollen |
| Aufgaben | Datentechnische Integration und prozessuale Interaktion verschiedener und oft inkompatibler IT-Systeme, indem die IOP standardisierte Protokolle, Schnittstellen und Tools bereitstellt, um eingeschränkte oder proprietäre Kommunikationsfähigkeiten von IT-Systemen zu kapseln und eine Gesamtsicht auf die Daten von einem:einer Patient:in zu ermöglichen. | Datentechnische Integration und prozessuale Interaktion zwischen Organisationen auf Basis gemeinsamer Vereinbarungen zu standardisierten Protokollen, interoperablen Schnittstellen, semantischer Auszeichnung und Tools, um die Spezifika der Organisationen zu kapseln und eine zweckgebundene Zusammenführung und Bereitstellung von Daten von einem:einer Patient:in zu ermöglichen. |

Während die Daten und Funktionen einer IOP in der Regel in der Hoheit einer medizinischen Organisation liegen, bedarf eine GDP der Einwilligung der Patient:innen, da Daten über die GDP weiteren Organisationen bereitgestellt werden. Sowohl eine IOP als auch eine GDP kann Anbindungen wie etwa zur nationalen Infrastruktur, zu Infektionsmeldungen, zu Registern für die Qualitätssicherung oder zu Archivierungsdiensten beinhalten und weitere Dienste wie ein Zuweiserportal oder ein Patientenportal integrieren.

### 26.3.1 Gesundheitsdatenplattform mit Bereitstellung von Daten

Abb. 26.5 zeigt drei unterschiedliche Arten zur Umsetzung der Bereitstellung von Daten, die in diesem Abschnitt näher beschrieben werden.

*Bereitstellung durch Zusammenführung der Daten in einer zentralen GDP (s.* Abb. 26.5, *links):* Neben dem Verzeichnis für die Patienten-IDs und die für die GDP freigegebenen Datenobjekte sind diese in einer zentralen Datenhaltung zusammengeführt. Diese Art der Bereitstellung für eine spätere Nutzung durch berechtigte Organisationen ist jedoch als *anlasslose Vorratsdatenspeicherung* zu bewerten und gemäß dem Grundsatz zur Datenminimierung (Art. 5, Abs. 1, lit. c) der DSGVO verboten. Der übliche Ausweg für den Aufbau einer solchen zentralen Datenhaltung besteht darin, dem Betroffenen, d. h. dem:der Patient:in die Verantwortung und die Hoheit über die zentral vorliegende Gesundheitsakte zu übertragen. Beispiel dafür ist die deutsche *Akte für Alle* in der Telematikinfrastruktur. Verbunden damit ist allerdings der Nachteil, dass Patient:innen in ihrer Hoheit auch einzelne Inhalte der Gesundheitsakte löschen können und damit aus ärztlicher, professioneller Sicht die Vollständigkeit nicht gewährleistet ist.

*Dezentrale Datenbereitstellung mit zentralen Verzeichnissen für Patienten-IDs und Datenobjekte (s.* Abb. 26.5, *Mitte)* Bei dieser Art der Bereitstellung verbleibt die Datenhaltung in der Hoheit der Organisationen, die sie erhoben haben und der Vorwurf der Vorratsdatenspeicherung wird vermieden. Es wird lediglich mit Einwilligung des:der Patient:in im zentralen Verzeichnis der Datenobjekte bekannt gemacht, dass Datenobjekte in der jeweiligen Organisation vorliegen und auf diese

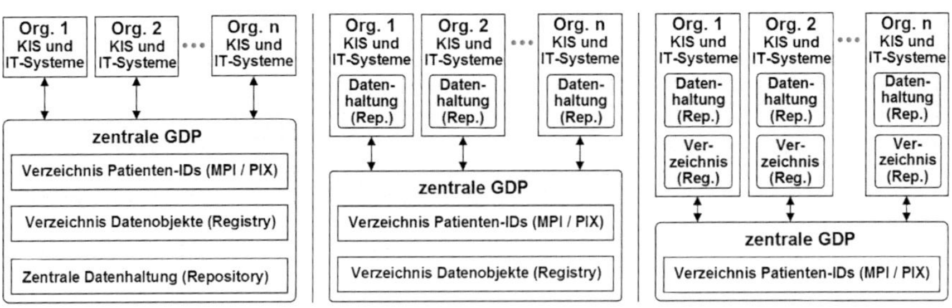


**Abb. 26.5** Vorgehensweise zur Bereitstellung für die Nutzung durch eine GDP (eigene Abbildung)

anlassbezogen zugegriffen werden darf. Ob diese Einwilligung nur an einen Zeitraum, bezogen auf eine Organisation oder auf einen Behandlungsfall erfolgt, hängt von der beabsichtigten Nutzung der GDP ab. Bei diesem Vorgehen ist die Vollständigkeit sichergestellt. Ggf. bietet die GDP dem:der Patient:in ein Einsichtsrecht in die bereitgestellten Daten. Beispiel für die dezentrale Datenbereitstellung ist die österreichische elektronische Gesundheitsakte (ELGA).

*Dezentrale Datenbereitstellung mit zentralem Verzeichnis für Patienten-IDs (s.* Abb. 26.5, *rechts)* Bei diesem Vorgehen liegen in der zentralen GDP weder die Datenobjekte noch ihre Metadaten vor, lediglich das Wissen, in welcher Organisation (lokale Patient-ID im PIX/MPI) Daten vom:von der Patient:in mit seiner:ihrer Einwilligung bereitgestellt wurden. Dieses Vorgehen erhöht den Schutz vor unberechtigter Einsichtnahme in Daten, bedarf aber dennoch Schutzmaßnahmen für den PIX/MPI, da z. B. der Aufenthalt des:der Patient:in in einer psychiatrischen Einrichtung allein schon durch eine lokale Patient-ID ersichtlich wäre. Das schweizerische elektronische Patientendossier (EPD) ist ein Beispiel für solch ein zentrales Verzeichnis von Patient:innen.

## 26.3.2 Gesundheitsdatenplattform mit Föderation

Die obigen drei Arten der Bereitstellung setzen mindestens ein Verzeichnis voraus, das die Suche nach Patient:innen bzw. ihren Daten erlaubt. *Föderation* hingegen geht noch einen Schritt weiter, indem sie auf keine zentralen Verzeichnisse setzt, sondern die Funktionen *Suchen*, *Holen* und *Speichern* in direkter Interaktion mit einer anderen Organisation realisiert (s. Abb. 26.6, links).

Die GDP bzw. die zentrale Plattform übernimmt dabei die Rolle eines Vermittlers zwischen den beteiligten Organisationen. In dieser Rolle setzt sie die Topologie *hub & spoke* um. Für die Anbindung an die zentrale Plattform ist ein Gateway sinnvoll, der die internen IT-Systeme vor dem potenziell unsicheren externen Zugriff schützt. Die zentrale Plattform erlaubt zudem, vergleichbar zu einem Kommunikationsserver, eine Transformation entsprechend der Fähigkeiten der beteiligten

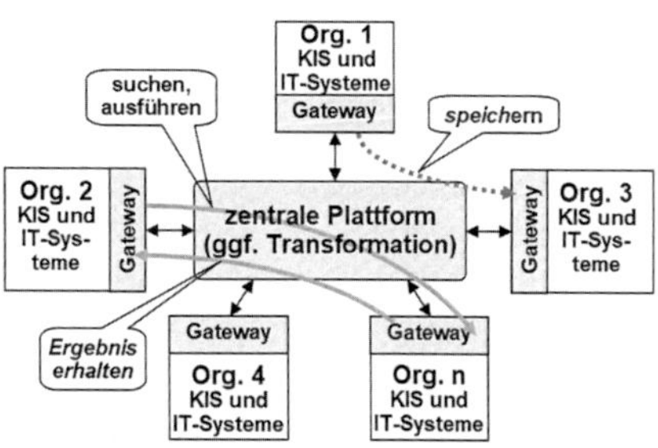


| *Quellsystem* | *Transformation* | *Zielsystem* |
|---|---|---|
| Org. 1<br>KIS: HL7 MDM<br>Dokument | ·····················▸<br>HL7 MDM → IHE XDS<br>Provide & Register | Org. 3<br>DMS: IHE konforme<br>Ablage Dokument |
| Org. 2<br>CDR: Suche Laborbefund Patient:in XYZ<br><br>CDR: Anzeige ggf.<br>Ablage Laborbefund | ◂——————▸<br>FHIR Doc.reference →<br>Registry Stored Query<br>IHE-Retrieve Document<br>← FHIR Doc.Reference<br>Binary (für Befund) | Org. n<br><br>IOP: IHE Registry<br>IOP: IHE Repository |
| Org. 1<br>Suche DICOM Serie<br>Patient:in ABC<br>Anzeige | (ohne Darstellung)<br>DICOM Proxy<br>C-FIND → C-FIND<br>C-STORE ← C-GET | Org. 4<br><br>PACS<br>PACS |

Legende: KIS - Krankenhausinformationssystem, MDM – Medical Document Management, DMS – Dokumentmanagementsystem, CDR – Clinical Data Repository (für strukturierte Daten in FHIR Ressourcen), Proxy – Vermittler, PACS – Picture Archiving and Communication System

**Abb. 26.6** Föderation zwischen Organisationen mit Vermittlung über eine zentrale Plattform (eigene Abbildung)

Organisationen. Abb. 26.6, rechts, zeigt im ersten Beispiel zur Speicherung eines Dokuments die Umsetzung einer HL7-MDM-Nachricht von Org. 1 in eine IHE-Transaktion *XDS Provide & Register* für das DMS in Org. 3. Gleichermaßen wird die Anfrage eines:einer Nutzer:in nach Laborbefunden von Org. 2 im Viewer eines FHIR-basierten Clinical Data Repository (CDR) per DocumentReference in die zugehöriger IHE-Transaktion *Registry Stored Query* für Org. n übersetzt und führt zur Rückgabe der gefundenen Dokumente als DocumentReference mit den Inhalten (Ressource Binary) an das anfragende CDR. Im Beispiel für DICOM-Bilddaten besteht die Transformation in der Nutzung eines zentralen DICOM-Proxys, der die eingehende Suche von Org. 1 an das PACS in Org. 4 weiterleitet und gefundene Bilddaten per C-GET holt und an Org. 1 per C-STORE übergibt. Insgesamt beschreibt das Vorgehen eine standardübergreifende Föderation (Staemmler 2025).

Föderation stellt im Verständnis IT-Verantwortlicher einen Paradigmenwechsel dar, da ein Zugriff von externen Organisationen auf die eigene Einrichtung zugelassen wird und diesen externen Organisationen bzw. der zentralen Plattform ein hohes Vertrauen entgegengebracht werden muss. Sie vermeidet jedoch die mehrfache Datenhaltung und sichert stets aktuelle Daten zu, da auf die Quellsysteme zurückgegriffen wird. Gerade in Szenarien einer kooperativen Behandlung von Patient:innen in mehreren Organisationen kann so die notwendige Gesamtsicht auf relevante Informationen erreicht werden, ohne dass durch Mitarbeitende oder regelmäßigen Exports eine Datenbereitstellung in eine Plattform erfolgen muss, die dann noch mit der jeweiligen Einrichtung synchron zu halten ist.

Föderation hat zudem eine signifikante Rolle in der Forschung: Sie vermeidet umfangreiche zentrale Datensammlungen. In Verbindung mit einer zusätzlichen, dezentralen Auswertung von Daten und der Zusammenführung der Ergebnisse steht dennoch der benötigte Datenbestand für die Forschungsfrage zur Verfügung. Ein Beispiel stellt die deutsche Medizininformatik-Initiative dar (Albashiti et al. 2024), die in allen deutschen Universitätsklinika ein sogenanntes Datenintegrationszentrum etabliert hat, das anonymisierte bzw. pseudonymisierte, strukturierte Daten für Forschungsfragen bereithält und, bei einer berechtigten Fragestellung, die dezentrale Nutzung und Auswertung relevanter Daten ermöglicht.

### 26.3.3 Patientenportale

Für die Einbindung und Beteiligung des:der Patient:in werden derzeit sogenannte Patientenportale etabliert. Aufgabe von Patientenportalen ist es, im Bereich des Aufnahmemanagements Termine zwischen Patient:in und der medizinischen Einrichtung zu koordinieren, dem:der Patient:in vorab Informationen zu einer möglichen Behandlung bereitzustellen und die Aufnahme durch vom:von der Patient:in vorab beantwortete Fragebögen zu unterstützen. Im Bereich des Behandlungsmanagements wird der:die Patient:in aktiv in seine:ihre Behandlung eingebunden, z. B. durch Informationen zu Terminen, Bereitstellung von Befunden oder die Führung eines Tagebuchs. Das Entlass- und Überleitungsmanagement soll für die Organisation die Nachsorge des:der Patient:in nach der Entlassung planen und unterstützen.

Patientenportale sind wie eine GDP zu verstehen, die jedoch nur von zwei Beteiligten genutzt wird. Dabei wird das Patientenportal, bzw. die GDP, von einer medizinischen Organisation betrieben und in der Regel nur den von dieser Organisation behandelten Patient:innen zur Verfügung gestellt. Das Patientenportal dient dem Datenaustausch, d. h. die Organisation kann Daten für Patient:innen ins Portal einstellen oder vom Patient:innen per Upload bereitgestellte Daten übernehmen. Die Hoheit über diese zentrale Datenhaltung liegt verständlicherweise bei den Patient:innen.

### 26.3.4 Portale für medizinische Bilddaten

Daten bildgebender Verfahren wie die Computertomographie, die Magnetresonanztomographie oder die Angiographie sind durch hohe Datenvolumina von bis zu mehreren Gigabyte (GB) gekennzeichnet. Das bisherige Vorgehen der Weitergabe mittels der sogenannten DICOM CD, d. h. das Kopieren auf eine CD bzw. DVD und Übergabe an den:die Patient:in ist aufgrund des Aufwands in der Erstellung, der geringer werdenden Verbreitung von CD/DVD-Laufwerken und der Nutzbarkeit bei Patient:innen und Nachbehandler:innen nahezu obsolet geworden. Heutzutage ist es regelhaft durch spezifische Clouddienste ersetzt, bei denen die verschlüsselten Bilddaten von der Radiologie in die Cloud geladen werden und der:die Patient:in ein zeitlich beschränktes Zugangstoken erhält, um auf die Bilddaten zuzugreifen oder es an Nachbehandler:innen weitergeben zu können (s. Abb. 26.7).

Da das Zugangstoken (QR-Code oder Link) auch per E-Mail an den:die Patient:in übermittelt werden kann und eine E-Mail keine sichere Kommunikation darstellt, muss der eigentliche Zugriff noch durch ein dem:der Patient:in persönlich übermittelten Code oder durch Nutzung eines dem:der Patient:in bekannten Geheimnisses, wie etwa das Geburtsdatum, abgesichert werden. Erst dann ist der Zugriff möglich. Um ein einheitliches, anbieterübergreifendes Vorgehen zu etablieren, hat der DIN-Normenausschuss Radiologie (NAR) die Technische Spezifikation

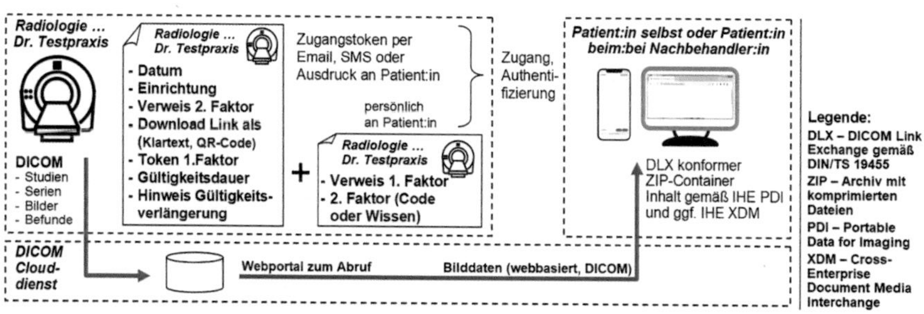


**Abb. 26.7** Portal für medizinische Bilddaten mit DICOM Link Exchange (DLX) (eigene Abbildung)

(TS 19455) zum DICOM Link Exchange[1] erarbeitet. Sie gibt die Inhalte des Zugangstokens, die Repräsentation der bereitgestellten DICOM-Daten gemäß dem IHE-Profil Portable Data for Imaging (PDI) inklusive der Funktionen für den Abruf der Bilddaten vor.

### 26.3.5 Telemedizinische Vernetzungslösungen

Eine weitere Ausprägung der Digitalisierung im Gesundheitswesen sind telemedizinische Vernetzungslösungen, die, wie in Kap. 7 dieser Ausgabe der Edition HMD beschrieben, eine standortunabhängige Kommunikation und Zusammenarbeit zwischen den beteiligten Akteur:innen ermöglichen. Sie lassen sich anhand der beteiligten Nutzer:innen in zwei Bereiche gemäß Tab. 26.3 einteilen und in entsprechende Kategorien untergliedern.

Für einige der genannten Lösungen fällt die Einordnung in Bezug auf eine GDP schwer, da die Lösung in ihrer Funktionalität über einen Datenaustausch und prozessuale Unterstützung hinausgeht. Lösungen zur Telekonsultation und Teletherapie beinhalten Audio- und Videoübertragung und haben gerade in der professionellen Nutzung hohe Anforderungen an die Beauftragung, Durchführung und Dokumentation der Ergebnisse (s. Anlagen 31 (KBV 2016), 31a (KBV o. J.), 31b (KBV 2024), 31c (KBV 2025) zum Bundesmantelvertrag Ärzte). Ebenso erfordert die Überwachung und die Teletherapie im professionellen Umfeld eine hohe Verlässlichkeit, um sicher Daten und Alarmsituationen zu übertragen. So wurde zwar die Durchführbarkeit der Telechirurgie über große Entfernungen vielfach gezeigt, sie hat sich aber aufgrund der hohen Netzwerkanforderungen zur Fernsteuerung von Robotern mit Manipulatoren für chirurgische Instrumente nicht in der klinischen Praxis etabliert. In einem räumlich begrenzten Setting im Rahmen der minimalinvasiven Chirurgie wird sie jedoch routinemäßig eingesetzt. Lösungen zur Telediagnostik, hier insbesondere die Übertragung von Bilddaten und Befunde sowie die Begleitung radiologischer Untersuchungen aus der Ferne in der Teleradiolo-

**Tab. 26.3** Einteilung telemedizinischer Lösungen (eigene Tabelle)

| Professionelle Nutzung zwischen Ärzt:innen und weiteren Anbietern von Gesundheitsdiensten | Patientenbezogene Nutzung mit direkter Beteiligung des:der Patient:in |
|---|---|
| *Telekonsultation*: Telekonsil, Tumorkonferenz, …<br>*Telediagnostik*: Teleradiologie, Telekardiologie, Telepathologie, …<br>*Teletherapie*: Transportbegleitung, Teleintensivmedizin, Telechirurgie, …<br>*Teledienste*: Archivierung, … | *Überwachung*: Telemonitoring, Hausnotruf, …<br>*Telekonsultation*: Videosprechstunde, Online-Ärzt:in, Online-Beratung, …<br>*Telediagnostik*: Teledermatologie, …<br>*Teletherapie*: Teletraining, Telerehabilitation, Telepsychiatrie, …<br>*Teledienste*: Akten, Datenbereitstellung, … |

[1] s. https://www.dinmedia.de/de/vornorm/din-ts-19455/387178367 (Zugegriffen: 16.01.2026)

gie oder die intraoperative Beurteilung von Gewebeschnitten in der Telepathologie, werden in der Praxis genutzt. Sie haben maßgeblich die Umsetzung telemedizinischer Ansätze geprägt. Dazu hat u. a. der DICOM Standard beigetragen, der nicht nur die Repräsentation von Bilddaten erlaubt, sondern zudem Funktionen für deren Übertragung mitbringt.[2] Er unterstützt u. a. auch die Repräsentation von mikroskopischen Aufnahmen von Gewebeschnitten.

Als Beispiel für eine Vernetzungslösung wird im Folgenden die Teleradiologie näher betrachtet. Teleradiologische Netze folgen der Topologie *hub & spoke*. Umsetzungen zeigt die Abb. 26.8.

Abb. 26.8, links oben, verwendet die nativen DICOM-Funktionen für den Bilddatenaustausch. Aus Sicht des Datenschutzes muss dabei auf Netzwerkebene eine Verschlüsselung und/oder ein VPN-Tunnel (Virtual Private Network) genutzt werden. Unabhängig davon besteht jedoch in der Zentrale eine Gefahr, da Patientendaten empfangen, entschlüsselt und erneut verschlüsselt an das Ziel weitergeleitet werden. Durch die Entschlüsselung in der Zentrale stehen dort die Daten kurzfristig lesbar zur Verfügung. Dieser Gefahr kann bei diesem Ansatz nur durch technisch und organisatorische Maßnahmen (TOMs) begegnet werden. TOMs umfassen alle Sicherheitsvorkehrungen (Verschlüsselung, Zugriffskontrollen, regelmäßige Mitarbeiterschulungen, etc.), die den Schutz personenbezogener Daten und die sichere Nutzung von IT-Systemen gewährleistet. Dieses DICOM-basierte Vorgehen hat den Vorteil, dass die Vernetzung unmittelbar ohne zusätzliche Komponenten erfolgt, allerdings auch den Nachteil, dass vom Picture Archiving and Communication System (PACS) eine Verbindung nach extern zur Zentrale etabliert werden muss, die entsprechend abzusichern ist.

In Abb. 26.8, links unten, ist die Zentrale über den üblichen Internetzugang per *https* an die Organisation angebunden. Zudem generiert das unabhängige Si-

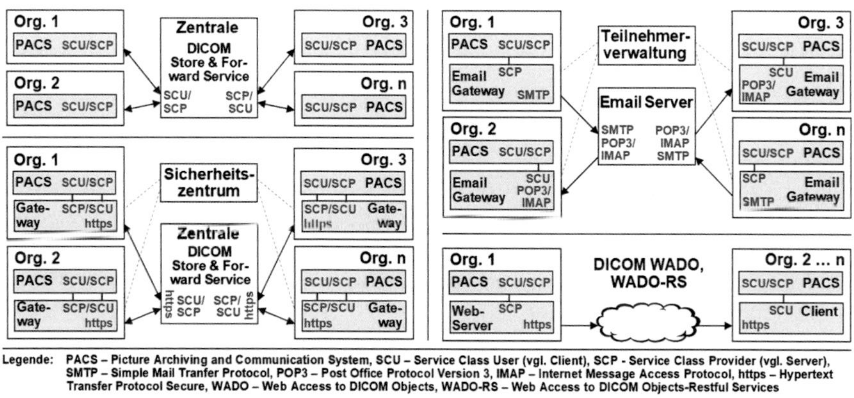


**Abb. 26.8** Umsetzungsvarianten teleradiologischer Netzwerke (eigene Abbildung)

[2] Eine ausführlichere Darstellung dieses Standards bietet Kap. 10 dieser Ausgabe der Edition HMD.

cherheitszentrum für jeden Versand einen eigenen Schlüssel. Damit erfolgt beim senderseitigen Gateway eine Verschlüsselung der Bilddaten, die eine Kenntnisnahme in der Zentrale verhindert und erst empfängerseitig eine Entschlüsselung im dortigen Gateway ermöglicht. Das Sicherheitszentrum wird unabhängig von der Zentrale betrieben, so dass eine Absprache zur Kompromittierung nahezu ausgeschlossen ist (Staemmler et al. 2012). Dieser Lösungsansatz bildet die Grundlage für TKmed[3], ein nationales Netzwerk zur Telekooperation in der Medizin mit ca. 1250 Teilnehmenden.

Vergleichbar zum Sicherheitszentrum übernimmt die Teilnehmerverwaltung in Abb. 26.8, oben rechts, die Bereitstellung von teilnehmerbezogenen Schlüsseln. Allerdings werden hier, gemäß DICOM-E-Mail Protokoll[4], E-Mails zum Transport der Bilddaten verwendet. Dazu übernimmt der E-Mail-Gateway die Bilddaten, generiert vertretbar große einzelne E-Mails pro Bild und versendet diese über einen öffentlich verfügbaren oder einen für das Netzwerk etablierten E-Mail-Server. Beim Empfang wird das Bild wieder aus den einzelnen E-Mails erstellt. Die beteiligten E-Mail-Gateways gewährleisten, dass zeitlich unterschiedlich eintreffende E-Mails in die richtige Reihenfolge gebracht und fehlende Emails erneut gesendet werden. Allerdings begrenzt DICOM E-Mail die Funktionalität auf einen aktiven Versand der Bilddaten. Ein Beispiel für die Nutzung von DICOM E-Mail ist das Teleradiologienetzwerk ConnectMT[5] mit ca. 800 Teilnehmenden.

Im Gegensatz zum aktiven Versand zeigt Abb. 26.8, unten rechts, den Web Access to DICOM Objects (WADO) bzw. WADO für Restful Services (WADO-RS). Beide erlauben den Zugriff auf bereitgestellte Bilddaten in einem Web-Server und die Übernahme zur Anzeige oder zur Ablage im clientseitigen PACS. Für den Aufruf des Web-Servers bieten WADO bzw. WADO-RS unterschiedliche Protokolle und Syntaxen an. WADO wird regelhaft zur Bildverteilung in Einrichtungen und in IHE-Profilen (Integrating the Healthcare Enterprise) wie Cross Enterprise Document Sharing for Imaging (XDS-I) und Cross-Community Access for Imaging (XCA-I) zum Zugriff auf Bilddaten genutzt.

Teleradiologische Netze sind meist nicht als GDP zu betrachten, da keine oder nur eine temporäre, versandbedingte Datenhaltung in einer Zentrale erfolgt. Eine temporäre Zwischenspeicherung kann sinnvoll sein, um eine zeitaufwändige Übertragung bei erneutem Zugriff zu vermeiden. Hier ist eine Aufbewahrungszeit von 2 bis 4 Wochen üblich. Um die Größenordnung zu verdeutlichen, im Mittel werden pro Teilnehmende:r und Monat ca. 20 Tsd. Bilder mit einem Datenvolumen von 10 GB versandt, d. h. bei den großen Netzen mit 1000 Teilnehmenden ca. 20 Mio. Bilder bzw. 10 TB pro Monat, die dann in einem temporären Speicher gehalten werden müssen.

Auch wenn diese teleradiologischen Netze nur eingeschränkt einem GDP-Kontext zuzuordnen sind, sind sie oft mit Telediensten verbunden, die der Archivierung,

---

[3] s. https://tkmed.org (Zugegriffen: 19.12.2025)

[4] s. https://www.agit.drg.de/de-DE/7860/dicom-e-mail-standardempfehlung (Zugegriffen: 19.12.2025)

[5] s. https://www.medecon-telemedizin.de (Zugegriffen: 19.12.2025)

der Führung von Akten in Kontext eines Patientenportals oder einer nationalen Telematikinfrastruktur oder der Datenbereitstellung dienen.

## 26.4 IOP- und GDP-Plattformarchitektur

Die in den vorigen Abschnitten vorgestellten Vernetzungslösungen bedürfen einer Detaillierung in Bezug auf ihre grundlegende Architektur. Dabei können die wesentlichen Komponenten für IOP und GDP gemeinsam betrachtet werden, obwohl ihre jeweilige Verwendung von der geplanten Nutzung und den Rahmenbedingungen abhängt (s. die unterschiedlichen Vorgehensweisen für eine Datenbereitstellung in Abb. 26.5 bzw. Abschn. 26.3.1). Abb. 26.9 zeigt in der Mitte die Komponenten einer IOP bzw. GDP und deren Integration mit IT-Systemen einer Einrichtung auf der linken Seite.

Konzeptionell liegt der Plattformarchitektur eine parallele Nutzung von IHE und FHIR (Fast Healthcare Interoperability Resources) zugrunde, um die Vorteile beider für eine Gesamtsicht auf unstrukturierte, strukturierte Daten und Bilder zu kombinieren. Dazu enthält die Architektur für die Datenhaltung (s. Abb. 26.9, Mitte unterer Bereich) eine IHE Affinity Domain (AD) bestehend aus einer IHE XDS Registry und einem IHE XDS Repository sowie ein FHIR-basiertes Clinical Data Repository (CDR) mit dem zugehörigen FHIR-Server. Das Vorgehen zur Datenhaltung selbst ist von der Datenart gemäß der Tab. 26.4 abhängig.

Sowohl IHE-Akteure als auch FHIR-Ressourcen gewährleisten die funktionalen Aufgaben der Datenhaltung (suchen, holen, aktualisieren, speichern, löschen). Lediglich für die Nutzung der strukturierten Daten müssen die Ressourcen aus dem FHIR-Bundle in eine FHIR-konforme Umgebung *ausgepackt* werden. Setzt man auf Seiten des CDR auf eine durchgängige Referenzierung, dann kann eine doppelte Datenhaltung von unstrukturierten Dokumenten durch die Nutzung der IHE XDS Funktionalität vermieden werden. Abb. 26.9 zeigt zudem IHE enabled Profile wie

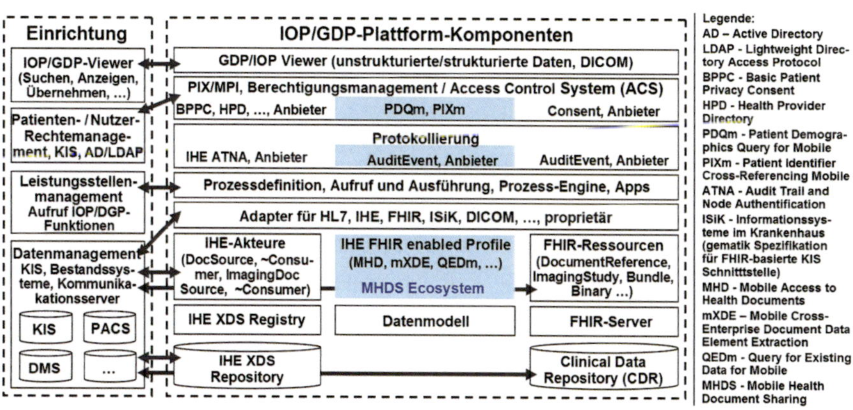


**Abb. 26.9** IOP- bzw. GDP-Komponenten und deren Integration (eigene Abbildung)

**Tab. 26.4** IHE- und FHIR-basierte Datenhaltung für unterschiedliche Datenarten (eigene Tabelle)

| Datenarten | IHE-konform | FHIR-konform |
|---|---|---|
| Unstrukturierte Dokumente | XDS Repository + XDS Registry | DocumentReference + Binary oder Referenz auf physisches Datenobjekt |
| Strukturierte Daten<br>– ohne Dokument Charakter<br>– mit Dokument Charakter | XDS Repository + XDS Registry<br>– als Bundle<br><br>– als Bundle | <br>Bundle mit erforderlichen Ressourcen<br>zusätzlich mit Ressource Composition |
| DICOM Bilddaten | KOS (Key Object Selection) Referenzobjekt<br>Verweis auf Bilddaten im PACS | ImagingStudy<br>Verweis auf Bilddaten im PACS |

Mobile Health Document (MHD), Mobile Cross-Enterprise Document Exchange (mXDE) und Query for Existing Data for Mobile (QEDm), die eine IHE-konforme Datenhaltung FHIR-konform kapseln. Sie stellen in Kombination mit zugehörigen Profilen wie Patient Demographics Query for Mobile (PDQm) und Patient Identifier Cross-Referencing for Mobile (PIXm) zur Verwaltung von Patientenidentitäten oder AuditEvent zur Protokollierung das FHIR-basierte Ecosystem Mobile Health Document Sharing (MHDS) dar.

Eine IOP bzw. GDP muss den Datenaustausch zwischen den Bestandssystemen einer Einrichtung (s. Komponente Datenmanagement auf Seiten der Einrichtung) bzw. zwischen Organisationen (z. B. über IHE Cross-Community Profile) sicherstellen. Die Komponente *Adapter* agiert vergleichbar mit einem Gateway und erlaubt die Übernahme und Weitergabe von Daten sowohl standardkonform als auch für konfigurierbare, proprietäre Formate. Dazu setzen manche der Anbieter solcher Plattformen auf ein zugrundeliegendes, generisches Datenmodell, mit dem beliebige Repräsentationen von Daten erstellt werden können. Für DICOM-Bilddaten bzw. bei Referenzen auf Datenobjekte muss die Plattform zudem den Zugriff auf diese im PACS der Einrichtung ermöglichen.

Die Architektur weist eine Schicht zur Unterstützung von Behandlungsprozessen auf. Sie bietet die Möglichkeit, Abläufe als Prozess zu definieren und dabei die in der Plattform bestehende Fähigkeit zum Datenzugriff und zur Interaktion mit anderen, ggf. externen, IT-Systemen zu nutzen. Die Ausführung eines definierten Prozesses obliegt der Prozess-Engine. Der Aufruf von Prozessen kann zum einen durch Trigger-Ereignisse im Datenaustausch erfolgen. Zum anderen kann die IOP bzw. GDP die Rolle einer Leistungsstelle gegenüber einer Einrichtung einnehmen und damit mit der Ausführung eines Prozesses im Sinne eines *Order Entry* beauftragt werden, zum Status der Ausführung berichten und Ergebnisse mitteilen.

Der Betrieb einer Plattform muss in den Kontext der nutzenden Einrichtungen eingebettet sein, die Rechte der Patient:innen wahren und den Rahmenbedingungen wie die der DSGVO gerecht werden. Dazu gehört die *Protokollierung* aller Zugriffe und Verarbeitungsschritte, unabhängig davon, ob sie im IHE- oder FHIR-Umfeld ausgeführt werden. Um Aktivitäten dem:der jeweiligen Nutzer:in zuordnen zu können, müssen diese nachvollziehbar identifiziert werden können. Dazu können Nutzerdaten entweder aus dem Active Directory der Einrichtung mittels Lightweight Directory Access Protocol (LDAP) oder aus dem Krankenhausinformationssystem (KIS) mittels eines Exports des Nutzerstamms der Plattform bereitgestellt werden. Gleichermaßen muss die Plattform für das Patientenmanagement über eine PIX bzw. einen MPI verfügen, um Patient:innen eindeutig in IT-Systemen bzw. einrichtungsübergreifenden Kontext zu identifizieren. In der Kombination von Patient:in und der erteilten Einwilligung, der Rolle, den Rechten und Zugehörigkeit der Nutzer:in zu Organisationsstrukturen der Einrichtung muss das Berechtigungsmanagement über die Zulässigkeit für jede Aktivität entscheiden und die Entscheidung dokumentieren.

Aus Nutzersicht steht der IOP/GDP-Viewer im Vordergrund, der Zugriff auf die Funktionalität der IOP/GDP bietet und u. a. die Suche nach Daten und deren Anzeige bereitstellt. Die Qualität und Nutzbarkeit des Viewers bestimmt maßgeblich über die Akzeptanz durch den:die Nutzer:in. Dabei muss der Viewer die unterschiedlichen Datenarten anzeigen und bei strukturierten Daten auch Auswertungen ermöglichen, wie etwa den zeitlichen Verlauf eines Vitalparameters oder eines Laborwerts. Da in der Regel von den Plattformanbietern webbasierte Viewer verwendet werden, muss dieser manipulationssicher aufrufbar sein, d. h. der:die Nutzer:in darf keine Möglichkeit haben, durch die Änderung des Aufrufs in der Adresszeile des Browsers einen unberechtigten Zugriff zu erhalten. Dies kann u. a. durch die Nutzung von Sicherheitstoken beim Aufruf gewährleistet werden.

## 26.5 Beispiele zu IOP- und GDP-Umsetzungen

Im Folgenden werden einige konkrete Beispiele zu Umsetzungen von IOP und GDP vorgestellt. Diese zeigen, wie die Standards in der Praxis angewendet werden und welche Vorteile sie für die Interoperabilität und Datennutzung im Gesundheitswesen bieten.

### 26.5.1 Mandantenfähige IOP für die Kliniken einer Klinikgruppe

Abb. 26.10 zeigt die Umsetzung einer gemeinsamen IOP für eine Klinikgruppe mit einer Zuordnung zu den typischen drei Ebenen einer Architektur, konkret die Ebene der Datenhaltung, der Prozesslogik und der Benutzer:innen. Letztere wird in diesem Kontext durch den IOP-Viewer repräsentiert, der die Benutzerschnittstelle der IOP darstellt. Deutlich wird, dass die Kliniken der Klinikgruppe jeweils eine eigene IT-Systemlandschaft betreiben, die aus den Informationssystemen des Krankenhauses (KIS), der Radiologie (RIS) und des Labors (LIS) sowie weiteren IT-Systemen und einem PACS besteht. Diesen IT-Systemen steht die IOP mit ihrer zentralen Infrastruktur gegenüber. Für eine datenschutzrechtlich korrekte Verwaltung von Patientendaten in der IOP muss dort für jede Klinik ein eigener Mandant geführt werden, um den Zugriff auf die Daten eines:einer Patient:in zunächst auf

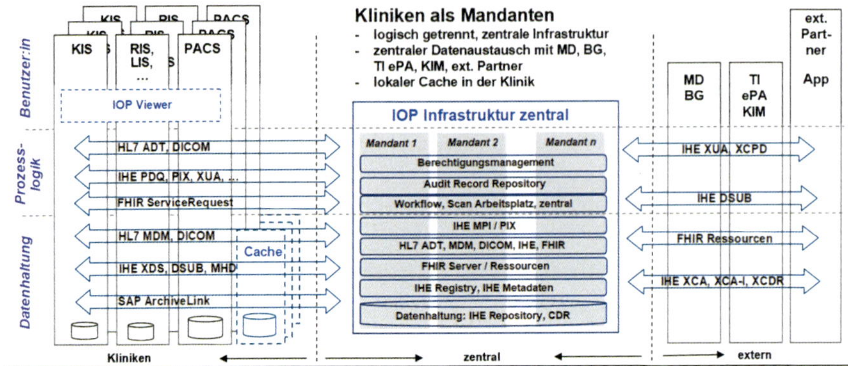


Legende: KIS – Krankenhausinformationssystem, RIS – Radiologieinformationssystem, PACS – Picture Archiving and Communication System, IOP – Interoperabilitätsplattform, LIS - Laborinformationssystem, MD – Medizinischer Dienst der Krankenkassen, BG – Berufsgenossenschaft, TI ePA – Akte für alle der Telematikinfrastruktur, KIM – Kommunikation im Gesundheitswesen, HL7 – Health Level 7, ADT – Admission, Discharge, Transfer, DICOM – Digital Imaging and Communications in Medicine, IHE – Integrating the Healthcare Enterprise, XUA – Cross-Enterprise User Authentication, FHIR – Fast Healtcare Interoperability Resources, XCPD – Cross-Enterprise Patient Discovery, PDQ – Patient Demographics Query, PIX – Patient Cross-Referencing, DSUB – Document Metadata Subsription, MDM – Medical Document Management, MPI – Master Patient Index, XDS – Cross-Enterprise Document Sharing, MHD – Mobile Access to Health Documents, XCA – Cross-Community Access, XCA-I – XCA for Imaging, XCDR – Cross-Community Reliable Interchange, SAP – Archive Link – Archivschnittstelle der Firma SAP, CDR- Clinical Data Repository

**Abb. 26.10** Mandantenfähige IOP für die Kliniken einer Klinikgruppe (eigene Abbildung)

die behandelnde Klinik zu beschränken. Ein weitergehender Zugriff zwischen zwei oder mehreren Kliniken bedarf der expliziten Einwilligung des:der Patient:in.

Die Anbindung der Kliniken an die IOP nutzt etablierte Standards und IHE-Profile für die administrative und prozessuale Interaktion sowie für den Datenaustausch. Auf Seiten der IOP sind die entsprechenden Komponenten vorhanden, die diese Standards und Profile umsetzen. Der dargestellte Cache dient der Performance für das Management von Bilddaten. Sie werden für einen Zeitraum von sechs Monaten in der Klinik gehalten, um den Zeitaufwand beim erneuten Zugriff bei der jeweilig anderen Klinik zu vermeiden. Der Klinikverbund nutzt die IOP zur externen Kommunikation, wie dem Medizinischen Dienst (MD) zur Abklärung von Nachfragen zur Abrechnung und den Berufsgenossenschaften (BG) für die Abrechnung von Arbeitsunfällen. Zudem besteht eine Anbindung an die Dienste der Telematikinfrastruktur (TI), konkret die Akte für Alle und den sicheren E-Mail-Dienst KIM (Kommunikation im Gesundheitswesen). Ebenso steht die IHE- und FHIR-Funktionalität für die weitere Vernetzung mit externen Partnern zur Verfügung.

### 26.5.2 Einrichtungsübergreifende GDP mit Einbindung eines Ärztenetzes

Abb. 26.11 zeigt eine weitgehend IHE-basierte Umsetzung einer GDP, bei der jedes der beteiligten Krankenhäuser über eine eigene IOP verfügt. Zudem sind nur wenige Krankenhäuser in der GDP organisiert, so dass noch eine *Punkt-zu-Punkt*-Topologie verwendet werden kann. Eine Besonderheit stellt die Einbindung eines Ärztenetzes mit über 100 Praxen in der *Regionalen Plattform* dar. Im Gegensatz zu

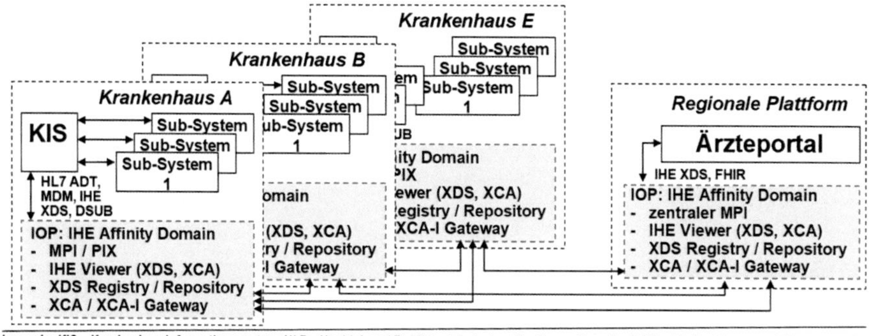


Legende: KIS – Krankenhausinformationssystem, HL7 – Health Level 7, ADT – Admission, Discharge, Transfer, MDM – Medical Document Management, XDS – Cross-Enterprise Document Sharing, DSUB – Document Metadata Subsription, IOP – Interoperabilitätsplattform, MPI – Master Patient Index, PIX – Patient Cross-Referencing, IHE – Integrating the Healthcare Enterprise, XCA – Cross-Community Access, XCA-I – XCA for Imaging

**Abb. 26.11** Einrichtungsübergreifende GDP mit Einbindung eines Ärztenetzes (eigene Abbildung)

Krankenhäusern ist die IT-Infrastruktur einer Praxis nicht für einen 24×7-Betrieb ausgelegt und besitzt keine Schnittstellen für einen Zugriff von außen. Somit können Praxen zwar über das Ärzteportal in der GDP bei vorliegender Berechtigung Patientendaten suchen und darauf zugreifen, aber nicht ihre Daten innerhalb ihrer Praxis für einen externen Zugriff bereitstellen. Daher wurde für das Praxisnetz eine IHE AD mit eigenständiger Datenhaltung etabliert, die zudem noch einen zentralen MPI zur Verwaltung der Patientenidentitäten bereitstellt.

Für die Interaktion zwischen den IHE ADs werden IHE Cross-Community Profile genutzt. Die Suche und der Zugriff aus Nutzersicht in einem Krankenhaus bzw. im Ärzteportal stellt sich wie folgt dar:

(i) Aufruf des IHE-Viewers bzw. Ärzteportals für eine:n definierte:n Patient:in,
(ii) der XCA/XCA-I Gateway führt die Suche in den jeweiligen fünf anderen ADs iterativ durch und zeigt dem:der Nutzer:in eine Liste der gefundenen Datenobjekte,
(iii) die Auswahl eines oder mehrerer Datenobjekte durch den:die Nutzer:in führt zum Zugriff in der jeweiligen AD über den Gateway und zur Anzeige sowie
(iv) bei Bedarf zur Übernahme von behandlungsentscheidenden Datenobjekten in die eigene Datenhaltung.

### 26.5.3 Einrichtungsübergreifende GDP für Einrichtungen mit und ohne IOP

Im Gegensatz zur vorigen GDP nimmt diese Umsetzung Rücksicht auf die in der Realität vorliegenden, unterschiedlichen Gegebenheiten in Einrichtungen, konkret solche, die über eine IOP verfügen und solche, die keine IOP haben (s. Abb. 26.12, links und rechts).

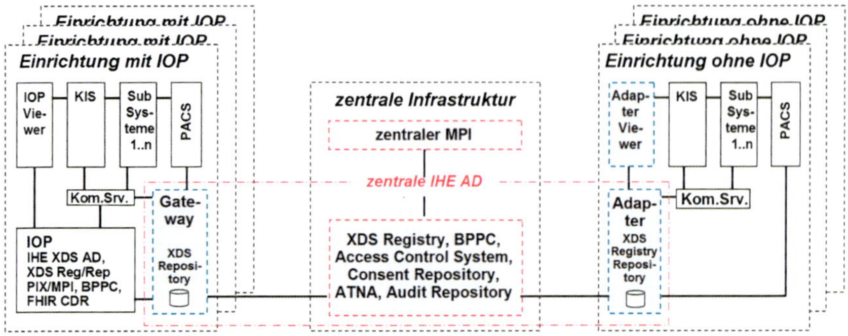


Legende: KIS – Krankenhausinformationssystem, XDS – Cross-Enterprise Document Sharing, PIX – Patient Cross-Referencing, MPI – Master Patient Index, PACS – Picture Archiving and Communication System, Kom.Srv. – Kommunikationsserver, BPPC – Basic Patient Privacy Consent, FHIR – Fast Healthcare Interoperability Resources, CDR – Clinical Data Repository, ATNA Audit Trail and Node Authentication

**Abb. 26.12** GDP-Umsetzung mit Berücksichtigung von Einrichtungen mit und ohne IOP (eigene Abbildung)

Eine lokale IOP ist ideal geeignet für eine Anbindung an eine zentrale GDP. Daten von Patient:innen liegen in ihr bereits konsolidiert vor und die IOP stellt passende Schnittstellen bereit. Der bestehende IOP-Viewer kann als Benutzerschnittstelle für die GDP mitverwendet werden. Es wird lediglich ein Gateway für die Anbindung benötigt. Einrichtungen ohne IOP benötigen einen Adapter, der für diese Einrichtungen die notwendige IHE-Fähigkeit zur Anbindung an die GDP bereitstellt. Er umfasst eine XDS Registry und ein Repository für die bereitgestellten Daten. Dabei kann diese Registry lokal, d. h. für nur für die jeweilige Einrichtung oder mandantenfähig zentral für mehrere Einrichtungen ohne IOP betrieben werden. In der Einrichtung ohne IOP erfolgt die Anbindung an die dortigen Bestandssysteme durch HL7-Nachrichten und/oder FHIR-basiert, ggf. unter Mitnutzung des dortigen Kommunikationsservers. Aus Nutzersicht steht für den Zugang zur GDP der Adapter Viewer bereit, der grundsätzlich patientenbezogen aus dem KIS aufgerufen wird, um die im KIS vorliegende Berechtigungssteuerung zum Zugriff auf Daten eines:einer Patient:in mitzunutzen.

Die zentrale Infrastruktur (s. Abb. 26.12, Mitte) nutzt einen MPI zur Verwaltung der Patientenidentitäten der beteiligten Einrichtungen und enthält damit implizit auch die Angabe, von welcher Einrichtung Daten für Patient:innen bereitgestellt wurden. Die Daten befinden sich in XDS Repositories der Einrichtungen unter deren Kontrolle und sind gemäß der erteilten Einwilligung des:der Patient:in nutzbar. Die Einwilligungen selbst werden in einem zentralen Consent Repository gehalten, so dass die zentrale Infrastruktur jederzeit eine fundierte Berechtigungsentscheidung treffen kann. Das Einwilligungsschema ist fallbezogen, d. h. für jeden Behandlungsfall kann der:die Patient:in entscheiden, ob die Daten dieses Falls bereitgestellt werden sollen. Nur diese bereitgestellten Daten stehen dann für eine spätere weitere Behandlung zur Verfügung. Damit wird dem:der Patient:in die Entscheidung übertragen, ob sie:er Daten zu einer potenziell kompromittierenden Behandlung (psychische Erkrankung, sexuell übertragbare Krankheit, Schwangerschaftsabbruch, …) bekannt geben will.

### 26.5.4 IOP- und GDP-Umsetzung

Allein die wenigen Beispiele demonstrieren die Heterogenität der Umsetzungen, die jeweils aus den beabsichtigten Anwendungsfälle der Nutzer:innen abgeleitet wurde. Die gewählte Plattformarchitektur muss dabei nicht nur funktional sein, sondern auch datenschutzrechtlich konform agieren, was angesichts der Sensibilität von Gesundheitsdaten besonders hohe Anforderungen an die technische Umsetzung und die organisatorische Maßnahmen stellt. Weiterhin ist bei Plattformen mit einer zentralen Infrastruktur zu klären, wer diese verantwortlich betreibt. Erfahrungsgemäß findet sich meist keine Einrichtung, die den Betrieb übernehmen möchte, so dass regelhaft ein neutraler Dienstleister, wie etwa der Hersteller der zentralen Infrastruktur, damit beauftragt wird.

## 26.6 Nationale und internationale GDP-Umsetzungen

Plattformlösungen bestehen nicht nur auf regionaler, sondern auch auf nationaler und internationaler Basis. Im DACH-Raum sind für Deutschland die Akte für Alle der Telematikinfrastruktur (TI ePA), für Österreich die Elektronische Patientenakte (ELGA) und für die Schweiz das Elektronische Patientendossier (EPD) zu nennen. Tab. 26.5 zeigt einen Überblick zu diesen Umsetzungen.

Alle nationale Lösungen setzen auf IHE, sie unterscheiden sich allerdings in Bezug auf das Vorgehen bzgl. des Datenmanagements. Während in der Schweiz fünf Stammgemeinschaften die IHE-Infrastrukturen für Regionen bzw. Kantone bereitstellen, erfolgt dies in Österreich auf Bundeslandebene und mit föderierten Dokumentverzeichnissen. Deutschland nutzt eine zentrale IHE-Infrastruktur.

In allen drei Ländern enthält die Akte Dokumente für Befunde, Laborergebnisse, Medikation, und Entlassberichte, meist als Portable Document Format (PDF) oder als Clinical Document Architecture (CDA)-konformes Dokument. Ein CDA garantiert strukturierte Daten für den Kontext eines Dokuments und ggf. auch für den Inhalt. Während in Österreich aufgrund der seit 2015 bestehenden Nutzung der ELGA umfangreich CDA-Dokumente vorliegen, setzt das später gestartete EPD der Schweiz auf mit FHIR-Ressourcen repräsentierte Inhalte. In Deutschland werden aktuell vorrangig PDF-Dokumente und in JSON repräsentierte strukturierte Daten verwendet. Bilddaten im DICOM-Format werden nur in der Schweiz und in Österreich per Referenz in der Akte unterstützt.

Die Anzahl der registrierten Patient:innen bzw. deren Anteil an der Bevölkerung zum angegebenen Zeitpunkt spiegelt weitgehend die Nutzungsdauer wider. Österreich setzt auf ein *Opt-out*, d. h. alle Versicherten werden in der ELGA registriert und ein:e Versicherte:r muss sich aktiv dagegen entscheiden, was ca. 3 % der Bevölkerung getan haben. Auch Deutschland stellt jedem gesetzlich Versicherten (ca. 90 % der Bevölkerung) eine Akte bereit. Zum Ende 2025 haben sich ca. 4,5 Mio. Bürger:innen (ca. 5,4 %) (gematik o. J.) für ihre Akte registriert. In der Schweiz liegt der Anteil bei 1,3 % (BAG 2025).

**Tab. 26.5** Nationale Gesundheitsakten im DACH-Raum (eigene Tabelle)

| Kriterium | Deutschland | Österreich | Schweiz |
|---|---|---|---|
| Architektur | Zentral, IHE-basiert | Föderiert, Bundesländer, IHE-basiert | Föderiert, Stammgemeinschaften, IHE basiert |
| Dokumentformate | PDF/A, TXT, CDA, XML, JSON[a] | CDA, PDF/A, XML[b] | PDF, XML, TXT, CSV, JSON[c] |
| Bildformate | JPG, TIF | – | JPG, PNG, TIF, MP3, MP4, MPEG, GIF |
| DICOM Bilddaten | Nein | Per Referenz, ab 2025 | Per Referenz |
| Dokumente Patient:in | Upload | Per Upload | Per Upload |
| Produktivstart | 2025 | 2015 | 2022 |
| Registrierte Patient:innen<br>Anteil Bevölkerung | Ca. 4,5 Mio.[d] (12/2025)<br>5,4 % von 83,5 Mio. (gematik o. J.) | Ca. 8,9 Mio.[e] (11/2025)<br>97 % von 9,2 Mio. | Ca. 125000 (9/2025)<br>1,3 % von 9,06 Mio. (BAG 2025) |

**Legende:** IHE – Integrating the Healthcare Enterprise, PDF/A – Portable Document Format Archivable, TXT – Text, CDA – Clinical Document Architecture, JSON – JavaScript Object Notation, XML – eXtensible Markup Language, CSV – Comma-separated Value, JPG – Dateiformat zur Joint Photographic Experts Group, TIFF – Tagged Image File Format, PNG – Portable Network Graphics, MP3 – Audio Dateiformat der Moving Picture Experts Group (MPEG), MP4 – Audio-/Video Dateiformat der MPEG, GIF – Graphics Interchange Format

[a] s. https://www.dkgev.de/fileadmin/default/Mediapool/2_Themen/2.1_Digitalisierung_Daten/2.1.5._Telematik-Infrastruktur/2.1.5.4_Elektronische_Patientenakte__ePA_/Umsetzungshinweise_prozessual_technischer_Teil_2024-12-16.pdf (Zugegriffen: 16.01.2026)

[b] s. https://www.gesundheit.gv.at/dam/jcr:47368bd9-a070-4c76-a7f1-2d0603881fca/Allgemeiner_CDA-Implementierungsleitfaden_V2.06.2.5.pdf (Zugegriffen: 16.01.2026)

[c] s. https://www.patientendossier.ch/privatpersonen/epd-funktionen/dokumente-ablegen (Zugegriffen: 16.01.2026)

[d] s. https://www.gematik.de/telematikinfrastruktur/ti-dashboard, Reiter ePA (Zugegriffen: 16.01.2026)

[e] s. https://www.aekstmk.or.at/aerztekammer-683/aerzte-steiermark-53/aerzte-steiermark-artikel-507?articleId=12228 (Zugegriffen: 16.01.2026)

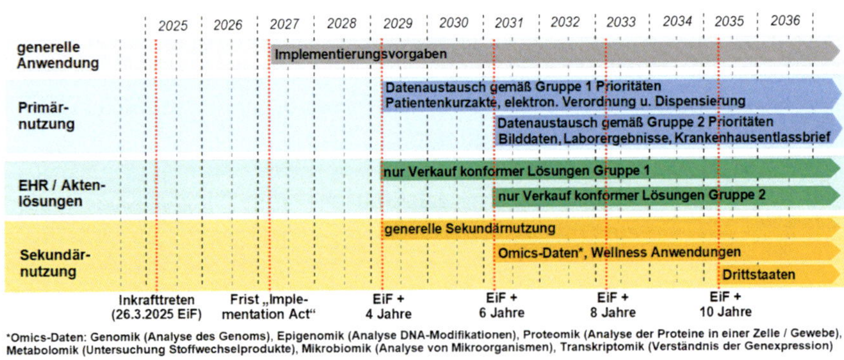


**Abb. 26.13** Zeitplan der Umsetzung des EHDS (eigene Abbildung)

Auf europäischer Ebene ist die Umsetzung des *Electronic Health Data Space* (EHDS) zwar seit dem 26.03.2025 beschlossen, wird aber noch einige Jahre in Anspruch nehmen (Amtsblatt der Europäischen Union 2025). Abb. 26.13 zeigt den Zeitplan, der den EHDS in einem 2-Jahres-Rhythmus weiterentwickelt.

Ausgehend von einigen bisherigen und laufenden EU-Projekten steht für das Jahr 2027 die Festlegung von Implementierungsvorgaben an. In diesem Kontext arbeitet EURIDICE[6] als Zusammenschluss von HL7 Europe und IHE Europe aktuell an mehreren Implementierungsleitfäden, um die geplanten Inhalte des EHDS abzubilden. Diese umfassen für die Primärnutzung zwei Gruppen:

(i) Gruppe 1 ab Beginn 2029 mit einer Patientenkurzakte und der elektronischen Verordnung und Dispensierung und
(ii) Gruppe 2 ab Beginn 2031 mit Bilddaten, Laborergebnissen und dem Krankenhausentlassbrief.

Der EHDS unterscheidet grundsätzlich zwischen Primärnutzung für Behandlungsdaten von Patient:innen und der Sekundärnutzung für die Forschung, die pseudo- oder anonymisierte Behandlungsdaten verwendet und ab 2029 erfolgen soll. Weitergehende Inhalte kommen 2031 dazu, bevor zum Jahr 2033 eine Öffnung für Drittstaaten, d. h. für Länder außerhalb von Europa vorgesehen ist.

Die EHDS-Architektur zeigt Abb. 26.14 für die Primär- und Sekundärnutzung. Sie ist auf der Ebene der Vernetzung zwischen den Ländern, die über sogenannte National Contact Points (NCPs) angebunden sind, zunächst vergleichbar. Dabei dienen die NCPs der Abstraktion von den nationalen Gegebenheiten wie etwa der nationalen Umsetzung einer Akte für Patient:innen. Zwischen den NCPs ist eine *Jeder-mit-Jedem*-Topologie geplant, da nicht davon auszugehen ist, dass für eine:n Bürger:in in allen Ländern Daten vorliegen und Anfragen gezielt erfolgen. Für die Primärnutzung besteht eine Verbindung zwischen dem NCP und der nationalen Infrastruktur, die ihrerseits mit den Electronic-Health-Record-Systemen (EHRS) der Gesundheitsdienstleister verbunden ist. In dieser Vernetzung sollen Behandler:innen im Rahmen der Behandlung eines:einer Patient:in Zugriff auf Daten dieses:dieser Patient:in in anderen Ländern erhalten. Dabei kann es sich gemäß Gruppe 1 um die Patientenkurzakte (eine Zusammenstellung wesentlicher Gesundheitsdaten) oder die Medikation handeln. Mit der Gruppe 2 werden weitere Daten verfügbar, wie Bilddaten, Laborwerte und Krankenhausentlassbriefe. Zudem soll der:die Patient:in über eine App Berechtigungen zum Zugriff erteilen können. Bei der Sekundärnutzung wird davon ausgegangen, dass Behandlungsdaten in pseudo- oder anonymisierter Form bei einem:einer Dateninhaber:in (Data Holder) vorliegen und Informationen wie Umfang der Daten und erhobene Datenfelder vom:von der Dateninhaber:in über den Health Data Access Body (HDAB) im NCP bekannt gemacht wurden. Dieser ist zudem für die Prüfung von Anfragen auf Datennutzung durch den:die Datennutzer:in (Data User) in einem formalisierten Antragsverfahren verantwortlich. Bei positivem Ergebnis werden nur die für die Fragestellung

[6] s. https://euridice.org (Zugegriffen: 01.09.2025)

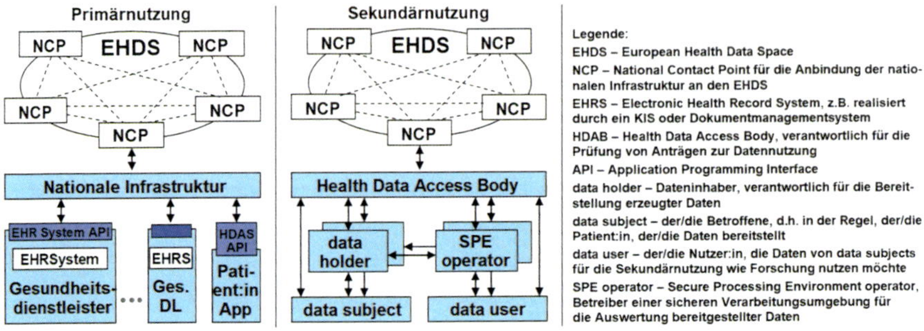


**Abb. 26.14** EHDS-Architektur für die primär- und Sekundärnutzung (eigene Abbildung)

erforderlichen Datenfelder vom:von der Dateninhaber:in an das Secure Processing Environment (SPE) übermittelt. Nach der durchgeführten Auswertung erhält der:die Datennutzer:in die Ergebnisse aus den Ländern, die zur Anfrage passende Daten vorliegen hatten. Dieses Vorgehen stellt sicher, dass vom:von der Dateninhaber:in keine einzelnen Daten eines:einer Patient:in direkt an den:die Datennutzer:in übermittelt werden.

Die Vorgaben für die Bereitstellung von Daten für die Primär- und Sekundarnutzung befinden sich noch in der Entwicklung. Ihre Definition soll mit den Implementierungsvorgaben zum März 2027 vorliegen. Es ist zu erwarten, dass diese Vorgaben nachhaltige Rückwirkungen auf nationaler Ebene haben werden, da die IT-Systeme bzw. die EHRS der nationalen Gesundheitsdienstleister EHDS-konforme Daten bereitstellen und verarbeiten müssen.

## 26.7 Bewertung und Fazit

Auch wenn dieses Kapitel den Fokus auf architekturelle und technische Aspekte von Vernetzungslösungen legt, sollten die zugehörigen Anwendungsfälle und die Bereitschaft der Beteiligten zur Kooperation vor einer Konzeption und Umsetzung einer IOP oder GDP nachhaltig geklärt sein. Die Gründe für die Einführung einer IOP können vielfältig sein und einen oder mehrere der folgenden Aspekte umfassen:

(1) Gesamtsicht auf Daten von Patient:innen,
(2) Bereitstellung strukturierter Daten (für EHDS, Anwendungen mit Künstlicher Intelligenz, Forschung),
(3) Fragebögen und Scores (Erstellung, Erfassung, Auswertung),
(4) Flexible Prozessplattform,
(5) Zusammenführung von Daten für die Archivierung,
(6) Reduktion von Abhängigkeiten durch standardkonforme Daten und Strukturen, oder
(7) *Single Point of Contact* für die externe Kommunikation.

Analog stehen bei einer GDP der einrichtungsübergreifender Datenaustausch und Prozesse zur Kooperation im Vordergrund. Zudem kann eine GDP den Zugang zu weiteren Services umfassen, wie etwa Telekonsile, Patientenportale, Entlassmanagement, Funktionen für Praxen oder den weiter gehenden Datenaustausch. Verbunden damit wäre eine Zentralisierung von derzeit dezentral betriebenen Services im Sinne von Software-as-a-Service (SaaS) in der GDP oder mit der GDP als Zugangspunkt zu einem solchen, cloudbasierten Service. Damit steht eine regionale GDP stets in einem Wettbewerb zu nationalen oder gar internationalen Lösungen. Diese können in Bezug auf den Datenaustausch fast gleichwertig sein, sie sind aber oft auf wenige Arten von zugelassenen Datenobjekten beschränkt und unterliegen der Hoheit des:der Patient:in. Zudem bieten sie keine flexible Prozessunterstützung oder weitere Services, die auf die jeweiligen regionalen Anforderungen angepasst bzw. konfiguriert werden können. Von daher haben regionale GDPs, deren Zielsetzung funktional über einen reinen Datenaustausch hinausgeht, ihre Berechtigung, gerade auch vor dem Hintergrund von sektorenübergreifender Kooperation zwischen Behandler:innen. Allerdings steht eine umfassende Evaluation der unterschiedlichen GDP-Lösungen in Bezug auf eine höhere Versorgungsqualität für Patient:innen, positive Effekte eines Datenaustausches, kooperativer Prozesse, GDP weit angebotener Services oder die Bereitstellung von Daten zur Beantwortung von Forschungsfragen noch aus.

## Literatur

§ 291 Sozialgesetzbuch (SGB) Fünftes Buch (V) – Gesetzliche Krankenversicherung, in der Fassung vom 20. Dezember 1988 (BGBl. I S. 2477, 2482), zuletzt geändert durch Artikel 9 des Gesetzes vom 30. September 2025 (BGBI. 2025 I Nr. 231)

§ 336 Sozialgesetzbuch (SGB) Fünftes Buch (V) – Gesetzliche Krankenversicherung, in der Fassung vom 20. Dezember 1988 (BGBl. I S. 2477, 2482), zuletzt geändert durch Artikel 9 des Gesetzes vom 30. September 2025 (BGBI. 2025 I Nr. 231)

Albashiti F, Thasler R, Wendt T, Bathelt F, Reinecke I, Schreiweis B (2024) Die Datenintegrationszentren – Von der Konzeption in der Medizininformatik-iniatitive zur lokalen Umsetzung in einem Netzwerk Universitätsmedizin. Bundesgesundheitsblatt 67:629–636. https://doi.org/10.1007/s00103-024-03879-5

Amtsblatt der Europäischen Union (2024) Verordnung (EU) 2024/1183 des Europäischen Parlaments und des Rates vom 11. April 2024 zur Änderung der Verordnung (EU) Nr. 910/2014 im Hinblick auf die Schaffung des europäischen Rahmens für eine digitale Identität. Amtsblatt der Europäischen Union. Reihe L. https://eur-lex.europa.eu/legal-content/DE/TXT/HTML/?uri=OJ:L_202401183. Zugegriffen: 1. Sept. 2025

Amtsblatt der Europäischen Union (2025) Verordnung (EU) 2025/326 des Europäischen Parlaments und des Rates vom 11. Februar 2025 über den europäischen Gesundheitsdatenraum sowie zur Änderung der Richtlinie 2011/24/EU und der Verordnung (EU) 2024/2847. Reihe L. https://eur-lex.europa.eu/legal-content/DE/TXT/PDF/?uri=OJ:L_202500327. Zugegriffen: 1. Sept. 2025

BAG (2025) Das elektronische Patientendossier in Zahlen. Faktenblatt. Schweizerische Eidgenossenschaft – Eidgenössisches Departement des Innern (EDI) – Bundesamt für Gesundheit (BAG). https://www.bag.admin.ch/dam/de/sd-web/KMR8cp6wryyN/Faktenblatt%20EPD%20in%20Zahlen%20(Stand%20Oktober%202025).pdf (Erstellt: 5. Nov. 2025). Zugegriffen: 16. Jan. 2026 gematik (o. J.) TI-Dashboard: Digitalisierung in der Übersicht. gematik. https://www.gematik.de/telematikinfrastruktur/ti-dashboard. Zugegriffen: 16. Jan. 2026

KBV (o. J.) Vereinbarung über die Anforderungen an die technischen Verfahren zur telemedizinischen Erbringung der konsiliarischen Befundbeurteilung von Röntgenaufnahmen in der vertragsärztlichen Versorgung gemäß § 291g Absatz 1 Satz 1 SGB V. Anlage 31a. Kassenärztliche Bundesvereinigung (KBV). https://www.kbv.de/documents/infothek/rechtsquellen/bundesmantelvertrag/anlage-31a-vereinbarung-telekonsil/Anlage_31a_Telekonsil.pdf. Zugegriffen: 1. Sept. 2025

KBV (2016) Vereinbarung über telemedizinische Leistungen in der ver tragsärztlichen Versorgung im Zusammenhang mit § 87 Abs. 2a Satz 7 SGB V vom 14.12.2016. Anlage 31.Kassenärztliche Bundesvereinigung (KBV). https://www.kbv.de/documents/infothek/rechtsquellen/bundesmantelvertrag/anlage-31-telemedizinische-leistungen/Anlage_31_Telemedizinische_Leistungen.pdf. Zugegriffen: 1. Sept. 2025

KBV (2024) Vereinbarung über die Anforderungen an die technischen Verfahren zur Videosprechstunde gemäß § 365 Absatz 1 SGB V vom 21. Oktober 2016 in der Fassung vom 4. Dezember 2024. Anlage 31b. Kassenärztliche Bundesvereinigung (KBV). https://www.kbv.de/documents/infothek/rechtsquellen/bundesmantelvertrag/anlage-31b-videosprechstunde/Anlage_31b_Videosprechstunde.pdf. Zugegriffen: 1. Sept. 2025

KBV (2025) Vereinbarung über die Anforderungen für die Sicherung der Versorgungsqualität von telemedizinischen Leistungen gemäß § 87 Absatz 2o SGB V vom 1. März 2025. Anlage 31c. Kassenärztliche Bundesvereinigung (KBV). https://www.kbv.de/documents/infothek/rechtsquellen/bundesmantelvertrag/anlage-31c-telemedizinische-leistungen/Anlage_31c_BMV-Vereinbarung_Versorgungsqualitaet_telemedizinischer_Leistungen.pdf. Zugegriffen: 1. Sept. 2025

Staemmler (2025) Health information exchange and beyond: cross-standard data federation. Stud Health Technol Inform 329:194–198. https://doi.org/10.3233/SHTI250828

Staemmler M, Walz M, Weisser G, Engelmann U, Weininger R, Ernstberger A, Sturm J (2012) Establishing end-to-end security in a nationwide network for telecooperation. Stud Health Technol Inform. https://doi.org/10.3233/978-1-61499-101-4-512

# Teil V
# Digitale Verantwortung

# 27 Auswirkungen von EU-Regulatorien auf ML-basierte Softwarelösungen im Gesundheitswesen

Christian Russ, Mike Krey und Juana Vasella

**Zusammenfassung**

Gesundheitsanwendungen, die auf künstlicher Intelligenz (KI) und insbesondere auf maschinellem Lernen (ML) basieren, verzeichnen ein starkes Wachstum. Dabei ist zu beachten, dass sich die eingesetzten KI-Technologien in ihren methodischen Grundlagen und potenziellen Einsatzgebieten durchaus unterscheiden: Aktuell dominieren ML-basierte Verfahren die Entwicklung. Gleichzeitig benötigen solche Anwendungen oftmals eine regulatorische Zulassung und Zertifizierung. Gerade in Start-ups wird dieser Aspekt häufig unterschätzt. Digitale Gesundheitsanwendungen fallen aufgrund ihres medizinischen Zwecks aus rechtlicher Sicht, oftmals unbeabsichtigt von ihren Entwickler:innen, in die Medizinprodukteklassifikation. Zwei zentrale europäische Regulierungen sind hierbei die Medizinprodukteverordnung (Medical Device Regulation, MDR) sowie die neue EU-KI-Verordnung (KI-VO). Dieses Kapitel beleuchtet das Thema schrittweise: Nach einer Einordnung der hier relevanten KI-Paradigmen und deren Einsatz im Gesundheitswesen werden die MDR und die KI-VO im Detail dargestellt. Ein kurzer Vergleich mit dem regulatorischen Rahmen der US-amerikanischen Food and Drug Administration (FDA) ergänzt die Analyse. Abschließend wird ein Vorgehensmodell für ML-basierte Medizinprodukte skizziert, welches die Hürden für eine erfolgreiche Zertifizierung reduzieren kann. Das Kapitel endet mit einer kritischen Reflexion und einem Ausblick auf künftige Entwicklungen in der Regulierungslandschaft.

C. Russ (✉)
Institut für Wirtschaftsinformatik, ZHAW School of Management and Law, Winterthur, Schweiz
E-Mail: chris.russ@zhaw.ch

M. Krey
Abteilung General Management, ZHAW School of Management and Law, Winterthur, Schweiz
E-Mail: mike.krey@zhaw.ch

J. Vasella
Institut für Unternehmensrecht, ZHAW School of Management and Law, Winterthur, Schweiz
E-Mail: juana.vasella@zhaw.ch



S. D'Onofrio, C. Russ (Hrsg.), *Digital HealthTech*, Edition HMD,
https://doi.org/10.1007/978-3-658-51795-3_27

**Schlüsselwörter**

EU-KI-Verordnung · EU-Regulatorien · Künstliche Intelligenz · Maschinelles Lernen · Medizinprodukteverordnung · Zertifizierung

## 27.1 Ausgangslage, Zielsetzung und Methodik

Künstliche Intelligenz (KI) spielt eine zunehmend wichtige Rolle im Gesundheitswesen. Der weltweite Umsatz für KI-Anwendungen wird laut Statista (2025) bis zum Jahr 2029 auf rund 148 Mrd. USD geschätzt. Dies bedeutet eine Versiebenfachung gegenüber den 20 Mrd. USD im Jahr 2024. Und es finden immer mehr Softwarelösungen, die auf KI und insbesondere auf maschinellem Lernen (ML) basieren, ihren Weg in medizinische Anwendungen. Diese Systeme unterstützen etwa bei der Diagnose, bei der Planung von Behandlungen oder in der administrativen Prozessoptimierung. Viele dieser Lösungen erfüllen bei einem klar definierten medizinischen Zweck die Kriterien für ein Medizinprodukt und fallen somit unter bestehende regulatorische Vorgaben. Russ et al. (2024) haben bereits gezeigt, welche Herausforderungen sich im Zusammenhang mit der europäischen Medizinprodukteverordnung (MDR) für ML-basierte Systeme ergeben. Dies betrifft im Kern die Problematik, dass die Nachvollziehbarkeit von ML-Systemen aufgrund ihrer Natur nicht vollständig gegeben ist, was im Widerspruch zur Anforderung eines reproduzierbaren Verhaltens der MDR steht.

Mit der EU-KI-Verordnung (KI-VO), die seit 2025 gilt, kommt nun ein weiteres Regelwerk hinzu, das den rechtlichen Rahmen für KI-Systeme neu ordnet. Die Verordnung formuliert Anforderungen an Transparenz, Datenqualität, Risikobewertung und menschliche Kontrolle. Diese Anforderungen gelten auch dann, wenn eine Software nicht unter die MDR fällt. Dadurch entsteht für Entwickler:innen und Anwender:innen eine neue Komplexitätsstufe. Besonders für Gesundheitseinrichtungen und Hersteller, die KI-Systeme intern entwickeln oder bestehende Lösungen anpassen wollen, besteht häufig Unsicherheit darüber, welche Systeme noch eingesetzt oder in Verkehr gebracht werden dürfen. Auch viele Systeme, die als softwarebasierte Medizinprodukte (Software as a Medical Device, SaMD) gelten, sind davon betroffen. Darunter wird Software zusammengefasst, die eine medizinische Funktion erfüllt, ohne fest mit einem physischen Gerät verbunden zu sein (FDA 2018). Typische Beispiele sind Apps oder cloudbasierte Anwendungen, die Diagnosen unterstützen, Therapievorschläge liefern oder medizinische Daten analysieren.

Das Ziel dieses Kapitels ist es, die Auswirkungen der KI-VO im Gesundheitswesen erstmals zu analysieren. Zusätzlich sollen die rechtlichen Schnittstellen zur MDR aufgezeigt, aber auch konkrete Handlungsempfehlungen abgeleitet werden, wie mit den neuen Anforderungen umgegangen werden kann. Die Grundlage der Untersuchung bildet eine strukturierte qualitative Literaturrecherche. Ergänzend fließen Erfahrungen aus Forschungsprojekten ein, insbesondere aus dem

Innosuisse-Projekt SHIFT[1]. Zur Entwicklung eines methodischen Vorgehensmodells wird die argumentativ-deduktive Methode nach Wilde und Hess (2007) verwendet. Auf diese Weise soll ein praxisnaher Beitrag entstehen, der sowohl der wissenschaftlichen Diskussion als auch der Orientierung für Praktiker:innen im Gesundheitswesen dient.

## 27.2 Aktueller Stand zur Künstlichen Intelligenz im Gesundheitswesen

In den letzten Jahren ist durch die beeindruckenden Ergebnisse generativer KI (GenKI) dieser Bereich stark in den öffentlichen Fokus gerückt. Eine Sensation folgte der anderen, und die großen Big Tech Player wie Google, IBM und Microsoft, aber auch Start-ups wie OpenAI mit ChatGPT und Anthropic mit Claude, liefern sich einen Wettbewerb der besten GenKI-Lösungen. Dieser Trend hat auch den Gesundheitsbereich und die Medizin erreicht. Jedoch bestehen in dieser Branche weit höhere Anforderungen an die Qualität, Verlässlichkeit, Nachvollziehbarkeit und Transparenz, wenn es um die medizinische Nutzung für die Patient:innen geht. Daher ist es wichtig, sowohl die großen KI-Paradigmen und ihre Vor- und Nachteile als auch den aktuellen Stand des KI-Einsatzes im Gesundheitswesen zu verstehen.

### 27.2.1 Generelle Verortung von Methoden und Ansätzen der Künstlichen Intelligenz

Heute wird der Begriff *KI* im Alltagsgebrauch gerne als Synonym für GenKI verwendet. Das Spektrum der KI-basierten Ansätze ist jedoch weit größer. In Abb. 27.1 wird versucht, eine Verortung zweier wichtiger KI-Paradigmen in Form eines Mengendiagramms darzustellen. Dabei ist hervorzuheben, dass es nur eine Sichtweise auf die KI-Domäne darstellt und es keine scharfe Abgrenzung gibt. Dieses Diagramm soll aber eine bessere Orientierung hinsichtlich der voneinander aufbauenden KI-Modelle und Algorithmen ermöglichen.

Somit teilt sich die KI-Entwicklung über die letzten Jahrzehnte in drei große Stoßrichtungen auf. Einerseits in die *symbolische KI*, welche auch die längste Entstehungsgeschichte hat und sich mit expliziter Wissensdarstellung, Symbolen und Regeln sowie der Schlussfolgerung von intelligenten Antworten beschäftigt. Diese zeichnet sich durch ein klares und deterministisches Verhalten sowie durch eine hohe Nachvollziehbarkeit der Ergebnisse aus. Gerade im Gesundheitswesen ist diese Nachvollziehbarkeit von Vorteil, etwa in klinischen Entscheidungssystemen. Jedoch hat sie den Nachteil, dass sie von Fachexpert:innen gepflegt und aktuell gehalten werden müssen und mit Unvollständigkeit schlechter zurechtkommen. Auf der anderen Seite befindet sich die etwas jüngere *sub-symbolische KI*, welche ML mit numerischer Darstellung und dank der leistungsstarken Rechenkapazitäten so-

[1] s. https://future.hospital (Zugegriffen: 12.02.2026)

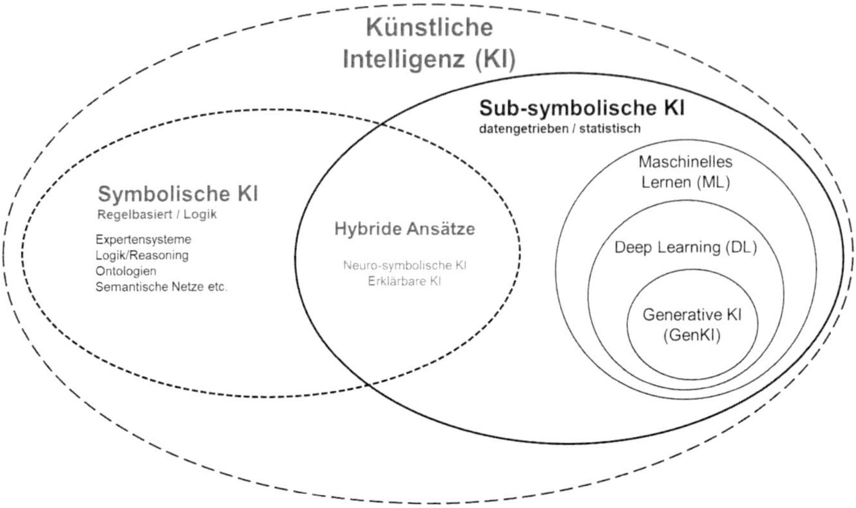


**Abb. 27.1** Eine Taxonomie der KI-Methoden und -Techniken (konkretisiert in Anlehnung an Russ et al. (2024))

wie der Verfügbarkeit von sehr großen Datenmengen in den letzten Jahren einen besonderen Aufschwung erlebt hat. Sie erlaubt das selbständige oder unterstützte Lernen von Strukturen und Mustern auf Basis von großen Datenmengen, sowie beherrscht sie einen flexibleren Umgang mit Unschärfe. Der größte Nachteil besteht aber in der geringen Nachvollziehbarkeit und fehlenden Erklärung, warum es zu dem teils nicht-deterministischen Ergebnis gekommen ist. Dabei kann man nochmals zwischen klassischen ML-Ergebnissen als Diskriminative KI (Klassifizierung, Regression, Objekterkennung etc.) und Generative KI (Erzeugung von Text, Bilder, Audio, etc.) unterscheiden. Und als dritte und jüngste Entwicklung sind die hybriden Ansätze zu sehen, die Modelle und Methoden aus den beiden Welten vereinen. Sie versuchen, die Vorteile der beiden Paradigmen zusammenzuführen.

Unser Hauptaugenmerk gilt in diesem Beitrag den sub-symbolischen KI-Ansätzen. Und wie in der Abb. 27.1 dargestellt, sind die derzeit häufig beachteten GenKI-Techniken[2] in der Regel eine Konkretisierung und Erweiterung der Deep-Learning-Ansatzes, welche wiederum auf ML aufsetzen. Dabei nutzt GenKI überwiegend tiefneuronale Netzwerke wie Transformermodelle (sog. Sprachmodelle (Large Language Models, LLMs), z. B. ChatGPT), Generative Adversarial Networks (GANs, z. B. StyleGAN), oder Diffusionsmodelle (z. B. DALL·E3), um aus komplexen Datenverteilungen neue, plausible Inhalte zu erzeugen. Die Modelle werden so trainiert, dass sie die zugrunde liegenden Strukturen und Wahrscheinlichkeiten der Trainingsdaten explizit oder implizit modellieren, um daraus neue Instanzen zu erzeugen (D'Onofrio 2024; Russ et al. 2024; Sengar et al.2024).

[2] Der Begriff GenKI und die genaue Klassifizierung ist noch immer in Entwicklung und nicht vollständig geklärt (García Peñalvo und Vázquez Ingelmo 2023).

Trotz der beeindruckenden Ergebnisse von GenKI-Lösungen, bestehen jedoch einige Herausforderungen und Einschränkungen, welche speziell im Gesundheitsbereich problematisch sein können (Meskó und Topol 2023; D'Onofrio 2024). Dies wären z. B.

- *Tendenz zu Halluzinationen:* Speziell LLMs neigen dazu, bei fehlenden Informationen die Inhalte selbst zu erfinden, welche nicht belegt werden können.
- *Teilweise Aktualitätsprobleme:* Es besteht zumeist eine zeitliche Lücke zwischen dem Zeitpunkt des Trainings der GenKI-Modelle und der aktuellen Geschehnisse.
- *Anfälligkeit für Biases bzw. Verzerrungen:* Je nach Qualität der Lerndaten können Modelle einseitig, unausgewogen und damit verzerrte Ergebnisse repräsentieren.
- *Mangelnde Kontrollierbarkeit:* Die größte Herausforderung liegt in der Nachvollziehbarkeit und dem nicht-deterministischen Verhalten der Modelle.
- *Kein kontextuelles Verständnis*: Am Ende werden Wahrscheinlichkeiten präsentiert, jedoch besitzt das Modell kein bewusstes Verständnis des Kontextes, z. B. des Einsatzes von KI im Gesundheitswesen

Im Gesundheitswesen wird KI als Sammelbegriff zunehmend als Querschnittstechnologie verstanden, die sowohl in klinischen als auch in administrativen Bereichen substanzielle Verbesserungen schaffen kann. Die Potenziale reichen von effizienteren Prozessen bis hin zu präziseren diagnostischen und therapeutischen Entscheidungen. Grundlage dafür sind technologische Ansätze wie das zuvor vorgestellte ML oder GenKI, die sich zunehmend auch für spezifische medizinische Aufgabenstellungen adaptieren lassen. Basierend auf aktuellen Studien lassen sich die Einsatzbereiche von KI in drei übergeordnete Kategorien einteilen, die unterschiedliche Reifegrade und Anwendungstiefen abbilden, u. a. (Russ et al. 2024; gematik 2025):

1. *Administrative Unterstützung*: Dazu gehören administrative Anwendungen wie KI-basierte Spracherkennung, Dokumentenklassifikation oder Terminmanagement. In vielen Krankenhäusern wird KI in diesem Bereich bereits eingesetzt, etwa zur automatisierten Erstellung von Arztbriefen oder zur Strukturierung unstrukturierter Patientendaten. Diese Systeme führen selten zu direkten medizinischen Entscheidungen, reduzieren aber den administrativen Aufwand erheblich.
2. *Diagnostische Unterstützung*: In der bildgebenden Diagnostik (Radiologie, Pathologie) ist KI besonders präsent. Systeme, die CT- oder MRT-Bilder (Computertomographie; Magnetresonanztomographie) analysieren, um Auffälligkeiten wie Tumore zu markieren, sind inzwischen Bestandteil vieler klinischer Workflows. Dabei übernehmen die Algorithmen keine finalen Entscheidungen, sondern liefern strukturierte Hinweise für die ärztliche Interpretation. Auch in der Labordiagnostik werden zunehmend Modelle verwendet, etwa zur Erkennung von Mustern in Blutbildern oder genetischen Daten.

3. *Therapieplanung und -unterstützung*: In diesem Segment helfen KI-Systeme dabei, personalisierte Therapieempfehlungen abzuleiten oder klinische Entscheidungsprozesse zu unterstützen. Ein Beispiel sind Prognosemodelle zur Vorhersage von Wiedereinweisungswahrscheinlichkeiten oder zur Optimierung der Medikation bei chronisch Kranken. Auch im OP-Management kommen erste Anwendungen zum Einsatz, etwa zur Planung der Eingriffsreihenfolge auf Basis von Patientenzustand, Verfügbarkeit von Ressourcen und medizinischer Dringlichkeit.

Perspektivisch wird erwartet, wie in Kap. 14 dieser Ausgabe der Edition HMD bereits thematisiert, dass KI-Lösungen bestehende Versorgungsmodelle grundlegend verändern werden, z. B. durch den Einsatz in der Fernüberwachung mittels Telemonitoring, durch automatisierte Assistenzsysteme im Pflegealltag oder durch generative KI-Anwendungen, die Anamnesen strukturieren und in natürlicher Sprache mit Patient:innen kommunizieren können. Solche Systeme stehen aktuell meist noch im Prototypenstatus oder werden in Pilotprojekten am Beispiel von Smart-Hospital-Initiativen erprobt (SHIFT o. J.).

Insgesamt zeigt sich, dass der Einsatz von KI im Gesundheitswesen nicht länger als bloße Zukunftsvision betrachtet werden kann, sondern vielerorts bereits Realität ist. Gleichzeitig bleiben jedoch ethische, regulatorische und technische Herausforderungen bestehen, insbesondere im Hinblick auf Transparenz, Datenqualität, Nachvollziehbarkeit und die Einbindung der Fachkräfte in den Entscheidungsprozess. Diese Herausforderungen werden in den folgenden Abschnitten im Lichte der EU- und US-amerikanischen Regulierungen beleuchtet, weil sie durchaus unterschiedliche Ansätze befolgen.

## 27.3 Relevante EU-Regulatorien

Die regulatorische Landschaft im Gesundheitswesen und vor allem für Medizinprodukte ist in Europa umfassend. So bestehen teilweise spezifische Gesetze in den einzelnen Ländern, und darüber hinaus gibt es europaweite Regelungen. Ein wichtiger und bereits etablierter Bestandteil für alle IT-relevanten Systeme ist die EU-Datenschutz-Grundverordnung (DSGVO). Zusätzlich ist die Netzwerk- und Informationssicherheit-Richtlinie (Network and Information Security Directive, NIS2) Anfang 2023 verabschiedet worden, um das Internet, Unternehmen und Bürger:innen besser gegen Cyber- und IT-Sicherheitsrisiken zu schützen (Europäische Kommission 2025). Im Frühling 2025 trat die EU-Gesundheitsdatenraum-Verordnung (EU Health Data Space Regulation, EHDS) in Kraft, welche den sicheren und effizienten Austausch von elektronischen Gesundheitsdaten für eine Primärnutzung (Verbesserung der Patientenversorgung) und eine Sekundärnutzung (Förderung von Forschung, Innovation und Politikgestaltung) durch die verschiedenen Akteur:innen definiert (European Commission 2025b).[3] Seit Herbst 2025 ist zudem die EU-Datenverordnung (Data Act), die einen fairen Datenzugang und eine faire Datennutzung gewährleisten soll, für IT-Hersteller relevant (Europäische Kommission 2024). Die Aufgabenbereiche der IT-Hersteller, die sich mit der Einhaltung gesetzlicher Vorschriften und behördlicher Anforderungen befassen (Regulatory Affairs), werden zunehmend komplexer und herausfordernder. In diesem Kapitel betrachten wir die zwei wichtigsten Verordnungen, die für softwarebasierte Medizinproduktehersteller aus technischer Sicht relevant sind.[4]

### 27.3.1 EU-Medizinprodukteverordnung

Die regulatorische Vorgabe für Medizinprodukte wird in Europa seit 2017 durch die EU-Verordnung 2017/745 Medical Device Regulation (MDR) bestimmt. Ziel dieses Regelwerkes ist es, die Patientensicherheit zu erhöhen, die Produktqualität zu sichern und Transparenz in der Medizintechnik zu schaffen. Für Produkte, die in der Schweiz verbleiben, gilt die Schweizer Medizinprodukteverordnung (MepV) (Schweizer Bundesrat 2023), während beim Export in den EU-Raum eine vollständige MDR-Konformität erforderlich ist. Dies umfasst das CE-Zeichen, die technische Dokumentation, Klassifizierung und gegebenenfalls eine Konformitätsprüfung durch eine *Benannte Stelle* (Johner 2017; Salvatore 2025; Russ et al. 2024).

Dabei werden folgende vier Risikoklassen für MDR bzw. SaMD definiert, wobei der medizinische Zweck und die möglichen negativen Implikationen ausschlaggebend sind (s. Tab. 27.1).

Wichtig ist zu erwähnen, dass Software mit medizinischem Zweck besonders bei der Klassifizierung den Anforderungen der MDR-Regel 11 unterliegt (Gerhard 2025). Dies führt in der Praxis fast immer zu einer Einstufung in Klasse IIa oder höher. In diesen Fällen sind neben der Einhaltung internationaler Normen (z. B. ISO 13485, IEC 62304) auch strukturierte Konformitätsbewertungsverfahren durch die *Benannten Stellen* erforderlich. Hersteller von Klasse-I-Produkten hingegen können ihre Konformität selbst erklären.

Für KI-gestützte medizinische Systeme besteht aktuell eine regulatorische Lücke: Zwar fällt ihre medizinische Zweckbestimmung unter die MDR, aber spezifische Vorgaben zur algorithmischen Nachvollziehbarkeit oder zum Lebenszyklusmanagement werden derzeit erst durch die KI-VO der EU ergänzt, die seit August 2024 in Kraft ist und deren Anwendung ab 2025 schrittweise erfolgt (Aykurt et al. 2025).

Insgesamt zeigen sich steigende Anforderungen an Nachvollziehbarkeit, Transparenz und Validierung von Medizinprodukten. Insbesondere für softwarebasierte Apps und KI-gestützte Medizinprodukte steigt die Komplexität und Notwendig-

[3] Eine vertiefte Auseinandersetzung mit dem Thema sichere Datenräume findet sich in Kap. 25 dieser Ausgabe der Edition HMD.
[4] Kap. 28 dieser Ausgabe der Edition HMD geht einen Schritt weiter und analysiert die systematische Verknüpfung von DSGVO, MDR und KI-VO, und insbesondere deren Wechselwirkungen.

**Tab. 27.1** Beschreibung der Risikoklassen von MDR (eigene Tabelle)

| Risikoklasse | Medizinischer Zweck | Konformitätsprüfung und Beispiele |
|---|---|---|
| *Klasse I* – geringes Risiko | Keine therapeutische oder diagnostische Relevanz | Selbstzertifizierung durch den Hersteller, ohne Benannte Stelle, z. B. Krankenhausinformationssystem (KIS), Gesundheitsinfo-App |
| *Klasse IIa* – mittleres Risiko | Unterstützung bei Diagnose oder Therapie, aber ohne kritische Auswirkung bei Fehlfunktion | Selektive Prüfung der technischen Dokumentation durch Benannte Stelle, z. B. Medikationsplanung, Vitaldaten-Messung bei nicht akuten Krankheiten |
| *Klasse IIb* – höheres Risiko | Einfluss auf medizinische Entscheidungen mit potenziell schwerwiegenden Folgen | Umfassende Prüfung durch Benannte Stelle, z. B. KI-basierte Bildauswertung zur Tumordetektion, Vitaldaten-Überwachung in der Allgemeinstation |
| *Klasse III* – hohes Risiko | Kritischer Einfluss auf lebenswichtige Entscheidungen | Höchste Prüfanforderungen: vollständiges Qualitätsmanagementsystem, intensive Prüfung durch Benannte Stelle, z. B. KI-Systeme, die Entscheidungen über Krebstherapien treffen, Vitaldaten-Überwachung auf der Intensivstation |

keit diese auf Konformität hin zu prüfen. Die sorgfältige Dokumentation sowie die frühzeitige Auseinandersetzung mit regulatorischen Rahmenbedingungen sind daher essenziell für die erfolgreiche Zulassung und Vermarktung im Schweizer und EU-Markt.

### 27.3.2 EU-KI-Verordnung

Die durch KI ermöglichten Potenziale erfordern eine präzise und durchdachte regulatorische Steuerung. Nur so kann gewährleistet werden, dass sowohl der Schutz der Patient:innen und Mitarbeitenden als auch die Sicherheit der eingesetzten Technologien ausreichend berücksichtigt werden.

Mit der KI-VO hat die EU eine der ersten umfassenden rechtlichen Rahmenbedingungen für den Einsatz von KI-Systemen geschaffen (EU Parlament 2017, 2024). Die Verordnung ist im August 2024 in Kraft getreten und wird seit Februar 2025 stufenweise angewendet. Sie stellt insbesondere Akteur:innen im Gesundheitswesen vor neue Anforderungen. Das übergeordnete Ziel der KI-VO besteht neben dem Schutz individueller Grundrechte und der körperlichen Unversehrtheit vor allem darin, einen verantwortungsvollen und transparenten Umgang mit KI-Systemen sicherzustellen. Um diesem Anspruch gerecht zu werden, wird in der Verordnung eine risikobasierte Klassifikation von KI-Anwendungen in vier Risikostufen vorgenommen (Barenkamp 2024) (s. Tab. 27.2). Je höher das potenzielle Risiko, das ein KI-System für den Menschen birgt, desto umfassender sind die regulatorischen Anforderungen an dessen Einsatz – bis hin zu einem vollständigen Verbot.

**Tab. 27.2** Beschreibung der Risikoklassen der EU-KI-Verordnung (eigene Tabelle)

| Risikoklasse | Beschreibung | Beispiele im Gesundheitswesen |
|---|---|---|
| *Klasse 1* – Minimales Risiko | Systeme der niedrigsten Risikostufe gelten als weitgehend unkritisch und sind von regulatorischen Verpflichtungen ausgenommen. Für sie bestehen keine besonderen Anforderungen an Transparenz, Dokumentation oder menschliche Kontrolle | – KI-gestützte Übersetzer, die einfache Verwaltungsinformationen für fremdsprachige Patient:innen automatisiert übertragen (z. B. Besuchszeiten, Lagepläne)<br>– KI-Systeme, die Ärzt:innen beim Diktieren von Berichten oder Notizen helfen, ohne dabei Inhalte zu interpretieren oder Entscheidungen zu treffen |
| *Klasse 2* – Begrenztes Risiko | Systeme dieser Kategorie unterliegen gewissen Transparenzanforderungen. Nutzer:innen müssen informiert werden, dass sie mit einer KI interagieren. Zudem dürfen solche Systeme keine täuschenden oder manipulativen Funktionen enthalten | – Nutzer:innen geben Beschwerden ein, und das System gibt eine unverbindliche Einschätzung oder verweist auf geeignete Fachbereiche – ohne medizinische Diagnosefunktion<br>– Systeme, die Inhalte (z. B. Verhalten nach einer Operation, Ernährungstipps) abhängig vom Eingabeverhalten personalisieren |
| *Klasse 3* – Hohes Risiko | KI-Systeme mit hohem Risiko müssen strenge Anforderungen erfüllen, etwa eine umfassende Risikoanalyse, technische Dokumentation, kontinuierliches Monitoring sowie menschliche Aufsicht. Sie dürfen nur eingesetzt werden, wenn eine Konformitätsbewertung durch eine Benannte Stelle vorliegt (Registrierungspflicht s. Artikel 49 EU-KI-VO) | – Bildanalysierende Systeme, wie CT oder MRT, welche Hinweise auf Tumore oder Metastasen geben. Es besteht ein direkter Einfluss auf die ärztliche Entscheidung. Es gelten also strenge Nachweis- und Überwachungspflichten.<br>– Systeme, die basierend auf historischen Daten (z. B. Verweildauer, Komplikationen, Ressourcenverfügbarkeit) Operationstermine und -reihenfolgen vorschlagen. Fehlerhafte Empfehlungen könnten zu Versorgungsengpässen führen |
| *Klasse 4* – Unannehmbares Risiko | Die vierte und höchste Risikostufe betrifft KI-Systeme, deren Einsatz grundsätzlich verboten ist, da sie eine erhebliche Gefahr für die Grundrechte, die Sicherheit von Personen oder die demokratische Ordnung darstellen. Diese Systeme gelten als *unannehmbar*, da sie mit den ethischen und gesellschaftlichen Grundwerten der EU unvereinbar sind. Die EU schließt ihren Einsatz explizit aus | – Ein KI-System bewertet Patient:innen basierend auf nicht-medizinischen Faktoren (z. B. Zahl verpasster Termine, Zahlungen, soziales Verhalten) und beeinflusst dadurch ihre Behandlungspriorität, oder automatisierte Einstufung und Diskriminierung<br>– Systeme, die Patient:innen oder Mitarbeitende unbemerkt in ihrem Verhalten manipulieren – etwa durch subtile emotionale Reize, z. B. bei der Auswahl von medizinischen Leistungen oder Produkten, ohne dass sie erkennen, dass es sich um KI-Interventionen handelt |

Die Einführung der KI-VO stellt insbesondere Akteur:innen im Gesundheitswesen vor die Aufgabe, ihre bestehenden und geplanten KI-Anwendungen hinsichtlich der neuen Vorgaben systematisch zu prüfen. Im Rahmen der KI-VO existiert – anders als bei der MDR – kein spezieller Begriff der *Eigenherstellung*. Dieser Rechtsbegriff wird ausdrücklich auf intern entwickelte und ausschließlich in der eigenen Einrichtung genutzte Systeme angewendet (Salvatore 2025). Während die MDR ausdrücklich Ausnahmen für medizinische Geräte oder Diagnostika vorsehen, die eine Gesundheitseinrichtung nur für den Eigengebrauch entwickelt (ohne sie zu vermarkten), kennt die KI-VO eine solche Ausnahme nicht (EU Parlament 2017: Artikel 5 (5); Johner 2025).

Dennoch macht die KI-VO deutlich: Sobald eine Gesundheitseinrichtung ein selbst entwickeltes KI-System unter ihrer eigenen Bezeichnung nutzt, wird sie rechtlich als *Anbieter* eingestuft (EU Parlament 2017: Artikel 3 (3)). Diese Einordnung erfolgt unabhängig davon, ob das System kommerziell vertrieben wird oder ausschließlich für den Eigengebrauch bestimmt ist. Entscheidend ist allein die Tatsache, dass das KI-System durch die Gesundheitseinrichtung aktiv bereitgestellt und betrieben wird (Johner 2025).

Entwickelt ein Krankenhaus beispielsweise ein eigenes KI-gestütztes System zur automatisierten OP-Planung, das intern genutzt wird, um Eingriffe basierend auf Risikoprofilen und der Verfügbarkeit von Ressourcen effizient zu koordinieren, so gilt die Einrichtung im Sinne der KI-VO als *Anbieter*. Dabei spielt es keine Rolle, ob das System auch extern vermarktet wird – maßgeblich ist allein, dass es unter eigener Verantwortung betrieben wird.

Die mit der KI-VO verbundenen Verpflichtungen betreffen jedoch nicht nur Gesundheitseinrichtungen. Auch Hersteller von Medizinprodukten sind gefordert. Insbesondere dann, wenn ihre Produkte nicht der niedrigsten Risikoklasse zugeordnet werden können (Hastenteufel und Renaud 2019). Sobald ein solches Produkt auf KI basiert und eine Konformitätsbewertung durch eine *Benannte Stelle* erforderlich ist, stuft die KI-VO es automatisch als Hochrisiko-KI-System ein (s. Tab. 27.2). In der Folge unterliegt es strengen Anforderungen an Transparenz, Sicherheit, Dokumentation und Überwachung.

So müssen Hersteller und Betreiber zunächst sicherstellen, dass ihre KI-Systeme transparent und nachvollziehbar agieren. Es muss offengelegt werden, auf welcher Grundlage eine Entscheidung, etwa eine Priorisierung bei der OP-Planung oder ein Diagnosevorschlag, zustande kommt. Auch bei komplexen maschinellen Lernverfahren sind entsprechende Erläuterungen bereitzustellen. Darüber hinaus spielt die Qualität der zugrunde liegenden Daten eine zentrale Rolle. Um fehlerhafte oder diskriminierende Ergebnisse zu vermeiden, sind die verwendeten Trainingsdaten systematisch zu prüfen. Sie müssen repräsentativ, aktuell und frei von Verzerrungen (Bias) sein. Dies ist besonders wichtig in Anwendungen wie etwa der radiologischen Bildanalyse oder bei prädiktiven Modellen zur Wiedereinweisung in der stationären Versorgung, wo einseitige oder mangelhafte Datengrundlagen zu erheblichen Fehlentscheidungen führen können. Weiterhin müssen betroffene KI-Systeme vor ihrem Einsatz umfassende Sicherheits- und Leistungsbewertungen durchlaufen. Dabei sind potenzielle Risiken systematisch zu identifizieren, zu bewerten und zu minimieren. Diese Anforderungen erinnern an bestehende Verfahren aus dem Bereich MDR, gehen aber durch den KI-spezifischen Fokus noch darüber hinaus.

Schließlich schreibt die KI-VO vor, dass eine formale Konformitätsbewertung der Hochrisiko-Systeme durch eine *Benannte Stelle* erfolgen muss. Dies gilt insbesondere für KI-Systeme, die Bestandteil eines Medizinprodukts sind oder mit bestehenden regulierten Produkten gekoppelt werden. Nur wenn diese Prüfung erfolgreich durchlaufen wurde, darf das System in der EU eingesetzt oder in Verkehr gebracht werden (Johner Institut 2024).

Wird beispielsweise ein neues KI-gestütztes System zur automatisierten Befundung von Röntgenbildern entwickelt, das ärztliche Entscheidungen vorbereitet oder beeinflusst, so handelt es sich im Sinne der KI-VO um ein System der Risikoklasse 3. Der Hersteller ist somit verpflichtet, neben der Dokumentation der technischen Funktionsweise des Systems, auch zu belegen, dass die zugrunde liegenden Trainingsdaten frei von Verzerrungen sind und das System verlässlich arbeitet. Zusätzlich ist die externe Konformitätsbewertung durch eine *Benannte Stelle* erforderlich, bevor das Produkt in den klinischen Einsatz darf.

Die Einhaltung der Vorgaben der KI-VO soll in den einzelnen Mitgliedsstaaten durch nationale Aufsichtsbehörden sowie spezialisierte Marktüberwachungsstellen kontrolliert werden. Um die konsequente Umsetzung der gesetzlichen Anforderungen sicherzustellen, sieht die KI-VO bei Verstößen empfindliche Geldstrafen vor. Besonders schwer wiegen Zuwiderhandlungen gegen explizit verbotene KI-Anwendungen, die der Risikoklasse 4 (Unannehmbares Risiko) (s. Tab. 27.2) zugeordnet werden. Hier werden Verstöße mit bis zu 35 Mio. € oder 7 % des weltweiten Jahresumsatzes geahndet. Bei Verstößen gegenüber Vorgaben für KI-Systeme der Klasse 3 (Hohes Risiko), etwa durch fehlende Konformitätsbewertungen, drohen Bußgelder von bis zu 15 Mio. € oder 3 % des Jahresumsatzes. Selbst bei formalen Mängeln wie unvollständiger Dokumentation oder fehlender Transparenz kann die Strafe noch bis zu 7,5 Mio. € oder 1,5 % des Umsatzes betragen (Johner Institut 2024).

## 27.4 Vergleichbare US-Regulatorien

Der Blick in die USA zeigt, dass auch jenseits des Atlantiks die Regulierung von KI im Gesundheitswesen längst in Bewegung ist. Für viele international tätige Hersteller medizinischer Software und Geräte ist der US-Markt nicht nur von wirtschaftlicher Bedeutung, sondern auch ein Gradmesser für regulatorische Innovation. Die dortigen Zulassungsprozesse unterliegen der Verantwortung der Food and Drug Administration (FDA), die mit ihrem risikobasierten, technologieoffenen Ansatz ein flexibles Gegengewicht zur stärker generalistisch ausgelegten europäischen KI-VO bietet (FDA 2021; Pew 2021; Warraich et al. 2025). In diesem Abschnitt werden die zentralen Bausteine des FDA-Regelwerks vorgestellt und mit Blick auf KI-Anwendungen im Medizinbereich eingeordnet.

### 27.4.1 US FDA-Regulierung von Medizinprodukten

Für Hersteller medizinischer Software und Hardware ist neben dem europäischen auch der amerikanische Markt potenziell von strategischer Bedeutung. Die Zulassung von Medizinprodukten in den USA wird zentral durch die FDA geregelt, eine Bundesbehörde, die dem U.S. Department of Health and Human Services unterstellt ist. Ihre Aufgabe ist es, die öffentliche Gesundheit zu schützen, indem sie die Sicherheit, Wirksamkeit und Qualität von Arzneimitteln, biologischen Produkten, Lebensmitteln und auch Medizinprodukten sicherstellt. Dabei kontrolliert die FDA sowohl inländische als auch importierte Produkte.

Im Unterschied zur europäischen Regulierungsstruktur, in der verschiedene *Benannte Stellen* eingebunden sind, vereint die FDA sowohl gesetzgeberische als auch ausführende Funktionen. Das bedeutet, dass Zulassungsverfahren, Überwachung und Richtlinienentwicklung aus einer Hand kommen. Sofern das Produkt sämtliche regulatorischen Anforderungen erfüllt, erteilt die FDA eine formale Marktzulassung. Die Anforderungen an eine solche Zulassung gelten als streng und orientieren sich an einem klar strukturierten und risikobasierten System. Dabei richtet sich der Umfang der regulatorischen Kontrolle nach dem potenziellen Risiko, das vom jeweiligen Medizinprodukt ausgeht.

Die FDA teilt Medizinprodukte in drei Risikoklassen ein (Hastenteufel und Renaud 2019):

- *Klasse I*: geringes Risiko, z. B. Verbandsmaterial, einfache OP-Instrumente oder eine KI-basierte Wellness-App zur Gewichtsabnahme ohne lebenskritische Auswirkung
- *Klasse II*: mittleres Risiko, z. B. Röntgengeräte, Infusionssysteme oder KI-gestützte Gesundheitsdatenanalyse mit Empfehlung ohne lebenskritische Auswirkung
- *Klasse III*: hohes Risiko, z. B. Herzschrittmacher oder KI-gestützte Diagnosesysteme mit Empfehlung mit lebenskritischer Auswirkung

Auch medizinisch genutzte Softwarelösungen, insbesondere KI-basierte Systeme, werden je nach Funktion und Risiko einer dieser Klassen zugeordnet.

Abhängig von der Risikoklasse eines Medizinprodukts schreibt die FDA unterschiedliche regulatorische Anforderungen vor. Für Produkte der Klasse I, die als risikoarm gelten, genügen in der Regel grundlegende Maßnahmen wie die Registrierung des Herstellers bei der FDA, eine korrekte Kennzeichnung, die Einhaltung der Anforderungen an das Qualitätsmanagementsystem und die Umsetzung von *Good Manufacturing Practice* (GMP) (FDA 2025a). Bei letzterem handelt es sich um den Nachweis, dass ein Produkt unter kontrollierten Bedingungen hergestellt wird – mit klaren Vorgaben unter anderem für Sauberkeit, Personal, Abläufe und Rückverfolgbarkeit. Diese Vorgaben richten sich primär an Medizinprodukte wie etwa Einmalspritzen, bei denen der Hersteller zeigen muss, dass die Produktionsräume steril sind, das Personal entsprechend geschult wurde und jede produzierte Charge genau dokumentiert wird.

Durch diesen gestuften Ansatz stellt die FDA sicher, dass Medizinprodukte ihrem Risiko entsprechend geprüft werden. Hersteller behalten dabei Handlungsspielraum für Innovationen, ohne die Patientensicherheit zu gefährden. Für komplexere Produkte sind zusätzliche Nachweise wie Leistungsdaten oder klinische Studien erforderlich. Die FDA unterscheidet vier zentrale Verfahren zur Marktzulassung von Medizinprodukten:

(1) *Premarket Notification – 510(k):* Dieses Verfahren gilt für Produkte mit niedrigem bis mittlerem Risiko (Klasse I und II). Hersteller weisen nach, dass ihr Produkt einem bereits zugelassenen Gerät in Funktion und Sicherheit im Wesentlichen entspricht (*Substantial Equivalence*) (FDA 2024c). Nach Prüfung erteilt die FDA einen *Clearance Letter*. Das Verfahren ermöglicht eine schnelle Zulassung, wenn keine neuen Risiken entstehen. Es eignet sich jedoch nicht für innovative KI-Systeme, weil keine Vergleichsprodukte existieren.
(2) *Premarket Approval – PMA:* Die PMA ist das strengste Verfahren für Produkte der Klasse III mit hohen Risiken. Hersteller müssen belastbare klinische Daten zur Sicherheit und Wirksamkeit des Produkts vorlegen (FDA 2019). Die Prüfung umfasst eine administrative und wissenschaftliche Bewertung, ggf. durch externe Expertengremien. Bei positiver Bewertung ergeht eine *Approval Order*, bei kleineren Mängeln erfolgt ein *Approvable Letter*. Fehlende Nachweise können zu einer *Not Approvable Letter* Rückweisung mit der Verpflichtung zur Überarbeitung des Antrags führen.
(3) *Investigational Device Exemption – IDE:* Mit der IDE können neue Produkte vor der Zulassung in klinischen Studien getestet werden. Für Hochrisikoprodukte ist neben der Zustimmung eines Ethikkomitees (Institutional Review Board, IRB) auch eine FDA-Genehmigung erforderlich (FDA 2024a). Bei Produkten mit geringem Risiko genügt die IRB-Bewilligung. Diese Regelung ist besonders für innovative Entwicklungen ohne Vergleichsprodukt wichtig, wie namentlich ML-basierte Systeme. Die IDE ermöglicht Tests unter kontrollierten Bedingungen, um Sicherheit und Leistungsfähigkeit zu prüfen.
(4) *Humanitarian Device Exemption – HDE:* Die HDE gilt für Medizinprodukte, die zur Diagnose oder Behandlung seltener Erkrankungen bestimmt sind. Im Gegensatz zur PMA ist kein vollständiger Wirksamkeitsnachweis erforderlich. Der Hersteller muss lediglich zeigen, dass das Produkt potenziell nützlich ist und keine zugelassenen Alternativen existieren (FDA 2025b). Die HDE wird selten genutzt, da die Anforderungen hoch und die betroffenen Patientenzahlen gering sind, was die wirtschaftliche Umsetzung für viele Hersteller unattraktiv macht. Für KI-Systeme mit kleinen Zielgruppen kann die HDE jedoch eine strategische Option sein, z. B. bei seltenen genetischen Erkrankungen.

### 27.4.2 US FDA für Medizinprodukte mit Nutzung Künstlicher Intelligenz

Parallel zur Entwicklung der EU KI-VO hat auch die FDA ein eigenes Rahmenwerk entwickelt, das gezielt auf den Einsatz von KI-Systemen im medizinischen Bereich ausgerichtet ist. Dabei verfolgt die FDA einen praxisnahen und anwendungsorientierten Ansatz, der auf die Besonderheiten der medizinischen Nutzung zugeschnitten ist. Im Gegensatz zur KI-VO handelt es sich beim FDA-Rahmenwerk nicht um ein allgemeines Gesetz für alle KI-Anwendungen, sondern um eine Erweiterung der bestehenden Regularien für Medizinprodukte. So kann die FDA gezielt auf die spezifischen Anforderungen und Risiken eingehen, die beim Einsatz von KI in der Gesundheitsversorgung auftreten – ohne allgemeingültige Vorgaben für alle Branchen formulieren zu müssen.

Ein zentrales Element dieses Ansatzes ist das Konzept der SaMD. Da solche Software direkten Einfluss auf medizinische Entscheidungen und somit auf die Gesundheit von Patient:innen nehmen kann, wird sie von der FDA als eigenständiges Medizinprodukt behandelt und entsprechend reguliert.

Ein besonderes Merkmal des FDA-Rahmenwerks im Umgang mit KI-Systemen ist der seit 2021 verfolgte sogenannte *Lebenszyklusansatz* (FDA 2021). Dabei wird nicht nur die erstmalige Zulassung eines Produkts geprüft, sondern auch dessen kontinuierliche Weiterentwicklung berücksichtigt. Das ist insbesondere bei KI-Systemen wichtig, die durch neue Daten dazulernen und sich laufend verändern, z. B. durch verbesserte Algorithmen oder zusätzliche Funktionen. Wie bereits im Theorieteil angedeutet, stellen solche lernenden Systeme die klassischen Zulassungsverfahren vor Herausforderungen, da sie sich nach der Markteinführung weiterentwickeln. Die FDA hat diesen Bedarf erkannt und Regeln geschaffen, die Innovation ermöglichen und gleichzeitig die Patientensicherheit gewährleisten.

Die Hersteller können bereits bei der Zulassung darlegen, wie sie geplante Änderungen am System künftig umsetzen wollen und welche Maßnahmen sie zur Gewährleistung der Sicherheit vorsehen. Hierzu setzt die FDA sogenannte *Predefined Change Control Plans* (PCCP) ein (FDA 2024b). In diesen Plänen wird im Voraus beschrieben, welche Änderungen am KI-System beabsichtigt sind, etwa das Nachtrainieren mit neuen Daten oder das Ergänzen neuer Funktionen. Wenn diese Änderungen nachvollziehbar dokumentiert und bewertet sind, dürfen sie umgesetzt werden, ohne dass eine vollständige Neuzulassung erforderlich ist. Voraussetzung dafür ist, dass Hersteller alle Änderungen detailliert dokumentieren, mögliche Risiken analysieren und sicherstellen, dass das System weiterhin zuverlässig arbeitet. So ermöglicht die FDA eine kontrollierte Weiterentwicklung dynamischer KI-Systeme bei gleichbleibend hohem Sicherheitsstandard (FDA 2024b).

Dieser Ansatz ist besonders hilfreich für den medizinischen Bereich, da er es erlaubt, KI-Anwendungen, insbesondere auf ML-basierende Techniken, kontinuierlich an neue wissenschaftliche Erkenntnisse und individuelle Patientendaten anzupassen. Gleichzeitig sorgt er für klar definierte Regeln und hohe Transparenz. Im internationalen Vergleich gilt die FDA deshalb als eine Behörde, die technische

Innovationen aktiv begleitet und praxisnah reguliert – vor allem im Bereich digitaler und KI-basierter Medizinprodukte. Das FDA-Modell könnte daher auch als Orientierung für künftige Regulierungsansätze in Europa dienen.

## 27.5 Gegenüberstellung EU MDR vs. US FDA

Die Regulierung von Medizinprodukten ist in der EU und den USA unterschiedlich organisiert. Beide Systeme haben zwar dasselbe Ziel, nämlich die Sicherheit und Wirksamkeit der Produkte für Patient:innen sicherzustellen, unterscheiden sich jedoch deutlich in ihrer Systematik und in der praktischen Umsetzung. Während die EU auf ein Netzwerk *Benannter Stellen* und umfangreiche Dokumentationspflichten setzt, wird die Zulassung in den USA zentral durch die FDA gesteuert. Diese Unterschiede wirken sich sowohl auf die Anforderungen an die Hersteller als auch auf den Prozess der Marktzulassung aus.

In Europa besteht ein dezentrales System mit den *Benannten Stellen*, also von der EU zugelassenen unabhängigen Prüfstellen, welche die Überwachung und Kontrolle der Hersteller durchführen. Die MDR legt hohen Wert auf klinische Daten, Nachverfolgbarkeit und regelmäßige Marktüberwachung. Sie stellt hohe Anforderungen an die technische Dokumentation und verpflichtet Hersteller zur kontinuierlichen Aktualisierung ihrer Unterlagen und Überwachungsberichte. Vor allem bei digitalen Anwendungen und KI-Systemen zeigen sich hier teilweise regulatorische Unsicherheiten, da viele Anforderungen ursprünglich für physische Produkte konzipiert wurden (Fink und Akra 2023).

Demgegenüber steht das zentral organisierte Zulassungsverfahren der FDA. Die FDA prüft Produkte selbst oder koordiniert die Bewertung in klar geregelten Verfahren. Die Behörde verfügt über eigene Inspektoren, die regelmäßig Vor-Ort-Prüfungen bei Herstellern und Zulieferern durchführen. Dadurch wird nicht nur eine einheitliche Auslegung der regulatorischen Anforderungen gewährleistet, sondern es ergibt sich auch eine zentrale, staatlich koordinierte Aufsicht über den gesamten Lebenszyklus eines Produkts hinweg. Sie bietet dabei, insbesondere für Softwarelösungen und KI-basierte Systeme, einen flexibleren und stärker anwendungsorientierten Ansatz. Mit dem Konzept der SaMD und der Einführung von Lebenszyklusstrategien, inklusive sogenannter PCCP, ermöglicht die FDA eine kontinuierliche Weiterentwicklung von lernenden Systemen ohne komplette Neuzulassung (FDA 2018, 2024b).

Die folgende Übersicht stellt die beiden Ansätze zur Regulierung von Medizinprodukten anhand von zentralen Aspekten gegenüber (s. Tab. 27.3) (Johner et al. 2023).

Beide Regulatorien bieten bestimmte Vorteile, stellen aber auch unterschiedliche Anforderungen an die Hersteller. Besonders für international tätige Unternehmen ist ein gutes Verständnis beider Rahmenwerke entscheidend, um Produkte weltweit erfolgreich und regelkonform zu vermarkten.

**Tab. 27.3** Gegenüberstellung der Medizinprodukte Regulatorien EU und USA (eigene Tabelle)

| Kategorie | MDR (EU) | FDA (USA) |
|---|---|---|
| Struktur | Dezentrales System mit der Europäischen Kommission und dem EU-Parlament für die Gesetzgebung sowie die Benannten Stellen pro Land für die Prüfung und Zulassung der Hersteller. | Die FDA ist eine zentrale Bundesbehörde mit eigener Gesetzgebung und Ausführung. Sie übernimmt alle Aufgaben der Produktprüfung, Zulassung und Marktüberwachung aus einer Hand (Fink und Akra 2023). |
| Zulassung | Hersteller durchlaufen ein Konformitätsbewertungsverfahren, das je nach Risikoklasse des Produkts variiert. Bei erfolgreichem Abschluss bekommt das Produkt ein CE-Zertifikat. | Die FDA führt eine formale Marktzulassung durch. Je nach Produktklasse und Risiko sind unterschiedliche Verfahren wie 510(k), PMA oder HDE erforderlich. |
| Risikoklassen | Klassen I, IIa, IIb, III mit der zusätzlichen Regel 11 für die Qualifizierung von softwarebasierten Medizinprodukten. | Klasse I, II, III (durch die FDA individuell zugeordnet, basierend auf Produktfunktion, Risiko und Komplexität) (Hastenteufel und Renaud 2019). |
| Innovationsfreundlichkeit | MDR stellt höhere Anforderungen an die Patientensicherheit und damit an klinische Bewertungen und technische Dokumentationen, was insbesondere für kleine und mittlere Unternehmen (KMU) eine Herausforderung darstellen kann. | Die FDA verfolgt einen dynamischen Lebenszyklusansatz. Hersteller können geplante Änderungen durch PCCP frühzeitig einreichen und genehmigen lassen. |
| Zulassungsverfahren | Klasse I bedeutet Selbstklassifizierung durch den Hersteller und für Produkte der Klassen IIa, IIb und III ist die Einbindung einer Benannten Stelle erforderlich. | Es gibt abgestufte Verfahren: 510(k) für Gleichwertigkeit mit bestehenden Produkten, PMA für Hochrisikoprodukte mit klinischem Nachweis, IDE/HDE für Studien bzw. seltene Anwendungen. |
| Marktüberwachung | MDR verpflichtet die Mitgliedstaaten zur Durchführung von Marktüberwachungsmaßnahmen. | Risikobasiertes Monitoring, FDA kann Inspektionen veranlassen. |
| Software und KI (SaMD) | MDR-Regel 11 geht spezifisch auf softwarebasierte Produkte ein und daraus resultiert sehr schnell eine Klasse-IIa-Qualifizierung, jedoch werden KI-Systeme nicht explizit behandelt. | Die FDA hat mit SaMD ein eigenes Rahmenwerk geschaffen. Für KI gibt es zudem flexible Mechanismen zur Anpassung lernender Systeme (FDA 2018). |
| Transparenz | Einführung der EUDAMED-Datenbank (European Database on Medical Devices), mit der Informationen über Medizinprodukte, Hersteller, Benannte Stellen und klinische Studien zentral erfasst werden. Hersteller bekommen eine *Single Registration Number* (SRN). Dies ermöglicht eine bessere Rückverfolgbarkeit und Informationsverfügbarkeit für Patient:innen und Fachkreise. | Die FDA betreibt ein eigenes Inspektionswesen. Hersteller unterliegen regelmäßigen Audits. Zudem dokumentiert die FDA Vorkommnisse und Rückrufe öffentlich in der MAUDE-Datenbank (Manufacturer and User Facility Device Experience), einem öffentlich zugänglichen System zur Erfassung und Analyse von Zwischenfällen mit Medizinprodukten. Dies ermöglicht eine hohe Transparenz und Früherkennung möglicher Risiken. |
| Gültigkeit/ Zulassung | Seit 2017 mit Übergangsregelungen zu Medical Device Directive (MDD) in Kraft, das CE-Zertifikat ist auf fünf Jahre begrenzt, kann aber im Rahmen eines Rezertifizierungsverfahrens verlängert werden. | FDA-Zulassungen gelten grundsätzlich unbefristet, solange sich das Produkt nicht wesentlich verändert. Bei Änderungen kann eine erneute Bewertung notwendig werden. |

## 27.6 Phasenmodell zur Orientierung für ML-basierte Medizinprodukte

Wie bereits in Russ et al. (2024) vorgeschlagen, benötigt die Konformitätsprüfung von ML-basierten Medizinprodukten besondere Aufmerksamkeit bei der Zertifizierung. Noch immer herrschen hier verschiedene Meinungen vor, ob und wie eine IT-Lösung mit subsymbolischen KI-Ansätzen aus MDR-Sicht sinnvoll geprüft werden kann. Dies resultiert aus der Herausforderung, dass ML-basierte Algorithmen durch ihre datengetriebene und statistische Natur immer schwieriger nachvollziehbar werden. Auf der anderen Seite fordert MDR im Sinne der Patientensicherheit genau diese deterministische Nachvollziehbarkeit und garantierte medizinische Leistung. Speziell bei nicht von Menschen überwachtem Deep Learning wird von einigen *Benannten Stellen* davon ausgegangen, dass diese Ansätze sehr schwierig zu zertifizieren sind:

> „Die Praxis hat gezeigt, dass es für die Hersteller schwierig ist, die Konformität von KI-Geräten, die die zugrunde liegenden Modelle durch selbstlernende Mechanismen im Feld aktualisieren, ausreichend nachzuweisen. Derzeit betrachten die benannten Stellen Medizinprodukte, die auf solchen Modellen basieren, nicht als ‚zertifizierbar', es sei denn, der Hersteller ergreift Maßnahmen, um den sicheren Betrieb des Produkts im Rahmen der in der technischen Dokumentation beschriebenen Validierung zu gewährleisten." (Joint Team-NB/IG-NB2024:4)

Nichtsdestotrotz werden KI-basierte Medizinprodukte vorangetrieben und müssen geprüft werden. Daher lässt sich eine Vorbereitung in drei regulatorisch strukturierte Phasen auf Basis von Russ et al. (2024) einteilen und mit aktuellen Erweiterungen ergänzen. Sie basieren auf Empfehlungen der Interessengemeinschaft Benannter Stellen (Joint Team-NB/IG-NB 2024) sowie des Johner Instituts (2024) und sind in Abb. 27.2 dargestellt:

***Phase 1. Generelle Anforderungen*** Es beginnt mit einer Klärung des KI-Ansatzes, und spezifisch, welche ML-Methode zur Anwendung kommen soll. Zudem wird entschieden, ob ein statisches oder dynamisches ML-Modell eingesetzt wird. Daraus leiten sich die notwendigen detaillierten späteren Maßnahmen und Prüfprozesse ab. Im Qualitätsmanagementsystem müssen die Rollen und KI-Kompetenzen festgelegt und dokumentiert werden, insbesondere die Klärung der Outsourcing-Kompetenzen sowie die Dokumentationsverwaltung der Datensätze, um spätere Daten- und Modellaudits zu ermöglichen.

***Phase 2. Produktentwicklungsphase inkl. ML-Integration*** In dieser Phase wird das System technisch konzipiert, entwickelt und dokumentiert. Dabei ist der erste Schritt die medizinische Zweckbestimmung, die Festlegung der betroffenen Patientengruppen und der involvierten Stakeholder, wie z. B. medizinisches Personal. Daraus leiten sich weitere Details zu den ML-Zielen und dem damit notwendigen KI-Lebenszyklus ab. Ein Ziel könnte eine Klassifizierung, Regression, oder Objekterkennung im medizinischen Kontext sein. Einen ersten großen Block dieser

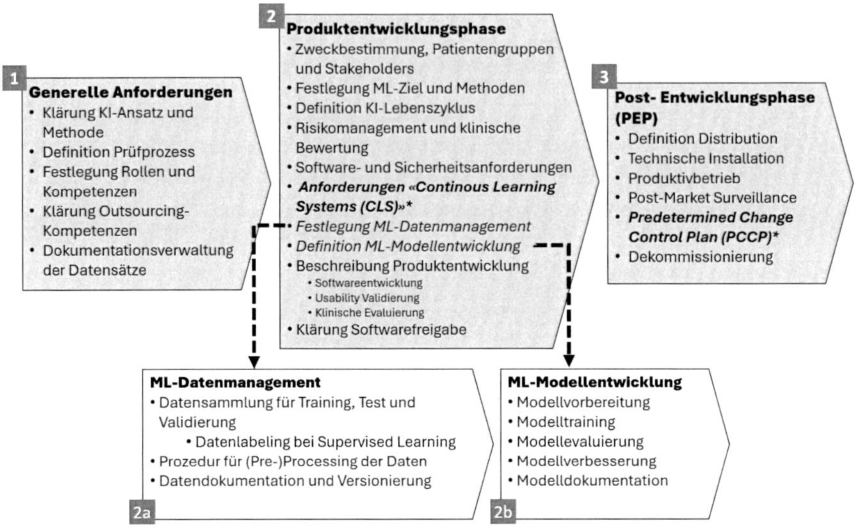
1
Generelle Anforderungen
• Klärung KI-Ansatz und Methode
• Definition Prüfprozess
• Festlegung Rollen und Kompetenzen
• Klärung Outsourcing-Kompetenzen
• Dokumentationsverwaltung der Datensätze
2
Produktentwicklungsphase
• Zweckbestimmung, Patientengruppen und Stakeholders
• Festlegung ML-Ziel und Methoden
• Definition KI-Lebenszyklus
• Risikomanagement und klinische Bewertung
• Software- und Sicherheitsanforderungen
• Anforderungen «Continous Learning Systems (CLS)»*
• Festlegung ML-Datenmanagement
• Definition ML-Modellentwicklung
• Beschreibung Produktentwicklung
• Softwareentwicklung
• Usability Validierung
• Klinische Evaluierung
• Klärung Softwarefreigabe
3
Post- Entwicklungsphase (PEP)
• Definition Distribution
• Technische Installation
• Produktivbetrieb
• Post-Market Surveillance
• Predetermined Change Control Plan (PCCP)*
• Dekommissionierung
ML-Datenmanagement
• Datensammlung für Training, Test und Validierung
• Datenlabeling bei Supervised Learning
• Prozedur für (Pre-)Processing der Daten
• Datendokumentation und Versionierung
2a
ML-Modellentwicklung
• Modellvorbereitung
• Modelltraining
• Modellevaluierung
• Modellverbesserung
• Modelldokumentation
2b

**Abb. 27.2** Phasenmodell zur Prüfung von ML-basierten Medizinprodukten (erweitert auf Basis von Russ et al. (2024))

Phase macht das Risikomanagement mit der Bewertung verschiedenster Risiken aus. Ebenso ist eine klinische Leistungsbewertung des medizinischen Nutzens anhand definierter Qualitätsparameter notwendig. Nach den umfassenden funktionalen und nicht-funktionalen Software- und Sicherheitsanforderungen kommt der neuartige und wichtige Teil zu kontinuierlich lernenden Systemen (*Continuous Learning Systems,* CLS) ins Spiel. Diese im KI-Leitfaden von Johner Institut (2024) vorgeschlagene Anforderung wird später nochmals genauer betrachtet. Die Bereiche ML-Datenmanagement (2a) und ML-Modellentwicklung (2b) wurden bereits ausführlich in Russ et al. (2024) beschrieben und werden daher hier nicht mehr detailliert. Aus dem KI-Fragebogen der *Benannten Stellen* Deutschlands (Joint Team-NB/IG-NB 2024) ist der nächste Punkt der Produktentwicklung mit zusätzlichen Details ergänzt worden. Neben der Dokumentation der Softwareentwicklungsmethode selbst werden auch Usability-Anforderungen wie der klinische Nutzen definiert. Die Phase endet mit dem letzten Punkt der Softwarefreigabe als formal schließende Klammer der davor angeführten Anforderungen.

***Phase 3. Post-Entwicklungsphase (PEP)*** Nach der Inverkehrbringung beginnt die Durchführung eines strukturierten PEP-Systems – neben den üblichen Aufgaben von Vorkehrungen für die Distribution und technische Installationsdokumentation, und Schulung. Zusätzlich schreiben die Regulatorien hier vor, regelmäßig eine Überwachung nach der Markteinführung (sog. *Post-Market Surveillance*) durchzuführen, um die Lösung immer auf den letzten Stand der Vorschriften zu halten und notwendige Korrektur- und Vorbeugemaßnahmen im Zuge des PEP zu gewährleisten. Aus MDR-Sicht lassen sich damit KI-Systeme einmalig auf ihre Konformität prüfen. Die US FDA ist hier bereits weiter und erlaubt eine Anpassung der ML-Modelle, ohne eine vollständige erneute Prüfung durchführen zu müssen. Dies wird nachfolgend ebenso genauer betrachtet (FDA 2021, 2024b). Abschließend wurde neu das Thema Dekommissionierung von Medizinprodukten aufgenommen. Dabei geht es um die kontrollierte und geplante Ablösung oder Beendigung eines Produktes.

Speziell für ML-basierte Medizinprodukte mit dynamischen und selbstlernenden Modellen könnten folgende zwei mit einem * hervorgehobenen Aspekte für eine Prüfung hilfreich sein:

***Continous Learning Systems (CLS)*** Diese besonderen Anforderungen an CLS stammen aus dem KI-Leitfaden vom Johner Institut (2024) und versuchen, verschiedene Aspekte von selbstlernenden Systemen greifbar und beherrschbarer zu machen. Dies umfasst:

- Definition von Zeitpunkt und Häufigkeit der Modellaktualisierung
- Definition der Qualitätssicherung von neuen Lern- und Testdaten, sowie Umgang mit fehlerhaften Daten
- Definition des erwarteten Änderungsbereichs der Ausgabedaten/Ergebnisse
- Definition der Korrektheit und Genauigkeit der Ausgabedaten/Ergebnisse
- Definition der Nutzerinformation und Einspruchsrecht bei Algorithmusänderungen
- Definition der spezifischen Risiken, welche aus dem kontinuierlichen Lernen entstehen

***Predetermined Change Control Plan (PCCP)*** Ist ein von der FDA genehmigter Vorgehensplan, der es Herstellern ermöglicht, bestimmte Änderungen an einem KI-basierten Medizinprodukt ohne erneute vollständige Zulassung vorzunehmen. Damit sollten Hersteller von SaMD-Systeme mit KI-Funktionalitäten (KIF) es einfacher haben, iterative Verbesserungen bei ihren ML-Modellen und Algorithmen unter bestimmten Voraussetzungen effizienter durchführen zu können (FDA 2024b).

Dabei wird empfohlen, dass der PCCP folgende drei Hauptkomponenten enthalten sollte:

- *Die Beschreibung der Anpassungen:* Eine detaillierte Beschreibung der geplanten Änderungen an der KIF, einschließlich der spezifischen Parameter und Funktionen, die angepasst werden sollen.
- *Das Modifizierungsprotokoll:* Die Methodik zur Entwicklung, Validierung und Implementierung der geplanten Änderungen, um sicherzustellen, dass das System weiterhin sicher und effektiv bleibt. Dies beinhaltet die Datenmanagement- und Re-Training-Praktiken, die Leistungsevaluierung und die Aktualisierungsprozesse der KIF.
- *Die Folgenabschätzung*: Eine Bewertung der potenziellen Auswirkungen der geplanten Änderungen auf die Sicherheit und Wirksamkeit des Systems sowie Maßnahmen zur Risikominderung der KIF.

Es zeigt sich, dass Elemente des PCCP bereits zuvor im vorgeschlagenen Phasenmodell im Bereich CLS und ML-Datenmanagement sowie ML-Modellentwicklung teilweise enthalten sind. Jedoch zielt der PCCP in der PEP-Phase auf die zukünftig geplanten Anpassungen ab. Diese Struktur ermöglicht es der FDA, die geplanten Änderungen im Voraus zu bewerten und zu genehmigen, wodurch Hersteller mehr Flexibilität bei der Aktualisierung ihrer Produkte erhalten.

In Summe wurde versucht, mit dem Phasenmodell einen strukturierten Ansatz für einen Zertifizierungsdurchlauf zu bieten, der auch ML-Modelle mit nicht-deterministischem Verhalten MDR-konformer gestalten kann. Zusätzlich ist mit den Erweiterungen von CLS und PCCP eine gewisse Anpassungskontinuität für ML-Trainingsdaten ohne erneute vollständige Zertifizierung gegeben. Gleichzeitig zeigen sich noch regulatorische Lücken hinsichtlich neuer ML-Modelle und adaptiver oder sich selbstverändernder KI-Systeme, welche wohl voraussichtlich erst durch Erweiterungen in MDR und die KI-VO systematisch geschlossen werden können. Ob diese auch für noch dynamischere Sub-Ansätze wie GenKI ausreichen, wird sich noch zeigen.

## 27.7 Fazit und Ausblick

KI-basierte Softwarelösungen im Gesundheitswesen, insbesondere auf Basis von ML und GenKI, sind gekommen, um zu bleiben. Diese Technologien bergen immenses Potenzial für klinische und administrative Anwendungen, müssen jedoch hohe Anforderungen an Transparenz, Nachvollziehbarkeit und Konformität erfüllen. Die 2017 in Kraft getretene MDR und die seit 2025 geltende KI-VO bilden den regulatorischen Teilrahmen für solche Systeme.

Während die MDR etablierte Vorgaben an Sicherheit, klinische Evidenz und technische Dokumentation formuliert, adressiert die KI-VO ergänzend KI-spezifische Aspekte wie Datenqualität, Bias-Kontrolle, Transparenz und Governance. Die Einführung des Konzepts der *vordefinierten Änderungen* (*Predetermined Changes*) stellt dabei einen wichtigen Fortschritt dar, da es – analog zum PCCP der US-amerikanischen FDA – eine strukturierte Bewertung geplanter Modellanpassungen ermöglicht, ohne eine vollständige Neuzulassung zu erfordern. Damit wird ein flexiblerer Umgang mit dynamischen KI-Systemen angestrebt.

Ein zentrales Ergebnis der Untersuchung ist die Bedeutung eines integrierten Qualitätsmanagementsystems als verbindendes Element zwischen MDR und KI-VO. Aktuelle Untersuchungen zeigen zwar eine gewisse Überschneidung und Mehrdeutigkeit zwischen MDR- und KI-VO-Vorgaben auf (Aykurt et al. 2025; Ozan et al. 2025). Jedoch erlaubt die Wiederverwendung bereits bestehender MDR-Dokumentationen und die gezielte Ergänzung der KI-spezifischen Anforderungen einen Mittelweg. Das vorgestellte dreiphasige Vorgehensmodell bietet eine praxisgerechte Orientierung entlang des gesamten Produktlebenszyklus – von der Anforderungsdefinition über die Entwicklung bis zur Post-Market-Überwachung. Für kontinuierlich lernende Systeme (CLS) sind ergänzende Voraussetzungen zu berücksichtigen, etwa zur Qualitätssicherung von Trainingsdaten. Und mit der

PCCP-Erweiterung der FDA wären zulässige Trainingsdatenerweiterungen und Nutzerinformationen bei algorithmischen Anpassungen möglich.

Die vorgestellten Konzepte unterliegen jedoch auch einigen Einschränkungen. So ist die Verortung der KI-Paradigmen im Mengendiagramm von Abb. 27.1 nur eine Form der Darstellung und es bestehen weitere Sichtweisen auf die KI-Domäne, z. B. aus Lösungsansatz- oder Fähigkeiten-Sicht (Abele und D'Onofrio 2020).

Der Vergleich von MDR und FDA für Medizinprodukte und SaMD bietet eine erste grobe Gegenüberstellung, benötigt für eine qualifizierte Bewertung jedoch mehr Details und würde eine genauere Analyse der einzelnen Schritte und Maßnahmen erfordern (Johner et al. 2023).

Das eigens entwickelte Vorgehensmodell konzentriert sich primär auf das Kernelement der ML-basierten Qualifikation und Prüfung. Weiter vorgelagerte Schritte wie z. B. Prüfung anderer Vorschriften und Normen sowie Details zu materiellen Anforderungen wie z. B. Qualitätsmanagementsystem, Risikomanagementsystem oder prozessuale Anforderungen wie z. B. Registrierung des Herstellers und des Produktes, dessen Inverkehrbringen und Überwachung sind nur sehr partiell adressiert (Abächerli 2022). Schlussendlich wäre der nächste notwendige Schritt eine Harmonisierung des Vorgehensmodells mit der KI-VO (Schuh 2023) und deren möglichen weiteren Anpassungen durch die Europäische Kommission für 2026 (European Commission 2025a).

Zusätzlich wird deutlich, dass das vorgeschlagene Modell für hochdynamische GenKI-Systeme, etwa auf Basis großer Sprach- oder Bildmodelle, an seine Grenzen stoßen dürfte. Für diese Systeme sind zusätzliche Mechanismen erforderlich, um die notwendige Transparenz, Nachvollziehbarkeit, Robustheit und Kontrolle sicherzustellen und regulatorische Anforderungen auch bei nicht-deterministischen Systemen zu erfüllen.

Abschließend ist zu erwähnen, dass die Domäne der KI-Technologien ein sehr dynamisches Umfeld darstellt und auf kurz oder lang flexiblere Anpassungsmöglichkeiten der MDR und anderen rechtlichen Aspekten benötigt. Künftige regulatorische Entwicklungen sollten daher insbesondere auf die Besonderheiten der GenKI eingehen, um sowohl die Sicherheit der Patient:innen als auch die Innovationsfähigkeit im Gesundheitssektor zu gewährleisten.

Europäische Regulierungsinitiativen gewinnen deshalb zunehmend an Bedeutung. Insbesondere die DSGVO bleibt ein zentrales Querschnittsregime, da Fragen der Datenminimierung, Zweckbindung und Erklärbarkeit automatisierter Entscheidungen sowie der Einsatz personenbezogener Gesundheitsdaten für Training und Nachlernen eng mit ML und GenKI verknüpft sind. Ergänzend adressieren der Data Governance Act (DGA) und die EU-Gesundheitsdatenraum-Verordnung (EHDS) neue Rahmenbedingungen für den Zugang, die Sekundärnutzung und die grenzüberschreitende Verfügbarkeit von Gesundheitsdaten, was sich direkt auf Datenstrategie, Modelltraining und Post-Market-Überwachung von KI-basierten Medizinprodukten auswirkt. Darüber hinaus wird die Rolle harmonisierter Normen und Common Specifications weiter an Bedeutung gewinnen, um die operativ-technische Umsetzung der MDR- und KI-VO-Vorgaben zu konkretisieren und Herstellern einen verlässlichen Konformitätspfad für adaptive und kontinuierlich lernende KI-Systeme zu eröffnen.

Schließlich stellt die Produkthaftung einen zentralen Aspekt für eine konsistente und zukunftsfähige Gesamtlösung dar. Mit Blick auf adaptive ML- und GenKI-Systeme ergänzt sie die präventiven Anforderungen gemäß MDR und KI-VO durch eine nachträgliche Verantwortung (Haftung *ex-post*) für Schäden, die durch nicht-deterministisches Verhalten entstehen. Die EU-weite Harmonisierung der Haftungsregelungen für KI-Software schafft damit einen verbindlichen Rahmen, der Hersteller zu sorgfältiger Dokumentation, Rückverfolgbarkeit und kontinuierlicher Überwachung verpflichtet und gleichzeitig Patient:innen und Anwender:innen besser schützt. Produkthaftung wird damit zu einem integralen Bestandteil des regulatorischen Ökosystems für KI im Gesundheitswesen.

**Hinweis** Bei der Überarbeitung dieses Artikels kam punktuell ChatGPT zum Einsatz, um die sprachliche Qualität zu optimieren.

## Literatur

Abächerli R (2022) Die Inverkehrbringung von auf Künstlicher Intelligenz basierender Software unter der Medical Device Regulation. Universität Luzern Law Clinic Wirtschaftsrecht. https://www.unilu.ch/fileadmin/user_upload/Gutachten_Team_AI.pdf. Zugegriffen: 9. Aug. 2025

Abele D, D'Onofrio S (2020) Artificial intelligence – the big picture. In: Portmann E, D'Onofrio S (Hrsg) Cognitive Computing: Theorie, Technik und Praxis. Springer, Wiesbaden, S 31–65

Aykurt O, Kaufmann P, Spitzenberger F, Wang WH (2025) KI-basierte (IVD-)Medizinprodukte – Neue gesetzliche Anforderungen an das Qualitäts- und Risikomanagement im Zusammenspiel der MDR/IVDR und des EU AI Acts. In: Jochem R, Meyer M (Hrsg) Rethinking Quality – Wandel des Qualitätsmanagements durch Digitalisierung und Künstliche Intelligenz. GQWT24 2024. Springer Vieweg, Wiesbaden. https://doi.org/10.1007/978-3-658-47213-9_14

Barenkamp M (2024) Der AI Act: Historische Chance wegbürokratisiert? Wirtsch Inform Manag 16(2):87–93. https://doi.org/10.1365/s35764-024-00520-7

D'Onofrio S (2024) Generative Künstliche Intelligenz – die neue Ära der kreativen Maschinen. HMD 61(2):331–343. https://doi.org/10.1365/s40702-024-01069-0

EU Parlament (2017) Regulation (EU) 2017/745 of The European Parliament and of The Council of 5 April 2017 on medical devices, amending Directive 2001/83/EC, Regulation (EC) No 178/2002 and Regulation (EC) No 1223/2009 and repealing Council Directives 90/385/EEC and 93/42/EEC. EU Parlament. https://eur-lex.europa.eu/eli/reg/2017/745/2017-05-05. Zugegriffen: 1. Aug. 2025

Europäische Kommission (2024) Datengesetz. Europäische Kommission. https://digital-strategy.ec.europa.eu/de/policies/data-act. Zugegriffen: 1. Aug. 2025

Europäische Kommission (2025) NIS2-Richtlinie: Sicherung von Netz- Und Informationssystemen. Europäische Kommission. https://digital-strategy.ec.europa.eu/de/policies/nis2-directive. Zugegriffen: 1. Aug. 2025

European Commission (2025a) Digital Omnibus on AI Regulation Proposal. Europäische Kommission. https://digital-strategy.ec.europa.eu/en/library/digital-omnibus-ai-regulation-proposal (Erstellt: 19. Nov. 2025). Zugegriffen: 1. Aug. 2025

European Commission (2025b) European Health Data Space Regulation (EHDS). European Commission. https://health.ec.europa.eu/ehealth-digital-health-and-care/european-health-data-space-regulation-ehds_en. Zugegriffen: 1. Aug. 2025

FDA (2018) Software as a Medical Device (SaMD). US Food and Drug Administration. https://www.fda.gov/medical-devices/digital-health-center-excellence/software-medical-device-samd (Erstellt: 4. Dez. 2018). Zugegriffen: 1. Aug. 2025

FDA (2019) Premarket Approval (PMA). US Food and Drug Administration. https://www.fda.gov/medical-devices/premarket-submissions-selecting-and-preparing-correct-submission/premarket-approval-pma (Erstellt: 16. Mai 2019). Zugegriffen: 1. Aug. 2025

FDA (2021) Artificial Intelligence and Machine Learning in Software as a Medical Device. US Food and Drug Administration. https://www.fda.gov/medical-devices/software-medical-device-samd/artificial-intelligence-and-machine-learning-software-medical-device (Erstellt: 25. März 2025). Zugegriffen: 1. Juli 2025

FDA (2024a) Investigational Device Exemption (IDE). US Food and Drug Administration. https://www.fda.gov/medical-devices/premarket-submissions-selecting-and-preparing-correct-submission/investigational-device-exemption-ide (Erstellt: 22. Aug. 2024). Zugegriffen: 4. Juni 2025

FDA (2024b) Marketing Submission Recommendations for a Predetermined Change Control Plan for Artificial Intelligence-Enabled Device Software Functions. US Food and Drug Administration. https://www.fda.gov/regulatory-information/search-fda-guidance-documents/marketing-submission-recommendations-predetermined-change-control-plan-artificial-intelligence. Zugegriffen: 4. Juni 2025

FDA (2024c) Premarket Notification 510(k). US Food and Drug Administration. https://www.fda.gov/medical-devices/premarket-submissions-selecting-and-preparing-correct-submission/premarket-notification-510k (Erstellt: 22. Aug. 2024). Zugegriffen: 4. Juni 2025

FDA (2025a) Current Good Manufacturing Practice (CGMP) Regulations. US Food and Drug Administration. https://www.fda.gov/drugs/pharmaceutical-quality-resources/current-good-manufacturing-practice-cgmp-regulations (Erstellt: 21. Nov. 2025). Zugegriffen: 4. Juni 2025

FDA (2025b) Humanitarian Device Exemption. US Food and Drug Administration. https://www.fda.gov/medical-devices/premarket-submissions-selecting-and-preparing-correct-submission/humanitarian-device-exemption (Erstellt: 31. Jan. 2025). Zugegriffen: 4. Juni 2025

Fink M, Akra B (2023) Comparison of the international regulations for medical devices–USA versus Europe. Injury 54:110908. https://doi.org/10.1016/j.injury.2023.110908

García Peñalvo FJ, Vázquez Ingelmo A (2023) What do we mean by genAI? A systematic mapping of the evolution, trends, and techniques involved in generative AI. IJIMAI 8:7–16. https://doi.org/10.9781/ijimai.2023.07.006

Gematik (2025) Künstliche Intelligenz im Gesundheitswesen - Impulse für die erfolgreiche Nutzung des KI-Potentials im Deutschen Gesundheitssystem. https://www.gematik.de/media/gematik/Medien/Telematikinfrastruktur/gematik_Impulspapier_KI_Juli_2025.pdf. Zugegriffen: 14. Juni 2025

Gerhard M (2025) MDR Regel 11: Der Klassifizierungs-Albtraum? Johner Institut. https://www.johner-institut.de/blog/regulatory-affairs/mdr-regel-11/ (Erstellt: 19. Jan. 2026). Zugegriffen: 12. Febr. 2026

Hastenteufel M, Renaud S (2019) Software als Medizinprodukt. Entwicklung und Zulassung von Software in der Medizintechnik. Springer, Wiesbaden. https://doi.org/10.1007/978-3-658-26488-8

Johner C (2017) MDR Software-Hersteller Aufgepasst!. Johner Institut. https://www.johner-institut.de/blog/regulatory-affairs/mdr-software/ (Erstellt: 12. Nov. 2024). Zugegriffen: 4. Juni 2025

Johner C (2025) Was der AI Act für Medizinprodukte- und IVD-Hersteller bedeutet. Johner Institut. https://www.johner-institut.de/blog/regulatory-affairs/ai-act-eu-ki-verordnung (Erstellt: 20. Okt. 2025). Zugegriffen: 4. Juni 2025

Johner Institut (2024) Leitfaden zur KI bei Medizinprodukten. Johner Institut. https://github.com/johner-institut/ai-guideline/blob/master/Guideline-AI-Medical-Devices_DE.md. Zugegriffen: 10. Okt. 2025

Johner C, Klessascheck M, Nickel A, Wassel A (2023) Vergleich der regulatorischen Systeme hinsichtlich der Sicherheit von Medizinprodukten aus den USA und der EU. Swiss Medtech – Schweizer Medizintechnikverband. Johner Institut. https://www.swiss-medtech.ch/sites/default/files/2023-08/230822_Gutachten_Johner_Systemvergleich_US-EU_FINAL.pdf#:~:text=Das%20vorliegende%20Gutachten%20vergleicht%20die%20beiden%20Rechtssysteme%20USA,gefundenen%20Unterschiede%20hinsichtlich%20potenzieller%20Auswirkungen%20auf%20die%20Produktsicherheit. Zugegriffen: 26. Juni 2025

Joint Team-NB/IG-NB (2024) Questionnaire Artificial Intelligence in Medical Devices V1.1. The European Association of Medical devices Notified Bodies & Interessensgemeinschaft der Benannten Stellen für Medizinprodukte in Deutschland. https://www.team-nb.org/wp-content/uploads/2024/12/Joint-Team-NB-IG-NB-PositionPaper-AI-in-MD-Questionnaire-V1.1.pdf. Zugegriffen: 5. Mai 2025

Meskó B, Topol EJ (2023) The imperative for regulatory oversight of large language models (or generative AI) in healthcare. Npj Digit Med 6(1):120. https://doi.org/10.1038/s41746-023-00873-0

Ozan A, Kaufmann P, Spitzenberger F, Wang W-H (2025) KI-basierte (IVD-)Medizinprodukte – Neue gesetzliche Anforderungen an das Qualitäts- und Risikomanagement im Zusammenspiel der MDR/IVDR und des EU AI Acts. In: Rethinking Quality - Wandel des Qualitätsmanagements durch Digitalisierung und Künstliche Intelligenz. Springer, Wiesbaden, S 249–267. https://doi.org/10.1007/978-3-658-47213-9_14

Pew (2021) How FDA Regulates Artificial Intelligence in Medical Products. As technology evolves, oversight will need to keep pace. The Pew Charitable Trusts. https://pew.org/3yglbCS (Erstellt: 5. Aug. 2021). Zugegriffen: 4. Juni 2025

Russ C, Stalder PH, Rufinatscha S, Pimentel T, Geissmann L (2024) Auswirkungen der Medizinprodukteverordnung auf ML-Lösungen in Schweizer Spitälern. HMD 61(2):503–518. https://doi.org/10.1365/s40702-024-01048-5

Salvatore L (2025) Medical Device Regulation MDR – Medizinprodukteverordnung (2017/745) Stand 2024. Johner Institut. https://www.johner-institut.de/blog/regulatory-affairs/medical-device-regulation-mdr-medizinprodukteverordnung/ (Erstellt: 4. Febr. 2025). Zugegriffen: 22. Juni 2025

Schuh M (2023) KI-basierte Medizinprodukte: MDR versus KI-VO. Reusch Rechtsanwaltsgesellschaft mbH. https://www.reuschlaw.de/news/ki-basierte-medizinprodukte-mdr-versus-ki-vo/ (Erstellt: 15. Febr. 2023). Zugegriffen: 1. März 2025

Schweizer Bundesrat (2023) Medizinprodukteverordnung (MepV) (SR 812.213) vom 01. Juli 2020

Sengar SS, Bin Hasan A, Kumar S, Carroll F (2024) Generative artificial intelligence: a systematic review and applications. Multimed Tools Appl 84(21):23661–23700. https://doi.org/10.1007/s11042-024-20016-1

SHIFT (o. J.) Blaupause für die Digitalisierung im Gesundheitswesen – SHIFT | Smart Hospital – Integrated Framework, Tools & Solutions. ZHAW. https://future.hospital/. Zugegriffen: 10. Okt. 2025

Statista (2025) Umsatz durch Künstliche Intelligenz im Gesundheitswesen weltweit in den Jahren 2023 und 2024 sowie eine Prognose bis 2029. https://de.statista.com/statistik/daten/studie/971348/umfrage/umsatz-durch-kuenstliche-intelligenz-im-gesundheitswesen/. Zugegriffen: 28. Aug. 2025

Warraich HJ, Tazbaz T, Califf RM (2025) FDA Perspective on the Regulation of Artificial Intelligence in Health Care and Biomedicine. JAMA 333(3):241. https://doi.org/10.1001/jama.2024.21451

Wilde T, Hess T (2007) Forschungsmethoden der Wirtschaftsinformatik. Wirtsch Inform 49:280–287. https://doi.org/10.1007/s11576-007-0064-z

# 28 One-Stop-Assessment: Integrierte Compliance für KI-Systeme im Gesundheitswesen – Harmonisierung von DSGVO, MDR und KI-Verordnung durch einen risikobasierten Ansatz

Adam S. Dampc und Fruzsina Molnár-Gábor

**Zusammenfassung**

KI-Systeme im Gesundheitswesen unterliegen hauptsächlich drei Regelungswerken: der Datenschutz-Grundverordnung (DSGVO), der Medizinprodukteverordnung (Medical Device Regulation, MDR) und der neuen EU-KI-Verordnung (KI-VO). Dadurch wachsen insbesondere für kleine und mittlere Unternehmen die Compliance-Herausforderungen. Die Regelwerke überschneiden sich teilweise, führen zu unterschiedlichen Ergebnissen und verursachen erheblichen administrativen Mehraufwand. Dieses Kapitel untersucht, wie der risikobasierte Ansatz dieser Regelungswerke genutzt werden kann, um ein integriertes Compliance-Modell zu entwickeln. Die Analyse zeigt, dass die drei Regelungswerke im Hinblick auf Risikobewertung, Dokumentationspflichten und technische sowie organisatorische Maßnahmen strukturelle Parallelen aufweisen. Auf dieser Grundlage wird das Konzept des *One-Stop-Assessments* als integrierter Ansatz für die Risikoidentifikation, Risikobewertung, Maßnahmenplanung, Dokumentation und kontinuierliche Überwachung in einem gebündelten Verfahren entwickelt. Das vorgeschlagene Modell bietet erhebliche Effizienzvorteile. Es vermeidet Redundanzen in der Dokumentation, ermöglicht konsistente Risikobewertungen und erhöht die Rechtssicherheit für Anbieter und Betreiber.

**Schlüsselwörter**

Compliance · Datenschutz · Gesundheitswesen · KI-Verordnung · Künstliche Intelligenz · Medizinprodukteverordnung · One-Stop-Assessment · Risikobasierter Ansatz · Risikomanagement

A. S. Dampc (✉) · F. Molnár-Gábor
Bioquant / AG MedGov, Universität Heidelberg, Heidelberg, Deutschland
E-Mail: adam.dampc@bioquant.uni-heidelberg.de

F. Molnár-Gábor
E-Mail: fruzsina.molnar-gabor@uni-heidelberg.de


S. D'Onofrio, C. Russ (Hrsg.), *Digital HealthTech*, Edition HMD,
https://doi.org/10.1007/978-3-658-51795-3_28

## 28.1 Normensysteme für Künstliche Intelligenz im Gesundheitswesen

Künstliche Intelligenz (KI) hat im Gesundheitswesen enormes Disruptionspotenzial. Diagnostik, Therapieplanung und personalisierte Medizin sind nur eine kurze Zusammenstellung von Feldern, in denen KI schon heute zum Einsatz kommt. Technologie und deren Akzeptanz treffen in diesem Fall auf die Europäische Gesundheitsversorgung, die durch den Schutz in Art. 168 Abs. 1 AEUV in den Rang eines unionsweiten öffentlichen Gutes gehoben wird. Dieses Verhältnis wird durch ein komplexes Normengebilde reguliert: Neben der etablierten Datenschutz-Grundverordnung (DSGVO) und der Medizinprodukteverordnung (Medical Device Regulation, MDR) trat 2024 die KI-Verordnung (EU) 2024/1689 (KI-VO) in Kraft, die spezifische Anforderungen an KI-Systeme stellt. Die MDR stellt jedoch keine spezifische Regulierung von KI dar, die KI-VO ist nicht auf das Gesundheitssystem ausgelegt (Hoos 2024). Im humanmedizinischen Bereich sind beide Regelungswerke dennoch von einer starken Interaktion geprägt (Ruschemeier 2024, Rn. 76 f.).

Aktuelle Anwendungsfälle verdeutlichen die praktische Relevanz: IBM Watson Health (jetzt Merative) analysiert Patientendaten für personalisierte Krebstherapien (Liu et al. 2018). Google DeepMinds AMIE-System hat sich zum Ziel gesetzt, Krankheitsmanagement durch effiziente Diagnostik zu optimieren (Tu et al. 2025). Die Entwicklung und Nutzung solcher Systeme stellt angesichts des Regelungsteppiches eine erhebliche Herausforderung im Hinblick auf Dokumentationspflichten und Compliance dar (Mennella et al. 2024).

Insofern analysiert dieses Kapitel die Herausforderungen im Umgang mit den zugrundeliegenden Normensystemen mit dem Ziel, einen integrierten und umfassenden Compliance-Ansatz für die Anwendung von KI-Systemen im Gesundheitswesen zu entwickeln. Die These lautet, dass DSGVO, MDR und KI-VO mit dem risikobasierten Ansatz im Rahmen einer grundrechtsorientierten Folgenabschätzung eine Vielzahl an Gemeinsamkeiten haben. Dies gilt es im Umgang mit den Regelungen zu nutzen, um effiziente und einheitliche Compliance-Strukturen zu schaffen, die Risiken für Patient:innen minimieren und Rechtssicherheit für die Anwender:innen erhöhen. Dafür wird zunächst der risikobasierte Ansatz analysiert, der allen drei Normensystemen inhärent ist. Anschließend werden die spezifischen Herausforderungen der Regelwerke näher betrachtet. Zuletzt werden Strategien für einen integrierten Compliance-Ansatz entwickelt.

## 28.2 Der risikobasierte Ansatz

Im Folgenden wird zunächst der risikobasierte Ansatz analysiert, der DSGVO, MDR und KI-VO als Grundlage dient. Er stellt die Basis für eine kohärente und integrative Compliance-Strategie dar, die den regulatorischen Aufwand für Anbieter und Betreiber von KI-Systemen im Gesundheitswesen erheblich reduzieren soll.

### 28.2.1 Der Begriff des Risikos

Risiko bezeichnet die Kombination aus dem Ausmaß eines potenziellen Schadens und der Wahrscheinlichkeit seines Eintritts. Diese Formel findet sowohl in ErwGr 76 der DSGVO Erwähnung als auch in den Begriffsbestimmungen von Art. 3 Nr. 2 KI-VO. Sie entspricht zudem internationalen Standards wie ISO 31000:2018 und dem NIST AI Risk Management Framework (ErwG 76 DSGVO; Art. 3 Nr. 2 KI-VO; National Institute of Standards and Technology 2023).

Gerade das Ausmaß eines potenziellen Schadens ist im Gesundheitswesen als hoch einzustufen. Das Recht auf körperliche Unversehrtheit ist in Art. 3 Abs. 1 GRCh als Kernelement des Grundrechtsschutzes verankert. Gesundheitsbezogene und genetische Daten eines Menschen stellen einen besonders intimen Bereich der nach Art. 8 GRCh geschützten Privatsphäre dar. Aus diesem Grund sind fehlerhafte Diagnosen, fehlgeschlagene Therapien sowie die Veröffentlichung und unbefugte Weitergabe von Gesundheitsdaten regelmäßig als schwere Schäden einzustufen. Zu den potenziellen Schäden können allerdings laut ErwGr 5 der KI-VO alle physischen, psychologischen, sozialen, wirtschaftlichen und rechtlichen Schäden gehören. Im Hinblick auf die Wahrscheinlichkeitsbewertung sind sowohl die technische Zuverlässigkeit eines KI-Systems als auch die Kritikalität der medizinischen Anwendung heranzuziehen.

### 28.2.2 Unterschiedliche Kategorien von Risiken

Die DSGVO unterscheidet zwischen normalen und hohen Risiken für die Rechte der betroffenen Person. Im Falle eines hohen Risikos wird eine Datenschutz-Folgenabschätzung (DSFA) nach Art. 35 DSGVO erforderlich. Ein hohes Risiko ergibt sich häufig, wenn entweder unabhängig von der Wahrscheinlichkeit ein großes Schadensausmaß droht oder ein geringer Schaden mit einer hohen Wahrscheinlichkeit eintreten könnte (Martini 2024b, Art. 35 Rn. 25 ff.). Die Datenschutzgruppe nach Artikel 29 (2017) hat in ihren Leitlinien zum Begriff des hohen Risikos und der DSFA neun Kriterien identifiziert, die regelmäßig ein hohes Risiko implizieren. Die systematische Verarbeitung höchstpersönlicher und vertraulicher Daten wie Gesundheitsdaten und genetische Daten gehört zu diesen Kriterien, aber auch die Erstellung von Diagnosen und Prognosen. Doch auch die Verwendung neuer Technologien kann ein DSFA erforderlich machen. Insofern sind kaum Fälle denkbar, in denen die Anwendung von KI im medizinischen Kontext nicht mit einem hohen Risiko verbunden ist, das zu der Notwendigkeit einer DSFA nach Art. 35 DSGVO führen würde.

Der Begriff des hohen Risikos ist auch Kernstück der KI-VO. Es handelt sich dabei um die zweithöchste Risikobewertung dieses Normensystems. Während KI-Systeme mit inakzeptablem Risiko nach Art. 5 KI-VO, zu denen etwa die biometrische Kategorisierung von Personen gehört, grundsätzlich verboten sind, unterliegen Hochrisikosysteme strengen Regulierungen wie Dokumentationspflichten und der Grundrechte-Folgenabschätzung (Fundamental Rights Impact Assessment, FRIA).

Nach Art. 6 Abs. 1 i. V. m. Anhang I der KI-VO handelt es sich um Produkte, die in den Anwendungsbereich der MDR automatisch als Hochrisiko-Systeme fallen (Genske und Schulz-Große 2024). Darüber hinaus ist ein Hochrisikosystem nach Art. 6 Abs. 2 i. V. m. Anhang III Nr. 5a) KI-VO bei kritischen Gesundheitsentscheidungen durch Behörden gegeben, etwa beim KI-Einsatz im Rahmen einer Notfall-Triage oder bei der Auszahlung von Gesundheitsleistungen durch die Krankenkassen. Dagegen unterliegen Systeme mit begrenztem Risiko lediglich einigen Transparenzpflichten, während Systeme mit minimalem Risiko keinen spezifischen Anforderungen nach der KI-VO unterliegen. Zu den Systemen mit begrenztem Risiko gehören etwa Chatbots zur Patientenkommunikation (Art. 50 Abs. 1 KI-VO) oder KI-generierte Gesundheitsinformationen. Systeme mit minimalem Risiko können etwa KI-gestützte Spam-Filter oder automatisierte Terminvorschläge sein. Die MDR selbst verwendet ein vergleichbares Klassifizierungssystem in Bezug auf das Risiko. Die Einstufung in die Klassen I bis III erfolgt anhand von Faktoren wie Invasivität, Anwendungsdauer und Körperkontakt. KI wird zwar in der MDR nicht explizit erwähnt, Software jedoch kann nach Regel 11 des Anhangs VIII MDR ein Medizinprodukt darstellen. Bei Software handelt es sich um eine Reihe von Anweisungen, die Eingangsdaten verarbeiten und Ausgangsdaten erzeugen. Bei KI handelt es sich somit um eine Unterkategorie von Software. Sie fällt dann unter die MDR, wenn sie für den medizinischen Gebrauch bestimmt ist, also im Rahmen einer Krankheit, Verletzung oder Behinderung bei der Diagnose, Therapie oder Überwachung wesentlich unterstützt (Graf et al. 2025, nach MDCG 2019). Wird die Software bei diagnostischen oder therapeutischen Entscheidungen angewandt, ist nach Art. 51 i. V. m. Regel 11 Anhang VIII MDR regelmäßig von einer höheren Risikoklasse auszugehen. Die Risikoklasse III ist etwa anwendbar, wenn die Software den Tod oder eine irreversible Verschlechterung des Gesundheitszustandes zur Folge haben kann. Gehören schwerwiegende Verletzungen oder ein chirurgischer Eingriff zu den möglichen Folgen, ist von der Risikokategorie IIb auszugehen.

Die Risikoklassifizierungen nach KI-VO und MDR sind insoweit eng miteinander verknüpft.[1] Liegt eine subjektive Zweckbestimmung einer KI für den humanmedizinischen Bereich vor, also für die Diagnose, Verhütung, Überwachung, Vorhersage, Prognose, Behandlung oder Linderung von Krankheiten, ist von einer Hochrisiko-KI auszugehen (Ruschemeier 2024, Art. 6 Rn. 76 f). Eine KI könnte jedoch vom Anwendungsbereich der MDR und damit auch aus der Klassifizierung von Art. 6 Abs. 1 i. V. m. Anhang I Nr. 11 ausgenommen sein, wenn es sich dabei um ein Produkt handelt, bei dem die Hauptwirkung durch ein Arzneimittel entsteht. Diese wird nämlich nach Art. 1 Abs. 8 Satz 2 MDR durch die Richtlinie 2001/83/EG über die Zulassung, Überwachung, Herstellung und den Vertrieb von Humanarzneimitteln geregelt. Diese Unterscheidung könnte etwa praxisrelevant werden, wenn eine KI lediglich die Dosis eines bestimmten Arzneimittels überwacht (Mennella et al. 2024). Dann entsteht die Hauptwirkung durch das Arzneimit-

[1] Eine tabellarische Übersicht der Risikoklassen der KI-VO und MDR, inklusive Beschreibungen und Beispielen aus dem Gesundheitswesen, findet sich in Kap. 26 dieser Ausgabe der Edition HMD.

tel selbst und müsste über das Arzneimittelzulassungsverfahren reguliert überwacht werden. Demgegenüber wird die Überwachung einer Krebstherapie, bei der auch Dosierungsempfehlungen unterschiedlicher Arzneimittel nach Art. 1 Abs. 8 Satz 1 MDR dem Anwendungsbereich der MDR zuzuordnen sind, als Medizinprodukt eingestuft und kann damit auch gleichzeitig eine Hochrisiko-KI nach Art. 6 Abs. 1 i. V. m. Anhang I Nr. 11 KI-VO darstellen.

Insofern handelt es sich bei KI-Systemen, die zwar einen großen Nutzen haben können, aber auch zu Fehldiagnosen oder falschen Therapieansätzen führen können, um Systeme mit einem hohen Risiko, die sowohl nach DSGVO, MDR als auch KI-VO zu einer erhöhten Risikoklasse führen können. Der Grund dafür liegt in der überragenden Bedeutung des Schutzes der Gesundheit des Individuums im Speziellen und der öffentlichen Gesundheit als hohes Allgemeingut. Ein KI-System ist – bis auf wenige harmlose Ausnahmefälle abgesehen – im Regelfall als Hochrisiko-System nach diesen Regelungswerken einzustufen und unterliegt somit stets auch höheren Dokumentations- und Prüfpflichten.

### 28.2.3 Integrative Aspekte

Daraus resultieren Schwierigkeiten für innovative kleine und mittlere Unternehmen (Small and Medium-sized Enterprises, SMEs), für die diese Dokumentationen einen erheblichen Verwaltungsaufwand darstellen. Gleichzeitig sind die risikobasierten Ansätze in den drei Regelungswerken so ähnlich, dass dieser erhöhte Verwaltungsaufwand eventuell durch Synergien aufgefangen werden kann. Beispielsweise verfolgen die DSFA nach Art. 35 DSGVO und die FRIA nach Art. 27 KI-VO vergleichbare Ziele mit teilweise ähnlicher Methodik. Während sich die DSFA im Wesentlichen auf Verletzungen der Privatsphäre konzentriert, verlangt die FRIA einen umfassenderen Schutz für Grundrechte, insbesondere Leib und Leben der behandelten Person. Jedoch kann die DSFA nach Art. 35 DSGVO durchaus umfassender begriffen werden und Aspekte wie Datenrichtigkeit und Betroffenenrechte ebenfalls beinhalten. Diese sind ihrerseits Ausfluss der Grundrechte. Da beide Instrumente Eintrittswahrscheinlichkeiten analysieren und Risikominimierungsmaßnahmen entwickeln sollen, handelt es sich im Ergebnis bei der DSFA im KI-Kontext um eine spezielle Form der FRIA. Die FRIA wiederum ist im Ergebnis eine Risiko- und Technik-Folgenabschätzung. In diesem Rahmen können Risiken stets im Einklang mit den Chancen und dem Nutzen des KI-Systems bewertet werden (Bronner 2024).

Die Integration dieser Maßnahmen kann als *One-Stop-Assessment* bezeichnet werden, das auf KI-Systeme in der Gesundheitsbranche zugeschnitten ist und Datenqualität, Datensicherheit sowie Systemzuverlässigkeit zur Sicherung der Gesundheit und Privatsphäre der behandelten Person gewährleistet. Dieser integrierte Ansatz kann administrativen Aufwand reduzieren und kohärente sowie umfassende Risikobewertungen ermöglichen, die kontinuierlich an den Stand der Technik angepasst werden, Patient:innen schützen und gleichzeitig die Rechtssicherheit für Anbieter und Betreiber erhöhen.

## 28.3 Spezifische Anforderungen der Regelwerke

Während der risikobasierte Ansatz die konzeptionelle Klammer bildet, setzen die drei Normensysteme unterschiedliche regulatorische Schwerpunkte. Die nachfolgende Darstellung konkretisiert die jeweiligen Anforderungen und arbeitet deren Synergien heraus.

### 28.3.1 KI-VO: Neue Pflichten für Anbieter und Betreiber von Hochrisiko-KI

Art. 8 bis 15 KI-VO regeln die allgemeinen Anforderungen an eine Hochrisiko-KI. Diese binden direkt den Anbieter eines Hochrisiko-KI-Systems nach Art. 16 Buchst. a) KI-VO. Für Betreiber sind diese Aspekte indirekt jedoch relevant, da diese den Betrieb einer Hochrisiko-KI gemäß der Betriebsanleitung durch technische und organisatorische Maßnahmen (TOMs, Art. 26 KI-VO) sicherstellen müssen (Eisenberger 2024, Rn. 22), die auf Basis der Anforderungen aus Abschn. 2 der KI-VO erstellt werden (Braun Binder und Egli 2024a, Art. 8, Rn. 6). Im Ergebnis wird dies auf Schulungen und im arbeitsrechtlich zulässigen Rahmen auch um Überwachung handeln. In technischer Hinsicht muss das System vor Manipulationen nach Außen geschützt werden. Konkrete Beispiele für geeignete TOMs werden in diesem Rahmen aber nicht genannt und werden sich wohl in der Praxis erst etablieren müssen (Genske und Schulz-Große 2024).

Nach dem Lebenszyklus-Ansatz in der MDR wird ein medizinisches Gerät von der Entwicklung über die Zulassung, Markteinführung, Nutzung bis zur Nachmarktüberwachung ganzheitlich reguliert. Sicherheit und Wirksamkeit sollen über die gesamte Lebensdauer eines Produkts durch Risikomanagement, Qualitätskontrolle und Leistungsbewertung gewährleistet werden. Die KI-VO verfolgt einen im Ergebnis vergleichbaren Ansatz, der durch KI-spezifische Anforderungen wie etwa die Minimierung von Bias und Erhöhung von Transparenz ergänzt wird (Hoos 2024). Der Lebenszyklus-Ansatz wirkt sich in etwa so aus, dass Betreiber ggf. Anbieter, Händler und notifizierte Behörden über mögliche Risiken informieren müssen (Braun Binder und Egli 2024a, Art. 8, Rn. 6).

Betreiber medizinischer KI-Systeme müssen nach Art. 26 Abs. 1 KI-VO geeignete TOMs treffen. Diese sollen dem Wortlaut des Art. 26 Abs. 1 KI-VO nach dafür Sorge tragen, dass die Mitarbeitenden des Betreibers das KI-System nach der Betriebsanleitung verwenden.

#### 28.3.1.1 Risikomanagementsystem (Art. 9 KI-VO)

Diese allgemeinen Pflichten der Anbieter und Betreiber werden durch konkrete Anforderungen in den Art. 8-15 KI-VO operationalisiert, wobei dem Risikomanagementsystem eine zentrale Stellung zukommt. Da es sich bei Medizinprodukten fast zwangsläufig um Hochrisiko-KI-Systeme handeln wird, sind die Pflichten der Betreiber solcher Systeme enorm praxisrelevant. Eine grundlegende Pflicht ist dabei zunächst die Einrichtung eines Risikomanagementsystems gemäß Art. 9 KI-VO.

Mithilfe dieses Risikomanagementsystems müssen Risiken für Gesundheit, Sicherheit und Grundrechte in einem kontinuierlichen Prozess identifiziert, dann bewertet und schließlich minimiert werden. Das Risikomanagementsystem muss dabei stetig überprüft und angepasst werden. Es muss in jedem Fall Risiken vorbeugen, die sich in der Vergangenheit bereits verwirklicht haben, jedoch auch auf solche eingehen, deren Verwirklichung zumindest vorhersehbar wäre (Braun Binder und Egli 2024b, Art. 9, Rn. 23).

Ein typisches Risiko im Gesundheitssektor wäre eine Fehldiagnose, die zu einer falschen Behandlung führt. Nach aktuellem Stand würde dieses Risiko durch Transparenz und Überprüfbarkeit der Diagnose in Verbindung mit deren Überprüfung durch entsprechend geschultes Personals minimiert werden. Risikomanagementsysteme nach Art. 9 KI-VO dienen im medizinischen Kontext insbesondere der Identifikation von Verzerrungen in den Trainingsdaten, dem Erkennen und der Korrektur eventueller Fehldiagnosen und einer effektiven Implementierung von Sicherheitsmechanismen, etwa einem Human-in-the-Loop-Verfahren, wonach stets ein Mensch KI-Empfehlungen kontrolliert und die finalen Entscheidungen trifft (Stanford Institute for Human-Centered Artificial Intelligence 2019; Sezgin 2023). Ein besonderes Augenmerk liegt dabei auf der Berücksichtigung vulnerabler Gruppen wie Minderjähriger (Gerdemann 2024, Art. 9, Rn. 27).

Vergleichbar mit den Normen der DSGVO ist bei der Einrichtung des Risikomanagementsystems der Stand der Technik von überragender Bedeutung. Dieser muss durch den Betreiber regelmäßig im Hinblick auf neue Risiken oder Möglichkeiten der Risikominimierung geprüft werden. Ähnlich wie in Anhang III der MDR beschrieben, handelt es sich beim Risikomanagementsystem nach der KI-VO um einen kontinuierlichen, iterativen Prozess, der allerdings nach Art. 9 Abs. 5 KI-VO auf Risikominimierung ausgelegt ist.

Art. 9 Abs. 5 KI-VO verpflichtet Anbieter „*soweit wie möglich Restrisiken zu eliminieren oder zu verringern*". Legt man diesen reinen Wortlaut zugrunde, könnte dies zu dem unsinnigen Ergebnis führen, dass ein KI-System für eine personalisierte Krebstherapie nicht zugelassen werden könnte, weil sie das Risiko körperlicher Schäden birgt, die zu einer invasiven Behandlung führen könnten. Der mögliche Nutzen einer Remission wird in dieser Betrachtung außer Acht gelassen, obwohl ein:e verständige:r Ärzt:in in Absprache mit dem:der Patient:in durchaus eine Kosten-Nutzen-Rechnung vorgenommen hätte.

Dem trägt die MDR in Anhang I Kap. I Abschn. 1 durch ein Risikomanagementsystem Rechnung, das Nutzen und Risiko miteinander ins Verhältnis setzt. Dies ist gerade im medizinischen Bereich, in dem Medizinprodukte mit unvermeidbaren Risiken und Nebenwirkungen verknüpft sind, unerlässlich. Hier unterscheiden sich die Zulässigkeitsanforderungen von MDR und KI-VO signifikant, wobei deutlich wird, dass die KI-VO nicht explizit auf den medizinischen Sektor ausgelegt ist.

Dieser Widerspruch ließe sich durch eine teleologische Auslegung auflösen. Schutzzweck der KI-VO ist nach ErwGr 1 Satz 1 KI-VO eben ein hohes Schutzniveau für die Gesundheit. Art. 168 AEUV hebt den Schutz der menschlichen Gesundheit zu einem primären Unionsziel an. Eine Auslegung, die solche KI-Systeme verhindert, die einem Verhalten sachkundiger Ärzt:innen entsprechen, würde diesem Zweck zuwiderlaufen. Für diese Auslegung spricht zudem das systematische Argument, dass Art. 6 Abs. 1 i. V. m. Anhang I KI-VO die MDR als maßgeblichen Referenzrahmen für medizinische KI-Systeme anerkennt, womit eine kohärente Interpretation beider Verordnungen notwendig wird. Zweitens wäre eine Einschränkung an dieser Stelle mit dem Verhältnismäßigkeitsprinzip nach Art. 5 Abs. 4 EUV schwer vereinbar.

Die Kommission könnte gemäß Art. 96 KI-VO Leitlinien zur sektorspezifischen Anwendung erlassen, um für Rechtsklarheit zu sorgen. Solange jedoch weder höchstrichterliche Rechtsprechung noch verbindliche Leitlinien der Kommission vorliegen, besteht sowohl für Anbieter als auch für Betreiber medizinischer KI-Systeme eine erhebliche Rechtsunsicherheit.

#### 28.3.1.2 Data Governance (Art. 10 KI-VO)

Das Potenzial für Bias und Diskriminierung ist KI-Systemen inhärent. Das liegt in der Regel daran, dass Gesundheitsdaten häufig auf verzerrten Datensätzen basieren, wie etwa aus öffentlichen Krankenversicherungssystemen (Obermeyer et al. 2019). Ein KI-System zur Diagnose von Hautkrebs muss etwa mit unterschiedlichen Hauttypen trainiert worden sein oder darf nur für Personen der Hautfarbe eingesetzt werden, auf das es trainiert wurde (Rezk et al. 2022a, 2022b; Liu et al. 2023;). Aus diesen und weiteren Gründen sind Anbieter von Hochrisiko-KI-Systemen dazu verpflichtet, ein System für Data Governance einzurichten. Das bedeutet, dass organisations- und bereichsübergreifend die Verantwortlichkeiten für Datenmanagement geregelt sein müssen, um die Datenqualität besonders im Hinblick auf Richtigkeit und Aktualität zu optimieren (Braun Binder und Egli 2024c, Art. 10 Rn. 2 f.).

#### 28.3.1.3 Technische Dokumentation und Protokollierung (Art. 11–12 KI-VO)

Der rechtmäßige Betrieb eines Hochrisiko-KI-Systems im Gesundheitswesen ist im Hinblick auf das Erfordernis einer technischen Dokumentation nach Art. 11 KI-VO strukturell vergleichbar mit denen aus Art. 10 Abs. 4 i. V. m. Anhang II MDR. Insoweit erlaubt es Art. 11 Abs. 2 i. V. m. Anhang I KI-VO auch, die technische Dokumentation, die für die KI-VO erforderlich ist, in einem einheitlichen Dateisystem mit der technischen Dokumentation nach der MDR auszuführen (Aboy et al. 2024).

Die technische Dokumentation muss gemäß Anhang IV KI-VO detaillierte Beschreibungen der Systemarchitektur, Designentscheidungen mit deren Begründung, Datenanforderungen, Trainingsmethodologien sowie Validierungs- und Testverfahren enthalten und geht damit auch grundsätzlich über die Pflichten nach Art. 10 Abs. 4 EU MDR oder auch den Anforderungen an die technische Dokumentation der United States Food and Drug Administration (US FDA) für KI-fähige Systeme (Aboy et al. 2024) hinaus. So wird ersichtlich, dass die Dokumentationspflichten insbesondere Start-Ups und kleinere Anbieter vor erhebliche Herausforderungen stellen. Vor diesem Hintergrund enthält Art. 11 Abs. 1 UAbs. 2 Satz 3 KI-VO den Auftrag an die EU-Kommission, für SMEs ein vereinfachtes Formular für die technische Dokumentation bereitzustellen. Dem ist die EU-Kommission bisher noch nicht nachgekommen (Aboy et al. 2024).

Eng verwandt mit der technischen Dokumentation nach Art. 11 KI-VO ist zudem die Notwendigkeit der umfassenden Protokollierung nach Art. 12 KI-VO, welche die kontinuierliche Aufzeichnung aller Entscheidungen und kritischen Ereignisse umfasst. Die Dokumentationspflichten folgen dem Lebenszyklus-Ansatz: Art. 11 KI-VO verlangt eine technische Dokumentation der Entwicklungsphase (etwa Trainingsdaten, Algorithmus, Testverfahren), Art. 12 KI-VO ergänzend die automatisierte Protokollierung aller relevanten Ereignisse während des Betriebs. Im Bereich der bildgebenden Diagnostik betrifft dies beispielsweise die Aufzeichnung von KI-Analysen (Röntgen, Computertomographie (CT), Magnetresonanztomographie (MRT)), KI-basierte Therapieempfehlungen wie Dosiervorschläge sowie sämtliche Alarme und Systemantworten im Rahmen der automatisierten Patientenüberwachung. Daneben ist es notwendig, Leistungs- und Systemdaten wie Fehlerquoten, Abweichungen oder Warnungen kontinuierlich zu überwachen. Das übergeordnete Ziel der Vorschriften ist es, die verwendete KI in angemessenem Maße rückverfolgbar und ihre Funktionsweise verständlich zu machen, um letztendlich die Entwicklung erklärbarer KI (Explainable AI, XAI) voranzutreiben (Braun Binder und Egli 2024d, Art. 12, Rn. 12, 29).

Art. 12 KI-VO selbst erfordert somit indirekt auch die Speicherung von Gesundheitsdaten und genetischen Daten nach Art. 9 Abs. 1 DSGVO, soweit etwa Diagnosen, Dosierungsempfehlungen oder sonstige Entscheidungen und Erkenntnisse durch ein KI-System umfasst waren. Die Öffnungsklauseln Art. 6 Abs. 1 UAbs. 1 Buchst. f) und Art. 9 Abs. 2 Buchst. g) (Frenzel 2024, Art. 9 Rn. 38 ff.) stellen insoweit eine Rechtsgrundlage bzw. Ausnahme vom Verarbeitungsverbot nach der DSGVO dar, auch wenn ErwGr. 41 Satz 3 des Kommissionsentwurfes noch betonte, keine Rechtsgrundlage für die Verarbeitung personenbezogener Daten zu bilden (nach Genske und Schulz-Große 2024). Art. 12 KI-VO ist in diesem Kontext als „*Erfüllung einer Aufgabe im öffentlichen Interesse*“ anzusehen, sofern Gesundheitsdaten verarbeitet werden. Diese Aufzeichnungen müssen dann aber ihrerseits nach den Grundsätzen der DSGVO, insbesondere den Prinzipien der Datenminimierung und Datensicherheit ausgestaltet werden.

#### 28.3.1.4 Transparenz und menschliche Aufsicht (Art. 13–14 KI-VO)

Unter Transparenz im Sinne des Art. 13 KI-VO ist zu verstehen, dass der:die Nutzer:in über den Einsatz von KI informiert werden und die Funktionsweise in verständlicher Form erläutert bekommen muss. Sie wird ergänzt durch Art. 50 Abs. 3 KI-VO, der bereichsspezifische Informationspflichten definiert. Diese Normen stehen parallel zu den Betroffenenrechten der DSGVO. Transparenz muss nach ErwGr 72 S. 1 vor Inverkehrbringen und Inbetriebnahme der KI gewährleistet sein. Die Pflicht trifft insofern schon den Anbieter (Martini 2024a, Art. 13 Rn. 3), muss allerdings auch den Betreiber erfassen. Im Krankenhaus und Behandlungsalltag wäre es durchaus realistisch und angebracht, die Informationspflichten des Betreibers gegenüber der betroffenen Person im Hinblick auf die Nutzung von KI mit Datenschutzhinweisen und Belehrungen in einer Art und Weise zu kombinieren, die diese nicht überfrachtet.

Demgegenüber erfordert Art. 14 KI-VO eine menschliche Aufsicht, die über reine Kontrollmöglichkeiten hinausgeht. Das menschliche Personal muss in der Lage sein, KI-Output zu verstehen, zu hinterfragen und ggf. überstimmen zu können. Der Betreiber einer KI muss insofern sicherstellen, dass das Personal für diese Funktion ausreichend geschult wird.

### 28.3.2 DSGVO: Bewährte Datenschutzanforderungen im KI-Kontext

Die KI-VO stellt zwar spezifische Anforderungen an Hochrisiko-KI-Systeme, die DSGVO bleibt davon jedoch unberührt und gilt in allen Schritten der Datenverarbeitung fort. Im Gesundheitswesen hat dies aufgrund der Verarbeitung von Gesundheitsdaten als Daten der besonderen Kategorie nach Art. 9 Abs. 1 DSGVO erhöhte praktische Relevanz.

#### 28.3.2.1 Rechtsgrundlagen der Datenverarbeitung

Da die KI-VO die DSGVO grundsätzlich unberührt lässt, bleibt auch nach Inkrafttreten der KI-VO die DSGVO grundsätzlich das entscheidende Regelungsinstrument. Im Behandlungskontext bietet Art. 6 Abs. 1 lit. b DSGVO i. V. m. Art. 9 Abs. 2 lit. h DSGVO eine Rechtsgrundlage und Ausnahme vom Verarbeitungsverbot mit Erlaubnisvorbehalt von Gesundheitsdaten (Genske und Schulz-Große 2024). Im Forschungskontext ist Art. 9 Abs. 2 lit. j DSGVO heranzuziehen.

#### 28.3.2.2 Betroffenenrechte, TOMs und DSFA in neuem Gewand

Im Übrigen bleiben die Verpflichtungen der DSGVO weitestgehend präsent. Jedoch erscheinen bereits etablierte Normen aufgrund der KI-Technik in neuem Licht. Etwa die Tendenz von großen Sprachmodellen (Large Language Models, LLMs), aufgrund ihrer Funktionsweise, die auf Wahrscheinlichkeitsberechnungen der nachfolgenden Wörter beruht, unrichtige Informationen zu reproduzieren (sog. *Halluzinationen*) (Athaluri et al. 2023), sorgt in datenschutzrechtlicher Hinsicht dafür, dass die Richtigkeit der Daten der betroffenen Person eine neue Bedeutung zukommen kann. Die Speicherung einer falschen Diagnose stellt nämlich eine Verarbeitung dar, bei der die betroffene Person ihr Recht auf Datenberichtigung nach Art. 16 DSGVO geltend machen kann. Das Prinzip der Datenrichtigkeit nach Art. 5 Abs. 1 lit. d DSGVO verlangt in der Folge auch, dass TOMs zur Berichtigung von falschen Daten getroffen werden müssen (Pötters 2022, Art. 5 Rn. 25). Neben der fehlerhaften Diagnose sind die Datenverantwortlichen dann auch gehalten, korrekte Patientendaten in das KI-System einzugeben. Die Risiken für falsche Daten sind daher im Gesundheitsbereich ohnehin in die DSFA nach Art. 35 DSGVO aufzunehmen.

#### 28.3.2.3 Verbot der automatisierten Entscheidungsfindung

Art. 22 DSGVO kann das Verständnis insbesondere nach dem EuGH-Urteil in der Rs. *Schufa Score* (C-634/21) erheblich prägen. Demnach kann die automatisierte Erstellung von Wahrscheinlichkeitswerten als verbotene automatisierte Entscheidung gewertet werden, wenn nachgelagerte Entscheidungen von der automatisierten Entscheidung *maßgeblich* beeinflusst werden könnten. Im konkreten Fall handelte es sich dabei um den Einfluss, den der automatisiert generierte Schufa-Score auf Kreditentscheidungen durch Dritte haben könnte (vgl. EuGH, Urteil vom 7. Dezember 2023, C-634/21, ECLI:EU:C:2023:957, Rn. 45 ff.). Im Gesundheitswesen kann ein solcher Fall etwa dadurch eintreten, dass eine KI-generierte Diagnose erstellt wurde, die Grundlage für einen menschlichen Therapieplan bilden kann. Der in der Rs. *Schufa Score* verwendete weite Entscheidungsbegriff würde ein Verbot aus Art. 22 Abs. 1 DSGVO auch dann nach sich ziehen, wenn in einer langen Kette von Diagnose- und Behandlungsschritten eine KI eingesetzt wurde, deren Entscheidung die Grundlage für die folgenden Schritte bildet (Van Kolfschooten 2024). Ausnahmen sind nach Art. 22 Abs. 2 DSGVO lediglich die Vertragserfüllung, die gesetzliche Erlaubnis und die ausdrückliche Einwilligung.

Daneben wäre auch in diesem Fall ein *Human-in-the-Loop*-Ansatz denkbar, wonach ein Mensch stets in die Entscheidung mit eingebunden wird. Wie stark dieser Beitrag sein muss, bleibt auch nach dem Urteil in *Schufa Score* unklar. Es ist zu erwarten, dass hier eine effektive Kontrolle des Ergebnisses durch eine in medizinischer und KI-technischer Hinsicht fachkundige Person erfolgen muss (Van Kolfschooten 2024).

### 28.3.3 MDR: Medizinproduktespezifische Anforderungen

Neben der KI-VO und der DSGVO bildet die MDR die dritte zentrale Säule der Regulierung von KI-Systemen im Gesundheitssektor. Im Folgenden werden die Besonderheiten dargestellt, die für Medizinprodukte mit integrierter KI bestehen, insbesondere im Hinblick auf ihre Klassifizierung.

#### 28.3.3.1 Klassifizierung von Künstlicher Intelligenz als Medizinprodukt

Software, die für medizinische Zwecke bestimmt ist, fällt unter die Definition des Medizinprodukts nach Art. 2 Nr. 1 MDR. Dazu gehört im Ergebnis auch KI. Die Einstufung als Medizinprodukt gemäß Regel 11 des Anhangs VIII hat enorme Konsequenzen in der Praxis. Ab einer Einstufung in der Risikoklasse IIa muss ein Konformitätsverfahren nach Art. 52 MDR durch eine benannte Stelle erfolgen. Der Nachweis der Konformität erfolgt durch ein Qualitätsmanagementsystem (QMS), das der Hersteller des Medizinprodukts nach den Voraussetzungen der ISO 13485 entwickeln muss. Dieses QMS wird anschließend für die CE-Kennzeichnung nach Art. 52 Abs. 3-6 MDR von einer benannten Stelle geprüft (Hoos 2024). Die pauschale Hochstufung von Software wird in der Literatur zu Recht kritisiert, da eine solche pauschale Hochstufung gerade bei Hardware nicht erfolgt. Medizinische

Software wird im Regelfall zu diagnostischen und therapeutischen Zwecken eingesetzt (Hoos 2024; Eichelberger 2024).

Des Weiteren wird diese Klassifizierung nach Regel 11 MDR in der Praxis heftig kritisiert, da sie den risikobasierten Ansatz der MDR nicht konsequent umsetzt. Die pauschale Hochstufung von Software gegenüber vergleichbarer Hardware-Funktionalität führt dazu, dass nahezu sämtliche medizinische Software mindestens der Klasse IIa zugeordnet wird und damit einer Konformitätsbewertung durch eine benannte Stelle unterliegt. Der Auffangtatbestand für *sämtliche andere Software* in Klasse I findet praktisch keine Anwendung, da medizinische Software regelmäßig diagnostische oder therapeutische Zwecke verfolgt (Hoos 2024; Eichelberger 2024).

#### 28.3.3.2 Integration von KI-VO-Compliance und MDR-Konformität

Die jeweiligen Dokumentationspflichten zwischen MDR und KI-VO sind weitestgehend deckungsgleich. Sofern die benannte Stelle auch gleichzeitig eine notifizierte Stelle nach der KI-VO ist und die nötige Fachkompetenz für KI-Systeme besitzt, nach Art. 43 Abs. 3 i. V. m. Anhang I KI-VO, kann sie die Konformitätsbewertung auch nach der KI-VO abnehmen. Dadurch kann in der Praxis ein einheitliches Konformitätsverfahren durchgeführt werden und Doppelprüfungen (ggf. mit unterschiedlichen Ergebnissen) werden vermieden. In der Praxis besteht allerdings ein erheblicher Mangel an benannten Stellen. Zudem bleibt fraglich, ob diese die notwendige Kompetenz im Bereich der KI besitzen. Insofern könnte es bei einem einheitlichen Konformitätsverfahren zu praktischen Schwierigkeiten kommen (Hoos 2024; Dieners 2025).

### 28.3.4 Divergenzen zwischen den Regelwerken

Auch wenn viele Rechtsinstitute der DSGVO, MDR und KI-VO Ähnlichkeiten aufweisen, wie etwa der risikobasierte Ansatz, der sich in Technikfolgenabschätzungen, TOMs, den Dokumentationspflichten und Konformitätsprüfungen widerspiegelt, sind es gerade die Unterschiede, die zu praktischen Schwierigkeiten führen können. Besonders zwischen MDR und KI-VO bleibt zu konstatieren, dass die MDR nur wenig KI-spezifische Regelungen trifft, während die KI-VO nicht auf medizinische Produkte ausgelegt ist (Hoos 2024). Das zeigt sich etwa durch das Risikoverständnis der KI-VO, die auf Risikominimierung ausgelegt ist und diese zumindest im Rahmen von Art. 9 KI-VO nicht in ein Abwägungsverhältnis mit dem Nutzen gegenüberstellt (Frost et al. 2024; Hoos 2024). Ein Human-in-the-Loop-Ansatz kann zwar ein notwendiges Risikomanagementsystem nach Art. 9 KI-VO darstellen, bei effektiver Umsetzung auch das Verbot der automatisierten Entscheidungsfindung umgehen, der Bewertung als Hochrisiko-System kann dieser Ansatz selbst bei voller Kontrolle durch den Menschen nicht entgegenwirken. Hinzukommen die divergierenden Marktüberwachungsmechanismen. Hat die MDR-Marktüberwachungsbehörde nach Art. 94 MDR keine Eingriffsbefugnisse im Hinblick auf Medizinprodukte, die eine erfolgreiche Konformitätsbewertung durchlaufen haben, so kann die KI-Marktüberwachungsbehörde nach Art. 82 Abs. 1 KI-VO bei einer Gefahr für die Gesundheit den Betreiber eines KI-Systems unter Fristsetzung zu geeigneten Maßnahmen der Risikominimierung auffordern. Auch wenn diese Möglichkeit im Hinblick auf die Fähigkeit von KI-Systemen, sich selbst weiterentwickeln zu können, sinnvoll erscheint, so wird die normative Wertung der MDR dadurch konterkariert, mit der Folge, dass Hersteller und Betreiber Rechtsunsicherheiten im Hinblick auf die Nutzung des Systems ausgesetzt sind (Hoos 2024).

## 28.4 Integrierte Compliance-Strategien

### 28.4.1 Das One-Stop-Assessment-Modell

Die konzeptionelle Überschneidung der Risikobewertungsverfahren ermöglicht einen integrierten Ansatz. Ein einheitliches Assessment kann gleichzeitig die Anforderungen von DSFA (Art. 35 DSGVO), FRIA (Art. 27 KI-VO) und MDR-Risikomanagement (Art. 10 Abs. 2 MDR) erfüllen (s. Tab. 28.1). Das schließt insbesondere ein:

1. Verwendung einer *einheitlichen Risikomatrix* als Bewertungsskala für alle drei Regelwerke.
2. Eine *konsolidierte Dokumentation*, die alle regulatorischen Anforderungen aus MDR, KI-VO und DSGVO abdeckt.
3. Eine *interdisziplinäre Compliance-Abteilung*, die auf Datenschutz, Medizinproduktesicherheit und KI-Ethik geschult ist und direkt der Leitung, Geschäftsführung oder dem Vorstand berichtspflichtig ist.
4. *Regelmäßige Updates* bei Systemänderungen oder neuen Erkenntnissen.

### 28.4.2 Praktische Umsetzungsstrategien

Kern einer erfolgreichen Compliance-Strategie ist zunächst die Organisation. Die Einrichtung zusätzlicher, redundanter Abteilungen macht die Einhaltung von Vorschriften, die so wie die DSGVO, MDR und KI-VO ineinandergreifen, schlicht ineffizient. Vielmehr sollte die Compliance dieser Vorschriften einheitlich über eine Compliance-Abteilung gedacht werden, die sowohl Kenntnisse im Datenschutz, KI-Ethik und der Technik von Medizinprodukten hat. Diese Abteilung kann den:die Datenschutzbeauftragte:n beinhalten oder muss sich in einem ständigen Austausch mit ihm:ihr befinden. Standardisierte Prozesse über Standardarbeitsanweisungen (Standard Operating Procedures, SOPs) für integrierte Risikobewertung können Rechtsunsicherheit reduzieren und ein wenig Effizienz in einen regulativen Flickenteppich bringen.

**Tab. 28.1** One-Stop-Assessment-Matrix für medizinische KI-Systeme (eigene Tabelle)

| Assessment-Phase | DSFA (DSGVO) | FRIA (KI-VO) | Risikomanagement (MDR) | Integriertes Vorgehen |
|---|---|---|---|---|
| 1. Risikoidentifikation | Risiken für Datenschutzrechte (Art. 35 Abs. 7a DSGVO) | Risiken für Grundrechte (Art. 27 Abs. 1a-d KI-VO) | Gesundheits- und Sicherheitsrisiken (Anhang I Kap. I Abschn. 3 MDR) | Art. 27 KI-VO als speziellere Grundrechtsnorm erfasst auch Datenschutz (Art. 8 GRCh) und Gesundheit (Art. 3 GRCh) |
| 2. Risikobewertung | Eintrittswahrscheinlichkeit + Schwere (ErwGr 76, 84 DSGVO) | Schwere, Wahrscheinlichkeit, Betroffenenkreis (Art. 27 Abs. 1d KI-VO) | Nutzen-Risiko-Verhältnis (Anhang I Kap. I Abschn. 1-2 MDR) | Gemeinsame Risikomatrix mit Nutzen-Risiko-Abwägung als medizinspezifischem Bewertungsmaßstab |
| 3. Maßnahmen | TOMs nach Art. 32 DSGVO | Bias-Mitigation, Transparenz, Aufsicht (Art. 8–15 KI-VO) | Risikominimierung nach Stand der Technik (Anhang I Kap. I Abschn. 4 MDR) | Einheitliche TOMs im KI-System erfüllen gleichzeitig alle drei Regelwerke |
| 4. Dokumentation | DSFA-Bericht (Art. 35 Abs. 7 DSGVO) | FRIA-Mitteilung (Art. 27 Abs. 3 KI-VO) | Risikomanagementakte (Anhang I Kap. I Abschn. 3 MDR) | Einheitliches Dokument mit segmentierten Abschnitten und Querverweisen für jeweilige Behörden |
| 5. Überwachung | Fortlaufende Überprüfung (Art. 35 Abs. 11 DSGVO) | Aktualisierung bei Änderungen (Art. 27 Abs. 2 KI-VO) | Kontinuierlicher Prozess über Lebenszyklus (Anhang I Kap. I Abschn. 3 MDR) | Gemeinsames Monitoring-Dashboard mit einheitlichen KPIs für alle Compliance-Dimensionen |

Die technische Umsetzung eines KI-gestützten Medizinprodukts sollte von Beginn an die Compliance für DSGVO, MDR und KI-VO im Blick behalten. Die Dokumentations- und Protokollierungspflichten aller drei Regelwerke sollten zentral verwaltet werden, um inkonsistente Datenbestände zu vermeiden. So können die Daten dann für Konformitätsprüfungen und Audits aktuell und bereit gehalten werden.

Ein möglicher Ansatz zur KI-Entwicklung wären *sichere Datenräume*.[2] Nach diesem Konzept verlassen die Daten die sichere Umgebung nicht, es werden lediglich aggregierte Ergebnisse transferiert. Die DSGVO bleibt zwar anwendbar, Datenschutzrisiken werden allerdings minimiert (Molnár-Gábor 2023). Gleichzeitig bleibt Innovationsfähigkeit erhalten. So können große Datensätze als Trainingsdaten dienen, die im Ergebnis auch die Risiken der KI-Anwendung minimieren können.

## 28.5 Fazit

Die Analyse zeigt, dass DSGVO, MDR und KI-VO trotz ihrer unterschiedlichen Entstehungskontexte und Regelungsziele durch den gemeinsamen risikobasierten Ansatz harmonisiert werden können. Die Integration der Compliance-Anforderungen ist nicht nur möglich, sondern bietet erhebliche Effizienzvorteile. Sie vermeidet Redundanzen und erlaubt es, dass die Organisation sich an die technologische Entwicklung anpassen kann.

Die Risikobewertung sollte integriert erfolgen, wobei DSFA nach Art. 35 DSGVO, FRIA nach Art. 27 KI-VO und MDR-Risikomanagement in einem einheitlichen Prozess zusammengeführt werden können. Die Dokumentationserstellung umfasst die technische Dokumentation für KI-VO und MDR, das Verarbeitungsverzeichnis nach DSGVO sowie die umfassende Dokumentation des Risikomanagementsystems.

Bei der Implementierung technischer Maßnahmen stehen Verschlüsselung und Zugriffskontrolle, umfassendes Logging und Monitoring sowie Mechanismen zum Erkennen von Verzerrungen in Datensätzen und die Vermeidung falscher Ergebnisse durch fehlerhafte Algorithmen im Vordergrund. Zu den organisatorischen Maßnahmen gehören kontinuierliche Schulungen von Mitarbeitenden in Systemen, damit diese als *Human-in-the-Loop* einen erheblichen Einfluss auf Entscheidungen im Gesundheitswesen nehmen können.

Auch wenn sich in einer integrierten Compliance-Strategie viele Synergien finden lassen, stellen die DSGVO, MDR und KI-VO als komplexe Regelwerke auch einen schwer zu navigierenden Bereich dar, der juristische, technische und medizinische Expertise erfordert, die sowohl auf unternehmerischer als auch behördlicher Seite nur schwer zu finden ist. So unterscheiden sich MDR und KI-VO insbesondere im Hinblick auf das Verhältnis von Risiko und Nutzen. Die Konformitätsprü-

[2] Eine vertiefte Auseinandersetzung mit dem Thema sichere Datenräume findet sich in Kap. 25 dieser Ausgabe der Edition HMD.

fung, die zwar in der Theorie von der benannten Stelle nach der MDR abgenommen werden könnte, droht in eine mit Rechtsunsicherheit behaftete Doppelprüfung auszuarten, sofern sich keine Stelle findet, die sowohl Kompetenzen im medizinischen Bereich als auch im Bereich der KI aufweist. Abhilfe könnten vereinfachte Dokumentationsanforderungen für SMEs nach Art. 11 Abs. 1 Satz 3 KI-VO schaffen, welche die Kommission aber erst entwickeln muss. Eine vereinfachte Dokumentation für SMEs und eine Harmonisierung der drei Regelungswerke könnte zur Verbesserung der Innovationsfähigkeit des europäischen Gesundheitssektors beitragen.

**Hinweis** Bei der Erstellung dieses Artikels kam DeepL zum Einsatz, um sprachliche und grammatikalische Aspekte zu optimieren und die Lesbarkeit zu erhöhen und Claude, um eine einheitliche Formatierung im Literaturverzeichnis zu gewährleisten.

## Literatur

Aboy M, Minssen T, Vayena E (2024) Navigating the EU AI Act: implications for regulated digital medical products. Npj Digit Med 7(1):237. https://doi.org/10.1038/s41746-024-01232-3

Athaluri SA, Manthena SV, Kesapragada VSRKM, Yarlagadda V, Dave T, Duddumpudi RTS (2023) Exploring the boundaries of reality: investigating the phenomenon of artificial intelligence hallucination in scientific writing through chatGPT references. Cureus 15(4):e37432. https://doi.org/10.7759/cureus.37432

Braun Binder N, Egli C (2024a) KI-VO Art. 8 Rn. 6. In: Martini M, Wendehorst C (Hrsg) KI-VO: Verordnung über Künstliche Intelligenz, Kommentar. C.H. Beck, München

Braun Binder N, Egli C (2024b) KI-VO Art. 9 Rn 23. In: Martini M, Wendehorst C (Hrsg) KI-VO: Verordnung über Künstliche Intelligenz, Kommentar. C.H. Beck, München

Braun Binder N, Egli C (2024c) KI-VO Art. 10 Rn. 2 f. In: Martini M, Wendehorst C (Hrsg) KI-VO: Verordnung über Künstliche Intelligenz, Kommentar. C.H. Beck, München

Braun Binder N, Egli C (2024d) KI-VO Art. 12 Rn. 12, 29. In: Martini M, Wendehorst C (Hrsg) KI-VO: Verordnung über Künstliche Intelligenz, Kommentar. C.H. Beck, München

Bronner P (2024) Risikoklassifizierung, Risikobewertung und Risikominimierung nach der KI-Verordnung. In: KIR - Künstl Intell Recht, S 55–61

Datenschutzgruppe nach Artikel 29 (2017) eitlinien zur Datenschutz-Folgenabschätzung (DSFA) und Beantwortung der Frage, ob eine Verarbeitung im Sinne der Verordnung 2016/679 „wahrscheinlich ein hohes Risiko mit sich bringt", WP 248 rev.01. https://www.datenschutz-bayern.de/technik/orient/wp248.pdf (Erstellt: 4. Okt. 2017). Zugegriffen: 9. Dez. 2025

Dieners P (2025) Regulatorische Hürden als Innovationshindernis in der Medizinproduktebranche. MPR - Medizin Prod Recht 25(1):39–40

Eichelberger J (2024) Klassifizierung von Software-Medizinprodukten. ZfPC - Z Prod Compliance 3(2):58–60

Eisenberger I (2024) KI-VO Art. 26 Rn. 22. In: Martini M, Wendehorst C (Hrsg) KI-VO: Verordnung über Künstliche Intelligenz, Kommentar. C.H. Beck, München

Frenzel EM (2024) DSGVO Art. 9 Rn. 38 ff. In: Paal BP, Pauly DA (Hrsg) Datenschutz-Grundverordnung Bundesdatenschutzgesetz, 4. Aufl. C.H. Beck, München

Frost Y, Steininger M, Vivekens S (2024) Nutzen, Chancen, Risiken und Haftung bei der Verwendung von Künstlicher Intelligenz im Kontext der KI-Verordnung und KI-Haftungsrichtlinie. MPR - Medizin Prod Recht 24(4):4–12

Genske A, Schulz-Große S (2024) Quo vadis Medizin-KI? – Anwenderpflichten und datenschutzrechtliche Anforderungen an künstliche Intelligenz in der Medizin nach dem AI Act der EU. GuP - Gesundh Pflege 14(5):177–185

Gerdemann S (2024) KI-VO Art. 9 Rn. 27. In: Martini M, Wendehorst C (Hrsg) KI-VO: Verordnung über Künstliche Intelligenz, Kommentar. C.H. Beck, München

Graf A, van Hövell W, Stoppe P (2025) Künstliche Intelligenz in der Medizin – Die KI-VO im Lichte möglicher Anwendungsgebiete und regulatorischer Schnittstellen zur MDR. PharmR - Pharm Recht 47(1):10–14

Hoos K (2024) KI trifft auf Medizinprodukte – Das zukünftige Zusammenspiel von AI-Act und MDR. ZfPC - Z Prod Compliance 3(4):168–175

Liu C, Liu X, Wu F, Xie M, Feng Y, Hu C (2018) Using artificial intelligence (watson for oncology) for treatment recommendations amongst Chinese patients with lung cancer: feasibility study. J Med Internet Res 20(9):e11087. https://doi.org/10.2196/11087

Liu Y, Primiero CA, Kulkarni V, Soyer HP, Betz-Stablein B (2023) Artificial intelligence for the classification of pigmented skin lesions in populations with skin of color: a systematic review. Dermatology 239(4):499–513. https://doi.org/10.1159/000530225

Martini M (2024a) KI-VO Art. 13 Rn. 3. In: Martini M, Wendehorst C (Hrsg) KI-VO: Verordnung über Künstliche Intelligenz, Kommentar. C.H. Beck, München

Martini M (2024b) DSGVO Art. 35 Rn. 25 ff. In: Paal BP, Pauly DA (Hrsg) Datenschutz-Grundverordnung Bundesdatenschutzgesetz, 4. Aufl. C.H. Beck, München

MDCG (2019) MDCG 2019-11: Guidance on Qualification and Classification of Software in Regulation (EU) 2017/745 - MDR and Regulation (EU) 2017/746 - IVDR. MDCG 2019-11. Medical Device Coordination Group (MDCG). https://health.ec.europa.eu/document/download/00c11b71-d30e-48c2-9f0d-fead0e66b4a3_en. Zugegriffen: 9. Dez. 2025

Mennella C, Maniscalco U, De Pietro G, Esposito M (2024) Ethical and regulatory challenges of AI technologies in healthcare: A narrative review. Heliyon 10(4):e26297. https://doi.org/10.1016/j.heliyon.2024.e26297

Molnár-Gábor F (2023) Schutz der Rechte und Freiheiten von Personen bei der Datenverarbeitung im Gesundheitsbereich: Der Risikoansatz der EU-Datenschutz-Grundverordnung (DGSVO). Bundesgesundheitsbl - Gesundheitsforsch Gesundheitsschutz 66:143–153. https://doi.org/10.1007/s00103-022-03652-6

Obermeyer Z, Powers B, Vogeli C, Mullainathan S (2019) Dissecting racial bias in an algorithm used to manage the health of populations. Science 366:447–453. https://doi.org/10.1126/science.aax2342

Pötters S (2022) DSGVO Art. 5 Rn. 25. In: Gola P, Heckmann D (Hrsg) Datenschutz-Grundverordnung, Bundesdatenschutzgesetz, 3. Aufl. C.H. Beck, München

Rezk E, Eltorki M, El-Dakhakhni W (2022a) Improving skin color diversity in cancer detection: deep learning approach. JMIR Dermatol 5(3):e39143. https://doi.org/10.2196/39143

Rezk E, Eltorki M, El-Dakhakhni W (2022b) Leveraging artificial intelligence to improve the diversity of dermatological skin color pathology: protocol for an algorithm development and validation study. JMIR Res Protoc 11(3):e34896. https://doi.org/10.2196/34896

Ruschemeier H (2024) KI-VO Art. 6 Rn. 76 f. In: Martini M, Wendehorst C (Hrsg) KI-VO: Verordnung über Künstliche Intelligenz, Kommentar. C.H. Beck, München

Sezgin E (2023) Artificial intelligence in healthcare: complementing, not replacing, doctors and healthcare providers. Digit Health 9:20552076231186520. https://doi.org/10.1177/20552076231186520

Stanford Institute for Human-Centered Artificial Intelligence (2019) Humans in the loop: Design of interactive AI systems. https://hai.stanford.edu/news/humans-loop-design-interactive-ai-systems (Erstellt: 20. Okt. 2019). Zugegriffen: 13. Juli 2025

Tu T, Schaekermann M, Palepu A, Saab K, Freyberg J, Tanno R, Wang A, Li B, Amin M, Cheng Y, Vedadi E, Tomasev N, Azizi S, Singhal K, Hou L, Webson A, Kulkarni K, Mahdavi S, Semturs C, Gottweis H, Barral J, Chou K, Corrado GS, Matias Y, Karthikesalingam A, Natarajan V (2025) Towards conversational diagnostic artificial intelligence. Nature 642:442–450. https://doi.org/10.1038/s41586-025-08866-7

Van Kolfschooten HB (2024) A health-conformant reading of the GDPR's right not to be subject to automated decision-making. Med Law Rev 32(3):373–391. https://doi.org/10.1093/medlaw/fwae029

# 29 Vertrauen als Erfolgsfaktor für die Einführung von Technologien und Innovationen im Gesundheitswesen

Felix Gille und Georg Starke

**Zusammenfassung**

Vertrauen ist entscheidend für die Akzeptanz und Annahme neuer Technologien und Innovationen im Gesundheitswesen. Überall dort, wo das Nutzen, Teilen und Speichern von sensiblen Daten eine essenzielle Rolle spielt, entstehen Diskussionen über die Bedeutung von Vertrauen und wie vertrauenswürdige Systeme aufgebaut werden können. Basierend auf der Forschungsarbeit der vergangenen Jahre im Bereich der digitalen Transformation im Gesundheitssystem beschreiben wir in diesem Kapitel den konzeptionellen Hintergrund von Vertrauen sowie wie Vertrauen greifbar gemacht und evaluiert werden kann. Den Praxisbezug stellen wir durch Beispiele her, die sich auf Datenökosysteme sowie Künstliche Intelligenz in der Medizin und Gesundheits-Apps beziehen. Durch die Verbindung von Theorie und Praxis zeigt dieses Kapitel, wie Vertrauen verstanden wird und welche Ansätze derzeit ins Auge gefasst werden, um Vertrauen zu fördern.

**Schlüsselwörter**

Datenraum · Elektronische Patientenakte · Künstliche Intelligenz · Medizinische Applikationen · Vertrauen · Vertrauenswürdigkeit

---

F. Gille (✉)
Universität Zürich, Zürich, Schweiz
E-Mail: felix.gille@uzh.ch

G. Starke
Institut für Geschichte und Ethik der Medizin, Technische Universität München, München, Deutschland
E-Mail: georg.starke@tum.de



S. D'Onofrio, C. Russ (Hrsg.), *Digital HealthTech*, Edition HMD,
https://doi.org/10.1007/978-3-658-51795-3_29

## 29.1 Vertrauen als Schlüssel zur erfolgreichen Digitalisierung

Für die erfolgreiche Innovation und digitale Transformation des Gesundheitssystems spielt das Vertrauen der Gesellschaft, inklusive des Fachpersonals, eine wichtige Rolle. Neue Technologien, wie zum Beispiel nationale elektronische Patientenaktensysteme oder Künstliche Intelligenz (KI) in der Diagnose von Krankheiten, versprechen nicht nur Potenzial für Versorgungssteigerung, Qualitätsverbesserung und Ressourceneinsparung, sondern bringen durch ihre Unbekanntheit und ihren zum Teil hohen Grad der Komplexität ein gewisses Maß an wahrgenommener Unsicherheit mit sich. In diesem Kontext spielt Vertrauen eine maßgebliche Rolle bei der Annahme und Einführung von unbekannten Technologien und Innovationen, da das Nutzervertrauen in diese Technologien ein Mittel ist, um die erlebte Komplexität und Unsicherheit auf ein annehmbares Maß zu reduzieren. Ohne die Technologien in Gänze zu verstehen, vertrauen wir darauf, dass diese neuen Technologien verlässlich und wiederkehrend zu einem positiven Nutzen für uns persönlich oder für andere beitragen.

Der Soziologe Niklas Luhmann (1927–1998) beschrieb bereits Ende der 1960er-Jahre Vertrauen als ein Mittel zur Reduktion sozialer Komplexität und sah voraus, dass mit steigender Technologisierung unserer Lebensräume Vertrauen eine zunehmend wichtige Funktion bekommt (Luhmann 2009). Eine mögliche Definition von Vertrauen ist: „*In Akten des Vertrauens gehen wir – optimistisch und in kooperativer Orientierung – davon aus, dass ein für uns wichtiges Ereignis oder eine für uns wichtige Handlung in Übereinstimmung mit unseren Wünschen und Absichten eintritt oder ausgeführt wird, ohne dass wir das Eintreten oder Ausführen dieses Ereignisses oder dieser Handlung mit Gewissheit vorhersagen können.*“ (Hartmann 2004, S. 387). Wenngleich Vertrauen per se kein neues Feld in der Medizin und Systemforschung ist, sehen wir in den letzten 20 Jahren einen stetigen Anstieg an Interesse. Neben Forschungsarbeiten in den Bereichen der Beziehung zwischen Patient:innen und Ärzt:innen, Impfskepsis, Wissenschaftsskepsis, Pandemiemaßnahmen, Organspende oder Annahme von ausländischer (Entwicklungs-) Hilfe, hat besonders der Bereich der Digitalisierung des Gesundheitswesens das Interesse an Vertrauen geweckt (Calnan und Sanford 2004; Larson et al. 2018; Vinck et al. 2019; Agley 2020; Devine et al. 2021; Martínez-López et al. 2023). Verschiedene internationale und nationale Organisationen haben Vertrauen in den letzten Jahren als wichtiges Thema auf die politische Agenda gesetzt und somit das Rampenlicht auf dem politischen Parkett auf Vertrauen gerichtet. Die Weltgesundheitsorganisation in Europa hat in Partnerschaft mit dem Europäischen Observatorium für Gesundheitssysteme und Gesundheitspolitik eine Reihe von Veröffentlichungen publiziert und Veranstaltungen zu dem Themengebiet in den letzten Jahren organisiert (European Observatory on Health Systems and Policies 2023). Gemeinsam unterstreichen sie die fundamentale Bedeutung von Vertrauen für die Gesundheitssysteme in Europa (McKee et al. 2025). Im Kontext der digitalen Transformation von Gesundheitssystemen sieht die europäische Kommission Vertrauen als eine Schlüsselkomponente für die erfolgreiche Einführung von gemeinsamen europäischen Datenräumen (Europäische Kommission 2025). Diese Ansicht durchzieht den weiteren politischen Diskurs, Gesetzestexte und Regularien im Kontext der Gesundheitsdatenteilung (Zavattaro et al. 2024). Auf nationaler Ebene unterstreicht eHealth Suisse, die Kompetenz- und Koordinationsstelle von Bund und Kantonen in der Schweiz, die Wichtigkeit von Vertrauensräumen für die Einführung des elektronischen Patientendossiers (EPD) (eHealth Suisse 2025). Ähnlich prominent wird Vertrauen für die Einführung der elektronischen Patientenakte (ePA) in Deutschland gesehen oder für den Nutzen der Elektronischen Gesundheitsakte (ELGA) in Österreich. Auch wird Vertrauen bei der Einführung von KI in der Medizin und Gesundheits-Apps als eine wichtige Erfolgsbedingung verstanden (Pink et al. 2024; Sedlakova et al. 2025). Im Wirtschaftskontext machen zahlreiche Beratungsfirmen sowie zum Beispiel das Weltwirtschaftsforum in Davos auf die Rolle von Vertrauen für die digitale Transformation im Gesundheitswesen und darüber hinaus aufmerksam (World Economic Forum 2022).

Wie die vorherigen Beispiele zeigen, erstreckt sich das Interesse an Vertrauen über die Wissenschaft und Nutzungssphären hinaus in die Politik und Wirtschaft. Gleichzeitig ist Vertrauen im Kontext der Digitalisierung über die konventionellen Grenzen eines Gesundheitssystems zu betrachten und der Aufbau von vertrauenswürdigen Technologien und Innovationen benötigt einen systemübergreifenden Ansatz. Ein Grund hierfür liegt darin, dass zum einen Technologien und Innovationen nicht immer von Firmen innerhalb des Gesundheitssystems selbst entwickelt werden, sondern zum Beispiel von internationalen Mobilfunk- und Computerunternehmen mit großem Innovationsantrieb. Zum anderen sind besonders im Bereich der Datenteilung für primäre und sekundäre Nutzung sowie der Entwicklung von KI Datenräume und Dateninfrastrukturen im Aufbau, welche sich über verschiedene soziale und industrielle Systeme erstrecken und deren Daten kombinieren, um deren vollen Wert auszuschöpfen. Zusätzlich beziehen wir Menschen einen weiten Erfahrungshorizont unserer eigenen sowie der Erfahrungen anderer in unsere Beurteilung der Vertrauenswürdigkeit von Technologien und Innovationen ein. Diese vergleichenden Erfahrungen sind dabei nicht zwingend an das Gesundheitssystem gebunden (Gille 2023).

Vor diesem Hintergrund erörtert dieses Kapitel die Frage, welche Rolle Vertrauen für die Einführung von Gesundheitstechnologien und Innovationen im Gesundheitswesen spielt. Nach einer konzeptionellen Einführung zu Vertrauen, welche sich den Fragen der Umsetzbarkeit von vertrauensfördernden Maßnahmen und deren Evaluation widmet, beschreiben wir anhand von drei aktuellen Fallbeispielen die Funktionen von Vertrauen. Die Fallbeispiele fokussieren sich zum einen auf die Rolle von Vertrauen für den Aufbau von Gesundheitsdatenräumen zur Sekundärnutzung und zum anderen auf die Einbindung von KI in medizinische Entscheidungsprozesse und Gesundheits-Apps. Abschließend wagen wir einen Ausblick auf das zukünftige Zusammenspiel von Vertrauen und Digitalisierung im Gesundheitswesen in der DACH-Region.

## 29.2 Eine Einführung in Vertrauen

Der folgende Abschnitt hat zum Ziel, Vertrauen verständlich und greifbar zu machen sowie Wege aufzuzeigen, um Vertrauen zu analysieren.

### 29.2.1 Vertrauen verstehen

Primär stellt Vertrauen ein zwischenmenschliches Konstrukt dar. Vertrauen kann definiert werden als „*Wette über die möglichen zukünftigen Handlungen anderer*" (Sztompka 1999, S. 25). In frühen Kinderjahren erlernen wir die Bedeutung von Vertrauen innerhalb unserer Familien und Freundeskreise (Erikson 1950). Somit haben wir alle ein persönliches Verständnis, was für uns Vertrauen zwischen Freund:innen oder Arbeitskolleg:innen bedeutet. Geprägt durch die eigenen Erfahrungen, die geteilten Erfahrungen anderer und unsere kulturelle Prägung definieren wir, was für uns jeweils die Eigenschaft der Vertrauenswürdigkeit ausmacht. In Situationen, in denen es uns an eigenen Möglichkeiten, Wissen, Zeit oder Ressourcen mangelt, schenken wir einer anderen Person zweckgebundenes Vertrauen in der Annahme, dass diese Person in unserem Interesse uns oder anderen etwas Gutes tut oder zumindest nicht schadet. Wir vertrauen ärztlichem Personal, uns so zu behandeln, dass wir genesen. Einen Blankoscheck für Vertrauen werden wir im täglichen Leben hingegen seltener ausstellen, da Vertrauen oft zweckgebunden ist. Außerdem gehen wir keine Vertrauensbeziehung ein in der Annahme, dass uns geschadet wird. Wenn wir einer Person unser Vertrauen schenken, übertragen wir dieser Person einen gewissen Grad an Handlungsfreiheiten, sodass diese Person nach ihrem eigenen Gewissen und Können handeln kann, um das erwartete positive Ergebnis zu erreichen (Hartmann 1994). Somit birgt das Schenken von Vertrauen immer ein Risiko, dass unser Vertrauen für andere Zwecke missbraucht und uns geschadet wird. Vertrauensbildung beruht neben unseren Erfahrungen und Erwartungen über einen zukünftigen Nutzen auf der Beurteilung des aktuellen Potenzials einer Person, diesen Nutzen zu erreichen. Daher vermag unsere Beurteilung von Vertrauenswürdigkeit und das nachfolgende Schenken von Vertrauen aufgrund von falschen Annahmen oder absichtlich falsch dargestellten Informationen über die Vertrauenswürdigkeit einer Person fehlgeleitet sein. Hier schenken wir fälschlicherweise Vertrauen, was zu einem negativen Effekt führen kann. Hier können individuelle sowie systemische Kontrollmechanismen helfen, wie kritisches Hinterfragen und das Ersuchen einer zweiten Meinung, sowie das Auditing von Versorgungsprozessen, welche zu Zertifizierungen führen. Diese Ansätze können Transparenz schaffen und somit die Nachvollziehbarkeit verbessern. Von zentraler Bedeutung ist in jedem Fall, dass Vertrauen sich auf Vertrauenswürdigkeit stützt, und insofern gerechtfertigt ist.

Wir sehen, wie in Abb. 29.1 vereinfacht dargestellt, dass sich die Beurteilung der Vertrauenswürdigkeit und das sich bildende Vertrauen selbst maßgeblich aus drei Informationsbereichen speisen: vergangenen Erfahrungen, Annahmen über das gegenwärtige Potenzial einer Person etwas zu leisten, wofür wir Vertrauen schenken,

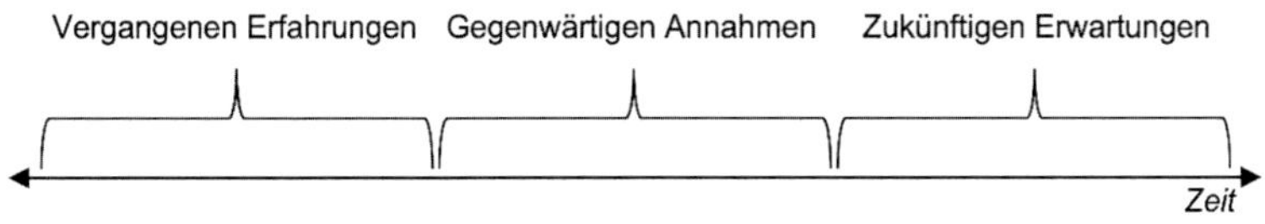


**Abb. 29.1** Zeitbezug für die Beurteilung von Vertrauenswürdigkeit (eigene Abbildung)

und Erwartungen über einen zukünftigen Nutzen, der aus der Vertrauensbeziehung resultiert. Hier wird deutlich, dass das wie von Luhmann (2009) beschriebene Vertrauen ein Verständnis von Zeit voraussetzt und ein zukunftsgerichtetes Konstrukt ist, das auf Erfahrungen und Annahmen aus Vergangenheit und Gegenwart beruht.

Auf welcher Informationsgrundlage wir Vertrauen schenken, ergibt sich aus dem jeweiligen Kontext (s. hierfür Abschn. 29.3). Da Vertrauen kontextspezifisch ist und meist zweckbezogen, beurteilen wir die Vertrauenswürdigkeit eines:einer Chirurg:in zum Beispiel aufgrund unserer bisherigen Erfahrungen mit vergleichbaren Ärzt:innen, aufgrund von Informationen, die sich aus unserem Gespräch mit der konkreten Person zu Ausbildung, Erfahrung, Freundlichkeit und Selbstbewusstsein ableiten, sowie aufgrund unseres Wissens über die Reputation des Krankenhauses im Allgemeinen und die Existenz von Qualitätsstandards im Gesundheitswesen. Im Vergleich werden wir andere Informationen zu Rate ziehen, um die Vertrauenswürdigkeit einer Lehrperson unserer Kinder zu beurteilen. Wenngleich wir in beiden Situationen die Worte Vertrauen und Vertrauenswürdigkeit benutzen, sind sie situativ anders gefärbt. Außerdem zeigen beide Beispiele, dass besonders in komplexen Gefügen wie digitalen Technologien oder dem Gesundheitssystem Vertrauen aus verschiedenen Quellen gespeist wird und oft auf einem Vertrauensnetzwerk basiert, bestehend aus verschiedenen Akteur:innen und Mechanismen.

Auch jenseits zwischenmenschlicher Beziehungen verwenden wir den Begriff Vertrauen in vielfältigen Situationen in unserem Lebensumfeld. Das Konstrukt Vertrauen hat sich über die Jahrhunderte von einem Beziehungskonstrukt zwischen Mensch und Gott über die familiären und gesellschaftlichen Beziehungen zu einem weitgefassten System- und Technologiekonstrukt entwickelt (Frevert 2013). Wir reden über Vertrauen in Gesundheitssysteme, in KI, wir vertrauen der Bremse und dem Navigationssystem unseres Autos, oder sprechen eben doch allgemeingefasst von Gottvertrauen, als Zuversicht behütet zu sein. Vertrauen avanciert in den letzten Jahren zu einem oft gebrauchten Begriff in den Medien und in der Werbung. Hier bezieht sich Vertrauen oft auf das Käuferschaftsvertrauen in eine Marke oder spezifische Produkte. Somit eröffnet sich ein weites konzeptionelles Feld, welches Vertrauen abdeckt. Diese Entwicklung kann kritisch betrachtet werden. Es stellt sich die Frage, inwieweit ein einziges Konstrukt so viel leisten kann und ob nicht ein inflationärer Gebrauch des ursprünglich stark sozial geprägten Vertrauens seine Leistungsfähigkeit überzieht und somit Vertrauen zu einem aufgeblasenen und in manchen Bereichen nichtssagenden Konstrukt degeneriert (Gille und Brall 2020). Es sollte mit Augenmaß unterschieden werden zwischen Situationen, in denen Vertrauen ein Mehrwert bringendes Konstrukt ist, wie bei der Weitergabe von sensiblen

Daten, und eine entscheidende erklärende Bedeutung hat, und dem Gebrauch von Vertrauen als Marketing- und Trendwort wie in vielen Politik- und Werbe-Slogans. Die Frage nach der Sinnhaftigkeit ist zwingend, da Vertrauen in der Tat in vielen Bereichen von absoluter Wichtigkeit ist und ein überhöhter Nutzen die Bedeutsamkeit von Vertrauen untergraben kann. Nicht zuletzt ist Vertrauen für viele ein höchst fragiles Konstrukt, welches leicht zerfällt und nur schwer oder langwierig aufzubauen ist. Die Wichtigkeit von Vertrauen für viele Prozesse unseres Lebens und seine Fragilität sollten uns motivieren, uns dem Thema Vertrauen und der Frage, wie wir Vertrauen schützen und aufbauen, ernsthaft anzunehmen. Fehlendes oder niedriges Vertrauen kann tiefgreifende Einflüsse auf persönlicher, gesellschaftlicher und Systemebene haben. Beispiele sind persönlicher Missmut, der Zerfall des sozialen Zusammenhalts und der Wirtschaftsleistung einer Gesellschaft sowie ineffiziente Gesundheitssysteme, welche zu erhöhten Kosten und niedriger Gesundheit der Bevölkerung beitragen.

Wenn wir uns dem Thema der Vertrauensbildung annehmen, ist ein zwingendes konzeptionell tiefgreifendes Verständnis nötig, welches beschreibt, was Vertrauen im jeweiligen Kontext ist. Nur wenn wir wissen, was Vertrauen in einem Kontext ausmacht, können wir über Vertrauen sinnvoll diskutieren, Maßnahmen entwickeln, um Vertrauen zu stärken, und vertrauensbildende Maßnahmen evaluieren. Es empfiehlt sich, entsprechende Evaluationsmöglichkeiten zur Hand zu haben, um zu verstehen, ob die vertrauensbildenden Maßnahmen ihren Zweck erfüllen.

### 29.2.2 Vertrauen greifbar machen

Mit dem Wissen, dass sich unser Vertrauensverständnis konzeptionell aus dem jeweiligen Kontext ergibt, schlagen wir im Folgenden ein Gerüst vor (s. Tab. 29.1), das bei der Konzeptionalisierung von Vertrauen hilfreich ist. Das Gerüst und die jeweiligen Fragen leiten sich aus vorheriger Forschungsarbeit im Bereich Vertrauen, KI und Gesundheitssystemforschung ab und beruhen auf einem Lehrmittel (*Trust Analysis Canvas – Teaching* (Zavattaro et al. 2026)), entwickelt an der Universität Zürich (Gille 2023; Starke et al. 2025). Das Ziel ist es, ein klares und einfaches Verständnis zu entwickeln, was Vertrauen in einem Kontext bedeutet, und Antwort zu geben auf Fragen wie: „*Was ist Vertrauen in KI in der Medizin?*" Hierzu gehört nicht nur eine Karte der Akteur:innen in der Vertrauensbeziehung wie der zwischen ärztlichem Personal und Patient:innen, sondern auch eine Ausarbeitung derjenigen Eigenschaften und Aktionen, die als vertrauenswürdig empfunden werden, wie Integrität, Schutz der Privatsphäre, Datensicherheit, Transparenz, und dessen, was das Resultat einer Vertrauensbeziehung ist, wie die Einwilligung in das Datenteilen. Methodisch können die einzelnen Fragen qualitativ und quantitativ erörtert werden. Grundsätzlich ist Vertrauen an sich ein weit erforschtes Thema und dementsprechend kann ein weitreichender wissenschaftlicher Schatz als Hintergrund zu Rate gezogen werden (Giddens 1990; Fukuyama 1996; Sztompka 1999; O'Neill 2002; Hardin 2006; Luhmann 2009). Da es jedoch in der Hand einzelner Personen liegt, ob sie Vertrauen schenken und wie sie die Vertrauenswürdigkeit einer anderen Per-

**Tab. 29.1** Fragen zur Erarbeitung eines Verständnisses von Vertrauen (in geänderter Form übernommen von Zavattaro et al. 2026, lizenziert unter CC-BY 4.0)

| | |
|---|---|
| Kontext | – In welchem Kontext entwickelt sich Vertrauen?<br>– Was ist der historische Kontext, der die gegenwärtige Vertrauensbildung beeinflusst?<br>– In welchem Zeitrahmen entwickelt sich die Vertrauensbeziehung? – Kurzfristig (Wochen), Mittelfristig (Monate), Langfristig (Jahre) |
| Akteur:innen | – Wer vertraut wem?<br>– Wer ist in der Vertrauensbeziehung angreifbar und in welchem Ausmaß?<br>– Wer kann das Vertrauensverhältnis beeinflussen? |
| Ursachen | – Welche Eigenschaften in einem Kontext schaffen Vertrauen? |
| Effekt | – Was sind die möglichen positiven Effekte der Vertrauensbeziehung auf die beteiligten Akteur:innen?<br>– Was sind die möglichen negativen Effekte der Vertrauensbeziehung auf die beteiligten Akteur:innen? |
| Auswirkung | – Ausgehend von den Ursachen: Welche Handlungen fördern Vertrauen?<br>– Ausgehend von den Ursachen: Welche Handlungen gefährden Vertrauen?<br>– Welche Ressourcen werden benötigt, um Vertrauen aufzubauen?<br>– Wie evaluiert man vertrauensbildende Handlungen? |
| Weitere Überlegungen | – Warum ist Vertrauen eine Überlegung wert?<br>– Wie wäre die Situation ohne Vertrauen?<br>– Gibt es geeignetere Konzepte als Vertrauen für den jeweiligen Kontext? |

son oder Sache beurteilen, ist es wichtig, die Perspektiven und Erfahrungen der Vertrauen schenkenden Seite der Beziehung als Grundlage der Konzeptionalisierung zu nehmen (Hartmann 1994). Auch aus ethischer und regulatorischer Sicht gibt es gute Gründe, der Perspektive der Vertrauenden, und damit einer kontextsensitiven Betrachtung von Vertrauenswürdigkeit, Priorität einzuräumen (Starke und Ienca 2022). Ethisches Verhalten ist für viele Menschen eng mit Vertrauenswürdigkeit verknüpft, gerade im Kontext der Medizin, außerdem spiegelt sich der momentane politische Diskurs in Gesetzen und Regularien wider, die klar als Ziel benennen, Vertrauen in digitale Prozesse im Gesundheitskontext zu steigern (Daniore et al. 2024; Zavattaro et al. 2024, 2025). So entsteht ein konzeptionelles Rahmengerüst, welches die Grundlage weiterer Arbeit bildet.

### 29.2.3 Vertrauen analysieren

Hand in Hand mit der Frage „*Was ist Vertrauen?*" geht die Frage „*Wie kann man Vertrauen analysieren?*". Um Vertrauen zu quantifizieren, steht uns ein breites Portfolio an Methoden zur Verfügung, von Interviews über Fragebögen bis hin zur Sammlung von Routinedaten über vertrauensfördernde Maßnahmen. Dennoch ist die präzise Messung von Vertrauen ein in der Wissenschaft nach wie vor diskutiertes

**Tab. 29.2** Vertrauen in ePA fördernde Maßnahmen (adaptiert von Papadopoulos et al. (2024), lizenziert unter CC-BY 4.0)

| Vertrauen fördernde Maßnahmen | | |
|---|---|---|
| *Autonomie* | *Verständnis* | *Datenschutz* |
| Kontrolle über Zugang | Bewusstsein | Verschwiegenheit |
| Einverständnis | Transparenz über gesammelte Daten | Schutz der Privatsphäre |
| Kontrolle über Inhalt | Klarheit über Operationalisierung | Abbau von Sicherheitsbedenken |

**Tab. 29.3** Resultat von Vertrauen in ePA (adaptiert von Papadopoulos et al. (2024), lizenziert unter CC-BY 4.0)

| Resultat von Vertrauen | |
|---|---|
| *Persönlicher Nutzen* | *Systemischer Nutzen* |
| Verbesserte Kommunikation zwischen ärztlichem Personal und Patient:innen | Gesteigerte Effizienz |
| Ermächtigung der Patient:innen | Datenteilung in der Forschung |
| Patiententeilhabe in der Behandlung | Verbesserter Austausch zwischen Fachpersonal |

Thema (Taylor et al. 2023). Dies liegt bisweilen an der konzeptionellen Unbeständigkeit von Vertrauenskonstrukten. Vereinfacht gesagt: ändert sich der Kontext, ändert sich zum Teil das Verständnis von Vertrauen. Andererseits können die messbaren Effekte von Vertrauen auch aus verschiedenen anderen Ursachen folgen, was eine Differenzierung oft erschwert. Zum Beispiel mag das Nutzen einer Technologie durch Vertrauen motiviert sein, oder durch den Zwang der Zugehörigkeit zu einer Gruppe, die ebenfalls die Technologie benutzt, oder eine Mischung aus beiden. Zusätzlich gibt es verschiedene Herangehensweisen, um Vertrauen zu messen, die sich entweder auf die Ursachen stützen oder auf die Effekte. Ursachen beschreiben Tatsachen, die zu Vertrauen führen, Effekte beschreiben die Resultate einer Vertrauensbeziehung. So können wir erfassen, inwieweit die Wahrnehmung der Ursachen sich ändert, oder inwieweit sich die Effekte einer Vertrauensbeziehung ändern. Unserer Einschätzung nach ist eine Beurteilung der Veränderung der Ursachenwahrnehmung oft vorteilhafter, weil sich aus einer Änderung der Effekte nicht immer klar ableiten lässt, dass der Grund hierfür im Vertrauen liegt. Eine Literaturrecherche qualitativer Studien (Scoping Review, $n = 27$, publiziert von 1995–2021) zum Thema Vertrauen in ePA skizziert beispielhaft das konzeptionelle Verständnis von Vertrauen (Papadopoulos et al. 2024) (s. Tab. 29.2 und 29.3).

Die Informationen, die wir erzielen, indem wir allein die Nutzung der Akte zählen, zeigen uns inwieweit die Akte genutzt wird. Hieraus lässt sich nicht klar ableiten, warum die Nutzung steigt oder fällt. Es mag an Vertrauen liegen oder aber auch an anderen Dingen wie praktischer Umsetzbarkeit oder schlicht resultierenden Versorgungsvorteilen. Wenn wir uns jedoch die Ursachen ansehen, basierend auf robuster konzeptioneller Arbeit, die zeigt, welche Ursachen Vertrauen beeinflussen, können wir gezielt ermitteln, wie die Nutzer:innen die jeweiligen Kategorien (Privatsphäre, Autonomie, Erfahrungen) beurteilen. Hieraus lässt sich ableiten, ob Handlungsbedarf in den jeweiligen Kategorien besteht. Die alleinige Frage „*Ver-*

*trauen Sie der elektronischen Patientenakte?"* ist also wenig zielführend, weil sie keine ausreichenden Erläuterungen beinhaltet, und somit keine konkreten Handlungsempfehlungen ableiten kann. In den vergangenen Jahren wurde eine Vielzahl an Fragebögen entwickelt, um Vertrauen im Gesundheitskontext zu quantifizieren (Ozawa und Sripad 2013; Taylor et al. 2023). Auffallend sind die schwankende methodische Qualität und die konzeptionelle Vielfalt.

Grundlegend andere Methoden, die uns die Möglichkeit geben, Vertrauenswürdigkeit zu analysieren, sind *Trust Performance Indicators* (TPIs) in Analogie zu *Key Performance Indicators* sowie *Trust Stress Tests* (TSTs) (Gille et al. 2024a, 2025). Beide komplett unterschiedlichen Methoden zielen darauf ab, ein vertrauensvolles komplexes System aufzubauen und zu erhalten. Basierend auf umfassender konzeptioneller Arbeit begleiten TPIs einen Prozess, in dem Vertrauen eine tragende Rolle spielt und sammeln Routinedaten über die Leistungsfähigkeit vertrauensstiftender Maßnahmen. Zum Beispiel ist positive Nutzungserfahrung wichtig für Vertrauen in ePA. Hierfür kann die Zeit gemessen werden, die neue Nutzer:innen benötigen, um sich mit der Akte vertraut zu machen. Eine kurze Zeit lässt auf eine intuitive Nutzungserfahrung schließen. TSTs basieren auf möglichen Zukunftsszenarien, welche die Vertrauenswürdigkeit der elektronischen Patientenakte untergraben könnten. Als Beispiel kann ein Datenleck dienen. Die Szenarien helfen, möglichen Eventualitäten vorzubeugen und Störfallpläne zu entwickeln. Eine robuste Infrastruktur sowie auf Krisen vorbereitete Dienstleister der ePA werden wahrscheinlich als eher vertrauenswürdig anerkannt. Die Kombination aus beiden Methoden kann zu einer wehrhaften und tiefen Vertrauenswürdigkeit führen.

Grundsätzlich sollte sich die zu wählende Methode an der Fragestellung und dem Ziel der Datenerhebung orientieren. Taylor et al. (2023) laden zur methodischen Innovation ein.

## 29.3 Vertrauen in realen Anwendungskontexten

Um die Rolle von Vertrauen als Erfolgsfaktor für die Einführung von Technologien und Innovationen im Gesundheitswesen zu verdeutlichen, werden in dem folgenden Abschnitt zwei praxisnahe Beispiele erläutert. Diese sind Vertrauen in Datenräume für Sekundärnutzung sowie Vertrauen in KI in der Medizin und in Gesundheits-Apps.

### 29.3.1 Vertrauen in Datenräume für Sekundärnutzung

Innerhalb der Europäischen Union sowie der Schweiz wird in den letzten Jahren der Aufbau von Gesundheitsdatenräumen vorangetrieben. Wenngleich nicht einheitlich definiert, beschrieb das Gaia-X Hub-Germany einen Datenraum als *„eine föderierte, offene Infrastruktur für souveränen Datenaustausch, die auf gemeinsamen Vereinbarungen, Regeln und Standards beruht."* (Reiberg et al. 2022, S. 3). Die Grundidee eines Gesundheitsdatenraums ist es, im allgemeinen übergeordneten

Interesse des Aufbaus eines Binnenmarkts für Daten, eine Infrastruktur aufzubauen, die es ermöglicht, reibungslos gesundheitsbezogene Daten für die Primär- und Sekundärnutzung zu teilen, beispielsweise Versorgungsdaten, ePA, Abrechnungsdaten, und andere. Das Directorate-General for Health and Food Safety der Europäischen Kommission beschreibt, wie auch die Verordnung über den europäischen Raum für Gesundheitsdaten (2025/327)[1], das Ziel des Europäischen Gesundheitsdatenraums (European Health Data Space, EHDS) als (Europäische Kommission 2026)[2]:

(1) Einzelpersonen befähigen, ihre elektronischen Gesundheitsdaten grenzüberschreitend für die Erbringung von Gesundheitsdienstleistungen einzusehen, zu kontrollieren und weiterzugeben (Primärnutzung von Daten);
(2) die vertrauenswürdige und effiziente Weiterverwendung von Gesundheitsdaten für Forschung, Innovation, Politikgestaltung und Regulierungstätigkeiten (Sekundärnutzung von Daten) zu gewährleisten; und
(3) einen Binnenmarkt für Systeme für elektronische Patientenakten (Electronic Health Record, EHR) zur Unterstützung sowohl der Primär- als auch der Sekundärnutzung zu schaffen.

Im Zuge der digitalen Transformation und Innovation des Gesundheitssystems wird das Potenzial der gesundheitsbezogenen Daten für die primäre und sekundäre Nutzung, insbesondere die Kombination von verschiedenen Datensätzen, als immens angesehen. Wirtschaft, Wissenschaft und Politik versprechen sich unter anderem von der Datennutzung eine Verbesserung der Versorgungsqualität, Prävention, Einsparung von Kosten und Innovation in der biomedizinischen und Versorgungsforschung (Schmitt et al. 2023).

In der Schweiz leitet das Bundesamt für Gesundheit (BAG) in enger Zusammenarbeit mit dem Bundesamt für Statistik (BFS) das Projekt *Datenraum für die gesundheitsbezogene Forschung* als Teil des Pakets 4 zur Sekundärdatennutzung im Rahmen des DigiSanté-Programms (2025–2034). Das Ziel ist, ein umfassendes Datenökosystem für den Austausch gesundheitsbezogener Daten für Planungs-, strategische Management- und Forschungszwecke zu entwickeln und klare Richtlinien für die gesundheitsbezogene Forschung innerhalb des Gesundheitsdatenraums festzulegen (Daniore et al. 2024). In Österreich sowie in Deutschland gehen die Entwicklung eines Gesundheitsdatenraums mit den übergeordneten Anstrengungen, einen Europäischen Gesundheitsdatenraum aufzubauen, einher (EIT Health Austria 2024; Semler et al. 2024). Dabei ist festzuhalten, dass, wenngleich in allen drei Ländern auf nationaler Ebene die Entwicklung voranschreitet, im Mai 2025 noch kein skalierter Gesundheitsdatenraum auf nationaler Ebene existiert, der die gemeinsamen Visionen und Vorstellungen erfüllt. Das Ziel ist klar definiert, doch bestehen Hürden, die zu überwinden sind.

[1] s. https://eur-lex.europa.eu/eli/reg/2025/327/oj (Zugegriffen: 19.02.2026)
[2] Das Ziel des EHDS wurde wortwörtlich aus der Quelle (Europäische Kommission 2026) übernommen.

Neben politischen, technischen und rechtlichen Herausforderungen sind dabei auch gesellschaftliche Fragen zu beantworten, um Datenräume übergreifend und skaliert einzuführen. Forschung, Politik, Industrie und Gesundheitspersonal suchen Antworten zu den Themen Vertrauenswürdigkeit der Datenräume und Nutzervertrauen in Datenräume bzw. gegenseitiges Vertrauen der Datenraumnutzer:innen. Die grundlegende Frage dabei ist: *„Was macht einen Gesundheitsdatenraum vertrauenswürdig?"*. Die konzeptionellen Antworten und das tiefere Verständnis über Vertrauen im Kontext der Gesundheitsdatenteilung für Primär- und Sekundärnutzung helfen, die technische sowie die Governance-Architektur eines Datenraums zu zeichnen, während vertrauensfördernde Mechanismen von Grund auf als Designprinzipien verstanden werden.

Mit der Annahme, dass sich der Grund, warum sich die Wissenschaften, Politik und Gesellschaft mit dem Thema Vertrauen beschäftigen, in der Teilung und dem Nutzen von sensiblen Daten befindet, beschreiben folgende Kriterien aus Sicht der Bevölkerung Vertrauenswürdigkeit (Zavattaro et al. 2024, 2025):

- Anonymisierung von Daten
- Autonomie über Daten
- Datenschutz
- Entscheidungszeit
- Identifikation von Verantwortlichkeit für Datenteilung
- Kommunikation mit Datengeber:innen
- Nachvollziehbarkeit des Datengebrauchs
- Nutzen durch Datenteilung
- Öffentlichkeitsarbeit
- Schutz der Privatsphäre

Als neuralgische Punkte für die Vertrauensbildung werden der Einverständniserklärungsprozess, die Verbindung von Datensätzen, die Rolle eines Datenraum-Koordinationscenters und die internationale Verbindung von Datenräumen verstanden (Daniore et al. 2024). Insbesondere wird seit einigen Jahren leidenschaftlich das Für und Wider verschiedener Einverständniserklärungsmodelle diskutiert, zum Beispiel von dynamischen Modellen, bei denen der:die Datengeber:in aktiv und wiederholt sein:ihr Einverständnis gibt, bis hin zu Widerspruchslösungen, in denen der:die Datengeber:in Widerspruch gegen die Nutzung einlegen muss. Weiter wird das Konzept der digitalen Selbstbestimmung thematisiert. *„Digitale Selbstbestimmung ist definiert als das Prinzip, die Handlungsfähigkeit, Rechte, Interessen, Präferenzen und Erwartungen von Menschen und Bevölkerungsgruppen während des gesamten Lebenszyklus digitaler Daten in einer für alle Beteiligten vorteilhaften Weise zu respektieren, zu verankern und durchzusetzen."* (Verhulst 2023, S. 6).

Aus einer technischen Perspektive der Identifizierung und Klassifizierung, ob ein:e primär unbekannte:r Akteur:in innerhalb eines Datenraums vertrauenswürdig ist, beschäftigt sich eine Vielzahl von Trust Frameworks mit Vertrauensprinzipien und Handlungen. Diese sollen es ermöglichen, wie im Kontext des Data Spaces

Support Centre[3] und der iSHARE Foundation[4] vorgeschlagen und diskutiert, die Vertrauenswürdigkeit eines:einer Akteur:in einzuordnen und somit einen Datenzugang im Datenraum zu ermöglichen (van der Peet et al. 2024). Innerhalb der Schweiz wurde zudem der Verhaltenskodex für den Betrieb von vertrauenswürdigen Datenräumen entwickelt, welcher als freiwilliges Leitbild verstanden wird (BAKOM 2025).

Zusammenfassend fokussiert sich die Vertrauensbildung im Kontext Gesundheitsdatenräume auf ein breit abgestütztes Verständnis der Wichtigkeit der Thematik. Dies zeigt sich in der Umsetzung von vertrauensbildenden Maßnahmen im Bereich der technischen Realisierung und im Aufbau der Governance-Strukturen der Datenräume. Es empfiehlt sich eine ganzheitliche Betrachtungsweise digitaler Systeme.

### 29.3.2 Vertrauen in KI in der Medizin und in Gesundheits-Apps

Die Integration von KI in medizinische Entscheidungsprozesse stellt eine besondere Herausforderung im fragilen Vertrauensgefüge des Gesundheitswesens dar. Entsprechend hat das Phänomen des Vertrauens in diesem Kontext in wissenschaftlichen wie regulatorischen Kontexten im Verlauf der letzten Jahre reichlich Aufmerksamkeit erfahren, angestoßen nicht zuletzt durch die Ethik-Richtlinien der Expertengruppe der EU-Kommission zu vertrauenswürdiger KI von 2019 (European Commission 2019). Die Rede von Vertrauen und Vertrauenswürdigkeit ist in diesem Kontext durchaus umstritten, unter anderem da die häufig unklare Verwendung des Begriffs Möglichkeiten für eine ungerechtfertigte Vereinnahmung von interessierter Seite bietet (Stamboliev und Christiaens 2025).

Zugleich kann eine begrifflich differenzierte Arbeit zu Vertrauen im Kontext von KI im Gesundheitswesen auch sehr fruchtbringend sein und ein Raster an die Hand geben, um unterschiedliche, komplexe Phänomene angemessen zu analysieren (Ferrario et al. 2020; Gille et al. 2020; Jacovi et al. 2021; Starke et al. 2022). Im Fokus sollte hierbei stets stehen, dass es nicht lediglich darum gehen darf, kurzfristig und unter allen Umständen messbares Vertrauen und damit einhergehende Technikakzeptanz zu vergrößern. Vielmehr sollte langfristiges, gerechtfertigtes Vertrauen in Systeme unterstützt werden, die sich durch kritische Betrachtung ihrer Eigenschaften als vertrauenswürdig erweisen (Starke und Ienca 2022).

Angelehnt an das oben dargestellte Rahmengerüst von Kontext, Akteur:innen, Ursachen, Effekten und Auswirkungen lassen sich dabei ganz unterschiedliche Konstellationen von Vertrauen und Vertrauenswürdigkeit bei der Anwendung von KI in der Medizin finden (Starke et al. 2025). Diese reichen von der Diagnostik und der Auswahl optimaler Therapieansätze über KI-gestützte Hilfsmittel und Prothesen bis zum Einsatz von KI bei der Allokation knapper Ressourcen oder dem Monitoring öffentlicher Gesundheit bei Epidemien und Pandemien. Neben solchen

[3] s. https://dssc.eu/space/bv15e/766068747/Trust+Framework (Zugegriffen: 19.02.2026)
[4] s. https://framework.ishare.eu (Zugegriffen: 19.02.2026)

*klassischen* Anwendungen, die einzelne Aufgaben innerhalb des Gesundheitswesens unterstützen (Rajpurkar et al. 2022), bietet der zunehmende Einsatz von generativer KI darüber hinaus jedoch auch Möglichkeiten, um auch allgemeinere, generalistische Systeme zu programmieren, die für unterschiedliche Aufgaben gleichermaßen zur Verfügung stehen (Tu et al. 2023). Ein konkretes Beispiel könnte man in der Plattform *Open Evidence* sehen, die Angehörigen der Gesundheitsberufe aktuell frei zur Verfügung steht und in Form eines interaktiven großen Sprachmodells detaillierte Informationen samt detaillierter Quellenangaben zu medizinischen Fragen aus unterschiedlichsten Fachrichtungen zu beantworten vermag.

So unterschiedlich hierbei jedoch die jeweiligen Kontexte und Akteur:innen sein mögen, so klar sind doch auch einige Gemeinsamkeiten, die sich über verschiedene Anwendungen ergeben. Grundsätzlich führt Vertrauen zu einer gesteigerten Akzeptanz und Nutzung von KI-Systemen, wie auch empirisch wiederholt gezeigt werden konnte (Choung et al. 2023). Entscheidend für eine gesteigerte Vertrauenswürdigkeit sind dabei insbesondere die Genauigkeit und Zuverlässigkeit des Systems sowie eine offene und verständliche Kommunikation, wobei letztere gestützt werden kann durch Anwendungen *erklärbarer KI* (Explainable Artificial Intelligence, XAI) (Ferrario et al. 2020; Starke 2025). Annahmen und Wertentscheidungen, die in die Ausrichtung des Systems eingeflossen sind, sollten weiter explizit gemacht werden, um das jeweilige System an den Zielen und Bedürfnissen von Patient:innen und medizinischem Personal ausrichten und feldspezifische Besonderheiten angemessen berücksichtigen zu können.

Viele dieser Gemeinsamkeiten teilt die Medizin mit anderen Bereichen, in denen KI zu Anwendung kommt. Zwei besondere Herausforderungen für KI-Anwendungen im Gesundheitswesen seien hier jedoch explizit benannt, die teils die KI-Systeme selbst betreffen, teils ihren Anwendungskontext im Gesundheitswesen. Der Kern der ersten Herausforderung liegt in der oft unvollständigen und damit ständigen Entwicklung unterworfenen Art medizinischen Fachwissens, das nicht bei idealen Gesetzmäßigkeiten, sondern bei Abweichungen, Fehlern, Krankheiten seinen Ausgang nimmt (Fleck et al. 1983). Insbesondere in Fällen, wo klare pathophysiologische Kausalketten fehlen, stellt dies die KI-Entwicklung vor Herausforderungen (Starke et al. 2021). Hier kann es in vielen Fällen äußerst schwierig sein, eine zuverlässige und stabile Datengrundlage zu bestimmen, auf deren Basis ein vertrauenswürdiges System trainiert und angewandt werden kann.

Der zweite Punkt betrifft den spezifischen Kontext medizinischer Anwendungen. Patient:innen gehören in aller Regel besonders vulnerablen Personengruppen an, die sich mit oft sensiblen und vielleicht auch schambehafteten Anliegen vertrauensvoll an das behandelnde ärztliche Personal wenden. Dieses Vertrauen ist ein hohes Gut, welches es dringend zu schützen gilt. Andernfalls besteht das Risiko, dass entscheidende gesundheitsbezogene Informationen nicht mitgeteilt werden und eine korrekte Behandlung dadurch kaum mehr möglich ist. Die Vertraulichkeit von Informationen im Gesundheitswesen, geschützt durch die ärztliche Schweigepflicht, darf daher keinesfalls durch Datenlecks von KI-Systemen untergraben werden, ebenso wenig wie ein vollständiger Ersatz des medizinischen Personals

als Träger interpersonalen Vertrauens angezielt werden sollte (Deutscher Ethikrat 2025).

Auch der Einzug von Gesundheits-Apps, die sich oftmals auf KI stützen, in die medizinische Versorgung sowie die Gesellschaft im Allgemeinen ist in den vergangenen Jahren mit großem Interesse aus Wirtschaft, Politik und Forschung begleitet worden (Weitzel et al., 2021; Maaß et al. 2022; Müller et al. 2023). Gesundheits-Apps können dabei in drei Bereiche eingeteilt werden, nämlich Gesundheitsförderungs-, Präventions- und Medizin-Apps. Unter die Gesundheitsförderungs-Apps fallen dabei Anwendungen, die das allgemeine Wohlbefinden unterstützen und zu einem gesunden Lebensstil beitragen, beispielsweise zur Förderung von Achtsamkeit oder für kurze Fitnessübungen im Alltag. Präventions-Apps hingegen dienen in erster Linie der Vorbeugung von Krankheiten und der Reduzierung von Risikofaktoren, beispielsweise indem sie helfen, mit dem Rauchen aufzuhören, oder zur Früherkennung möglicher Risikofaktoren dienen. Medizin-Apps haben einen direkten Bezug zu Diagnostik, Therapie oder Krankheitsmanagement, beispielsweise im Kontext eines bereits diagnostizierten Diabetes mellitus. Weiterhin lassen sich die Apps in *Apps auf Rezept* oder solche ohne Rezept unterteilen (Scherenberg 2022). Bekannte Beispiele solcher Apps sind Corona-Warn-Apps, Diabetes-Management-Apps, Apps mit Fokus auf Depressionen oder Zyklus-Apps.

Da Gesundheits-Apps selten ohne sensible Daten auskommen und oft eine Vielzahl von verschiedenen Datensätzen nutzen, ist das Nutzervertrauen in die App ein wichtiger Faktor für deren Akzeptanz und Gebrauch (Gille et al. 2024b). Die *Mobile Health App Trustworthiness Checklist* beschreibt fünf Gebiete, die essenziell für Vertrauenswürdigkeit sind (van Haasteren et al. 2019, 2020):

- Verständliche Informationen zum Gebrauch und den Funktionen der App in klarer, leicht zugänglicher Sprache
- Attribute der Entwicklungsfirma, wie deren Reputation oder Bemühungen um Transparenz und Datenschutz
- Sozialer Einfluss in Form von Empfehlungen, Bewertungen und Anerkennungen durch Dritte
- Technologische Eigenschaften der App wie deren Sicherheit, Stabilität und Nutzerfreundlichkeit
- Nutzerkontrolle wie Wahl- und Löschmöglichkeiten bei der Datennutzung

Die Checkliste ist entwickelt worden, um App-Entwickler:innen und Firmen zu helfen, vertrauensfördernde Maßnahmen und Eigenschaften in die Architektur einer App einzuflechten. In den letzten Jahren schließt die Vertrauensforschung im Kontext der Gesundheits-Apps oftmals den Bereich der KI mit ein, da maschinelles Lernen ein Bestandteil einiger Apps geworden ist (Sedlakova und Trachsel 2022; Ferrario et al. 2024). Hier werden vergleichbare Diskussionen geführt wie im vorherigen Abschnitt beschrieben.

Einerseits durchlaufen medizinische Apps, die als Medizinprodukte eingestuft werden, ein offizielles Zulassungsverfahren (eHealth Suisse 2022; Kuhn und Thranberend 2022), andererseits benutzt die Gesundheits-App-Industrie verschiedene unabhängige Zertifizierungsprozesse, um das Nutzervertrauen zu gewinnen (Gordon et al. 2020; Heidel und Hagist 2020; Uncovska et al. 2023). Die Kombination aus App-spezifischen Eigenschaften, dem sozialen Umfeld, welches die Meinung über eine App teilt, der Meinung des Fachpersonals und externer Zertifizierung trägt zu der empfundenen Vertrauenswürdigkeit einer Gesundheits-App bei.

## 29.4 Ausblick

Vertrauen ist ein grundlegendes Konstrukt des sozialen Zusammenlebens, des wirtschaftlichen Handels und ein Mittel der Komplexitätsreduktion, welches zum Teil bei der Einführung von neuen Technologien und komplexen Systemen im Gesamten wichtig ist. Somit wird Vertrauen nicht an Wichtigkeit verlieren. Jedoch sehen wir bestehende Lücken und Stoßrichtungen, die für zukünftige Vertrauensbildung zu berücksichtigen sind. Diese zeigen sich hauptsächlich in der Operationalisierung von vertrauensfördernden Maßnahmen sowie in deren wirtschaftlicher und leistungsbezogener Evaluation. In diesem Beitrag und in der Forschung sowie in der Praxis kaum beachtet sind wirtschaftliche Fragen der Vertrauensbildung und der Ressourcenverteilung, um Vertrauen aufzubauen. Es ist naiv anzunehmen, dass Vertrauen nichts kostet und dass die Ressourcen zur Vertrauensbildung allgemein gegeben sind. Außerdem wird die methodische Entwicklung, um Vertrauen zu analysieren, voranschreiten müssen, wenn wir wirksame Erfolge messen möchten. Durch die Globalisierung und Digitalisierung ist ein Systemdenken zwingend notwendig, welches den weiten Kontext der Vertrauensbildung berücksichtigt sowie die Vielzahl an Akteur:innen, die aktiv oder passiv an der Vertrauensbildung teilnehmen. Hiermit zusammenhängend wird es nötig sein, im internationalen Vergleich konzeptionelle Äquivalenz zwischen Vertrauenskonzepten herzustellen, die in verschiedenen Kulturkreisen bestehen, sich aber auf vergleichbare Kontexte beziehen. Bürgervertrauen in die Regierung wird sich beispielsweise in der DACH-Region anders darstellen als in Ländern Südostasiens oder Zentralafrikas. Gleichzeitig ist eine klare Unterscheidung und Eingrenzung der Aktivitäten vonnöten, in denen Vertrauen wirklich wichtig ist. Ein inflationärer Gebrauch ist der Ernsthaftigkeit des Themas nicht zuträglich. Innerhalb der Entwicklung von neuen Technologien, den dahinterstehenden Firmen sowie der Digitalisierungspolitik auf nationaler und internationaler Ebene wird es die Möglichkeit geben, vertrauensfördernde Maßnahmen tief in Prozesse einzuflechten, sodass die zugrunde liegende Architektur, Firmenkultur, Gesetze und Regularien, die zum Tragen kommen, von Beginn an Vertrauenswürdigkeit als Qualitätskriterium verstehen. Zuletzt ist es wichtig zu berücksichtigen, dass neue Technologien und gleichzeitig ein einfach zu erkennender Nutzen erfahrbar sein müssen, um Vertrauen aufzubauen. Vertrauen beruht zu großen Teilen auf realen positiven Erfahrungen. Vertrauenswürdigkeit allein zu diskutieren, gar einen Vertrauensvorschuss zu verlangen, wird nur wenige auf die Dauer überzeugen.

Im gesellschaftlichen und technologischen Wandel wird Vertrauensbildung stetige, angewandte Arbeit, Ressourcen und Aufmerksamkeit erfordern und sich nicht von selbst regeln.

**Hinweis** Direkte Zitate wurden ins Deutsche mithilfe von DeepL Pro übersetzt und von den Autoren inhaltlich geprüft.

## Literatur


Agley J (2020) Assessing changes in US public trust in science amid the COVID-19 pandemic. Public Health 183:122–125. https://doi.org/10.1016/j.puhe.2020.05.004

BAKOM (2025) *Verhaltenskodex für den Betrieb von vertrauenswürdigen Datenräumen*. Bundesamt für Kommunikation (BAKOM). https://www.bakom.admin.ch/de/verhaltenskodex-fuer-den-betrieb-von-vertrauenswuerdigen-datenraeumen (Erstellt: 15. Jan. 2025). Zugegriffen: 19. Febr. 2026 (Durch Bundesrat abgenommen: 07.12.2023)

Calnan MW, Sanford E (2004) Public trust in health care: the system or the doctor? Qual Saf Health Care 13(2):92–97. https://doi.org/10.1136/qshc.2003.009001

Choung H, Prabu D, Ross A (2023) Trust in AI and its role in the acceptance of AI technologies. Int J Human–computer Interact 39(9):1727–1739. https://doi.org/10.1080/10447318.2022.2050543

Daniore P, Zavattaro F, Gille F (2024) Public trust in a Swiss health data space. Universität Zürich. https://doi.org/10.5167/UZH-263494

Deutscher Ethikrat (2025) Mensch und Maschine – Herausforderungen durch Künstliche Intelligenz, 2. Aufl. Deutscher Ethikrat, Berlin (https://www.ethikrat.org/fileadmin/Publikationen/Stellungnahmen/deutsch/stellungnahme-mensch-und-maschine.pdf.)

Devine D, Gaskell J, Jennings W, Stoker G (2021) Trust and the Coronavirus pandemic: what are the consequences of and for trust? An early review of the literature. Polit Stud Rev 19(2):274–285. https://doi.org/10.1177/1478929920948684

eHealth Suisse (2022) Leitfaden für App-Entwickler, Hersteller und Inverkehrbringer. eHealth Suisse, Kompetenz- und Koordinationsstelle von Bund und Kantonen (https://www.e-health-suisse.ch/upload/documents/Leitfaden_App_Entwickler.pdf)

eHealth Suisse (2025) Technische Interoperabilität: Architektur EPD Schweiz. eHealth Suisse, Kompetenz- und Koordinationsstelle von Bund und Kantonen (https://www.e-health-suisse.ch/technik/technische-interoperabilitaet/architektur-epd-schweiz)

EIT Health Austria (2024) Der Weg zum European Health Data Space in Österreich: Chancen, Herausforderungen, Ansätze. EIT Health Austria GmbH. https://eithealth.eu/wp-content/uploads/2024/05/Der-Weg-zum-EHDS-in-Osterreich-EIT-Health-Austria-Report-v1.0.pdf

Erikson EH (1950) Childhood and society. Norton, New York

Europäische Kommission (2025) *Gemeinsame europäische Datenräume*. Europäische Kommission. https://digital-strategy.ec.europa.eu/de/policies/data-spaces (Erstellt: 19. Nov. 2025). Zugegriffen: 19. Febr. 2026

Europäische Kommission (2026) Verordnung über den Europäischen Gesundheitsdatenraum (EHDS). Europäische Kommission. https://health.ec.europa.eu/ehealth-digital-health-and-care/european-health-data-space-regulation-ehds_de. Zugegriffen: 19. Febr. 2026

European Commission (2019) Ethics Guidelines For Trustworthy AI. High-Level Expert Group on Artificial Intelligence. European Commission. https://www.europarl.europa.eu/cmsdata/196377/AI%20HLEG_Ethics%20Guidelines%20for%20Trustworthy%20AI.pdf

European Observatory on Health Systems and Policies (2023) Trust and transformation: Five policy briefs in support of the Tallinn conference. European Observatory on Health Systems and Policies. https://eurohealthobservatory.who.int/publications/i/trust-and-transformation-five-policy-briefs-in-support-of-the-tallinn-conference

Ferrario A, Loi M, Viganò E (2020) In AI we trust Incrementally: a multi-layer model of trust to analyze human-artificial intelligence interactions. Philos Technol 33(3):523–539. https://doi.org/10.1007/s13347-019-00378-3

Ferrario A, Sedlakova J, Trachsel M (2024) The role of humanization and robustness of large language models in conversational artificial intelligence for individuals with depression: a critical analysis. JMIR Ment Health 11:e56569. https://doi.org/10.2196/56569

Fleck L, Schäfer L, Schnelle T (1983) Erfahrung und Tatsache: Gesammelte Aufsätze. Suhrkamp

Frevert U (2013) Vertrauensfragen: Eine Obsession der Moderne. C.H. Beck

Fukuyama F (1996) Trust: The social virtues and the creation of prosperity, 1. Aufl. Free Press

Giddens A (1990) The consequences of modernity. Stanford University Press, Stanford

Gille F (2023) What is public trust in the health system? – Insights into health data use. Policy Press

Gille F, Brall C (2020) Public trust: Caught between hype and need. Int J Public Health 65:233–234. https://doi.org/10.1007/s00038-020-01343-0

Gille F, Jobin A, Ienca M (2020) What we talk about when we talk about trust: theory of trust for AI in healthcare. Intell Med. https://doi.org/10.1016/j.ibmed.2020.100001

Gille F, Daniore P, Zavattaro F (2024a) Bringing trust building to life within health policy-making; comment on "placing trust at the heart of health policy and systems". Int J Health Policy Manag. https://doi.org/10.34172/ijhpm.8662

Gille F, Papadopoulos K, Sedlakova J, Zavattaro F, Brall C (2024b) Vertrauen. In: Staffler L, Ebersberger B, Jobin A (Hrsg) Digitalwirtschaft: Technische, wirtschaftliche und gesellschaftliche Grundlagen. Springer, Wiesbaden, S 129–149. https://doi.org/10.1007/978-3-658-45724-2_6

Gille F, Maaß L, Ho B, Srivastava D (2025) From theory to practice: viewpoint on economic indicators for trust in digital health. J Med Internet Res 27:e59111. https://doi.org/10.2196/59111

Gordon WJ, Landman A, Zhang H, Bates DW (2020) Beyond validation: getting health apps into clinical practice. Npj Digit Med 3(1):14. https://doi.org/10.1038/s41746-019-0212-z

Hardin R (2006) Trust. In: Key concepts. Polity, Cambridge

Hartmann M (1994) Die Praxis des Vertrauens, 1. Aufl. Suhrkamp

Hartmann M (2004) Vertrauen. In: Göhler G, Iser M, Kerner I (Hrsg) Politische Theorie: 22 umkämpfte Begriffe zur Einführung. VS, S 385–401. https://doi.org/10.1007/978-3-663-14670-4_23

Heidel A, Hagist C (2020) Potential benefits and risks resulting from the introduction of health Apps and wearables into the German statutory health care system: scoping review. JMIR Mhealth Uhealth 8(9):e16444. https://doi.org/10.2196/16444

Jacovi A, Marasović A, Miller T, Goldberg Y (2021) Formalizing trust in artificial intelligence: prerequisites, causes and goals of human trust in AI. Proceedings of the 2021 ACM Conference on Fairness, Accountability, and Transparency, S 624–635. https://doi.org/10.1145/3442188.3445923

Kuhn S, Thranberend T (2022) Medizinische Begutachtung digitaler Gesundheitsanwendungen im Projekt 'Trusted-Health-Apps'. Bertelsmann (https://www.bertelsmann-stiftung.de/fileadmin/files/user_upload/VV_Methodendokumentation_DiGA.pdf)

Larson HJ, Clarke RM, Jarrett C, Eckersberger E, Levine Z, Schulz WS, Paterson P (2018) Measuring trust in vaccination: a systematic review. Hum Vaccines Immunother 14(7):1599–1609. https://doi.org/10.1080/21645515.2018.1459252

Luhmann N (2009) Vertrauen: Ein Mechanismus der Reduktion sozialer Komplexität, 4. Aufl. Lucius&Lucius (UTB für Wissenschaft Soziologie fachübergreifend)

Maaß L, Freye M, Pan C-C, Dassow H-H, Niess J, Jahnel T (2022) The definitions of health Apps and medical Apps from the perspective of public health and law: qualitative analysis of an interdisciplinary literature overview. JMIR Mhealth Uhealth 10(10):e37980. https://doi.org/10.2196/37980

Martínez-López MV, McLaughlin L, Molina-Pérez A, Pabisiak K, Primc N, Randhawa G, Rodríguez-Arias D, Suárez J, Wöhlke S, Delgado J (2023) Mapping trust relationships in organ donation and transplantation: a conceptual model. BMC Med Ethics 24(1):93. https://doi.org/10.1186/s12910-023-00965-2

McKee M, van Schalkwyk MCI, Greenley R, Permanand G (2025) Trust: The foundation of health systems. Health Policy Series, No. 58. European Observatory on Health Systems and Policies, Copenhagen

Müller R, Primc N, Kuhn E (2023) 'You have to put a lot of trust in me': Autonomy, trust, and trustworthiness in the context of mobile apps for mental health. Med Health Care and Philos 26(3):313–324. https://doi.org/10.1007/s11019-023-10146-y

O'Neill O (2002) Autonomy and trust in Bioethics (Gifford lectures), 1. Aufl. Cambridge University Press

Ozawa S, Sripad P (2013) How do you measure trust in the health system? A systematic review of the literature. Soc Sci Med 91:10–14. https://doi.org/10.1016/j.socscimed.2013.05.005

Papadopoulos K, von Wyl V, Gille F (2024) What is public trust in national electronic health record systems? A scoping review of qualitative research studies from 1995 to 2021. Digit Health 10:20552076241228024. https://doi.org/10.1177/20552076241228024

Pink S, Quilty E, Grundy J, Hoda R (2024) Trust, artificial intelligence and software practitioners: an interdisciplinary agenda. AI Soc. https://doi.org/10.1007/s00146-024-01882-7

Rajpurkar P, Chen E, Banerjee O, Topol EJ (2022) AI in health and medicine. Nat Med 28(1):31–38. https://doi.org/10.1038/s41591-021-01614-0

Reiberg A, Niebel C, Kraemer P (2022) Was ist ein Datenraum: Definition des Konzeptes Datenraum., Gaia-X Hub Germany, White Paper. https://www.bmwk.de/Redaktion/DE/Publikationen/Digitale-Welt/whitepaper-definition-des-konzeptes-datenraum.pdf?__blob=publicationFile&v=1

Scherenberg V (2022) Gesundheits-Apps. In: *Leitbegriffe der Gesundheitsförderung und Prävention. Glossar zu Konzepten*, Strategien und Methoden. Bundeszentrale für gesundheitliche Aufklärung (BZgA). https://doi.org/10.17623/BZGA:Q4-I158-1.0

Schmitt T, Cosgrove S, Pajić V, Papadopoulos K, Gille F (2023) What does it take to create a European Health Data Space? International commitments and national realities. Z Evid Fortbild Qual Gesundhwes. https://doi.org/10.1016/j.zefq.2023.03.011

Sedlakova J, Trachsel M (2022) Conversational artificial intelligence in psychotherapy: a new therapeutic tool or agent? Am J Bioeth. https://doi.org/10.1080/15265161.2022.2048739

Sedlakova J, Lucivero F, Pavarini G, Kerasidou A (2025) Human-like epistemic trust? A conceptual and normative analysis of conversational AI in mental healthcare. Am J Bioeth. https://doi.org/10.1080/15265161.2025.2526734

Semler SC, Boeker M, Eils R, Krefting D, Loeffler M, Bussmann J, Wissing F, Prokosch H-U (2024) Die Medizininformatik-Initiative im Überblick – Aufbau einer Gesundheitsforschungsdateninfrastruktur in Deutschland. Bundesgesundheitsblatt Gesundheitsforschung Gesundheitsschutz 67(6):616–628. https://doi.org/10.1007/s00103-024-03887-5

Stamboliev E, Christiaens T (2025) How empty is trustworthy AI? A discourse analysis of the ethics guidelines of trustworthy AI. Crit Policy Stud 19(1):39–56. https://doi.org/10.1080/19460171.2024.2315431

Starke G (2025) More to know could not be more to trust: open communication as a moral imperative for AI systems in healthcare. Am J Bioeth 25(3):119–121. https://doi.org/10.1080/15265161.2025.2457732

Starke G, Ienca M (2022) Misplaced trust and distrust: how not to engage with medical artificial intelligence. Camb Q Healthc Ethics. https://doi.org/10.1017/S0963180122000445

Starke G, De Clercq E, Elger BS (2021) Towards a pragmatist dealing with algorithmic bias in medical machine learning. Med Health Care and Philos 24(3):341–349. https://doi.org/10.1007/s11019-021-10008-5

Starke G, van den Brule R, Elger BS, Haselager P (2022) Intentional machines: a defence of trust in medical artificial intelligence. Bioethics 36(2):154–161. https://doi.org/10.1111/bioe.12891

Starke G, Gille F, Termine A, Aquino YSJ, Chavarriaga R, Ferrario A, Hastings J, Jongsma K, Kellmeyer P, Kulynych B, Postan E, Racine E, Sahin D, Tomaszewska P, Vold K, Webb J,

Facchini A, Ienca M (2025) Finding consensus on trust in AI in health care: recommendations from a panel of international experts. J Med Internet Res 27:e56306. https://doi.org/10.2196/56306

Sztompka P (1999) Trust: a sociological theory. Cambridge University Press, Cambridge

Taylor LA, Nong P, Platt J (2023) Fifty years of trust research in health care: a synthetic review. Milbank Quarterly. https://doi.org/10.1111/1468-0009.12598

Tu T, Azizi S, Driess D, Schaekermann M, Amin M, Chang P-C, Carroll A, Lau C, Tanno R, Ktena I, Mustafa B, Chowdhery A, Liu Y, Kornblith S, Fleet D, Mansfield P, Prakash S, Wong R, Virmani S, Semturs C, Mahdavi S, Green B, Dominowska E, Aguera y Arcas B, Barral J, Webster D, Corrado GS, Matias Y, Singhal K, Florence P, Karthikesalingam A, Natarajan V (2023) Towards Generalist Biomedical AI (Version 1). arXiv. https://doi.org/10.48550/ARXIV.2307.14334

Uncovska M, Freitag B, Meister S, Fehring L (2023) Patient acceptance of prescribed and fully reimbursed mhealth Apps in Germany: an UTAUT2-based Online survey study. J Med Syst 47(1):14. https://doi.org/10.1007/s10916-023-01910-x

van der Peet L, Bharosa N, Dijkhuis S, Janssen M (2024) Understanding trust frameworks: goals and components identified through a case study. In: Johannessen MR, Csáki C, Danneels L, Hofmann S, Lampoltshammer T, Parycek P, Schwabe G, Tambouris E, Ubacht J (Hrsg) Electronic participation. Springer, S 223–238. https://doi.org/10.1007/978-3-031-70804-6_15

van Haasteren A, Gille F, Fadda M, Vayena E (2019) Development of the mHealth App Trustworthiness checklist. Digit Health 5:2055207619886463. https://doi.org/10.1177/2055207619886463

van Haasteren A, Vayena E, Powell J (2020) The mobile health app trustworthiness checklist: usability assessment. JMIR Mhealth Uhealth 8(7):e16844. https://doi.org/10.2196/16844

Verhulst SG (2023) Operationalizing digital self-determination. Data Policy 5:e14. https://doi.org/10.1017/dap.2023.11

Vinck P, Pham PN, Bindu KK, Bedford J, Nilles EJ (2019) Institutional trust and misinformation in the response to the 2018–19 Ebola outbreak in North Kivu, DR Congo: A population-based survey. Lancet Infect Dis 19(5):529–536. https://doi.org/10.1016/S1473-3099(19)30063-5

Weitzel EC, Quittschalle J, Welzel FD, Löbner M, Hauth I, Riedel-Heller SG (2021) E-Mental-Health und digitale Gesundheitsanwendungen in Deutschland. Nervenarzt 92(11):1121–1129. https://doi.org/10.1007/s00115-021-01196-9

World Economic Forum (2022) Earning Digital Trust: Decision-Making for Trustworthy Technologies. Insight Report. World Economic Forum. https://www.weforum.org/docs/WEF_Earning_Digital_Trust_2022.pdf

Zavattaro F, Von Wyl V, Gille F (2024) Examining the inclusion of trust and trust-building principles in European Union, Italian, French, and Swiss health data sharing legislations: a framework analysis. Milbank Quarterly. https://doi.org/10.1111/1468-0009.12722

Zavattaro F, von Wyl V, Gille F (2025) Operationalising public trust for health policymakers – A qualitative study in the EU, France, Italy, and Switzerland. Health Policy 161:105393. https://doi.org/10.1016/j.healthpol.2025.105393

Zavattaro F, Barth C, Brall C, von Wyl V, Gille F (2026) Trust analysis canvas for teaching in the field of digital public health and medicine: tutorial. Jmir Med Educ 12:e79709. https://doi.org/10.2196/79709

# Einflussfaktoren auf die Nutzungsabsicht digitaler Patientenakten: Best Practices in Deutschland, Österreich und der Schweiz

30

Patricia Kajüter Rodrigues, Aleksandra Flok, Kevin Kus und Frank Teuteberg

**Zusammenfassung**

Der demografische Wandel sowie der Fachkräftemangel in der medizinischen und pflegerischen Versorgung stellen die Gesundheitswesen der DACH-Region vor große Herausforderungen. Die elektronische Patientenakte (ePA) in Deutschland, die elektronische Gesundheitsakte (ELGA) Österreichs und das elektronische Patientendossier (EPD) in der Schweiz, als zentrale Bestandteile der Digitalisierung im Gesundheitswesen, sollen dabei helfen, den Datenaustausch zwischen den beteiligten Akteur:innen zu vereinfachen, Leistungserbringende zu entlasten und gleichzeitig die Datenhoheit bei Patient:innen zu belassen. Neben benötigten IT-Spezialist:innen ist die Akzeptanz der beteiligten Akteur:innen, die insbesondere die Leistungserbringenden und Patient:innen umfassen, von entscheidender Bedeutung für die erfolgreiche Adoption dieser Patientenakten. In unserer Analyse beleuchten wir insbesondere die Faktoren, die auf die Nutzungsabsicht dieser digitalen Patientenakten aus Sicht der Patient:innen einwirken. Es werden 21 semistrukturierte Interviews mit Patient:innen aus Deutschland, Österreich und der Schweiz durchgeführt. Darauf aufbauend wird ein Kategoriensystem von Akzeptanzfaktoren entwickelt. Es lassen sich sechs Akzeptanzfaktoren identifizieren: Informationsstand, Gewohnheiten und normative Einflüsse, Datenschutz, Anwenderfreundlichkeit,

P. Kajüter Rodrigues (✉) · A. Flok · K. Kus · F. Teuteberg
Unternehmensrechnung und Wirtschaftsinformatik, Universität Osnabrück, Osnabrück, Deutschland
E-Mail: patricia.kajueter@uni-osnabrueck.de

A. Flok
E-Mail: aleksandra.flok@uni-osnabrueck.de

K. Kus
E-Mail: kevin.kus@uni-osnabrueck.de

F. Teuteberg
E-Mail: frank.teuteberg@uni-osnabrueck.de



S. D'Onofrio, C. Russ (Hrsg.), *Digital HealthTech*, Edition HMD,
https://doi.org/10.1007/978-3-658-51795-3_30

Medienkompetenz sowie Funktionalitäten. Auf Basis der Analyseergebnisse werden Best Practices der Patientenakten der drei Länder abgeleitet und gegenübergestellt. Unser Forschungsvorhaben leistet einen wichtigen Beitrag dazu, welche Faktoren bei der Entwicklung und Bereitstellung digitaler Patientenakten aus Sicht der Patient:innen zu beachten sind und welche Best Practices sich aus den digitalen Patientenakten ableiten lassen.

**Schlüsselwörter**

Akzeptanzfaktoren · Best Practice · ELGA · ePA · EPD · Nutzungsabsicht · Patientenperspektive

## 30.1 Relevanz der Digitalisierung in den Gesundheitswesen der DACH-Region

Der demografische Wandel mit einer stetig alternden Gesellschaft in Kombination mit einem Mangel an Fachkräften stellt die Gesundheitswesen in Deutschland, Österreich und der Schweiz vor große Herausforderungen (Treviranus et al. 2021). Für die Lösung der damit verbundenen Probleme ist die Digitalisierung von zentraler Bedeutung, um den Datenaustausch zwischen den beteiligten Akteur:innen zu vereinfachen und ressourceneffizienter agieren zu können. Wenn folglich die Digitalisierung zur Erleichterung der Datenerfassung und des -austauschs beitragen kann, wird dem Personal mehr Zeit für die Kernkompetenzen der gesundheitlichen Versorgung zur Verfügung stehen. In diese Überlegungen sind insbesondere die Patient:innen selbst einzubeziehen, die durch die Verwendung neu entwickelter digitaler Lösungen einen Beitrag zu einem qualitativ besseren und effizienteren Gesundheitswesen leisten können. In internationalen Vergleichen zum Stand der Digitalisierung im Gesundheitswesen liegt die DACH-Region, insbesondere Deutschland und die Schweiz, deutlich hinter den meisten anderen Ländern zurück und belegen hintere Plätze; lediglich Österreich befindet sich im Mittelfeld (Bertelsmann Stiftung 2018; Messal et al. 2021). Dies zeigt, dass sich die Digitalisierung im Gesundheitswesen trotz groß angelegter Initiativen, wie dem Aufbau der Telematikinfrastruktur (TI) in Deutschland, nur zögerlich entwickelt.

Dabei spielt die Akzeptanz der beteiligten Akteur:innen, die insbesondere die Leistungserbringenden und Patient:innen umfassen, eine entscheidende Rolle für die erfolgreiche Adoption der jeweiligen IT-Lösung. In unserer Analyse fokussieren wir uns auf ein Kernelement der Digitalisierung im Gesundheitswesen: die elektronische Patientenakte (ePA) in Deutschland, die elektronische Gesundheitsakte (ELGA) in Österreich und das elektronische Patientendossier (EPD) in der Schweiz. Um die ePA, ELGA und das EPD übergreifend zu beschreiben, wird der Begriff *digitale Patientenakte* genutzt. Gesetzliche Krankenkassen in Deutschland müssen ihren Versicherten seit Anfang 2021 die ePA kostenlos als App zur Verfügung stellen, wobei die Nutzung durch die Versicherten aktuell noch freiwillig ist (Bundesministerium für Gesundheit 2025a). Seit Januar 2025 wird sie in drei Modellregionen in Deutschland erprobt. Nach einer verlängerten Testphase soll sie ab dem 29. April 2025 allen gesetzlich Versicherten in Deutschland zur Verfügung stehen und ab Oktober 2025 verpflichtend in Arztpraxen und Kliniken eingeführt werden. Seit Mitte Januar 2025 haben Krankenkassen für rund 13 Mio. Versicherte eine ePA angelegt. Insgesamt sollen ePAs für 73 Mio. Versicherte erstellt werden, um das Ziel *ePA für alle* zu erreichen (Gematik 2025). In Österreich wird die ELGA als Opt-Out zur Verfügung gestellt, d. h. dass Patient:innen einer Nutzung aktiv widersprechen müssen, weshalb die ELGA von rund 97 % der Bürger:innen genutzt wird (Deutsches Ärzteblatt 2020). In der Schweiz sind gerade einmal 107.847 EPDs eröffnet worden, was nur etwas mehr als 1 % der Einwohner:innen entspricht (eHealth Suisse o. J.a). Dies führt zu folgenden Forschungsfragen:

*FF 1: Welche Faktoren haben aus Patientenperspektive einen Einfluss auf die Nutzungsabsicht digitaler Patientenakten?*
*FF 2: Welche der identifizierten Akzeptanzfaktoren sind in der ePA, ELGA und dem EPD bereits erfolgreich umgesetzt (Best Practices) und welche Maßnahmen sollten demzufolge ergriffen werden, damit die Akzeptanz aus Patientenperspektive noch weiter erhöht wird?*

Für die Beantwortung dieser zwei Forschungsfragen werden die Ergebnisse der Zusammenfassung relevanter Literatur und die Analyse von 21 semistrukturierten Interviews mit Patient:innen aus Deutschland, Österreich und der Schweiz genutzt.

## 30.2 Nutzung der elektronischen Patientenakte im DACH-Raum

### 30.2.1 Die digitale Patientenakte, ihre Funktionalitäten und rechtliche Hintergründe

Mit einer digitalen Patientenakte ist eine elektronische Anwendung gemeint, in der Patient:innen ihre Gesundheitsdaten zentral verwalten, indem sie selbst Informationen hinzufügen oder von behandelnden Ärzt:innen einstellen lassen können (Bundesministerium für Gesundheit 2025a). Sie bündelt u. a. Befunde, Arztbriefe, Laborberichte sowie Therapie- und Medikationspläne und ermöglicht so eine zeit- und ortsunabhängige, transparente und interdisziplinäre Nutzung relevanter Gesundheitsinformationen (KBV o. J.). Zugleich stellt sie eine Vernetzungsplattform dar, die dezentrale Systeme von Ärzt:innen, Krankenhäusern, Apotheken oder Pflegeeinrichtungen miteinander verbindet (Kolain und Molavi 2019). Die Datenhoheit verbleibt bei den Patient:innen, die selbst bestimmen, welche Akteur:innen auf welche Inhalte zugreifen dürfen. Da sich die Inhalte und die konkrete Ausgestaltung digitaler Patientenakten je nach Land unterscheiden, wird im Folgenden ein kurzer Einblick in die ePA (Deutschland), ELGA (Österreich) und das EPD (Schweiz) gegeben.

Mit der Einführung des Terminservice- und Versorgungsgesetzes wurden Krankenkassen dazu verpflichtet, ihren Versicherten ab 2021 eine ePA kostenlos zur Verfügung zu stellen (Bundesministerium für Gesundheit 2019). Weitere Akteur:innen wie z. B. Apotheker:innen, Krankenhäuser und Pflegedienste wurden zur Anbindung an die TI verpflichtet und für die ePA wurden weitere Sicherheitsstandards und Schnittstellen zur Überwindung von Medienbrüchen definiert (Bundesministerium für Gesundheit 2020). Der Rollout der ePA erfolgt stufenweise und dient als Grundlage für die Einführung weiterer Funktionen im Zeitverlauf (Bundesministerium für Gesundheit 2025a). Seit dem 01.07.2021 sind auch alle Vertragsärzt:innen und Psychotherapeut:innen dazu verpflichtet, die ePA lesen und befüllen zu können (Bundesministerium für Gesundheit 2025a). Das in 2022 diskutierte Opt-Out-Verfahren für die gesetzlichen Versicherten (Bayerische Staatsregierung 2022) wird in dem Digital-Gesetz (DigiG) adressiert. Das DigiG gibt vor, dass ab 2025 die Krankenkassen für alle gesetzlichen Versicherten eine ePA anlegen müssen. Die Nutzung ist nicht mehr freiwillig und die Versicherten müssen ein Widerspruchsverfahren (Opt-Out-Verfahren) nutzen, wenn sie die ePA nicht eingerichtet haben möchten. Zu erwähnen ist außerdem, dass die Krankenversicherungen jeweils eigene ePA-Lösungen anbieten, die sie den Versicherten zum Download zur Verfügung stellen. Die ePA der Techniker Krankenkasse (TK Safe) sowie die ePA der Hanseatischen Krankenkasse haben im Gegensatz zu den ePAs anderer großer gesetzlicher Krankenversicherungen (z. B. BARMER eCare, DAK ePA, KKH ePA, AOK Mein Leben) die Besonderheit, dass sie nicht als separate App verfügbar sind, sondern in die allgemeine Service-App der Versicherungen integriert sind.

In Österreich bildet das Gesundheitstelematikgesetz (GTeL)[1] aus dem Jahr 2012 die gesetzliche Grundlage zur ELGA. Bereits zu Beginn wurde für die Nutzenden der ELGA ein Opt-Out-Verfahren gesetzlich verankert. Zunächst gab es eine ELGA-Verordnung[2] für die Implementierung, wo unter anderem das Widerspruchsverfahren sowie Struktur, Format und Standards für Gesundheitsdaten konkretisiert wurden. Danach folgte eine schrittweise Einführung ab 2015, wo zunächst Krankenhäuser und Pflegeeinrichtungen zur Anbindung verpflichtet wurden und ab 2018 niedergelassene Ärzt:innen. Die Nutzenden verfügen über ein ELGA-Portal, worüber sie ihre medizinischen Daten abrufen können, wie z. B. Befunde, Entlassungsbriefe, Medikationsinformationen. Dies fördert die standardisierte Kommunikation zwischen Gesundheitsdienstleister:innen. Der Zugriff durch Ärzt:innen, Therapeut:innen oder anderen Heilberufler:innen erfolgt grundsätzlich nach Zustimmung der betroffenen Person, wobei in Notfällen ein eingeschränkter Zugriff möglich ist. Über ein Zugriffsprotokoll können die Nutzenden nachvollziehen, welche:r Gesundheitsdienstleister:in zuletzt auf ihre Gesundheitsdaten Zugriff hatte (Bundesministerium für Arbeit, Soziales, Gesundheit, Pflege und Konsumentenschutz 2019). Die technische Umsetzung erfolgt über das ELGA-Portal, das einen

[1] s. https://360.lexisnexis.at/d/rechtsnorm-ris/gtelg_2012_gesundheitstelematikgesetz_2012/L-20008120-P0-AF3 (Zugegriffen: 20.02.2026)

[2] s. https://www.allmed.at/images/dokumente/Info-Patienten/ELGA-VO.pdf (Zugegriffen: 20.02.2026)

sicheren Zugang z. B. über ID Austria oder Handysignatur zu dezentral gespeicherten Gesundheitsdaten ermöglicht (Öffentliches Gesundheitsportal Österreichs o. J.).

In der Schweiz steht den Nutzenden ein EPD zur Verfügung, welches 2015 durch das Bundesgesetz[3] beschlossen und 2017 in Kraft trat. Bei dem EPD verfolgt die Schweiz ein Opt-In-Verfahren, da die Nutzung eines EPDs freiwillig für alle Personen in der Schweiz bleibt (eHealth Suisse o. J.d). Für Einrichtungen wie z. B. Krankenhäuser, Pflegeheime, Geburtshäuser und ab 2022 neu zugelassene Arztpraxen ist die Anbindung an das EPD verpflichtend (eHealth Suisse o. J.b). In der Schweiz gibt es sogenannte Stammgemeinschaften, die für Betrieb und Organisation eines EPDs in einer Region verantwortlich sind und für die Gesundheitsfachpersonen wie z. B. Ärzt:innen und für die Patient:innen den Zugang zu einem EPD bereitstellen. Es gibt insgesamt sechs zertifizierte EPD-Anbieter, die den Patient:innen in der Schweiz zur Auswahl stehen. Allerdings gibt es teilweise Einschränkungen beim Wohnort und Sprachen, da nicht alle Anbieter für die ganze Schweiz verfügbar und bis zu vier Sprachen möglich sind (eHealth Suisse o. J.c). Ähnlich wie bei ELGA ist auch beim EPD ein Zugriffsprotokoll vorhanden, das vorgenommene Änderungen oder Zugriffe auf das EPD der Patient:innen dokumentiert. Diese Zugriffsprotokolle werden für zehn Jahre gespeichert (eHealth Suisse o. J.d, o. J.f).

### 30.2.2 Akzeptanzfaktoren der Nutzenden aus der Literatur

In einer Studie von Fischer (2019) geben weit mehr als die Hälfte der Befragten an, nicht über ausreichend Informationen zur ePA zu verfügen. Wenig überraschend ist daher die Einschätzung von 61 % der Teilnehmenden einer weiteren Erhebung, dass eine Aufklärung durch Ärzt:innen nicht sichergestellt werden kann (Baxmann et al. 2018). Die Bedeutung einer besseren Informiertheit wird in einer Versichertenbefragung deutlich, in der ein zu geringer Wissensstand über die ePA als gewichtigster Grund für die Nichtnutzung aufgeführt wird (an der Heiden et al. 2021). Die Informationen und somit das Stärken von Vertrauen in die digitale Patientenakte wird ebenfalls beim EPD als maßgeblich für die Akzeptanz angesehen (Schweizerische Ärztezeitung 2017).

Ein detailliertes Rechte- und Rollenkonzept sowie die Datenverschlüsselung sind ebenfalls Grundvoraussetzungen für die Nutzung der ePA und des EPD. Es wird befürchtet, dass Datenmissbrauch oder die Manipulation sensibler Daten durch unerlaubte Zugriffe erfolgen könnte (Baxmann et al. 2018; Fischer 2019; Schweizerische Ärztezeitung 2017).

Darüber hinaus kann die IT-Kompetenz der Nutzenden als Einflussfaktor in Bezug auf die Akzeptanz der ePA angesehen werden. Relevant ist zum einen die Erfahrung im Umgang mit Technik sowie zum anderen die Bereitschaft, sich mit technischen Innovationen auseinanderzusetzen (Fischer 2019). Eine wahrgenommene höhere Komplexität der ePA wirkt sich wiederum negativ auf die Akzeptanz aus (Niazkhani et al. 2020). Komplexitäten bestehen Niazkhani et al. (2020) zufol-

[3] s. https://www.fedlex.admin.ch/eli/cc/2017/203/de (Zugegriffen: 20.02.2026)

ge vor allem in Unklarheiten des medizinischen Fachjargons für Patient:innen und unklarer Darstellung der Informationen.

Zudem hängt die Akzeptanz auch davon ab, welche Erwartungen potenzielle Nutzende an die ePA haben. Generell erhoffen sich diese eine schnelle und transparente Behandlung, welche durch einen stetigen Datenaustausch zwischen behandelnden Ärzt:innen und Therapeut:innen verbessert wird (Fischer 2019). Die daraus resultierende Leistungserwartung beschreibt das Ausmaß, in dem der:die potenzielle Nutzende glaubt, dass die Nutzung der ePA ihm:ihr helfen wird, seine:ihre Leistung zu verbessern. Dies kann sich durch ein größeres gesundheitliches Bewusstsein oder einen verbesserten allgemeinen Gesundheitszustand ausdrücken (Alsahafi et al. 2022). Darüber hinaus soll durch das EPD eine Stärkung der Gesundheitskompetenz der Patient:innen erreicht werden, indem behandlungsrelevante Informationen leichter eingesehen und medizinische Schritte besser nachvollzogen werden können (Angerer et al. 2021; Schweizerische Ärztezeitung 2017).

Ein weiterer Faktor ist die Einbindung der Nutzenden in den Entwicklungsprozess von Softwarelösungen. Das Vertrauen der Patient:innen in die ePA ist hierbei ein entscheidender Aspekt zur Erhöhung der Akzeptanz[4], indem das System benutzerzentriert entwickelt wird und Nutzerwünsche berücksichtigt werden (Alsahafi et al. 2022; Scheibner et al. 2021). Darüber hinaus fanden Halmdienst et al. (2022) heraus, dass ein weiterer Akzeptanzfaktor in der Multimorbidität der Patient:innen liegt. Je multimorbider ein:e Patient:in ist, desto höher ist die Anzahl der verschriebenen Medikamente sowie der Krankenhausaufenthalte und desto höher ist die Notwendigkeit sowie die Akzeptanz der ePA. Das EPD soll es ebenso wie die ePA

**Tab. 30.1** Akzeptanzfaktoren für digitale Patientenakten aus der Literatur (eigene Tabelle)

| Akzeptanzfaktor | Kurzbeschreibung | Quelle(n) |
|---|---|---|
| Informationsstand | Informiertheit über digitale Patientenakten und deren Funktionalitäten | (an der Heiden et al. 2021; Baxmann et al. 2018; Fischer 2019) |
| Datenschutz | Integrierte Mechanismen zum Schutz vor Datenmissbrauch | (Baxmann et al. 2018; Fischer 2019) |
| IT-Kompetenz | Nutzerfahrung mit IT-Anwendungen, Bereitschaft für neuartige IT-Lösungen, Stärkung der Gesundheitskompetenz | (Fischer 2019; Niazkhani et al. 2020; Angerer et al. 2021; Schweizerische Ärztezeitung 2017) |
| Erwartungshaltung | Erwartungen bezüglich eines verbesserten Datenaustauschs und Gesundheitsmanagements | (Alsahafi et al. 2022; Fischer 2019) |
| Nutzereinbindung | Berücksichtigung der Nutzerwünsche in der (Weiter-) Entwicklung und Anpassung digitaler Patientenakten | (Alsahafi et al. 2022; Scheibner et al. 2021) |
| Multimorbidität | Persönliche Notwendigkeit digitaler Patientenakten, eigener Gesundheitszustand | (Halmdienst et al. 2022) |

[4] Eine vertiefte Auseinandersetzung mit dem Thema Vertrauen in elektronischen Patientenakten findet sich in Kap. 29 dieser Ausgabe der Edition HMD.

ermöglichen, die Übersicht über diverse Verordnungen und Diagnosen nicht zu verlieren (Schweizerische Ärztezeitung 2017). In Tab. 30.1 werden die in der Literatur identifizierten Akzeptanzfaktoren zusammengefasst, die für digitale Patientenakten in der DACH-Region gelten können, auch wenn die einzelnen Studien jeweils spezifische digitale Patientenakten untersuchten.

## 30.3 Methodik

Mithilfe der Erkenntnisse aus der relevanten Literatur wurden semistrukturierte Interviews nach Gläser und Laudel (2010) mit 21 gesetzlich versicherten Personen durchgeführt, welche durch persönliche Ansprachen akquiriert wurden. Die Interviews fanden entweder vor Ort ($n = 6$) oder über gängige Onlinekonferenztools ($n = 15$) im Zeitraum von November 2021 bis April 2025 statt. Es wurden semistrukturierte Interviews durchgeführt, um eine möglichst hohe Datentiefe zu erhalten und neue Themen explorieren zu können, welche durch quantitative Erhebungen nicht in diesem Umfang möglich ist. Die Interviewdauer betrug zwischen 17 und 61 min. Nach der Transkription der Interviews wurde für die anschließende Kodierung der

**Tab. 30.2** Übersicht über die Interviewpartner:innen (eigene Tabelle)

| ID | Geschlecht | Alter | Patientenakte | Technikaffinität | Gesundheitliche Beeinträchtigung (Chronische Krankheit und/oder Multimorbidität) |
|---|---|---|---|---|---|
| T1 | Weiblich | 35 | ePA | Hoch | Nein |
| T2 | Männlich | 59 | ePA | Hoch | Nein |
| T3 | Weiblich | 26 | ePA | Hoch | Nein |
| T4 | Weiblich | 27 | ePA | Mittel | Nein |
| T5 | Weiblich | 51 | ePA | Gering | Nein |
| T6 | Weiblich | 65 | ePA | Hoch | Ja |
| T7 | Weiblich | 27 | ePA | Mittel | Ja |
| T8 | Männlich | 24 | ePA | Hoch | Nein |
| T9 | Weiblich | 25 | ePA | Hoch | Nein |
| T10 | Weiblich | 23 | ePA | Hoch | Nein |
| T11 | Männlich | 30 | ePA | Hoch | Nein |
| T12 | Männlich | 32 | ePA | Hoch | Nein |
| T13 | Männlich | 22 | ePA | Mittel | Nein |
| T14 | Männlich | 23 | ePA | Mittel | Nein |
| T15 | Weiblich | 69 | ePA | Mittel | Nein |
| T16 | Weiblich | 63 | ePA | Gering | Ja |
| T17 | Männlich | 36 | EPD | Hoch | Nein |
| T18 | Weiblich | 35 | EPD | Hoch | Ja |
| T19 | Weiblich | 33 | ELGA | Hoch | Nein |
| T20 | Weiblich | 39 | ELGA | Hoch | Nein |
| T21 | Weiblich | 62 | ELGA | Mittel | Nein |

relevanten Textpassagen die Software QDA Miner verwendet. Bei der qualitativen Inhaltsanalyse wurde ein deduktives Kodierschema nach Mayring (2010) gewählt, basierend auf den zuvor in der Literatur identifizierten Kategorien bzw. Einflussfaktoren. Wenn während der Analyse der Interviews neue Faktoren identifiziert werden konnten, wurden diese induktiv hinzugefügt. In einem Autorenworkshop wurden die identifizierten Faktoren diskutiert, bis ein Konsens gefunden wurde, um größtmögliche Objektivität zu erhalten.

Bei der Auswahl der Interviewpartner:innen wurde darauf geachtet, die verschiedenen Eigenschaften der potenziell breiten Nutzergruppe zu berücksichtigen, was eine Diversität der Teilnehmenden hinsichtlich des Gesundheitszustands, des Alters und der Technikaffinität inkludiert. Tab. 30.2 listet die Interviewpartner:innen mit Altersangabe sowie weiteren relevanten Attributen auf.

## 30.4 Ergebnisse der Interviewanalyse

Durch die Interviews konnten sechs zentrale Einflussfaktoren identifiziert werden, die im Zusammenspiel die Akzeptanz digitaler Patientenakten aus Sicht der Patient:innen beeinflussen. Diese Faktoren lassen sich in primäre und sekundäre Einflussfaktoren unterteilen. Die interdependenten primären Einflussfaktoren kommen bei der Nutzung digitaler Patientenakten zur Geltung und können, je nach dem Design der Anwendung, dafür sorgen, dass diese positiv bewertet und weiter genutzt wird oder als negativ bewertet und nicht (mehr) genutzt wird. Hierbei handelt es sich um die Aspekte *Anwenderfreundlichkeit*, *Medienkompetenz* und *Funktionalitäten*. Die sekundären Einflussfaktoren sind in keinem direkten Zusammenhang mit der Wahrnehmung der Nutzenden bei Gebrauch der Anwendung zu sehen, sondern wirken vielmehr darauf ein, ob es zu einer erstmaligen Nutzung digitaler Patientenakten kommt. Hierbei handelt es sich um die Faktoren *Informationsstand*, *Gewohnheiten und normative Einflüsse* sowie *Datenschutz*. Bei all diesen Faktoren spielen demografische Eigenschaften der breiten potenziellen Nutzergruppe eine Rolle, die insbesondere das Alter betreffen, da ein hohes Alter u. a. eine negative Auswirkung auf die Medienkompetenz hat und generell eine höhere Skepsis bezüglich technischer Entwicklungen besteht als bei jüngeren Personen. Abb. 30.1 veranschaulicht die Struktur der identifizierten Einflussfaktoren.

### 30.4.1 Akzeptanzfaktor #1: Informationsstand

In den Interviews konnte eine große Unwissenheit über digitale Patientenakten identifiziert werden. Zwar konnten sich die meisten Interviewten etwas unter dem Begriff ePA vorstellen, die konkreten Anwendungen und die Funktionsweise konnte jedoch lediglich eine Person näher erläutern (T7). Sowohl bei der ELGA als auch beim EPD konnten alle Befragten Informationen bezüglich Anwendungen und Funktionen bereitstellen (T17–T21). Unter allen Teilnehmenden ist die Meinung vertreten worden, dass auch nach dem Rollout zu wenig Informationen sowohl

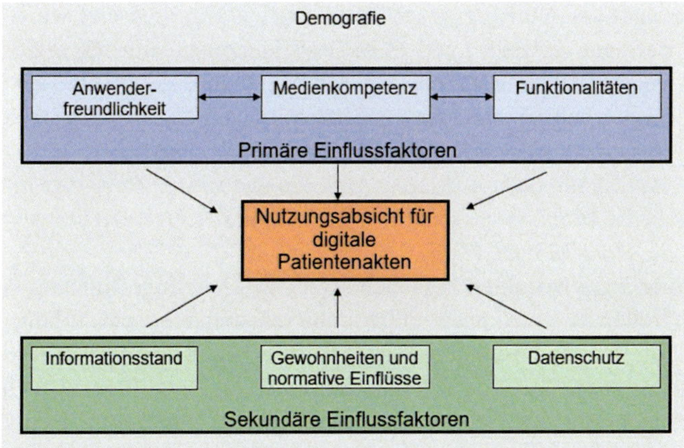


**Abb. 30.1** Identifizierte Einflussfaktoren für die Nutzungsabsicht digitaler Patientenakten (eigene Abbildung in Anlehnung an Kus et al. (2022))

über digitale als auch über analoge Quellen zur Verfügung gestellt werden. Darüber hinaus haben alle Interviewteilnehmenden angegeben, bisher nicht über eine offizielle Stelle, wie beispielsweise die Krankenkasse oder die behandelnden Ärzt:innen, über das Angebot informiert worden zu sein. Ein möglicher Grund dafür könnte sein, dass seitens der Leistungserbringenden eine geringe Akzeptanz besteht, eine fehlende Verpflichtung vorliegt oder diese digitale Patientenakten aufgrund von Zeitmangel sowie fehlender Kompetenzen nachrangig behandeln.

Allerdings besteht bei fast allen Befragten der Wunsch, von einer offiziellen Stelle informiert zu werden, beispielsweise in Form eines Informationsschreibens der Krankenkasse oder eines Arztgesprächs. Begründend wird angeführt, dass bei einem Arztbesuch der direkte Bezug zum Gesundheitsthema besteht, was Seriosität und Vertrauenswürdigkeit der Angaben vermittelt (T3, T12, T13). T12 konkretisiert die Bedeutung der behandelnden Ärzt:innen in diesem Aufklärungsprozess, den man „*in die Verantwortung nehmen muss. Der Arzt ist ja letztlich auch die Vertrauensperson. Wenn der sagt: ‚Holen Sie sich das mal, das ist gut‘, dann machen die Leute das auch.*“

## 30.4.2 Akzeptanzfaktor #2: Gewohnheiten und normative Einflüsse

Den Interviews kann entnommen werden, dass die Akzeptanz steigt, wenn eine Innovation stärker in der Gesellschaft etabliert ist (T4). Das hängt damit zusammen, dass dadurch mehr Informationen weitergegeben werden und mehr Feedback erteilt wird. Meinungen aus dem eigenen Bekanntenkreis haben mehreren Befragten zufolge einen großen Einfluss auf die eigene Nutzungsabsicht der ePA (T11, T12, T16). Teilweise wird sozialer Druck vernommen, der sich darin widerspiegelt, dass eine Bereitschaft zur Nutzung neuer Technologien vorausgesetzt wird. Insbesondere ältere Befragte verweisen zudem auf teils jahrzehntelange Gewohnheiten, die das papierbasierte Sammeln wichtiger gesundheitsrelevanter Informationen umfassen und nur mit erheblichen mentalen Anstrengungen zu ändern sind (T15, T16). Exemplarisch ist folgende Aussage: „*Ich habe noch keine Lust, das alles digital zu machen, das kommt noch dazu. [. . . ] Ich bin wie gesagt die Generation, die ein Buch gerne in die Hand nimmt und auch gerne mal den Arztbericht von früher liest und den in die Hand nimmt*“ (T16).

Die Mehrheit der befragten Personen setzt eine freiwillige Nutzung voraus. Die Nutzung digitaler Patientenakten sollte nicht verpflichtend sein, solange nicht gewährleistet ist, dass auch die ältere Generation sowie körperlich oder geistig eingeschränkte Personen diese nutzen können (T3). Eine freiwillige, also Opt-In-Nutzung, wird auch von den österreichischen Befragten präferiert, obwohl hier eine Opt-Out-Nutzung etabliert ist (T19, T21). Ein Opt-Out sei insbesondere für ältere Personen aufwändig und ethisch fragwürdig, da diese nicht die technischen Möglichkeiten hätten, der Nutzung über die Website zu widersprechen und zudem teilweise auch keine Endgeräte besitzen, um die Daten digital einsehen zu können (T19). Auf der anderen Seite kann sich etwas weniger als die Hälfte der Befragten eine verpflichtende Einführung der digitalen Patientenakte vorstellen, allerdings unter der Voraussetzung, dass zuvor detailliert informiert und aufgeklärt wird sowie weitere Zugriffsmöglichkeiten und barrierefreie Elemente integriert werden.

Zuletzt ist die Akzeptanz einer Technologie abhängig von intrinsischer Motivation. Im Rahmen der Interviews wurde insbesondere die Möglichkeit, den eigenen Gesundheitsstand zu überwachen sowie eine effizientere und vollständige Ablage medizinischer Dokumente zu erreichen, als Motivationsgrund für die Nutzung genannt. Darüber hinaus besteht die Erwartungshaltung, dass der Alltag durch eine digitale Patientenakte erleichtert werden kann. Dies trifft vor allem auf die Personen zu, die ohnehin ihre Gesundheitsdaten regelmäßig dokumentieren, was für gewöhnlich mit bereits vorliegenden gesundheitlichen Beeinträchtigungen einhergeht (T6, T7, T16). Demgegenüber wird von jüngeren Befragten geäußert, dass ohne größere gesundheitliche Einschränkungen keine Notwendigkeit zur Nutzung digitaler Patientenakten und damit zur Umstellung bisheriger Gewohnheiten besteht (T12, T13, T14). Eine digitale Patientenakte kann im Negativen auch dazu führen, dass der:die Patient:in ununterbrochen mit seinem:ihrem Gesundheitszustand konfrontiert wird (T6). Zuletzt besteht die Angst, dass die Datenpflege mit viel Aufwand verbunden ist, was sich ebenfalls negativ auf die Motivation auswirkt.

### 30.4.3 Akzeptanzfaktor #3: Datenschutz

Das Thema Datenschutz ist in Bezug auf digitale Patientenakten von zentraler Bedeutung. Alle interviewten Personen äußern Bedenken, welche im Zusammenhang mit dem Datenschutz und der Datensicherheit stehen.

Ungefähr die Hälfte der Interviewpartner:innen befürchtet, dass im Zusammenhang mit digitalen Patientenakten persönliche Nachteile für die Nutzenden durch

Datenschutzverletzungen entstehen könnten. Nicht zuletzt besteht die Gefahr von technischen Problemen, wie Serverausfällen oder Angriffen von außen, beispielsweise durch Hackerangriffe (T1, T16, T17), was zu Datenverlust bzw. -missbrauch führen kann. Als Beispiel führen T1, T4 und T16 an, dass es für Bewerbende und Mitarbeitende eines Unternehmens zu Benachteiligungen kommen könnte, wenn Unternehmen einen Einblick in die persönlichen Gesundheitsdaten erhalten. Konkret stehen auch Nachteile im Rahmen von betriebsärztlichen Untersuchungen und einhergehenden Einblicken in die Krankenhistorie im Fokus (T2, T4, T9, T21).

Nicht nur der potenzielle Zugriff durch unbefugte Personen wird bemängelt, auch die Datenhoheit, also der Zugriff der Patient:innen an sich, wird als kritisch bewertet. So wird befürchtet, dass die Möglichkeit, eigenständig Befunde hinzuzufügen und zu löschen, dazu führen kann, dass die Daten unvollständig sind und die Akte *geschönt* wird (T4, T21). Dadurch könne die Qualität der Behandlung beeinflusst werden (T4, T8).

Die Gefahr, dass Daten durch Viren oder Serverausfälle abgegriffen werden oder verloren gehen, kommt zwar während der Interviews zur Sprache, gleichzeitig wird aber auch Vertrauen in die technische Umsetzung geäußert. Den Interviewergebnissen zufolge besteht der Glaube in ein sehr gutes Backup-System, sodass die Gefahr eines Datenverlustes deutlich geringer sei als bei Papierakten, welche wiederum leichter durch äußere Einflüsse wie einen Brand oder ein Hochwasser beschädigt werden können.

### 30.4.4 Akzeptanzfaktor #4: Anwenderfreundlichkeit

Eine höhere Anwenderfreundlichkeit kann dadurch erreicht werden, auf die geringe Technikaffinität der älteren Zielgruppe einzugehen. Gerade bei dieser Zielgruppe liegen zudem häufig Sehprobleme sowie weitere körperliche Beschwerden vor, welche die Nutzung via Smartphone erschweren können (T13, T15, T16, T21). Um eine barrierefreie Nutzung zu ermöglichen, sollten Anleitungen zur Bedienung der App in Form von Audio-Hilfen oder Einblendungen schriftlicher Hilfestellungen eingepflegt werden (T9). Die Mehrheit der Interviewteilnehmenden setzt eine einfache und intuitive Bedienbarkeit sowie einen übersichtlichen Aufbau der App voraus. Dies könnte ebenfalls Personen unterstützen, die z. B. nur über geringe Sprachkenntnisse verfügen.

Nicht zu vernachlässigen ist die Möglichkeit der Nutzung über verschiedene Endgeräte. Mehr als die Hälfte der Befragten hält die Alternativen Smartphone und Tablet allein für unzureichend. Mehrere Teilnehmende schlagen ebenfalls eine webbasierte Lösung vor (T3, T7, T9) bzw. würden die Patientenakte selbst präferiert an einem Computer mit größeren Monitoren nutzen (T15, T16), sodass ein Responsive Design eine hohe Relevanz hat. Einzelne Befragte äußern zudem eine erhöhte Unsicherheit bei einer potenziellen Datenverwaltung über das Smartphone, auch aufgrund schneller auftretender eigener Fehler wie dem falschen Anklicken von Schaltflächen (T15, T16). Als zusätzliche Alternative wird der Zugang zur ePA in der Praxis über die Gesundheitskarte genannt (T1, T5, T10). So könne gewährleistet werden, dass auch Patient:innen ohne internetfähiges Endgerät die digitale Akte nutzen können.

Nach einer Erläuterung der gängigen Registrierungsverfahren der ePA wurde dies als Barriere empfunden, da es die erstmalige Nutzung zum Austesten der Funktionalitäten deutlich erschweren kann (T11). Andererseits wurde angemerkt, dass die Sicherheit der Akte elementar und ein zu lasches Registrierungsverfahren demzufolge nicht wünschenswert sei. In diesem Zusammenhang wurde auf die Möglichkeit des Zugangsverfahrens durch die Online-Ausweis-Funktion hingewiesen. Der Login sollte zudem nicht nur durch ein Passwort, sondern mindestens über Zwei-Faktor-Authentifizierung erfolgen, um eine zusätzliche Sicherheitsmaßnahme zu schaffen (T17, T18).

Darüber hinaus wird mit der Schnittstellenkompatibilität zu anderen digitalen Anwendungen eine weitere Anforderung an die Nutzerfreundlichkeit gestellt. Dies beinhaltet die Verfügbarkeit digitaler Patientenakten auf allen Endgeräten und die Kompatibilität mit anderen Gesundheitsapps, z. B. zum Tracken von Vitalfunktionen. Einige Befragte haben ebenfalls darauf hingewiesen, dass die ePA in die bereits häufiger genutzten Standardapps der Krankenkassen integriert und nicht als separate App angeboten werden sollte (T12, T13). Insbesondere bei der EPD wird betont, dass es integrative Lösungen statt Insellösungen geben sollte, da hier die EPDs nicht von der Krankenversicherung sondern von den Leistungserbringenden angeboten werden, sodass Patient:innen je nach Ärzt:innen mehrere unterschiedliche EPDs nutzen müssten (T17, T18).

### 30.4.5 Akzeptanzfaktor #5: Medienkompetenz

Medienkompetenz bezeichnet die Fähigkeit, Medien und deren Inhalte sinnvoll, kritisch und verantwortungsbewusst zu nutzen, basierend auf den gesammelten Erfahrungen und der Bereitschaft Neues zu erkunden. Dies steht in einem Abhängigkeitsverhältnis mit den affektiven, d. h. emotionalen und motivationalen, Faktoren der Computereinstellung, der Freude am Umgang mit technologischen Innovationen und der Computerangst (Fischer 2019). Die Befragten sind im Besitz eines internetfähigen Endgerätes und somit potenziell in der Lage, digitale Patientenakten zu nutzen. Einige verwenden zudem bereits elektronische Gesundheitsanwendungen. Allerdings lässt sich ein enormer Unterschied zwischen den Altersgruppen festhalten. So fällt es den Jüngeren deutlich leichter Apps zu nutzen als den Älteren. Den Aussagen ist zu entnehmen, dass eine Barriere der Nutzung digitaler Patientenakten in einer fehlenden Technikaffinität, insbesondere der älteren Zielgruppe, begründet liegt (T3, T9, T11, T12, T13, T14, T15, T16). Beispielhaft dafür steht die folgende Aussage: „*Ich glaube schon, dass das ein Problem ist, gerade bei älteren Menschen. […] Also ich kenne das auch selber von Verwandten, die ein bisschen älter sind, dass sie […] sich gar nicht trauen, selbst wenn sie ein Smartphone besitzen, […] und viele Sachen auch nicht unbedingt verstehen*“ (T3). Einige Befragte sehen dies jedoch als eher temporäres Problem, da die aktuell fünfzig- bis sechzigjährigen Menschen bereits vertrauter mit digitalen Anwendungen sind und fehlende Technikaffinität somit in einigen Jahren kein größeres Problem mehr darstellen würde (T12, T13, T15).

Zusammenfassend lässt sich eine erhebliche Barriere durch die verminderte Medienkompetenz bei älteren oder körperlich sowie geistig eingeschränkten Personen konstatieren. Die Befragten sind davon überzeugt, dass bei der Einführung und Nutzung digitaler Patientenakten unterstützt werden muss, beispielsweise in Form von Schulungen (T7, T19).

### 30.4.6 Akzeptanzfaktor #6: Funktionalitäten

Neben den bereits betrachteten Faktoren sind die Funktionalitäten in den digitalen Patientenakten selbst als zentraler Faktor für die Nutzungsabsicht der Patient:innen zu nennen. Die wesentliche Funktion, welche die digitale Patientenakte ausüben muss, ist eine vollumfängliche, digitale Datenablage- sowie Datenverwaltungsfunktion, die ein differenziertes Erteilen von Zugriffsberechtigungen ermöglicht (T2, T3, T11, T12, T13, T14, T15, T17, T20, T21). T11 führt hierzu aus: *„Gewünschte Funktionalität wäre die Möglichkeit, alles zum Gesundheitszustand einzusehen [...] und am besten auch übersichtlich und dass dann zu allem auch dran steht, welche Ärzte darauf Zugriff haben.“* Zu den relevanten medizinischen Informationen zählen dabei Therapien, medizinische Bilddokumente wie Röntgenaufnahmen, aber auch Medikationspläne, sodass durch diese Übersicht das unnötige Durchführen redundanter medizinischer Tätigkeiten ebenso wie das Auftreten ungewünschter Wechselwirkungen zwischen Medikamenten vermieden werden kann. Mehrere Interviewteilnehmende wünschen sich zudem die Integration von Gesundheitspässen wie dem Impfpass, der für einzelne jüngere Befragte sogar relevanter wäre als eine Therapie- oder Medikationsübersicht, da keine oder kaum Krankheiten vorliegen, aber teils Unwissenheit über notwendige Impfungen besteht oder der Verlust des papierbasierten Dokuments befürchtet wird (T11, T13, T19, T21). Vereinzelt wird zudem begrüßt, Bonusprogramme der Krankenkassen zu integrieren (T14). Die Integration solcher inhaltlichen Elemente könnte folglich zu einer breiteren Akzeptanz beitragen. Schließlich wird von einigen Befragten auch die Bedeutung herausgestellt, dass bei stärker eingeschränkten, multimorbiden Personen, die immens von digitalen Patientenakten profitieren könnten, die Nutzungsmöglichkeit durch eine Vertretungsperson gegeben sein muss (T15, T16).

### 30.4.7 Einflussfaktoren für die Nutzungsabsicht digitaler Patientenakten

Die textlichen Erläuterungen zu den übergeordneten identifizierten Akzeptanzfaktoren werden in Abb. 30.2 noch einmal zusammengefasst und veranschaulicht, indem den sechs Akzeptanzfaktoren auf Metaebene jeweils charakteristische Unterpunkte zugeordnet werden.

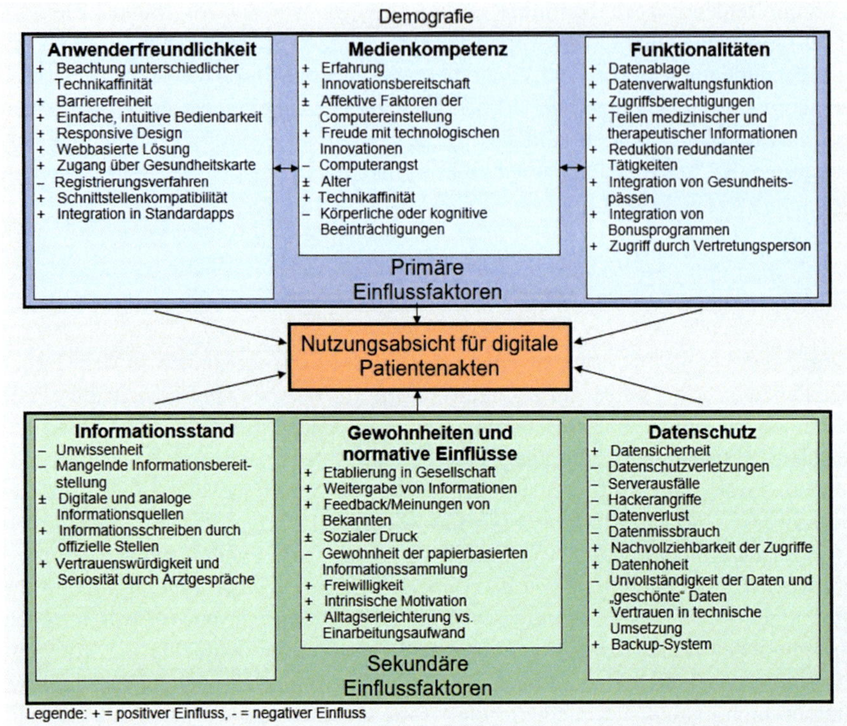


**Abb. 30.2** Einflussfaktoren für die Nutzungsabsicht digitaler Patientenakten mit zugehörigen Unterpunkten (eigene Abbildung in Anlehnung an Kus et al. (2022))

## 30.5 Best Practices

Für die Ausarbeitung von Best Practices wurden die digitalen Patientenakten Deutschlands, Österreichs und der Schweiz anhand der in Abschn. 30.4 herausgestellten Akzeptanzfaktoren auf Basis einer Internetrecherche analysiert und gegenübergestellt. Da der Akzeptanzfaktor *Medienkompetenz* sich auf persönliche Einstellungen bezieht und nicht objektiv über die Patientenakten messbar ist, wird dieser Faktor bei den Best Practices exkludiert und der Fokus auf die übrigen fünf Faktoren gelegt. Die Ableitung der Best Practices lässt sich Abb. 30.3 entnehmen.

### 30.5.1 Akzeptanzfaktor Informationsstand

Zur Erhöhung des Bekanntheitsgrades der ePA und zum Aufzeigen der Vorteile, welche die ePA Nutzenden bieten kann, wurde 2024 eine große Informationskampagne des Bundesministeriums für Gesundheit (BMG) gestartet. Hierzu wurde ein Infomobil eingesetzt, das in neun deutschen Städten Bürger:innen ins Gespräch

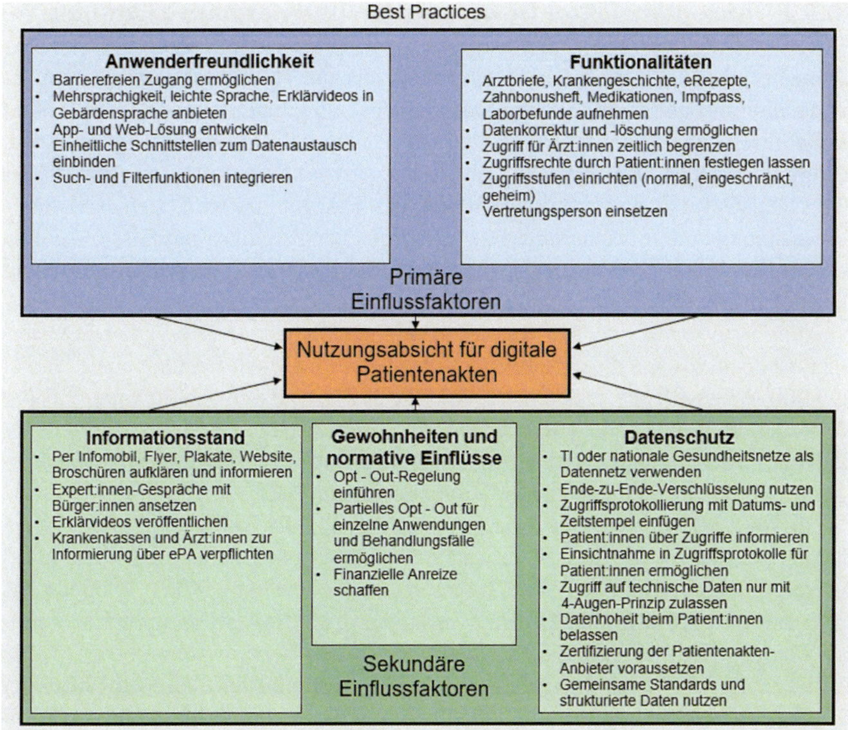


**Abb. 30.3** Best Practices digitaler Patientenakten (eigene Abbildung)

mit Expert:innen bringen sollte, um über die ePA zu informieren. Darüber hinaus wurden Informationskampagnen in den sozialen Medien, über Flyer und Plakatwände sowie auf einer Website (http://www.epa-vorteile.de) geschaltet (Bundesministerium für Gesundheit 2024). Mit Erklärvideos[5] wird online über die ePA-Anwendungen aufgeklärt. Darüber hinaus wurden die Krankenkassen verpflichtet, ihre Versicherten ausführlich über die Funktionalitäten, speicherbare Informationen sowie Rechte und Ansprüche aufzuklären. Zudem müssen Ärzt:innen ihre Patient:innen darüber informieren, welche Daten sie in der ePA speichern, dies gilt insbesondere bei potenziell diskriminierenden oder stigmatisierenden Daten wie Schwangerschaftsabbrüchen oder psychischen Erkrankungen (Bundesministerium für Gesundheit 2025a). In Österreich werden Erklärvideos, Downloads und Broschüren für die Bevölkerung bereitgestellt (Öffentliches Gesundheitsportal Österreichs 2025). Ähnlich ist es in der Schweiz, wo online Videofilme für Patient:innen, die über das EPD aufklären, sowie digital abrufbare Broschüren bereitgestellt werden (vgl. Startseite des EPD[6]).

[5] s. https://www.gematik.de/anwendungen/epa-fuer-alle (Zugegriffen: 01.04.2025)
[6] s. https://www.patientendossier.ch/privatpersonen (Zugegriffen: 15.04.2025)

### 30.5.2 Akzeptanzfaktor Gewohnheiten und normative Einflüsse

Kröner et al. (2025) postulieren, dass mehr als die Hälfte der Befragten in ihrer Studie mit Familienmitgliedern oder Arbeitskolleg:innen sowie Bekannten und Freund:innen über die ePA gesprochen haben und ca. 30 % mit ihren Ärzt:innen. Knapp 24 % gaben darüber hinaus an, keinen Nutzen in der ePA zu sehen. Da im deutschen Gesundheitswesen noch häufig das Fax genutzt wird, sowie Arztbriefe, Rechnungen und Erinnerungen zu Vorsorgeuntersuchungen per Post verschickt werden, lässt sich eine starke Gewohnheit papierbasierter Informationssammlung feststellen. Die ePA besitzt seit 2025 eine Opt-Out-Systematik, sodass einer Nicht-Nutzung aktiv widersprochen werden muss (gematik o. J.a). Die ELGA in Österreich ist ebenfalls wie die ePA eine Opt-Out-Lösung, die seit Beginn gerade einmal 293.000 Widersprüche erhalten hat (ELGA 2022). Dies entspricht rund 3 % der Versicherten. Neben dem generellen Opt-Out, werden partielle Opt-Outs für einzelne ELGA-Anwendungen und ein situatives Opt-Out bei bestimmten Behandlungsfällen ermöglicht (gematik o. J.a). Bis Ende Januar 2025 wurden in der Schweiz bisher 93.851 EPDs eröffnet (eHealth Suisse o. J.a). Das EPD folgt dem Prinzip der doppelten Freiwilligkeit, d. h. weder Ärzt:innen noch Patient:innen haben eine Verpflichtung, es zu nutzen (Schweizerische Ärztezeitung 2017). Während das EPD aktuell noch mit hohen Kosten verbunden ist, wird erwartet, dass dies mittel- bis langfristig einen höheren Nutzen als Kosten haben wird (Schweizerische Ärztezeitung 2017). Ähnlich wie das deutsche Gesundheitswesen, herrscht in der Schweiz eine ausgeprägte Fax-Kultur im Gesundheitswesen (Schweizer Ärztezeitung 2017). Zur Unterstützung der (Stamm-)Gemeinschaften wurden monetäre Anreize geschaffen, indem diese finanziell unterstützt werden. Praxen erhalten jedoch keine finanziellen Anreize (Schweizerische Ärztezeitung 2017).

### 30.5.3 Akzeptanzfaktor Datenschutz

Um die sensiblen Gesundheitsdaten bestmöglich zu schützen, werden die Daten in Deutschland auf Servern innerhalb der TI gespeichert und in der ePA verschlüsselt abgelegt (Bundesministerium für Gesundheit 2025a). Die Kommunikation zwischen den einzelnen Komponenten der ePA erfolgt mittels Ende-zu-Ende-Verschlüsselung, sodass niemand außer den Zugriffsberechtigten die Inhalte lesen können. Über bisherige Datenschutzverletzungen und Datenmissbrauch ist bisher nichts bekannt, allerdings hat der Chaos Computer Club (CCC) 2024 auf ein technisches Problem der ePA-Server aufmerksam gemacht, welche es Angreifer:innen ermöglichen könnte, auf sämtliche ePAs zuzugreifen, wofür sich der CCC illegal Zugang zur TI verschafft hat (KBV 2025). Zur Nachvollziehbarkeit der Zugriffe wird jeder Zugriff auf die ePA mit Datums- und Zeitstempel protokolliert. Dieses Protokoll ist für alle Patient:innen über die ePA-App einseh- und herunterladbar, um nachzuvollziehen, welche Einrichtung wann auf welche Dokumente zugegriffen oder Dateien abgelegt hat (Bundesministerium für Gesundheit o. J.). Die Datenhoheit liegt bei den Patient:innen, die bestimmen, welche Anwendungsfälle der ePA sie nutzen möchten, welche Daten sie teilen möchten und für welche zugriffsberechtigten Leistungserbringenden diese einsehbar sind (VDEK 2025).

Bei der ELGA erfolgt der Datentransport verschlüsselt und in speziell für das österreichische Gesundheitswesen etablierten Gesundheitsnetzen. Der Zugriff auf technische Daten ist ausschließlich mit Vier-Augen-Prinzip oder vergleichbaren technischen Sicherheitsmaßnahmen erlaubt (Bundesministerium für Arbeit, Soziales, Gesundheit, Pflege und Konsumentenschutz 2019). Es gibt eine Ombuds- und Widerspruchstelle, die als Anlaufstellen zur Wahrnehmung und Durchsetzung der Rechte in Bezug auf die ELGA und deren Datenschutz eingerichtet wurde (Sabutsch et al. 2024). Zur Steuerung und Protokollierung der Zugriffe auf ELGA-Gesundheitsdaten gibt es ein zentrales Berechtigungs- und Protokollierungssystem (Kollmann et al. 2017; Daumke et al. 2024).

Während in der Schweiz das Thema Datensicherheit ebenso zentral ist wie in Deutschland, um das Vertrauen in das EPD zu schaffen, hat es hier bereits Probleme mit der allgemeinen Datensicherheit gegeben (Schweizer Ärztezeitung 2017). Es gebe ungeklärte Probleme hinsichtlich des Datenschutzes und rechtliche Unsicherheiten hinsichtlich der Verantwortlichkeiten zur Überwachung der Gesundheitsdaten (Dettwiler und Märke 2022). 2022 kam es zu einem Hackerangriff auf die Website patientendossier.ch, bei dem Kontaktdaten von Nutzenden der Bestell- und Kontaktformulare gestohlen wurden (eHealth Suisse o. J.h) sowie zu Hackerangriffen auf Arztpraxen in der Romandie, die zu Entwendungen von EPDs führten (EDÖB 2022). Zudem wurde 2025 eine Cyberattacke auf Gesundheitszentren in Lausanne durchgeführt, als dessen Folge kein Zugriff mehr auf EPDs möglich war (Sander 2025). Um möglichst sichere EPDs zur Verfügung stellen zu können, müssen sich EPD-Anbieter zertifizieren lassen (Angerer et al. 2021). Patient:innen haben auch in der Schweiz die Datenhoheit, d. h. Kontrolle über den Datenzugriff bei EPDs und werden informiert, sobald Zugriffe erfolgt sind und bestimmen, welche Informationen dort abgelegt werden (Schweizer Ärztezeitung 2017; Angerer et al. 2021). Dettwiler und Märke (2022) kritisieren den Mangel an strukturierten Daten durch die technische Konzeption der EPDs. Heiniger et al. (2024) geben an, dass erst in den nächsten 20 Jahren eine solide Infrastruktur für den Datenaustausch entstehen soll, die gemeinsame Standards für die Datenerfassung beinhaltet. Die Daten der EPDs werden dezentral gespeichert, Backups werden kontinuierlich durchgeführt, verschlüsselt und von in der Schweiz ansässigen Unternehmen aufbewahrt (eHealth Suisse o. J.a; Angerer et al. 2021).

### 30.5.4 Akzeptanzfaktor Anwenderfreundlichkeit

Der Aspekt der Barrierefreiheit wird in der ePA dem VDK zufolge nur unzureichend umgesetzt (Ciszewski 2024). Laut gematik soll ein barrierefreier Zugang zur ePA gewährleistet sein, und die Vorgaben DIN EN ISO 9241 (Ergonomie der Mensch-System-Interaktion), BITV 2.0 (Verordnung zur Schaffung barrierefreier Informationstechnik nach dem Behindertengleichstellungsgesetz) und EN 301549 (Anforderungen an die Barrierefreiheit von Informations- und Kommunikationstechnik) berücksichtigt werden, welche jedoch einen barrierearmen Zugang regeln, statt konkrete Barrierefreiheit zu ermöglichen (gematik 2023). Neben Deutsch gibt es Patienten-Handouts zur ePA auch in Englisch, Türkisch, Russisch, Arabisch, Polnisch und leichter Sprache (gematik o. J.b). Statt einer webbasierten Lösung, werden ausschließlich Zugriffsmöglichkeiten über die App der jeweiligen Krankenkasse ermöglicht (gematik o. J.a). Das Registrierungsverfahren ist abhängig von der Krankenkasse (gematik o. J.a). Teilweise erfolgt eine Integration in die Apps der Krankenkassen (vgl. TK Safe der Techniker Krankenkasse), teilweise werden separate Apps notwendig. Bezüglich der Schnittstellenkompatibilität lässt sich konstatieren, dass einheitliche Schnittstellen zum Datenaustausch und -abgleich zwischen Praxen, Krankenkassen und Kliniken vorhanden sind (VDDS o. J.) und eine Sicherheitsarchitektur nach modernsten Standards eingerichtet wird (gematik o. J.b).

Die ELGA[7] bietet die Sprachen Deutsch und Englisch sowie Erklärvideos in Gebärdensprache an. Such- und Filterfunktionen sind gesetzlich vorgeschrieben (Bundesministerium für Arbeit, Soziales, Gesundheit, Pflege und Konsumentenschutz 2019). Ein Zugriff ist ausschließlich über ein Webportal möglich (gematik o. J.a). Der Zugang zur ELGA erfolgt über die e-card als Identitätsnachweis im e-Government (Kollmann et al. 2017). Die Authentifizierung für den Zugriff auf die ELGA der Patient:innen erfolgt erst, wenn die e-card der Patient:innen bzw. eine Identitätsprüfung gegen das zentrale Patientenregister durchgeführt wurde. Anschließend wird ein Zugriffsschlüssel erstellt, der den Zugriff ermöglicht (Sabutsch et al. 2024). Die ELGA folgt den technischen Rahmenbedingungen und Standards der IHE (Integrating the Healthcare Enterprise), DICOM und HL7 (Kollmann et al. 2017).[8] Verschiedene verteilte Schnittstellen und Komponenten stützen die Verwaltung und den Austausch der Daten (Daumke et al. 2024).

Beim EPD wird auf leicht verständliche Sprache in Broschüren und auf Websites sowie auf diverse Sprachangebote gesetzt (Schweizerische Ärztezeitung 2017). Ein Zugriff erfolgt über das Webportal je nach gewählter Stammgemeinschaft (gematik o. J.a). Eine Stammgemeinschaft ist in diesem Kontext eine Organisation, welche die Akteur:innen des Gesundheitswesens (z. B. Krankenhäuser und Apotheken) einer bestimmten Region zusammenschließt. Der Registrierungsprozess ist vielschichtig und erfolgt anhand einer zertifizierten elektronischen Identität (e-ID) je nach Stammgemeinschaft (Cloud Trust, Swiss Sign, Genève ID, VaudID) (Angerer et al. 2021; gematik o. J.a). Die Eröffnung des EPD hängt sowohl von der Stammgemeinschaft als auch von den Kantonen ab. Bei Austauschformaten wird auf den HL7 FHIR Standard gesetzt (eHealth Suisse o. J.a). Laut Heiniger et al. (2024) ist geplant, dass erst innerhalb der nächsten 20 Jahre eine solide Infrastruktur entstehen soll, die eine zuverlässige Interoperabilität zwischen den diversen Systemen der verschiedenen Organisationen ermöglicht.

[7] s. https://www.sozialministerium.gv.at/Themen/Gesundheit/eHealth/ELGA.html (Zugegriffen: 15.04.2025)

[8] Standards und Profile im Gesundheitswesen werden in Kap. 10 dieser Ausgabe der Edition HMD näher vorgestellt.

### 30.5.5 Akzeptanzfaktor Funktionalitäten

In der ePA können sowohl Arztbriefe, die Krankenhistorie, eRezepte, das Zahnbonusheft sowie Medikationen abgelegt werden. In Zukunft soll auch der elektronische Impfpass integriert werden (Bundesministerium für Gesundheit 2025b). Daten können insofern verwaltet werden, als dass sie jederzeit korrigiert werden können. Patient:innen können Ärzt:innen dazu auffordern, Daten aus der ePA zu löschen und diese auch selbst löschen (KZBV o. J.; gematik 2024). Zugriff haben alle behandelnden Ärzt:innen, solange die Patient:innen diesem Zugriff nicht widersprechen. Ein Zugriff wird automatisch für 90 Tage dem:der Ärzt:in eingeräumt, bei denen die elektronische Gesundheitskarte (eGK) eingesteckt wird. Über die App können Nutzende einstellen, welche Ärzt:innen auf welche Daten zugreifen dürfen und wie lange diese Zugriffe erlaubt werden. Patient:innen können zudem Vertretungspersonen einrichten. Jeder Zugriff wird mit Zeit- und Datumstempel protokolliert und für Patient:innen einsehbar gemacht (Bundesministerium für Gesundheit 2025a; gematik 2025).

In der ELGA werden Befunde und Bilddaten wie Entlassungsbriefe und Laborbefunde dezentral gespeichert, d. h. im Umfeld der jeweiligen Erstellenden. Gesundheitsdaten wie Medikationen und Impfdaten werden in zentralen Datenbanken abgelegt (Sabutsch et al. 2024; SV 2025;). Es gibt ein zentrales Protokollierungs- und Berechtigungssystem zur Steuerung der Zugriffe auf die Gesundheitsdaten der ELGA (Kollmann et al. 2017; Daumke et al. 2024). Eine Vertretungsperson kann auch bei der ELGA eingesetzt werden (Öffentliches Gesundheitsportal Österreichs 2025).

Beim EPD entscheiden die Patient:innen, welche Informationen in der Akte abgelegt werden (Angerer et al. 2021). Persönliche Gesundheitsdaten und Dokumente wie Berichte, Impfausweise, Rezepte und Gesundheitswerte werden zentral erfasst, gesammelt und gespeichert (eHealth Suisse o. J.e; Schweizerische Ärztezeitung 2017). Patient:innen erteilen dem Gesundheitspersonal Zugriffsrechte, um Dokumente lesen zu können. Über die Zugriffe werden die Patient:innen informiert (Schweizerische Ärztezeitung 2017) und können diese im Protokoll einsehen und kontrollieren (Angerer et al. 2021). Es gibt drei Zugriffsstufen: (1) normal zugängliche Dokumente, d. h. für alle einsehbar, die ein Zugriffsrecht haben, (2) eingeschränkt zugängliche Dokumente mit erweitertem Zugriffsrecht, (3) geheime Dokumente, die nur für Patient:innen einsehbar sind (eHealth Suisse o. J.f). Es existiert die Möglichkeit, eine Vertretungsperson einzusetzen (eHealth Suisse o. J.g).

## 30.6 Fazit und Ausblick

Ziel des Beitrags war es, zum einen die wesentlichen Faktoren zu identifizieren, die einen Einfluss auf die Nutzungsabsicht digitaler Patientenakten durch die Patient:innen haben (FF 1) und zum anderen Best Practices abzuleiten, um die Akzeptanz weiter zu erhöhen (FF 2). Hinsichtlich FF 1 lässt sich konstatieren, dass mit *Anwenderfreundlichkeit*, *Medienkompetenz* und *Funktionalitäten* primäre Einflussfaktoren identifiziert werden konnten, die für die Bewertung der digitalen Patientenakten während der Nutzung eine maßgebliche Rolle spielen. Weiterhin wurden mit *Informationsstand, Gewohnheiten und normativen Einflüssen* sowie *Datenschutz* sekundäre Einflussfaktoren identifiziert, die vor der etwaigen erstmaligen Nutzung im Entscheidungsprozess für oder gegen digitale Patientenakten von Bedeutung sind. In Bezug auf FF 2 wurden die digitalen Patientenakten hinsichtlich der in FF 1 herausgestellten Akzeptanzfaktoren analysiert und verglichen, um jeweils Best Practices zur weiteren Steigerung der Nutzerakzeptanz abzuleiten. Hierbei konnten elf Best Practices bezogen auf die primären Einflussfaktoren identifiziert werden. Diese beinhalten u. a. Barrierefreiheit, einheitliche Schnittstellen und die Festlegung von Zugriffsrechten. Für die sekundären Einflussfaktoren ließen sich sechszehn Best Practices identifizieren, vor allem die Einführung einer Opt-Out-Regelung, die Nutzung der TI oder anderer Gesundheitsnetze zur sicheren Datenübertragung und die Aufklärung per Broschüren, Flyer, Websites oder per Infomobil.

Ein Erfolg digitaler Patientenakten ist von zentraler Bedeutung, um die Digitalisierung in den Gesundheitswesen der DACH-Region weiter voranzutreiben und die beteiligten Akteur:innen besser zu vernetzen, sodass Herausforderungen wie der demografische Wandel und der Fachkräftemangel gemeistert werden können. Durch den Beitrag wurden mithilfe der geführten Interviews wichtige Praxiseinblicke zur digitalen Patientenakte aus der Nutzerperspektive gewonnen. Wie viele andere, ist auch diese Studie nicht frei von Limitationen. Die Anzahl der Befragten ist mit $n = 21$ zwar solide, angesichts der großen Grundgesamtheit über drei Länder hinweg erscheint jedoch eine Erweiterung durch zusätzliche Interviewrunden in zukünftiger Forschung sinnvoll, um die Ergebnisse weiter zu validieren. Es ist zu erwähnen, dass die Ergebnisse dieser qualitativen Analysen sich auf die Patientenperspektive beschränken und nicht repräsentativ für alle Patient:innen bzw. Nutzendengruppen gelten. Zukünftige Forschung sollte die identifizierten Aspekte folglich durch quantitative Studien untersuchen und zudem die Einschätzungen der Leistungserbringenden als weitere Nutzendengruppe berücksichtigen. Die Best Practices wurden durch eine systematische Analyse einschlägiger Literatur sowie durch eine Dokumentenanalyse spezieller (Primär-)Quellen wie Informations- und Produktbroschüren von Krankenkassen, Policy Papers, Stellungnahmen von Verbänden, Gematik-Dokumenten, Datenschutzgrundlagen, gesetzlichen und regulatorischen Verordnungen sowie Richtlinien abgeleitet. Eine konkrete Anwendung und fundierte Evaluierung der Systeme ließe noch konkretere Aussagen zu und könnte in zukünftiger Forschung thematisiert werden. Das neue Gesundheitsdatennutzungsgesetz (GDNG) in Deutschland sieht vor, dass die Wissenschaft die Gesundheitsdaten von Patient:innen künftig leichter nutzen kann. Zukünftige Forschung sollte daher eine sichere, datenschutzkonforme, effiziente und effektive Nutzung der in digitalen Patientenakten abgelegten Patientendaten, z. B. für KI-Systeme zur Therapiesteuerung, Risikobewertung, Diagnoseunterstützung oder Automatisierung von Verwaltungsaufgaben, untersuchen. Darüber hinaus sollten ethische und rechtliche Aspekte systematisch in zukünftiger Forschung adressiert werden, um deren Einflüsse auf die Akzeptanz digitaler Patientenakten in den Fokus zu stellen.

**Danksagung** Dieser Beitrag entstand im Rahmen des vom Bundesministerium für Forschung, Technologie und Raumfahrt (BMFTR) geförderten Projektes „Multimodale Interaktionstechnologien zur Patientenversorgung bei betreuungsintensiven und COVID-19-bedingten Herzerkrankungen im häuslichen Umfeld – KardioInteraktʺ (Fördernummer: 16SV8906).

**Hinweis** Dieses Kapitel stellt eine Erweiterung des bereits publizierten Artikels „Die elektronische Patientenakte als zentraler Bestandteil der digitalen Transformation im deutschen Gesundheitswesen – Eine Analyse von Akzeptanzfaktoren aus Patientensicht" von Kus et al. (2022) dar. Es baut auf dem genannten Artikel auf und ergänzt ihn um folgende Elemente: Forschungsfrage zwei; Abschnitt fünf. Die übrigen Abschnitte entstammen größtenteils dem genannten Artikel, wurden jedoch durchweg ergänzt, aktualisiert und überarbeitet.

Bei der Erstellung dieses Kapitels kam ChatGPT zum Einsatz, um sprachliche und grammatikalische Aspekte zu optimieren und die Lesbarkeit zu erhöhen.

## Literatur

Alsahafi YA, Gay V, Khwaji AA (2022) Factors affecting the acceptance of integrated electronic personal health records in Saudi Arabia: the impact of e-health literacy. Heal Inf Manag J 51:98–109. https://doi.org/10.1177/1833358320964899

Angerer A, Hollenstein E, Russ C (2021) Digital Health Report 21/22 – Die Zukunft des Schweizer Gesundheitswesens. Winterthurer Institut für Gesundheitsökonomie & ZHAW Digital Health Lab. https://doi.org/10.21256/zhaw-2408

Baxmann K, Jerke K, Eicke P (2018) Die digitale Patientenakte: Akzeptanz oder Ablehnung? In: Butzer-Strothmann K, Bork Forgö AN (Hrsg) Digitalisierung im Gesundheitswesen, Bd 7. Cuvillier, Göttingen

Bayerische Staatsregierung (2022) Holetschek: Gesundheitsdaten können Leben retten – Bund muss elektronische Patientenakte verbessern – Bayerns Gesundheitsminister wirbt bei erstem E-Health-Kongress für Chancen der Digitalisierung. https://www.bayern.de/holetschek-gesundheitsdaten-koennen-leben-retten-bund-muss-elektronische-patientenakte-verbessern-bayerns-gesundheitsminister-wirbt-bei-erstem-e-health-kongress-fuer-chancen-der-digitalisierung/?seite=2453 (Erstellt: 29. Juni 2022). Zugegriffen: 20. Febr. 2026

Bertelsmann Stiftung (2018) #Smart Health Systems – Digitalisierung braucht effektive Strategie, politische Führung und eine koordinierende nationale Institution. Daten, Analysen, Perspektiven, Nr. 5. Bertelsmann Stiftung (https://www.bertelsmann-stiftung.de/fileadmin/files/BSt/Publikationen/GrauePublikationen/VV_SG_SHS_dt.pdf)

Bundesministerium für Arbeit, Soziales, Gesundheit, Pflege und Konsumentenschutz (2019) ELGA erklärt. Bundesministerium für Arbeit, Soziales, Gesundheit, Pflege und Konsumentenschutz. https://www.sozialministerium.gv.at/Themen/Gesundheit/eHealth/ELGA/ELGA-erkl%C3%A4rt.html (Erstellt: 16. Okt. 2019). Zugegriffen: 15. Apr. 2025

Bundesministerium für Gesundheit (2019) Schnellere Termine, mehr Sprechstunden, bessere Angebote für gesetzlich Versicherte: Terminservice- und Versorgungsgesetz. Bundesministerium für Gesundheit. https://www.bundesgesundheitsministerium.de/terminservice-und-versorgungsgesetz.html (Erstellt: 10. Mai 2019). Zugegriffen: 20. Febr. 2026

Bundesministerium für Gesundheit (2020) Gesetz für eine bessere Versorgung durch Digitalisierung und Innovation (Digitale-Versorgung-Gesetz-DVG). Bundesministerium für Gesundheit. https://www.bundesgesundheitsministerium.de/digitale-versorgung-gesetz.html (Erstellt: 22. Apr. 2020). Zugegriffen: 20. Febr. 2026

Bundesministerium für Gesundheit (2024) Lauterbach startet Infokampagne zur „ePA für alle". Bundesministerium für Gesundheit. https://www.bundesgesundheitsministerium.de/presse/pressemitteilungen/infokampagne-epa-fuer-alle-startet.html (Erstellt: 30. Sept. 2024). Zugegriffen: 2. Apr. 2025

Bundesministerium für Gesundheit (2025a) Die elektronische Patientenakte (ePA) für alle. https://www.bundesgesundheitsministerium.de/themen/digitalisierung/elektronische-patientenakte/epa-fuer-alle (Erstellt: 1. Okt. 2025). Zugegriffen: 20. Febr. 2026

Bundesministerium für Gesundheit (2025b) Elektronischer Impfpass. Bundesministerium für Gesundheit. https://www.bundesgesundheitsministerium.de/service/begriffe-von-a-z/e/elektronischer-impfpass.html (Erstellt: 18. Sept. 2025). Zugegriffen: 7. Apr. 2025

Bundesministerium für Gesundheit (o. J.) Vorteile der ePA. Bundesministerium für Gesundheit. https://www.bundesgesundheitsministerium.de/epa-na-sicher/#accordion-panel-5. Zugegriffen: 15. Apr. 2025

Ciszewski J (2024) Elektronische Patientenakte: Die ePA wird zum Start nicht barrierefrei sein. VdK – Sozialverband Deutschland. https://www.vdk.de/aktuelles/aktuelle-meldungen/artikel/elektronische-patientenakte-die-epa-wird-zum-start-nicht-barrierefrei-sein/ (Erstellt: 13. Dez. 2024). Zugegriffen: 15. Apr. 2025

Daumke P, Haverkamp C, Heckmann S, Kuper M, Müller A, Oemig F, Ripperger U, Sabutsch S, Dander A, Schulz S (2024) Kommunikationsfähigkeit und Interoperabilität von Gesundheitsdaten in einem vernetzten Gesundheitssystem. In: Henke V, Hülsken G, Schneider H, Varghese J (Hrsg) Health Data Management. Springer Gabler, Wiesbaden. https://doi.org/10.1007/978-3-658-43236-2_41

Dettwiler R, Märke S (2022) Elektronisches Patientendossier: Aktuelle Probleme, Potenziale und wie die Institutionen damit umgehen. Bei Healthcare-Expert:innen nachgefragt. https://irf.fhnw.ch/bitstreams/a4cdfa87-57af-4716-99fb-7ba8d29504df/download Zugegriffen: 3. Juli 2026

Deutsches Ärzteblatt (2020) Bundesdatenschützer schickt ePA-Warnung an die Krankenkassen. https://www.aerzteblatt.de/nachrichten/118366/Bundesdatenschuetzer-schickt-ePA-Warnung-an-die-Krankenkassen (Erstellt: 13. Nov. 2020). Zugegriffen: 20. Febr. 2026

EDÖB (2022) Hackerangriffe auf Arztpraxen in der Romandie. Eidgenössischer Datenschutz- und Öffentlichkeitsbeauftragter (EDÖB). https://www.edoeb.admin.ch/de/31032022-hackerangriffe-auf-arztpraxen-in-der-romandie (Erstellt: 31. März 2022). Zugegriffen: 4. Apr. 2025

eHealth Suisse (o. J.) Das elektronische Patientendossier – Aktueller Stand. eHealth Suisse, Kompetenz- und Koordinationsstelle von Bund und Kantonen. https://www.e-health-suisse.ch/koordination/elektronisches-patientendossier/aktueller-stand. Zugegriffen: 23. Apr. 2025

eHealth Suisse (o. J.) Das EPD kurz erklärt. eHealth Suisse. https://www.patientendossier.ch/privatpersonen/epd-kurz-erklaert. Zugegriffen: 15. Apr. 2025

eHealth Suisse (o. J.) So starten Sie den EPD-Eröffnungsprozess. eHealth Suisse. https://www.patientendossier.ch/privatpersonen/epd-eroeffnen. Zugegriffen: 15. Apr. 2025

eHealth Suisse (o. J.) Wie ist das EPD gesichert? Datenschutz. eHealth Suisse. https://www.patientendossier.ch/privatpersonen/epd-sicherheit/datenschutz. Zugegriffen: 15. Apr. 2025

eHealth Suisse (o. J.) Wie funktioniert das EPD? Dokumente ablegen. eHealth Suisse. https://www.patientendossier.ch/privatpersonen/epd-funktionen/dokumente-ablegen. Zugegriffen: 15. Apr. 2025

eHealth Suisse (o. J.) Wie funktioniert das EPD? Zugriff und Vertraulichkeit. eHealth Suisse. https://www.patientendossier.ch/privatpersonen/epd-funktionen/zugriff-vertraulichkeit. Zugegriffen: 15. Apr. 2025

eHealth Suisse (o. J.) Wie funktioniert das EPD? Stellvertretung. eHealth Suisse. https://www.patientendossier.ch/privatpersonen/epd-funktionen/stellvertretung. Zugegriffen: 15. Apr. 2025

eHealth Suisse (o. J.) Informationsplattform von eHealth Suisse gehackt. eHealth Suisse. https://www.patientendossier.ch/blog/informationsplattform-von-ehealth-suisse-gehackt (Erstellt: 22. Sept. 2022). Zugegriffen: 24. Febr. 2026

ELGA (2022) Zahlen – Daten – Fakten. https://www.elga.gv.at/elga-die-elektronische-gesundheitsakte/zahlen-daten-fakten/ (Erstellt: 1. Aug. 2022). Zugegriffen: 7. Apr. 2025

Fischer P (2019) Digital Health Untersuchung zur Akzeptanz der elektronischen Gesundheitsdatenspeicherung in Form der elektronischen Patientenakte (ePA) in Deutschland Bd 17. Akademie Verlags- und Druckgesellschaft, Essen

Gematik (2023) Elektronische Gesundheitskarte und Telematikinfrastruktur – Fachkonzept elektronische Patientenakte für alle. Für eine digital gestützte Gesundheitsversorgung. gematik. https://gemspec.gematik.de/downloads/prereleases/ePAfueralle/gemKPT_FK_ePAfueralle_V1.0.0.pdf

Gematik (2024) Patientinnen und Patienten können einzelne Dokumente in der ePA löschen. Stimmt das? gematik. https://www.gematik.de/telematikinfrastruktur/transparenz/faktencheck-1/patientinnen-und-patienten-koennen-einzelne-daten-und-dokumente-in-der-epa-loeschen-stimmt-das (Erstellt: 2. Dez. 2024). Zugegriffen: 5. Apr. 2025

Gematik (2025) Aktuelles | Neues Dashboard mit aktuellen Zahlen zur ePA für alle. gematik. https://www.gematik.de/newsroom/news-detail/aktuelles-neues-dashboard-mit-aktuellen-zahlen-zur-epa-fuer-alle#:~:text=Ab%20sofort%20gibt%20das%20TI,zeigt%20die%20Zahl%20des%20Vortags (Erstellt: 23. Jan. 2025). Zugegriffen: 20. Apr. 2025

Gematik (o. J.) Digitale Gesundheit in Europa. https://www.gematik.de/telematikinfrastruktur/transparenz/digitale-gesundheit-in-europa. Zugegriffen: 1. Apr. 2025

Gematik (o. J.) ePA für alle. gematik. https://www.gematik.de/anwendungen/epa-fuer-alle. Zugegriffen: 1. Apr. 2025

Gläser J, Laudel G (2010) Experteninterviews und qualitative Inhaltsanalyse als Instrumente rekonstruierender Untersuchungen. Springer, Berlin Heidelberg

Halmdienst N, Pruckner GJ, Winter-Ebmer R (2022) Complexities of health and acceptance of electronic health records for the Austrian elderly population. Eur J Heal Econ 1:3. https://doi.org/10.1007/s10198-022-01451-z

an der Heiden I, Bernhard J, Otten M (2021) Wissenschaftliche Evaluation des Produktivbetriebs der Anwendungen der Telematikinfrastruktur – Studienbericht. IGES Institut, Berlin (https://www.gematik.de/media/gematik/Medien/Telematikinfrastruktur/Dokumente/IGES_Studienbericht_WEV_Q3_2021.pdf)

Heiniger S, Höglinger M, Angerer A, Kurpat L, Maurer M, Rast L, Wieser S (2024) Gesundheitsdaten besser nutzen – Ein Bericht zur aktuellen Situation, zu Herausforderungen und Zukunftsvisionen. Zürcher Hochschule für Angewandte Wissenschaften, Winterthurer Institut für Gesundheitsökonomie. https://doi.org/10.21256/zhaw-2542

KBV (2025) Informationen zur elektronischen Patientenakte (ePA). https://www.kbv.de/praxis/tools-und-services/praxisnachrichten/2025/01-30/Schwachstellen%20bei%20der%20ePA-%20Hinweise%20zur%20Datensicherheit (Erstellt: 30. Jan. 2025). Zugegriffen: 15. Apr. 2025

KBV (o. J.) Elektronische Patientenakte. Kassenärztliche Bundesvereinigung (KBV). https://www.kbv.de/praxis/digitalisierung/anwendungen/elektronische-patientenakte. Zugegriffen: 20. Febr. 2026

Kolain M, Molavi R (2019) Zukunft Gesundheitsdaten – Wegweiser zu einer forschungskompatiblen elektronischen Patientenakte. Bundesdruckerei, Berlin

Kollmann A, Hameed AS, Sabutsch SW (2017) Die Entwicklung der e-Medikation als ELGA-Anwendung in Österreich. GMS Med Inform Biom Epidemiol 13(2):Doc10

Kröner S, Schreiweis B, Strotbaum V, Brandl LC, Pobiruchin M, Wiesner M (2025) Consumer perspectives on the national electronic health record and barriers to its adoption in Germany: does health policy require a change in communication?. BMC health services research 25(1):33. https://doi.org/10.1186/s12913-024-12175-6

Kus K, Kajüter P, Arlinghaus T, Teuteberg F (2022) Die elektronische Patientenakte als zentraler Bestandteil der digitalen Transformation im deutschen Gesundheitswesen – Eine Analyse von Akzeptanzfaktoren aus Patientensicht. HMD 59:1577–1593. https://doi.org/10.1365/s40702-022-00921-5

KZBV (o. J.) Elektronisches Zahnbonusheft. Kassenzahnärztliche Bundesvereinigung (KZBV). https://www.kzbv.de/elektronisches-zahnbonusheft.1576.de.html. Zugegriffen: 15. Apr. 2025

Mayring P (2010) Qualitative Inhaltsanalyse. In: Mey G, Mruck K (Hrsg) Handbuch Qualitative Forschung in der Psychologie. VS, S 601–613. https://doi.org/10.1007/978-3-531-92052-8_42

Messal H, Richter L, Silberzahn T (2021) Technische Infrastruktur und digitale Reife. In: McKinsey & Company (Hrsg) eHealth Monitor 2021 – Deutschlands Weg in die digitale Gesundheitsversorgung – Status quo und Perspektiven. MWW, Berlin, S 11–19

Niazkhani Z, Toni E, Cheshmekaboodi M, Georgiou A, Pirnejad H (2020) Barriers to patient, provider, and caregiver adoption and use of electronic personal health records in chronic care: a systematic review. BMC Med Inform Decis Mak 20:153. https://doi.org/10.1186/s12911-020-01159-1

Öffentliches Gesundheitsportal Österreichs (o. J.) Elektronische Gesundheitsakte (ELGA). Öffentliches Gesundheitsportal Österreichs. https://www.gesundheit.gv.at/gesundheitsleistungen/elga.html. Zugegriffen: 15. Apr. 2025

Öffentliches Gesundheitsportal Österreichs (2025) ELGA: Login und Teilnahme gestalten. Öffentliches Gesundheitsportal Österreichs. https://www.gesundheit.gv.at/gesundheitsleistungen/elga/elga-login-teilnahme.html (Erstellt: 24. Apr. 2025). Zugegriffen: 20. Febr. 2026

Sabutsch S, Leisch F, Kollmann A (2024) Österreich – die elektronische Gesundheitsakte ELGA. In: Henke V, Hülsken G, Schneider H, Varghese J (Hrsg) Health Data Management. Springer Gabler, Wiesbaden. https://doi.org/10.1007/978-3-658-43236-2_62

Sander M (2025) Ärzte brauchen nach Cyberattacke psychologische Hilfe. Neue Zürcher Zeitung (NZZ). https://www.nzz.ch/schweiz/aerzte-brauchen-nach-cyberattacke-psychologische-hilfe-ld.1865593 (Erstellt: 10. Jan. 2025). Zugegriffen: 4. Apr. 2025

Scheibner J, Sleigh J, Ienca M, Vayena E (2021) Benefits, challenges, and contributors to success for national eHealth systems implementation: a scoping review. J Am Med Inform Assoc 28:2039–2049. https://doi.org/10.1093/jamia/ocab096

Schweizerische Ärztezeitung (2017) Interview mit BAG-Direktor Pascal Strupler zum Elektronischen Patientendossier (EPD): „Wir müssen die Vorteile des EPD aufzeigen". Schweizerische Ärztezeitung 98(44):1472–1476

SV (2025) ELGA – Die elektronische Gesundheitsakte. Österreichische Sozialversicherung (SV). https://www.sozialversicherung.at/cdscontent/?contentid=10007.844038&portal=svportal (Erstellt: 30. Jan. 2025). Zugegriffen: 1. Apr. 2025

Treviranus F, Mojtahedzadeh N, Harth V, Mache S (2021) Psychische Belastungsfaktoren und Ressourcen in der ambulanten Pflege. Zbl Arbeitsmed 71:32–37. https://doi.org/10.1007/s40664-020-00403-9

VDDS (o. J.) Elektronische Patientenakte (ePA) mit der Telematikinfrastruktur. Verband Deutscher Dentalsoftware Unternehmen (VDDS). https://www.vdds.de/telematikinfrastruktur/elektronische-patientenakte-epa-mit-der-telematikinfrastruktur/. Zugegriffen: 8. Apr. 2025

VDEK (2025) FAQ Elektronische Patientenakte (ePA). VDEK – Die Ersatzkassen. https://www.vdek.com/presse/faq_fragen_und_antworten/elektronische-patientenakte.html (Erstellt: 15. Juli 2025). Zugegriffen: 8. Apr. 2025

# 31 Entwicklung und Evaluation einer Checkliste zu ethischen, rechtlichen und sozialen Implikationen KI-basierter Telemonitoring-Systeme für Herzinsuffizienz-Patient:innen

Aleksandra Flok, Jonas Hammer, Patricia Kajüter Rodrigues und Frank Teuteberg

**Zusammenfassung**

Herzinsuffizienz zählt in Deutschland, Österreich und der Schweiz zu den häufigsten Todesursachen. Telemonitoring bietet das Potenzial, Mortalität und Rehospitalisierungen bei Patient:innen mit chronischer Herzinsuffizienz zu senken, da es eine kontinuierliche Überwachung relevanter Vitalparameter ermöglicht, frühzeitig kritische Veränderungen erkennt und damit eine rechtzeitige ärztliche Intervention unterstützt. Der Einsatz von Künstlicher Intelligenz (KI) in Telemonitoring-Systemen kann die Genauigkeit der Früherkennung von Dekompensationen weiter erhöhen, indem komplexe Muster in Patientendaten aus unterschiedlichen Arten von Datenquellen (z. B. Entlassbriefen, Patientenakten) identifiziert werden. Gleichzeitig wirft die Integration von KI erhebliche ethische, rechtliche und soziale Fragestellungen auf, da automatisierte Entscheidungen potenziell die Autonomie der Patient:innen beeinträchtigen, Verzerrungen reproduzieren und die Transparenz klinischer Entscheidungsprozesse verringern können. Ziel dieser Arbeit ist die Entwicklung einer Checkliste zur Unterstützung einer ethisch, rechtlich und gesellschaftlich verantwortungsvollen Gestaltung KI-basierter Telemonitoring-Systeme für Patient:innen mit Herzinsuffizienz. Auf Grundlage einer systematischen Literaturrecherche, der Analyse be-

A. Flok (✉) · J. Hammer · P. Kajüter Rodrigues · F. Teuteberg
Unternehmensrechnung und Wirtschaftsinformatik, Universität Osnabrück, Osnabrück, Deutschland
E-Mail: aleksandra.flok@uni-osnabrueck.de

J. Hammer
E-Mail: jonas.hammer@uos.de

P. Kajüter Rodrigues
E-Mail: patricia.kajueter@uni-osnabrueck.de

F. Teuteberg
E-Mail: frank.teuteberg@uni-osnabrueck.de


S. D'Onofrio, C. Russ (Hrsg.), *Digital HealthTech*, Edition HMD,
https://doi.org/10.1007/978-3-658-51795-3_31

stehender Evaluationsframeworks, Erfahrungswissen aus drei KI-Projekten in der Gesundheitsversorgung sowie der Berücksichtigung der regulatorischen Anforderungen des deutschen Gesundheitswesens wurde eine Checkliste erstellt, um die Implementierung von Telemonitoring-Systemen zu unterstützen. Diese Checkliste bietet praxisorientierte Leitlinien, um die gesellschaftliche Akzeptanz sowie die rechtliche und ethische Legitimität von KI-basierten Telemonitoring-Systemen zu stärken und die Integration dieser Technologien in die klinische Versorgung von Herzinsuffizienzpatienten zu fördern.

**Schlüsselwörter**

Checkliste · ELSI · Ethik · Herzinsuffizienz · Künstliche Intelligenz · Regulatorik · Soziales · Telemonitoring

## 31.1 Wachsende Anforderungen an Telemonitoring

Im Jahr 2023 war Herzinsuffizienz in Deutschland die dritthäufigste Todesursache bei Frauen und die siebthäufigste bei Männern (Destatis 2024). Auch in der Schweiz und Österreich zählen Herz- und Herz-Kreislauf-Erkrankungen bei beiden Geschlechtern zu den häufigsten Todesursachen (Bundesamt für Statistik 2024; Statistik Austria 2025). Die Anwendung von Telemonitoring im häuslichen Umfeld kann dazu beitragen, die Sterblichkeitsrate zu senken und Rehospitalisierungen zu reduzieren (Umeh et al. 2022). Laut dem Beschluss des Gemeinsamen Bundesausschusses (G-BA) kann eine Versorgung von Patient:innen mit chronischer Herzinsuffizienz mit einer Herzinsuffizienz-Klassifizierung der New York Heart Association (NYHA) im Bereich NYHA-II (Beschwerden bei alltäglichen Belastungen) oder NYHA-III (Beschwerden bereits bei leichten körperlichen Tätigkeiten) und einer Ejektionsfraktion (das Maß für die Herzfunktion) von weniger als 40 % durch ein Telemonitoring erfolgen und kann extrabudgetär von behandelnden Ärzt:innen abgerechnet werden (G-BA 2021; KBV o. J.). Aktuell handelt es sich entweder um ein datengestütztes Management von Patient:innen mit einem implantierten Herzschrittmacher oder die Patient:innen nutzen externe Geräte, um Daten zu ihrem Gewicht, elektrische Herzaktion, Blutdruck und Informationen zum Gesundheitszustand zu übermitteln. Bei einer Überschreitung patientenindividueller Grenzwerte werden Warnmeldungen erzeugt. Daraufhin benachrichtigt das Telemedizinzentrum die primär behandelnden Ärzt:innen, falls ärztlicher Handlungsbedarf notwendig ist (G-BA 2021).

Der Einsatz von Künstlicher Intelligenz (KI) kann dabei helfen, eine Dekompensation, d. h. Verschlechterung, der Herzinsuffizienz frühzeitig zu erkennen, bevor die patientenindividuellen Grenzwerte überschritten werden (Larburu et al. 2018). Die Vorhersagen können aufgrund verschiedener Patientendaten, wie z. B. Messungen von physiologischen Daten durch Sensoren, oder Patientenumfragen, getroffen werden, um frühe Anzeichen einer bevorstehenden Dekompensation zu erkennen. Ein KI-basiertes Telemonitoring-System kann u. a. im Vergleich zu einem regelbasierten System weniger Fehlalarme aufzeigen, da es die Komplexität der Daten besser nutzen kann (Larburu et al. 2018). Eine Implementierung von KI in das Telemonitoring von Patient:innen mit chronischer Herzinsuffizienz ermöglicht die nächste Stufe in der Patientenversorgung, die jedoch aktuell mehr Validierung benötigt (Silva-Cardoso et al. 2021).

Die Entwicklung solcher KI-basierten Telemonitoring-Systeme erfordert die Berücksichtigung regulatorischer, ethischer und sozialer Anforderungen. Zum einen werden die technischen und rechtlichen Anforderungen durch Gesetzesvorgaben wie den europäischen Artificial Intelligence Act (EU AI Act), der Medical Device Regulation (MDR), der Datenschutz-Grundverordnung (DSGVO) sowie Haftungsfragen geprägt und müssen bei der Entwicklung berücksichtigt werden. Zum anderen sollten ethische Aspekte wie z. B. Diskriminierung, Bias, Vertrauen in die KI, Kontrollverlust oder Erklärbarkeit während der Entwicklung adressiert werden, um das Vertrauen der zukünftigen Anwender:innen in das KI-basierte Telemonitoring-System zu stärken. Eine vertrauenswürdige KI zeichnet sich dadurch aus, dass sie rechtmäßig, ethisch und robust ist (Europäische Kommission 2019). Trotz zahlreicher bestehender Frameworks zur Entwicklung und Evaluation von KI im Gesundheitswesen bleibt die systematische Operationalisierung von ELSI-Prinzipien häufig fragmentarisch (ELSI steht für Ethical, Legal and Social Implications resp. ethische, rechtliche und soziale Implikationen). Viele Ansätze fokussieren sich auf einzelne Dimensionen – etwa Gerechtigkeit (Göllner und Tropmann-Frick 2023; Raza 2024) oder Erklärbarkeit (Amann et al. 2020) und lassen dabei andere ethische oder regulatorische Aspekte weitgehend unberücksichtigt. Zudem mangelt es häufig an praxistauglichen Instrumenten, die eine konkrete Umsetzung im klinischen Alltag ermöglichen und interdisziplinäre Anschlussfähigkeit gewährleisten (Prem 2023). Vor diesem Hintergrund ist die Entwicklung einer Checkliste für das Telemonitoring für Herzinsuffizienz, die zentrale ELSI-Prinzipien systematisch, domänenspezifisch und anwendungsorientiert aufbereitet, ein vielversprechender Beitrag zur Förderung einer ethisch reflektierten, rechtlich abgesicherten und praktisch orientierten Implementierung von KI im Gesundheitswesen. Diese Checkliste soll in zukünftigen interdisziplinären Entwicklungsprojekten von KI-Entwickler:innen, Projektmanager:innen, Entscheidungsträger:innen und Mediziner:innen als Anleitung dienen und sie während der Entwicklungsaufgaben begleiten. Dies führt zu folgender Forschungsfrage (FF):

*FF: Wie sollte eine ELSI-Checkliste gestaltet werden, um die Entwicklung und Evaluation von KI-basierten Telemonitoring-Systemen für Herzinsuffizienz im Hinblick auf ethische, rechtliche und soziale Implikationen zu unterstützen?*

Dieses Kapitel leistet einen Beitrag dazu, wie im DACH-Raum ethische, rechtliche und soziale Fragestellungen von Beginn an in Entwicklungsprozesse von Telemonitoring-Systemen integriert und systematisch mitbedacht werden können.

## 31.2 Ethische, rechtliche und soziale Fragestellungen zu Telemonitoring in der DACH-Region

Die Evaluation von KI-Systemen im Gesundheitswesen erfordert eine umfassende Berücksichtigung von ELSI, um Patientensicherheit, gesellschaftliche Akzeptanz und regulatorische Konformität sicherzustellen (Čartolovni et al. 2022). ELSI bilden dabei einen interdisziplinären Bezugsrahmen, der technische Innovationen nicht losgelöst, sondern stets im Spannungsfeld gesellschaftlicher Normen und institutioneller Anforderungen verortet. Die Weltgesundheitsorganisation (World Health Organization, WHO) hat in diesem Zusammenhang sechs zentrale ethische Prinzipien für den Einsatz von KI im Gesundheitswesen definiert: *Autonomie*, *Wohlbefinden*, *Verantwortlichkeit*, *Transparenz und Erklärbarkeit*, *Gerechtigkeit* sowie *Nachhaltigkeit und Reaktionsfähigkeit* (WHO 2021). Diese Prinzipien fungieren als normative Leitlinien, die darauf abzielen, den Einsatz von KI nicht nur hinsichtlich Effizienz und Effektivität, sondern auch im Hinblick auf gesellschaftliche Verträglichkeit und ethische Vertretbarkeit zu gestalten. In der Praxis bedeutet dies, dass KI-Anwendungen so konzipiert, implementiert und überwacht werden sollten, dass sie grundlegende ethische Standards wahren und sowohl individuelle Rechte als auch das kollektive Wohl der beteiligten Akteur:innen schützen. Die genannten Prinzipien schlagen sich zunehmend in der theoretischen und praktischen Auseinandersetzung mit der Evaluation von KI im Gesundheitskontext nieder. So bezieht sich das *Prinzip der Autonomie* auf das Recht der Patient:innen auf informierte und selbstbestimmte Entscheidungen – auch im Rahmen von Systemen zur automatisierten Entscheidungsunterstützung (Fasterholdt et al. 2022; Marcus et al. 2024). Dies setzt eine adäquate Aufbereitung und Vermittlung der Systemfunktionalitäten voraus (Amann et al. 2020). Das *Prinzip des Wohlbefindens* verpflichtet Entwickler:innen und Betreiber:innen dazu, KI so einzusetzen, dass ein gesundheitlicher Mehrwert erzielt und potenzielle Schäden minimiert werden. *Verantwortlichkeit* verlangt eine eindeutige Zuweisung von Zuständigkeiten entlang des gesamten KI-Lebenszyklus – von der Datenerhebung über das Modelltraining bis hin zur klinischen Anwendung (Kim et al. 2024). Dies umfasst unter anderem Fragen der Haftung, der Aufsicht sowie des Umgangs mit algorithmischen Verzerrungen. *Transparenz und Erklärbarkeit* sind in diesem Zusammenhang nicht nur technische Eigenschaften, sondern erfordern darüber hinaus eine adressatengerechte Kommunikation, die es sowohl medizinischem Fachpersonal als auch Patient:innen ermöglicht, die Funktionsweise, Reichweite und Limitationen der KI-Systeme nachzuvollziehen (Vollmer et al. 2020). Das *Prinzip der Gerechtigkeit* adressiert die Notwendigkeit, strukturelle Ungleichheiten zu vermeiden und den diskriminierungsfreien Zugang zu KI-basierten Gesundheitsleistungen sicherzustellen (Göllner und Tropmann-Frick 2023). Schließlich betonen *Nachhaltigkeit und Reaktionsfähigkeit* die Bedeutung technischer Wartbarkeit, ökologischer Verträglichkeit und institutioneller Adaptionsfähigkeit gegenüber sich wandelnden sozialen, epidemiologischen oder regulatorischen Rahmenbedingungen (Marcus et al. 2024).

Neben ethischen und sozialen Aspekten sind regulatorische Anforderungen ein zentraler Bestandteil der ELSI-Perspektive bei der Evaluation von KI-Systemen im Gesundheitswesen (Mennella et al. 2024). Der EU AI Act schafft einen risikobasierten Rechtsrahmen für KI-Systeme und stuft KI-Anwendungen im Gesundheitswesen in der Regel als „Hochrisiko-Systeme" ein. Damit unterliegen sie besonders strengen Anforderungen hinsichtlich Transparenz, Nachvollziehbarkeit, Datenqualität, menschlicher Aufsicht und Robustheit. Ergänzt wird dieser Rahmen durch die MDR, die für KI-Systeme gilt, sofern diese als Medizinprodukte klassifiziert sind. Die MDR verlangt u. a. eine umfassende klinische Bewertung, ein Risikomanagement über den gesamten Produktlebenszyklus sowie eine kontinuierliche Marktüberwachung. Datenschutzrechtlich ist die Anwendung von KI im Gesundheitswesen durch die DSGVO reguliert, insbesondere hinsichtlich der Verarbeitung sensibler Gesundheitsdaten, der Notwendigkeit einer informierten Einwilligung, der Zweckbindung sowie des Rechts auf Erklärbarkeit algorithmischer Entscheidungen. Zusätzlich ist die Clinical Trials Regulation (CTR) von Relevanz, wenn KI-Systeme im Rahmen klinischer Studien eingesetzt oder validiert werden. Die CTR stellt Anforderungen an Transparenz, Protokollregistrierung und Ergebnisberichterstattung und soll die Qualität und Nachvollziehbarkeit klinischer Evidenz europaweit harmonisieren. Zusammengenommen verdeutlichen diese Regelwerke, dass KI-Anwendungen im Gesundheitswesen einem dichten Netz regulatorischer Vorgaben unterliegen, die nicht nur rechtliche Konformität, sondern auch ethische Vertretbarkeit und gesellschaftliche Legitimität sicherstellen sollen.[1]

## 31.3 Entwicklung der Checkliste

Für die Erstellung der ELSI-Checkliste wurde ein multimethodischer Ansatz aus Literaturrecherche, Fokusgruppe und Experteninterviews gewählt. Die Kombination dieser Methoden fördert eine reflektierte, kontextsensitive und anschlussfähige Gestaltung der Checkliste. Im ersten Schritt wurde erfasst, welche ELSI-Inhalte allgemein bei der KI-Entwicklung und bezogen auf Telemonitoring vorhanden sind und wie sie den Bereichen Ethik, Recht und Soziales zugeordnet werden können. Dazu wurde eine Literaturrecherche in der Datenbank Scopus durchgeführt. Dabei wurde der Suchstring ((elsi OR ethical OR legal OR social) AND (health OR healthcare) AND („artificial intelligence") AND (telemonitoring)) auf Titel, Abstract und Keywords angewendet. Insgesamt ergaben sich 86 Treffer. Einschlusskriterien waren Publikationen auf Englisch und Fokus auf ELSI mit identifizierten ELSI-Dimensionen im Gesundheitsbereich. Zusätzlich wurden Evaluationsframeworks von KI im Bereich des Gesundheitswesens untersucht, die Teilbereiche von ELSI umfassen. Insgesamt wurden 48 Quellen bestehend aus 22 Publikationen,

[1] Die Anforderungen des EU AI Act und der Medical Device Regulation (MDR) werden in Kap. 27 dieser Ausgabe der Edition HMD vertieft, während Kap. 28 dieser Ausgabe der Edition HMD die DSGVO einbezieht und die Schnittstellen aller drei Regelwerke für KI-Systeme im Gesundheitswesen analysiert.

sieben Gesetzen und Richtlinien sowie 19 Evaluationsframeworks eingeschlossen, um die ELSI-Checkliste zu entwickeln. Anhand der Literatur wurden Aussagen extrahiert und den jeweiligen Kategorien in den Bereichen Ethik, Recht und Soziales zugeordnet. Bei der Formulierung der Aussagen wurde darauf geachtet, dass sie von zukünftigen Anwender:innen mit einer 5-Punkt-Likert-Skala (1 = „Stimme überhaupt nicht zu" bis 5 = „Stimme voll und ganz zu") beantwortet werden können.

Im zweiten Schritt wurde die ELSI-Checkliste um die Besonderheiten des Telemonitorings für die Behandlung von Herzinsuffizienz angereichert, indem relevante Regulatorik und Richtlinien aus dem Gesundheitswesen in Deutschland integriert wurden. Im dritten Schritt wurde eine Fokusgruppe mit vier Mitarbeitenden aus drei vom Bundesministerium für Forschung, Technologie und Raumfahrt (BMFTR) geförderten KI-Projekten im Gesundheitswesen durchgeführt. Die Projekte befassen sich mit KI-gestütztem Telemonitoring bei Epilepsie (EPIMON) und chronischer Herzinsuffizienz (KardioInterakt) sowie mit dem Einsatz von KI zur Unterstützung des strategischen Einkaufs von Endoprothesen (AIPOQUE). Die Fokusgruppe fand im April 2025 statt und dauerte 90 min. Sie diente der Evaluation der Verständlichkeit, des Bewertungssystems sowie der Ergebnisdarstellung der ELSI-Checkliste. Im Vorfeld wurden strukturierte Fragestellungen zu diesen Themenbereichen entwickelt und während der Sitzung durch das Autorenteam moderiert. Ein Pre-Testing der Fragestellungen wurde nicht durchgeführt. Das gewonnene Feedback wurde qualitativ ausgewertet und gezielt zur Weiterentwicklung und Optimierung der ELSI-Checkliste eingesetzt.

Im letzten Schritt wurde die ELSI-Checkliste vier potenziellen Anwender:innen, d. h. KI-Entwickler:innen und Datensicherheitsexpert:innen, präsentiert und in Form von Experteninterviews evaluiert, um Feedback zur Integration in den Arbeitsalltag, Vollständigkeit und Verständlichkeit der Kategorien sowie Möglichkeiten zur Weiterentwicklung zu erhalten. Die Experteninterviews fanden ebenfalls im April 2025 statt. Die Teilnehmenden wurden über bestehende Netzwerke sowie persönliche Kontakte aus laufenden KI-Projekten im Gesundheitswesen rekrutiert. Die Dauer der Interviews lag jeweils zwischen 45 und 60 min.

**Tab. 31.1** Übersicht über die Fokusgruppe und Experteninterviews (eigene Tabelle)

| **Fokusgruppe** | | | |
|---|---|---|---|
| **ID** | **Geschlecht** | **Alter** | **Expertise in** |
| FG1 | Weiblich | 27 | Forschung und Entwicklung |
| FG2 | Weiblich | 32 | Forschung und Entwicklung |
| FG3 | Weiblich | 35 | Forschung und Entwicklung |
| FG4 | Männlich | 30 | Forschung und Entwicklung |
| **Interviews mit Anwender:innen** | | | |
| **ID** | **Geschlecht** | **Alter** | **Expertise in** |
| A1 | Weiblich | 24 | KI-Entwicklung |
| A2 | Männlich | 57 | Digitalisierung, Datenschutz |
| A3 | Männlich | 27 | KI-Entwicklung |
| A4 | Weiblich | 33 | Informationssicherheit |

Die Fokusgruppe und die Interviews mit Anwender:innen wurden anhand einer qualitativen Inhaltsanalyse nach Mayring (2014) ausgewertet. Die Auswertung erfolgte induktiv, sodass die Kategorien unmittelbar aus den Interviews heraus entwickelt wurden. Dabei entstanden die zentralen Kategorien wie z. B. allgemeine Anmerkungen, Phasenstruktur, Anpassungsfähigkeit, Verantwortlichkeiten, Format und Visualisierung, die anschließend systematisch auf alle Interviewtranskripte angewendet wurden. Tab. 31.1 zeigt die relevanten Attribute der Fokusgruppe und Experteninterviews.

## 31.4 ELSI-Checkliste

Im Folgenden wird der Aufbau der ELSI-Checkliste vorgestellt, die insgesamt neun Phasen umfasst. Innerhalb jeder Phase sind spezifische Kategorien den Bereichen Ethik, Recht und Soziales zugeordnet, wobei die Anwender:innen zu jeder Kategorie Aussagen mit vorgegebenen Antwortmöglichkeiten beantworten können. Auf eine Gewichtung der Kategorien wurde in dieser Ausführung bewusst verzichtet, da diese projektabhängig ist und bei Bedarf während der Nutzung vorgenommen werden kann. Zu jeder Phase werden die Inhalte kurz erläutert. In Abschn. 31.4.3 wird exemplarisch gezeigt, wie eine Auswertung eines Projekts mithilfe der ELSI-Checkliste erfolgen kann, inklusive eines Ausschnitts der formulierten Aussagen.

### 31.4.1 Aufbau der ELSI-Checkliste

Für den Aufbau der ELSI-Checkliste wurden neun Phasen des Entwicklungsprozesses für KI-Systeme von Prem (2023) als Grundlage verwendet, da auf diese Weise ab Projektvorbereitung bis Projektende zugeordnete ELSI-Kategorien von Anfang an den Entwicklungsprozess begleiten können. Jede Phase kann Kategorien enthalten, die bearbeitet werden sollen und einem der Bereiche Ethik, Recht und Soziales angehören. Zusätzlich wurden die Grundsätze und Anforderungen der Europäischen Kommission (2019) zu vertrauenswürdiger KI für die erste Einordnung verwendet. Prem (2023) liefert bereits zu jeder Phase erste Empfehlungen, welche Kategorien aus dem Bereich Ethik darin enthalten sein sollten. Diese Empfehlungen wurden übernommen und mit weiterer Literaturrecherche angereichert. Die Kategorien für Ethik wurden außerdem mit den Inhalten des Modells zur ethischen Evaluation sozio-technischer Arrangements (MEESTAR) erweitert (Weber 2015).

Zu jeder Phase wurden Aussagen formuliert, die Anwender:innen dabei helfen sollen, ihre Entwicklungsarbeit anhand der ELSI-Kriterien zu überprüfen. Dabei wurde darauf geachtet, dass die Aussagen praxisnah und spezifisch sind, um sie bewerten zu können. Bei der Sichtung der Literatur wurden die Aussagen gesammelt und deduktiv den Kategorien zugeteilt. In einem Autorenworkshop wurden Aussagen, die keiner Kategorie zugeteilt werden konnten, besprochen und geclustert, um neue Kategorien für die ELSI-Checkliste zu bilden. Im Folgenden werden die neun

**Tab. 31.2** Übersicht zu den Kategorien in der ELSI-Checkliste (eigene Tabelle)

| Nr. | Phase | Ethik | Recht | Soziales |
|---|---|---|---|---|
| 1 | Use-Case-Entwicklung | Prinzip des Nicht-Schadens (8)<br>Fürsorge (4)<br>Gerechtigkeit (3)<br>Klinische Eignung (3) | Risikoabsicherung (11)<br>Governance (8)<br>Voraussetzungen (6) | Fairness (9) |
| 2 | System Design | Co-Creation (6)<br>Menschliche Aufsicht (9)<br>Selbstverständnis (3)<br>Selbstbestimmung (10) | Einhaltung regulatorischer Vorgaben (10)<br>Datenschutz (7)<br>Technische Robustheit und Sicherheit (8) | Barrierefreiheit (3) |
| 3 | Datenerhebung | Ethische Wege der Datenerhebung (4)<br>Privatheit (6) | Patienteneinwilligung (8) | – |
| 4 | Datenverständnis | Datenqualität und -genauigkeit (5)<br>Minimierung von Verzerrungen (9) | – | – |
| 5 | Vorverarbeitung | Datenaufbereitung (9) | – | – |
| 6 | Modell-Training | Interpretierbarkeit (7)<br>Erklärbarkeit (7)<br>Transparenz (3) | – | – |
| 7 | Test und Evaluation | Genauigkeit und Performance (5)<br>Überprüfbarkeit (3) | – | – |
| 8 | Einsatz | Vorbereitung Implementierung (6) | – | Schulung und Qualifikation (8)<br>Akzeptanz (5) |
| 9 | Monitoring | Auswirkungen auf die Gesellschaft, Demokratie und Umwelt (8) | Überwachung der Leistungsfähigkeit (5) | Auswirkungen auf die Ärzt:in-Patient:in-Beziehung (5) |

Phasen, die zugeordneten Kategorien und die Anzahl der Aussagen in Klammern dargestellt (s. Tab. 31.2).

### 31.4.2 Die neun Phasen des Entwicklungsprozesses für KI-Systeme

#### 31.4.2.1 Phase 1: Use-Case Entwicklung

In der initialen Phase der Use-Case Entwicklung liegt der Fokus auf ethischen Prinzipien wie dem *Prinzip des Nicht-Schadens* (acht Aussagen) (Europäische Kommission 2019; Prem 2023), *Fürsorge* (vier Aussagen) und *Gerechtigkeit* (drei Aussagen) (Weber 2015) sowie auf der *Beurteilung der klinischen Eignung* des geplanten Systems (drei Aussagen). Beim Prinzip des Nicht-Schadens geht es darum, dass KI-Systeme so gestaltet und eingesetzt werden sollen, dass sie weder Menschen noch Umwelt schaden, indem sie sicher, robust und missbrauchsresistent entwickelt werden (Europäische Kommission 2019). Fürsorge bedeutet hierbei, dass das KI-basierte System die Aufsicht über die Patient:innen und in einem Notfall die Fürsorge übernehmen kann (Weber 2015). Im Bereich Recht wird empfohlen, zunächst eine *Risikoabsicherung* vorzunehmen (elf Aussagen), eine *Governancestruktur* (acht Aussagen) mit Verantwortlichkeit innerhalb des Entwicklungsprojekts zu definieren und erste wichtige *Voraussetzungen* (sechs Aussagen) zu überprüfen (Busch et al. 2024). Die Kategorie *Fairness* (neun Aussagen) wurde dem Bereich Soziales zugeteilt, weil es hier um die zukünftigen Anwender:innen in Form von Barrierefreiheit, digitaler Teilhabe und faire Zugänglichkeit geht, unabhängig z. B. von Bildungsstand oder Alter (Weber 2015; Europäische Kommission 2019; Krahn et al. 2020).

#### 31.4.2.2 Phase 2: System Design

Während der Phase System Design ist es essenziell, relevante Stakeholder frühzeitig einzubinden, z. B. in Form von *Co-Creation* (sechs Aussagen) (Prem 2023). Co-Creation bezeichnet einen kollaborativen und kreativen Gestaltungsprozess, bei dem Organisationen gemeinsam mit Anwender:innen Lösungen entwickeln (Weidinger et al. 2021). Dies kann dabei unterstützen, die Anforderungen anwenderspezifisch zu erheben, das System mit ihrem Feedback und Anwendererfahrungen zu verbessern und somit an deren Bedürfnisse anzupassen (Shen et al. 2021; Weidinger et al. 2021;). Außerdem kann es unterstützen, die klinische Expertise den KI-Entwickler:innen beratend an die Seite zu stellen, da somit gemeinsame Entscheidungen für das KI-basierte Telemonitoring-System getroffen werden können. Die *menschliche Aufsicht* (neun Aussagen) wird unter anderem vom EU AI Act (2024) vorgegeben und auch von Prem (2023) empfohlen. Bei der menschlichen Aufsicht geht es grundsätzlich darum, dass die Anwender:innen in der Lage sind, die Fähigkeiten und Grenzen des KI-basierten Telemonitoring-Systems zu erkennen, bei Bedarf in das System einzugreifen und eine eigene fundierte Entscheidung zu treffen (Europäische Kommission 2019; Busch et al. 2024). *Selbstverständnis* (drei Aussagen) bezieht sich auf die Wahrnehmung, die Anwender:innen von sich selbst und ihrem sozialen Umfeld haben, welche durch die Nutzung von Technologien möglicherweise verändert werden kann (Weber 2015). Die *Selbstbestimmung* der Anwender:innen (zehn Aussagen) bezeichnet die Möglichkeit, autonome Entscheidungen während der Systemnutzung zu treffen, ohne dass z. B. das KI-basierte Telemonitoring-System die Entscheidung in irgendeiner Form beeinflussen kann (Weber 2015; Europäische Kommission 2019). Für den Bereich Recht ist es relevant, die *Einhaltung der regulatorischen Vorgaben* zu klären (zehn Aussagen) wie z. B. die Risikoklasse und ob die Anforderungen aus dem EU AI Act, der DSGVO oder der MDR frühzeitig berücksichtigt werden (MDR 2017; AI Act 2024; Busch et al. 2024). Außerdem werden hier relevante Inhalte zum *Datenschutz* (sieben Aussagen) sowie *technische Robustheit und Sicherheit* (acht Aussagen) für das Telemonitoring-System vorgestellt (Europäische Kommission 2019). Im Bereich Soziales wird empfohlen, die *Barrierefreiheit* seitens der Patient:innen (drei Aussagen) zu berücksichtigen, die in das Telemonitoringsystem implementiert werden soll. Hierzu sollen betroffene Patient:innen ebenfalls in den Co-Creation-Prozess in dieser Phase einbezogen und relevante Barrierefreiheitsnormen berücksichtigt werden (Europäische Kommission 2019).

#### 31.4.2.3 Phase 3: Datenerhebung

In der Phase der Datenerhebung wird ein wichtiger Grundstein für die Datenbeschaffung und -verfügbarkeit gelegt (Prem 2023). Hier gilt es, besonders darauf zu achten, dass die relevanten Daten für die KI-Entwicklung vorliegen und auf einem *ethischen Weg* erhoben werden (vier Aussagen). Dazu gehört beispielsweise, dass ein Ethikantrag bei der zuständigen Ethikkommission eingereicht wird oder eine Begründung zur Erhebung von sensiblen Inputdaten wie Geschlecht, Diagnose oder Ethnie vorliegt (Economou-Zavlanos et al. 2024; BfArM 2025). Laut Weber (2015) wird *Privatheit* (sechs Aussagen) oft im Kontext von Selbstbestimmung gesehen, wobei die betroffenen Personen selbst entscheiden können, welche Informationen sie teilen und welche nicht. Es wird erwartet, dass das Telemonitoring-System die Privatsphäre der Patient:innen schützt und keine Rückschlüsse auf die Person ermöglicht (Europäische Kommission 2019). Zu dieser Phase wurde im Bereich Recht die Kategorie *Patienteneinwilligung* (acht Aussagen) zugeordnet, da sie eng mit der Datenbeschaffung und Privatheit verknüpft ist. Hier müssen die KI-Entwickler:innen darauf achten, dass sämtliche Daten, die sie im Telemonitoring-System verarbeiten wollen, auch tatsächlich verarbeitet werden dürfen. Dazu gehört vor allem, dass eine schriftliche Patienteneinwilligung zur Datenverarbeitung vorliegt und die Datenerhebung freiwillig ist (Torres-Castaño et al. 2023; Charman et al. 2025).

#### 31.4.2.4 Phase 4: Datenverständnis

Prem (2023) zufolge stehen in dieser Phase die *Datenqualität und -genauigkeit* (fünf Aussagen) sowie die *Minimierung von Verzerrungen* (neun Aussagen) im Fokus. Bei den Trainingsdaten für die KI-Modelle soll besonders darauf geachtet werden, dass im Datensatz kein Bias vorliegt. Ein Bias kann ein Fehler oder eine Verzerrung im KI-Modell oder im Datensatz sein (Raza 2024), z. B. wenn ein Datensatz nur männliche Patienten beinhaltet und das Modell dadurch Vorhersagen für Männer genauer treffen kann als für Frauen. Das Ziel eines idealen Datensatzes für die Entwicklung eines KI-basierten Telemonitoring-Systems ist, dass der Datensatz repräsentativ, ausgeglichen und unverzerrt ist (Rosemann und Zhang 2022; Busch et al. 2024). Zudem ist es wichtig, dass alle relevanten Inputdaten wie Vitaldaten, Laborwerte, Medikamente, etc. im Datensatz enthalten sind, was für eine gute Datenqualität spricht, und die Inputdaten zuverlässig erhoben wurden.

#### 31.4.2.5 Phase 5: Vorverarbeitung

In dieser Phase geht es vor allem um die *Datenaufbereitung* wie Datenauswahl, -bereinigung und -formatierung (neun Aussagen) (Wirth und Hipp 2000). Dazu zählen unter anderem das Entfernen von Ausreißern auf Basis definierter Kriterien und die Identifikation redundanter Variablen z. B. mit überwiegend konstantem Wert (Luo et al. 2016). Verfahren wie das gezielte Über- oder Unterrepräsentieren bestimmter Klassen im Datensatz, etwa durch das Vervielfältigen seltener Fälle oder das Reduzieren häufig vorkommender Beobachtungen, können eingesetzt werden, um Verzerrungen in den Trainingsdaten zu reduzieren (Raza 2024). Die Qualität der Daten sollte systematisch geprüft werden, in Bezug auf Vollständigkeit, Genauigkeit, Konsistenz, Aktualität und mögliche Verzerrungen, und durch geeignete Prozesse wie standardisierte Erhebungsinstrumente gesichert werden. Ebenso sollte dokumentiert werden, wie mit fehlenden oder qualitativ schlechten Daten umgegangen wird, etwa durch Imputationsverfahren oder festgelegte Ausschlusskriterien (Rivera et al. 2020). Schließlich empfiehlt sich eine statistische Beschreibung der verwendeten Datensätze, insbesondere im Hinblick auf Merkmale wie Klassenzusammensetzung, Zielvariablenverteilung und Ähnlichkeit mit klinischen Studienpopulationen, um die Aussagekraft und Relevanz der Modelle zu sichern (Luo et al. 2016). An dieser Stelle stehen in der ELSI-Checkliste unter anderem Hinweise zur Dokumentation und Entwicklung von Entwicklungsplänen (Kim et al. 2024).

#### 31.4.2.6 Phase 6: Modell-Training

Das Training von KI-Modellen wird ethisch anhand der Kategorien *Interpretierbarkeit* (sieben Aussagen), *Erklärbarkeit* (sieben Aussagen) und *Transparenz* (drei Aussagen) bewertet (Prem 2023). Diese decken sich auch überwiegend mit den Anforderungen aus dem EU AI Act und verschiedenen Evaluationsframeworks (Amann et al. 2020; Reddy et al. 2021; AI Act 2024; Busch et al. 2024). Die Entwickler:innen müssen in der Lage sein, eine technische Dokumentation vorzuweisen sowie die Fähigkeiten und Grenzen des KI-basierten Systems aufzuzeigen (Busch et al. 2024). Interpretierbarkeit bezieht sich auf die Eigenschaft eines KI-basierten Telemonitoring-Systems aus seiner Struktur heraus verständlich zu sein, beispielsweise durch Entscheidungsbäume (Reddy et al. 2021). Im Gegensatz dazu bezeichnet Erklärbarkeit die Fähigkeit, Entscheidungen für die Anwender:innen nachvollziehbar und verständlich darzustellen, auch wenn das zugrunde liegende Modell komplex oder schwer durchschaubar ist (Amann et al. 2020). Transparenz beinhaltet im Kontext der ELSI-Checkliste, dass alle Interaktionen mit einer KI gekennzeichnet (AI Act 2024) und bei Bedarf unerwünschte Ergebnisse während der Testung der KI-Modelle ebenfalls dokumentiert werden (Charman et al. 2025).

#### 31.4.2.7 Phase 7: Test und Evaluation

Laut Prem (2023) stehen in der Test- und Evaluationsphase die Überprüfung der *Genauigkeit und Performance* (fünf Aussagen) sowie die *Überprüfbarkeit* der KI-Modelle (drei Aussagen) insgesamt im Vordergrund. Die Performance wird anhand geeigneter Metriken und Validierungsverfahren bewertet, die Leistungsfehler, Robustheit und Genauigkeit der KI-Modelle sowie deren interne und externe Validität abdecken (Busch et al. 2024; Kim et al. 2024; Charman et al. 2025). Für die Überprüfbarkeit zählen z. B. kontrollierte (klinische) Studien, die den medizinischen Nutzen des KI-basierten Telemonitorings erforschen wollen, bevor sie in der Praxis eingesetzt werden (MDR 2017; BfArM 2025).

#### 31.4.2.8 Phase 8: Einsatz

Die Phase Einsatz wird von Prem (2023) nicht genauer aufgeschlüsselt, dennoch wurden relevante Kategorien wie *Vorbereitungen für die Implementierung* (sechs Aussagen), *Schulung und Qualifikation* der Anwender:innen (acht Aussagen) und *Akzeptanz* (fünf Aussagen) dieser Phase zugeordnet. Zunächst ist es wichtig, dass vor der Implementierung in den klinischen Alltag die klinische Sicherheit des KI-basierten Telemonitoring-Systems vorliegen muss, z. B. durch Zulassung als Medizinprodukt oder erfolgreiche klinische Studie. Aus sozialer Sicht ist es in dieser Phase wichtig, die zukünftigen Anwender:innen wie z. B. Ärzt:innen und medizinische Fachangestellte im Umgang mit dem KI-basierten Telemonitoring zu schulen, damit sie die Grenzen der KI verstehen und den Patient:innen die Funktionen vorstellen können (Busch et al. 2024). Die Schulung der Patient:innen im richtigen Umgang mit dem System ist ebenfalls ein wichtiger Aspekt und es bietet sich an, einen technischen Support für die Anwender:innen anzubieten, um eine zuverlässige Nutzung des Systems zu ermöglichen (Brukamp 2023; Torres-Castaño et al. 2023).

#### 31.4.2.9 Phase 9: Monitoring

Prem (2023) empfiehlt hier die *Auswirkungen auf Gesellschaft, Demokratie und Umwelt* (acht Aussagen) nach Abschluss der KI-Entwicklung zu berücksichtigen. Dazu gehören beispielsweise entstehende Kosten während der Nutzung des KI-basierten Telemonitoring-Systems, systematische Erfassung der Nutzung gegenüber dem Ressourcenaufwand und Einflüsse auf die Umwelt (Europäische Kommission 2019; Olson et al. 2023; Torres-Castaño et al. 2023). Aus rechtlicher Sicht ist es empfehlenswert, nach Inbetriebnahme des KI-basierten Telemonitoring einen Plan zur *Überwachung der Leistungsfähigkeit* (fünf Aussagen) zu erstellen sowie die gesetzlichen Vorgaben zu aktualisieren und deren Einhaltung zu überprüfen (Busch et al. 2024). Für den Bereich Soziales wurde die Kategorie *Auswirkungen auf die Ärzt:in-Patient:in-Beziehung* (fünf Aussagen) zugeteilt (Čartolovni et al. 2022). Hierzu empfehlen Rosemann und Zhang (2022), zu untersuchen, ob der Einsatz eines KI-basierten Telemonitoring-Systems zu einer Entmenschlichung der Versorgung führt oder ob er dazu beiträgt, mehr Zeit für eine qualitativ hochwertigere Patientenversorgung zu schaffen.

### 31.4.3 ELSI-Checkliste als interaktives Werkzeug

Die ELSI-Checkliste ist als interaktives Werkzeug konzipiert, das kontinuierlich befüllt wird und die einzelnen Entwicklungsphasen eines Projekts begleitet. Über eine Übersichtsseite in Excel erhalten die Anwender:innen einen aktuellen Überblick über den Stand der ELSI-Integration in ihrem Projekt (s. Tab. 31.3). Ergänzend ermöglicht eine Visualisierung eine schnelle und intuitive Einschätzung. Zum einen bietet eine Übersicht eine Bewertung aller Kategorien über sämtliche Entwicklungsphasen hinweg, dargestellt in einem Ampelsystem (grün = *gut integriert*, gelb = *teilweise erfüllt*, rot = *Verbesserungsbedarf*). Für Anschauungszwecke ist in

**Tab. 31.3** Übersichtsseite mit Ergebnissen zu den ELSI-Kategorien (Beispiel fiktives KI-Projekt, eigene Tabelle)

| Phase | | Ethik | Ergebnis | | Recht | Ergebnis | | Soziales | Ergebnis | |
|---|---|---|---|---|---|---|---|---|---|---|
| 1 | Use-Case-Entwicklung | Prinzip des Nicht-Schadens | 4,7 | Gut integriert | Risiko-absicherung | 3,6 | Teilweise erfüllt | Fairness | 4,1 | Gut integriert |
| | | Fürsorge | 4,2 | Gut integriert | Governance | 4,8 | Gut integriert | - | - | - |
| | | Gerechtigkeit | 4,3 | Gut integriert | Voraus-setzungen | 5 | Gut integriert | - | - | - |
| | | Klinische Eignung | 5 | Gut integriert | - | - | - | - | - | - |
| 2 | System Design | Co-Creation | 4 | Gut integriert | Einhaltung regulatorischer Vorgaben | 4,3 | Gut integriert | Barrierefreiheit | 5 | Gut integriert |
| | | Menschliche Aufsicht | 0 | Nicht be-wertet | Datenschutz | 4 | Gut integriert | - | - | - |
| | | Selbst-verständnis | 4,3 | Gut integriert | Technische Robustheit und Sicherheit | 4,8 | Gut integriert | - | - | - |
| | | Selbst-bestimmung | 4 | Gut integriert | - | - | - | - | - | - |
| 3 | Daten-erhebung | Ethische Wege der Daten-erhebung | 4,2 | Gut integriert | Patienten-einwilligung | 4,1 | Gut integriert | - | - | - |
| | | Privatheit | 4,3 | Gut integriert | - | - | - | - | - | - |
| 4 | Daten-verständnis | Datenqualität und -genauigkeit | 3 | Teilweise erfüllt | - | - | - | - | - | - |
| | | Minimierung von Verzerrungen | 4,5 | Gut integriert | - | - | - | - | - | - |
| 5 | Vorver-arbeitung | Daten-aufbereitung | 4,1 | Gut integriert | - | - | - | - | - | - |
| 6 | Modell-Training | Interpretierbar-keit | 5 | Gut integriert | - | - | - | - | - | - |
| | | Erklärbarkeit | 4,1 | Gut integriert | - | - | - | - | - | - |
| | | Transparenz | 4,3 | Gut integriert | - | - | - | - | - | - |
| 7 | Test und Evaluation | Genauigkeit und Performance | 3,2 | Teilweise erfüllt | - | - | - | - | - | - |
| | | Überprüfbarkeit | 4,3 | Gut integriert | - | - | - | - | - | - |
| 8 | Einsatz | Vorbereitung Implementierung | 4,6 | Gut integriert | - | - | - | Schulung und Qualifikation | 4,4 | Gut integriert |
| | | - | - | - | - | - | - | Akzeptanz | 4,2 | Gut integriert |
| 9 | Monitoring | Auswirkungen auf die Gesell-schaft, Demokra-tie und Umwelt | 1,9 | Verbes-serungs-bedarf | Überwachung der Leistungs-fähigkeit | 4,6 | Gut integriert | Auswirkungen auf die Ärzt:in-Patient:in-Beziehung | 3 | Teilweise erfüllt |

**Tab. 31.4** Phase 2 – System Design und Auswahl an Aussagen (eigene Tabelle)

| ID | Aussage |
|---|---|
| **Co-Creation** | |
| P2.1 | Der Co-Creation-Ansatz wurde bei der Entwicklung des Telemonitoring-Systems angewendet, um relevante Akteur:innen wie Patient:innen, Ärzt:innen und pflegende Angehörige aktiv in den Entwicklungsprozess einzubeziehen. |
| P2.5 | Das gewünschte Maß an Transparenz wurde gemeinsam mit relevanten Akteur:innen abgestimmt. |
| **Menschliche Aufsicht** | |
| P2.7 | Maßnahmen zur Erfüllung der menschlichen Aufsicht, z. B. Nicht-Beeinflussung bei der Entscheidungsfindung, wurden im Telemonitoring-System implementiert. |
| P2.12 | Für das Telemonitoring-System wurde das angemessene Maß an menschlicher Kontrolle überprüft, einschließlich der Beschreibung der verantwortlichen Personen, der verfügbaren Eingriffswerkzeuge sowie des Ausmaßes menschlicher Teilnahme. |
| **Selbstverständnis** | |
| P2.18 | Das Telemonitoring-System verändert nicht ohne ausdrücklichen Wunsch das Selbstverständnis der Patient:innen. |
| **Selbstbestimmung** | |
| P2.24 | Das Telemonitoring-System enthält Mechanismen, die die Anwender:innen nicht zur Nutzung zwingen, sondern es ihm:ihr ermöglichen, selbst zu entscheiden, wie und wann er:sie das System verwendet. |
| P2.25 | Die Patient:innen haben die Kontrolle über ihre Daten und können das Maß an Autonomie sowie damit verbundene Risiken bewerten. |
| **Einhaltung regulatorischer Vorgaben** | |
| P2.31 | Für das Telemonitoring-System ist eine Risikoklasse festgelegt. |
| P2.32 | Die regulatorischen Anforderungen aus EU AI Act, MDR, DSGVO und weiteren relevanten Leitlinien wurden identifiziert. |
| **Datenschutz** | |
| P2.40 | Die Patient:innen können der Datenverarbeitung widersprechen und haben ein Recht auf Löschung ihrer Daten. |
| P2.44 | Es werden Privacy-by-Design-Prinzipien umgesetzt, z. B. durch Anonymisierung oder Pseudonymisierung sensibler Daten. |
| **Technische Robustheit und Sicherheit** | |
| P2.46 | Datensicherheit und Schutz vor Missbrauch (z. B. Datenverunreinigung, Cyberangriffe) wurden aktiv berücksichtigt und entsprechende Maßnahmen wurden implementiert. |
| P2.48 | Mechanismen zur Verschlüsselung und Protokollierung von Zugriffen sind implementiert. |
| **Barrierefreiheit** | |
| P2.54 | Es wurde geprüft, ob das Telemonitoring-System für Menschen mit besonderen Bedürfnissen, Behinderungen oder für von Ausgrenzung bedrohte Personen geeignet ist, und entsprechende Aspekte wurden in das System integriert und überprüft. |
| P2.56 | Die Informationen über das Telemonitoring-System wurden so aufbereitet, dass sie auch für Anwender:innen assistierender Technologien zugänglich sind. |

Tab. 31.3 beispielhaft ein KI-Projekt abgebildet, bei dem die meisten Kategorien gut integriert sind, lediglich die Kategorien Datenqualität und -genauigkeit, Genauigkeit und Performance, Risikoabsicherung und Auswirkungen auf die Ärzt:in-Patient:in-Beziehung sind teilweise erfüllt und die Kategorie Menschliche Aufsicht wurde nicht beantwortet. Die Statusbewertung einer Kategorie basiert auf dem Mittelwert der zugeordneten Aussagen; wird ein definierter Grenzwert erreicht, erfolgt automatisch die Zuordnung einer Ampelfarbe. Bei einem Wert kleiner gleich 2,5 wird *Verbesserungsbedarf*, bei einem Wert zwischen größer als 2,5 und kleiner gleich 3,9 wird *Teilweise erfüllt* und bei größer als 3,9 bis 5 wird *Gut integriert* angegeben.

Zudem fasst eine Übersichtstabelle in der Excel-Datei die Ergebnisse auf einer höheren Aggregationsebene zusammen, indem sie die Auswertung zu den Bereichen Ethik, Recht und Soziales über alle neun Entwicklungsphasen hinweg darstellt. Hier erfolgt die Visualisierung über ein Ampelsystem bzw. über einen Phasenvergleich. Auf diese Weise können die Anwender:innen erkennen, wie gut beispielsweise der Bereich Ethik über alle Phasen hinweg berücksichtigt wurde. Zusätzlich ermöglichen Balkendiagramme einen Vergleich der Ergebnisse zwischen den Kategorien, sodass die Anwender:innen erkennen können, in welchen Bereichen sie besonders gut abschneiden und wo noch Verbesserungsbedarf besteht. Sobald auf den einzelnen Seiten der Phasen eine Bewertung der Aussagen abgegeben wurde, werden die Abbildungen und Auswertungen auf der Übersichtsseite direkt angepasst und zeigen den aktuellen Stand im Projekt an. Im Folgenden werden die Inhalte der neun Phasen vorgestellt und beschrieben, wie sich die Aussagen auf die jeweiligen Phasen und ELSI-Kategorien der Checkliste verteilen. Tab. 31.4 zeigt exemplarisch Aussagen aus der zweiten Phase der ELSI-Checkliste, die von den Anwender:innen bewertet werden sollen.

## 31.5 Evaluation der ELSI-Checkliste

Die Evaluation der ELSI-Checkliste erfolgte in zwei Schritten: Zunächst wurde eine Fokusgruppe (FG1–FG4) mit wissenschaftlichen Expert:innen durchgeführt, um Einschätzungen zur Vollständigkeit und Funktionalität der Checkliste zu gewinnen. Anschließend folgten Interviews mit Anwender:innen (A1–A4) aus dem Gesundheitswesen, die der Überprüfung der Anwendbarkeit und Nützlichkeit dienten. Nach jeder Evaluationsrunde wurde die Checkliste iterativ überarbeitet.

### 31.5.1 Erkenntnisse aus der Fokusgruppe mit wissenschaftlichen Expert:innen

Auf Basis der Ergebnisse der Fokusgruppenanalyse wurden Erkenntnisse zur inhaltlichen Vollständigkeit, Benutzerfreundlichkeit sowie zur Struktur des Bewertungssystems und zur Visualisierung der Ergebnisse abgeleitet. Die Expert:innen bewerteten insbesondere die Gliederung der Kategorien in ethische, regulatorische und soziale Aspekte als hilfreich für die Orientierung und systematische Bewertung. Die Verankerung der Checkliste im neunstufigen Entwicklungsprozess wurde als sinnvoll eingeschätzt, da sie eine kontinuierliche und phasengerechte Evaluation ermöglicht. Empfohlen wurde zudem ein interdisziplinärer Einsatz der Checkliste, da bestimmte Aspekte nur durch Fachwissen einzelner Disziplinen valide bewertet werden können. Besonders positiv wurde das intuitive Ampelsystem zur Bewertung einzelner Einträge aufgenommen, welches eine schnelle Einschätzung ermöglicht. Auch die grafische Darstellung der Ergebnisse, etwa mittels Liniendiagramm zum Phasenverlauf oder Übersichtstabelle zur Fortschrittsanzeige, wurde als hilfreich eingeschätzt.

> *„Zunächst finde ich die Übersicht richtig großartig, finde ich sehr gelungen. [...] Besonders diesen Phasenverlauf finde ich total gut und treffsicher.“ (FG3)*

Gleichzeitig wurde angeregt, die Übersichtsseite nicht mit zu vielen Visualisierungselementen zu überladen, sondern sich auf praxisrelevante Darstellungen zu beschränken. Zudem wurde eine neutrale Farbcodierung als Werkseinstellung empfohlen, um unbeabsichtigte Vorannahmen zu vermeiden. Es wurde zudem angeregt, die Checkliste perspektivisch in eine eigene Anwendung zu übertragen, um die Benutzerfreundlichkeit weiter zu erhöhen.

### 31.5.2 Erkenntnisse aus den Experteninterviews mit Anwender:innen aus dem Gesundheitswesen

Durch die vier Experteninterviews mit Anwender:innen aus dem Gesundheitswesen lassen sich Erkenntnisse zu den Bereichen Allgemein, Phasenstruktur, Anpassungsfähigkeit, Verantwortlichkeiten, Format und Visualisierung der ELSI-Checkliste ableiten, welche im Folgenden erläutert werden.

***Allgemein*** Die ELSI-Checkliste wird von den befragten Anwender:innen insgesamt als hilfreiches und praxisnahes Instrument zur Unterstützung von KI-Entwicklungs- und Forschungsprojekten bewertet. A1 zufolge bietet sie eine strukturierte Orientierung bei der Berücksichtigung ethischer, rechtlicher und sozialer Aspekte. Der größte Mehrwert liegt aus Sicht der Anwender:innen darin, ELSI-Aspekte frühzeitig und systematisch zu integrieren, etwa zur Festlegung von Governance-Strukturen oder zur ethischen Gestaltung von Datenerhebung und Einwilligungsprozessen (A1–A4). Auch als Werkzeug zur kontinuierlichen Selbstüberprüfung und Reflexion entlang des Entwicklungsprozesses wird sie positiv eingeschätzt (A1, A3).

> *„Wenn man da aber strukturiert dran geht, so wie jetzt in dieser vorliegenden Checkliste, das sogar noch in Phasen aufteilt, finde ich eine sehr gute Idee. Dann denke ich schon, dass das eine große Hilfe ist.“* (A2)

***Phasenstruktur*** Besonders positiv hervorgehoben wird die neunstufige Phasenstruktur, die sich an bestehenden Entwicklungsprozessen orientiert und als intuitiv, nachvollziehbar und hilfreich für die Strukturierung der Projektarbeit wahrgenommen wird (A1, A3). Die Gliederung in die drei Hauptdimensionen Ethik, Recht und Soziales wird ebenfalls als sinnvoll bewertet, auch wenn die trennscharfe Abgrenzung im Einzelfall mitunter als schwierig empfunden wird (A1, A2, A4). Als besonders nützlich wird zudem die weiterführende Unterkategorisierung, z. B. in Prinzip des Nicht-Schadens oder Fürsorge, beschrieben, da sie eine umfassende und differenzierte Auseinandersetzung ermöglicht (A1, A2). Gleichzeitig wurde angeregt, bestimmte Themen wie Patienteneinwilligungen noch stärker in den frühen Projektphasen zu adressieren (A2, A3).

***Anpassungsfähigkeit*** Alle befragten Anwender:innen merkten an, die Checkliste nicht nur einmalig zu Beginn oder am Ende eines Projekts zu verwenden, sondern sie iterativ zu nutzen, idealerweise zu Beginn jeder neuen Entwicklungsphase. Dies unterstützt eine kontinuierliche Reflexion und Anpassung während des gesamten Projektverlaufs. Darüber hinaus sollte die Checkliste A2 und A3 zufolge mehr Flexibilität ermöglichen, indem sie an unterschiedliche Entwicklungsmethoden (z. B. Wasserfall vs. agil), Anwendungsfälle (z. B. Telemonitoring) sowie Projektgrößen anpassbar sein sollte. Zudem wurde insbesondere für kleinere Organisationen der Bedarf nach einer reduzierten Version hervorgehoben, die weniger ressourcenintensiv ist (A3, A4).

> „*Da könnte ich mir vorstellen, dass ich das gut an so einen iterativen Entwicklungsansatz anschließen kann, wo die Phasen dann auch immer dann beantwortet werden, wenn diese Phase in der Entwicklung wirklich ansteht.*“ (A3)

***Verantwortlichkeiten*** Die Anwender:innen betonen, dass klare Verantwortlichkeiten im Projektteam definiert sein sollten, um eine systematische Anwendung und effektive Nutzung der Checkliste sicherzustellen (A2–A4). Als besonders relevant wurde herausgestellt, dass die Bearbeitung interdisziplinär durchgeführt werden sollte, indem u. a. KI-Entwickler:innen, Projektmanager:innen und Mediziner:innen eingebunden werden. Dies wird von A2 als Voraussetzung für eine realistische Bewertung und ganzheitliche Sensibilisierung für ELSI-Themen angesehen.

***Format*** A1 und A3 präferieren für den Beginn eine praktikable und niederschwellige Umsetzung der Checkliste im Excel-Format. Gleichzeitig wurde der Wunsch geäußert, die Checkliste perspektivisch als interaktives Webtool weiterzuentwickeln, um zusätzliche Funktionalitäten wie Filter, automatisierte Auswertung oder kollaborative Bearbeitung zu ermöglichen (A3).

> „*Also ich bin ein großer Fan von so interaktiven Web-Oberflächen. Also ich kann mir ganz gut vorstellen, dass das ja auch relativ simpel in ein gar nicht so umfängliches Web-Tool integriert werden könnte. Das bietet dann natürlich auch aus so einer UX-Design-Perspektive natürlich ganz andere Möglichkeiten.*“ (A3)

***Visualisierung*** Die eingesetzten Visualisierungselemente wurden insgesamt als hilfreich für das Reporting und die Orientierung im Projektverlauf eingeschätzt. Besonders hervorgehoben wurden eine Fortschrittsanzeige entlang der Phasen, die farbliche Markierung nach Ampellogik sowie die Übersichtstabelle zur Identifikation von Schwächen (A1, A2). Das Ampelsystem wurde grundsätzlich positiv aufgenommen, allerdings wurde angemerkt, dass dessen Schwellenwerte und Farbabstufungen noch weiter differenziert werden könnten (A2, A3). Ergänzend wurden optionale Textfelder zur Erläuterung der Bewertungen sowie alternative Darstellungsformen wie Fortschrittsanzeigen diskutiert (A3).

## 31.6 Implikationen und Weiterentwicklungen

Die vorgestellte ELSI-Checkliste zeichnet sich durch mehrere Merkmale aus, die sie zu einem unterstützenden Instrument in der Entwicklung von Telemonitoring-Systemen macht. Sie stellt sicher, dass ELSI durch formulierte Aussagen greifbar und bewertbar wird. Besonders hervorzuheben ist die phasenorientierte Struktur, die es ermöglicht, verschiedene Themen wie ethische Datenerhebung oder Patienteneinwilligung zu bestimmten Zeitpunkten im Entwicklungsprozess zu adressieren. Das Excel-Tool unterstützt Anwender:innen nicht nur durch eine klare Anleitung, sondern auch durch eine einfache Handhabung, die eine strukturierte Bearbeitung ermöglicht. Die ELSI-Checkliste fördert eine integrative Sichtweise auf die Entwicklung von KI-basierten Telemonitoring-Systemen und kann in Zusammenarbeit mit verschiedenen Akteur:innen im Entwicklungsprozess bearbeitet werden. Durch die Anzahl der Aussagen wird eine fundierte Auseinandersetzung mit den komplexen ethischen, rechtlichen und sozialen Fragestellungen ermöglicht, wodurch eine umfassende Orientierung entlang des gesamten Entwicklungsprozesses gegeben wird. Aus der Fokusgruppe und den Interviews lassen sich darüber hinaus die folgenden Implikationen für den Einsatz der ELSI-Checkliste ableiten:

- *Implementierung und iterativer Prozess*: Die Anwendung der ELSI-Checkliste sollte nach Einschätzung der befragten Anwender:innen bereits zu Projektbeginn kommuniziert und im weiteren Verlauf kontinuierlich eingesetzt werden. Sie dient dabei als praxisorientierter Leitfaden für die Berücksichtigung ethischer, rechtlicher und sozialer Anforderungen bei der Konzeption und Umsetzung eines KI-basierten Telemonitoring-Systems. Die Bearbeitung der Phasen sollte iterativ erfolgen und regelmäßig zur Reflexion und zum Abgleich herangezogen werden.
- *Verantwortlichkeit*: Für die Nutzung der ELSI-Checkliste ist eine klare Zuständigkeit festzulegen. Je nach Team- oder Unternehmensgröße kann diese variieren – in größeren Organisationen kann die Verantwortung im Management angesiedelt sein, während in kleineren Teams häufig die KI-Entwickler:innen selbst die Bearbeitung übernehmen. Da einzelne Kategorien über das Fachwissen der KI-Entwicklung hinausgehen, ist in vielen Fällen die Einbindung zusätzlicher Expertise erforderlich.

- *Interne Prüfung*: Trotz zahlreicher regulatorischer Vorgaben wie z. B. EU AI Act, Datenschutz- oder Softwareentwicklungsrichtlinien ist die ELSI-Compliance derzeit nicht verpflichtend vorgeschrieben. Die Anwendung der ELSI-Checkliste erfolgt somit freiwillig und kann als Instrument zur internen Qualitätssicherung genutzt werden. Ziel ist es, das Bewusstsein für ELSI-Aspekte zu stärken und den Umsetzungsgrad systematisch zu dokumentieren. Die befragten Anwender:innen zeigten eine ausgeprägte intrinsische Motivation, ihre Arbeit im Einklang mit ELSI-Prinzipien zu gestalten, und äußerten großes Interesse an der praktischen Nutzung der ELSI-Checkliste.
- *Intuitivität*: Drei von vier Anwender:innen sind Überschneidungen zum bekannten CRISP-DM (Cross-Industry Standard Process for Data Mining) aufgefallen, sodass die Nutzung der Checkliste intuitiv ist. Die Anwender:innen können sich gut vorstellen, die Checkliste als Zusatz in CRISP-DM zu integrieren und ihre Arbeit ELSI-konformer zu gestalten. Außerdem bewerten die Anwender:innen die Phasen als hilfreich, weil sie einen roten Faden und eine gute Orientierung bieten.
- *Interdisziplinarität*: Um das breite Spektrum von ELSI während der KI-Entwicklung zu erfassen, sollte ein interdisziplinäres Team an der Befüllung der Checkliste mitwirken. Dies sollte neben Wissenschaftler:innen auch Ärzt:innen, Patientenvertreter:innen, Datenschutzbeauftragte, Jurist:innen und IT-Expert:innen wie KI-Entwickler:innen oder IT-Projektmanager:innen beinhalten, da die Beantwortung der Aussagen teilweise das Wissen der KI-Entwickler:innen übersteigen könnte. Nur wenn alle Bereiche fachlich abgedeckt sind, kann eine valide Checkliste erstellt werden.
- *Visualisierungen*: Zur Veranschaulichung und zur Übersichtlichkeit des Standes der Umsetzung der ELSI-Aspekte wurden Visualisierungen wie z. B. die Übersichtstabelle als hilfreich empfunden. Mehrwerte bieten den Befragten zufolge vor allem Tabellen, die eine Gesamtauswertung aller Phasen zeigen. Die Ampelfarben liefern eine erste Einschätzung, die von den Anwender:innen für die Projektauswertung genutzt werden kann.

Außerdem wurden während der Evaluation Maßnahmen zur Verbesserung der ELSI-Checkliste identifiziert, die von zukünftiger Forschung und Praxis adressiert werden können:

- *Softwareeinbindung*: Anstatt einer Darstellung in Form einer Excel-Datei, wurde von den Anwender:innen angeregt, diese auch eingebettet in eine Software anzubieten. Die Nachteile von Excel-Dateien würden darin liegen, dass hinterlegte Formeln schnell unbrauchbar werden könnten und Zuordnungen unklar werden, was zu Frustration auf Seiten der Anwender:innen führen könnte. Eine Software hätte den Vorteil, dass hier keine Hintergrundformeln angefasst werden könnten und somit eine reibungslosere Durchführung möglich wäre.
- *Zugriffskontrolle*: Da die Checkliste über einen längeren Zeitraum bearbeitet werden soll und verschiedene Anwender:innen darauf Zugriff haben können, haben sich die Anwender:innen gewünscht, die Änderungen sowohl zum Zeit-

punkt als auch durch Personen nachvollziehen zu können. Eine Versionierung der ELSI-Checkliste wird auch als nützlich bewertet.

- *Kürzungen und Infobox*: Um die Komplexität weiter zu reduzieren und mehr Übersichtlichkeit zu schaffen, könnten Aussagen auf die Quintessenz gekürzt werden. Hierdurch ließen sich Verschachtelungen minimieren und Aussagen prägnanter formulieren. Damit Unklarheiten vermieden werden, könnte eine Infobox eingepflegt werden, die bei Bedarf ausführlichere Beschreibungen der Aussagen enthält und Definitionen für etwaige unklare Begriffe bietet. Zusätzlich kann die Infobox dazu dienen, weiterführende Quellenhinweise den Anwender:innen zu präsentieren, die sich in bestimmte Inhalte wie z. B. EU AI Act oder MDR tiefer einlesen wollen.
- *Gewichtung von Kategorien und Aussagen*: In Zukunft wird eine Überprüfung gewünscht, ob alle ELSI-Kategorien eine gleich hohe Relevanz haben oder bestimmte Kategorien ggf. in der Ergebnisauswertung vernachlässigt werden können. Dazu könnte eine größere Fokusgruppe an Anwender:innen wie bei Maris et al. (2024) genutzt werden, die eine Priorisierung der Kategorien vornehmen können und das Ergebnis wird als neue Gewichtung in die ELSI-Checkliste integriert. Aus Gründen der Nachvollziehbarkeit und Erklärbarkeit sollten die verschiedenen Gewichtungen klar hervorgehoben werden.

## 31.7 Fazit und Ausblick

Unsere Forschungsergebnisse sind besonders relevant für zukünftige KI-Entwickler:innen, das Management und Entscheidungsträger:innen im Bereich Telemonitoring sowie medizinisches Fachpersonal aus der Kardiologie. Die ELSI-Checkliste orientiert sich an neun Phasen des Entwicklungsprozesses von KI-Projekten und bietet Anwender:innen eine strukturierte Anleitung zur Berücksichtigung von ELSI. Sie kann in zukünftigen KI-Entwicklungsprojekten eingesetzt werden, z. B. in Rahmen von KI-basierten Telemonitoring-Systemen für Herzinsuffizienz oder zum Telemonitoring anderer chronischer Erkrankungen (z. B. Diabetes, Morbus Parkinson, Lungenerkrankungen wie COPD (Chronic Obstructive Pulmonary Disease) oder psychische Erkrankungen). Zur Erstellung der ELSI-Checkliste wurde ein Literaturreview sowie darauf aufbauend eine Fokusgruppe und Interviews mit Anwender:innen aus den Bereichen KI-Entwicklung und Datensicherheit durchgeführt. Die Ergebnisse wurden in eine Excel-Datei überführt, die von Anwender:innen genutzt werden kann, indem Aussagen zur Umsetzung bewertet werden. Hieraus lässt sich auf Basis von Schwellenwerten die Implementierung dieser Systeme aus ethischer, rechtlicher und sozialer Sicht bewerten.

Diese Forschungsarbeit ist wie jede andere nicht frei von Limitationen. Zum einen unterscheiden sich die Gesundheitswesen und Gesetzgebungen zwischen Ländern teils stark, sodass eine Generalisierbarkeit der Ergebnisse auf andere Anwendungsgebiete und Übertragbarkeit auf andere Länder nicht uneingeschränkt möglich ist. Dies betrifft vor allem den rechtlichen Aspekt, wobei der ethische und soziale Faktor höhere Allgemeingültigkeit besitzt. Die aktuelle Fassung der ELSI-Checkliste ist eine Momentaufnahme der aktuellen gesetzlichen Vorgaben und Richtlinien und sollte stets aktiv an neue Anforderungen angepasst werden. Zum anderen erfolgt die Bewertung ethischer Kategorien häufig auf Basis subjektiver Einschätzungen. Wir haben dies versucht, weitestgehend zu objektivieren, indem wir die Ableitung ethischer Kategorien aus Literatur und aus Fachzeitschriften gestützt haben. Zukünftige Forschung kann diese Punkte adressieren, indem sie rechtliche Rahmenbedingungen anderer Länder einschließt und die Checkliste länderspezifisch anpasst. Darüber hinaus sollte die Checkliste anhand einer quantitativen Studie geprüft werden, um potenzielle Subjektivität ethischer Kriterien weiter zu reduzieren und die Reliabilität und Validität der Checkliste weiter zu erhöhen. Die Evaluation basiert auf einer Stichprobengröße von $n=8$, wodurch die Ergebnisse eher als explorativ einzuschätzen sind und keine generalisierbaren Aussagen ermöglicht werden. Die Evaluation sollte in zukünftiger Forschung deshalb mit einer möglichst großen Stichprobe repliziert werden. Die hier vorliegende Evaluation kann jedoch als erste Phase einer größeren empirischen Validierung angesehen werden. Zudem sollten Anwendung und Evaluation der ELSI-Checkliste über einen längeren Zeitraum hinweg erfolgen, damit langfristige Effekte wie eine verantwortungsvolle Entwicklung von KI, die Nützlichkeit der Checkliste, ein gesteigertes Bewusstsein für ethische Fragestellungen sowie der interdisziplinäre Austausch in der Zusammenarbeit während der Projektlaufzeit besser messbar werden. Abschließend sollte eine mögliche Gewichtung der Kategorien und Aussagen in zukünftiger Forschung im Mittelpunkt stehen, um die Relevanz der ELSI-Aspekte für die Anwender:innen individuell anpassbar zu machen.

**Danksagung** Die Forschung für dieses Kapitel entsteht im Rahmen des vom Bundesministerium für Forschung, Technologie und Raumfahrt (BMFTR) geförderten Forschungsprojekts „KardioInterakt: Multimodale Interaktionstechnologien zur Patientenversorgung bei betreuungsintensiven und COVID-19-bedingten Herzerkrankungen im häuslichen Umfeld“ (Förderkennzeichen: 16SV8906).

**Hinweis** Bei der Erstellung dieses Beitrags kam ChatGPT zum Einsatz, um sprachliche und grammatikalische Aspekte zu optimieren und die Lesbarkeit zu erhöhen.

## Literatur

AI Act (2024) Regulation (EU) 2024/1689 of the European Parliament and of the Council of 13 June 2024 laying down harmonised rules on artificial intelligence and amending Regulations (EC) No 300/2008, (EU) No 167/2013, (EU) No 168/2013, (EU) 2018/858, (EU) 2018/1139 and (EU) 2019/2144 and Directives 2014/90/EU, (EU) 2016/797 and (EU) 2020/1828 (Artificial Intelligence Act)

Amann J, Blasimme A, Vayena E et al (2020) Explainability for artificial intelligence in healthcare: a multidisciplinary perspective. BMC Med Inform Decis Mak. https://doi.org/10.1186/s12911-020-01332-6

BfArM (2025) Ethik-Kommissionen. Bundesinstitut für Arzneimittel und Medizinprodukte (BfArM). https://www.bfarm.de/DE/Medizinprodukte/Ueberblick/Behoerden-und-Ethik-Kommissionen/Ethikkommissionen/_node.html. Zugegriffen: 28. Apr. 2025

Brukamp K (2023) Artificial Intelligence for Clinical Intensive Care in the Hospital: Opportunities and Challenges. In: Duffy VG (Hrsg) Digital Human Modeling and Applications in Health, Safety, Ergonomics and Risk Management HCII 2023. Lecture Notes in Computer Science, Bd 14029. Springer, Cham. https://doi.org/10.1007/978-3-031-35748-0_16 (including subseries Lecture Notes in Artificial Intelligence and Lecture Notes in Bioinformatics)

Bundesamt für Statistik (2024) Spezifische Todesursachen. Bundesamt für Statistik. https://www.bfs.admin.ch/bfs/de/home/statistiken/gesundheit/gesundheitszustand/sterblichkeit-todesursachen/spezifische.html. Zugegriffen: 29. Aug. 2025

Busch F, Kather JN, Johner C, Moser M, Truhn D, Adams LC, Bressem KK (2024) Navigating the European Union artificial intelligence act for healthcare. Npj Digit Med. https://doi.org/10.1038/s41746-024-01213-6

Čartolovni A, Tomičić A, Lazić Mosler E (2022) Ethical, legal, and social considerations of AI-based medical decision-support tools: a scoping review. Int J Med Inform 161:35299098. https://doi.org/10.1016/j.ijmedinf.2022.104738

Charman SJ, Okwose NC, Groenewegen A, Del Franco A, Tafelmeier M, Preveden A, Garcia SC, Fuller AS, Sinclair D, Edwards D, Nelissen AP, Malitas P, Zisaki A, Darba J, Bosnic Z, Vracar P, Barlocco F, Fotiadis D, Banerjee P, MacGowan GA, Fernandez O, Zamorano J, Jiménez-Blanco Bravo M, Maier LS, Olivotto I, Rutten FH, Mant J, Velicki L, Seferović PM, Filipovic N, Jakovljevic DG, STRATIFYHF investigators (2025) Clinical validation of an artificial intelligence-based decision support system for diagnosis and risk stratification of heart failure (STRATIFYHF): a protocol for a prospective, multicentre longitudinal study. Bmj Open 15:e91793. https://doi.org/10.1136/bmjopen-2024-091793

Destatis (2024) Cause of death statistics 2023. https://www.destatis.de/DE/Themen/Gesellschaft-Umwelt/Gesundheit/Todesursachen/_inhalt.html#_7samfmbk3. Zugegriffen: 18. Okt. 2024

Economou-Zavlanos NJ, Bessias S, Cary MP, Bedoya AD, Goldstein BA, Jelovsek JE, O'Brien CL, Walden N, Elmore M, Parrish AB, Elengold S, Lytle KS, Balu S, Lipkin ME, Shariff AI, Gao M, Leverenz D, Henao R, Ming DY, Gallagher DM, Pencina MJ, Poon EG (2024) Translating ethical and quality principles for the effective, safe and fair development, deployment and use of artificial intelligence technologies in healthcare. J Am Med Inform Assoc 31:705–713. https://doi.org/10.1093/jamia/ocad221

Europäische Kommission (2019) Ethik-Leitlinien für eine vertrauenswürdige KI. Europäische Kommission, Generaldirektion Kommunikationsnetze, Inhalte und Technologien und Grupa ekspertów wysokiego szczebla ds. sztucznej inteligencji. Publications Office. https://doi.org/10.2759/22710

Fasterholdt I, Kjolhede T, Naghavi-Behzad M, Schmidt T, Rautalammi QTS, Hildebrandt MG, Gerdes A, Barkler A, Kidholm K, Rac VE, Rasmussen BSB (2022) Model for ASsessing the value of Artificial Intelligence in medical imaging (MAS-AI). Int J Technol Assess Health Care. https://doi.org/10.1017/S0266462322000551

Gemeinsamer Bundesausschuss (2021) Geschäftsbericht 2020 Gemeinsamer Bundesausschuss. Gemeinsamer Bundesausschuss gemäß § 91 SGB V. https://www.g-ba.de/downloads/17-98-5148/2021-07-01_G-BA_Geschaeftsbericht_2020_bf.pdf

Göllner S, Tropmann-Frick M (2023) Bridging the gap between theory and practice: towards responsible AI evaluation. In: CHAI@KI, S 68–76

KBV (o. J.) National Association of Statutory Health Insurance Physicians – Billing and reimbursement – Telemonitoring heart failure. Kassenärztliche Bundesvereinigung (KBV). https://www.kbv.de/praxis/digitalisierung/anwendungen/telemonitoring-herzinsuffizienz. Zugegriffen: 24. Febr. 2026

Kim J, Kim SY, Kim EA, Sim J-A, Lee Y, Kim H (2024) Developing a framework for self-regulatory governance in healthcare AI research: insights from south korea. Asian Bioeth Rev 16:391–406. https://doi.org/10.1007/s41649-024-00281-w

Krahn MD, Bielecki JM, Bremner KE, de Oliveira C, Almeida N, Clement F, Lorenzetti DL, O'Campo P, Pechlivanoglou P, Tricco AC (2020) Picturing ELSI+: a visual representation of ethical, legal, and social issues, and patient experiences in Health Technology Assessment in Canada. Int J Technol Assess Health Care 36:40–49. https://doi.org/10.1017/S0266462319000722

Larburu N, Artetxe A, Escolar V, Lozano A, Kerexeta J (2018) Artificial intelligence to prevent mobile heart failure patients decompensation in real time: monitoring-based predictive model. Mob Inf Syst 2018:1–11. https://doi.org/10.1155/2018/1546210

Luo W, Phung D, Tran T, Gupta S, Rana S, Karmakar C, Shilton A, Yearwood J, Dimitrova N, Ho TB, Venkatesh S, Berk M (2016) Guidelines for developing and reporting machine learning predictive models in biomedical research: a multidisciplinary view. J Med Internet Res. https://doi.org/10.2196/jmir.5870

Marcus HJ, Ramirez PT, Khan DZ, Horsfall HL, Hanrahan JG, Williams SC, Beard DJ, Bhat R, Catchpole K, Cook A, Hutchison K, Martin J, Melvin T, Stoyanov D, Rovers M, Raison N, Dasgupta P, Noonan D, Stocken D, Sturt G, Vanhoestenberghe A, Vasey B, McCulloch P, Robotics Colloquium TIDEAL (2024) The IDEAL framework for surgical robotics: development, comparative evaluation and long-term monitoring. Nat Med 30:61–75. https://doi.org/10.1038/s41591-023-02732-7

Maris MT, Koçar A, Willems DL, Pols J, Tan HL, Lindinger GL, Bak MAR (2024) Ethical use of artificial intelligence to prevent sudden cardiac death: an interview study of patient perspectives. BMC Med Ethics 25:42. https://doi.org/10.1186/s12910-024-01042-y

Mayring P (2014) Qualitative content analysis-theoretical foundation, basic procedures and software solution

MDR (2017) Regulation (EU) 2017/745 of the European Parliament and of the Council of 5 April 2017 – on medical devices, amending Directive 2001/83/EC, Regulation (EC) No 178/2002 and Regulation (EC) No 1223/2009 and repealing Council Directives 90/385/EEC and 93/42/EEC

Mennella C, Maniscalco U, De Pietro G, Esposito M (2024) Ethical and regulatory challenges of AI technologies in healthcare: a narrative review. Heliyon 10(4):e26297. https://doi.org/10.1016/j.heliyon.2024.e26297

Olson M, Thompson Z, Xie L, Nair A (2023) Broadening heart failure care beyond cardiology: challenges and successes within the landscape of multidisciplinary heart failure care. Curr Cardiol Rep 25:851–861. https://doi.org/10.1007/s11886-023-01907-5

Prem E (2023) From ethical AI frameworks to tools: a review of approaches. AI Ethics 3:699–716. https://doi.org/10.1007/s43681-023-00258-9

Raza S (2024) Connecting fairness in machine learning with public health equity. https://doi.org/10.48550/arXiv.2304.04761

Reddy S, Rogers W, Makinen VP, Coiera E, Brown P, Wenzel M, Weicken E, Ansari S, Mathur P, Casey A, Kelly B (2021) Evaluation framework to guide implementation of AI systems into healthcare settings. BMJ Health Care Inf. https://doi.org/10.1136/bmjhci-2021-100444

Rivera SC, Liu X, Chan AW, Denniston AK, Calvert MJ, SPIRIT-AI and CONSORT-AI Working Group (2020) Guidelines for clinical trial protocols for interventions involving artificial intelligence: The SPIRIT-AI Extension. Lancet Digit Health 2(10):e549–e560. https://doi.org/10.1016/S2589-7500(20)30219-3

Rosemann A, Zhang X (2022) Exploring the social, ethical, legal, and responsibility dimensions of artificial intelligence for health – a new column in Intelligent Medicine. Intell Med 2(2):103–109. https://doi.org/10.1016/j.imed.2021.12.002

Shen FX, Wolf SM, Bhavnani S, Deoni S, Elison JT, Fair D, Garwood M, Gee MS, Geethanath S, Kay K, Lim KO, Lockwood Estrin G, Luciana M, Peloquin D, Rommelfanger K, Schiess N, Siddiqui K, Torres E, Vaughan JT (2021) Emerging ethical issues raised by highly portable MRI research in remote and resource-limited international settings. Neuroimage. https://doi.org/10.1016/j.neuroimage.2021.118210

Silva-Cardoso J, González Juanatey JR, Comin-Colet J, Sousa JM, Cavalheiro A, Moreira E (2021) The future of telemedicine in the management of heart failure patients. Card Fail Rev. https://doi.org/10.15420/cfr.2020.32

Statistik Austria (2025) Todesursachen. Statistik Austria – Die Informationsmanager. https://www.statistik.at/statistiken/bevoelkerung-und-soziales/bevoelkerung/gestorbene/todesursachen. Zugegriffen: 29. Aug. 2025

Torres-Castaño A, Abt-Sacks A, Toledo-Chávarri A, Suarez-Herrera JC, Delgado-Rodríguez J, León-Salas B, González-Hernández Y, Carmona-Rodríguez M, Serrano-Aguilar P (2023) Ethical, legal, organisational and social issues of teleneurology: a scoping review. Int J Environ Res Public Health 20(4):3694. https://doi.org/10.3390/ijerph20043694

Umeh CA, Torbela A, Saigal S, Kaur H, Kazourra S, Gupta R, Shah S (2022) Telemonitoring in heart failure patients: systematic review and meta-analysis of randomized controlled trials. World J Cardiol 14:640–656. https://doi.org/10.4330/wjc.v14.i12.640

Vollmer S, Mateen BA, Bohner G, Király FJ, Ghani R, Jonsson P, Cumbers S, Jonas A, McAllister KSL, Myles P, Grainger D, Birse M, Branson R, Moons KGM, Collins GS, Ioannidis JPA, Holmes C, Hemingway H (2020) Machine learning and artificial intelligence research for patient benefit: 20 critical questions on transparency, replicability, ethics, and effectiveness. BMJ. https://doi.org/10.1136/bmj.l6927

Weber K (2015) MEESTAR: Ein Modell zur ethischen Evaluierung sozio-technischer Arrangements in der Pflege- und Gesundheitsversorgung. In: Technisierung des Alltags – Beitrag für ein gutes Leben, S 247–2629

Weidinger L, Löffler K, Goldgruber J (2021) Co-Creation: Gesundheit gemeinsam gestalten. ProCare 26:46–49. https://doi.org/10.1007/s00735-021-1321-x

WHO (2021) Ethics and Governance of Artificial Intelligence for Health: WHO Guidance. Executive Summary. https://www.who.int/publications/i/item/9789240029200 (Erstellt: 28. Juni 2021). Zugegriffen: 29. Aug. 2025

Wirth R, Hipp J (2000) CRISP-DM: towards a standard process model for data mining. Proceedings of the 4th international conference on the practical applications of knowledge discovery and data mining. Bd 1, S 29–39

# Glossar[1]

**Accelerometer** Ein elektronisches Messgerät, das Bewegungen, Vibrationen oder Neigungen misst, indem es Beschleunigungskräfte in bis zu drei Raumrichtungen erfasst. Es wird in Smartphones, Fitness-Trackern oder medizinischen Geräten (z. B. zur Sturzerkennung) eingesetzt.

**Adhärenz** Ein Maß für die Zuverlässigkeit, mit der Patient:innen ärztliche Empfehlungen oder Therapiepläne befolgen. Dazu zählen die regelmäßige Einnahme von Medikamenten, das Einhalten von Diäten oder die Teilnahme an Kontrolluntersuchungen. Geringe Adhärenz kann die Wirksamkeit einer Behandlung beeinträchtigen.

**Ageing in Place** Ein Konzept, das älteren Menschen ermöglicht, in ihrer gewohnten Umgebung zu leben, indem Wohnraum, soziale Netze und ambulante Dienstleistungen so gestaltet werden, dass Selbstständigkeit und Lebensqualität trotz zunehmender Pflegebedürftigkeit erhalten bleiben.

**Aktorik** Technische Komponenten, die digitale Signale in physische Aktionen umsetzen, etwa in Infusionspumpen zur Dosierungssteuerung oder in Operationsroboter für präzise Eingriffe. Sie bildet die Schnittstelle zwischen digitaler Steuerung und mechanischer Ausführung.

**Akzelerator** Zeitlich begrenztes Förderprogramm für Startups, das durch Mentoring, Netzwerkzugang, Arbeitsinfrastruktur und oft Seed-Investitionen schnelles Wachstum unterstützt. Es richtet sich meist an bereits etablierte junge Unternehmen mit skalierbaren Geschäftsmodellen.

**Ambient Assisted Living** Technologien und Systeme, die ältere oder pflegebedürftige Menschen im Alltag unterstützen, um ein selbstbestimmtes Leben in der eigenen Wohnung zu ermöglichen. Dazu gehören Sensoren zur Sturzerkennung, Notrufsysteme oder digitale Assistenten, die an Medikamenteneinnahmen erinnern.

**Ambulante Versorgung** Medizinische Leistungen, die ohne Krankenhausaufenthalt erbracht werden, etwa in Arztpraxen, ambulanten Zentren oder durch mobile

[1] Das Glossar versammelt zentrale Begriffe dieser Ausgabe der Edition HMD, ohne Anspruch auf Vollständigkeit. Es soll das Lesen und Verstehen der Beiträge erleichtern. Die Einträge wurden mit Unterstützung des KI-Systems Mistral AI erarbeitet und anschließend von den Autor:innen sowie dem Herausgeberteam inhaltlich geprüft und freigegeben.



S. D'Onofrio, C. Russ (Hrsg.), *Digital HealthTech*, Edition HMD,
https://doi.org/10.1007/978-3-658-51795-3

Dienste. Dazu gehören Untersuchungen, Behandlungen, Beratung und Nachsorge, um Patient:innen flexibel und wohnortnah zu versorgen.

**Aphasie** Eine durch Hirnschädigung erworbene Sprachstörung, die Sprechen, Verstehen, Lesen oder Schreiben beeinträchtigt, ohne die Intelligenz zu mindern. Die Ausprägung reicht von Wortfindungsproblemen bis zu schwer gestörter Kommunikation.

**Artefakt** Ungewollte Störfaktoren oder Verzerrungen in Daten, die durch Messfehler, unvollständige Datensätze oder systematische Fehler entstehen. Sie können Analysen oder Diagnosen verfälschen und zu falschen Schlussfolgerungen führen, wenn sie nicht erkannt und bereinigt werden.

**Artificial Intelligence Attitude Scale, AIAS-4** Ein standardisiertes Messinstrument, das die Einstellung von Personen gegenüber Künstlicher Intelligenz (KI) erfasst. Die Skala bewertet anhand von vier Dimensionen (Akzeptanz, Skepsis, Vertrauen und Emotionen) wie Personen(gruppen) KI-Technologien wahrnehmen, nutzen und bewerten.

**Augmented Reality, AR** Eine Technologie, die digitale Inhalte wie Informationen oder virtuelle Objekte in die physische Umgebung einblendet und so die reale Wahrnehmung erweitert. Sie wird über Geräte wie AR-Brillen, Smartphones oder Tablets genutzt, etwa für Navigation, Schulungen oder interaktive Erlebnisse.

**Automation Bias** Ein Phänomen, bei dem Menschen Entscheidungen oder Urteile unkritisch an automatisierte Systeme delegieren, selbst bei offensichtlichen Fehlern. Es entsteht oft durch übermäßiges Vertrauen in Technologie und kann zu riskanten Fehleinschätzungen führen.

**Avatar** Digitale Repräsentation einer Person oder eines Systems, die in virtuellen Umgebungen interagiert. Avatare, realistisch oder stilisiert, kommen in Spielen, sozialen Medien oder als virtuelle Assistenten zum Einsatz. Sie nutzen oft künstliche Intelligenz, Animationen und Sprachsynthese, um Kommunikation anschaulicher und interaktiver zu machen.

**Bastion-Hosts** Spezielle, stark abgesicherte Server, die als einziger kontrollierter Zugangspunkt zu einem internen Netzwerk oder sensiblen Systemen dienen. Sie fungieren als *Schleuse* für administrative Zugriffe (z. B. Wartung) und minimieren Angriffsflächen, indem sie direkte Verbindungen von außen blockieren.

**Benannte Stelle, Notified Body** Eine von einem EU-Mitgliedstaat autorisierte, unabhängige Organisation, welche die Konformität von Produkten mit gesetzlichen Anforderungen und EU-Normen prüft. Sie ist entscheidend für die CE-Kennzeichnung von Produkten mit höherem Risiko, wie z. B. Medizinprodukten, indem sie technische Dokumentationen und Qualitätsmanagementsysteme bewertet.

**Biodesign** Interdisziplinärer Ansatz, der Biologie, Medizin, Ingenieurwesen und Design verbindet, um Lösungen für medizinische Herausforderungen zu entwickeln. Ziel ist es, patientenzentrierte Produkte wie Implantate, Prothesen oder Diagnostiktools zu schaffen, die biologisch verträglich und funktional optimiert sind.

**Biofeedback** Eine Methode, bei der körpereigene Prozesse wie Herzfrequenz oder Muskelspannung mithilfe von Sensoren gemessen und visualisiert werden. Durch dieses Echtzeit-Feedback lernen Nutzer:innen, unbewusste Körperfunktionen bewusst zu beeinflussen, etwa zur Stressreduktion oder Schmerztherapie.

**Bioprinting** Neuartiges 3D-Druckverfahren, bei dem lebende Zellen, Gewebe und Biomaterialien („Biotinte") Schicht für Schicht zu funktionalen Gewebestrukturen oder Organmodellen aufgetragen werden. Ziel ist die Herstellung von künstlichem Gewebe für die regenerative Medizin, Arzneimitteltests oder personalisierte Implantate.

**Blast Radius** Der mögliche Auswirkungsbereich eines Cyberangriffs oder Systemausfalls, d. h. welche Systeme, Daten oder Dienstleistungen betroffen wären. Durch Segmentierung, Zugriffskontrollen und Notfallpläne wird die Ausbreitung begrenzt, um Schäden zu lokalisieren.

**Bootstrapping** Finanzierungsmethode, bei der Gründer:innen ein Unternehmen ohne externes Kapital aufbauen und stattdessen eigene Mittel, operative Erträge oder kreative Ressourcennutzung einsetzen. Diese Herangehensweise fördert kosteneffizientes Wachstum und bewahrt die volle Kontrolle über das Startup.

**Borderline-Persönlichkeitsstörung, BPS** Eine psychische Erkrankung, die durch starke emotionale Schwankungen, impulsives Handeln und instabile zwischenmenschliche Beziehungen geprägt ist. Betroffene leiden häufig unter einem labilen Selbstbild, tiefen Ängsten vor Verlassenwerden sowie wiederkehrenden selbstschädigenden Verhaltensweisen.

**Broker** Ein Vermittler zwischen Anwendungen oder Systemen, der Kommunikation und Datenaustausch ermöglicht, indem er Nachrichten weiterleitet oder Protokolle übersetzt. Broker werden in verteilten Systemen eingesetzt, um die Integration verschiedener Komponenten zu erleichtern.

**Business Continuity Management** Ein strategischer Prozess, der sicherstellt, dass kritische Geschäftsprozesse auch bei Störungen (z. B. IT-Ausfälle, Cyberangriffe) kontinuierlich funktionieren. Durch Risikoanalyse, präventive Maßnahmen und Notfallpläne wird eine schnelle Reaktion und Wiederherstellung ermöglicht.

**Business Process Model and Notation, BPMN** Eine standardisierte grafische Notation zur Modellierung von Geschäftsprozessen, die es ermöglicht, komplexe Abläufe verständlich darzustellen. Die Notation umfasst Elemente wie Ereignisse, Aktivitäten, Gateways und Verbindungen.

**CE-Kennzeichnung** Ein EU-weites Konformitätszeichen, das bestätigt, dass ein Produkt die gesetzlichen Anforderungen an Sicherheit, Gesundheit und Umweltschutz erfüllt. Voraussetzung für den freien Verkehr innerhalb des europäischen Wirtschaftsraums (bei Medizinprodukten).

**Chain-of-Thought, CoT** Eine KI-Technik, die schrittweises Denken simuliert, indem sie Zwischenschritte in der Antwort aufzeigt. Steigert Transparenz und Genauigkeit bei komplexen Aufgaben durch logische Abfolgen, aktivierbar via Prompts oder Training. Ideal für Problemlösung und Entscheidungsfindung.

**Change-Management** Die systematische Begleitung von Veränderungsprozessen in Organisationen, durch Planung, Kommunikation und Schulungen, um Übergänge (z. B. Digitalisierung) erfolgreich zu gestalten. Ziel ist es, Mitarbeitende einzubinden, Widerstände abzubauen und Akzeptanz für neue Abläufe zu schaffen.

**Chatbot** Ein textbasiertes Dialogsystem, das automatisiert mit Nutzer:innen kommuniziert, um Fragen zu beantworten oder bei Aufgaben zu unterstützen. Sie nutzen oft künstliche Intelligenz, vordefinierte Regeln oder eine Kombination aus beidem, um natürliche Gespräche zu simulieren.

**Clearing House** Ein Dienst, der den Austausch von Daten zwischen verschiedenen Anwendungen oder Organisationen erleichtert, in dem die Daten gesammelt, standardisiert, weitergeleitet, validiert und bereinigt werden. Zudem werden Protokolle umgesetzt und Sicherheitsmaßnahmen implementiert.

**Clinical Champions** Medizinische Vorreiter:innen, die neue Technologien wie künstliche Intelligenz in der Diagnostik, Telemedizin oder digitale Operationssysteme in den klinischen Alltag einführen. Sie vermitteln Wissen, motivieren Teams und setzen durch praktische Anwendung Maßstäbe für eine moderne Patientenversorgung.

**Companion Robot (oder sozialer Roboter)** Roboter, die als persönliche Begleiter durch Kommunikation, Unterhaltung und praktische Unterstützung die Lebensqualität von Pflegebedürftigen oder einsamen Menschen verbessern. Sie lindern Einsamkeit, fördern soziale Interaktion und assistieren im Alltag.

**Compute-to-Data-Ansatz** Ein Ansatz, bei dem die Datenverarbeitung direkt an den Ort der Datenspeicherung gebracht wird, anstatt die Daten zum Verarbeitungsort zu bewegen. Dies erhöht die Sicherheit, da sensible Daten nicht übertragen werden müssen und die Verarbeitung in einer geschützten Umgebung stattfinden kann.

**Computer Vision** Die Fähigkeit von Computern, visuelle Informationen aus Bildern oder Videos zu extrahieren, zu analysieren und zu interpretieren. Dazu gehören Objekterkennung, Gesichtsidentifikation oder Musteranalyse, die in Anwendungen wie medizinischer Bilddiagnostik eingesetzt werden.

**Confidential Computing** Ein Sicherheitskonzept, bei dem sensible Daten während der Verarbeitung in verschlüsselten Speicher- und Rechenumgebungen geschützt bleiben. Ermöglicht datenschutzkonforme Analysen, selbst in Cloud- oder Mehrparteien-Szenarien, ohne die Vertraulichkeit zu gefährden.

**Consent-Verfahren** Ein Einwilligungsprozess, bei dem Nutzer:innen freiwillig und informiert der Verarbeitung ihrer Daten zustimmen. Dient als rechtliche Grundlage für Datenschutz und Transparenz, etwa bei Behandlungen, Studien oder digitalen Anwendungen. Umfasst Aufklärung, Dokumentation und Widerrufsmöglichkeit.

**Conversational Agent, CA** Ein computerbasiertes System, das natürliche und kontextsensitive Dialoge führt, um Informationen bereitzustellen, komplexe Anfragen zu bearbeiten oder personalisierte Lösungen anzubieten. CAs treten in Form von Chatbots, Sprachassistenten, sozialen Robotern oder digitalen Avataren auf.

**Critical Incident Reporting System, CIRS** Ein anonymes Meldesystem für Beinahe-Schäden, Fehler oder Risiken im Gesundheitswesen. Es ermöglicht Fachkräften, kritische Vorfälle oder Systemschwächen zu melden. Das System arbeitet sanktionsfrei und zielt darauf ab, die Patientensicherheit und Abläufe kontinuierlich zu verbessern.

**Cross-Community-Fähigkeit** Die Fähigkeit von Systemen, Plattformen oder Akteur:innen, nahtlos über Grenzen von Organisationen, Fachbereichen oder Technologien hinweg zusammenzuarbeiten. Ermöglicht den Austausch von Daten, Ressourcen oder Wissen durch standardisierte Schnittstellen, gemeinsame Prozesse und Interoperabilität.

**Cyber-Resilienz** Die Widerstandsfähigkeit von IT-Systemen, Organisationen oder Infrastruktur gegen Cyberangriffe, technische Störungen oder Datenverluste. Umfasst präventive Maßnahmen (z. B. Verschlüsselung, Backups), Echtzeit-Erkennung von Bedrohungen sowie schnelle Wiederherstellung nach Vorfällen.

**Cybersicherheit** Der Schutz von IT-Systemen, Netzwerken und Daten vor digitalen Bedrohungen wie Malware, Datenlecks oder Hackerangriffen. Umfasst technische Maßnahmen (z. B. Firewalls, Verschlüsselung), organisatorische Prozesse (z. B. Zugangskontrollen, Schulungen) und rechtliche Vorgaben (z. B. DSGVO).

**Data-Governance** Ein strukturierter Rahmen, der Regeln, Verantwortlichkeiten und Prozesse für den Umgang mit Daten in einer Organisation definiert. Es sichert Datenqualität, Compliance und nutzerfreundlichen Zugriff, während Risiken wie Missbrauch oder Inkonsistenzen minimiert werden.

**Data Shift** Veränderung der Datenbasis oder -qualität durch neue Messmethoden, Systemupdates oder geänderte Erfassungsprozesse. Führt zu Abweichungen in Analysen und Modellen und erfordert regelmäßige Anpassung von Algorithmen und Validierung, um die Zuverlässigkeit der Ergebnisse zu sichern.

**Data Space Care Journey, DSCJ** Ein integrierter Ansatz zur Verwaltung und Nutzung von Gesundheitsdaten über verschiedene Behandlungsphasen und -einrichtungen hinweg. Es ermöglicht einen sicheren Datenaustausch, der die Patientenbetreuung verbessert und die Abläufe effizienter gestaltet.

**Datenhoheit** Das Recht und die Kontrolle von Personen oder Organisationen über ihre eigenen Daten, einschließlich der Entscheidungsgewalt, wer darauf zugreifen, sie nutzen oder weitergeben darf. Umfasst auch die Fähigkeit, Daten zu löschen, zu ändern oder zu migrieren.

**Datenschutz** Der rechtliche und technische Schutz personenbezogener Daten vor Missbrauch, unbefugtem Zugriff oder Weitergabe. Er umfasst eine Vielzahl von organisatorischen und technischen Maßnahmen, die sicherstellen, dass persönliche Informationen vertraulich behandelt werden.

**Datensouveränität** Die Fähigkeit, die volle Kontrolle über die Erhebung, Speicherung, Nutzung und Weitergabe der eigenen Daten zu behalten. Sie umfasst das Recht auf Selbstbestimmung und Transparenz und ist zentral für Datenschutz sowie digitale Autonomie in einer vernetzten Welt.

**Deep Learning, DL** Ein Teilbereich des maschinellen Lernens, der künstliche neuronale Netze mit vielen Schichten nutzt, um komplexe Muster in großen Datenmengen zu erkennen. Ermöglicht Fortschritte in Sprach- und Bildverarbeitung, etwa bei Übersetzungsdiensten oder personalisierten Empfehlungssystemen.

**Dense Passage Retrieval, DPR** Ein Verfahren, das semantische Einbettungen (Vektoren) nutzt, um präzise Textabschnitte aus großen Dokumentenbeständen zu identifizieren. Im Gegensatz zu keyword-basierter Suche versteht DPR inhaltliche Zusammenhänge und liefert kontextuell passende Ergebnisse.

**Design Time** Die Phase, in der Systeme von Entwickler:innen und Designer:innen geplant und entwickelt werden. Hier werden Architektur, Logik und Schnittstellen definiert, die später über Erfolg oder Scheitern entscheiden. Jede Entscheidung wirkt sich direkt auf Effizienz und Skalierbarkeit aus.

**device-agnostisch** Eine technische Lösung oder Anwendung, die unabhängig vom verwendeten Endgerät (z. B. Smartphone, Tablet, PC) funktionsfähig und nutzbar bleibt. Dies wird durch responsives Design, standardisierte Schnittstellen oder Cloud-basierte Dienste erreicht.

**Diagnostik** Der Prozess zur Erkennung und Bestimmung von Krankheiten, Störungen oder Zuständen durch systematische Untersuchung von Symptomen, Tests und Daten. Wird in Medizin, Technik und Psychologie eingesetzt, um Ursachen zu identifizieren und passende Maßnahmen einzuleiten.

**Dialektisch** Ein Prinzip, das scheinbare Gegensätze nicht als unvereinbar betrachtet, sondern als Ausgangspunkt für eine übergeordnete Lösung nutzt. In der Dialektisch-Behavioralen Therapie hilft dieser Ansatz, starre Denk- und Verhaltensmuster zu überwinden und ausgewogenere Lösungswege zu entwickeln.

**Dialektisch-Behaviorale Therapie, DBT** Eine evidenzbasierte Psychotherapie, die speziell zur Behandlung von emotionaler Instabilität, impulsivem Verhalten und gestörten Beziehungen entwickelt wurde. Sie verbindet Fertigkeiten zur Emotionsregulation, Stressbewältigung und sozialen Interaktion mit Achtsamkeitspraktiken.

**Differenzialdiagnostik** Systematisches Verfahren in der Medizin, bei dem mögliche Ursachen für Symptome oder Befunde gegeneinander abgewogen werden, um die korrekte Diagnose zu stellen. Durch gezielte Anamnese, Untersuchungen und Tests werden ähnliche Erkrankungen ausgeschlossen, um eine präzise Behandlung einzuleiten.

**Digital Champion** Eine Vorreiterrolle, die digitale Innovation in Organisationen vorantreibt, etwa durch die Einführung neuer Technologien, Schulungen oder die Förderung einer digitalen Kultur. Agiert als Vermittler zwischen Fachbereichen und IT und treibt nachhaltige Veränderungsprozesse voran.

**Digitale Dokumentationssysteme** Elektronische Systeme, die papierbasierte Akten ersetzen und eine effiziente, rechtssichere Dokumentation im Gesundheitswesen ermöglichen. Sie unterstützen durch Zugriffsrechte und Schnittstellen die Digitalisierung von Prozessen und Compliance-Anforderungen.

**Digitale Gesundheitsanwendung, DIGA** Von Ärzt:innen verschreibbare Apps oder digitale Programme, die bei der Diagnose, Behandlung oder Linderung von Krankheiten helfen (z. B. Diabetes-Management, Therapie von Depressionen). DIGAs müssen vom Bundesinstitut für Arzneimittel und Medizinprodukte (BfArM) geprüft und zugelassen sein.

**Digital Health Authorities, DHA** Organisationen oder Behörden, die digitale Gesundheitsdienste EHDS-konform regulieren und fördern. Sie sorgen für Sicherheit, Effektivität und Einhaltung von Vorschriften bei digitalen Gesundheitslösungen wie elektronischen Gesundheitsakten und der Telemedizin.

**Digitale Patientenakte, DPA** Ein sicherer, digitaler Aktenordner für persönliche Gesundheitsdaten. Patient:innen können als Versicherte eigene Aufzeichnungen ablegen und Leistungserbringenden gezielt Berechtigungen erteilen, sowohl für den Zugriff auf bestehende Daten als auch zum Hinzufügen weiterer Gesundheitsdaten.

**Digitale Pflegeanwendung, DIPA** Von Pflegekassen erstattete digitale Tools, die Pflegebedürftige oder pflegende Angehörige im Alltag unterstützen (z. B. zur Erinnerung für Medikamente, als Koordinationshilfe von Pflegeleistungen). DIPAs müssen vom Bundesinstitut für Arzneimittel und Medizinprodukte (BfArM) geprüft und zugelassen sein.

**Digitaler Reifegrad** Grad der digitalen Entwicklung einer Organisation, gemessen an Technologie, Datenintegration, Prozessautomatisierung und digitaler Kultur. Zeigt, ob Grundlagen (z. B. IT-Infrastruktur) und fortschrittliche Lösungen (z. B. KI) genutzt werden sowie wo Potenziale für Effizienz und Innovation liegen.

**Digitales Ökosystem** Ein vernetztes System aus Technologien, Plattformen, Anwendungen und Nutzer:innen, das durch Interoperabilität, gemeinsame Datenflüsse und Standards funktioniert. Es fördert Innovation, optimiert und automatisiert Prozesse und ermöglicht effiziente, skalierbare Lösungen.

**Digitale Souveränität** Die Fähigkeit, Daten, Technologien und IT-Betrieb eigenständig zu kontrollieren, ohne ungewollte Abhängigkeiten von externen Anbietern oder Staaten. Dies umfasst die Datensouveränität (Hoheit über eigene Daten), Technologiesouveränität (Nutzung vertrauenswürdiger, selbstbestimmter Lösungen) und Betriebssouveränität (sichere Steuerung digitaler Prozesse).

**Digitale Transformation** Der Integrationsprozess digitaler Technologien in Wirtschafts- und Unternehmensbereiche. Ziel ist es, Geschäftsmodelle und -prozesse strategisch zu optimieren, effizienter zusammenzuarbeiten und digitale Produkte, Dienstleistungen sowie Innovation zu fördern, um wettbewerbsfähig zu bleiben.

**Digital Health** Die Weiterentwicklung von E-Health durch nutzerzentrierte, interaktive Technologien, die Daten und Akteur:innen intelligent vernetzen. Dadurch entstehen dynamische, datengetriebene Versorgungsmodelle (z. B. Wearables für Echtzeit-Monitoring, KI-gestützte Diagnoseunterstützung).

**Digital Health Space** Ein vernetzter Digitalraum, der Gesundheitsdaten, Anwendungen und Akteur:innen sicher verbindet. Durch standardisierte Schnittstellen und hohe Datenschutzstandards ermöglicht es eine datenbasierte Zusammenarbeit, z. B. für Telemedizin, sektorenübergreifende Behandlungspfade oder Forschung.

**Digital Imaging and Communications in Medicine, DICOM** Ein internationaler Standard zur Speicherung, Übermittlung und Verwaltung von medizinischen Bildinformationen, welcher Interoperabilität gewährleistet und Bilddaten mit Metadaten des:der Patient:in in einer Datei kombiniert und Modalitäten unterstützt.

**Digitalität** Die zunehmende Durchdringung des Alltags mit digitalen Werkzeugen, Plattformen und Datenströmen. Sie umfasst nicht nur technische Aspekte, sondern auch kulturelle, soziale und wirtschaftliche Veränderungen, die durch die Nutzung digitaler Medien und Infrastruktur entstehen.

**Digitalkompetenz** Die Fähigkeit, digitale Technologien sicher und effektiv zu nutzen, indem Informationen gesucht, bewertet und organisiert, über digitale Tools kommuniziert und gearbeitet, Probleme mit digitalen Werkzeugen gelöst sowie Online-Inhalte kritisch betrachtet werden, um die Privatsphäre zu schützen.

**Digitalisierung** Die Umwandlung von analogen Prozessen, Daten und Dienstleistungen in digitale Formate, wie elektronische Patientenakten statt Papierdokumente, Online-Sprechstunden statt Präsenzterminen und vernetzte Geräte für Echtzeit-Daten.

**Disease Management** Ein systematischer Ansatz zur langfristigen Betreuung von Menschen mit chronischen Erkrankungen (z. B. Diabetes). Es verbindet medizinische, pflegerische und organisatorische Maßnahmen, um Behandlungsergebnisse zu verbessern, Kosten zu senken und die Lebensqualität der Betroffenen zu steigern.

**Distributed Ledger Technology, DLT** Eine dezentrale, digitale Datenbank, die Transaktionen fälschungssicher über ein Netzwerk von Computern (Nodes) verteilt speichert. Anstelle einer zentralen Instanz validieren Teilnehmende die Daten, wodurch Intermediäre wegfallen. Die Technologie ist transparent und manipulationssicher.

**DRG-Fallpauschalensystem (Diagnosis-Related Groups)** Ein bundesweites Abrechnungssystem für Krankenhäuser, das Behandlungen anhand von Diagnosen und Prozeduren in pauschalierte Fallgruppen einteilt. Es regelt die Vergütung stationärer Leistungen und soll eine wirtschaftliche, qualitativ hochwertige Patientenversorgung fördern.

**Drittzahlerproblematik** Ein ökonomisches Phänomen, bei dem Kosten für Leistungen (z. B. medizinische Behandlungen) nicht von den unmittelbaren Beteiligten, sondern von Dritten (z. B. Krankenkassen) getragen werden. Dies kann zu übermäßiger Inanspruchnahme führen, da die Kosten für Patient:innen nicht transparent sind.

**Dynamic Capabilities** Fähigkeiten einer Organisation, Ressourcen und Prozesse gezielt an sich ändernde Marktbedingungen oder technologische Entwicklungen anzupassen. Umfassen die Identifikation von Chancen, schnelle Entscheidungsfindung und flexible Umsetzung, um Wettbewerbsvorteile nachhaltig zu sichern.

**Edge Computing** Datenverarbeitung in der Nähe der Datenquelle, etwa auf lokalen Geräten oder Servern, statt in zentralen Cloud-Rechenzentren. Reduziert Latenzzeiten, spart Bandbreite und ermöglicht Echtzeitanalysen, was besonders für IoT-Geräte und autonome Systeme entscheidend ist.

**Elektronische Gesundheitskarte, eGK** Der digitale Versicherungsnachweis in Deutschland, der administrative Daten speichert und schrittweise um Funktionen wie die elektronische Patientenakte (ePA), Notfalldaten und e-Rezepte erweitert wird.

**Elektronische Identität, e-ID** Ein digitales Äquivalent zum Personalausweis, das die sichere Identifizierung von Personen im digitalen Raum ermöglicht. Basierend auf kryptografischen Verfahren und vertrauenswürdigen Infrastrukturen, dient sie zur Authentifizierung bei Online-Diensten, digitalen Verträgen oder Behördenkommunikation.

**Emotionale Täuschung** Das gezielte Vortäuschen oder Verzerren von Gefühlen, um bei anderen bestimmte Reaktionen auszulösen, etwa durch Roboter mit simulierter Empathie. Zwar kann dies Vertrauen schaffen, doch besteht die Gefahr, dass Nutzer:innen die künstlichen Emotionen für echt halten.

**EMRAM-Modell (Electronic Medical Record Adoption Model)** Ein Bewertungssystem der HIMSS (Healthcare Information and Management Systems Society). Es misst in acht Stufen (0–7) den Digitalisierungsgrad von Krankenhäusern, von papierbasierten Prozessen bis zur vollständigen elektronischen Patientenakte und datengetriebenen Versorgung.

**Enterprise Architecture Management, EAM** Systematische Steuerung der Unternehmensarchitektur, um Geschäftsstrategie und IT-Landschaft aufeinander abzustimmen. Schafft Transparenz über Prozesse, Systeme und Daten, optimiert Ressourcen und ermöglicht agile Anpassungen an Marktveränderungen.

**Enterprise-Service-Bus-Lösungen** Eine zentrale Integrationsplattform, die verschiedene Anwendungen, Systeme und Datenquellen in Unternehmen vernetzt. Ermöglicht durch standardisierte Schnittstellen und Protokolle den nahtlosen Austausch von Informationen und unterstützt so agile Prozesse und Datenkonsistenz.

**Erstattungspfad** Regelwerk oder Prozess, der definiert, unter welchen Voraussetzungen und über welche Abläufe Patient:innen eine finanzielle Erstattung für medizinische Produkte, Behandlungen oder Dienstleistungen erhalten. Er umfasst Antragsverfahren, Prüfkriterien und Fristen.

**European Health Data Space, EHDS** Ein Vorhaben der Europäischen Union zur Standardisierung des grenzüberschreitenden Austauschs von Gesundheitsdaten. Es ermöglicht Ärzt:innen den Zugriff auf Patientendaten zur Verbesserung der medizinischen Versorgung und unterstützt Forschende mit anonymisierten Daten für sichere, datenschutzkonforme Studien.

**Exposure-Management** Strategie zur Echtzeit-Erkennung und Reduzierung von Angriffsflächen in IT/OT-Umgebungen. Priorisiert und behebt Schwachstellen sowie riskante Konfigurationen, bevor Angreifer:innen sie ausnutzen. Fokus liegt auf der tatsächlichen Gefährdung (z. B. offene Ports, unsichere Cloud-Zugriffe).

**Extended Reality, XR** Sammelbegriff für Technologien, die reale und digitale Welten verschmelzen lassen: von virtuellen Umgebungen bis zu interaktiven Echtzeit-Überlagerungen. Ermöglicht immersive Erlebnisse in Ausbildung, Design, Medizin oder Unterhaltung durch Brillen, Handhelds oder Projektionen.

**Explainable Artificial Intelligence, XAI (Erklärbare KI)** KI-Systeme, deren Entscheidungswege und interne Prozesse für Menschen klar verständlich und nachvollziehbar gestaltet sind (z. B. durch Visualisierungen oder interaktive Benutzerschnittstellen). Bei Modellen mit erklärbarer KI lässt sich erkennen, *wie* und *warum* eine Entscheidung getroffen wurde.

**Exoskelett** Äußere Stützstrukturen, die mithilfe von Sensoren und künstliche Intelligenz den menschlichen Körper bei Bewegungen unterstützen oder Kraft verstärken. Sie kommen in Rehabilitation, Pflege oder Industrie zum Einsatz, um Mobilität zu verbessern oder körperliche Belastungen zu reduzieren.

**Extortion-only-Szenarien (Erpressungsszenarien)** Versuche, Personen oder Organisationen durch Drohungen, z. B. mit der Veröffentlichung gestohlener Daten, der Blockade von IT-Systemen (Ransomware) oder der Bloßstellung privater Informationen, zur Zahlung von Lösegeld oder zur Erfüllung anderer Forderungen zu zwingen.

**Fast Healthcare Interoperability Resources, FHIR** Ein offener Standard von Health Level 7 (HL7) für den plattformübergreifenden Austausch von Gesundheitsdaten in Echtzeit. Nutzt moderne Webtechnologien (z. B. RESTful APIs), um Daten, von Patientenakten bis zu Laborwerten, einfach, sicher und maschinell lesbar zwischen Systemen zu teilen.

**Federated Learning (Föderiertes Lernen)** Ein dezentraler Ansatz des maschinellen Lernens, bei dem Modelle auf lokalen Geräten oder Servern trainiert werden, ohne dass Rohdaten die Quelle verlassen. Nur die aktualisierten Modellparameter werden zentral aggregiert, was Datenschutz und Sicherheit erhöht.

**Föderale Struktur** Ein politisches System, das die Macht zwischen Zentralregierung und regionalen Einheiten wie Bundesländern oder Kantonen aufteilt, um eine dezentrale Verwaltung und Entscheidungsfindung zu ermöglichen, die regionale Besonderheiten berücksichtigt.

**Generative Künstliche Intelligenz, GenKI** Ein maschinelles Lernverfahren, das es Systemen ermöglicht, basierend auf gelernten Datenmustern eigenständig neue Inhalte zu produzieren. Die generierten Outputs, wie Texte, Bilder oder Sprachsynthesen, orientieren sich an den Trainingsdaten, ohne diese direkt zu replizieren.

**Generativität** Die Fähigkeit digitaler Plattformen, neue und nützliche Anwendungen hervorzubringen, die über den ursprünglichen Zweck der Technologie hinausgehen. Nutzer:innen finden neue Wege, sie zu nutzen. Sie entwickeln eigene Ideen, bauen Erweiterungen oder schaffen ganz neue Anwendungen.

**Gesundheitskompetenz** Die Fähigkeit, gesundheitsrelevante Informationen zu finden, zu verstehen, zu bewerten und anzuwenden, um informierte Entscheidungen für die eigene Gesundheit, Krankheitsbewältigung und Prävention zu treffen. Umfasst Wissen, Motivation und praktische Fertigkeiten im Umgang mit dem Gesundheitssystem.

**Gesundheitsleistung** Jede medizinische, pflegerische oder präventive Maßnahme, die der Erhaltung, Wiederherstellung oder Verbesserung der Gesundheit dient. Umfasst Diagnostik, Therapie, Rehabilitation, Beratung oder Vorsorge, die durch Ärzt:innen, Pflegende, Therapeuten oder Einrichtungen erbracht werden.

**Gesundheitsplattform** Eine digitale Infrastruktur, die Akteur:innen des Gesundheitswesens (Patient:innen, Ärzt:innen, Apotheken, Krankenkassen, etc.) vernetzt und Daten, Dienste oder Anwendungen zentral bereitstellt. Ziel ist die Vernetzung aller Beteiligten und die Vereinfachung von Prozessen im Gesundheitswesen.

**Graph Neural Network, GNN** Ein KI-Modell, das Daten in Netzwerkform (sog. Graph-Daten) verarbeitet, indem es die Beziehungen zwischen Knoten und deren Merkmale nutzt. Durch die Analyse von Nachbarschaftsbeziehungen können GNNs komplexe Zusammenhänge in vernetzten Systemen erkennen.

**Gyroskop** Ein Sensor zur Erfassung von Rotation und Neigung, der entweder mechanisch (durch die Trägheit eines rotierenden Kreisels) oder elektronisch (mittels Chips von mikroelektromechanischen Systemen) funktioniert. Er erfasst Winkelgeschwindigkeiten und bestimmt so die räumliche Ausrichtung eines Objekts präzise.

**Halluzination** Ein Phänomen, bei dem Generative KI-Systeme scheinbar plausible, aber falsche oder erfundene Informationen ausgeben. Ursachen sind oft unvollständige Trainingsdaten, Fehlinformationen oder mehrdeutige Anfragen. Nutzer:innen sollten die Ergebnisse stets kritisch prüfen.

**Health Data Access Bodies, HDABs** Organisationen, die in jedem EU Mitgliedsstaat den EHDS-konformen Zugang zu Gesundheitsdaten regeln. Sie gewährleisten, dass Gesundheitsdaten technisch sicher und in Übereinstimmung mit den Prinzipien des EHDS genutzt werden, um die Sekundärnutzung von Gesundheitsdaten zu ermöglichen.

**Health Literacy** Die Fähigkeit, gesundheitsrelevante Informationen zu finden, zu verstehen, zu bewerten und anzuwenden, um informierte Entscheidungen in den Bereichen Prävention, Behandlung und Gesundheitsförderung zu treffen. Sie vereint Wissen, kritische Reflexion und praktische Handlungskompetenz.

**HealthTech** Die gesundheitsspezifischen Technologien und deren Weiterentwicklungen zur Unterstützung von E-Health, MedTech und Digital Health: Vollständig neue Versorgungsansätze durch z. B. Bündelung digitaler Dienstleistungen (z. B. DiGAs, KI-Tools), intelligente Medizintechnik (Internet-of-Things, Robotik) und Datenökosysteme (z. B. Predictive Analytics).

**Health-Value-Chain** Die Abfolge von Prozessen und Aktivitäten im Gesundheitswesen, die zur Erbringung von Gesundheitsdienstleistungen beitragen. Dies umfasst alle Schritte von der Prävention über die Diagnose und Behandlung bis hin zur Nachsorge und Rehabilitation.

**High-Fidelity** Ein hochentwickelter Prototyp, der dem endgültigen Produkt in Design, Interaktivität und Benutzerführung bereits sehr nahekommt. Durch realistische Details wie Inhalte, Animationen oder Klickpfade ermöglicht er umfassende Usability-Tests und präzises Feedback zu Funktionalität, Ästhetik und Nutzererlebnis.

**Hochrisiko-System** Ein KI-System, das gemäß der KI-Verordnung (KI-VO) ein erhebliches Potenzial birgt, die Gesundheit, Sicherheit oder Grundrechte von Personen zu beeinträchtigen (z. B. KI-gestützte Anwendungen bei der Bewertung von Mitarbeitenden oder in der biometrischen Identifikation).

**Home-Health** Medizinische und pflegerische Versorgung im häuslichen Umfeld, unterstützt durch digitale Tools wie Telemonitoring, mobile Pflege oder vernetzte Medizingeräte. Ziel ist die kontinuierliche Betreuung zu Hause, um Selbstständigkeit zu erhalten und Krankenhausaufenthalte zu reduzieren.

**Homomorphe Verschlüsselung** Ein kryptografisches Verfahren, das Berechnungen direkt auf verschlüsselten Daten ermöglicht, ohne diese zuvor entschlüsseln zu müssen. Ermöglicht sichere Datenanalysen oder Anwendungen künstlicher Intelligenz, während die Vertraulichkeit der Rohdaten gewahrt bleibt.

**Human-in-the-Loop-Verfahren** Ein Ansatz, bei dem menschliche Fachkräfte aktiv in den Entscheidungsprozess von KI-Systemen eingebunden werden, um Genauigkeit, Fairness und Verantwortbarkeit zu erhöhen. Es kombiniert automatisierte Verarbeitung mit menschlicher Überprüfung und Korrektur.

**Humanoider Roboter** Roboter mit menschenähnlichem Aufbau, der Kopf, Arme und Beine umfasst. Durch künstliche Intelligenz, Sensoren und präzise Motorik führt er Aufgaben aus, imitiert Gesten und ermöglicht natürliche Interaktionen, etwa als Assistent in Pflege, Therapie oder Alltag.

**Immersion** Das Gefühl des vollständigen Eintauchens in eine künstliche oder narrative Umgebung, bei dem die Wahrnehmung der realen Welt verblasst. Erreicht wird dies durch technologische Stimulation (z. B. Virtual Reality) oder psychologische Faktoren wie emotionale Bindung und interaktive Gestaltung.

**Induzierte Nachfrage** Ein ökonomisches und gesundheitspolitisches Phänomen, bei dem Leistungserbringende (z. B. Ärzt:innen, Kliniken) durch ihr Diagnose-, Beratungs- oder Therapieverhalten eine neue Nachfrage nach medizinischen Leistungen generieren, die über den tatsächlichen Bedarf der Patient:innen hinausgeht.

**Inertial Measurement Unit, IMU** Ein multifunktionales Sensormodul, das Bewegung und Lage eines Objekts durch die Kombination von Gyroskop, Beschleunigungssensor und Magnetometer erfasst. Es misst Drehraten, Beschleunigungen und Orientierung im Raum und ermöglicht so die präzise Erfassung von Position, Geschwindigkeit und Ausrichtung.

**Informationstechnische Systeme in Krankenhäusern, ISiK** Ein verbindlicher Standard der gematik (Deutschland), der den Datenaustausch zwischen Klinik-IT-Systemen verbessern und vereinheitlichen soll. Er schafft eine gemeinsame *Sprache* für Kliniksysteme, um Informationen schneller, sicherer und ohne Medienbrüche verfügbar zu machen.

**Inkubator** Programm, das Startups in der frühen Phase mit Ressourcen wie Büroräumen, Mentoring, Netzwerkzugang und oft auch Seed-Kapital unterstützt. Ziel ist es, Gründer:innen beim Aufbau skalierbarer Geschäftsmodelle zu begleiten und die Überlebensfähigkeit des Unternehmens zu erhöhen.

**Integrating the Healthcare Enterprise, IHE** Eine globale Initiative, die durch technische Rahmenwerke (IHE-Profile) die nahtlose Interoperabilität von IT-Systemen im Gesundheitswesen fördert. Definiert standardisierte Workflows und Schnittstellen für eine sichere, effiziente und herstellerunabhängige Kommunikation zwischen Geräten und Systemen.

**Integrationsfähigkeit** Die Fähigkeit eines Systems, nahtlos mit bestehenden technischen Infrastrukturen, Standards und Schnittstellen kompatibel zu sein, um eine effiziente und effektive Interoperabilität innerhalb der vorhandenen IT-Umgebung zu gewährleisten.

**International Statistical Classification of Diseases and Related Health Problems, ICD** Das weltweit wichtigste Klassifikationssystem der Weltgesundheitsorganisation (WHO) zur Klassifizierung von medizinischen Diagnosen. Sie ermöglicht eine einheitliche Dokumentation und Abrechnung von Krankheiten und verwandter Gesundheitsprobleme.

**Internet of Medical Things, IoMT** Ein vernetztes System medizinischer Geräte und Anwendungen, das Gesundheitsdaten in Echtzeit erfasst, überträgt und analysiert. Es verbindet Wearables, Implantate, Diagnosegeräte und klinische Systeme über das Internet, um Patientenversorgung, Fernmonitoring und Behandlungsabläufe zu verbessern.

**Interoperabilität, Interoperabilitätsplattform, IOP** Die Fähigkeit verschiedener, oft heterogener Systeme, effektiv über standardisierte Schnittstellen und Protokolle zu kommunizieren und Informationen auszutauschen. Mittels einer Plattform können Systeme nahtlos zusammenarbeiten und koordiniert agieren, ohne dass tiefgreifende Änderungen erforderlich sind.

**In-vitro-Diagnostika, IVD** Medizinische Tests und Geräte zur Analyse von Körperproben wie Blut oder Urin außerhalb des Körpers. IVD-Produkte unterstützen die Diagnose, Überwachung und Prävention von Erkrankungen und sind zentral für moderne Labormedizin und Therapieentscheidungen.

**KI-Cluster** Hochsichere Rechenumgebungen, die Unternehmen und Forschungseinrichtungen nutzen, um Modelle künstlicher Intelligenz mit großen Datenmengen zu trainieren oder zu betreiben. Der Datentransfer in diese Cluster muss durch strenge Sicherheitsprotokolle und regulatorische Vorgaben abgesichert sein.

**KI-Health Canvas** Ein strukturiertes Framework, das speziell für den Einsatz von künstlicher Intelligenz (KI) im Gesundheitswesen entwickelt wurde. Es unterstützt Organisationen dabei, KI-Projekte systematisch zu planen, umzusetzen und zu bewerten.

**Klinischer Pfad** Ein evidenzbasiertes Behandlungskonzept, das den Ablauf medizinischer Versorgungsprozesse für Patientengruppen standardisiert. Ziel ist es, durch klare Handlungsanweisungen und Zeitvorgaben die Behandlungsqualität zu steigern, Kosten zu optimieren und die Patientensicherheit zu erhöhen.

**Konformitätsverfahren** Ein strukturierter Prozess zur Überprüfung, ob ein Produkt, System oder eine Dienstleistung den gesetzlichen und normativen Anforderungen entspricht. Es dient als Nachweis, dass alle relevanten Standards, etwa aus der DSGVO, KI-VO oder branchenspezifischen Richtlinien, eingehalten werden.

**Krankenhausinformationssystem, KIS** Eine zentrale IT-Lösung für Krankenhäuser, die Patientendaten, Behandlungsprozesse, Abrechnung und Verwaltung vernetzt. Ermöglicht durch Module wie elektronische Patientenakten, Befundmanagement oder Medikationsplanung eine effiziente, sichere und fehlerarme Versorgung.

**Künstliche Intelligenz, KI** Ein Teilgebiet der Informatik, das sich mit der Entwicklung intelligenter Systeme befasst, die menschliche kognitive Fähigkeiten wie Lernen, Problemlösen oder Entscheidungsfindung nachahmen. KI-Systeme nutzen Algorithmen, Daten und Rechenleistung, um autonom Aufgaben zu lösen.

**LangChain** Ein Open-Source-Framework zur Entwicklung von Anwendungen mit großen Sprachmodellen. Es bietet modulare Komponenten wie Prompt-Templates, Datenintegrationen und Speicherlösungen, um kontextbewusste, skalierbare KI-Workflows zu erstellen und Sprachmodelle mit externen Quellen zu verknüpfen.

**Linked Data** Eine Methode zur Veröffentlichung strukturierter Daten, sodass sie einfach miteinander verknüpft und durchsucht werden können. Es basiert auf Standards des Semantic Webs und verwendet Uniform Resource Identifiers (URIs), um Informationen zu definieren und durch HTTP auf diese zuzugreifen.

**Logical Observation Identifiers Names and Codes, LOINC** Eine Zusammenstellung von Begriffen (Terminologie) zur universellen, weltweit eindeutigen Identifikation medizinischer Untersuchungen. Ursprünglich für Laboruntersuchungen entwickelt, jedoch im Laufe der Zeit auf klinische und medizinisch-technische Untersuchungen, medizinische Dokumententypen und Fragebögen/Fragen ausgeweitet.

**Low-Fidelity** Ein grundlegendes Modell (z. B. Skizzen, Wireframes oder Mockups), das die Kernstruktur und -funktionen eines Produkts vereinfacht darstellt. Es dient in frühen Phasen dem schnellen Testen von Ideen, der Klärung von Nutzerbedürfnissen und der kostengünstigen Validierung von Designentscheidungen.

**Low-Poly** Ein minimalistischer 3D-Stil, der durch eine stark reduzierte Anzahl an Polygonen (meist Dreiecke und Vierecke) gekennzeichnet ist. Mit eckigen Kanten, flächigen Farben und blockiger Ästhetik erzeugt er eine abstrakte, stilisierte und oft besonders ausdrucksstarke Optik.

**Maschinelles Lernen, ML** Ein Teilgebiet der Künstlichen Intelligenz, bei dem Algorithmen aus Daten lernen, Muster erkennen und Vorhersagen oder Entscheidungen treffen. Statt explizit programmiert zu werden, optimieren sie sich durch Erfahrung (z. B. Trainingsdaten) und passen ihre Leistung dynamisch an.

**Medizinische Leitlinie** Systematisch entwickelte Empfehlungen, die medizinisches Fachpersonal bei diagnostischen und therapeutischen Entscheidungen unterstützen. Sie basieren auf aktuellen wissenschaftlichen Erkenntnissen und klinischer Expertise, um eine einheitliche, qualitativ hochwertige Versorgung zu fördern.

**Medizintechnik** Technologische Lösungen zur Diagnose, Therapie und Überwachung von Erkrankungen. Dazu zählen medizinische Geräte (z. B. Herzschrittmacher), digitale Systeme (z. B. KI-gestützte Bildanalyse) und vernetzte Tools (z. B. Wearables). Sie verbessern die Präzision, Sicherheit und Effizienz der Gesundheitsversorgung.

**MEESTAR (Modell zur ethischen Evaluation sozio-technischer Arrangements)** Ein Bewertungsmodell, das Technologien anhand von sieben Dimensionen (z. B. *Selbstbestimmung*, *Gerechtigkeit*, *Privatheit*) auf drei Verantwortungsebenen (*individuell*, *organisational*, *gesellschaftlich*) mit einer vierstufigen Risikoskala (von *unbedenklich* bis *abzulehnen*) bewertet. Ziel ist die frühzeitige Identifikation und Bearbeitung ethischer Konflikte.

**Metaverse** Ein immersives, digitales Universum, das physische und virtuelle Realität verschmilzt. Nutzer:innen interagieren darin über Avatare in Echtzeit in einer dauerhaft bestehenden Welt, die durch Interoperabilität zwischen Plattformen und nutzergenerierte Inhalte geprägt ist.

**Microservice** Ein Architekturkonzept, bei dem eine Anwendung aus kleinen, unabhängigen Diensten besteht, die jeweils eine spezifische Funktion erfüllen. Sie laufen in eigenen Prozessen, kommunizieren über standardisierte Schnittstellen und lassen sich unabhängig entwickeln, bereitstellen und skalieren.

**Middleware (IT-Middleware)** Eine Software-Schicht, die als Vermittler zwischen Anwendungen, Datenbanken, Betriebssystemen oder Diensten fungiert, etwa für Datenübertragung, Protokollumsetzung oder Sicherheit. Ermöglicht die nahtlose Integration heterogener Systeme und vereinfacht die Entwicklung verteilter Anwendungen.

**Minimum Viable Product, MVP** Die erste funktionsfähige Version eines Produkts oder einer Dienstleistung mit den wichtigsten Grundfunktionen, um frühzeitig Nutzerfeedback zu sammeln. Es ermöglicht schnelle Tests und Iterationen, bevor Ressourcen in die Vollentwicklung investiert werden.

**Mixed Reality** Eine Technologie, die reale und virtuelle Welten nahtlos verbindet, sodass physische und digitale Objekte in Echtzeit miteinander interagieren. Nutzer:innen können virtuelle Inhalte direkt in ihrer realen Umgebung wahrnehmen, manipulieren und als natürlichen Bestandteil erleben.

**Mobile-Health** Die ortsunabhängige Nutzung von mobilen Geräten (z. B. Smartphones, Wearables) für gesundheitsbezogene Dienstleistungen. Dazu zählen Apps für Fitness-Tracking, Erinnerungen an Medikamenteneinnahmen oder die Fernüberwachung chronischer Erkrankungen.

**Modelldegradation** Ein Phänomen, bei dem die Leistungsfähigkeit eines KI-Modells mit der Zeit nachlässt, weil sich die realen Daten von denen unterscheiden, auf denen es trainiert wurde. Ohne regelmäßige Anpassung und Aktualisierung verliert das Modell an Präzision, was zu fehlerhaften Ergebnissen führen kann.

**Modulation** Ein Verfahren, bei dem Eigenschaften eines Trägersignals (z. B. Amplitude, Frequenz oder Phase) gezielt verändert werden, um Informationen zu übertragen oder Signale anzupassen. Es dient der Störungsminimierung und Optimierung der Übertragungsqualität.

**Motion Sickness** Ein körperliches Unwohlsein, das durch Konflikte zwischen den Sinneseindrücken des Gleichgewichtsorgans und den visuellen Reizen entsteht. Besonders in Virtual Reality (als Cybersickness) führt dies zu Symptomen wie Schwindel, Übelkeit oder Desorientierung.

**Natural Language Processing, NLP** Ein Bereich der künstlichen Intelligenz, der Computern ermöglicht, menschliche Sprache in Text oder Sprache zu verarbeiten, zu analysieren und zu erzeugen. NLP nutzt Algorithmen und statistische Modelle, um Aufgaben wie Übersetzungen, Textklassifizierung oder Spracherkennung zu bewältigen.

**NIS2-Richtlinie** Eine EU-weite Regelung zur Stärkung der Cybersicherheit, die strengere Anforderungen an die IT-Sicherheit kritischer Infrastrukturen und wichtiger Einrichtungen stellt. Sie erweitert den Geltungsbereich der Vorgängerrichtlinie, führt Meldepflichten für Vorfälle ein und sieht höhere Bußgelder bei Verstößen vor.

**Nomenklatur** Ein standardisiertes System zur einheitlichen Benennung, Klassifizierung und Kategorisierung von Begriffen, Objekten oder Prozessen. Sie sind besonders in Fachbereichen wie dem Gesundheitswesen essenziell, um Klarheit, Konsistenz und internationale Verständlichkeit zu gewährleisten.

**Non-Player-Character, NPC** Eine durch künstliche Intelligenz gesteuerte Figur in virtuellen Umgebungen, die durch räumliche Präsenz, Gestik und Sprachinteraktion realistisch wirkt. NPCs reagieren auf Nutzerverhalten, Blickkontakt oder Stimme und nutzen komplexe Verhaltensalgorithmen, um die Immersion zu vertiefen.

**One-Stop-Assessment** Ein integrativer, risikobasierter Ansatz, der die Anforderungen der KI-VO, der DSGVO und der MDR in einem einheitlichen Bewertungsverfahren zusammenführt. Ziel ist es, die Compliance-Sicherung zu vereinfachen, ohne die hohen Standards für Sicherheit, Datenschutz und klinische Leistung zu beeinträchtigen.

**Ontologien** Formale Repräsentationen von Wissen, bestehend aus Begriffen, Definitionen und deren Beziehungen. Sie unterstützen die einheitliche Strukturierung und Interpretation von Informationen, was den Datenaustausch und die Integration zwischen verschiedenen Systemen erleichtert.

**Operational Technology, OT** Hardware- und Softwaresysteme, die physische Prozesse in Echtzeit steuern. Im Gesundheitswesen umfasst OT z. B. vernetzte MRT-Geräte, Beatmungsmaschinen, Laborautomation, Gebäudeleittechnik (Klimatisierung, Notstrom) oder Logistiksysteme für Medikamente.

**Opt-In-Verfahren** Ein Verfahren, bei dem die Teilnahme an einem Dienst oder einer Aktivität standardmäßig *deaktiviert* ist. Eine Person muss *aktiv ihre Zustimmung erteilen*, um *teilzunehmen*. Dies steht im Gegensatz zum Opt-Out-Verfahren, bei dem eine ausdrückliche Ablehnung erforderlich ist, um nicht teilzunehmen.

**Opt-Out-Verfahren** Ein Verfahren, bei dem die Teilnahme an einem Dienst oder einer Aktivität standardmäßig *aktiviert* ist. Eine Person muss *aktiv widersprechen*, um *nicht teilzunehmen*. Dies steht im Gegensatz zum Opt-In-Verfahren, bei der eine ausdrückliche Zustimmung erforderlich ist.

**Oszillation** Eine regelmäßige Hin- und Her-Bewegung, wie sie z. B. in elektrischen Schaltkreisen, mechanischen Systemen oder biologischen Signalen auftritt. In der Medizin wird Oszillation genutzt, um Geräte wie Ultraschallscanner präzise zu steuern oder Körperfunktionen (z. B. Herzschlag) zu messen.

**Patient Empowerment Scale, PES** Ein Fragebogen, der misst, wie selbstbestimmt Patient:innen ihre Gesundheit gestalten. Er bewertet Aspekte wie Selbstwirksamkeit, Krankheitswissen, aktive Teilhabe und Selbstmanagement, und dient häufig der Evaluation von Schulungsprogrammen oder therapeutischen Interventionen.

**Patientenaufklärung** Die verständliche und individuelle Information über Diagnose, Behandlung, Risiken und Alternativen, damit Patient:innen selbstbestimmt zustimmen oder ablehnen können. Sie ist gesetzlich vorgeschrieben (*Informed*

*Consent*) und soll Transparenz, Sicherheit und Mitsprache im Behandlungsprozess gewährleisten.

**Patientenedukation** Ein Prozess, der Patient:innen durch Schulungen, digitale Tools oder Beratung befähigt, Krankheiten, Therapien und Alltagsmanagement zu verstehen und informierte Entscheidungen zu treffen. Die zielgruppengerechte Aufbereitung der Inhalte fördert die aktive Mitwirkung im Behandlungsverlauf.

**Patientenpfad** Ein strukturierter Ablaufplan, der die Behandlungsschritte eines:einer Patient:in von der Diagnose bis zur Nachsorge abbildet. Er koordiniert medizinische, pflegerische und administrative Prozesse, um eine kontinuierliche, qualitativ hochwertige Versorgung zu gewährleisten.

**Patientensicherheit** Der Schutz von Patient:innen vor vermeidbaren Schäden, Fehlern oder Risiken im Rahmen medizinischer Behandlungen. Dazu gehören präventive Maßnahmen, klare Prozesse und Strukturen, Fehlermanagement, eine Kultur der Lernbereitschaft und die kontinuierliche Qualitätsverbesserung.

**Patient Reported Experience Measures, PREMs** Standardisierte Fragebogen oder Skalen, mit denen Patient:innen ihre Erfahrungen mit der medizinischen Versorgung bewerten. PREMs erfassen Aspekte wie die Qualität der Kommunikation, die Organisation von Behandlungsabläufen oder die Zufriedenheit mit der Betreuung.

**Patient Reported Outcome Measures, PROMs** Standardisierte Fragebogen oder Skalen, mit denen Patient:innen selbst ihre gesundheitsbezogene Lebensqualität, Symptome, Funktionsfähigkeit oder Behandlungserfahrungen bewerten. PROMs erfassen subjektive Perspektiven (z. B. psychisches Wohlbefinden) und ergänzen damit klinische Daten.

**Pfaderstellung** Der systematische Prozess zur Entwicklung eines Patientenpfads, der alle relevanten Behandlungsschritte, Verantwortlichkeiten und Zeitvorgaben für eine spezifische Diagnose oder Therapie festlegt. Ziel ist die Standardisierung von Abläufen.

**Pfadinstanz (Prozessinstanz)** Die fallbezogene Abbildung eines standardisierten Versorgungsablaufs für eine:n Patient:in. Sie erfasst alle durchgeführten Maßnahmen, Abweichungen vom geplanten Verlauf sowie die beteiligten Akteur:innen und Zeitpunkte.

**Pfadnutzung** Die Nutzung und Analyse standardisierter Behandlungsabläufe im klinischen Alltag. Durch die Auswertung mehrerer dokumentierter Verläufe werden Compliance, Effizienz und Qualitätsindikatoren bewertet, um die Versorgung kontinuierlich zu optimieren.

**Pfadrepository** Ein zentraler Speicherort, in dem alle klinischen Pfade gespeichert, verwaltet und aktualisiert werden. Es ermöglicht Fachkräften den schnellen Zugriff auf aktuelle Versorgungsstandards, fördert die einheitliche Anwendung und unterstützt die kontinuierliche Weiterentwicklung der Pfade.

**Pflege(assistenz)roboter** Technische Assistenzsysteme, die Pflegekräfte oder Pflegebedürftige bei alltäglichen Aufgaben unterstützen. Sie übernehmen Tätigkeiten wie das Heben von Personen, die Verteilung von Medikamenten oder soziale Interaktionen, um die Pflege zu entlasten und die Selbstständigkeit zu fördern.

**Photoplethysmographie, PPG** Ein nicht-invasives optisches Verfahren zur Messung von Volumenänderungen in Blutgefäßen, meist an Fingerspitzen, Ohrläppchen oder Handgelenken. PPG nutzt Lichtquellen (z. B. LEDs) und Sensoren, um Pulsfrequenz, Sauerstoffsättigung oder Blutfluss zu erfassen.

**Physiologisches Scoring-System** Ein standardisiertes Bewertungssystem, das Vitalparameter wie Herzfrequenz, Blutdruck, Atmung und Bewusstsein in Punktwerte umwandelt. Es dient der Einschätzung des Erkrankungsschweregrads, Früherkennung von Risikopatient:innen und Unterstützung therapeutischer Entscheidungen.

**Planare Fortbewegung** Bewegung in einer Ebene, typischerweise auf horizontalen Flächen, wie Gehen, Rollen oder Gleiten. In der Robotik und Rehabilitation beschreibt es Systeme, die sich zweidimensional (vorwärts/rückwärts und seitwärts) bewegen, z. B. Rollstühle, Laufroboter oder Gehhilfen.

**Plattform (IT-Plattform)** Ein technisches Geschäftsmodell, das Dienste, Tools und Schnittstellen bereitstellt, um Anwendungen zu betreiben, Daten auszutauschen oder Geschäfte abzuwickeln. Dient als zentrale Schnittstelle zwischen Anbieter und Nutzer:innen (z. B. für Cloud-Dienste, App-Stores oder digitale Marktplätze).

**Prävalenz** Die Anzahl der Erkrankungsfälle oder Gesundheitsmerkmale in einer Population zu einem bestimmten Zeitpunkt (Punktprävalenz) oder innerhalb eines Zeitraums (Periodenprävalenz). Sie ist eine zentrale Kennzahl für die Einschätzung des Versorgungsbedarfs und die Planung von Gesundheitsmaßnahmen.

**Prävention** Maßnahmen zur Verhinderung oder Früherkennung von Krankheiten, Verletzungen oder gesundheitlichen Risiken. Prävention zielt darauf ab, Gesundheit zu erhalten, Risikofaktoren zu reduzieren und Folgekosten für Individuen und das Gesundheitssystem zu verringern.

**Pre-Seed-Phase** Früheste Entwicklungsstufe eines Startups, in der die Grundidee formuliert, erste Marktanalysen durchgeführt und ein minimal funktionsfähiges Team aufgebaut wird. In dieser Phase werden oft erste Prototypen erstellt und Investor:innen gesucht, um die Idee zu validieren.

**Prinzip der Selbstverwaltung** Ein Prinzip, bei dem Organisationen Entscheidungen eigenständig treffen und Verantwortung für ihre Prozesse, Ressourcen und Ziele übernehmen. Es basiert auf autonomen Strukturen, partizipativen Prozessen und kollektiver Verantwortung, um Flexibilität, Eigeninitiative und Anpassungsfähigkeit zu stärken.

**Privacy-by-Design** Ein verbindliches Prinzip der Datenschutz-Grundverordnung (DSGVO, Art. 25): Der Datenschutz wird bereits von Anfang an in die Entwicklung von IT-Lösungen integriert, um personenbezogene Daten automatisch und standardmäßig zu schützen; und zwar während des gesamten Lebenszyklus.

**Profilierungsmodus** Ein operativer Modus, bei dem Behandlungsdaten systematisch erfasst und ausgewertet werden, um individuelle Patientenmerkmale, Risikofaktoren oder Versorgungsbedarfe zu identifizieren. Dient der gezielten Anpassung von Pfaden, Ressourcenplanung und personalisierter Behandlung.

**Program-of-Thought, PoT** Eine KI-Technik, die strukturierte, algorithmische Denkprozesse nutzt, um komplexe Probleme zu lösen. Im Gegensatz zu Chain-of-Thought werden hier explizite Schritte oder Regeln vorgegeben (ähnlich einem Programm), um logische Abläufe nachvollziehbar und reproduzierbar zu gestalten.

**Prompt Engineering** Die gezielte Formulierung und Optimierung von Eingabeaufforderungen für KI-Systeme, um präzise, relevante und hochwertige Antworten zu generieren. Durch klare Strukturierung und Kontextgebung wird die Effizienz und Genauigkeit der KI-Antworten gesteigert.

**Rapport** Die wahrgenommene Qualität der zwischenmenschlichen Verbindung in digitalen oder virtuellen Interaktionen, geprägt durch Empathie, Synchronisation und gegenseitiges Verständnis. Er bestimmt, wie natürlich und vertrauensvoll Nutzer:innen die Kommunikation mit Avataren erleben.

**Rehabilitation** Ein medizinischer und therapeutischer Prozess, der darauf abzielt, die körperlichen, geistigen oder sozialen Fähigkeiten von Menschen nach Verletzungen, Operationen oder chronischen Erkrankungen wiederherzustellen oder zu verbessern sowie die Selbstständigkeit und Lebensqualität zu fördern.

**Retrieval Augmented Generation, RAG** Ein Ansatz, der die Stärken von Informationsabruf (Retrieval) und Textgenerierung (Generation) kombiniert. Dabei werden externe Wissensquellen in Echtzeit durchsucht, um relevante Informationen zu extrahieren und diese als Grundlage für präzise, kontextbezogene Antworten zu nutzen.

**Robotik- und Assistenzsysteme** Technologische Lösungen, die Menschen bei physischen oder kognitiven Aufgaben unterstützen oder autonom ausführen. Dazu zählen Roboter, intelligente Prothesen und softwarebasierte Helfer, die im Gesundheitswesen Prozesse optimieren, die Sicherheit erhöhen und die Lebensqualität verbessern.

**Runtime** Die Betriebsphase eines Systems, in der die implementierte Logik tatsächlich ausgeführt wird. In dieser Phase werden Performance, Fehlerbehandlung und Ressourcenmanagement auf die Probe gestellt. Sie ist maßgeblich für die Bewertung der praktischen Funktionsfähigkeit.

**Screening** Ein systematisches Verfahren, um in einer definierten Population frühzeitig Risikofaktoren, Krankheiten oder bestimmte Merkmale zu identifizieren. Wird in der Medizin, Psychologie oder Arbeitswelt eingesetzt, um gezielte Präventions- oder Interventionsmaßnahmen einzuleiten.

**Security-by-Design** Ein Grundprinzip, bei dem Sicherheitsmaßnahmen gegen technische Risiken von Anfang an die Entwicklung von IT-Lösungen integriert werden. Es stellt sicher, dass Schutzmechanismen bereits in der Planung berücksichtigt und während des gesamten Lebenszyklus aufrechterhalten werden.

**Seed-Phase** Die früheste Finanzierungsstufe eines Startups, in der erstes Kapital für die Entwicklung einer Geschäftsidee, den Bau von Prototypen oder erste Markttests beschafft wird. Das Geld stammt oft von Business Angels, Seed-Fonds, Förderprogrammen oder dem persönlichen Netzwerk der Gründer:innen.

**Sensitivität** Ein Maß für die Zuverlässigkeit eines Verfahrens korrekte Treffer zu erkennen und echte Fälle tatsächlich zu erfassen.

**Sensorik** Technologie zur Echtzeiterfassung und Verarbeitung physikalischer oder biologischer Signale durch Messfühler (sog. Sensoren). Eingesetzt für Vitaldaten-Monitoring (z. B. Puls, Blutzucker), Umgebungsüberwachung (z. B. Raumklima) oder medizinische Diagnostik (z. B. Wearables, Implantate).

**Sichere Verarbeitungsumgebung, sVU** Ein geschütztes IT-System zur sicheren Verarbeitung sensibler Daten durch Zugangskontrollen, Verschlüsselung und technisch umsetzbare Zugriffsrechte- und rollen. Daten werden sicher bereitgestellt, verarbeitet und analysiert, wobei nur autorisierte Benutzer:innen Zugriff haben.

**Snap-Turn** Eine schnelle, stufenweise Drehung der VR-Perspektive in vordefinierten Winkeln (z. B. 30° oder 45°), die Nutzer:innen manuell auslösen. Diese Technik verringert die Diskrepanz zwischen gesehenem Bild und Körpergefühl, was Motion Sickness vorbeugt. Gleichzeitig bleibt die Immersion erhalten.

**Software as a Medical Device, SaMD** Software, die eigenständig medizinische Zwecke erfüllt, ohne in ein Hardware-Gerät eingebettet zu sein. Dazu gehören Anwendungen wie digitale Diagnosehilfen, Therapieplanungs-Tools oder Monitoring-Systeme, die z. B. Vitaldaten analysieren und Empfehlungen geben.

**Soziale Präsenz** Das subjektive Gefühl, in digitalen oder virtuellen Umgebungen mit anderen Personen oder Entitäten in einer natürlichen, emotionalen und interaktiven Weise verbunden zu sein. Sie gilt als Schlüsselindikator für Immersion, Nutzerzufriedenheit und die Effektivität interaktiver Systeme.

**Sozialer Roboter** Maschinen, die mit menschenähnlichen Eigenschaften wie Mimik, Gestik oder Sprache ausgestattet sind, um in sozialen Interaktionen zu unterstützen. Sie werden in Therapie, Bildung oder Pflege eingesetzt, um Emotionen zu erkennen, Gespräche zu führen oder Einsamkeit zu lindern.

**Sozio-technische Anforderung** Anforderungen, die sowohl technische Lösungen als auch soziale und organisatorische Aspekte berücksichtigen. Sie zielen darauf ab, dass Systeme nicht nur funktional, sondern auch nutzerfreundlich, ethisch vertretbar und in bestehende Arbeitsabläufe integrierbar sind.

**Speech-to-Text, STT** Eine Technologie, die gesprochene Sprache mit maschinellem Lernen in schriftlichen Text überführt. Modelle der künstlichen Intelligenz ermöglichen hohe Genauigkeit und unterstützen Anwendungen wie Sprachsteuerung, Transkription oder barrierefreie Kommunikation.

**Spezifität** Ein Maß dafür, wie präzise ein Verfahren nicht zutreffende Fälle als solche erkennt und falsche Positivmeldungen vermeidet.

**Sprachassistent** Ein KI-gestütztes System, das natürliche Sprache versteht und darauf antwortet, um Fragen zu beantworten, Aufgaben zu erledigen oder Geräte zu steuern. Es vereinfacht Interaktionen durch Sprachbefehle und wird in Smartphones, Smart Home und anderen Anwendungen eingesetzt.

**Stationäre Versorgung** Die Rund-um-die-Uhr-Behandlung und Betreuung von Patient:innen in Spitälern, Kliniken oder Rehabilitationseinrichtungen. Sie ist bei schweren oder komplexen Erkrankungen notwendig, die intensive Überwachung oder Therapie erfordern, und umfasst akutmedizinische, chirurgische oder rehabilitative Leistungen.

**Subsidiaritätsprinzip** Grundsatz, nach dem Entscheidungen und Aufgaben auf der niedrigstmöglichen Ebene (z. B. lokal, regional) getroffen werden, sofern diese dazu in der Lage ist. Im Gesundheitswesen: ambulante vor stationärer Versorgung. In der Politik: regionale vor zentraler Regelung.

**Synthetische Daten** Künstlich generierte Datensätze, welche die statistischen Eigenschaften realer Daten realistisch abbilden, ohne direkte Kopien zu sein. Sie ermöglichen es, KI-Modelle zu trainieren, Software zu testen oder Analysen durchzuführen, wenn originale Daten knapp, sensibel oder rechtlich geschützt sind.

**Systematized Nomenclature of Medicine – Clinical Terms, SNOMED CT** Ein globaler medizinischer Standard mit über 350.000 Begriffen für Diagnosen, Verfahren und Arzneimittel. Ermöglicht einheitliche Dokumentation in digitalen Patientenakten und fördert Interoperabilität, Forschung sowie datenbasierte Entscheidungen im Gesundheitswesen.

**Telekonsil** Die fernärztliche Beratung zwischen medizinischen Fachkräften über digitale Kanäle wie Videokonferenzen. Dient der gemeinsamen Fallbewertung, schnellen Zweitmeinung oder interdisziplinären Abstimmung, insbesondere bei seltenen Erkrankungen oder in unterversorgten Gebieten.

**Telematik-Infrastruktur** Das abgesicherte digitale Rückgrat des deutschen Gesundheitswesens, das alle Akteur:innen (Ärzt:innen, Kliniken, Versicherungen) verbindet. Ermöglicht den verschlüsselten Austausch von Patientendaten und digitale Services für eine nahtlose, datenschutzkonforme Versorgung.

**Telemedizin** Die Bereitstellung medizinischer Leistungen über digitale Kommunikationswege (z. B. Apps, Videokonferenzen oder Fernüberwachung). Telemedizin ermöglicht Diagnostik, Beratung, Therapie oder Monitoring ohne physische Präsenz und verbessert so den Zugang zur Versorgung.

**Telemetrie** Die drahtlose Übertragung von Echtzeit-Daten (z. B. Herzfrequenz, Blutzucker) zur Fernüberwachung von Patient:innen. Wird in Implantaten, Wearables oder medizinischen Geräten genutzt, um ortsunabhängige Diagnostik und schnelle Therapieanpassungen zu ermöglichen.

**Teleportation** Eine sofortige Positionsänderung in virtuellen Umgebungen, bei der Nutzer:innen durch Zeigen und Auswählen eines Zielorts dorthin *springen*. Die Technik umgeht physische Bewegungsgrenzen, reduziert Motion Sickness und ermöglicht intuitive Navigation.

**Telepräsenzroboter** Mobile Roboter mit Kamera, Mikrofon und Bildschirm, die es Nutzer:innen ermöglichen, aus der Ferne an Gesprächen teilzunehmen oder Räume zu inspizieren. In der Pflege erlauben sie Ärzt:innen oder Angehörigen virtuelle Besuche, ohne physisch anwesend zu sein.

**Televisite** Die digitale Sprechstunde zwischen Ärzt:in und Patient:in per Video oder Audio, die einen Praxisbesuch ersetzt. Sie ermöglicht flexible Diagnostik, Beratung und Therapieüberwachung, besonders bei Routineuntersuchungen, chronischen Erkrankungen oder in unterversorgten Gebieten.

**Terminologie** Die Gesamtheit der fachspezifischen Begriffe, Definitionen und Ausdrücke, die in einem bestimmten Fachgebiet oder System verwendet werden. Sie dient als gemeinsame Verständigungsgrundlage, um Missverständnisse zu vermeiden und die Kommunikation zwischen Fachleuten zu präzisieren.

**Text-to-Speech, TTS** Eine Technologie, die geschriebenen Text mit maschinellem Lernen in gesprochene Sprache überführt. Modelle der künstlichen Intelligenz erzeugen dabei verständliche, intonationsreiche Sprachausgaben für Anwendungen wie Sprachassistenten, Vorlesefunktionen oder interaktive Systeme.

**Therapieroboter** Roboter, die gezielt in Rehabilitations- oder Therapieprozessen eingesetzt werden, um motorische Fähigkeiten zu trainieren, kognitive Übungen zu begleiten oder emotionale Unterstützung zu bieten. Sie passen sich individuellen Bedürfnissen an und motivieren durch interaktive, spielerische Ansätze.

**TOEI-Framework** Ein Modell zur Analyse und Bewertung von Informationssystemen und deren Auswirkungen auf Organisationen. TOEI steht für *Technology*, *Organization*, *Environment* und *Individual* und bietet einen ganzheitlichen Ansatz zur Untersuchung der Wechselwirkungen zwischen diesen vier Elementen.

**Tokenism** Symbolische oder oberflächliche Einbindung von Personen aus Minderheitengruppen, um den Anschein von Vielfalt oder Inklusion zu erwecken, ohne echte Gleichberechtigung oder strukturelle Veränderungen zu schaffen. Oft dient dies der Legitimation bestehender Machtverhältnisse.

**TORA-Dimensionen** Ein Rahmenwerk zur Analyse und Bewertung von Informationssystemen und deren Auswirkungen auf Organisationen. TORA steht für *Technologie*, *Organisation*, *Regulatorik* und *Anwendende* und bietet einen ganzheitlichen Ansatz zur Untersuchung der Wechselwirkungen zwischen diesen vier Elementen.

**Tree of Thought, ToT** Eine KI-Technik, die mehrere Denkpfade parallel exploriert, bewertet und optimiert (ähnlich einem Entscheidungsbaum). Im Gegensatz zu Chain-of-Thought (lineare Schritte) generiert ToT verschiedene Lösungswege, bewertet deren Qualität und wählt den vielversprechendsten aus.

**Übergeneralisierung** Ein kognitiver Denkfehler, bei dem aus einzelnen Erfahrungen oder Beobachtungen voreilig allgemeingültige Schlüsse gezogen werden, ohne Kontext oder Ausnahmen zu berücksichtigen. Dies kann zu verzerrten Wahrnehmungen führen.

**Überwachungsroboter** Roboter, die kontinuierlich Vitaldaten oder Sicherheitsparameter von Patient:innen erfassen, etwa durch Messung von Puls, Atmung, Bewegung oder Sturzerkennung. Sie arbeiten autonom oder ferngesteuert, alarmieren bei Auffälligkeiten und entlasten Pflegekräfte durch Echtzeit-Monitoring.

**Value-based Healthcare, VBH** Ein Versorgungsmodell, das den Patientennutzen ins Verhältnis zu den Kosten setzt. Im Mittelpunkt steht nicht die Menge der Leistungen, sondern die Qualität und Effizienz der Behandlung, gemessen an klinischen Ergebnissen, Patientenzufriedenheit und langfristigen Gesundheitsverbesserungen.

**Value Sensitive Design, VSD** Ein Gestaltungsansatz, der menschliche Werte von Beginn an in die Entwicklung technischer Systeme einbezieht. Durch die Verknüpfung von empirischer Forschung und ethischer Reflexion entstehen Technologien, die verantwortungsvoll, nutzerfreundlich und gesellschaftlich tragfähig sind.

**Vendor Lock-in** Eine Situation, in der Kund:innen durch proprietäre Technologien, geschlossene Systeme oder vertragliche Bindungen so stark an einen Anbieter gebunden sind, dass ein Wechsel zu Alternativen mit hohen Kosten oder technischen Hürden verbunden ist.

**Vignettierung** Eine randseitige Abdunkelung oder Entsättigung in Bildern, die entweder durch Linseneigenschaften (natürlich) oder gezielte Bearbeitung (künstlerisch) entsteht. Sie lenkt den Blick ins Bildzentrum, verleiht Tiefe oder betont Stimmungen; wird aber oft auch als unerwünschter Linsenfehler korrigiert.

**Virtual Care** Die digitale Gesundheitsversorgung, die ärztliche Leistungen (Beratung, Diagnose, Therapie) remote über Technologien (Apps, Videochats, Wearables) anbietet. Ermöglicht flexiblen Zugang zu medizinischer Expertise und entlastet stationäre Einrichtungen durch präventive und nachsorgende Angebote.

**Virtual Reality, VR** Eine computergenerierte Umgebung, die es Nutzer:innen ermöglicht, durch spezielle Hardware wie VR-Headsets in eine interaktive, dreidimensionale Welt einzutauchen. Diese Technologie schafft immersive Erlebnisse und vermittelt das Gefühl, in einer simulierten Umgebung präsent zu sein.

**Virtuelles Krankenhaus** Ein digitales Behandlungsmodell, das stationäre Aufenthalte durch Telemedizin, Fernüberwachung und digitale Therapie ersetzt oder verkürzt. Bietet Patient:innen wohnortnahe Versorgung bei akuten oder chronischen Erkrankungen für mehr Flexibilität und Entlastung der Kliniken.

**Walking the Middle Path** Eine dialektische Technik aus der Verhaltenstherapie, die hilft, scheinbare Gegensätze (z. B. „harte Fakten“ vs. „emotionale Bedürfnisse“) zu integrieren. Statt in Extremen zu denken, fördert sie flexible Lösungen, die sowohl eigene Grenzen als auch die Perspektiven anderer wertschätzen.

**Wizard-of-Oz-Ansatz** Eine Methode, bei der Nutzer:innen glauben, mit einem autonomen System zu interagieren, während im Hintergrund tatsächlich eine Person die Antworten oder Aktionen steuert. Dies ermöglicht die Simulation und Evaluation von Technologien, bevor diese vollständig implementiert sind.

**Wohlstandseffekt** Das Phänomen, dass steigender Wohlstand zwar die Gesundheit verbessert, gleichzeitig aber auch neue gesundheitliche Herausforderungen (z. B. durch ungesunde Lebensstile) mit sich bringt. Es zeigt, wie ökonomische Faktoren die Gesundheit sowohl positiv als auch negativ beeinflussen können.

**Zuweiserportal** Ein webbasiertes Tool, das Hausärzt:innen, Fachärzt:innen und Kliniken bei der koordinierten Versorgung von Patient:innen unterstützt. Ermöglicht sichere Überweisungen, Terminmanagement und Befundübermittlung für schnellere Abläufe und bessere Vernetzung im Gesundheitswesen.

Zeitfracht Medien GmbH
Ferdinand-Jühlke-Straße 7
99095 Erfurt, Deutschland
produktsicherheit@kolibri360.de